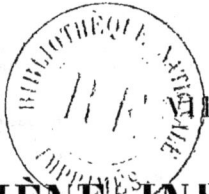

HYGIÈNE INDUSTRIELLE

8° Te

LISTE DES COLLABORATEURS

ACHALME............... Directeur du Laboratoire colonial de l'École des Hautes-Études.
ADAM (Paul)........... Inspecteur principal des établissements classés à la Préfecture de Police.
ALLIOT................ Médecin des troupes coloniales.
ANTHONY.............. Secrétaire de la Société d'anthropologie.
BLUZET............... Insp. g⁵¹ des Services administratifs du Ministère de l'Intérieur.
BONJEAN.............. Chef du Laboratoire du Comité consultatif d'hygiène.
BOREL................ Directeur de la IIᵉ Circonscription sanitaire maritime.
BOULAY.............. Ancien interne des Hôpitaux de Paris.
BOULIN.............. Inspecteur divisionnaire du travail.
BROUARDEL (G.)....... Médecin des Hôpitaux de Paris.
BROUARDEL (P.)....... Professeur à la Faculté de médecine de Paris, membre de l'Institut et de l'Académie de médecine.
CALMETTE............ Directeur de l'Institut Pasteur de Lille, professeur à la Faculté de médecine de Lille.
CHANTEMESSE........ Professeur d'hygiène à la Faculté de médecine de Paris, médecin des Hôpitaux, membre de l'Académie de médecine.
CLARAC.............. Médecin principal du Service de Santé des troupes coloniales, Direct. de l'École du service de santé des troupes coloniales.
COURMONT (J.)....... Professeur d'hygiène à la Faculté de médecine de Lyon.
COURTOIS-SUFFIT..... Médecin en chef des Manufactures de l'État.
DINET............... Secrétaire de la Ligue pour l'hygiène scolaire.
DOPTER.............. Professeur agrégé à l'École du Val-de-Grâce.
DUCHATEAU.......... Directeur du Service de Santé de la Marine, à Lorient.
DUPRÉ (E.).......... Professeur agrégé à la Faculté de médecine de Paris, médecin de l'hospice La Rochefoucauld.
FONTOYNONT....... Professeur à l'École de médecine de Tananarive.
IMBEAUX............ Ingénieur des Ponts et Chaussées, directeur du Service municipal de Nancy.
JAN................. Médecin en chef de la Marine.
JEANSELME.......... Professeur agrégé à la Faculté de médecine de Paris, médecin de l'Hôpital Broca.
KERMORGANT........ Inspecteur général du service de santé des Colonies.
LAFEUILLE.......... Médecin-major de l'Armée.
LAUBRY............. Ancien interne des hôpitaux de Paris.
LAUNAY (de)........ Ingénieur en chef des Mines, professeur à l'École des Mines.
LECLERC DE PULLIGNY. Ingénieur en chef des Ponts et Chaussées, secrétaire de la Commission d'hygiène industrielle près le ministère du Travail.
LESIEUR (Ch.)....... Professeur agrégé à la Faculté de médecine de Lyon.
LEVY-SIRUGUE....... Ancien interne des Hôpitaux de Paris.
MARCH (L.).......... Chef des Services de la Statistique générale de France.
MARCHOUX.......... Médecin principal de deuxième classe des troupes coloniales.
MARTEL (E.-A.)...... Auditeur au Conseil supérieur d'hygiène.
MARTIN (L.)......... Médecin en chef de l'Hôpital Pasteur.
MASSON............. Sous-directeur de l'Assainissement de Paris.
MORAX.............. Ophtalmologiste des Hôpitaux de Paris.
MOSNY (E.)......... Médecin de l'Hôpital Saint-Antoine.
MOUCHOTTE....... Chef de clinique à la Faculté de médecine de Paris.
NOC................ Médecin-major de deuxième classe des troupes coloniales.
OGIER (J.)......... Chef du Laboratoire de toxicologie de la Faculté de médecine de Paris.
PIETTRE........... Inspecteur vétérinaire du département de la Seine.
PLANTÉ............ Médecin principal de la Marine.
PUTZEYS (E.)...... Ingénieur en chef de la Ville de Bruxelles.
PUTZEYS (F.)...... Professeur d'hygiène à l'université de Liége.
RIBIERRE.......... Ancien interne des Hôpitaux de Paris.
ROLANTS.......... Chef de Laboratoire à l'Institut Pasteur de Lille.
ROUGET........... Professeur agrégé à l'École du Val-de-Grâce.
SERGENT (Ed.)..... De l'Institut Pasteur.
SERGENT (Ét.)..... De l'Institut Pasteur.
SIMOND (L.)....... Médecin principal de 2ᵉ classe des troupes coloniales, professeur à l'École du service de santé des troupes coloniales.
THOINOT.......... Professeur à la Faculté de médecine de Paris, médecin de l'Hôpital Laennec, membre de l'Académie de médecine.
TOREL............ Directeur de la Santé à Marseille.
WIDAL............ Professeur agrégé à la Faculté de médecine de Paris, médecin de l'Hôpital Cochin, membre de l'Académie de médecine.
WURTZ (R.)....... Professeur agrégé à la Faculté de médecine de Paris, médecin des Hôpitaux de Paris.

2638-07. — Corbeil. Imprimerie Éd. Crété.

BROUARDEL *et* MOSNY

TRAITÉ D'HYGIÈNE

PUBLIÉ EN FASCICULES

SOUS LA DIRECTION DE MM.

A. CHANTEMESSE   ET   E. MOSNY

PROFESSEUR D'HYGIÈNE
A LA FACULTÉ DE MÉDECINE DE PARIS
MEMBRE DE L'ACADÉMIE DE MÉDECINE

MÉDECIN DE L'HÔPITAL SAINT-ANTOINE
MEMBRE
DU CONSEIL SUPÉRIEUR D'HYGIÈNE

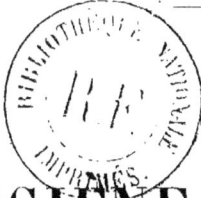

VII

HYGIÈNE INDUSTRIELLE

PAR

LECLERC DE PULLIGNY

INGÉNIEUR EN CHEF DES PONTS ET CHAUSSÉES,
SECRÉTAIRE DU COMITÉ DES ARTS ET MANUFACTURES
ET DE LA COMMISSION D'HYGIÈNE INDUSTRIELLE
AU MINISTÈRE DU TRAVAIL

BOULIN

INSPECTEUR
DIVISIONNAIRE DU
TRAVAIL

COURTOIS-SUFFIT

MÉDECIN EN CHEF DES
MANUFACTURES DE L'ÉTAT,
MÉDECIN DE LA MAISON MUNICIPALE
DE SANTÉ

LÉVY-SIRUGUE

ANCIEN INTERNE DES HÔPITAUX DE PARIS

J. COURMONT

PROFESSEUR A LA FACULTÉ DE MÉDECINE DE LYON

Avec figures dans le texte.

PARIS

LIBRAIRIE J.-B. BAILLIÈRE ET FILS

19, Rue Hautefeuille, près du Boulevard Saint-Germain

—

1908

TRAITÉ D'HYGIÈNE

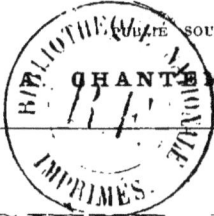

PUBLIÉ SOUS LA DIRECTION DE MM.

CHANTEMESSE ET E. MOSNY

HYGIÈNE INDUSTRIELLE

HYGIÈNE INDUSTRIELLE
GÉNÉRALE

PAR

LECLERC DE PULLIGNY　ET　**BOULIN**

Ingénieur en chef des Ponts et Chaussées,
Secrétaire du Comité des Arts et Manufactures,
Secrétaire de la Commission d'Hygiène industrielle
au Ministère du Travail.

Inspecteur divisionnaire du travail
à Lille,
Licencié ès sciences physiques
et naturelles.

INTRODUCTION.

Par le vocable d'*hygiène industrielle*, nous désignons la science qui étudie la préservation de la santé du personnel dans les établissements de l'industrie et du commerce et, pour définir ceux-ci, nous proposons de considérer tous ceux qui sont soumis à l inspection du travail par la *loi du 12 juin 1893 concernant l'hygiène et la sécurité des travailleurs* de l'industrie, et par la loi subséquente du 11 juillet 1903, qui a étendu cette protection aux employés des divers commerces.

Ces deux lois s'appliquent à toutes les « manufactures, fabriques, « usines, chantiers, ateliers, laboratoires, cuisines, caves et chais, « magasins, boutiques, bureaux, entreprises de chargement et de « déchargement et leurs dépendances ».

CE QUE COMPREND L'HYGIÈNE INDUSTRIELLE. — Les maladies professionnelles. — Le fondement de l'hygiène industrielle est l'étude des *maladies professionnelles*, notamment celles qui atteignent les ouvriers dans les industries insalubres et infectantes. La deuxième et la troisième partie de cet ouvrage leur sont spécialement consacrées.

Dans la première, on a réuni les connaissances générales qui préparent l'étude des maladies professionnelles où qui s'en déduisent.

La statistique de l'hygiène professionnelle. — C'est ainsi qu'on étudie d'abord les méthodes d'investigation spéciales de l'hygiène industrielle, méthodes qui renseignent l'hygiéniste sur les points où doivent porter ses recherches : monographies, statistiques hospitalières, statistiques démographiques.

Interprétation des statistiques. — On étudie ensuite les méthodes qui permettent d'interpréter les statistiques elles-mêmes, c'est-à-dire de les interroger méthodiquement en vue de connaître l'importance relative des diverses maladies quant à la morbidité et à la mortalité des groupes professionnels qu'elles atteignent.

La statistique anglaise des décès selon la profession. — Comme exemple d'interprétation, on étudie avec quelque détail l'importante statistique anglaise des décès selon la profession établie au recensement de 1861 d'après les relevés de plus de 500 000 décès et poursuivie en 1870, 1880 et 1890.

L'assainissement du travail. — Dans la plupart des industries insalubres, l'hygiène des ouvriers peut être grandement améliorée en observant certaines mesures de précaution : propreté corporelle des ouvriers, propreté de l'atelier, évacuation directe des poussières, des vapeurs, des buées. Les chapitres groupés sous le titre *assainissement du travail* étudient les procédés pratiques qui permettent de réaliser ces mesures dont les unes concernent l'*atelier* et les autres l'*ouvrier*.

Les succédanés des procédés insalubres. — Un grand nombre de procédés insalubres peuvent être abandonnés et remplacés par des méthodes inoffensives. Les métaux toxiques notamment ont de nombreux succédanés et nous rappelons ceux du plomb, de l'arsenic et du mercure.

La législation de l'hygiène du travail. — Les principales des mesures que l'hygiène industrielle réclame sont maintenant obligatoires dans la plupart des pays, notamment en France. On passe en revue cette législation, et les textes les plus importants sont reproduits.

La réparation légale des maladies professionnelles. — Cette réparation est organisée ou prête à l'être dans la plupart des grands pays, de façon que l'ouvrier soit indemnisé du dommage que lui causent les maladies professionnelles, quand la prophylaxie a été impuissante à l'en préserver. L'étude de cette législation spéciale termine la première partie du présent volume. Les deux autres ont pour titre : la deuxième, *les industries insalubres*; la troisième, *les industries infectantes*.

CE QUE L'HYGIÈNE INDUSTRIELLE NE COMPREND PAS.
— **L'hygiène militaire et navale.** — Nous ne comprendrons pas dans notre étude l'hygiène des militaires, des marins ou pêcheurs. Elle est traitée en détail aux fascicules IX (*Hygiène militaire*) et X (*Hygiène navale*).

Les accidents du travail. — Les accidents du travail ne sont pas des *maladies*, et nous les avons écartés du champ de notre étude, quelle qu'en soit la cause : emploi de machines, incendies, explosions de chaudières et autres, grisou, etc. ; et, pour continuer l'emploi des définitions concrètes, nous considérons comme accidents du travail les événements fortuits et soudains qui causent à l'ouvrier les dommages dont la loi du 9 avril 1898 a organisé la réparation. Cependant nous étudierons comme maladies professionnelles, des brûlures, des dermatoses, des traumatismes de l'œil, des infections microbiennes et des intoxications massives, auxquelles une jurisprudence extensive peut reconnaître et a reconnu, dans certains cas, le caractère d'accident du travail aux termes de la loi précitée.

Les établissements insalubres, dangereux ou incommodes. — L'insalubrité d'une industrie ne limite pas toujours ses effets à la santé des travailleurs qu'elle emploie : elle peut compromettre aussi celle des personnes qui habitent le voisinage. Une législation spéciale, dont le texte fondamental est le décret du 15 octobre 1810, vise ces *établissements insalubres*, *dangereux* ou *incommodes*, et permet de soumettre leur exploitation aux conditions nécessaires pour sauvegarder les intérêts des voisins. Ces conditions sont fixées par les préfets sur le rapport des conseils d'hygiène de département et d'arrondissement, et c'est dire que ces questions présentent le plus grand intérêt pour les médecins appelés à faire partie de ces conseils. On les étudiera en détail dans une autre partie du *Traité d'hygiène* (fascicule XII), celle qui concerne « l'hygiène et la salubrité générales des collectivités rurale et urbaine ».

Les produits insalubres de l'industrie. — Dans certains cas, l'industrie peut encore être insalubre d'une autre manière, en compromettant la santé du public qui utilise ses produits, et c'est le cas des fabricants de denrées alimentaires qui mettent en vente des marchandises falsifiées, avariées ou toxiques. Les vases en étain ou en poterie qui reçoivent des aliments ou des boissons, les feuilles d'étain plombeux, les papiers colorés ou malpropres qui enveloppent des produits alimentaires peuvent déterminer des intoxications, et l'emploi des substances toxiques pour la coloration des jouets ou de certains objets d'habillement (bas, chaussures) a aussi causé des accidents. Les intoxications d'origine alimentaire sont étudiées en détail dans le fascicule IV du *Traité d'hygiène (Hygiène* *alimentaire).* Dans le fascicule XIV (*Approvisionnement communal*), on examine en détail les autres insalubrités d'origine industrielle qui menacent le consommateur, et on analyse les lois et règlements qui le protègent à ce point de vue : lois et règlements sur la surveillance des laiteries, des abattoirs, des marchés, sur la teneur en plomb des poteries d'étain et des glaçures des faïences, sur la coloration des jouets, des produits alimentaires et de leurs enveloppes, sur la surveillance des pharmacies et du commerce des sérums, etc.

La misère ouvrière. — Si nous ne comprenons pas dans l'hygiène industrielle toutes les insalubrités qui dérivent de l'industrie, et si nous écartons celles qui menacent ses voisins ou les consommateurs de ses produits, nous n'y englobons pas davantage toutes les questions qui intéressent la santé de l'ouvrier ni toutes les causes qui retentissent sur sa mortalité, et nous écartons celles qui ne sont pas des nécessités ou des résultats de son travail. Il ne faut pas oublier que, si les conditions de la profession influent largement sur la morbidité et la mortalité élevées de l'ouvrier d'industrie, il est soumis aussi à d'autres conditions d'existence dont son travail n'est pas coupable et qui sont également défavorables.

Ces conditions ne sont même pas toujours attribuables à l'insuffisance du salaire, car il arrive qu'elles proviennent d'un emploi irrationnel de ressources qui, théoriquement au moins, pourraient assurer une meilleure hygiène à ceux qui les possèdent.

Prenons un ouvrier dont le travail est bien payé et soumis à peu de chômage ; sa femme est une bonne ménagère qui gagne en outre un petit salaire en travaillant chez elle ; ils n'ont qu'un ou deux enfants. Si la sensibilité et l'intelligence de cet homme étaient assez cultivées pour qu'il apprécie d'autres plaisirs que la boisson, la manille et le café-concert ; s'il était instruit sur l'hygiène et s'il savait que la santé est le premier des biens ; si, pour conserver la sienne, il était résolu à refréner plusieurs de ses penchants et s'il avait une volonté de fer par-dessus tout cela,... oh ! alors ! que de changements dans son existence !

Il dépenserait davantage pour son logement et moins pour ses vêtements ; davantage pour ses aliments et moins pour ses boissons ; il choisirait ces aliments différemment, il les mâcherait avec un soin extrême et les absorberait lentement, au lieu de les avaler à la hâte.

Obligé de se lever tôt, il se coucherait de bonne heure au lieu de veiller au café ; sachant que le surmenage prépare la place pour la tuberculose, il s'interdirait tous les excitants tels que vin, liqueurs ou café, pour entendre la plainte de son organisme dès que celui-ci serait fatigué ; aussitôt que cette plainte lui parviendrait, il diminuerait son effort, en restreignant sa tâche ou en cherchant des journées plus courtes, et, héroïquement, il accepterait la réduction de salaire qu'un isolé subit nécessairement quand sa production diminue.

Il serait attentif au moindre trouble de sa santé, au lieu de mettre son point d'honneur à ne pas s'écouter, et se hâterait de soigner ses indispositions pour qu'elles ne deviennent pas des maladies.

Époux fidèle et calme, il échapperait aux contaminations vénériennes et au surmenage sexuel. Il rapporterait religieusement sa paye au logis, de sorte que sa femme mangerait à sa faim et ne veillerait pas jusqu'au jour pour gagner quelques sous. Un mois avant ses couches, il l'obligerait à quitter le travail ; elle n'y retournerait qu'un mois après et continuerait d'allaiter son enfant.

Oui, voilà ce que l'ouvrier ferait s'il était « raisonnable », au gré des moralistes qui ne manquent de rien. Mais, hélas ! il lui faudrait une foule de vertus pour y réussir, et, si notre homme ne les a pas toujours quand il est aisé, il ne les a jamais quand il est misérable.

Alors son métier est souvent fatigant, et ses chômages fréquents. Ignorant et grossier, le malheureux procrée sans relâche au hasard de ses ivresses. Sa femme est épuisée par ses maternités incessantes, et les soins que réclame sa progéniture l'accablent. Obligée de pourvoir à trop de choses, elle n'arrive à rien et perd tout courage. Sa demeure est un taudis encombré de marmaille, et le père y reste le moins qu'il peut. Au *bar* où il se console, il laisse le plus clair de sa paye, et ce qu'il rapporte ne suffit pas à le bien nourrir, quand sa femme a pris ce qu'il faut pour que ses enfants et elle-même ne meurent pas de faim tout à fait. Fatigué, mal nourri et mécontent, il n'a qu'une idée : boire. Boire pour se remonter, boire pour s'égayer, boire pour oublier : et l'on comprend que, si l'ouvrier aisé succombe assez facilement aux tentations qui ruinent sa santé, l'ouvrier misérable est vaincu par elles sans combat.

Telles sont en gros les causes générales de morbidité et de mortalité qui pèsent presque inéluctablement sur une partie de la classe ouvrière.

Que ces causes soient attribuables, selon le cas, à l'ignorance, à l'entraînement ou à la pauvreté, elles peuvent se résumer comme il suit : logements exigus et surpeuplés, privés d'air et de lumière ; alimentation défectueuse, insuffisante ou irrationnelle (trop de viande et d'excitants, vin, café, pas assez de graisse, de sucre, de féculents)(1) ; surmenage par privation de sommeil (théâtre, bar) ; surmenage sexuel (2), compensation momentanée de ces surmenages par l'usage habituel des excitants, vin, alcool, café ; accoutumance graduelle du

(1) Cf. Enquête sur l'alimentation d'une centaine d'ouvriers et d'employés parisiens, par L. LANDOUZY et H. et M. LABBÉ Paris, 1905.

(2) C'est à dessein que j'omets ici le surmenage produit directement par le travail, notamment par le travail à la tâche : tension excessive de l'attention et de la volonté pour produire le plus possible, durée excessive de ce travail intensif, aggravation par les heures supplémentaires. On retrouvera ce surmenage au chapitre *Fatigue et surmenage.*

système nerveux, obligation de forcer les doses, usure prématurée de l'organisme.

Pour les femmes, il faut ajouter aux causes ci-dessus les misères qui se rapportent à leurs maternités ; il faut y joindre aussi les privations de nourriture et de sommeil qu'elles s'imposent trop souvent pour ménager leur fragile budget ou pour le grossir par le moindre appoint.

Ces causes générales de la morbidité et de la mortalité ouvrières ne doivent pas être comprises dans le cadre de notre étude, parce qu'elles ne sont pas liées directement et nécessairement à l'exercice de la profession.

Théoriquement au moins, un ouvrier pourrait gagner sa vie dans une industrie très malsaine et organiser son existence de façon à éviter la plupart de ces causes extra-professionnelles de mortalité et de morbidité.

Inversement, les plus grands progrès pourraient être réalisés dans l'hygiène des ateliers sans que ces causes extra-professionnelles cessent d'entretenir une morbidité et une mortalité élevées parmi les travailleurs de l'industrie.

Toutefois l'indépendance de ces causes générales à l'égard des professions n'est pas toujours complète. Il en est où elles exercent leur action avec plus de fréquence et d'intensité que dans d'autres, parce que les conditions du travail y sont telles que l'ignorance, l'insouciance ou la faiblesse des ouvriers trouvent occasion de faire sentir leur influence davantage. Il en est ainsi par exemple du développement de l'alcoolisme dans les professions où l'ouvrier avale des poussières qui lui irritent la gorge (carriers, ardoisiers) ; ou fait un travail très fatigant (déménageurs, coltineurs, débardeurs, forgerons) ; ou est soumis à des chaleurs excessives (verriers, chauffeurs, cuisiniers) ; ou est exposé au froid et à l'humidité (matelots, pêcheurs, voituriers) ; ou est soumis à des tentations constantes (débitants, garçons de marchands de vin).

Nous retrouverons ces cas particuliers en étudiant la statistique anglaise au chapitre suivant.

LA STATISTIQUE
DE L'HYGIÈNE PROFESSIONNELLE.

I. — ÉTABLISSEMENT DES STATISTIQUES.

LES MONOGRAPHIES. — Jusqu'à une époque relativement récente, les seuls éléments d'information que l'hygiène industrielle pût utiliser consistaient dans les observations médicales que des praticiens célèbres ou obscurs avaient recueillies à diverses époques, dans des conditions très variées de compétence, d'exactitude et de méthode.

Souvent ces observations concernaient des cas isolés, et ceux-ci ne s'étaient signalés que par leur gravité ou leur rareté. Quelquefois, au contraire, des accidents semblables, se présentant fréquemment dans une même localité, avaient appelé l'attention du médecin traitant. Prévenu, il avait recherché pendant quelques mois ou quelques années les cas similaires, en avait pu dépister même les manifestations légères et avait procédé à une sérieuse étude clinique de la maladie. Les confidences des victimes, le fait qu'ils appartenaient tous à la même industrie, laissaient généralement peu de doute sur le caractère professionnel des accidents. Quand le médecin arrivait à se procurer des renseignements sur les conditions hygiéniques du travail, la connaissance de ceux-ci fournissait une explication vraisemblable des faits. Si ce praticien disposait d'un laboratoire, il procédait à des expériences sur les animaux pour vérifier ses inductions. Observations cliniques, description du travail industriel, expériences de laboratoire, il publiait ensuite le tout dans un journal de médecine ou envoyait une communication à un congrès; et c'est ainsi que s'est construite, petit à petit, l'hygiène industrielle. Dans des milliers d'observations isolées ou déjà groupées, de nombreux candidats au doctorat ont pris les éléments de thèses sur telle ou telle maladie, et les grands vulgarisateurs de l'hygiène professionnelle, Ramazzini, Fourcroy, Patissier, et plus récemment Layet, Proust, Napias, ont produit des œuvres remarquables et célèbres, en groupant dans une belle ordonnance les éléments extraits de tous ces travaux et en y ajoutant les résultats de leurs observations personnelles.

Ces traités classiques ont eu et ont encore la plus grande utilité. Ils fournissent une énumération complète des maladies professionnelles, font connaître les causes dont elles dérivent et indiquent les précautions à prendre pour les éviter. Patrons et ouvriers se trouvent prévenus. Dans les industries les plus insalubres, il est arrivé qu'ils ont tenu compte de ces avertissements, et, dans quelques cas, les conditions hygiéniques ont été sérieusement améliorées par l'initiative des intéressés.

En même temps, le progrès des idées démocratiques répandait des préoccupations généreuses dans les parlements d'Europe et d'Amérique, et tous les pays industriels adoptaient successivement des lois et des règlements destinés à protéger l'hygiène et la sécurité du travail, soit seulement celui des femmes et des enfants, soit aussi celui des ouvriers adultes (1). Et c'est dans les œuvres des maîtres

(1) Lois de 1874, 1892 et 1893 en France; de 1877 en Suisse; de 1878 et 1891 en Angleterre; de 1881 en Suède; de 1882 et 1890 en Russie; de 1883 et 1891 en Allemagne; de 1884 et 1885 en Hongrie et Autriche; de 1886 en Italie; de 1889 en Belgique et en Hollande, et de 1892 en Norvège.

de l'hygiène industrielle que le législateur a été chercher la liste des insalubrités les plus répandues dans les usines et celles des mesures prophylactiques qui doivent leur être opposées.

LES STATISTIQUES HOSPITALIÈRES. — A côté des statistiques fragmentaires dont on vient de parler, on peut placer un petit nombre de statistiques hospitalières, qui ont été dressées à diverses époques par quelques chefs de services dans les hôpitaux.

Celle du Dr Armand Gautier sur les cas de saturnisme traités dans les hôpitaux de Paris est célèbre, et elle a rendu les plus grands services en appelant sur les méfaits du plomb l'attention du corps médical, des autorités et du public. Mais, quand on lui demande d'indiquer la fréquence ou la gravité relatives du saturnisme dans les diverses professions ou aux diverses époques, on lui demande plus qu'elle ne peut donner. D'abord elle ne sait rien des malades soignés à domicile, et la proportion de ceux-ci peut varier beaucoup avec les professions et avec les époques ; d'autre part, un grand nombre de saturnins sont soignés à l'hôpital pour des maladies qui dérivent de leur intoxication, phtisie pulmonaire, affection du cœur, néphrite, etc., sans qu'il soit fait aucune mention de saturnisme sur le registre de l'hôpital ou sur le bulletin de décès. Il en est ainsi chaque fois que l'origine professionnelle de la maladie n'est pas évidente.

Mais, quand même tous les saturnins d'une profession qui passent à l'hôpital y seraient reconnus, on ne posséderait pas encore les éléments d'une statistique de morbidité par industrie, car il faudrait en outre connaître, pour le comparer au nombre des malades, le nombre des ouvriers valides de la profession, habitant dans le ressort de l'hôpital. Et ce n'est pas seulement par profession, mais par spécialités, qu'il faudrait établir ces statistiques hospitalières et professionnelles, car il arrive qu'une profession comprend des subdivisions nombreuses, qui comportent des degrés de salubrité ou d'insalubrité très différents.

On ne peut même rien inférer avec certitude de l'augmentation ou de la diminution, d'une année à l'autre, du total des cas de saturnisme ou de ceux qui se rapportent à telle ou telle profession. Ces variations peuvent être dues, au moins en partie, à la variation de la proportion des ouvriers qui se font soigner chez eux ; à la variation de la population et du nombre absolu des ouvriers ressortissant aux hôpitaux considérés quand ils sont malades ; à la variation du nombre annuel des immigrants provinciaux, plus ou moins résistants ; à la variation de la proportion des alcooliques, des syphilitiques, des dégénérés, des déprimés, des surmenés, etc.

Les observations qui précèdent peuvent s'appliquer à toutes les statistiques hospitalières, aussi bien qu'à celle des saturnins. Comme tous les documents statistiques, ceux-ci peuvent rendre des services à condition d'être utilisés avec les précautions convenables ; mais ces services seront toujours plus limités que ceux qu'on peut attendre du groupe des statistiques suivantes.

LES STATISTIQUES DÉMOGRAPHIQUES. — Comme nous l'avons rappelé, c'est dans les œuvres classiques des maîtres de l'hygiène que le législateur a été chercher la liste des mesures prophylactiques opposables aux insalubrités d'ordre général qui existent dans les ateliers ; ces mesures concernent la propreté des locaux, le renouvellement de l'air respirable, l'évacuation des poussières, des gaz et des vapeurs toxiques, l'interdiction de manger dans les ateliers, le port de vêtements de travail et l'obligation d'installer des vestiaires et lavabos pour assurer la propreté individuelle.

Si ces mesures étaient rigoureusement et universellement observées, elles produiraient une amélioration extraordinaire de la santé des travailleurs. En ce qui concerne la prévention de la tuberculose notamment, elles réaliseraient la plus grande partie de ce qu'on peut attendre actuellement de l'hygiène, et il suffirait de leur adjoindre un très petit nombre de mesures particulières aux industries les plus dangereuses pour assainir également celles-ci.

Malheureusement, cette observation effective du règlement du 29 novembre 1904 n'a pu encore être obtenue que dans les grandes usines et dans la plupart des établissements de moyenne importance.

Les patrons de cette catégorie sont relativement peu nombreux et et peuvent dépenser l'argent nécessaire ; de plus, le règlement qu'on leur demande d'appliquer n'exige en somme rien autre que les précautions déjà adoptées de leur propre mouvement par les industriels les plus riches et les plus généreux. En outre, dans la plupart des cas, l'inspecteur du travail peut démontrer au patron que l'assainissement demandé paye *ses frais* : soit en facilitant le recrutement du personnel sans augmentation de salaire, malgré la concurrence d'autres industries déjà assainies ; soit en augmentant la quantité ou en améliorant la qualité de l'ouvrage produit par l'ouvrier mis à l'aise ; soit en recueillant des poussières ou déchets d'une valeur notable. On trouvera aux chapitres qui concernent l'*assainissement du travail* plusieurs exemples de ce genre.

Dans ces conditions, les chefs d'industrie ont cédé, et le progrès réalisé dans cette catégorie d'établissements est considérable. Mais, pour des raisons opposées, la résistance de la foule des petits patrons n'a pu être sérieusement entamée.

D'abord la moindre dépense est très lourde pour eux, ou leur paraît telle ; ensuite il est difficile de transformer les vieilles bicoques que la plupart habitent et dont ils sont seulement locataires. L'insalubrité des ateliers voisins est équivalente, et ils n'ont aucune concurrence à craindre de ce chef pour le recrutement de leur personnel. L'ouvrier est surveillé étroitement et *entraîné* par le patron lui-même qui travaille auprès de lui, aussi donne-t-il déjà son plein comme production et comme qualité ; d'autre part, la quantité de matière travaillée est trop minime pour que le patron puisse utiliser avantageusement les déchets récupérés. Enfin les établissements de cette catégorie sont trop nombreux pour que l'inspecteur puisse les harceler efficacement, et, ne pouvant les atteindre tous, il a scrupule à n'en frapper que quelques-uns.

Si l'on se demande pourquoi le gouvernement n'entreprend pas une vigoureuse action judiciaire contre l'ensemble des délinquants, il est permis de penser que c'est parce qu'il sent que personne ne le soutiendrait jusqu'au bout dans cette lutte, ni les ouvriers dont il prendrait la défense en troublant leurs habitudes, ni les juges, ni l'opinion publique, ni même l'unanimité des hygiénistes ! Car l'hygiène industrielle nous enseigne bien que les prescriptions violées ont pour but de protéger la santé des ouvriers contre telle ou telle insalubrité qui s'est produite et peut se produire dans telle ou telle circonstance, mais quant à la fréquence ou à la gravité du péril que court de ce chef une population ouvrière déterminée, voilà ce qu'il faudrait alléguer, pour justifier des mesures coercitives et voilà ce qu'en réalité personne ne peut établir avec précision.

En somme, on peut dire que jusqu'ici les maladies professionnelles ont été parfaitement étudiées au point de vue *qualitatif*, mais qu'au point de vue *quantitatif* leur étude reste à faire, et c'est seulement aux *statistiques démographiques* que cette étude peut être demandée, c'est-à-dire à des statistiques de morbidité et de mortalité professionnelles à base étendue et à longue durée, observant un nombre considérable d'années de vie et portant sur des groupes professionnels bien définis, dont les maladies ou les décès sont enregistrés avec précision et exactitude.

Les sociétés de secours mutuels. — Les sociétés de secours mutuels sont assez nombreuses dans notre pays (1), et toutes dressent une statistique de leurs cas et jours de maladie pour le ministère de l'Intérieur ; mais la plupart ne s'inquiètent pas de la classification des invalidités par maladies causales ni par groupes d'âges, et celles qui les classent ne font pas ressortir les maladies spéciales à la profession, de sorte qu'elles ne peuvent fournir presque aucun renseignement sur la morbidité due aux conditions du travail.

Or, en dehors des intéressants tableaux de mortalité professionnelle qui ont été dressés pendant sept ans (1893-1899) et publiés à l'*Annuaire statistique de la ville de Paris*(2), il n'existe rien ou presque rien en France dans l'ordre d'idées qui nous occupe.

(1) On trouvera au chapitre VI quelques renseignements sur les sociétés de secours mutuels dans notre pays. On verra qu'en y joignant le personnel des chemins de fer et des mines, les mutualistes sont au nombre de plus de 2 500 000.
(2) Voy. p. 16 et 58.

Le recensement professionnel. — La statistique détaillée des professions, base de toutes les autres, a été faite pour la première fois en 1896, puis renouvelée en 1901. Ce recensement professionnel est un travail de haute valeur, qui a été poursuivi dans d'excellentes conditions d'exactitude et de méthode et qui peut nous fournir un point d'appui précieux, mais seulement un point d'appui.

Les registres de l'état civil. — En France, l'état civil enregistre tous les décès avec indication de la cause et de la profession ; mais nous ne croyons pas faire injure aux employés des mairies ni aux médecins de l'état civil en disant qu'ils s'inquiètent rarement de rédiger leurs inscriptions avec une exactitude rigoureuse. C'est dire que, même si on dépouillait les registres de l'état civil de la France pour quelques années en vue de classer les décès par professions et par causes, le vague des désignations, aussi bien pour les professions que pour les causes, rendrait difficile la tâche de faire rentrer les unes ou les autres dans une classification précise et rationnelle.

La statistique sanitaire des villes de France. — En somme, on peut dire qu'en France et en dehors de Paris la statistique professionnelle *n'existe pas.* Nous n'avons pour le reste de la France que la statistique sanitaire générale des villes de France publiée par le ministre de l'Intérieur. Cette statistique paraît mensuellement pour les villes de 30 000 habitants et au-dessus et annuellement pour celles-là et pour les autres, c'est-à-dire au total pour 615 villes de 5 000 habitants et au-dessus et pour 97 chefs-lieux d'arrondissement de moins de 5000 habitants. Pour toutes ces localités, on a le classement des décès sous 24 causes et sous 5 groupes d'âges (moins d'un an, de un an à dix-neuf, vingt ans à trente-neuf, quarante ans à cinquante-neuf, soixante ans et au-dessus). En outre, pour 71 villes de 30 000 habitants et au-dessus, on a la répartition dans chacun des groupes d'âge des décès classés sous 35 causes suivant une nomenclature arrêtée en 1900 par une commission internationale dans laquelle 26 États étaient représentés. C'est là un monument statistique du plus grand intérêt, mais où l'élément professionnel n'intervient aucunement : par conséquent, nous n'en pouvons rien faire pour l'objet qui nous occupe.

La statistique municipale de la ville de Paris. — La ville de Paris possède un service de statistique municipale dirigé par le Dr Jacques Bertillon, qui publie chaque année un important annuaire statistique. Pendant sept ans (1), de 1893 à 1899, cet annuaire a fourni

_____

(1) Une réduction dans le personnel a rendu impossible de continuer cette enquête, malgré son grand intérêt social.

des tableaux de décès par groupes d'âges et par causes dans vingt-quatre professions.

Les groupes d'âges étaient :
De vingt à trente-neuf ans ;
De quarante à cinquante-neuf ans :
De soixante ans et plus.
Les causes distinguées étaient les suivantes :

Phtisie pulmonaire.	Maladies des organes respiratoires.
Autres tuberculoses.	Obstructions intestinales. Hernies.
Cancer.	Cirrhose du foie.
Alcoolisme.	Néphrite et mal de Bright.
Méningite.	Suicides.
Maladies organiques du cœur.	Autres morts violentes.
Apoplexie.	Autres causes de décès.
Ramollissement.	Toutes causes réunies.
Paralysie.	

Les professions distinguées étaient les suivantes :

Soie, tissus mélangés, passementerie, dentelles, etc.	Tailleurs, etc.
	Cordonniers et bottiers.
Machines, mécaniciens, forgerons, taillandiers, etc.	Coiffeurs.
	Boulangers.
Tourneurs sur métaux, etc.	Imprimeurs.
Chaudronniers, étameurs, ferblantiers, etc.	Charretiers, etc.
	Cochers de fiacre et d'omnibus de louage, etc.
Tanneurs, etc.	
Serruriers.	Chemins de fer.
Menuisiers, etc.	Postes et télégraphes.
Maçons, tailleurs de pierre, etc.	Épiciers, etc.
Couvreurs, plombiers, etc.	Fruits et légumes, etc.
Peintres, vitriers, etc.	Bouchers, etc.
Ébénistes, etc.	Médecins et dentistes.

Pour connaître le détail des professions embrassées par ces rubriques, il faut se reporter au *Dictionnaire des professions* et à la nomenclature qui se trouve aux pages 81 et 99 du volume intitulé *Résultats statistiques du dénombrement de 1891 à Paris* (1).

A l'aide des tableaux de décès publiés par l'*Annuaire statistique*, appuyés des résultats du recensement parisien de 1886 et des mouvements de l'état civil à Paris de 1885 à 1889, le Dr Bertillon a publié, dans l'*Annuaire statistique de 1889*, une importante étude sur la morbidité et la mortalité par profession à Paris (2). On y trouve une table de morbidité (la seconde qui ait été calculée en France) et une table de mortalité par profession (la première qui ait été calculée en

(1) Publications de la préfecture de la Seine, 1 vol. gr. in-8 de 849 pages, Paris, 1894.
(2) Il existe un tirage à part de cet intéressant travail (1 brochure in-8 de 55 pages). Paris, 1891, Imprimerie municipale.

France). On y compare les résultats obtenus à Paris avec les trois tables similaires calculées en Angleterre et en Suisse (1).

Dans l'*Annuaire de la ville de Paris de 1895*, M. Bertillon a publié de nouveaux tableaux mis à jour, en tenant compte des résultats du recensement de Paris en 1891 et des mouvements de l'état civil en 1905.

La statistique des décès en Angleterre. — En Angleterre, les décès sont inscrits depuis longtemps avec mention des causes et des professions.

L'Angleterre et le pays de Galles sont partagés en 11 divisions. Chacune de celles-ci réunit un certain nombre de comtés, au nombre de 45 en tout, et chaque comté est partagé en districts d'état civil (*Registration districts*), au nombre de 29 pour Londres et de 631 au total pour l'ensemble du pays.

En préparant le recensement de 1891, le Dr Ogle, chef du service de la statistique anglaise, se proposa d'établir l'influence de certaines professions sur la santé et la longévité de ceux qui les exercent, et il résolut d'asseoir cette détermination sur une base statistique plus étendue qu'aucune de celles dont on eût disposé jusqu'alors.

A cet effet, on releva, sur les 631 registres des districts et pour les années 1890, 1891 et 1892, tous les décès des sujets masculins de plus de quinze ans, au nombre de plus de 500 000, et, par comparaison avec les chiffres de population du dernier recensement, on établit les taux de mortalité de 100 groupes de professions par catégories d'âge (15 à 20 ans, 20 à 25, 25 à 35, 35 à 45, 45 à 55, 55 à 65, 65 et au-dessus) et pour 24 causes de décès, savoir :

Influenza.	Pleurésie.
Alcoolisme.	Autres maladies du système respiratoire.
Fièvre rhumatismale.	
Goutte.	Hernie.
Cancer.	Maladies du foie.
Phtisie (tuberculose pulmonaire).	Autres maladies du système de la digestion.
Diabète.	
Maladies du système nerveux.	Maladie de Bright.
Maladies valvulaires du cœur.	Autres maladies du système urinaire.
Anévrysme.	Saturnisme.
Autres maladies du système circulatoire.	Accidents.
	Suicide.
Bronchite.	Autres causes.
Pneumonie.	

Cet intéressant travail a été publié en 1897 (2).

(1) Nous avons reproduit les plus importantes de ces tables aux pages 59 et suivantes.

(2) Decennial supplement to the 55th annual report of the Registrar general, part II, by John Tatham M. A. M. D. Eyre et Spottiswoode, édit. à Londres.

Pour montrer quelle importance le service central attache à l'obtention de libellés précis dans l'inscription des causes de décès, nous indiquerons que ce service a adressé vingt-deux mille lettres à des médecins certificateurs dans la période décennale 1881-1890 pour leur demander de compléter ou d'expliquer des inscriptions insuffisamment claires. C'est ainsi que sur 4000 « péritonites » attribuées à des femmes en âge d'enfanter on a reconnu, dans plus de 1000 cas, qu'il s'agissait de

La statistique anglaise des maladies professionnelles obligatoirement déclarées. — En outre de cette utile statistique de mortalité, dont nous examinerons plus loin les résultats (pages 29 et suivantes), l'Angleterre a commencé depuis 1901 à dresser une statistique spéciale de la morbidité et de la mortalité des professions exposées à des intoxications industrielles.

Depuis l'*Act* de 1895 sur les fabriques et ateliers, qui a été refondu le 17 août 1901 (1) et porte maintenant cette date, tout médecin qui soigne un malade atteint du charbon ou intoxiqué par le plomb, le phosphore, l'arsenic ou le mercure doit, sous peine d'amende, en faire la déclaration à l'inspecteur des fabriques, s'il pense que la maladie a une origine professionnelle.

De même tout patron est tenu de prévenir à la fois le médecin certificateur du district et l'inspecteur du travail, si une des maladies énumérées ci-dessus se déclare dans son personnel.

Au reçu de cette déclaration, le médecin doit visiter le lieu de travail et le malade, comme en cas d'accident, et adresser un rapport à l'inspecteur.

fièvre puerpérale. C'est encore à des suites de couche qu'après enquête on a attribué 700 décès sur 3 000 inscrits comme « pyémie, empoisonnements du sang » ; une centaine sur 272 inscrits comme « hémorragie » ; la moitié sur 244 inscrits comme métrites ». De même, sur 3 066 enquêtes relatives à des « hydropisies », on trouva 51 fièvres scarlatines, 1 662 affections du cœur, 641 maladies du rein et 333 autres maladies définies. Pour les 379 décès restants, on ne put pas déterminer la cause de l'hydropisie.

Sous la désignation de 2 946 « tumeurs », on trouva, après enquête, 1 426 cancers, 92 maladies vénériennes, 36 tuberculoses, 103 maladies de l'utérus et 952 autres causes définies : l'incertitude sur la nature de la tumeur n'a persisté que pour 337 cas.

(1) Voici, d'après l'*Annuaire de la législation du travail*, l'article 73 de cette loi, qui règle la déclaration obligatoire des maladies professionnelles. Cet article est presque identique à l'article 29 de la loi de 1895 (art. 73) :

§ 1. Les médecins qui soignent ou qui sont appelés auprès d'un malade qu'ils présument atteint d'empoisonnement par le plomb, le phosphore, l'arsenic ou le mercure, ou anthrax, contractés dans une fabrique ou dans un atelier, devront (sauf dans le cas où la déclaration imposée par le présent alinéa aura été envoyée) faire parvenir à l'inspecteur en chef des fabriques, au Home Office, à Londres, une déclaration contenant le nom et l'adresse postale complète du malade ainsi que la maladie dont ce dernier est atteint de l'avis du médecin ; ils auront droit, pour chaque déclaration envoyée en vertu du présent article, à une rémunération de 2 shillings 6 pence (3 fr. 15), qui sera payée comme partie des dépenses encourues par le secrétaire d'État dans l'application de la présente loi.

§ 2. Tout médecin requis, aux termes du présent article, d'envoyer une déclaration, qui néglige de la faire immédiatement, sera passible d'une amende de 4 shillings au maximum (5 francs).

§ 3. Une déclaration écrite de chaque cas d'empoisonnement par le plomb, le phosphore, l'arsenic ou le mercure survenu dans une fabrique ou un atelier devra être immédiatement envoyée à l'inspecteur et au médecin certificateur du district : les dispositions de la présente loi relatives aux accidents seront applicables, dans chacun de ces cas, de la même manière que s'il s'agissait d'un accident prévu dans ces dispositions.

§ 4. Le secrétaire d'État peut, par ordonnance spéciale, étendre les dispositions du présent article à toute autre maladie survenant dans les fabriques ou ateliers ; il s'ensuivra que le présent article et les dispositions y rappelées seront applicables.

Toutes ces déclarations sont centralisées au Home Office entre les mains du médecin inspecteur des fabriques (*medical inspector of factories*), actuellement le distingué Dr Legge, et servent à établir une statistique qui est publiée dans le *rapport annuel de l'inspecteur en chef des fabriques* (1).

La statistique de l'assurance obligatoire contre la maladie en Allemagne. — En Allemagne et en Autriche, les principales statistiques où puisse puiser l'hygiéniste sont celles des caisses de maladies qui ont été organisées dans ces deux pays respectivement par les lois des *15 juin 1883* et *30 mars 1888*. Nous expliquerons le fonctionnement de ces lois dans le chapitre VI consacré à la *réparation des maladies professionnelles*.

Bornons-nous à dire ici que l'affiliation à ces caisses est obligatoire pour tous les ouvriers des deux pays et qu'elles indemnisent non seulement les maladies professionnelles, mais toutes les maladies, quelles qu'elles soient, qui imposent aux travailleurs une incapacité de travail.

Pour montrer le parti qu'on peut tirer de ces statistiques, nous reproduisons aux pages 64 et suivantes les tableaux qu'en a extraits le Dr Sommerfeld dans son excellent *Traité des maladies professionnelles* (2).

Le grand tableau I se rapporte aux cas de maladie ayant entraîné une incapacité de travail chez les affiliés des caisses de maladie de Berlin en 1889, 1890 et 1891.

Les cas sont fournis pour 74 caisses de maladies appartenant à des professions ou groupes déterminés (caisses locales, caisses d'usines et caisses de corporations), groupant 853 429 affiliés, dont 648 619 hommes et 204 810 femmes, avec 258 680 jours de maladie pour l'ensemble.

Pour chaque caisse, les cas sont distribués entre les 15 groupes de maladies qui suivent :

Maladies infectieuses.
Saturnisme chronique.
Affections parasitaires (trichinose, gale, aphtes, helminthiase, etc.).
Influences extérieures (brûlures, congélations, chutes, coups, blessures, etc.).
Troubles du développement et de la nutrition (difformités, scrofulose, épuisement, sénilité, gangrène, cancer, anémie, hydropisie, diabète, goutte, etc.).
Maladies de la peau et des muscles.
Maladies des os et des articulations, y compris le rhumatisme chronique.
Rhumatisme seul.
Maladies du système vasculaire.
Maladies du système nerveux et des organes des sens.
Maladies des organes respiratoires.
Maladies des organes digestifs.
Maladies des voies génito-urinaires.
Maladies des organes génitaux de la femme y compris les accouchements et les fausses couches.
Maladies indéterminées ou non renseignées.

(1) Le premier rapport du Dr Legge réunit les renseignements relatifs aux années 1901, 1902, 1903.
(2) Traité des maladies professionnelles, par le Dr Théodore Sommerfeld, médecin à Charlottenbourg, traduction française, 1 vol. in-8 de 478 pages ; Bruxelles, 1901, Alfred Castaigne, éditeur.

Pour chaque caisse, pour chaque maladie et pour chaque sexe, le tableau donne : 1° le nombre absolu des cas de maladie ; 2° la proportion pour 100 de ce nombre au nombre total des cas de toutes les maladies réunies pour cette caisse ; 3° la proportion pour 100 de ce nombre au nombre des affiliés.

A la suite de ce premier tableau s'en trouve un autre (tableau II *a*) indiquant pour 83 caisses et pour chaque sexe la morbidité, la mortalité et la durée moyenne des cas de maladie de 1889 à 1895.

Puis vient un tableau II *b*, donnant la liste de ces 83 caisses classées d'après le degré de morbidité calculé sur 100 affiliés, puis un tableau II *c* classant ces 83 caisses d'après la durée de chaque cas de maladie, ayant entraîné une incapacité de travail.

On trouve aussi un tableau synoptique II *d* indiquant pour 12 groupes principaux d'industries le nombre des affiliés aux caisses, le nombre de cas et le nombre de jours de maladie, le nombre de décès, la morbidité pour 100, la mortalité pour 100 et la durée moyenne des cas de maladie ; puis un tableau III *a* indiquant pour 31 professions importantes le nombre d'affiliés aux caisses locales, le nombre de décès par tuberculose pulmonaire et le nombre de décès par toutes les affections respiratoires ensemble, y compris la tuberculose, ces nombres de décès étant rapportés d'abord à 100 affiliés et ensuite à 100 décès.

Enfin un tableau III *b* classant les diverses professions d'après la fréquence de la tuberculose pulmonaire comme cause de mortalité sur 100 décès.

Le rapport du professeur Kaup au Congrès de l'association internationale pour la protection légale des travailleurs de Bâle, en 1904, comprend aussi d'intéressants renseignements empruntés à la statistique des hôpitaux de Vienne et à celle des caisses de maladie d'Autriche (1).

II. — INTERPRÉTATION DES STATISTIQUES.

CE QUE DOIT ÊTRE UNE STATISTIQUE DE MORBIDITÉ.
— **Les faits à inscrire.** — Pour qu'une statistique de morbidité puisse fournir des renseignements utiles sur l'insalubrité relative des divers professions, il faut qu'elle satisfasse à certaines conditions.

D'après Sommerfeld (2), elle devra enregistrer toutes les maladies du groupe professionnel considéré, quelles qu'elles soient, que ces maladies soient en relation avec la profession ou non, à condition qu'elles aient produit une incapacité de travail.

On enregistrera à part les incapacités dues à des accidents, et on n'inscrira pas les indispositions légères n'ayant donné lieu

(1) Rapport publié au *Bull. de l'Inspection du travail*, 1904, nᵒˢ 5 et 6, page 405.
(2) SOMMERFELD, Traité des maladies professionnelles.

à aucune incapacité, même si elles ont motivé des soins médicaux.

Pour les inscriptions, Sommerfeld conseille l'emploi de la formule suivante :

| Sexe. | Nom. | Âge. | Profession. | | L'ouvrier a-t-il été déclaré apte au service militaire. | L'ouvrier a-t-il des tares héréditaires. |
			Actuelle depuis quand ?	Antérieure depuis quand ?		
1	2	3	4		5	6

| Maladies dont l'ouvrier a été atteint. | | Constitution. | Amplitude thoracique à : | | Taille. | État de santé actuel. On aura égard surtout aux influences nocives particulières à certaines professions. |
Dans la profession actuelle.	Dans la profession antérieure.		L'inspiration.	L'expiration.		
7		8	9		10	11

Influence de l'âge. — L'âge est à lui seul un élément de morbidité, de sorte qu'il est indispensable d'en tenir compte, et, pour chaque nature de maladie, on divisera les cas relevés entre un certain nombre de catégories d'âges, par exemple de quinze à dix-neuf ans, de vingt à vingt-neuf ans, de trente à trente-neuf ans, etc. De même on répartira entre les mêmes catégories les ouvriers composant le groupe dont on dresse la statistique, et c'est en faisant dans chaque catégorie le quotient du nombre des cas de maladie par le nombre des ouvriers qu'on aura le coefficient de morbidité de chaque catégorie pour chaque cause. Pour comparer ensemble les morbidités de deux groupes d'ouvriers de la même profession, ou de deux professions distinctes, il faudrait calculer d'abord ce que serait la morbidité du second groupe s'il avait la même composition d'âge que le premier.

Morbidité par nombre de jours, de cas, de malades. — Avant de quitter les statistiques de morbidité, nous devons observer qu'on peut calculer la morbidité d'après le nombre des jours de maladie, d'après le nombre des cas de maladie ou d'après le nombre des malades. Sommerfeld (1) préfère le nombre des cas de maladie et fait observer que, si le travail est rare dans une profession, les ouvriers tendent à se faire porter malades et à demeurer malades plus longtemps. Cette circonstance peut seule expliquer les variations des dépenses d'une même caisse de maladie pour certaines années. De plus, la durée maxima des secours n'est pas la même dans les diverses caisses.

Qu'est-ce qu'une maladie? — S'il n'y a qu'une manière de comprendre le mot *mort*, il y en a beaucoup pour comprendre le mot *maladie*. A quel caractère distinguer une maladie réelle, donnant droit à indemnité, d'une simple indisposition ou d'une infirmité?

« En vain, dit Bertillon, on étudierait les statuts des sociétés de secours mutuels pour y chercher ce qu'elles comptent comme jours de maladie ; on y trouvera bien les règles suivant lesquelles elles accordent ou refusent les indemnités ; mais il sera facile de reconnaître que, le plus souvent, ces règles n'expliquent pas les différences qui existent entre les différentes tables. La vérité est que les sociétés de secours mutuels, lorsqu'elles accordent une indemnité de maladie, attachent moins d'importance au texte de leurs règlements qu'à l'état de leur caisse. Si la société est riche, elle accorde des indemnités plus libéralement que si elle est pauvre. De là, et de là seulement, vient que les grandes mutualités anglaises, qui sont souvent très anciennes et généralement riches, donnent plus de journées d'indemnité que les sociétés françaises, par exemple, qui sont obligées à une rigoureuse économie (2). »

CE QUE DOIT ÊTRE UNE STATISTIQUE DE MORTALITÉ.
— **Influence de l'âge.** — Plus encore que les statistiques de morbidité, celles de mortalité sont influencées par la composition d'âge du groupe considéré. La mortalité dans les diverses catégories d'âge étant différente en raison de l'âge seul, nous allons montrer, par l'exemple de la statistique anglaise, comment on doit éliminer cette influence.

Tarr, Ogle et Tatham, les trois éminents statisticiens qui se sont succédé à la tête du service anglais de statistique, considèrent que la période de la vie qui s'étend de vingt-cinq à soixante-cinq ans est celle que la profession influence le plus au point de vue de la mortalité. Auparavant, son effet n'a pas encore eu le temps de se produire au point de causer la mort. Après soixante-cinq ans, ceux que leur profession a brisés l'ont déjà quittée et en ont adopté une autre, ou sont sans profession pour cause d'invalidité.

Tatham fait observer cependant que ces principes comportent de nombreuses exceptions. Les mineurs, les ouvriers de filatures et

(1) Tr. des mal. prof., p. 8.
(2) Jacques Bertillon, De la morbidité et de la mortalité par professions (Extrait de l'*Annuaire statistique de la ville de Paris*, 1885-1889).

quelques autres entrent à la mine ou à l'atelier plus jeunes que les autres travailleurs, et généralement leur capacité de travail commence à décliner plus tôt aussi. On ne peut donc pas fixer en termes absolus les limites de cette capacité de travail dans chaque profession, mais la catégorie d'âge de vingt-cinq à soixante-cinq ans constitue un compromis aussi satisfaisant qu'aucun autre qu'on puisse proposer, et c'est par définition « la période moyenne d'activité de la vie » de la statistique anglaise.

Nous allons montrer maintenant qu'on ne peut pas comparer les mortalités globales correspondant à de longues périodes de vie sans risquer de commettre des erreurs importantes.

Ainsi, le *nombre des années de vie* (1) de tous les Anglais du sexe masculin âgés de quinze ans et au-dessus, pendant les trois années 1890, 1891, 1892, est de 26 943 327. Le nombre de décès survenus parmi eux pendant ces trois années est de 504 923, et le quotient de ces deux nombres $\dfrac{504\,923}{26\,943\,327} = \dfrac{18,74}{1\,000}$ représente la mortalité moyenne de tous les hommes anglais de quinze ans et au-dessus pendant chacune des années considérées.

D'autre part, les nombres d'années de vie et de décès des fermiers anglais de quinze ans et au-dessus pendant la même période sont respectivement de 806 982 et de 15 800, dont le quotient, représentant la mortalité moyenne de ce groupe, est de 19,58, et l'on voit que la mortalité moyenne des fermiers est *plus grande* que celle de l'ensemble des hommes anglais.

Ce résultat semble étonnant *a priori*, la profession de fermier paraissant être une des plus saines qu'il y ait; mais il le devient encore davantage quand on compare les mortalités des deux groupes pour chaque catégorie d'âge. Ces mortalités sont indiquées dans le tableau ci-dessous :

MORTALITÉ par catégories d'âge.	15 à 20 ans.	20 à 25 ans.	25 à 35 ans.	35 à 45 ans.	45 à 55 ans.	55 à 65 ans.	65 ans et au-dessus.
De tous les hommes anglais	4,14	5,55	7,67	13,01	21,37	39,01	103,56
Des fermiers	1,30	2,40	4,29	7,03	11,20	23,97	87,81
Rapport de la mortalité des fermiers à celle de tous les hommes anglais	0,31	0,43	0,56	0,54	0,52	0,61	0,85

(1) Le *nombre des années de vie* qu'il faut mettre en regard de la somme des décès comptés pendant trois années dans une population donnée devrait être la somme des nombres de personnes qui ont composé cette population pendant chacune des trois années considérées. Ici on a multiplié par trois les nombres de personnes recensées en 1891.

On voit alors ce paradoxe curieux de fermiers qui meurent moins que la totalité des hommes anglais à chaque âge et davantage dans l'ensemble.

Pour l'expliquer, il suffit de tenir compte de la composition d'âge de chaque groupe et de remarquer que, dans celui des fermiers, il y a 106 392 personnes de soixante-cinq ans et au-dessus, dont la mortalité avoisine 88 p. 1 000, contre 144 903 fermiers de vingt-cinq à trente-cinq ans, dont la mortalité est de 4,25 p. 1 000, c'est-à-dire une proportion de trois quarts, soit 4 fermiers jeunes pour 3 vieux.

Dans l'ensemble des hommes anglais, il y a 1 819 764 personnes de soixante-cinq ans et plus, avec une mortalité de 103 p. 1 000 contre 6 267 030 personnes de vingt-cinq à trente-cinq ans avec une mortalité de 8 p. 1 000, c'est-à-dire une proportion de moins de un tiers, soit près de neuf hommes jeunes pour trois vieux.

L'emploi d'un taux global de mortalité pour la période de vingt-cinq à soixante-cinq ans soulève la même objection, car la statistique anglaise montre que, même dans ces limites, la composition d'âge varie beaucoup d'un groupe professionnel à l'autre.

Élimination de l'influence de l'âge dans la statistique anglaise. La population type. — Pour éliminer l'influence de la composition d'âge en comparant les mortalités de deux groupes professionnels différents, on peut adopter le système de la *population type* que le Dr Ogle a essayé pour la première fois dans son essai de statistique professionnelle de 1880-1882 et que son éminent successeur, le Dr Tatham, applique depuis lors à la statistique anglaise. Voici en quoi il consiste.

On compare la mortalité des diverses professions pour les hommes âgés de vingt-cinq à soixante-cinq ans à celle de l'ensemble des hommes anglais entre les mêmes limites d'âge.

Au recensement de 1891, ceux-ci étaient au nombre de 16 987 000 avec 277 483 décès annuels, de sorte que 1 000 décès dans ce groupe étaient donnés par une population de 61 215 personnes $\left(\dfrac{16\,987\,000}{277}=61\,215\right)$. Ces 16 987 000 personnes se partageaient comme il suit par catégories d'âge :

De 25 à 35 ans	6 267 030
35 à 45 —	4 833 231
45 à 55 —	3 576 367
55 à 65 —	2 310 372
Ensemble	16 987 000

Et, à proportion, les 61 215 personnes fournissant 1 000 décès se partagent ainsi :

De 25 à 35 ans	22 586
35 à 45 —	17 418
45 à 55 —	12 885
55 à 65 —	8 326
25 à 65 —	61 215

En appliquant à ces quatre nombres les taux de mortalité des mêmes groupes d'âge pour une autre profession et en faisant le total, on a le nombre de décès que fourniraient 61 215 personnes de cette profession *pour la même constitution d'âge* que l'ensemble des hommes anglais. Ce nombre est appelé le *chiffre global de mortalité comparative* pour la profession considérée en ce qui touche la statistique de 1890-1892.

En partageant les nombres-types de décès ci-dessus relatifs à chacune des quatre catégories d'âge entre les diverses causes de décès, proportionnellement aux nombres totaux de décès réellement produits par ces causes dans chaque catégorie d'âge de la profession considérée, et en totalisant par causes les nombres de décès ainsi calculés, on a le taux de mortalité comparative afférent à chaque cause, et on peut comparer ces taux de mortalité entre eux dans une même profession ou d'une profession à l'autre.

EXEMPLE : Les *clergymen* anglais ont pour chacun des quatre groupes d'âge des mortalités respectives de 4,23 — 5,18 — 10,52 et 25,35 p. 1 000, soit, pour la population type de 61 215 personnes, les nombres de décès ci-après :

	Nombre de personnes dans chaque groupe.	Mortalité des clergymen p. 1 000.	Nombre de décès de 61 215 clergymen.
25 à 35 ans....................	22 586	4,23	96
35 à 45 —	17 418	5,18	90
45 à 55 —	12 885	10,52	136
55 à 65 —	8 326	25,35	211
Totaux..................	61 215		533

Ce chiffre de 533 décès est celui qu'on appellera le chiffre global de mortalité comparative des clergymen. D'autre part, ce groupe professionnel a eu pendant les trois années 1890-1892 2 283 décès à tout âge (pour 110 400 années de vie), se répartissant comme suit entre les diverses causes :

CAUSES DES DÉCÈS DE CLERGYMEN.	NOMBRES DE DÉCÈS PAR AGES.							
	RÉUNIS de 15 ans et au-dessus.	15 à	20 à	25 à	35 à	45 à	55 à	65 et au-dessus.
Influenza.............	145			5	13	16	28	83
Alcoolisme............	2				1	1		
Fièvre rhumatismale...	18			3	7	4	3	1
Goutte................	28					2	5	21
Cancer...............	135			4	8	19	34	70
Phtisie (tuberculose pulmonaire)..........	108		5	39	23	13	19	9
Etc.................								
Toutes causes réunies.	2 283		11	105	136	247	445	1 339

Si nous considérons une maladie particulière, la phtisie par exemple, nous voyons que le groupe de clergymen de vingt-cinq à trente-cinq ans a eu 39 décès par cette maladie sur 105 décès à cet âge : donc les 96 décès totaux de cette catégorie d'âge survenus dans notre population type comprennent un nombre proportionnel x de décès par phtisie, c'est-à-dire que :

$$\frac{x}{96} = \frac{39}{105}, \quad \text{d'où} \quad x = \frac{39}{105} \times 96 = 35,5.$$

De même, pour les autres catégories d'âge, les nombres de décès sont indiqués ci-dessous :

CATÉGORIES D'AGE.	NOMBRE DE DÉCÈS DANS CHAQUE CATÉGORIE D'AGE.			
	DE TOUS LES CLERGYMEN.		DES 61 215 CLERGYMEN DE LA POPULATION-TYPE.	
	Par tuberculose pulmonaire.	Par toutes les causes réunies.	Par toutes les causes réunies.	Par tuberculose.
	(A)	(B)	(C)	(D) $D = \frac{A}{B} \times C$
25 à 35 ans............	39	105	96	35,5
35 à 45 —	23	136	90	15,3
45 à 55 —	13	247	136	7,2
55 à 85 —	19	445	211	9,0
			533	67

Les totaux des deux dernières colonnes fournissent, l'un (c) le chiffre global de la mortalité comparative du groupe professionnel des clergymen de vingt-cinq à soixante-cinq ans : *533* ; l'autre (d), le chiffre de la mortalité comparative par phtisie du même groupe : *67.*

Traités de cette manière, le groupe de tous les hommes anglais de vingt-cinq à soixante-cinq ans et celui des fermiers fournissent le premier un chiffre global de mortalité comparative de 1 000 (par définition) et le deuxième un taux global de 563, c'est-à-dire pas beaucoup plus que la moitié de l'autre. Dans ces 1 000 décès fournis par les 61 215 personnes du premier groupe, il y a 192 décès par tuberculose pulmonaire et 79 seulement, soit deux cinquièmes, dans les 563 décès fournis par les 61 215 personnes du second.

Pour les autres causes de décès, on procéderait comme pour la tuberculose.

Difficultés sur la désignation des professions. — Nous venons de voir l'influence considérable de la *composition d'âge* d'un groupe de vies sur sa mortalité et la nécessité d'en tenir compte dans les comparaisons entre deux groupes de composition différente.

Mais la confiance qu'on peut accorder à des tableaux de mortalité dépend encore d'autres considérations, qui sont judicieusement analysées par Bertillon dans l'ouvrage dont nous avons déjà parlé (1), et nous ne pouvons mieux faire que de les lui emprunter. Il y a d'abord des difficultés sur la désignation des professions, telles qu'elles sont inscrites sur le bulletin de recensement ou sur le bulletin de décès. Ainsi un boucher sera inscrit « négociant » et son garçon « employé », sans plus de détail.

En outre, il est fréquent qu'un individu exerce à la fois plusieurs professions, et, dans ce cas, il ne doit inscrire que la principale. Mais celle qui est principale le jour du recensement sera-t-elle jugée de même le jour du décès?

Les déclarations font fréquemment une confusion entre celui *qui fabrique l'objet* et celui *qui le vend*; on les appelle tous deux *chapeliers, bonnetiers, cordonniers, horlogers, bijoutiers*, et en fait les statistiques les enregistrent ensemble dans le même groupe : tandis qu'en réalité ils peuvent avoir des conditions de vie et de travail tout à fait différentes, et il y aurait grand intérêt à les distinguer, pour apprécier séparément la salubrité de leurs professions.

Enfin, pour qu'un taux de mortalité soit concluant, il faut que ce quotient soit obtenu en divisant deux nombres suffisamment élevés. C'est la seule manière de réduire à une valeur minime l'influence des erreurs commises dans les inscriptions, et celle des variations accidentelles qui peuvent affecter pendant les années considérées soit le le nombre des décès au numérateur, soit le nombre des années de vie observé au dénominateur.

Pour ces raisons et pour d'autres, les statisticiens anglais ont été très prudents dans l'établissement de leurs tables. Opérant sur les décès des années 1860-1861, William Farr n'avait consenti à calculer que les mortalités d'une vingtaine de professions, les mieux définies. La concordance de ces premiers résultats avec ceux qu'il a relevés en 1871 l'a encouragé à étendre ses investigations sur une centaine de professions. Il ne s'agissait alors que de mortalités par âge et par profession sans indication des causes. En 1881, le successeur de Farr, Ogle, et en 1891 le nouveau directeur du service, Tatham, ont conservé ce nombre de 100 professions pour établir leurs statistiques par professions, groupes d'âge et causes de décès.

De même la table suisse ne considère qu'un nombre restreint de professions, et Bertillon n'en a conservé que 43 dans ses tableaux de mortalité, sur 236 qui sont distingués dans le recensement parisien de 1886 et sur les registres de l'état civil.

Difficulté d'interpréter les statistiques de mortalité. — Même avec des tableaux de mortalité basés sur des inscriptions exactes

(1) *Loc. cit.*, p. 11.

et calculés sur des nombres de décès et d'années de vie suffisants pour fournir des quotients concluants, l'interprétation des statistiques de mortalité comporte encore des difficultés qu'il ne faut pas perdre de vue.

Nous constatons qu'on meurt beaucoup dans une certaine profession par une certaine cause ou qu'on meurt peu. Que pouvons-nous en conclure? Voici encore l'opinion de Bertillon :

« Un certain nombre de professions exigent que ceux qui les exercent soient vigoureux. Quoi d'étonnant si leur mortalité est faible? Cela ne signifiera pas que la profession en question est salubre; mais seulement que ceux qui l'exercent sont choisis parmi les plus forts du pays. Ici encore la distinction des âges nous sera précieuse. En effet, si la profession que nous venons de supposer est insalubre, nous verrons la mortalité rester faible dans la jeunesse, parce que alors la sélection des meilleurs fera encore sentir son effet, puis augmenter rapidement à partir de vingt-cinq ou trente ans par exemple. Ce sera le signe que cette profession est insalubre. Mais ce signe lui-même pourra manquer lorsque la profession exige une telle vigueur que les hommes doivent choisir un autre métier dès qu'ils sont devenus valétudinaires. Dans ce cas, les chiffres pourront nous tromper entièrement, et la mortalité de chaque âge pourra être faible, quoique se rapportant à une profession léthifère.

« Réciproquement, les professions paisibles, celles qui ne nécessitent pas d'effort musculaire sérieux, sont recherchées par les individus les plus faibles, qui n'ont ni le moyen ni le goût de se fatiguer beaucoup. Telles sont les professions de tailleur, cordonnier, horloger, etc. Quoi d'étonnant si elles donnent lieu à un nombre de décès assez élevé? Cette forte mortalité provient de la faiblesse native de ceux qui exercent la profession examinée, mais ne signifie nullement que cette profession soit insalubre. L'examen de la mortalité par âge nous sera ici d'un utile secours. Si la profession considérée est salubre en elle-même, nous trouverons une mortalité assez forte dans la jeunesse; puis, lorsque le stock des phtisiques et autres valétudinaires sera liquidé, une mortalité moins défavorable aux âges suivants.

« Mais il n'en est pas toujours ainsi. Certaines professions faciles à apprendre sont le refuge des infirmes, qui ont échoué dans toutes les autres. Tels sont les camelots, les marchands ambulants, les journaliers, les soi-disant professeurs, etc. Ces professions sont frappées d'une forte mortalité à tous les âges sans qu'il en faille conclure qu'elles sont malsaines. Ce sont ceux qui les exercent qui sont malsains. »

Il ne faut pas oublier que les difficultés qu'on vient d'énumérer sont encore plus graves pour les femmes que pour les hommes. Aussi les statisticiens anglais et suisses, de même que Bertillon en

France, ont renoncé à calculer aucun chiffre pour les femmes, et leurs tableaux ne s'appliquent qu'à la population masculine.

Après avoir jeté un coup d'œil sur les méthodes des statistiques de mortalité et de morbidité professionnelles, voyons quels sont les enseignements qu'elles fournissent.

III. — EXEMPLE DE L'INTERPRÉTATION D'UNE STATISTIQUE.

LA STATISTIQUE ANGLAISE.

Au point de vue professionnel, la plus étendue et la plus complète des statistiques de décès que nous possédions est la statistique de mortalité anglaise. C'est celle que nous interrogerons à titre d'exemple.

Les chiffres et la plupart des considérations qui suivent sont empruntés à la statistique professionnelle anglaise publiée en 1897 d'après les décès des trois années, 1890, 1891 et 1892, avec des tableaux préliminaires et un remarquable rapport dû au Dr John Tatham (1).

Cette statistique porte sur la population masculine de l'Angleterre et du pays de Galles (l'Écosse et l'Irlande n'étant, par conséquent, pas comprises), et cette population comptait, en avril 1891, 8 981 109 personnes âgées de plus de quinze ans, dont 8 464 045 ayant une profession définie (population active) et 517 064 n'en ayant pas (population inactive). Le nombre total des années de vie observées pendant les trois années 1890 à 1892 a été de 26 943 327 avec 504 923 décès.

PROFESSIONS INDUSTRIELLES ET AGRICOLES.

Mortalité élevée de la population « inactive ». — La première constatation qui se dégage de cette statistique, c'est une énorme différence entre la mortalité aux divers âges de la population masculine active et de la population masculine sans profession (*occupied males* et *inoccupied males*). Cette différence ressort du tableau ci-contre :

(1) C'est la statistique du Dr John Tatham dont nous avons déjà parlé à la page 17. Supplement to the fifty-fifth annual report of the Registrar general of births deaths and marriages in England.

Mortalité des populations active et inactive par groupes d'âge :

	SUR 1 000 PERSONNES VIVANTES APPARTENANT AUX GROUPES D'AGES CI-DESSOUS, IL MEURT CHAQUE ANNÉE :						
	15 ans.	20 ans.	25 ans.	35 ans.	45 ans.	55 ans.	65 ans et au-dessus.
Population masculine active...	2,55	5,07	7,29	12,43	20,66	36,66	102,32
— — inactive.	35,86	29,58	72,05	35,71	37,77	59,41	105,86
— — totale...	4,14	5,85	7,67	13,01	21,37	39,01	103,56
Pour 100 décès dans la population active, il y a dans la population inactive un nombre de décès égal à........	1 406	583	371	287	183	162	103

La population inactive dont il est question comptait 208 857 personnes de vingt-cinq à soixante-cinq ans en 1891, se décomposant comme suit :

Retirés des affaires..............................	35 p. 100
Retraités..........	6 —
Vivant de leur fortune.........................	23 —
Aliénés..................	15 —
Autres (comprenant un nombre inconnu d'indigents et de détenus).....................................	21 —
Total...............................	100

Dans le tableau ci-dessus, on remarque que le rapport des mortalités (dernière ligne) décroît à mesure que l'âge avance et qu'il est énorme dans la période de quinze à vingt ans (14 fois plus de décès dans la population inactive). On explique ces particularités en observant que, dans les groupes d'âge jeune, la plus grande partie de la population inactive est formée de gens que leur mauvaise santé a empêchés de prendre une profession. Ils sont rapidement éliminés en raison de leur mortalité élevée, mais ils sont remplacés partiellement par ceux qui deviennent incapables de travail dans la suite.

Néanmoins, à mesure que la population inactive avance en âge, elle se débarrasse de ses malades et s'enrichit d'éléments normaux, de sorte que les taux de mortalité des deux groupes tendent à s'égaliser. A soixante-cinq ans et au-dessus, ils ne diffèrent que de 3 p. 100 (1).

____

(1) La mortalité extrême de la population inactive de quinze à vingt ans comporte probablement une part d'erreur systématique due à ce fait que des jeunes gens qui ont occupé un emploi peu de temps et sont tombés malades ensuite ont pu être inscrits au recensement avec leur profession, dans la population active par conséquent, tandis qu'ils sont portés au registre des décès comme sans profession, c'est-à-dire dans la population inactive. En les rétablissant parmi les décès de

En raison de la mortalité exceptionnelle des personnes sans profession, on voit combien il est important de séparer les populations inactives et actives dans l'établissement des statistiques de mortalité par groupes d'âge, car une statistique globale établie sur la totalité des hommes d'un pays ou d'une ville ne représente pas fidèlement la mortalité de la partie active de la population, puisque la mortalité excessive de la population *inactive* déforme le résultat total.

Influence générale de la profession sur la mortalité. Districts industriels et districts agricoles. — La seconde constatation d'ensemble qui ressort de la statistique anglaise, c'est l'influence générale des occupations d'une population sur sa mortalité. Pour la faire ressortir, on a comparé d'une part Londres, dont la population active est de 1 230 010 hommes de quinze ans et au-dessus, avec un groupe de districts dits « industriels » (1) (1 833 295 hommes) et un groupe de districts dits agricoles (2) (1 246 156 hommes), réunis-

la population active, on augmenterait la mortalité de celle-ci et on diminuerait celle de la population inactive, diminuant ainsi de deux manières le rapport des mortalités. Pour élever la mortalité de la population masculine active de quinze à vingt ans de 255 p. 100 000 à 316 p. 100 000, qui est la mortalité de la population masculine totale dans le groupe de districts dits « hygiéniques » (*healthy districts*), il faudrait transférer 2 533 décès de la population inactive à la population active. La mortalité de la première tomberait de 3 586 p. 1 000 à 2 379, et le rapport des deux mortalités descendrait de $\dfrac{3\,586}{255} = 14{,}06$ à $\dfrac{2\,379}{316} = 7{,}55$.

(1) La liste des districts industriels a été établie comme il suit :

Comités ou districts d'état civil.	Industrie spéciale exercée dans le district.
Lancashire (tout le comté)	Coton.
Wolverhampton	Fer et acier.
Birmingham (avec Aston)	Fer, acier, bronze.
Leicester	Chaussure et bonneterie.
Nottingham	Dentelle.
Huddersfield	
Halifax	Laine.
Bradford	
Leeds (avec Hunslet, Holbeck et Bramley)	Fer, acier, laine, chaussures.
Sheffield (avec Ecclesall Bierlow)	Fer et acier.

(2) Le groupe des districts agricoles contient tous les comtés dans lesquels au moins un tiers de la population active au-dessus de dix ans a été inscrite au recensement comme fermiers ou travailleurs de la terre. On y a ajouté des parties de comtés qui, après exclusion de certaines de leurs villes, ont présenté la même répartition professionnelle.

Voici la liste des comtés et parties de comtés agricoles :

Comtés.	Pourcentage de fermiers et de travailleurs de la terre au-dessus de dix ans d'âge.
Radnorshire	61,2
Montgomeryshire	53,8
Huntingdonshire	53,7
Cardiganshire	50,0
Herefordshire	49,2
Anglesey	48,8

sant ainsi 4 309 461 hommes de quinze ans et au-dessus, c'est-à-dire plus de la moitié de la population active d'hommes anglais du même âge.

A tous les âges, la mortalité la plus élevée se trouve dans le groupe industriel et la plus faible dans le groupe agricole, la population de Londres occupant une position intermédiaire. Pour l'âge de vingt ans à vingt-cinq ans, la mortalité est la même à Londres que pour l'ensemble de la population masculine active du pays ; mais, à tous les autres âges, la mortalité de Londres est plus forte.

Le tableau suivant montre d'un coup d'œil comment les mortalités de ces groupes s'écartent de celles de l'ensemble de la population masculine prise pour unité.

Si la mortalité masculine active aux divers âges(1) est représentée par 100 dans l'ensemble du pays, elle est, dans les groupes ci-après, représentée par les chiffres suivants :

	DÉSIGNATION DES GROUPES D'AGES.						
	15 ans à —	20 ans à —	25 ans à —	35 ans à —	45 ans à —	55 ans à —	65 ans et au-dessus.
Ensemble de la population active.........	100	100	100	100	100	100	100
Population active de Londres.	108	100	112	125	123	120	108
— des districts industriels.............. ..	120	109	119	128	135	137	118
Population active des districts agricoles.................	82	92	82	72	67	71	92

Norfolk (moins Norwich)............................ 48,5
Cambridgeshire..................................... 48,0
Rutlandshire....................................... 44,4
Lincolnshire. 43,6
Suffolk.. 42,7
Pembrokeshire..................................... 37,5
Wiltshire.. 40,3
Oxfordshire.. 39,8
Brecknockshire 39,0
Westmoreland...................................... 38,9
Shropshire... 38,4
Berckshire (moins Reading)......................... 38,4
Hertfordshire...................................... 37,5
Bedfordshire....................................... 37,5
Dorsetshire.. 37,5
Ruckingamshire.................................... 37,4
East Riding (moins Hull et Sculcoates).............. 36,7
Merionetshire...................................... 36,6
Devonshire (moins Plymouth, Stoke, Damerel et Exeter). 36,1

Pour comparer spécialement la mortalité des mineurs dans différentes parties du pays on a établi les statistiques de cette profession pour six circonscriptions locales : 1° Durham et Northumberland ; 2° Lancashire ; 3° West Riding et Yorkshire ; 4° Derbyshire et Nottinghamshire ; 5° Staffordshire ; 6° Monmoutshire et Galles du Sud.

(1) La mortalité est le nombre de décès annuel par 1 000 personnes vivantes du groupe considéré.

A Londres, l'excès de la mortalité sur la moyenne est maximum aux âges de trente-cinq à quarante-cinq ans et varie peu dans les deux groupes suivants. Dans les districts industriels, l'excès est de 28 à l'âge de trente-cinq à quarante-cinq ans, et il monte à 35 et 37 pour les deux périodes suivantes, montrant bien ainsi que la population industrielle meurt prématurément de trente-cinq à cinquante-cinq ans. Dans les districts agricoles, au contraire, la mortalité est de 33 p. 100 au-dessous de la moyenne pour le groupe quarante-cinq à cinquante-cinq ans et de 28 et 29 pour les deux groupes précédent et suivant.

Si nous considérons cette mortalité des districts agricoles comme la normale et si nous lui attribuons le coefficient 100 aux divers âges, les mortalités de Londres et des districts industriels sont représentées par les chiffres suivants :

MORTALITÉ de la population masculine active	DÉSIGNATION DES GROUPES D'AGES.						
	15 ans à —	20 ans à —	25 ans à —	35 ans à —	45 ans à —	55 ans à —	65 ans et au-dessus.
Des districts agricoles........	100	100	100	100	100	100	100
Des districts industriels......	146	119	145	178	202	193	128
De Londres.................	132	109	135	174	184	169	118
De l'ensemble du pays...	122	109	122	139	150	141	109

Quant au chiffre global de mortalité comparative (1), il est le suivant pour chacun des groupes considérés :

DÉSIGNATION DES GROUPES.	CHIFFRE GLOBAL DE MORTALITÉ COMPARATIVE.		NOMBRE ANNUEL DE DÉCÈS par groupe de 1 000 personnes vivantes ayant la composition d'âge type (Standard population).
	Absolu.	Pour 100 par rapport à la mortalité des districts agricoles.	
Population masculine active de 25 à 65 ans :			
Dans les districts agricoles.....	687	100	11,20
Dans l'ensemble du pays.......	953	139	15,60
A Londres.................	1 147	165	18,80
Dans les districts industriels...	1 248	182	20,40

C'est-à-dire qu'une population de 1 000 personnes de la *constitution d'âge type* aurait 11,20 décès annuels si on lui appliquait pour chaque âge les taux de mortalité des districts agricoles et 20,40, c'est-à-dire presque le double, pour les districts industriels.

(1) Voy. la définition et le calcul de ce chiffre global p. 25 et suivantes.

Districts industriels et districts agricoles. — Principales causes de décès. — Le tableau suivant montre les rapports des mortalités causées par quelques causes de décès dans les quatre grands groupes de population que nous étudions (il s'agit de groupes ayant la constitution d'âge type) :

Mortalité comparative par diverses causes de décès à Londres et dans les districts industriels et agricoles.

Les mortalités de l'ensemble de la population masculine active totale pour chaque cause étant prises pour unité et représentées par 100, les mortalités des autres groupes sont représentées par les nombres suivants :	GROUPES DE POPULATION MASCULINE ACTIVE DE CONSTITUTION D'AGE TYPE.			
	Ensemble du pays.	Londres.	DISTRICTS.	
			Industriels.	Agricoles.
Toutes causes réunies...............	100	120	131	72
Influenza	100	100	100	100
Alcoolisme	100	138	146	54
Fièvre rhumatismale.......	100	100	114	86
Goutte........	100	200	100	100
Cancer....	100	134	109	91
Tuberculose pulmonaire.............	100	150	121	73
Diabète.....................	100	114	100	100
Maladies du système nerveux..........	100	107	132	77
— — circulatoire	100	107	122	75
— — respiratoire	100	124	166	51
— — du foie..	100	111	119	89
Autres maladies des organes digestifs.	100	100	129	82
Maladies du système urinaire.........	100	137	122	78
Accidents.	100	86	105	79
Suicides......................	100	129	114	86
Causes diverses................... .	100	91	130	76

Parmi les causes de décès, la tuberculose pulmonaire et les maladies du système respiratoire (1) sont celles qui frappent le plus la population active de Londres et celle des districts industriels. A Londres, la part de ces deux causes est presque égale, tandis que la tuberculose frappe moins les districts industriels que Londres, mais les affections des voies respiratoires les ravagent davantage. Dans les districts agricoles, la mortalité par tuberculose pulmonaire est moins que moitié de celle de Londres et la mortalité par maladie des voies respiratoires est encore moindre.

Sur une population d'âge type, ces deux catégories de décès fournissent ensemble presque la moitié de tous les décès réunis à Londres et dans les districts industriels (48 p. 100 et 47 p. 100); ils produisent un peu moins dans l'ensemble de la population masculine active (43 p. 100) et dans les districts agricoles (36 p. 100).

Dans les districts industriels, il n'est pas une des causes de décès qui fournisse moins que dans l'ensemble de la population, et à

(1) Par maladies du système respiratoire, on entend le groupe de toutes les maladies de ce genre autres que la tuberculose.

Londres il n'y en a que deux (accidents et diverses). Dans les districts
agricoles, toutes les causes fournissent moins que dans l'ensemble de
la population. A Londres, les excès de mortalité dus à l'alcoolisme, à la
goutte, au cancer, à la tuberculose, aux maladies des systèmes respiratoire et urinaire et aux suicides sont plus grands que l'excès dû
à l'ensemble des causes. Dans les districts industriels, l'excès dû à
l'ensemble des causes n'est dépassé que par celui qui se rapporte
aux maladies des systèmes nerveux et respiratoire. Dans les districts
agricoles, les nombres de décès par alcoolisme et maladies des systèmes
nerveux et respiratoire sont à peu près la moitié de ce qu'ils sont dans
l'ensemble, et les nombres de décès par tuberculose sont de 7 p. 100
inférieurs : par toutes causes réunies, ils sont moindres de 28 p. 100.

En comparant aux autres causes de décès, la tuberculose pulmonaire et le groupe des autres maladies des voies respiratoires réunies,
il ne faut pas oublier qu'il y a quelques erreurs systématiques à
craindre dans l'attribution des décès à l'une ou à l'autre de ces
causes. Si quelques médecins ont tendance à transformer les tuberculoses en bronchite chronique par égard pour les familles, il arrive
au contraire, dans les milieux populaires ou campagnards, que la
déclaration est simplement faite par la famille ou par les voisins
et, dans ce cas, l'on déclare comme morts « de la poitrine », c'est-à-
dire de tuberculose pulmonaire, toute personne dont la mort a été
accompagnée de toux, de crachats ou de difficulté à respirer.

En résumé, on voit, comme on s'y attendait, que la population
d'une grande ville meurt beaucoup plus vite que celle d'un ensemble
de régions agricoles. Mais on voit aussi qu'un ensemble de régions
spécialement industrielles est frappé encore plus durement par la
mort que cette grande ville déjà si éprouvée, et, parmi les causes de
décès, le groupe formé par toutes les maladies de poitrine, tuberculose comprise, laisse bien derrière lui toutes les autres maladies,
puisque, dans la grande ville comme dans les régions industrielles, il
fournit à lui seul près de la moitié des décès.

LES PROFESSIONS « OU L'ON MEURT LE PLUS ».

La statistique anglaise nous permet de pousser plus loin nos investigations et de montrer quelles sont les professions « où l'on meurt le
plus » (1). Le tableau ci-contre indique en effet le chiffre de mortalité
comparative par toutes causes de décès réunies dans des groupes
appartenant aux professions les plus importantes et ayant la composition d'âge type. Ces groupes ont été choisis parmi ceux dont la
mortalité *comparative* s'écarte le plus et le moins de la mortalité

(1) Sous les réserves d'interprétation formulées à la page 27. Pour la définition du chiffre de mortalité comparative et de la composition d'âge type, voir
p. 25.

comparative de la *population masculine active*, qui est de *953*; toutes les professions dont la mortalité comparative est comprise entre 1 145 et 921 ont été écartées.

Mortalité comparative par toutes causes de décès réunies dans les principales professions (population masculine active de 25 à 65 ans).

	NOMBRE DE DÉCÈS.	
	Par groupe de 61 215 personnes ayant la composition d'âge type.	Par 1 000 personnes du groupe
Cabaretiers (districts industriels)	2 030	33,0
Garçons de cabaret et d'hôtel (Londres)	1 971	32,0
Travailleurs des ports (dockers)	1 829	30,0
Tailleurs de limes	1 810	29,7
Travail du plomb	1 783	28,9
Potiers, faïenciers	1 706	28,0
Cabaretiers (Londres)	1 685	27,5
Marchands de quatre saisons, colporteurs	1 652	27,0
Garçons de cabaret et d'hôtel (dist. industriels)	1 583	25,9
Porteurs de charbon	1 528	25,0
Couteliers, fabricants de ciseaux	1 516	24,8
Manœuvres (districts industriels)	1 509	24,7
Verriers	1 487	24,5
Garçons de cabaret et d'hôtel (dist. agricoles)	1 446	23,8
Brasseurs	1 427	23,5
Manœuvres (Londres)	1 413	23,3
Taillandiers, fabricants de ciseaux, de limes, de scies	1 412	23,3
Mines d'étain	1 409	23,2
Fabriques de produits chimiques	1 392	22,9
Travail du cuivre	1 381	22,5
Teinturiers sur laine, soie, etc.	1 370	22,3
Gens de mer, etc.	1 352	22,0
Couvreurs en ardoises	1 322	21,5
— en tuiles	1 311	21,3
Ramoneurs	1 311	21,3
Mines de plomb	1 310	21,3
Fabricants de clous, de chaînes, d'ancres	1 301	21,2
Charretiers, rouliers	1 284	21,0
Mines de cuivre	1 230	20,1
Armuriers	1 228	20,1
Portefaix, commissionnaires	1 222	20,0
Manœuvres	1 221	20,0
Industrie des transports	1 216	20,0
Musiciens, professeurs de musique	1 214	19,9
Bateliers	1 199	19,6
Travail du zinc	1 198	19,6
Industrie cotonnière (Lancashire)	1 176	19,2
Carrières de pierre et d'ardoise	1 176	19,2
Cochers de fiacre et d'omnibus	1 153	18,8
Houillères du Monmouthshire et des Galles du Sud	1 145	18,7
Population active totale	**953**	**15,6**
Industries de la soie, du satin, etc.	921	15,1
Boulangers, pâtissiers	920	15,1
Cordonniers, bottiers	920	15,1
Comptables de commerce	915	15,0
Forgerons, ferblantiers	914	15,0
Houillères (West Riding)	912	14,9

	NOMBRE DE DÉCÈS.	
	Par groupe de 61 215 personnes	Par 1 000 personnes du groupe ayant la composition d'âge type.
Fabriques de papier.	904	14,8
— de savon et de suif.	897	14,7
— de malt.	884	14,5
— de tapis et couvertures.	873	14,3
Boutiquiers.	859	14,1
Pêcheurs.	845	13,8
Moulins à blé.	845	13,8
Éditeurs.	833	13,6
Employés de chemins de fer.	825	13,5
Avocats, avoués.	821	13,4
Mécaniciens de chemins de fer.	810	13,2
Quincailliers.	807	13,2
Marchands de charbon.	803	13,1
Mécaniciens-conducteurs (pas de ch. de fer)..	786	12,8
Menuisiers, ébénistes.	783	12,8
Employés supérieurs de ch. de fer et employés.	781	12,7
Artistes, graveurs, etc.	778	12,7
Charrons.	778	12,7
Houillères (Durham et Northumberland).	774	12,7
Mines de fer.	774	12,7
Scieurs de long.	768	12,6
Service domestique.	757	12,4
Tanneurs, mégissiers.	756	12,3
Briquetiers, tuiliers.	741	12,1
Houillères (Derbyshire et Nottinghamshire).	727	11,9
Constructeurs de navires.	713	11,7
Industrie de la dentelle.	709	11,7
Industrie de la bonneterie (Leicestershire et Nottinghamshire).	696	11,4
Épiciers.	664	10,9
Manœuvres agricoles.	632	10,4
Instituteurs.	604	9,9
Population agricole (1).	**602**	**9,9**
Fermiers éleveurs.	563	9,2
Jardiniers.	553	9,05
Clergé.	533	8,75.

Professions à alcoolisme. — En examinant le tableau ci-dessus, pour chercher à y découvrir l'insalubrité caractéristique des professions les plus frappées, on voit immédiatement que c'est l'alcoolisme.

Tandis que la mortalité comparative de la population agricole est de 602 décès pour un groupe de 61 215 personnes de vingt-cinq à soixante-cinq ans, avec la composition d'âge type, soit 9,9 décès par 1 000; tandis que la mortalité comparative calculée de même n'est encore que de 953 décès pour l'ensemble de la population active. soit 15,6 décès par 1 000, les cabaretiers des districts industriels et les garçons de cabaret de Londres accusent respectivement 33 et 32 décès par 1 000. A l'effet particulier de l'alcool s'ajoute le plus souvent celui de divers excès, de surmenages de toute sorte, de la privation de sommeil et de logements insalubres.

(1) Voy. sa définition, p. 39.

Vient ensuite la profession de débardeur (travailleurs des ports) (30 décès). Ici encore le travailleur est intempérant, mais l'alcoolisme est provoqué au moins pour partie par le besoin de résister à une fatigue excessive et à l'action du froid et de l'humidité. La fatigue et les intempéries sont par elles-mêmes des causes qui préparent les voies à la tuberculose et aux maladies de poitrine. En outre, une fois son alcool payé, ce travailleur est souvent misérable, mal nourri, mal logé, insouciant et ignorant de toute hygiène.

Professions à grande fatigue et à intempéries. — Fatigue, intempéries, ignorance, insouciance, misère et alcoolisme comme conséquence de tout cela, telles sont aussi les causes de la mortalité extrême des marchands de quatre saisons et des colporteurs (27 décès), des porteurs de charbon (coal-heavers), travailleurs du carreau des usines (25 décès), des manœuvres d'industrie (24,7 décès), des ramoneurs (21,3).

Les intempéries et l'alcoolisme expliquent la mortalité encore élevée des marins (22,2), des couvreurs (21,5 décès), des charretiers-rouliers (21), des commissionnaires et portefaix (20,0), de l'industrie des transports (20,0), des bateliers (29,6), des cochers de fiacre et d'omnibus (18.8).

L'intempérance seule semble en cause dans le cas des brasseurs (23,5 décès).

Professions du plomb. — Revenant aux mortalités les plus élevées, nous y trouvons un groupe d'*industries exposées au saturnisme* : les tailleurs de lime (29,7 décès), les travailleurs du plomb en général (28,9 décès) (métallurgie, laminage, fonte, production des oxydes, mais non compris les plombiers et les peintres), les potiers-faïenciers. Dans ces professions, le plomb est évidemment une des causes de la déchéance des organismes, mais non la seule. Les tailleurs de limes travaillent à domicile dans des conditions d'hygiène déplorables, et beaucoup de potiers et de manœuvres employés dans des fabriques d'oxydes de plomb sont aussi des ouvriers grossiers et misérables. Les travailleurs des usines de plomb (24,5 décès) appartiennent aussi à ce groupe.

Professions à chaleur excessive. — Parmi les professions qui exposent le travailleur à une chaleur excessive, celle des verriers est la seule qui se détache avec une mortalité très élevée (24,5 décès). Elle est due principalement à la tuberculose et aux maladies de poitrine (refroidissements). En outre, la soif de ces malheureux est très grande, de sorte que l'alcoolisme est fréquent parmi eux.

Professions à refroidissements. — Parmi les professions à refroidissements, il faut placer les teinturiers (laine et soie) qui souffrent aussi de l'humidité constante dans laquelle ils travaillent.

Les produits chimiques (22,9) souffrent d'insalubrités analogues, avec des émanations ou des poussières toxiques dans quelques cas. Les musiciens et professeurs de musique (19,9 décès) ont une mortalité élevée à tous les âges. Ils meurent beaucoup de tuberculose, de maladie du foie, d'alcoolisme et de maladies nerveuses. C'est au surmenage cérébral et corporel avec alcoolisme conséquent que doit être attribuée l'insalubrité de leur profession.

Professions à poussières. — Dans toutes les autres professions inscrites au tableau et dont la mortalité est supérieure à celle de la population active totale, c'est probablement la *poussière* qui est la principale cause de cette différence, et c'est une poussière dure, minérale, poussière de pierre ou de métal. Telles sont les professions de coutelier (24,8 décès), de taillandier (23 décès), les mines d'étain (23,2 décès), le travail du cuivre (22,5), les fabriques de clous, d'ancres, de chaînes (21,2), les mines de cuivre (20,1), les armureries (20,1), le travail du zinc (19,6), les carrières de pierre et d'ardoise (19,2).

Les houillères du Monmouthshire (18,7 décès), malgré une mortalité plus élevée que celle des autres districts miniers, devraient se trouver dans la deuxième partie de la liste, parmi les industries relativement salubres, avec les autres mines de charbon. Ce qui les met à la place qu'elles occupent, c'est leur mortalité par accidents, exceptionnellement élevée pendant la période considérée à raison d'une explosion survenue en 1890 à Llanerch.

Quant à la mortalité élevée des filateurs et des tisseurs de coton du Lancashire (19,2 décès), elle n'est pas seulement due aux poussières de coton, qu'on respire dans quelques ateliers de cette industrie (poussières molles, végétales), ni aux conditions générales du travail, car elles ne sont pas insalubres actuellement. On doit probablement en rapporter une bonne part aux conditions générales de vie d'une population misérable et dégénérée, dont la misère dure depuis un siècle.

LES PROFESSIONS SALUBRES.

Profession agricole. — Passons maintenant aux professions relativement salubres, dont la mortalité est inférieure à la moyenne (celle de la population active masculine totale, avec 15,6 décès par 1 000), tout en étant supérieure à celle de la population agricole (avec 9,9 décès).

Cette population agricole, que nous prendrons souvent comme terme de comparaison de la salubrité des diverses professions, est un groupe de population masculine active qui réunit un million de têtes et qui comprend les fermiers, éleveurs, jardiniers et les ouvriers agricoles. C'est, dans l'ensemble, une population travailleuse, tempérante et bien portante, souffrant au minimum de l'inspiration professionnelle des poussières ou de l'air confiné.

En la comparant aux autres professions au point de vue de la mortalité, on voit l'énorme gaspillage de vie qui se fait dans celles-ci.

Artisans et petits commerçants. — Parmi les professions relativement salubres, celles dont la mortalité est comprise entre celle de la population agricole et celle de la population active masculine totale, nous trouvons d'abord un certain nombre de professions où existent les causes d'insalubrité qui ont été déjà signalées, mais où elles sont compensées par d'autres conditions favorables.

C'est ainsi que les boulangers-pâtissiers (15,1 décès) sont exposés aux refroidissements et au surmenage du travail de nuit. La mortalité spéciale des ouvriers boulangers des villes, par tuberculose et maladies de poitrine, serait probablement trouvée élevée si on pouvait la distinguer. Mais, dans l'ensemble, le groupe des boulangers comprend un grand nombre de petits patrons qui sont rangés, intelligents, convenablement nourris et logés, et qui arrivent à conserver leur santé, malgré les dangers de leur profession. C'est sans doute pour les mêmes raisons que les petits commerçants et certains artisans ont une faible mortalité.

Professions sédentaires. — Les uns obtiennent ce résultat, malgré une vie sédentaire dans une atmosphère souvent confinée, mais avec peu d'occasions de refroidissement.

Tels les cordonniers-bottiers (15,1 décès), les comptables (15,0), les boutiquiers (14,1), les quincailliers (13,2), les marchands de charbon (13,1), les domestiques (12,4) et les épiciers (10,9).

Professions de plein air. — D'autres artisans conservent leur santé, malgré les poussières ou les occasions de refroidissement, grâce à une vie de plein air, active, sans être épuisante.

Tels les forgerons (14,9 décès), les pêcheurs (13,8), les menuisiers-ébénistes (12,8), les charrons (12,7), les scieurs de long (12,6), les briquetiers-tuiliers (12,1), les constructeurs de navires (11,7), et enfin la population agricole elle-même avec (9,9 décès).

On peut ajouter à ce groupe les mécaniciens conducteurs de machines (12,8), les employés de chemins de fer (13,5) et les mécaniciens de chemins de fer (13,2).

Grandes industries. — Parmi les professions relativement salubres, nous trouvons nombre de grandes industries où les conditions d'hygiène générale ont été rendues satisfaisantes par les lois industrielles, où le travail n'est pas épuisant, où les salaires sont suffisants pour que la population ouvrière soit relativement aisée, tempérante et rangée : tels sont les établissements où l'on travaille la soie et le satin (avec 15,1 décès), les fabriques de papier (14,8), les fabriques de savon (14,8), de malt (14,5), de tapis et couvertures (14,3), les moulins à blé (14,8), les tanneurs et mégissiers (12,3), les fabriques de dentelle (11,7), de bonneterie (14,4).

Carrières libérales. — Quelques carrières libérales se placent parmi les mortalités assez basses, à peu près pour les mêmes raisons que les petits commerçants et artisans. D'une part, une vie sédentaire dans une atmosphère confinée, mais, d'autre part, peu de refroidissements, peu de surmenage, peu d'excès, une vie réglée et de l'aisance. On peut ranger dans ce groupe les éditeurs (13,6 décès), les avoués et les avocats (13,4), les artistes et graveurs (12,7) et les instituteurs (9,9), dont la mortalité est la même que celle de la population agricole. Elle serait la plus basse de tout le tableau si celle du clergé (8,75) ne l'était encore davantage :

« Dieu prodigue ses biens
A ceux qui font vœu d'être siens ! »

Résumé des professions salubres et insalubres. — En résumé, les professions où l'on meurt le plus sont celles où sévit l'alcoolisme : que la consommation d'alcool soit une nécessité professionnelle comme dans le cas du personnel des cabarets, ou que la soif soit provoquée par la chaleur extrême (verriers), ou par la poussière (ramoneurs, chapeliers); ou qu'elle se rapporte au besoin de résister à la fatigue, au froid et à l'humidité, dans des occupations pénibles, exercées par des travailleurs grossiers, insouciants et souvent misérables.

Immédiatement après ou au même rang, se placent quelques industries très exposées au saturnisme, puis ensuite les industries à poussières coupantes, où l'alcoolisme est souvent peu marqué.

Inversement, les professions où on meurt le moins sont celles où on boit peu ou point et où on n'est pas incité à boire parce qu'on n'est exposé ni au froid, ni à la chaleur, ni à une fatigue excessive. Dans ces professions, les conditions d'hygiène individuelles ne sont pas brillantes; néanmoins, la mortalité moyenne y est basse parce qu'elles échappent à l'alcoolisme, au refroidissement et au surmenage, qui sont les trois grands pourvoyeurs des cimetières.

LES PROFESSIONS ET L'ALCOOLISME.

Professions intempérantes. — La statistique anglaise contient, parmi ses causes de décès, une rubrique : « alcoolisme ». Mais il arrive souvent que le médecin certificateur attribue le décès à la maladie d'un organe principalement atteint : poumon, foie, cerveau, ou rein, sans mentionner l'alcoolisme qui a produit ou aidé la déchéance de cet organe. Aussi M. Tatham, dans le tableau qu'il consacre aux décès des professions à alcoolisme, a-t-il soin de faire figurer ces diverses maladies plus ou moins dérivées de l'alcool, et les professions sont rangées dans l'ordre des mortalités réunies par alcoolisme et maladies du foie.

Nous avons adopté la même disposition dans le tableau ci-après ;

mais, tandis que la statistique anglaise évalue les mortalités de chaque profession en les comparant à la mortalité de la population active totale, il nous a semblé plus frappant de les comparer à la mortalité de la population agricole (1), et c'est à cette mortalité que nous avons attribué la valeur 100 pour chaque cause. Nous donnons aussi les chiffres proportionnels qui se rapportent à la population active totale.

Les chiffres que l'on compare sont les « chiffres de mortalité comparative », définis à la page 56, c'est-à-dire les nombres annuels de décès qui surviendraient dans un groupe de population de 61 215 personnes de vingt-cinq à soixante-cinq ans, ayant la composition d'âge type et ayant à chaque âge et pour chaque cause, ou pour l'ensemble des causes, la mortalité de la profession considérée.

Ces chiffres sont rapportés à ceux de la mortalité dans la population agricole, pour chaque cause, celle-ci étant prise pour unité avec la valeur 100.

EXEMPLE : Dans un groupe de 61 215 agriculteurs ayant la composition d'âge type, il y aurait 17 décès annuels par maladies du foie ; dans un groupe de 61 215 bouchers de la même composition d'âge, il y en aurait 56.

La proportion $\dfrac{x}{100} = \dfrac{56}{17}$ donne $x = 330$; c'est le nombre qui figure dans notre tableau pour la mortalité comparative des bouchers par maladies du foie.

Si l'on veut retrouver le nombre absolu de décès par maladies du foie dans la population type de 61 215 bouchers, il suffit de diviser par 100 le nombre du tableau, soit $\dfrac{330}{100} = 3,30$ et multiplier ce quotient par le nombre absolu de décès de la population agricole que l'on trouve au bas du tableau, à la dernière ligne de la colonne : « Maladies du foie », soit 17 : on obtiendrait $3,30 \times 17 = 56,1$. Si l'on veut le nombre de décès d'un groupe de 1 000 bouchers ayant la même constitution d'âge, il faut diviser le nombre précédent par le diviseur constant 61,2. Le résultat est 0,915 décès.

(1) Voy. la définition de ce groupe page 39.

Mortalité comparative par diverses maladies dans les professions à alcoolisme.

DÉSIGNATION DES PROFESSIONS.	ALCOOLISME et maladies du foie réunis.	ALCOOLISME.	MALADIES du foie.	GOUTTE.	MALADIES du système nerveux.	SUICIDE.	TUBERCULOSE pulmonaire.	MAL DE BRIGHT et autres maladies des voies urinaires.
Cabaretiers (dans l'ensemble du pays).....	1 400	2 270	1 180	1 200	315	320	245	376
Garçons de cabaret (dans l'ensemble du pays)..	800	2 630	365	1 100	213	250	410	322
Brasseurs.............	475	1 020	347	100	245	170	257	325
Bouchers.............	435	870	330	600	207	230	183	200
Ramoneurs.....	380	1 470	124	»	152	310	216	246
Débardeurs (dockers)..	372	1 290	152	300	225	220	306	285
Coiffeurs	333	870	206	800	176	350	260	134
Musiciens, professeurs de musique........	320	720	223	900	218	230	303	242
Marchands de poisson..	320	695	228	300	176	210	150	205
Porteurs de charbon...	315	720	217	»	194	74	202	209
Marchands de quatre saisons, colporteurs..	307	895	170	300	275	140	416	293
Cochers de fiacre et d'omnibus......	292	695	194	600	152	200	216	226
Population active totale (occupied males).....	*190*	*323*	*159*	*200*	*152*	*140*	*174*	*171*
Population agricole (groupe type de 61 215 personnes), nombres comparatifs........	**100**	**100**	**100**	**100**	**100**	**100**	**100**	**100**
Population agricole. — Nombres absolus de décès.............	*21*	*4*	*17*	*1*	*51*	*10*	*106*	*24*

A l'inspection du tableau ci-dessus, on constate que, sauf deux, toutes les professions de cette liste figurent aussi dans la liste de cas qui réunit les professions *où l'on meurt le plus.* Les deux professions où l'alcoolisme est en quelque sorte assez bien toléré sont celles de boucher et de coiffeur. On peut expliquer ces exceptions, en remarquant que ces professions sont plutôt saines par elles-mêmes. Elles sont actives sans être épuisantes, et les employés y sont généralement nourris par les patrons et convenablement nourris. En dehors des moments de presse, ils ont d'assez longs repos. Au point de vue statistique, toutes deux participent en outre aux avantages que nous avons attribués aux professions qui comptent beaucoup de petits patrons. Enfin la profession de boucher s'exerce presque complètement en plein air, et, dans celle de coiffeur, les conditions d'aération ne sont pas mauvaises. La présence de clients dans les salons de coiffure ne le permettrait pas.

Nous avons continué le tableau de M. Tatham par un nouveau tableau ci-après, qui compare les mortalités des cabaretiers et des garçons de cabaret, suivant les districts où ils opèrent. On y verra, d'un district à l'autre, quelques différences intéressantes. Dans ce tableau, nous avons inséré ensuite quelques mortalités élevées, qui ne figurent pas à la liste anglaise. Enfin nous avons recherché les professions qui ont une mortalité alcoolique très faible (égale ou inférieure à celle de la population totale), et nous les avons classées aussi selon leur mortalité par acoolisme et maladies du foie réunis. Nous n'avons distingué que les mortalités par alcoolisme, maladies du foie et goutte. Les deux premières causes d'abord réunies puis séparées. Quant à la troisième, nous devons faire observer que les nombres absolus de décès causés par la goutte sont très peu élevés et que, par conséquent, les nombres proportionnels qui se déduisent de ces nombres absolus ne doivent être accueillis et utilisés qu'avec beaucoup de réserve (1).

(1) Voici les nombres absolus de décès annuels causés par la goutte à tous les âges réunis pour un certain nombre de professions de notre tableau. Nous avons indiqué en regard les nombres d'années de vie observés :

Désignation des professions.	Décès causés par la goutte à tous les âges.	Années de vie observées.
Cabaretiers (Londres).....................	8	28 818
— (districts industriels)..........	8	46 365
— (districts agricoles)	18	37 890
Garçons de cabaret et d'hôtel (Londres)...	3	62 085
— — (districts industriels).............................	2	24 369
Brasseurs....	10	76 881
Bouchers. , ...	21	272 832
Débardeurs (dockers).....................	7	164 238
Coiffeurs	4	67 662
Voyageurs de commerce.................	4	131 601
Musiciens, professeurs, etc.............	7	57 786
Marchands de poisson et de volaille.......	4	75 081
Marchands de quatre saisons, colporteurs..	5	119 454
Cochers de fiacre et d'omnibus...........	38	551 226
Population agricole.....................	111	3 499 716

La statistique ne constate aucun décès causé par la goutte dans les professions ci-après : travailleurs du plomb, chapeliers, ramoneurs, porteurs de charbon et garçons de cabaret des districts agricoles. Cela ne veut pas dire que des décès ayant cette cause ne se soient pas produits et n'aient pas été méconnus. Cela ne veut pas dire surtout qu'il n'y ait pas de goutteux dans ces professions, notamment des gouttes saturnines dans le groupe des travailleurs du plomb (lead workers), qui sont très atteints par le saturnisme, comme nous le verrons plus loin. Le silence de la statistique indique seulement que ces gouttes saturnines ne causent pas la mort de ceux qui en sont atteints.

Mortalité comparative par alcoolisme dans quelques professions (1).
— La mortalité dans la population agricole pour chaque cause est prise pour unité avec la valeur 100.

DÉSIGNATION DES PROFESSIONS.	MORTALITÉ COMPARATIVE PAR :			
	ALCOOLISME ET MALADIES DU FOIE RÉUNIS.	ALCOOLISME.	MALADIES DU FOIE.	GOUTTE.
Cabaretiers (districts industriels).....	1 640	2 350	1 460	900
— (Londres)...................	1 290	3 100	860	1 100
— (districts agricoles)........	1 180	1 880	1 010	1 600
Garçons de cabaret et d'hôtel (Londres).	850	3 470	230	1 000
— (districts agricoles).	800	575	860	zéro
— (— industriels).	700	2 220	348	2 000
Chapeliers...................	390	575	350	zéro
Travailleurs du plomb................	380	zéro	472	zéro
Voyageurs de commerce.........	335	575	277	300
Ouvriers en tabac........	320	625	248	200
Clercs de la basoche...........	267	550	200	800
Verriers.....................	257	600	177	900
Travailleurs du cuivre.............	210	100	235	300
Manœuvres (districts industriels)	205	600	112	200
Ardoisiers, tuiliers................	200	400	152	500
Population active totale....	*190*	*323*	*159*	*200*
Tailleurs de limes.	190	100	212	400
Travail de l'étain................ .	153	100	165	zéro
Pêcheurs.........	129	75	142	zéro
Briquetiers-tuiliers....	119	200	100	zéro
Constructeurs de bateaux	114	225	88	100
Travail de la laine...	114	75	124	100
Mines de fer.................	114	100	118	zéro
Houilleurs (Monmouthshire)..	110	175	94	zéro
— (Lancashire)........	105	125	100	100
Employés de chemins de fer...........	105	100	106	300
Moulins à blé...............	105	100	106	100
Mécaniciens de chemins de fer.......	105	50	118	100
Population agricole totale............	100	100	100	100
Clergé.....................	95	50	106	300
Houilleurs (Riding)............... ...	95	100	94	zéro
— du Derbyshire et Nottingham shire..	95	50	106	zéro
Fabriques de bonneterie.............	95	175	76	300
Mécaniciens, conducteurs de machines.	90	75	94	zéro
Cordiers.......................	90	125	83	zéro
Manœuvres (districts agricoles)...	90	100	88	100
Fabriques de tapis et couvertures.....	90	zéro	112	400
— de dentelles.............	55	50	53	300
Houilleurs du Staffordshire.....	48	50	47	100
Population agricole (groupe type de 61 215 personnes). Nombres comparatifs..................	**100**	**100**	**100**	**100**
Nombres absolus de décès......	*21*	*4*	*17*	*1*

Dans tous les districts, les cabaretiers meurent plus que leurs

(1) Tous les chiffres de ce tableau sont obtenus par la règle à calcul, avec l'approximation que comporte cet instrument.

employés (garçons de cabaret); ils meurent presque autant ou davantage par alcoolisme et beaucoup plus par maladies du foie. Par l'alcoolisme seul, l'ordre des mortalités est le même pour les patrons et les garçons dans les divers districts :

DÉSIGNATION DES DISTRICTS.	MORTALITÉ COMPARATIVE PAR ALCOOLISME SEUL.	
	Des cabaretiers.	Des garçons de cabaret et d'hôtel.
Londres..........................	3 100	3 470
Districts industriels..........	2 350	2 220
— agricoles	1 880	575

Au contraire, l'ordre des mortalités par maladies du foie seulement est un peu différent :

	MORTALITÉ COMPARATIVE PAR MALADIES DU FOIE.	
	Des cabaretiers.	Des garçons de cabaret et d'hôtel.
Districts agricoles.............	1 010	860
— industriels....................	1 460	348
Londres.....	860	230

Pour les garçons, la mortalité par maladies du foie est remarquablement élevée dans les districts agricoles et remarquablement basse à Londres, tandis que la mortalité par alcoolisme fournit des constatations inverses. Quant au patron, lui aussi a le foie malade dans les districts agricoles (1 010 décès par maladie du foie contre 860 à Londres). A Londres et dans les districts industriels, il meurt beaucoup plus par le foie que ses employés.

Parmi les professions du tableau précédent qui ont une mortalité supérieure à celle de la population active totale (190), nous trouvons les travailleurs du plomb (*lead workers*) (1), avec une mortalité nulle par alcoolisme, nulle aussi par goutte, et une mortalité par le foie très élevée : 472 contre 159 dans la population active totale et 100 dans la population agricole. Dans ces conditions, cet excès de mortalité ne paraît pas attribuable à la boisson, et on est tenté de penser que le saturnisme y est pour quelque chose : d'autant que cette intoxication frappe rudement ce groupe professionnel, comme on le verra plus loin. Mêmes observations pour les tailleurs de limes, également saturnins, avec une mortalité basse par

(1) Fondeurs, lamineurs, fabricants de marchandises en plomb ou alliages. Ce groupe ne contient ni les peintres, ni les plombiers, ni les mineurs des mines de plomb.

alcoolisme (100) et élevée par maladies du foie (212 décès). Parmi les professions à alcoolisme, on n'est pas étonné de trouver les voyageurs de commerce, grands mangeurs et grands buveurs, et les clercs de la basoche (anglais). Quant aux chapeliers, ouvriers en tabac, verriers, voire les travailleurs du cuivre et les cordiers, ils accusent probablement les poussières de leur métier de leur causer une « soif professionnelle ». Parmi les « manœuvres des districts industriels », on trouve sans doute beaucoup de ces travailleurs ignorants, fatigués et souvent misérables, dont nous avons parlé à la page 38.

Les tailleurs de limes, les travailleurs de l'étain sont pour la plupart des ouvriers en chambre, et beaucoup d'entre eux ont aussi des conditions de vie précaires et malheureuses.

Professions à intempérance modérée. — Parmi les travailleurs dont la mortalité alcoolique est inférieure à celle de la population active totale, nous trouvons les pêcheurs avec 129 décès au lieu de 190. Une intempérance modérée n'est pas rare chez eux, mais elle est probablement bien supportée dans l'ensemble, grâce à une vie de plein air et à un travail qui est actif, sans être épuisant.

Les briquetiers-tuiliers, les constructeurs de bateaux et les houilleurs du Montmoutshire et du Lancashire ne paraissent pas non plus être très tempérants (200, 225, 175 et 125 décès par alcoolisme). Mais leur mortalité par maladies du foie est basse (100, 88, 94 et 100) et leur mortalité par goutte est nulle ou faible (zéro, 100, zéro, 100). Les briquetiers-tuiliers et les constructeurs de bateaux travaillent en plein air. Leur profession est assez fatigante.

Beaucoup plus bas sur la liste, nous trouvons encore un métier de plein air assez intempérant (125 décès par alcoolisme) avec une faible mortalité par maladies du foie (83 décès), et c'est encore une profession et une industrie campagnarde : celle du cordier.

Dans le travail de la laine et les mines de fer, la mortalité par alcoolisme est faible (75 et 100 décès), mais celle par maladies du foie s'élève un peu (124 et 118).

Métiers sobres. — Tous les autres métiers *sobres* qui terminent la liste sont aussi des professions actives sans être épuisantes, à travail régulier et bien payé. On y trouve le clergé et aussi quelques grandes industries, qui figurent en bonne place parmi les professions à basse mortalité dans la liste de la page 37 (fabriques de bonneterie, de tapis et couvertures, de dentelles, houilleurs).

Autres causes de mortalité en relation avec l'alcoolisme. — Ce ne sont pas seulement les mortalités par alcoolisme et par maladie du foie qui caractérisent les professions intempérantes, et le tableau de la page 43 nous montre plusieurs autres causes de décès qui agissent beaucoup plus activement dans ces professions que dans la moyenne de la population active. Telles sont : les *maladies*

nerveuses (315 décès pour les cabaretiers contre 152 pour la moyenne) ;
la *goutte* (cabaretiers, 1 200 décès ; coiffeurs, 800 ; musiciens, 900
contre 200 dans la population active totale) ; le *mal de Bright* et les
autres maladies des voies urinaires (cabaretiers, 376 décès ; dockers,
285 contre 171 dans la population totale).

Enfin les *suicides* sont particulièrement nombreux parmi les intempérants (cabaretiers, 320 décès ; coiffeurs, 350 ; ramoneurs, 310).

Quoique ces diverses causes de décès soient manifestement
plus fréquentes dans les professions considérées que dans l'ensemble,
il faut remarquer qu'elles se répartissent entre elles d'une manière
irrégulière, et, si nous voulions en dresser des listes successives dans
l'ordre des fréquences de chaque cause, le rangement des professions serait différent.

Il est donc certain que, si l'alcoolisme des sujets a une certaine influence sur la fréquence de ces causes de décès, il n'agit pas
seul, mais en compagnie d'autres influences résultant des conditions
générales du travail ou de l'existence des personnes considérées.

LES PROFESSIONS ET LA TUBERCULOSE.

Si, au lieu de comparer, pour chaque cause, les diverses professions intempérantes à la profession agricole, on recherche pour
chacune d'elles celle de ces causes qui occasionne le plus de décès,
on trouve que là, plus encore qu'ailleurs, cette sinistre prééminence
appartient au groupe des maladies de poitrine, tuberculose comprise.

Nous avons réuni ci-après les professions extraites des tableaux des
pages 43 et 45, en nous bornant aux professions dont la mortalité par
alcoolisme et maladies du foie réunis est supérieure ou égale à celle
de la population totale (190).

Pour chacune de ces professions, nous avons indiqué les mortalités par tuberculose et autres maladies de poitrine réunies,
puis séparément par tuberculose, autres maladies de poitrine et
maladies du système circulatoire, le tout rapporté comme précédemment à la population agricole, toutes les définitions étant les
mêmes que pour le tableau de la page 36. Le classement est fait
dans l'ordre des mortalités par tuberculose et maladies de poitrine
réunies, et la dernière colonne de droite montre quel est, dans
chaque profession, le rapport du nombre des décès par tuberculose et maladies de poitrines réunies au nombre des décès par
toutes causes (il s'agit toujours d'un groupe ayant la constitution d'âge
type).

Pour toutes les professions du tableau suivant, la mortalité par
alcoolisme et maladies de foie est supérieure à celle de la population
active totale, et pour presque toutes on voit que la mortalité par

Mortalité comparative par tuberculose et maladies de poitrine réunies dans les professions à alcoolisme.

DÉSIGNATION DES PROFESSIONS.	TUBERCULOSE pulmonaire et autres maladies de poitrine réunies.	TUBERCULOSE pulmonaire seule.	AUTRES MALADIES de poitrine.	MALADIES du système circulatoire.	Sur 100 décès par toutes causes réunies, combien par maladies de poitrine, tuberculose comprise?
Garçons de cabaret et d'hôtel (Londres).	482	600	397	232	54,0
Travailleurs des ports (dockers).....	402	307	490	285	48,5
Marchands de quatre saisons, colporteurs..........................	383	417	350	217	51,0
Manœuvres (districts industriels)...	377	295	450	209	55,0
Cabaretiers (districts industriels)....	341	288	388	263	37,0
Verriers	335	280	388	190	49,5
Garçons de cabaret et d'hôtel (districts industriels).....................	327	337	320	225	46,0
Travail du cuivre................	317	278	353	225	51,0
Porteurs de charbon (coal heavers)...	311	203	412	266	45,0
Brasseurs.	266	258	273	235	41,0
Garçons de cabaret et d'hôtel (districts agricoles).....................	257	332	187	150	39,2
Ramoneurs....................	249	244	253	172	42,0
Travail du plomb........	247	140	345	327	30,7 (1)
Musiciens	237	304	174	230	43,2
Chapeliers....................	232	284	183	170	46,2
Cochers de fiacre et d'omnibus...... .	232	216	246	176	44,6
Coiffeurs	222	260	186	216	44,7
Ouvriers en tabac........	209	264	158	132	46,2
Clercs de la basoche.............	206	256	160	122	42,5
Population active totale.	*184*	*174*	*193*	*152*	*42,5*
Bouchers.	183	184	183	189	36,7
Marchands de poisson.............	180	151	207	166	41,2
Cabaretiers (districts agricoles)......	167	192	143	208	28,0
Voyageurs de commerce.	159	164	154	175	36,7
Population agricole (groupe-type de 61 215 personnes), nombres comparatifs........	**100**	**100**	**100**	**100**	»
Nombres absolus de décès..........	221	106	115	83	36,5

tuberculose pulmonaire et maladies de poitrine réunies l'est aussi.

Que l'alcoolisme ait une part dans ce résultat, ce n'est pas douteux, et tous les cliniciens reconnaissent qu'il favorise l'invasion et l'évolution fatale des diverses affections du système respiratoire. Cependant d'autres causes interviennent pour produire les mêmes effets, et il semble qu'on puisse faire à cet égard quelques hypothèses plausibles.

Les cinq professions les plus frappées viennent aussi en tête dans les listes des pages 36, 43 et 45.

Ce sont des professions pénibles, épuisantes, et que nous avons déjà caractérisées comme abandonnées à des travailleurs grossiers

(1) Cette profession n'a fourni que 128 décès en tout avec 4 134 années de vies correspondantes : on doit donc accepter ces chiffres avec réserve.

et insouciants. Mais, en outre, c'est là que viennent échouer, pour y chercher un travail intermittent, les malheureux qui sont écartés des autres professions parce qu'ils sont déjà tuberculeux et alcooliques, un peu infirmes de corps et d'esprit et incapables d'un travail parfaitement régulier. En outre, deux de ces professions, celle de docker et celle de marchand de quatre saisons sont spécialement exposées aux intempéries. Les refroidissements jouent sans doute un rôle important dans les maladies de poitrine des verriers, qui ne sont pas de grands alcooliques (257 décès contre 190 dans la population totale).

Dans le reste du tableau, jusqu'à la population active totale, on peut suggérer à la fois comme incitant à l'alcoolisme et comme prédisposant en outre directement aux maladies de poitrine les causes suivantes : les *surmenages*, dans le cas des divers cabaretiers et garçons de cabaret comme dans celui des porteurs de charbon et musiciens ; la *poussière* pour les travailleurs du cuivre, les porteurs de charbon, les ramoneurs et les chapeliers ; les intempéries pour les ramoneurs et les cochers de fiacre ; le saturnisme pour les travailleurs du plomb ; et, pour les coiffeurs et les clercs de la basoche, la faiblesse de constitution, qui leur a fait choisir une profession n'exigeant pas de force musculaire.

Quant aux quatre professions à alcoolisme dont la mortalité par maladies de poitrine est inférieure à celle de la population active totale tout en étant supérieure à celle de la population agricole, ce sont des métiers d'activité modérée et de plein air ou presque, même celle de l'aubergiste de campagne. Nous avons vu déjà que les occupations de ce genre sont les plus favorisées de toutes au point de vue de la mortalité générale, et nous voyons aussi que l'alcool y est mieux supporté qu'ailleurs.

Dans la dernière colonne du tableau, trois professions attirent l'attention par une proportion de maladies de poitrine exceptionnellement basse, et le *travail du plomb* présente la même particularité. Elle s'explique de deux manières : d'une part, les nombres absolus de décès relatifs aux maladies considérées ne sont pas très élevés dans ces professions ; d'autre part, les nombres de décès par toutes causes y sont au contraire considérables.

Professions à poussières. — Nous avons vu, à la page 36, que les professions à alcoolisme sont suivies, dans la liste des « professions où on meurt le plus », par les professions à poussières coupantes. On trouvera, à la page 51, une liste de ces professions avec l'indication de leur mortalité par tuberculose pulmonaire et autres maladies de poitrine. On verra que cette mortalité est très supérieure non seulement à celle de la population agricole, mais même à celle de la population active totale. Nous devons faire remarquer que nous n'avons pas borné notre liste à celle des professions à

poussières coupantes déjà comprises au tableau de la page 36, et
nous y avons réuni diverses industries à poussières coupantes ou non,
dont la mortalité par toutes maladies de poitrine est notablement
supérieure à celle de la population agricole, tandis que leur mortalité par toutes causes n'est ni assez élevée ni assez basse pour
qu'elles figurent au tableau précité. Leur mortalité élevée par maladies de poitrine est d'ailleurs la seule caractéristique nettement commune à ces industries. En ce qui touche notamment leur mortalité par
maladies de l'appareil circulatoire, on voit qu'elle est répartie très
irrégulièrement dans le tableau.

**Mortalité comparative par tuberculose et maladies de poitrine réunies
dans les professions à poussières.**

DÉSIGNATION DES PROFESSIONS.	TUBERCULOSE pulmonaire et maladies de poitrine réunies.	TUBERCULOSE pulmonaire seule.	AUTRES MALADIES de poitrine.	MALADIES DU système circulatoire.
Potiers-faïenciers	453	305	580	274
Couteliers, fabricants de ciseaux	407	362	450	201
Mines d'étain	400	481	327	114
Tailleurs de limes	373	381	367	245
Mines de plomb	319	360	283	171
Travail du cuivre	317	277	353	225
Mines de cuivre	307	313	302	146
Armuriers	294	305	283	184
Travail du fer et de l'acier	292	184	392	195
Travail du zinc	266	226	302	152
Carriers-ardoisiers	261	255	267	165
Travail du bronze	250	265	237	152
Ramoneurs	249	245	253	171
Travail du plomb	247	140	346	327
Travail du coton	244	192	294	183
Tonneliers, tourneurs	238	235	240	165
Cordiers	220	207	232	142
Briquetiers-maçons	215	213	218	157
Fabrique de tapis et couvertures	213	214	213	105
Travail de l'étain	204	206	204	150
Travail de la laine	202	181	223	158
Serruriers	194	211	178	126
Population active totale	*185*	*175*	*192*	*152*
Forgerons	178	150	203	164
Boulangers-pâtissiers	178	175	180	157
Moulins à farine	166	135	194	135
Mines de houille	166	92	235	145
Charpentiers	148	162	134	128
Mines de fer	133	85	177	101
Population agricole (nombres comparatifs)	**100**	**100**	**100**	**100**
Nombres absolus	221	106	115	83

Professions à air confiné. — Avant de passer aux professions
du plomb, le dernier groupe des professions « où l'on meurt le

plus », nous mettrons sous les yeux du lecteur un tableau de professions dont la mortalité générale n'est ni assez basse ni assez élevée pour qu'elles figurent aux tableaux de la page 36, et qui sont néanmoins assez éprouvées par les maladies de poitrine, surtout par la tuberculose. C'est dire que, si elles cessaient de payer ce tribut spécial à la mort, ce seraient des professions saines dans l'ensemble. En effet, elles présentent tous les caractères que nous avons reconnus à celles-ci.

Elles ne sont pas fatigantes, elles ne sont pas exposées aux intempéries. Elles comptent un grand nombre de petits patrons, souvent intelligents, rangés, relativement aisés. Malheureusement elles sont trop sédentaires. Le travailleur y est privé de tout exercice, et son travail s'y fait le plus souvent dans des ateliers étroits et obscurs, où l'air ne se renouvelle pas. Courbé en deux, attentif à sa besogne, il retient sa respiration, et la ventilation de ses poumons est rare et incomplète.

L'importance de ces mauvaises conditions d'hygiène est attestée par les ravages que la tuberculose et les autres maladies de poitrine font parmi les professions considérées. On ne voit pas d'autre cause de mortalité qui leur soient communes et particulières, et celle qui est due aux maladies de l'appareil circulatoire se répartit très irrégulièrement entre elles.

Mortalité comparative par tuberculose et maladies de poitrine dans les professions à air confiné.

DÉSIGNATION DES PROFESSIONS.	TUBERCULOSE pulmonaire et maladies de poitrine réunies.	TUBERCULOSE pulmonaire seule.	AUTRES MALADIES de poitrine.	MALADIES DU système circulatoire.
Relieurs............................	247	308	190	139
Imprimeurs.........................	245	309	186	160
Tailleurs...........................	210	261	170	146
Drapiers............................	200	245	158	163
Cordonniers........................	199	241	158	146
Horlogers..........................	193	221	168	113
Selliers............................	189	235	147	160
Population active totale..............	*185*	*175*	*192*	*152*
Employés de commerce...............	176	206	150	139
Ensemble des petits commerçants.....	158	162	155	141
Graveurs-artistes...................	126	138	116	116
Population agricole (nombres comparatifs)....	**100**	**100**	**100**	**100**
Nombres absolus....	221	106	115	83

Il reste à signaler seulement que les imprimeurs figurent plus loin au tableau de la page 56, parmi les professions du plomb, et que la profession de relieur, malgré sa mortalité élevée par tuberculose et

maladies de poitrine, n'a pas une mortalité générale très supérieure
à celle de la population active totale (1 060 contre 953), et cette
mortalité est inférieure à celle de la population active de Londres
(1147).

Professions à maladies de poitrine. — On peut remarquer
que les professions inscrites aux tableaux des pages 49, 51 et 52 sont
à peu près toutes celles qui ont une mortalité exceptionnelle par
maladies de poitrine (1) et qu'on en trouve 58 dans lesquelles la mortalité T. P. (2) est plus élevée que dans la population agricole. Dans
48 d'entre elles, elle est plus que le double et dans 35 de ces 48,
elle varie du triple à la proportion de quatre fois et demie.

On remarquera notamment le groupe des potiers-faïenciers
(page 51), qui dépasse de beaucoup tous les autres avec une mortalité P. bien supérieure à la mortalité T. Le Dr Tatham fait observer
que la fréquence et la gravité exceptionnelles des maladies de poitrine
chez les ouvriers de cette profession est le plus souvent attribuable à
une sclérose non tuberculeuse des poumons, due à l'irritation causée
par les poussières et qui n'est infectée par le bacille de Koch, si elle
l'est, que secondairement. La soi-disant phtisie des mineurs serait
cette même sclérose due aux poussières, et c'est aussi l'avis d'Oliver,
de Newcastle : celui-ci rappelle que Proust et Charcot ont soutenu la
même thèse (3).

Le tableau de la page 51 montre que les mineurs des mines de
houille ont une mortalité T. P. plus élevée que celle des mines de
fer (166 contre 133), mais que leur mortalité T est assez basse,
puisqu'elle est inférieure à celle des agriculteurs (92 et 85 contre 100).
On trouverait là une intéressante confirmation statistique de l'immunité relative contre la phtisie, qui a été attribuée aux mineurs par
divers auteurs. Quelques-uns l'ont même expliquée par la résistance
que le tissu fibreux du poumon oppose au bacille quand la sclérose
est encore légère (3). Oliver remarque, sans prétendre reconnaître
au charbon une action antiseptique, que les blessures des houilleurs,
bien que souillées par la poussière de charbon, se cicatrisent
remarquablement vite.

Si les houilleurs sont épargnés par la tuberculose, ils sont remarquablement décimés par les maladies de poitrine (mortalité P. égale
à 235 contre 100 chez les agriculteurs). Quant aux autres mines

---

(1) Nous appellerons mortalité T. P. la mortalité par tuberculose pulmonaire
et autres maladies de poitrine réunies ; mortalité T., la mortalité par tuberculose
seule, et mortalité P., la mortalité par maladies de poitrine, tuberculose non
comprise.

(2) OLIVER, Sur la phtisie des mineurs. *British medical Journal*, 12 sept. 1903,
p. 568-573. Traduit *in extenso* avec figures de coupes micrographiques dans le *Bulletin de l'Inspection du travail de 1905, 1 et 2*, p. 52 à 69, chez Berger-Levrault, à
Paris.

(3) OLIVER, *Bull. Insp. du travail, loc. cit.*, p. 63.

qui figurent au tableau de la age 51, mines de plomb, de cuivre et
d'étain, elles ont des mortalités T. P. très élevées, et deux d'entre
elles, les mines d'étain et de plomb, figurent avec les travailleurs du
bronze, les serruriers et les *charpentiers* dans la minorité dont on
parlera plus loin, et qui, par exception à ce qui se passe dans
les autres industries, a une mortalité T plus élevée que la mortalité P.
Chez les travailleurs des mines d'étain, la mortalité par tuberculose
seule est la plus élevée de tout le tableau (481). Elle est près de
cinq fois celle des agriculteurs. *Leur mortalité T. est plus élevée que
celle des agriculteurs par toutes causes de décès réunies!*

En dehors de l'effet irritant des poussières sur les poumons et les
bronches, la mortalité P. exceptionnelle qui sévit chez les houilleurs
doit sans doute être attribuée à leur coutume universelle de retourner
jusqu'à leurs *corons* souvent éloignés, avec leurs vêtements de travail
mouillés et trop légers, et cela dans un climat humide et froid.
Oliver dit que des propriétaires de houillères ont mis à la disposition
de leurs ouvriers des vestiaires pour changer de vêtements et des
bains-douches pour se nettoyer à la sortie des puits, mais qu'ils
refusent de s'en servir (1). En France, ces installations existent et
sont parfaitement utilisées. Elles existeraient aussi dans la plupart
des mines d'étain de Cornouailles, toujours d'après Oliver; mais, dans
beaucoup d'entre elles, les ouvriers n'ont pas de cages pour sortir de
la mine, et ils doivent remonter au jour par des échelles de quelques
centaines de mètres. Cette fatigue, ajoutée à celle d'une journée de
dur labeur, peut, en les déprimant, les disposer aux affections de poitrine et aux maladies du cœur.

Revenons aux professions à poussières et aux potiers-faïenciers
qui ont une mortalité P. de 580, la plus haute de tout le tableau;
chez les couteliers, elle est de 450, c'est-à-dire énorme aussi.
Elle est encore très considérable chez les travailleurs du fer et de
l'acier (392) et chez les tailleurs de limes (367).

**Répartition des décès entre la tuberculose et les mala-
dies de poitrine selon les professions.** — Avant de quitter les
professions qui ont une mortalité élevée par maladies de poitrine,
il est intéressant d'examiner quelques observations générales de
M. Tatham sur la manière dont cette mortalité se répartit, selon les
professions, entre la tuberculose et les autres affections de l'appareil
respiratoire.

Dans l'ensemble de la population masculine active de vingt-cinq
à soixante-cinq ans, le chiffre de mortalité par tuberculose pulmonaire, que nous appellerons mortalité T., est inférieur de 1/6 à celle
des autres maladies de poitrine, que nous appellerons mortalité P.,
tandis que dans la population inactive la mortalité T. est la plus élevée.

(1) Oliver, Dangerous trades, p. 535, Londres, 1902.

Les principales causes de cette différence sont probablement que les travailleurs atteints de tuberculose ont tendance à tomber dans la population inactive et que certaines catégories de cette population, les aliénés par exemple, ont une mortalité T. très élevée.

Bien que la mortalité P. soit normalement plus grande que la mortalité T. dans la population active, il n'en est pas ainsi partout. L'excédent est très marqué dans l'ensemble des districts industriels, mais Londres et l'ensemble des districts agricoles forment exception. A Londres, la mortalité P. est élevée, mais la mortalité T. l'est plus encore ; dans les districts agricoles, d'autres part, la morta ité T. est basse, mais la mortalité P. est encore moindre.

Si l'on considère les groupes professionnels en particulier, on en trouve environ un tiers ayant à peu près la même constitution d'âge au-dessus de quinze ans que l'ensemble de la population active, et dont la mortalité T. est plus élevée que la mortalité P. Ce tiers peut être rangé en deux catégories : la première, qui s'écarte de la règle générale par une mortalité T., exceptionnellement élevée : la seconde, qui jouit d'une mortalité P. exceptionnellement basse.

La *première catégorie* peut se subdiviser ainsi :

1° **Professions à air confiné**, telles que celles des employés de commerce, relieurs, tailleurs et mineurs des mines d'étain ;

2° **Professions à alcoolisme** : c'est le cas des clercs de la basoche (en Angleterre), des garçons dans les débits de boisson et des marchands de quatre saisons.

Quant à la *seconde catégorie*, nous la partagerons ainsi :

1° **Des travailleurs dont l'immunité relative à l'égard des maladies de poitrine** semble due à ce qu'ils sont professionnellement garantis contre les intempéries (tels les avocats, instituteurs et domestiques).

2° **Des travailleurs de plein air**, qui ont des mortalités T. et P. basses toutes deux : fermiers, travailleurs agricoles et jardiniers.

Il faut observer que les remarques précédentes ne s'appliquent qu'aux professions qui s'écartent de la règle générale d'après laquelle la mortalité P. est supérieure à la mortalité T. Parmi les professions conformes à la règle, il y en a où l'on respire de l'air confiné ou chargé de poussières ; dans d'autres, l'influence de l'alcoolisme ou des intempéries se fait sentir, et la mortalité P. est énorme. Enfin, dans certaines, la mortalité P. est basse et la mortalité T. encore plus basse.

LES PROFESSIONS DU PLOMB.

Nous avons à examiner maintenant le troisième et dernier groupe des *professions où on meurt le plus*, celui des *professions du plomb*. Le tableau ci-après réunit les principales, celles qui ont plus de un décès annuel par saturnisme dans un groupe de 20 000 personnes ayant la constitution d'âge type. Pour chacune, on a indiqué sa mortalité non seulement par saturnisme, mais aussi par tuberculose et maladies de poitrine et par les diverses autres affections mortelles dont le saturnisme est fréquemment l'origine, telles les maladies du système urinaire (néphrites), les maladies du système nerveux (encéphalopathies), la goutte, les maladies du système circulatoire (artérioscléroses). Les professions sont rangées dans l'ordre des mortalités par tuberculose et maladies de poitrine réunies.

Mortalité comparative par maladies de poitrine, saturnisme et maladies connexes dans les professions du plomb.

DÉSIGNATION DES PROFESSIONS.	TUBERCULOSE pulmonaire et maladies de poitrine réunies.	TUBERCULOSE pulmonaire seule.	AUTRES MALADIES de poitrine.	SATURNISME (2).	MAL DE BRIGHT et autres maladies du système urinaire.	MALADIES du système nerveux.	GOUTTE.	MALADIES DU système circulatoire.
Potiers-faïenciers............	483	305	580	17	263	242	1	274
Coûteliers, fabricants de ciseaux....................	407	362	450	3	234	179	»	201
Tailleurs de limes..........	373	381	367	75	435	416	4	245
Verriers....................	335	280	388	12	263	307	9	190
Mines de plomb............	319	360	283	5	171	123	»	171
Travail du cuivre..........	317	277	353	8	250	168	»	225
Travail du plomb..........	247	140	346	211	675	459	»	327
Imprimeurs.................	245	300	186	3	216	190	4	160
Peintres-vernisseurs	209	220	195	18	346	261	9	177
Travail de la laine..........	204	180	223	3	188	198	1	308
Carrossiers................	196	179	217	7	284	208	7	162
Gaziers-serruriers	195	210	178	6	208	210	5	125
Plombiers...................	173	156	189	21	338	260	13	148
Moyenne des professions ci-dessus (1)................	*248*	*233*	*250*	*13*	*275*	*232*	*5*	*176*
Population active totale.....	184	175	192	1	171	162	2	152
Population agricole (groupe de 61 215 personnes), nombres comparatifs......	**100**	**100**	**100**	**100**	**100**	**100**	**100**	**100**
Nombres absolus	221	106	115	»	24	51	1	83

(1) La moyenne qui concerne la tuberculose, par exemple, est faite en totalisant, pour chaque groupe d'âges, les décès par tuberculose et les nombres d'années de vie observés dans les treize professions considérées, puis divisant le premier total par le second, ce qui donne la mortalité par tuberculose et par âge pour l'ensemble du groupe. Ensuite on applique ces mortalités par âge à un groupe de 61 215 personnes ayant la composition d'âge type.

(2) La population agricole n'ayant pas de décès par saturnisme, nous n'avons pu établir la mortalité comparative qui s'y rapporte ; les chiffres de la colonne sont les nombres absolus de décès des groupes de 61 215 personnes ayant la composition d'âge type.

Dans l'ordre des mortalités par mal de Bright et autres maladies du système urinaire, ce tableau est un peu différent ; le voici :

Mortalité comparative par saturnisme dans les professions du plomb.

DÉSIGNATION DES PROFESSIONS.	MAL DE BRIGHT et autres maladies du système urinaire.	SATURNISME 1).	MALADIES du système nerveux.	GOUTTE.	MALADIES du système circulatoire.
Travail du plomb....................	675	211	459	0	327
Tailleurs de limes...................	435	75	416	4	245
Peintres-vernisseurs................	346	18	261	9	177
Plombiers...........................	338	21	260	13	148
Carrossiers.........................	284	7	208	7	162
Potiers-faïenciers	263	17	242	1	274
Verriers............................	263	12	307	9	190
Travail du cuivre...................	250	8	168	0	225
Couteliers, fabricants de ciseaux	234	3	179	0	201
Imprimeurs.........................	216	3	190	4	160
Gaziers-serruriers..................	208	6	210	5	125
Travail de la laine.................	188	3	198	1	308
Mines de plomb.....................	171	5	123	0	171
Moyenne des professions ci-dessus.....	*275*	*13*	*232*	*5*	*176*
Population active totale.............	171	1	162	2	152
Population agricole (groupe de 61 215 personnes), nombres comparatifs.....	**100**	**100**	**100**	**100**	**100**
Nombres absolus....................	24	0	51	1	83

(1) Les nombres de cette colonne sont les nombres absolus de décès annuels d'un groupe de 61 215 personnes de la composition d'âge type.

On remarquera que les six premières professions du tableau de la page 56 se trouvent très haut dans la liste des professions où l'on meurt le plus (page 36) et qu'elles figurent aussi dans les listes de professions à tuberculose causée par les poussières (page 51). Il est même permis de penser que, dans ce cas particulier, les poussières causent la tuberculose plus que le saturnisme, car les plombiers, qui sont les troisièmes dans l'ordre des mortalités par saturnisme, ont au contraire une mortalité par tuberculose et maladies de poitrine réunies inférieure à celle de la population active totale. Les peintres, carrossiers et travailleurs de la laine, qui souffrent du saturnisme, ont des mortalités par tuberculose et maladies de poitrine peu supérieures à celle de cette population.

Si le plomb ne peut pas être incriminé avec certitude en ce qui concerne la tuberculose, son influence sur les maladies des systèmes nerveux et urinaire est au contraire manifeste. Pour les huit premières professions de la page 57, l'excédent de mortalité par rapport à la population active totale est manifeste pour les trois causes : saturnisme, maladies du système urinaire et maladies du système nerveux, et ces excédents se rangent dans le même ordre pour les trois causes.

Dans plusieurs de ces professions, la mortalité attribuée à la goutte est aussi exceptionnelle. Comme le fait observer M. Tatham, ces chiffres montrent sans aucun doute que *les décès attribués au saturnisme lui-même par la statistique ne sont qu'une petite partie de ceux qui sont réellement causés par le plomb*, et il ajoute qu'en étudiant les décès classés sous la rubrique de maladies nerveuses dans la nombreuse catégorie des plombiers, peintres et vernisseurs, on tend à conclure que l'excédent constaté est dû surtout à l'hémorragie cérébrale.

Quant à la mortalité par maladies du système circulatoire, elle est dans l'ensemble supérieure à la normale, et elle est particulièrement importante dans certaines professions (tailleurs de limes, potiers, faïenciers, travailleurs du plomb). Mais il y a des exceptions : ainsi est-elle plus faible que celle de la population active chez les plombiers et chez les gaziers, serruriers, et peu différente chez les carrossiers et chez les peintres.

Remarquons toutefois, comme nous l'avons déjà fait, que, si une population professionnelle n'a pas une mortalité élevée par une maladie déterminée, il ne résulte pas de là qu'elle n'en soit pas atteinte. Et, si elle n'en meurt pas, cela peut être parce qu'elle est en même temps atteinte d'une autre maladie grave dont elle meurt plus généralement. Ainsi les peintres peuvent avoir de l'artériosclérose et de l'endocardite causée par le plomb sans en mourir, parce que les conditions de leur imprégnation saturnine sont telles qu'ils meurent plutôt d'encéphalopathie et de néphrite.

LES STATISTIQUES DE MORBIDITÉ.

Parmi les statistiques démographiques qui peuvent fournir des renseignements sur la salubrité des professions, nous avons parlé à la page 44 des statistiques des sociétés de secours mutuels.

STATISTIQUE DE BERTILLON. — En France, nous n'avons que deux statistiques de ce genre où les nombres de jours de maladie soient classés par groupes d'âge : une statistique dressée par Gustave Hubbard en 1852 d'après vingt-cinq sociétés françaises et une statistique établie par Jacques Bertillon en 1890 d'après les relevés d'une société d'ouvriers en soie, à Lyon. A titre d'exemple, nous donnons le résumé de ces statistiques dans le tableau suivant avec celui de diverses statistiques étrangères : anglaises, allemandes et italiennes.

Nous y avons joint le tableau des mortalités par âge de ces sociétés pour montrer que, si leur morbidité est très différente, leur mortalité est, au contraire, tout à fait analogue.

Les tableaux de graphique qui suivent sont extraits de la belle étude de Jacques Bertillon : *De la morbidité et de la mortalité par professions*, établie d'après les *annuaires statistiques de la ville de Paris* (1885-1889) (Paris, 1891, Imprimerie municipale).

Pour 1 000 sociétaires de chaque âge, combien de décès en un an?

AGES	TABLES ANGLAISES						TABLES FRANÇAISES		TABLE ITALIENNE
	Sociétés d'amis anglaises	Sociétés d'amis anglaises (masc.)	Manchester Unity of Odd Fellows (masc.)			Foresters (masc.)	Sociétés mutuelles françaises	Ouvriers en soie de Lyon (masc.)	Sociétés mutuelles italiennes (masc.)
	F. G. P. Neison l'ancien	A. G. Finlaison	Henry Ratcliffe			F. G. P. Neison Junior	Hubbard	Bertillon	Bodio
	1835-1840	1846-1850	1846-1848	1856-1860	1866-1870	1871-1875	Vers 1835-1849	1872-1889	1881-1885
20 à 25 ans.........	6.67	7.48	7.40	7.58	6.43	7.43	8.5	13.0	6.3
25 à 30 ans.........	7.26	7.29	7.90	7.48	7.62	7.29	7.5	5.4	5.9
30 à 35 ans.........	7.74	7.96	8.70	8.34	8.48	8.86	9.5	6.4	6.2
35 à 40 ans.........	8.75	8.93	9.16	9.91	9.77	10.92	8.2	6.4	7.8
40 à 45 ans....... ..	9.92	11.00	11.65	11.78	12.58	12.84	8.9	10.2	9.2
45 à 50 ans........	12.01	13.06	13.99	14.21	14.29	16.58	15.5	11.8	11.6
50 à 55 ans....	15.67	16.36	18.61	17.95	19.05	20.45	16.3	20.2	14.9
55 à 60 ans....	21.20	23.60	28.67	26.09	24.92	29.73	20.3	19.5	22.2
60 à 65 ans..........	27.72	28.55	41.14	35.66	35.37	38.02	29.9	40.7	32.5
65 à 70 ans..........	39.68	43.91	57.21	54.99	52.09	58.43	54.3	67.0	50.4
70 à 75 ans...	67.32	62.03	70.42	68.25	78.11	80.03	134.3	88.0	73.6
Ages inconnus	»	»	»	»	»	»	»	»	»
Tout âge	12.54	12.57	9.75	11.89	12.63	12.14	14.2	23.5	11.7

Tables de morbidité. -- Nombre moyen de jours d'

AGES	Sociétés d'amis écossaises *Highland Soc.*	Société ouvrière de Londres	Sociétés d'amis anglaises	Sociétés d'amis anglaises (masc.)	Sociétés d'amis anglaises (masc.)	Manchester Unity of Odd Fellow's (masc.)			Foresters (masc.)
	Charles Oliphant	J. Finlaison	Ansell	F. G. P Neison l'ancien	A. G. Finlaison	Henry Ratcliffe			F. G. P. Neison Junior
	1820	1829	1835	1836-1840	1846-1850	1846-1848	1856-1860	1866-1870	1871-1875
	a	b	c	d	e	f	g	h	
20 à 25 ans...	4.0	7.0	5.5	5.99	6.90	4.74	5.80	5.28	5.73
25 à 30 ans...	4.2	7.0	5.9	6.23	6.90	5.30	5.74	5.64	5.97
30 à 35 ans...	4.6	7.0	6.4	6.42	6.80	5.86	6.01	6.50	6.78
35 à 40 ans...	5.0	8.5	7.3	7.25	7 64	6.58	7.02	7.44	8.05
40 à 45 ans...	6.0	9.5	8.8	8.92	8.59	8.26	8.68	8.82	9.62
45 à 50 ans...	8.3	9.5	10.8	11.42	10.06	10.60	10.81	11.45	11.93
50 à 55 ans...	11.4	10.5	14.0	15.26	12.48	14.20	14.10	15.55	15.85
55 à 60 ans...	14.9	13.5	19.7	21.32	15.21	22.42	21.20	21.30	22.48
60 à 65 ans...	23.0	»	31.8	33.20	21.82	35.40	32.44	33.00	32.13
65 à 70 ans...	55.6	»	62.7	70.20	32.39	45.45	50.19	50.60	55.80
70 à 75 ans...	»	»	»	115.70	53.65	85.20	84.44	84.50	84.00
Age inconnu...	»			»	»	»	»	»	
Tout âge......	»	»	»	13.82	10.11	6.86	9.22	10.46	9.51

NOTES DU TABLEAU. — Col. *a* à *i*. — Dans les documents anglais, les jours de maladie sont notés en semaines et fractions de semaine. On réduit ces nombres en jours de maladie.

Col. *a* et *c*. — Les chiffres marqués dans ces deux colonnes se rapportent aux périodes d'âge suivantes vingt et un à vingt-cinq ans ; vingt-six à trente ; trente et un à trente-cinq, etc., très peu différentes de celles qui sont marquées sur ce tableau.

Col. *e*. — A.-G. Finlaison avertit qu'il ne tient pas compte des maladies chroniques.

Col. *j*, *k*, *l*. — Ces trois colonnes sont empruntées à l'excellente *Statistica della morbosità* qui les présente sous une forme un peu différente qui, elle-même, ne paraît pas être celle de l'original. On ne peut donc garantir que le texte des auteurs soit ici exactement reproduit.

Col. *n*, *o*, *p*. — Les chiffres attribués à Hubbard dans les deux colonnes *n*, *o*, ont été calculés d'après les documents qu'il a rassemblés. Leur total (consigné dans la colonne *p*) a été publié dans le livre d'Hubbard ; mais ce n'est pas cette partie de son œuvre qui est généralement reproduite.

La table d'Hubbard, telle qu'elle est le plus souvent reproduite, donne des résultats intermédiaires entre ceux de la colonne *n* et de la colonne *o*. A l'époque où Hubbard écrivait, la plupart des sociétés de secours mutuels n'accordaient, pour les journées d'infirmité, que le *quart* de l'indemnité journalière qu'elles accordaient pour les journées de maladie. Pour faire ainsi, elles se fondaient notamment sur ce fait qu'une maladie aiguë empêche complètement de travailler, tandis qu'une maladie chronique ou une infirmité n'entrave pas trop l'exercice des professions tranquilles sédentaires. Quoi qu'il en soit, Hubbard, se plaçant au point de vue purement financier, a considéré, dans l'une de ses tables. *quatre* journées d'infirmité comme

(1) Extrait de l'étude de BERTILLON : *De la morbidité et de la mortalité par professions*, établi

...adie en un an pour un sociétaire de chaque âge (1).

TABLES ALLEMANDES			Ouvriers de l'arsenal de Copenhague	TABLES FRANÇAISES			Ouvriers en soie Lyon (masc.)	162 societes de secours mutuels italiennes (masc.)	Sociétés mutuelles italiennes 1881-1885 (masc.)	
...rance ...ntre ...aladie ...validité ...eipzig	Employes de chemin de fer	Personnel circulant des chemins de fer		25 societes mutuelles françaises (vers 1835-1849)						
...eym	Behm	Behm	Finger	Gustave Hubbard 1852			J. Bertillon	Bodio 1879	Bodio 1890	
...5 1875	1870-1877	1870-1877	1825-1840	Maladies	Infirmités	Total $n+o$	1890	Vers 1866-1875	Résultats bruts	Resultats corrigés
j	k	l	m	n	o	p	q	r	s	t
5 8	8.3	12 6	10 3	5 13	0 35	5.48	3.06	6.5	4.6	5.0
5 1	7 5	11.7	9.5	5 33	0.46	5.79	3.40	6.0	5.0	5.4
5 6	7 7	13 1	7 6	4 71	0 46	5 17	3 37	6.1	4.8	5.1
6.3	9 0	15 2	7 8	5 23	0 58	5 81	4 32	6.3	5.6	6.0
7.8	10.0	16 3	8 3	6 21	1 98	8 19	5 29	6.8	5.8	6.2
7.7	11.3	19 0	11 6	6 40	2 01	8.41	5 89	7 1	6 4	6.8
8 5	14 3	24 2	14.1	6 40	2 68	9 08	8.04	7.5	7.4	7 9
6 3	17 5	30.6		8 85	2 85	11 70	8.38	8.9	8.7	9.2
2.5	18 1	»	»	11 03	8 47	19.50	11 15	11 2	10 5	11.2
8 9	15 0	»	»	10 63	16.39	27 02	16 73	12 4	12 6	13.4
»	»	»	»	12 54	53 50	66 04	19.76	11.0	13 9	14.7
»	»	»	»	8 29	13 46	21 75	»			
»	»	»	»	6 21	2.49	8 70	7 8	6 9	6.2	6.6

...lant une journée de maladie. Cette table est celle que l'on reproduit le plus souvent, et presque toujours la reproduit sans y joindre l'explication nécessaire qui précède.

Col. q. — Ces chiffres sont calculés d'après les *Comptes rendus annuels de la Société des ouvriers en soie de* ...on.

Col. s et t. — Bodio a fait subir à ses chiffres de la colonne t des corrections très ingénieuses afin ...ils ne se ressentent pas de l'extrême variété des règlements adoptés par les diverses sociétés de ...cours mutuels.

OBSERVATION GÉNÉRALE. — Outre les tables précédentes, on trouve les renseignements suivants, dans les ...atistiques publiées par le ministère de l'Intérieur de France en 1854 et 1855 :

Nombre de journées de maladie en un an pour un sociétaire.

	1854.	1855.
De 15 à 35 ans	4,9	4,9
De 35 à 55 ans	6,2	6,0
De 55 à 75 ans	9,2	10,0
De plus	15,8	16,5
Tout âge	6,1	6,1

...près les *Annuaires statistiques de la ville de Paris, 1885-1889.*

En examinant les différentes tables des tableaux précédents, on est frappé des différences très considérables qui les séparent et qui feraient croire à un observateur superficiel que les mutualistes anglais ont une santé deux ou trois fois plus débile que les mutualistes français ou italiens. Il n'en est certes pas ainsi, et la preuve nous en est fournie par les tables de mortalité établies par ces mêmes sociétés; tandis que leur morbidité est entièrement différente, leur mortalité au contraire est tout à fait analogue. La différence qui sépare les tables de morbidité ne tient donc pas à la nature des choses, mais à des différences de définition, les sociétés anglaises n'attribuant pas au mot *maladie* le même sens que les sociétés françaises ou italiennes (1).

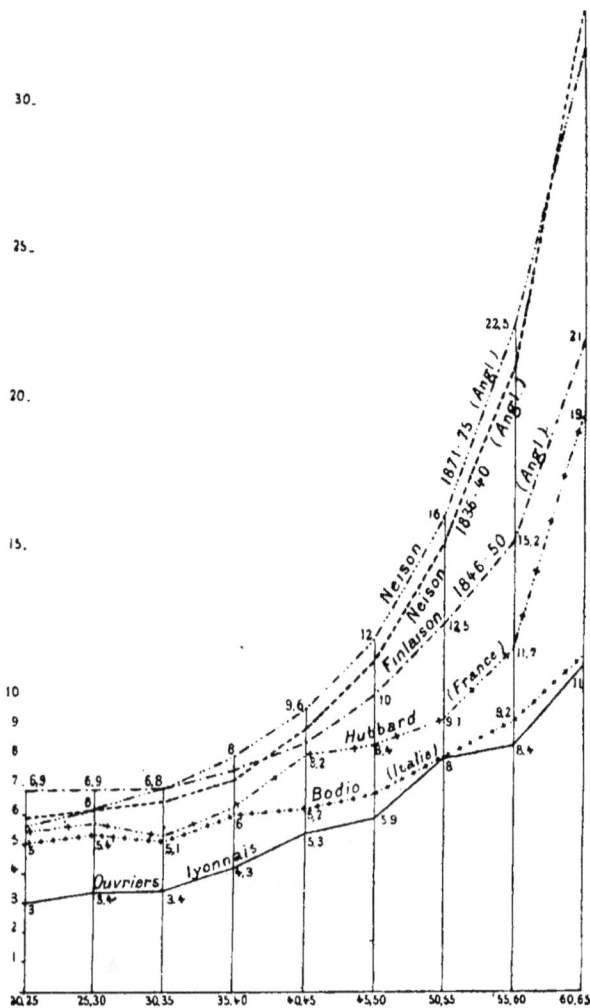

Fig. 1. — Morbidité par âge (exprimée en jours de maladie en un an).

Les chiffres marqués sur la figure indiquent le nombre annuel de jours de maladie dont un homme est atteint en moyenne à l'âge correspondant (marqué au pied de chaque ordonnée). Les longueurs prises sur chaque ordonnée sont proportionnelles à ces chiffres.

(1) A titre d'exemple, voici les explications que le président de la Société de

Ces différences doivent nous rappeler la réserve qu'il faut apporter dans l'interprétation des statistiques de morbidité et de mortalité, et nous renvoyons à ce que nous en avons déjà dit aux pages 22 et 27 de ce volume.

STATISTIQUES DE SOMMERFELD. — On trouvera, ci-après, les tableaux statistiques de Sommerfeld, que nous avons analysés aux pages 19 et 20 de ce volume. Ils sont extraits des statistiques officielles de l'assurance obligatoire en Allemagne et figurent dans l'excellent *Traité des maladies professionnelles* du même auteur.

secours mutuels des ouvriers en soie de Lyon a fournies à M. Bertillon sur les règlements de cette importante institution :

« Il est difficile de définir le critérium auquel la Société des ouvriers en soie de Lyon reconnaît que l'affection dont est atteint un sociétaire est *chronique* ; la définition médicale de ce mot n'a d'ailleurs rien à faire ici. Voici les cas où notre administration croit devoir refuser l'admission d'un nouveau membre ou retirer à un sociétaire le droit à l'indemnité journalière d'incapacité de travail.

« Toute personne qui veut entrer dans notre Société doit déclarer, en se faisant inscrire, qu'elle n'est atteinte d'aucune maladie ou infirmité l'empêchant de se livrer à un travail habituel et journalier. Il n'y a pas de visite médicale à subir. Toutefois, avant de proposer l'admission d'un nouveau membre au Conseil d'administration, la Commission administrative, sur le rapport soit de l'employé qui a reçu l'adhésion, soit des visiteurs chargés de prendre des renseignements sur la profession, la moralité et l'état de santé général du récipiendaire, peut renvoyer celui-ci devant l'un des médecins de la Société pour avoir son avis. Le Conseil, auquel est soumis cet avis, accepte ou rejette l'admission, suivant que le rapport du médecin est douteux ou affirmatif au sujet de l'incurabilité de l'affection constatée chez le récipiendaire.

« Si, peu de temps après son admission, la première fois qu'un sociétaire se fait porter malade, le diagnostic fait supposer qu'il était déjà atteint de l'affection déclarée avant son inscription, le médecin est appelé à se prononcer sur la nature, la gravité et sur l'époque à laquelle elle peut remonter, et, si son rapport constate que l'affection est incurable et que le malade en était atteint lorsqu'il s'est fait inscrire dans la Société, le Conseil d'administration peut prononcer la nullité de l'admission.

« L'indemnité journalière n'est pas allouée au delà de neuf mois consécutifs d'incapacité de travail. Les journées résultant de plusieurs maladies sont réunies comme si ces maladies n'en formaient qu'une seule, s'il ne s'est pas écoulé au moins trois mois entre chacune d'elles. Tout sociétaire qui a reçu l'indemnité pendant neuf mois consécutifs est donc considéré comme atteint d'une maladie incurable. Il cesse après ce délai de neuf mois d'avoir droit à l'indemnité journalière et ne peut plus recevoir que des secours extraordinaires, qui sont alloués par le Conseil d'administration suivant les ressources disponibles et suivant que le malade se trouve dans un état plus ou moins nécessiteux.

« Enfin, comme le prescrit l'avant-dernier paragraphe de l'article 4 de nos statuts, le droit à l'indemnité journalière peut être retiré avant l'expiration des neuf mois précités aux sociétaires atteints de maladies réputées incurables, c'est-à-dire donnant lieu à de fréquentes interruptions de travail, tendant à se produire périodiquement et que le médecin aura déclarées chroniques (dans le sens de la définition médicale). Mais les dispositions de ce paragraphe ne sont généralement appliquées qu'aux sociétaires qui ont coûté déjà beaucoup à la Société, à ceux qui paraissent vouloir abuser du secours mutuel ou éluder les prescriptions du règlement en renonçant, par exemple, à l'indemnité, quoique non guéris, après le nombre de jours où elle est réduite, ou lorsqu'ils sont sur le point de compter leurs neuf mois, pour se faire porter malades à nouveau après un délai de plus de trois mois. »

Cas de maladies ayant entrainé une incapacité de travail

a) Nombre absolu des cas de maladies; b) nombr

Noms des Caisses	Nombre des affiliés	Nombre des cas de maladies		Maladies infectieuses		Saturnisme chronique		Affections rhumatismales (arthrites, etc.)		Influences extérieures (brûlures, congélation, etc.)		Troubles du développement et de la nutrition	
				h.	f.	h.	f.	h.	f.	h.	f.	h.	f.
A. Caisses locales :													
Caisse générale des ouvr. et ouvrières industriels	h. 98293 f. 109269	h. 33670 f. 39423	a)	2663	2110	172	16	38	24	6340	1617	752	531
			b)	7,93	—	0,50	—	0,11	—	19,46	—	2,24	—
				5,41	1,93	—	0,04	—	0,06	—	4,14	—	13,6
			c)	2,71	1,93	0,17	0,01	0,01	0,02	6,65	7,48	0,77	4,8
des boulangers	5636	1875	a)	164	—	—	—	19	—	254	—	59	—
			b)	8,74	—	—	—	1,01	—	13,55	—	3,14	—
			c)	2,91	—	—	—	0,34	—	4,51	—	1,05	—
» barbiers	1770	182	a)	20	—	—	—	3	—	16	—	7	—
			b)	10,99	—	—	—	1,65	—	8,79	—	3,84	—
			c)	1,13	—	—	—	0,17	—	0,99	—	0,40	—
» brasseurs	3056	1144	a)	123	—	—	—	1	—	317	—	27	—
			b)	10,75	—	—	—	0,09	—	27,71	—	2,36	—
			c)	4,02	—	—	—	0,03	—	10,37	—	0,88	—
» sculpteurs, stucateurs et fabr. de figurines en plâtre	8183	1791	a)	199	—	30	—	3	—	236	—	54	—
			b)	11,11	—	0,56	—	0,17	—	13,18	—	3,01	—
			c)	2,43	—	0,12	—	0,04	—	2,88	—	0,66	—
» tonneliers	882	321	a)	28	—	—	—	—	—	49	—	7	—
			b)	8,72	—	—	—	—	—	15,26	—	2,18	—
			c)	3,17	—	—	—	—	—	5,56	—	0,79	—
» puisatiers	900	293	a)	26	—	—	—	—	—	79	—	7	—
			b)	8,87	—	—	—	—	—	26,96	—	2,39	—
			c)	2,89	—	—	—	—	—	8,73	—	0,78	—
» relieurs et professions similaires	13015	2567	a)	191	—	1	—	4	—	429	—	68	—
			b)	7,44	—	0,04	0,01	0,16	—	16,71	—	2,65	—
			c)	1,47	—	0,01	—	0,03	—	3,30	—	0,52	—
» imprimeurs	14450	6175	a)	671	—	155	—	15	—	483	—	213	—
			b)	10,87	—	2,51	—	0,24	—	7,82	—	3,45	—
			c)	4,64	—	1,07	—	0,10	—	3,34	—	1,47	—
» cigariers	3173	730	a)	76	—	—	—	—	—	53	—	16	—
			b)	10,41	—	—	—	0,27	—	7,26	—	2,19	—
			c)	2,39	—	—	—	0,06	—	1,67	—	0,50	—
» confiseurs, etc.	2767	499	a)	76	—	—	—	1	—	70	—	25	—
			b)	15,23	—	—	—	0,20	—	14,03	—	5,01	—
			c)	2,75	—	—	—	0,04	—	2,53	—	0,90	—
» ardoisiers-couvreurs	2808	1049	a)	80	—	14	—	—	—	163	—	11	—
			b)	7,63	—	1,33	—	—	—	15,54	—	1,05	—
			c)	2,85	—	0,50	—	—	—	5,82	—	0,39	—
» tourneurs et industries similaires	11873	2940	a)	191	—	—	—	5	—	504	—	68	—
			b)	6,50	—	—	—	0,17	—	17,14	—	2,31	—
			c)	1,61	—	—	—	0,04	—	4,25	—	0,57	—
» coiffeurs	568	101	a)	9	—	—	—	1	—	7	—	6	—
			b)	8,91	—	—	—	0,99	—	6,93	—	5,94	—
			c)	1,58	—	—	—	0,18	—	1,23	—	1,06	—
» personnel des hôtels et restaurants	h. 19889 f. 23985	h. 2854 f. 3982	a)	214	265	—	3	16	15	405	320	78	284
			b)	7,60	—	—	—	0,63	—	14,19	—	2,73	—
				—	6,66	—	0,07	—	0,38	—	8,04	—	7,13
			c)	1,08	1,10	—	0,01	0,09	—	2,04	1,33	0,39	1,18
» fondeurs en cuivre	2212	669	a)	66	—	—	—	4	—	116	—	26	—
			b)	9,87	—	—	—	0,60	—	17,34	—	3,89	—
			c)	2,98	—	—	—	0,18	—	5,24	—	1,18	—
» orfèvres	h. 4724 f. 822	h. 871 f. 132	a)	105	3	2	—	4	1	140	6	45	26
			b)	12,05	—	0,23	—	0,46	—	16,07	—	5,17	—
				—	2,27	—	—	—	0,76	—	4,55	—	19,70
			c)	2,32	0,36	0,04	—	0,08	0,12	2,96	0,73	0,95	3,16
» graveurs, ciseleurs et industries similaires	h. 4811 f. 545	h. 1114 f. 247	a)	95	7	28	31	4	—	158	4	42	24
			b)	8,30	—	2,45	—	0,35	—	13,81	—	3,67	—
				—	2,83	—	12,55	—	—	—	1,62	—	9,72
			c)	1,95	1,28	0,57	5,69	0,08	—	3,24	0,73	0,86	4,40
» ceinturiers	13017	2975	a)	313	—	8	—	5	—	553	—	62	—
			b)	10,52	—	0,26	—	0,16	—	18,59	—	2,08	—
			c)	2,40	—	0,06	—	0,04	—	4,25	—	0,48	—
» gantiers et industries similaires	h. 645 f. 415	h. 132 f. 85	a)	12	4	—	—	—	—	14	2	5	8
			b)	9,09	—	—	—	—	—	10,61	—	3,79	—
				—	4,71	—	—	—	—	—	2,35	—	9,41
			c)	1,86	0,96	—	—	—	—	2,17	0,48	0,77	1,93
» chapeliers	h. 2153 f. 4013	h. 669 f. 1191	a)	55	58	1	—	1	2	72	33	21	163
			b)	8,22	—	0,15	—	0,15	—	10,76	—	3,14	—
				—	4,92	—	—	0,05	0,17	—	2,77	—	13,68
			c)	2,55	1,45	0,05	—	0,05	0,05	3,34	0,82	0,98	4,06
» négociants, pharmaciens, etc.	h. 50984 f. 6713	h. 11143 f. 1630	a)	1103	168	3	1	17	—	2525	113	243	140
			b)	9,90	—	0,03	—	0,15	—	22,66	—	2,18	—
				—	10,31	—	0,06	—	—	—	0,93	—	8,59
			c)	2,16	2,50	0,01	0,01	0,03	—	4,95	1,68	0,48	2,09
» ferblantiers	h. 12940 f. 918	h. 3839 f. 473	a)	364	28	32	—	5	—	787	42	104	50
			b)	9,50	—	0,84	—	0,13	—	20,55	—	2,71	—
				—	5,92	—	—	—	—	—	8,88	—	10,57
			c)	2,81	3,05	0,25	—	0,04	—	6,08	4,57	0,80	5,45
» vanniers	h. 1926 f. 29	h. 194 f. 12	a)	15	—	—	—	1	—	21	—	10	—
			b)	7,73	—	—	—	0,52	—	10,83	—	5,15	—
			c)	1,46	—	—	—	0,10	—	2,04	—	0,97	—

liés des caisses de maladies de Berlin, en 1889, 1890 et 1891.

00 cas de maladies; c) nombre calculé sur 100 affiliés.

| Maladies des os et des articulations, y compris le rhumatisme chronique | | Rhumatisme (seul) | | Maladies du système vasculaire | | Maladies du système nerveux et des organes des sens | | Maladies des organes respiratoires | | Maladies des organes digestifs | | Maladies des voies génito-urinaires | | Maladies des organes génitaux de la femme, y compris les accouchements et les fausses-couches | Maladies indéterminées ou non renseignées | |
h.	f.	h.	f.	h.	f.	h.	f.	h.	f.	h.	f.	h.	f.	f.	h.	f.
4768	2478	(3738)	(2044)	500	544	2019	1937	7411	4690	4286	8242	427	204	8064	602	377
14,19		(11,12)		1,49		6,01		22,06		12,76		1,27			1,79	
	6,36		(5,24)		1,40		4,97		12,03		21,14		0,52	20,69		0,97
4,85	2,27	(3,80)	(1,87)	0,51	0,50	2,05	1,77	7,54	4,29	4,36	7,54	0,43	1,19	7,39	0,63	0,35
181		(110)		13		97		377		187		41			100	
9,65		(5,87)		0,69		5,20		20,11		9,97		2,19			5,33	
3,21		(1,95)		0,23		1,72		6,69		3,32		0,73			1,77	
21		(15)		4		16		58		21		2			1	
11,54		(8,24)		2,20		8,79		31,87		11,54		1,10			0,55	
1,19		(0,85)		0,23		0,90		3,28		1,19		0,11			0,16	
239		(150)		9		31		164		101		23			22	
20,89		(13,11)		0,79		2,71		14,34		8,82		2,01			1,92	
7,82		(4,91)		0,29		1,01		5,37		3,30		0,75			0,72	
262		(98)		47		137		394		272		38			24	
11,28		(3,47)		2,62		7,65		22,00		15,19		2,12			1,34	
2,47		(1,20)		0,57		1,67		4,81		3,32		0,46			0,29	
93		(79)		1		9		67		32		3			13	
28,97		(24,61)		0,31		2,80		20,88		9,97		0,94			4,05	
10,54		(8,96)		0,11		1,02		7,60		3,63		0,34			1,47	
51		(33)		3		13		58		15		1			10	
17,41		(11,26)		1,02		4,44		19,80		5,12		0,34			3,41	
5,67		(3,67)		0,33		1,44		6,44		1,67		0,11			1,11	
332		(244)		45		185		578		419		39			107	
12,93		(9,50)		1,75		7,21		22,52		16,32		1,52			4,17	
2,55		(1,87)		0,35		1,42		4,44		3,22		0,30			0,82	
717		(459)		114		416		1364		1250		178			67	
11,61		(7,45)		1,85		6,74		22,09		20,24		2,88			1,09	
4,96		(3,11)		0,79		2,88		9,44		8,65		1,23			0,46	
72		(46)		15		60		248		126		11			18	
9,86		(6,30)		2,06		8,22		33,97		17,26		1,51			2,47	
2,27		(1,45)		0,47		1,89		7,82		3,97		0,35			0,57	
39		(24)		6		20		72		39		7			70	
7,82		(4,81)		1,20		4,01		14,43		7,81		1,40			14,03	
1,41		(0,87)		0,23		0,72		2,60		1,41		0,25			2,53	
180		(110)		17		66		246		140		14			20	
17,16		(10,49)		1,62		6,29		23,45		13,35		1,33			1,91	
6,41		(3,92)		0,61		2,35		8,76		4,99		0,50			0,71	
310		(196)		56		186		790		457		51			45	
10,56		(6,67)		1,90		6,33		26,87		15,54		1,73			1,53	
2,61		(1,65)		0,47		1,57		6,65		3,85		0,43			0,38	
14		(11)		1		8		23		11		7			9	
13,86		(10,81)		0,99		7,92		22,78		10,89		6,93			8,91	
2,46		(1,93)		0,18		1,41		4,05		1,93		—			1,58	
528	497	(403)	(393)	46	43	160	165	512	441	357	1009	38	29	180	85	134
18,59		(14,12)		1,61		5,61		17,94		12,51		1,33			2,98	
	12,48		(9,87)		1,08		4,14		11,07		25,34		0,73	4,52		3,37
2,65	2,07	(2,03)	(1,64)	0,23	0,18	0,80	0,69	2,57	1,84	1,88	4,31	0,19	0,12	0,75	0,42	0,56
97		(72)		8		31		106		106		10			31	
14,50		(10,76)		1,19		4,63		15,85		15,85		1,49			4,63	
4,39		(3,26)		0,36		1,40		4,80		4,80		0,45			1,40	
74	3	(46)	(3)	25	5	66	12	171	10	118	37	29	1	15	17	6
8,50		(5,28)		2,87		7,58		19,63		13,55		3,33			1,95	
	2,27		(2,27)		3,79		9,09		7,57		28,03		0,76	11,36		4,55
1,57	0,36	(0,97)	(0,36)	0,53	0,61	1,40	1,46	3,62	1,22	2,50	4,50	0,61	0,12	1,82	0,36	0,73
100	12	(56)	(10)	19	10	107	5	270	27	185	54	31	2	62	19	1
8,74		(4,90)		1,66		9,36		23,60		16,17		2,71			1,66	
			(4,05)		4,05		2,02		10,93		21,86		0,81	25,10		0,41
2,05	2,20	(1,15)	(1,83)	0,39	1,83	2,20	0,90	5,54	4,95	3,80	9,91	0,63	0,37	11,38	0,39	0,18
302		(191)		48		169		610		420		67			134	
10,15		(6,42)		1,62		5,68		20		14,12		2,25			4,51	
2,32		(1,47)		0,37		1,30		4,69		3,23		0,51			1,03	
23	5	(18)	(4)		1	9	4	28	17	24		2		5	18	7
7,42		(13,64)				6,82		21,21		9,85		1,51			13,64	
	5,88		(4,71)		1,18		4,71		20,00					5,88		8,24
3,57	1,20	(2,79)	(0,96)		0,24	1,38	0,96	4,34	4,10	3,02		0,31		1,20	2,79	1,69
115	72	(81)	(52)	10	10	31	53	185	143	107	244	6	8	364	5	7
7,19		(12,11)		1,49		4,64		27,65		15,99		0,90			0,75	
	6,04		(4,37)		0,84		4,44		12,01		20,49		0,67	30,54		0,58
5,34	1,79	(3,76)	(1,30)	0,46	0,25	1,44	1,32	8,59	3,56	4,97	6,08	0,28	0,20	9,07	0,23	0,17
4674	158		(117)	162	22	545	82	2112	333	1535	427	173	4	71	152	26
9,69		(10,18)		1,45		4,89		18,95		13,78		1,55			1,37	
	9,69		(9,14)		4,89		5,03		20,43		26,20		0,25	4,36		1,59
5,02	2,35	(7,18)	(2,00)	0,32	1,07	1,45	1,22	4,14	4,96	3,01	6,36	0,63	0,06	1,05	0,30	0,39
401	38	(317)	(30)	67	3	229	14	791	39	540	111	60	7	108	45	3
2,82		(8,28)		1,75		5,98		20,65		14,10		1,57			1,18	
	8,04		(6,34)		0,63		2,96		8,25		23,47		1,48	28,23		8,24
3,79	4,14	(2,45)	(3,27)	0,52	0,33	1,77	1,51	6,11	4,25	4,17	12,09	0,76		11,76	0,63	0,33
17		(10)		1		10	2	54		42		5		1	5	
6,76		(5,15)		0,52		5,15		25,77		21,65		2,58			2,58	
					0,10		16,67		4,87		33,33		16,67	8,33		8,33
1,66		(0,97)		0,10			6,90				13,79		6,90	3,55		3,45

Noms des Caisses	Nombre des affiliés	Nombre des cas de maladies	Maladies infectieuses		Saturnisme chronique		Affections nerveuses (irritation, gale, apoplexie, hétéroinitesse, etc.)		Influences extérieures (brûlures, congélation, chute, coups, blessures, etc.)		Troubles du développement et de la nutrition (rachitisme, scrofule, épuisement, débilité générale, anémie, cancer, etc.)
			h.	f.	h.	f.	h.	f.	h.	f.	h.
des pelletiers et industries similaires	1520	325 a) b) c)	32 9,85 2,10	— — —	— — —	— — —	3 0,92 0,20	— — —	25 7,69 1,64	— — —	12 3,69 0,79
» chaudronniers	1312	413 a) b) c)	50 12,11 3,81	— — —	6 1,45 0,46	— — —	— — —	— — —	0,63 20,10 0,33	— — —	14 3,39 1,07
» vernisseurs	1162	323 a) b) c)	38 11,76 3,27	— — —	40 12,38 3,44	— — —	— — —	— — —	13 4,03 1,12	— — —	10 3,10 0,86
» peintres et professions similaires	12674	3610 a) b) c)	325 9,00 2,56	— — —	725 20,08 5,72	— — —	1 0,03 0,01	— — —	294 8,14 2,32	— — —	92 2,55 0,73
» constructeurs de machines, etc	49791	17678 a) b) c)	1445 8,18 2,90	— — —	97 0,55 0,19	— — —	6 0,03 0,01	— — —	3158 17,86 6,34	— — —	402 2,27 0,81
» maçons	64064	20980 a) b) c)	1433 6,83 2,24	— — —	— — —	— — —	14 0,07 0,02	— — —	3826 18,24 5,97	— — —	341 1,62 0,53
» mécaniciens, opticiens etc	h 7641 f 248	h 1312 f 30 a) b) c)	98 7,47 — 1,28	3 — 10,00 1,21	5 0,38 — 0,07	— — — —	3 23 — 0,04	— — — —	270 20,58 — 3,53	— — — —	29 2,21 — 0,38
» couteliers, armuriers et fabric. d'instr. de chirurgie	513	134 a) b) c)	12 8,96 2,34	— — —	— — —	— — —	1 0,75 0,20	— — —	33 24,63 6,43	— — —	2 1,49 0,39
» polisseurs de meubles	1951	475 a) b) c)	61 12,84 3,12	— — —	1 0,21 0,05	— — —	2 0,42 0,10	— — —	30 6,32 1,54	— — —	18 3,79 0,92
» fabricants d'instr. de musique	811	158 a) b) c)	21 13,29 2,59	— — —	1 0,63 0,12	— — —	— — —	— — —	27 17,09 3,33	— — —	2 1,27 0,25
» fabricants d'épingles et de cribles	635	213 a) b) c)	24 11,27 3,78	— — —	— — —	— — —	1 0,47 0,16	— — —	24 11,27 3,78	— — —	4 1,88 0,63
» photographes	h 1572 f 316	h 229 f 30 a) b) c)	19 8,30 — 1,21	2 — 6,67 0,63	2 0,87 — 0,13	2 — 6,66 0,63	— — — —	— — — —	18 7,86 — 1,14	2 — 6,67 0,63	10 4,37 — 0,64
» passementiers, cordiers rubaniers etc.	1789	449 a) b) c)	36 8,02 2,01	— — —	— — —	— — —	— — —	— — —	32 7,13 1,79	— — —	21 4,68 1,17
» selliers et industries similaires	4067	838 a) b) c)	67 7,99 1,65	— — —	— — —	— — —	5 0,60 0,12	— — —	109 13,01 2,68	— — —	23 2,74 0,57
» bouchers	9304	3424 a) b) c)	339 9,90 3,64	— — —	— — —	— — —	10 0,29 0,11	— — —	1401 40,92 15,06	— — —	53 1,55 0,57
» serruriers et industries similaires	25001	8316 a) b) c)	698 8,39 2,79	— — —	20 0,24 0,08	— — —	15 0,18 0,06	— — —	2065 24,85 8,26	— — —	164 1,97 0,65
» forgerons et industries similaires	1125	457 a) b) c)	33 7,22 2,89	— — —	2 0,44 0,18	— — —	1 0,22 0,09	— — —	114 24,95 10,13	— — —	8 1,75 0,71
» tailleurs	h 12089 f 35375	h 2515 f 10706 a) b) c)	217 8,63 — 1,79	579 — 5,41 1,64	— — — —	— — — —	6 0,24 0,05	0,13 — 0,12 0,04	139 5,53 — 1,15	190 — 1,77 0,54	78 3,10 — 0,64
» cordonniers	13235	2462 a) b) c)	162 6,58 1,22	— — —	— — —	— — —	32 1,30 0,24	— — —	226 9,18 1,71	— — —	54 2,19 0,41
» lamineurs d'argent	650	162 a) b) c)	10 6,17 1,54	— — —	— — —	— — —	— — —	— — —	29 17,50 4,46	— — —	5 3,09 0,77
» lithographes	7669	1484 a) b) c)	162 10,92 2,11	— — —	3 0,20 0,04	— — —	1 0,07 1,01	— — —	167 11,25 2,18	— — —	85 3,71 0,72
» charrons	1427	423 a) b) c)	38 8,98 2,66	— — —	— — —	— — —	— — —	— — —	96 22,69 6,73	— — —	21 4,96 1,47
» bonnetiers	500	137 a) b) c)	12 8,76 2,40	— — —	— — —	— — —	1 0,73 0,20	— — —	10 7,30 2,00	— — —	5 3,65 1,10
» fabric. de tabac	491	117 a) b) c)	7 5,98 1,43	— — —	— — —	— — —	— — —	— — —	10 8,55 2,04	— — —	— — —
» tapissiers	h 6776 f 986	h 1620 f 94 a) b) c)	184 11,36 — 2,72	13 — 13,83 1,32	— — — —	— — — —	5 0,31 — 0,07	7 — 7,45 0,71	226 13,95 — 3,33	7 — 7,45 0,71	56 3,46 — 0,83
» menuisiers et fabricants de pianos	56342	13503 a) b) c)	1133 8,39 2,01	— — —	6 0,04 0,01	— — —	13 0,10 0,02	— — —	2181 16,15 3,87	— — —	350 2,59 0,62
» potiers	5590	1133 a) b) c)	113 9,97 2,02	— — —	27 2,38 0,48	— — —	1 0,09 0,02	— — —	128 11,30 2,29	— — —	27 2,38 0,48

Tableau I.)

	Maladies des os et des articulations, y compris le rhumatisme chronique	Rhumatisme (aigu)	Maladie du système vasculaire	Maladie du système nerveux et des organes des sens	Maladies des organes respiratoires	Maladies des organes digestifs	Maladies des voies génito-urinaires	Maladies des organes génitaux de la femme, y compris les accouchements et les fausses-couches	Maladies indéterminées ou non renseignées
	40 / 12,31 / 2,63	(32) / (9,85) / (2,10)	2 / 0,62 / 0,13	22 / 6,77 / 1,45	97 / 29,85 / 6,38	44 / 13,54 / 2,89	8 / 1,54 / 0,33	—	1 / 0,30 / 0,07
	53 / 12,83 / 4,04	(33) / (7,99) / (2,51)	6 / 1,45 / 0,46	21 / 5,08 / 1,60	69 / 16,71 / 5,26	52 / 12,59 / 3,96	10 / 2,42 / 0,76	—	26 / 6,30 / 1,98
	27 / 8,36 / 2,37	(14) / (4,33) / (1,20)	6 / 1,86 / 0,51	22 / 6,81 / 1,89	58 / 17,96 / 4,99	48 / 14,86 / 4,13	8 / 2,48 / 0,69	—	11 / 3,40 / 0,95
	492 / 13,63 / 3,88	(316) / (8,75) / (2,49)	45 / 1,25 / 0,36	202 / 5,60 / 1,59	692 / 19,17 / 5,46	444 / 12,30 / 3,50	51 / 1,41 / 0,40	—	45 / 1,25 / 0,36
	3061 / 17,32 / 6,15	(2336) / (13,21) / (4,69)	263 / 1,49 / 0,50	942 / 5,33 / 1,89	4048 / 22,90 / 8,13	2148 / 12,15 / 4,31	227 / 1,28 / 0,46	—	348 / 1,97 / 0,70
	4197 / 20,00 / 6,55	(2973) / (14,17) / (4,64)	258 / 1,23 / 0,40	1296 / 6,18 / 2,02	5006 / 23,86 / 7,81	2355 / 11,23 / 3,68	221 / 1,05 / 0,34	—	289 / 1,14 / 0,37
1	125 / 9,53 / 1,64 ; [t] 1 / 3,33 / 0,40	(78) / (5,94) / (1,02)	15 / 1,14 / 0,20 ; [t] — / 3,33 / 0,40	77 / 5,87 / 1,01 ; [t] 1 / 3,33 / 0,40	283 / 21,57 / 3,70 ; [b] 14 / 46,67 / 5,64	217 / 16,54 / 2,84 ; [b] 1 / 3,34 / 0,40	28 / 2,13 / 0,37	5 / 16,67 / 2,02	40 / 3,05 / 0,52
	2 / 1,49 / 0,39	(1) / (0,75) / (0,20)	4 / 2,99 / 0,78	15 / 11,19 / 2,92	23 / 17,16 / 4,48	23 / 17,16 / 4,48	4 / 2,99 / 0,78	—	2 / 1,49 / 0,39
	73 / 15,37 / 3,74	(49) / (10,31) / (2,51)	7 / 1,47 / 0,36	31 / 6,53 / 1,59	130 / 27,37 / 6,66	67 / 14,10 / 3,43	3 / 0,63 / 0,15	—	12 / 2,53 / 0,62
	10 / 6,33 / 1,23	(5) / (3,16) / (0,62)	—	15 / 9,49 / 1,85	38 / 24,05 / 4,69	27 / 17,09 / 3,83	—	—	9 / 5,70 / 1,11
	19 / 8,92 / 2,99	(13) / (6,10) / (2,05)	2 / 0,94 / 0,31	21 / 9,86 / 3,31	46 / 21,60 / 7,24	34 / 15,96 / 5,35	4 / 1,88 / 0,63	—	8 / 3,75 / 1,25
1 / ,33 / ,32	22 / 9,61 / 1,40 ; [t] 4 / 13,33 / 1,27	(14) / (6,11) / (0,89) ; [t] (3) / (10,00) / (0,95)	4 / 1,75 / 0,25 ; [t] — / 10,00 / 0,95	20 / 8,73 / 1,27 ; [t] 3 / 10,00 / 0,95	72 / 31,44 / 4,58 ; [b] 9 / 30,00 / 2,85	41 / 17,91 / 2,61	2 / 0,87 / 0,13	2 / 6,57 / 0,63	6 / 2,62 / 0,38
	57 / 12,70 / 3,19	(33) / (7,35) / (1,86)	14 / 3,12 / 0,78	22 / 4,90 / 1,23	93 / 20,71 / 5,20	105 / 23,39 / 5,87	29 / 6,44 / 1,62	—	15 / 3,34 / 0,84
	103 / 12,29 / 2,53	(59) / (7,04) / (1,45)	13 / 1,55 / 0,32	35 / 6,56 / 1,35	157 / 18,74 / 3,86	157 / 18,74 / 3,86	24 / 2,86 / 0,59	—	22 / 2,63 / 0,84
	319 / 9,32 / 3,43	(235) / (6,86) / (2,53)	22 / 0,64 / 0,24	97 / 2,83 / 1,04	267 / 7,80 / 2,87	236 / 6,89 / 2,54	39 / 1,14 / 0,42	—	165 / 4,82 / 1,77
	1006 / 12,10 / 4,02	(646) / (7,77) / (2,58)	85 / 1,02 / 0,34	526 / 6,33 / 2,10	1364 / 16,40 / 5,46	1019 / 12,25 / 4,08	50 / 0,60 / 0,20	—	410 / 4,93 / 1,64
	59 / 12,91 / 5,24	(37) / (8,10) / (3,29)	6 / 1,31 / 0,53	22 / 4,81 / 1,96	86 / 18,82 / 7,54	55 / 12,04 / 4,89	10 / 2,19 / 0,89	—	4 / 0,87 / 0,36
461 / ,31 / ,30 ; 2,46 / 8,23 / 2,49	297 / 11,81 / 2,46 ; [t] 581 / — / 8,23	(195) / (7,75) / (1,61) ; [t] (695) / (6,49) / (1,96)	55 / 2,19 / 0,45 ; [t] 267 / 2,49 / 0,75	196 / 7,79 / 1,62 ; [t] 806 / 7,53 / 2,28	696 / 27,67 / 5,76 ; [b] 1853 / 17,31 / 5,24	405 / 16,10 / 3,35 ; [b] 2720 / 25,41 / 7,69	61 / 2,42 / 0,50 ; [t] 84 / 0,78 / 0,24	345 / 3,22 / 0,98	138 / 5,49 / 1,14 ; [b] 605 / 5,65 / 1,71
	249 / 10,11 / 1,88	(160) / (6,50) / (1,21)	47 / 1,91 / 0,36	133 / 5,40 / 1,00	692 / 28,11 / 6,23	388 / 15,76 / 2,94	47 / 1,91 / 0,36	—	148 / 6,01 / 1,12
	18 / 11,11 / 2,77	(13) / (8,02) / (2,00)	4 / 2,47 / 0,62	15 / 9,26 / 2,31	42 / 25,92 / 6,46	23 / 14,20 / 3,54	4 / 2,47 / 0,62	—	5 / 3,09 / 0,77
	159 / 10,71 / 2,07	(94) / (6,33) / (1,23)	32 / 2,16 / 0,42	126 / 8,49 / 1,64	307 / 20,69 / 4,00	283 / 19,07 / 3,69	41 / 2,76 / 0,53	—	22 / 1,48 / 0,29
	66 / 13,24 / 3,92	(40) / (9,46) / (2,80)	4 / 0,95 / 0,28	21 / 4,96 / 1,47	78 / 18,44 / 5,47	57 / 13,50 / 3,99	8 / 1,89 / 0,56	—	12 / 2,83 / 0,84
	11 / 8,03 / 2,20	(9) / (6,69) / (1,80)	2 / 1,46 / 0,40	12 / 8,75 / 2,40	36 / 26,28 / 7,20	21 / 15,33 / 4,20	5 / 3,65 / 1,00	—	8 / 5,84 / 1,60
	23 / 19,66 / 4,68	(18) / (15,38) / (3,67)	1 / 0,86 / 0,20	8 / 6,84 / 1,63	26 / 22,22 / 5,30	18 / 15,38 / 3,67	3 / 2,56 / 0,61	—	12 / 10,26 / 2,44
5 / ,81 / ,51 ; 2,80 / 7,45 / 0,71	190 / 11,73 / 2,80 ; [t] 7 / 7,45 / 0,71	(96) / (5,93) / (1,42) ; [t] (12) / (12,76)	40 / 2,47 / 0,59 ; [t] 2 / 2,13 / 0,20	118 / 7,28 / 1,74 ; [t] 17 / 18,09 / 1,72	532 / 20,49 / 4,50 ; [b] 21 / 22,34 / 2,13	246 / 15,19 / 3,63 ; [b] 3 / 3,19 / 0,30	39 / 2,40 / 0,58	5 / 5,31 / 0,51	16 / 0,99 / 0,23 ; [b] 1 / 1,07 / 0,10
	1851 / 13,71 / 3,29	(1316) / (9,75) / (2,34)	204 / 1,51 / 0,36	776 / 5,75 / 1,38	3087 / 22,86 / 5,48	1832 / 13,57 / 3,25	270 / 2,00 / 0,48	—	300 / 2,22 / 0,53
	155 / 13,68 / 2,77	(107) / (9,44) / (1,32)	16 / 1,32 / 0,27	50 / 4,41 / 0,89	237 / 20,92 / 4,24	149 / 13,15 / 2,67	21 / 1,85 / 0,38	—	77 / 6,80 / 1,38

Noms des Caisses	Nombre des affiliés	Nombre des cas de maladies		Maladies infectieuses h.	f.	Saturnisme chronique h.	t.	Affections parasitaires h.	t.	Influences extérieures h.	t.	Troubles du développement h.	f.
des drapiers	216	47	a)	5	—	—	—	1	—	4	—	1	
			b)	10,64	—	—	—	2,13	—	8,51	—	2,13	
			c)	2,31	—	—	—	0,46	—	1,85	—	0,46	
» tondeurs de drap.	125	46	a)	4	—	—	—	—	—	2	—	2	
			b)	8,70	—	—	—	—	—	4,35	—	4,35	
			c)	3,20	—	—	—	—	—	1,60	—	1,60	
» horlogers	1333	234	a)	28	—	—	—	—	—	10	—	6	
			b)	11,97	—	—	—	—	—	4,27	—	2,57	
			c)	2,10	—	—	—	—	—	0,75	—	0,45	
» doreurs et professions similaires	h. 4057 / f. 758	h. 712 / f. 161	a)	60 / —	5	5	2	1 / —	—	70 / —	—	20 / —	
			b)	8,42 / 3,11		0,70 / 1,24		0,14 / —		9,83 / —		2,81 / 10,	
			c)	1,49 / 0,66		0,12 / 0,26		0,02 / —		1,72 / —		0,49 / 2,	
» lingeries	h. 752 / f. 14945	h. 159 / f. 3137	a)	14	305	—	—	—	—	19	152	7	3
			b)	8,81 / 9,72		—		—		11,95 / 4,84		4,40 / 12,	
			c)	1,86 / 2,04		—		—		2,53 / 1,02		0,93	
» tisserands et industries similaires	h. 4420 / f. 3995	h. 1052 / f. 987	a)	105	95	1	1	2	2	117	48	24	1
			b)	9,98 / 9,63		0,10 / 0,10		0,19 / 0,20		11,12 / 4,86		2,28 / 13,	
			c)	2,38 / 2,38		0,02 / 0,02		0,05 / 0,05		2,65 / 1,20		0,54 / 3,	
» taillandiers	368	137	a)	16	—	—	—	—	—	27	—	3	
			b)	11,68	—	—	—	—	—	19,70	—	2,19	
			c)	4,35	—	—	—	—	—	7,34	—	0,82	
» charpentiers	15686	4751	a)	448	—	—	—	1	—	1202	—	92	
			b)	9,43	—	—	—	0,02	—	25,30	—	1,94	
			c)	2,86	—	—	—	0,01	—	7,66	—	0,59	
Caisses d'atelier :													
de la nouvelle Cie des omnibus de Berlin	2654	1015	a)	117	—	—	—	—	—	114	—	40	
			b)	11,53	—	—	—	—	—	11,23	—	3,94	
			c)	4,41	—	—	—	—	—	4,30	—	1,51	
» Laiterie C. Bolle	h. 1741 / f. 175	h. 397 / f. 99	a)	47	19	4	—	1	—	76	7	3	
			b)	11,84 / 19,20		1,01		0,25		19,14 / 7,07		0,76 / 5,	
			c)	2,70 / 10,87		0,23		0,06		4,37 / 4,00		0,17 / 2,	
» fabrique de prod. chimiques (Schering)	1222	504	a)	30	—	2	—	1	—	139	—	10	
			b)	5,95	—	0,40	—	0,20	—	27,58	—	1,98	
			c)	2,45	—	0,16	—	0,08	—	11,37	—	0,81	
» grande Cie des tramways à chev. de Berlin	h. 9417 / f. 156	h. 4568 / f. 29	a)	591	10	1	—	15	—	366	1	110	
			b)	12,94 / 34,48		0,02		0,33		8,01 / 3,45		2,41 / 6,	
			c)	6,27 / 6,41		0,01		0,16		3,89 / 0,64		1,17 / 1,	
» manufacture d'armes L. Lœwe et Cie	h. 11018 / f. 126	h. 2387 / f. 26	a)	216	—	7	—	—	—	409	2	112	
			b)	9,05	—	0,29	—	—	—	17,13 / 7,69		4,69 / 3,	
			c)	1,96	—	0,06	—	—	—	3,71 / 1,59		1,02 / 0,	
» nouvelle Cie de tramways à chev. de Berlin	h. 8614 / f. 14	h. 1398 / f. 14	a)	110	—	—	—	3	—	185	—	30	
			b)	7,87	—	—	—	0,21	—	13,23	—	2,15 / 7,	
			c)	1,28	—	—	—	0,03	—	2,15	—	0,35 / 7,	
Nouvelle caisse des constructeurs de machines	45425	15021	a)	1153	—	91	—	9	—	3725	—	417	
			b)	7,67	—	0,61	—	0,06	—	24,80	—	2,78	
			c)	2,54	—	0,20	—	0,02	—	8,20	—	0,92	
de la manufacture d'instr. de musique Pietschmann et fils	h. 1300 / f. 58	h. 347 / f. 7	a)	26	1	—	—	—	—	81	1	15	
			b)	7,49 / 14,28		—		—		23,34 / 14,29		4,32	
			c)	2,00 / 1,72		—		—		6,23 / 1,72		1,15	
» manufacture royale de porcelaine	h. 1285 / f. 29	h. 314 / f. 2	a)	50	2	—	—	1	—	20	—	12	
			b)	15,92 / 100,0		—		0,32		6,43		3,82	
			c)	3,89 / 6,90		—		0,08		1,56		0,93	
Caisses de corporations :													
Barbiers et coiffeurs.	3793	529	a)	47	—	—	—	3	—	18	—	28	
			b)	8,88	—	—	—	0,57	—	3,40	—	5,29	
			c)	1,24	—	—	—	0,08	—	0,47	—	0,74	
Vitriers.	1326	346	a)	33	—	1	—	2	—	90	—	21	
			b)	9,54	—	0,29	—	0,58	—	26,01	—	6,07	
			c)	2,49	—	0,08	—	0,15	—	6,79	—	1,58	
Confiseurs.	429	74	a)	11	—	—	—	—	—	6	—	3	
			b)	14,87	—	—	—	—	—	8,11	—	4,05	
			c)	2,56	—	—	—	—	—	1,40	—	0,70	
Ramoneurs.	592	154	a)	18	—	—	—	—	—	15	—	7	
			b)	11,69	—	—	—	—	—	9,74	—	4,54	
			c)	3,04	—	—	—	—	—	2,53	—	1,18	
Tisserands et bonnetiers.	h. 1246 / f. 920	h. 236 / f. 189	a)	25	9	—	—	1	1	15	6	10	1
			b)	10,59 / 4,76		—		0,42 / 0,53		6,36 / 3,17		4,24 / 7,9	
			c)	2,00 / 0,98		—		0,08 / 0,11		1,20 / 0,65		0,80 / 1,6	
Paveurs et carreleurs.	2064	920	a)	65	—	—	—	—	—	195	—	28	
			b)	7,07	—	—	—	—	—	21,20	—	3,04	
			c)	3,15	—	—	—	—	—	9,45	—	1,36	
Total de toutes les caisses.	h. 648619 / f. 204810	h. 195994 / f. 62686	a) h. / f.	16847 / 3686		1477 / 56		309 / 58		35631 / 2593		4813 / 848	
			b) h. / f.	8,6 / 5,88		0,75 / 0,09		0,16 / 0,62		18,16 / 4,13		2,45 / 13,5	
			c) h. / f.	2,59 / 1,8		0,22 / 0,02		0,05 / 0,09		5,49 / 1,?6		0,75 / 4,1	

(Tableau I.)

	Maladies des os et des articulations, y compris le rhumatisme chronique h.	f.	Rhumatisme (aigu) h.	f.	Maladies du système vasculaire h.	f.	Maladies du système nerveux et des organes des sens h.	f.	Maladies des organes respiratoires h.	f.	Maladies des organes digestifs h.	f.	Maladies des voies génito-urinaires h.	f.	Maladies des organes génitaux de la femme, y compris les accouchements et les fausses couches h.	f.	Maladies indéterminées ou non catégorisées h.	f.
	9 / 19,15 / 4,17	—	(7) / (14,89) / (3,24)	—	—	—	3 / 6,38 / 1,39	—	13 / 27,66 / 6,02	—	8 / 17,02 / 3,70	—	1 / 2,12 / 0,46	—	—	—	1 / 2,13 / 0,46	—
	13 / 28,26 / 10,50	—	(8) / (17,39) / (6,40)	—	—	—	3 / 6,52 / 2,40	—	21 / 45,65 / 16,80	—	1 / 2,17 / 0,80	—	—	—	—	—	·	—
	25 / 10,68 / 1,88	—	(15) / (6,41) / (1,13)	—	6 / 2,57 / 0,45	—	37 / 15,81 / 2,78	—	56 / 23,93 / 4,20	—	34 / 14,53 / 2,56	—	10 / 4,27 / 0,75	—	—	—	3 / 1,28 / 0,23	—
13	110 / 15,45 / 2,71	11 / 6,83 / 1,45	(76) / (10,67) / (1,87)	(9) / (5,59) / (1,19)	17 / 2,39 / 0,42	2 / 1,24 / 0,26	44 / 6,18 / 1,08	9 / 5,59 / 1,19	203 / 28,51 / 5,00	26 / 16,15 / 3,43	70 / 9,83 / 1,72	32 / 19,88 / 4,22	17 / 2,39 / 0,42	—	36 / 22,36 / 4,75	—	18 / 2,53 / 0,44	8 / 4,97 / 1,05
67	18 / 11,32 / 2,39	165 / 5,26 / 1,10	(9) / (5,66) / (1,30)	(107) / (3,41) / (0,72)	2 / 1,26 / 0,26	38 / 1,21 / 0,25	14 / 8,80 / 1,86	249 / 7,94 / 1,67	22 / 13,84 / 2,03	467 / 14,89 / 3,13	36 / 22,64 / 4,79	788 / 25,12 / 5,30	6 / 3,77 / 0,80	30 / 0,96 / 0,20	221 / 7,05 / 1,48	—	7 / 4,40 / 0,93	69 / 2,20 / 0,46
45 / 46	138 / 13,12 / 3,12	64 / 6,49 / 1,60	(108) / (10,26) / (2,44)	(47) / (4,76) / (1,18)	35 / 3,33 / 0,89	32 / 3,24 / 0,80	71 / 6,75 / 1,61	65 / 6,59 / 1,63	285 / 27,09 / 6,45	160 / 16,21 / 4,00	177 / 16,82 / 4,00	273 / 27,66 / 6,83	23 / 2,18 / 0,52	10 / 1,01 / 0,25	54 / 5,47 / 1,35	—	15 / 1,43 / 0,34	7 / 0,71 / 0,18
	18 / 13,14 / 4,89	—	(15) / (10,95) / (4,08)	—	2 / 1,46 / 0,54	—	10 / 7,30 / 2,72	—	14 / 10,22 / 3,80	—	17 / 12,41 / 4,62	—	2 / 1,46 / 0,54	—	—	—	11 / 8,03 / 2,99	—
	802 / 16,68 / 5,11	—	(489) / (10,29) / (3,12)	—	54 / 1,14 / 0,34	—	290 / 6,10 / 1,85	—	777 / 16,35 / 4,95	—	474 / 9,98 / 3,02	—	25 / 0,52 / 0,16	—	—	—	92 / 1,94 / 0,59	—
	121 / 11,92 / 4,56	—	(61) / (6,01) / (2,30)	—	9 / 0,89 / 0,34	—	58 / 5,71 / 2,19	—	176 / 17,34 / 6,78	—	229 / 22,56 / 8,63	—	9 / 0,89 / 0,34	—	—	—	6 / 0,59 / 0,22	—
8 / 8 / 0	53 / 13,35 / 3,06	8 / 8,08 / 4,57	(19) / (4,79) / (1,09)	(7) / (7,07) / (4,00)	1 / 0,25 / 0,06	—	17 / 4,28 / 0,98	2 / 2,02 / 1,14	61 / 15,37 / 3,50	8 / 8,08 / 4,57	75 / 18,89 / 4,31	17 / 17,17 / 9,71	1 / 0,25 / 0,06	—	2 / 2,02 / 1,14	—	15 / 3,78 / 0,86	3 / 3,03 / 1,71
	61 / 12,10 / 4,99	—	(39) / (7,74) / (3,19)	—	8 / 1,59 / 0,65	—	33 / 6,55 / 2,70	—	72 / 14,28 / 5,90	—	102 / 20,24 / 8,35	—	8 / 1,59 / 0,65	—	—	—	2 / 0,40 / 0,16	—
	623 / 13,64 / 6,61	8 / 27,58 / 5,13	(402) / (8,80) / (4,27)	(4) / (13,79) / (2,56)	37 / 0,81 / 0,39	—	369 / 8,08 / 3,92	1 / 3,45 / 0,64	793 / 17,36 / 8,42	2 / 6,90 / 1,28	1167 / 25,54 / 12,39	4 / 13,79 / 2,56	65 / 1,42 / 0,69	—	—	—	62 / 1,36 / 0,66	—
	289 / 12,07 / 2,61	5 / 19,23 / 3,97	(226) / (9,47) / (2,05)	(4) / (15,38) / (3,17)	16 / 0,67 / 0,15	—	130 / 5,45 / 1,18	1 / 3,85 / 0,79	581 / 24,34 / 5,27	9 / 34,61 / 7,14	323 / 13,53 / 2,93	4 / 15,38 / 3,17	30 / 1,26 / 0,27	—	3 / 11,54 / 2,38	—	67 / 2,81 / 0,61	—
	253 / 18,10 / 2,94	—	(177) / (12,66) / (2,05)	—	8 / 0,57 / 0,09	—	116 / 8,30 / 1,35	—	172 / 12,30 / 2,00	4 / 28,57 / 28,57	379 / 27,11 / 4,40	4 / 28,57 / 28,58	14 / 1,00 / 0,16	—	—	—	10 / 0,72 / 0,12	—
	2216 / 14,75 / 4,83	—	(1721) / (11,46) / (3,79)	—	147 / 0,98 / 0,32	—	951 / 6,33 / 2,09	—	2708 / 18,03 / 5,95	—	1934 / 12,87 / 4,26	—	215 / 1,43 / 0,47	—	—	—	429 / 2,86 / 0,94	—
	56 / 16,14 / 4,31	1 / 14,28 / 1,72	(42) / (12,10) / (3,23)	(1) / (14,28) / (1,72)	4 / 1,15 / 0,31	—	18 / 5,19 / 1,38	—	56 / 16,14 / 4,31	—	40 / 11,53 / 3,08	3 / 42,86 / 5,17	7 / 2,02 / 0,54	1 / 14,29 / 1,72	—	—	16 / 4,61 / 1,23	—
	39 / 12,36 / 3,04	—	(25) / (7,96) / (1,95)	—	5 / 1,59 / 0,39	—	26 / 8,28 / 2,02	—	80 / 25,48 / 6,23	—	52 / 16,56 / 4,05	—	4 / 1,27 / 0,31	—	—	—	3 / 0,96 / 0,23	—
	96 / 18,15 / 2,53	—	(68) / (12,85) / (1,79)	—	8 / 1,51 / 0,21	—	25 / 4,73 / 0,66	—	108 / 20,41 / 2,85	—	54 / 10,21 / 1,42	—	12 / 2,27 / 0,32	—	—	—	94 / 17,77 / 2,48	—
	52 / 15,02 / 3,92	—	(24) / (6,94) / (1,81)	—	4 / 1,16 / 0,30	—	16 / 4,62 / 1,21	—	50 / 14,45 / 3,77	—	34 / 9,83 / 2,56	—	7 / 2,02 / 0,53	—	—	—	14 / 4,05 / 1,06	—
	7 / 9,46 / 1,63	—	(5) / (6,76) / (1,17)	—	—	—	9 / 12,16 / 2,1	—	7 / 9,45 / 1,63	—	6 / 8,11 / 1,40	—	—	—	—	—	15 / 20,27 / 3,50	—
	18 / 11,69 / 3,04	—	(9) / (5,84) / (1,52)	—	—	—	6 / 3,90 / 1,01	—	44 / 28,57 / 7,43	—	16 / 10,39 / 2,70	—	3 / 1,95 / 0,51	—	—	—	4 / 2,60 / 0,67	—
	31 / 13,14 / 2,49	8 / 4,28 / 0,88	(22) / (9,32) / (1,77)	(6) / (3,17) / (0,65)	9 / 3,81 / 0,72	6 / 3,18 / 0,65	22 / 9,32 / 1,77	16 / 8,47 / 1,74	45 / 19,07 / 3,61	42 / 22,22 / 4,56	43 / 18,22 / 3,45	51 / 26,98 / 5,54	5 / 2,12 / 0,40	3 / 1,59 / 0,33	9 / 4,76 / 0,98	—	11 / 4,66 / 0,88	6 / 3,17 / 0,56
	146 / 15,87 / 7,07	—	(181) / (8,60) / (3,92)	—	12 / 1,31 / 0,58	—	41 / 4,46 / 1,99	—	210 / 22,83 / 10,17	—	76 / 8,26 / 3,69	—	7 / 0,76 / 0,34	—	—	—	66 / 7,18 / 3,20	—
	28587 / 14,54 / 4,41	4426 / 7,06 / 2,16	20283 / 10,35 / 3,13	3548 / 5,64 / 1,73	2747 / 1,39 / 0,42	986 / 1,57 / 0,48	10690 / 6,32 / 1,64	3434 / 5,47 / 1,67	41301 / 24,44 / 6,36	8306 / 13,24 / 4,05	26250 / 15,53 / 4,12	14061 / 22,42 / 5,96	2941 / 1,74 / 0,45	—	384 / 0,61 / 0,18	9553 / 15,23 / 4,66	4581 / 2,41 / 0,7	1261 / 2,0 / 0,61

TABLEAU II a.

Calcul de la *morbidité,* de la *mortalité* et de la *durée moyenne* des cas de maladie chez les affiliés des caisses de maladies de Berlin, de 1889 à 1895.

N.	Noms des caisses	Morbidité % h.	f.	Total	Mortalité % h.	f	Total	Durée moyenne des cas de maladie, exprimée en jours h.	f.	Total
	Caisses locales :									
1.	des ouvriers et ouvrières industriels	48,5	42,5	45,7	1,64	0,81	1,24	23,5	29,0	26,6
2.	» orfèvres	27,37	27,5	24,01	1,41	1,25	1,18	26,2	30,4	27,1
3.	» chaudronniers	35,1	—	—	1,2	—	—	22,1	—	—
4.	» fondeurs de cuivre	32,4	—	—	0,82	—	—	19,6	—	—
5.	» ceinturiers	28,4	33,9	31,1	0,99	0,53	0,93	22,7	20,2	22,4
6.	» ferblantiers	36,6	38,3	36,7	1,07	0,46	1,0	23,5	21,2	23,3
7.	» serruriers	43,4	—	—	1,1	—	—	23,6	—	—
8.	» couteliers	32,4	—	—	0,8	—	—	22,3	—	—
9.	» taillandiers	43,1	—	—	0,68	—	—	21,1	—	—
10.	» forgerons	43,0	—	—	1,28	—	—	18,5	—	—
11.	» fabricants d'épingles et de cribles	33,6	—	—	0,73	—	—	24,3	—	—
12.	» construct. de machines	42,6	—	—	1,67	—	—	32,3	—	—
13.	» charrons	32,4	—	—	1,15	—	—	25,6	—	—
14.	» horlogers	20,6	—	—	0,62	—	—	22,7	—	—
15.	» fabric.d'instr. de musique	26,1	—	—	1,05	—	—	22,5	—	—
16.	» mécaniciens	33,6	45,9	34,4	0,81	0,95	0,84	20,7	20,3	20,7
17.	» tisserands	25,5	28,1	26,7	1,11	0,78	—	25,2	23,3	24,3
18.	» passementiers	23,3	—	—	1,24	—	—	29,2	—	—
19.	» relieurs	25,6	28,2	26,7	1,0	0,39	0,74	26,1	23,1	24,7
20.	» tapissiers	30,0	23,0	27,9	0,69	0,34	0,72	22,8	36,0	24,5
21.	» selliers	31,7	—	—	1,26	—	—	22,7	—	—
22.	» menuisiers	27,4	—	—	1,18	—	—	27,4	—	—
23.	» vanniers	20,9	—	—	0,9	—	—	23,1	—	—
24.	» tourneurs	39,3	—	—	1,05	—	—	24,7	—	—
25.	» doreurs	35,27	38,09	36,4	1,32	0,52	1,19	26,1	35,1	27,5
26.	» vernisseurs	33,4	—	—	1,04	—	—	23,5	—	—
27.	» polisseurs	30,5	—	—	1,13	—	—	24,6	—	—
28.	» boulangers	36,7	—	—	0,67	—	—	25,1	—	—
29.	» confiseurs	25,9	35,8	27,0	0,58	1,0	0,65	24,5	23,7	24,3
30.	» bouchers	43,6	—	—	0,37	—	—	20,5	—	—
31.	» brasseurs	48,5	—	—	1,01	—	—	21,4	—	—
32.	» manufactures de tabac	27,0	—	—	3,3	—	—	35,5	—	—
33.	» cigariers	25,5	38,5	31,1	2,07	1,29	1,71	27,0	23,6	25,2
34.	» tailleurs	26,1	26,6	26,5	1,64	0,77	0,92	28,3	34,5	33,3
35.	» chemisiers	23,4	30,6	30,2	0,48	0,46	0,46	14,1	18,2	18,1
36.	» chapeliers	27,5	25,0	26,3	1,24	0,42	0,71	23,5	24,5	24,1
37.	» pelletiers	31,1	37,1	35,0	1,06	0,67	0,81	23,3	22,1	22,2
38.	» gantiers	25,9	32,5	29,1	0,96	0,36	0,71	24,6	28,1	26,2
39.	» cordonniers	23,8	30,1	24,7	1,04	0,53	0,99	25,4	18,9	24,5
40.	» barbiers	21,4	—	—	0,67	—	—	27,2	—	—
41.	» coiffeurs et perruquiers	18,1	—	—	0,78	—	—	19,5	—	—
42.	» maçons	40,7	—	—	1,13	—	—	24,3	—	—
43.	» charpentiers	35,1	—	—	1,32	—	—	23,9	—	—
44.	» peintres	44,3	—	—	1,52	—	—	24,5	—	—
45.	» ardoisiers (couvreurs)	39,8	—	—	1,65	—	—	25,7	—	—
46.	» puisatiers	39,3	—	—	1,0	—	—	25,2	—	—
47.	» potiers	33,1	—	—	0,91	—	—	21,9	—	—
48.	» ramoneurs	28,2	—	—	1,05	—	—	17,6	—	—
49.	» imprim. et typographes	42,4	36,9	41,2	1,18	0,59	1,07	25,1	26,4	25,3

(Suite du tableau II *a*).

N°	Noms des caisses.	Morbidité °/°			Mortalité °/°			Durée moyenne des cas de maladie, exprimée en jours.		
		h.	f.	Total	h.	f.	Total	h.	f.	Total
50.	des lithographes	30,2	45,5	36,2	0,94	0,5	0,78	24,4	22,9	23,6
51.	» photographes	17,8	23,7	18,6	0,86	1,31	0,92	19,2	33,0	21,7
52.	» ciseleurs, graveurs, etc.	27,5	34,3	27,9	0,97	1,44	1,01	20,8	27,7	21,4
53.	» sculpteurs	28,8	—	—	0,93	—	—	25,3	—	—
54.	» négociants, pharmac. etc.	33,6	49,3	36,0	0,97	0,79	0,94	23,5	32,7	25,3
55.	» employés de commerce	24,2	27,5	25,2	0,67	0,24	0,56	25,3	27,2	25,8
56.	du personnel des hôtels	30,0	35,3	32,8	0,76	0,42	0,58	28,6	30,4	29,7
	Caisses d'ateliers :									
57.	de la manufacture royale de porcelaine	43,5	—	—	1,33	—	—	19,6	—	—
58.	de la firme Louis Loewe	23,5	—	—	0,65	—	—	23,6	—	—
59.	nouvelle caisse des constructeurs mécaniciens	40,7	62,3	41,4	1,16	0,41	1,13	28,6	25,8	28,4
60.	de la manuf. d'instruments de musique Pietschmann	32,3	—	—	0,83	—	—	21,6	—	—
61.	de la fabrique de prod. chim. (Schering)	52,4	—	—	1,11	—	—	15,5	—	—
62.	de la passementerie Kessler	18,2	28,0	26,1	1,4	0,91	1,01	15,7	27,7	25,9
63.	de la fabrique de chocolat Hildebrandt	36,8	49,4	43,6	0,69	0,24	0,45	14,5	15,6	15,2
64.	de la laiterie C. Bolle	35,8	—	—	0,56	—	—	14,5	—	—
65.	de la lingerie Wolff et Glaserfeld	—	20,2	—	—	0,33	—	—	18,8	—
66.	Cie des tramways à chevaux de Berlin	76,6	—	—	0,49	—	—	10,5	—	—
67.	nouv. Cie des trams à chev. de Berlin	84,3	—	—	0,65	—	—	10,2	—	—
68.	Cie générale des omnibus de Berlin	32,3	—	—	0,93	—	—	19,9	—	—
69.	Gr. Cie des omnibus de Berlin	28,1	—	—	0,54	—	—	11,2	—	—
70.	nouv. Cie d'omnibus et de messageries	38,8	—	—	0,74	—	—	13,0	—	—
71.	société des hôteliers de Berlin	7,1	5,2	6,5	0,28			37,2	40,1	38,0
	Caisses de corporations :									
72.	des tisserands	26,8	22,2	25,2	2,28	1,16	1,84	23,6	23,4	23,4
73.	» bonnetiers	34,0	—	—	1,28	—	—	25,4	—	—
74.	» passementiers	23,0	21,3	21,9	0,75	0,51	0,59	23,4	27,2	26,0
75.	» vernisseurs	23,5	—	—	0,73	—	—	16,2	—	—
76.	» fabric. de pains d'épices et confiseurs	24,1	—	—	0,43	—	—	23,6	—	—
77.	» tailleurs pour dames	23,1	25,4	25,3	0,51	0,91	0,79	22,6	32,4	31,3
78.	» barbiers et coiffeurs	20,1	—	—	0,87	—	—	24,7	—	—
79.	» vitriers	29,7	—	—	1,05	—	—	20,6	—	—
80.	» couvreurs d'ardoises et tuiles	31,6	—	—	0,39	—	—	21,0	—	—
81.	» potiers	25,0	—	—	0,4	—	—	15,0	—	—
82.	» ramoneurs	26,1	—	—	1,07	—	—	23,7	—	—
83.	» paveurs et carreleurs	39,1	—	—	1,3	—	—	19,6	—	—

TABLEAU II *b.*

Caisses de maladies classées d'après le degré de morbidité, calculé
par 100 affiliés.

1.	Nouvelle Cie des tramways à chevaux de Berlin . . .	84,3
2.	Grande Cie des tramways à chevaux de Berlin . . .	76,6
3.	Fabrique de produits chimiques (Schering)	52,4
4.	Ouvriers brasseurs. . . .	48,5
5.	Caisse générale locale des ouvr. et ouvrières industr.	45,7
6.	Peintres	44,3
7.	Bouchers	43,6
8.	Fabrique de chocolat (Hildebrandt)	43,6
9.	Manuf. royale de porcelaine	43,5
10.	Serruriers	43,4
11.	Taillandiers	43,1
12.	Forgerons	43,0
13.	Constructeurs - mécaniciens (caisse locale)	42,6
14.	Constructeurs - mécaniciens (caisse d'atelier) . . .	41,4
15.	Imprimeurs et typographes.	41,2
16.	Maçons	40,7
17.	Ardoisiers (couvreurs). .	39,8
18.	Tourneurs	39,3
19.	Puisatiers	39,3
20.	Paveurs-carreleurs. . .	39,1
21.	Nouvelle Cie des omnibus de Berlin.	38,8
22.	Ferblantiers	36,7
23.	Boulangers.	36,7
24.	Doreurs.	36,4
25.	Lithographes	36,2
26.	Négociants, pharmaciens et expéditeurs	36,0
27.	Laiterie Bolle	35,8
28.	Chaudronniers . . .	35,1
29.	Charpentiers	35,1
30.	Pelletiers	35,0
31.	Mécaniciens	34,4
32.	Bonnetiers	34
33.	Fabricants d'épingles et de cribles.	33,6
34.	Vernisseurs.	33,4
35.	Potiers	33,1
36.	Hôteliers	32,8
37.	Fondeurs en cuivre. . .	32,4
38.	Couteliers	32,4
39.	Charrons	32,4
40.	Cie Générale des omnibus de Berlin.	32,3
41.	Fabricants d'instruments de musique	32,3
42.	Selliers	31,7
43.	Couvreurs d'ardoises et de tuiles	31,6
44.	Cigariers	31,1
45.	Ceinturiers.	31,1
46.	Polisseurs de meubles. . .	30,5
47.	Chemisiers	30,2
48.	Vitriers	29,7
49.	Gantiers.	29,1
50.	Sculpteurs	28,8
51.	Ramoneurs	28,2
52.	Grande Cie des Omnibus de Berlin.	28,1
53.	Graveurs, ciseleurs, etc. . .	27,9
54.	Tapissiers	27,9
55.	Menuisiers	27,4
56.	Confiseurs	27,0
57.	Ouvriers des manuf. de tabac	27,0
58.	Tisserands.	26,7
59.	Relieurs.	26,7
60.	Tailleurs.	26,5
61.	Chapeliers	26,3
62.	Fabricants d'instruments de musique (C. de corp.) . .	26,1
63.	Ramoneurs (C. de corporat.)	26,1
64.	Passementiers (C. d'atelier).	26,1
65.	Tailleurs pour dames . . .	25,3
66.	Employés de commerce . .	25,2
67.	Tisserands.	25,2
68.	Potiers (caisse de corporat.)	25,0
69.	Cordonniers	24,7
70.	Fabricants de pains d'épices	24,1
71.	Orfèvres.	24,01
72.	Fabrique de fusils Löwe . .	23,5
73.	Vernisseurs.	23,5
74.	Passementiers (C. de corp.)	23,3
75.	Passementiers (caisse locale)	21,9
76.	Barbiers (caisse locale) . .	21,4
77.	Vanniers.	20,9
78.	Horlogers	20,6
79.	Chemisiers (caisse d'atelier)	
	Barbiers et coiffeurs (caisse de corporation)	20,2
80.	Photographes.	20,1
81.	Coiffeurs et perruquiers . .	18,6
82.	Société des hôtel. de Berlin.	18,1
83.		6,5
	Moyenne	**35,6**

TABLEAU II *c.*

Caisses de maladies classées d'après la *durée*, calculée en jours (des cas de maladie ayant entraîné une incapacité de travail).

1.	Soc. des hôteliers de Berlin	33,0	46.	Tisserands	23,4
2.	Ouvriers des manufactures		47.	Ferblantiers	23,3
	de tabac	35,5	48.	Vanniers	23,1
3.	Tailleurs	33,3	49.	Selliers	22,7
4.	Constructeurs - mécaniciens		50	Horlogers	22,7
	(caisse locale)	32,3	51.	Fabricants d'instruments de	
5.	Tailleurs pour dames . . .	31,3		musique	22,5
6.	Personnel des hôtels . . .	29,7	52.	Ceinturiers.	22,4
7.	Passementiers	29,2	53.	Couteliers	22,3
8.	Nouvelle caisse des con-		54.	Pelletiers	22,2
	structeurs-mécaniciens. .	28,4	55.	Chaudronniers	22,1
9.	Doreurs	27,5	56.	Potiers	21,9
10.	Menuisiers	27,4	57.	Photographes.	21,7
11.	Barbiers.	27,2	58.	Fabricants d'instruments de	
12.	Orfèvres.	27,1		musique (C. d'atelier) . .	21,6
13.	Caisse générale locale des		59.	Ouvriers brasseurs	21,4
	ouvr. et ouvrières industr.	26,6	60.	Graveurs	21,4
14.	Gantiers.	26,2	61.	Taillandiers	21,1
15.	Passementiers (caisse locale)	26,0	62.	Couvreurs d'ardoises et de	
16.	Passementiers (C. d'atelier).	25,9		tuiles	21,1
17.	Employés de commerce et		63.	Mécaniciens	20,7
	apprentis	25,8	64.	Vitriers	20,6
18.	Ardoisiers-couvreurs . . .	25,7	65.	Bouchers	20,5
19.	Charrons	25,6	66.	Cie générale des omnibus de	
20.	Bonnetiers	25,4		Berlin.	19,9
21.	Négociants, pharmaciens,		67.	Paveurs et carreleurs . . .	19,6
	expéditeurs.	25,3	68.	Porcelainiers	19,6
22.	Sculpteurs	25,3	69.	Fondeurs en cuivre. . . .	19,6
23.	Imprimeurs et typographes.	25,3	70.	Coiffeurs et perruquiers . .	19,5
24.	Puisatiers	25,2	71.	Chemisiers	18,8
25.	Cigariers	25,2	72.	Forgerons	18,5
26.	Boulangers.	25,1	73.	Chemisiers (caisse locale) .	18,1
27.	Barbiers et coiffeurs . . .	24,7	74.	Ramoneurs.	17,6
28.	Tourneurs	24,7	75.	Vernisseurs	16,2
29.	Relieurs	24,7	76.	Fabrique de produits chimi-	
30.	Polisseurs de meubles. .	24,6		ques (Schering)	15,5
31.	Cordonniers	24,5	77.	Fabrique de chocolat (caisse	
32.	Peintres.	24,5		d'atelier).	15,2
33.	Tapissiers	24,5	78.	Potiers	15,0
34.	Fabricants d'épingles et de		79.	Laiterie Bolle	14,0
	cribles.	24,3	80.	Nouvelle Cie des omnibus de	
35.	Tisserands.	24,3		Berlin.	13,0
36.	Confiseurs	24,3	81.	Grande Cie des omnibus de	
37.	Maçons	24,3		Berlin.	11,2
38.	Chapeliers.	24,1	82.	Grande Cie des tramways à	
39.	Charpentiers	23,9		chevaux de Berlin . . .	10,5
40.	Ramoneurs.	23,7	83.	Nouvelle Cie des tramways à	
41.	Fabrique de fusils Löwe . .	23,6		chevaux de Berlin . . .	10,2
42.	Lithographes	23,6			
43.	Serruriers	23,6		Moyenne	25,5
44.	Fabricants de pains d'épices.	23,6			
45.	Vernisseurs.	23,5			

TABLEAU II d.

Tableau synoptique de la *morbidité*, de la *mortalité* et de la *durée moyenne des cas de maladie*, chez les affiliés des caisses de maladies de Berlin de 1889 à 1895.

		Nombre des affiliés.	Nombre des cas de maladie.	Nombre des décès.	Nombre des jours de maladie.	Morbidité p. c.	Mortalité p. c.	Durée moyenne des jours de maladie.
A.	Industries où l'on travaille les **métaux**	519 226	198 986	6 433	5 382 808	38,3	1,24	27,0
a)	Fer	279 246	116 836	3 756	3 375 009	41,8	1,34	28,8
b)	Cuivre	112 355	35 888	1 157	850 117	31,9	1,03	23,7
c)	Plomb (peintres, vernisseurs, imprimeurs, typographes).	81 240	34 925	1 600	871 724	43,0	1,97	22,4
B.	Industries où l'on travaille des **matières organiques**	622 106	171 258	5 893	4 474 931	27,5	0,94	26,1
a)	Laine et coton spécialement. (Tisserands, bonnetiers, tailleurs, tapissiers, chapeliers, etc.) .	284 278	79 552	2 546	2 150 320	27,9	0,89	27,0
b)	Bois (menuisiers, tourneurs, vanniers) . .	182 226	46 650	1 891	1 246 478	25,6	1,03	26,7
c)	Farine (boulangers, confiseurs, fabric. de pains d'épices	23 876	8 125	156	205 209	34,0	0,65	25,5
d)	Tabac (cigariers, manufactures de tabac). .	10 451	3 087	191	84 256	29,4	1,82	27,3
e)	Cuir (cordonniers, selliers, gantiers)	43 257	10 878	434	260 734	25,1	1,0	23,9
f)	Charbon (ramoneurs) . .	1 781	462	23	10 393	25,9	1,29	22,3
C.	Industries où l'on travaille des **matières minerales**	159 068	63 287	1 807	1 510 268	39,7	1,13	23,8
D.	Industrie des **transports**.	36 394	24 228	212	268 185	66,6	0,58	11,1
a)	Tramways à chevaux . .	26 718	20 734	136	216 659	77,6	0,5	10,4
b)	Omnibus	9 676	3 494	76	51 526	36,1	0,78	14,7
c)	Laiterie Bolle (principalement les manœuvres et conduct. de voitures) .	5 526	1 970	31	28 608	35,8	0,56	14,5
E.	**Commerce**	190 600	62 250	1 672	1 496 215	32,6	0,87	24,0
	Total de toutes les caisses	2 182 039	777 733	23 047	19 882 733	**35,6**	**1,05**	**25,5**

TABLEAU III a.

Mortalité des ouvriers industriels, en tenant compte particulièrement des maladies des organes respiratoires avec indication de l'âge moyen des décédés.

N°	Noms des caisses de maladies.	Nombre des affiliés pendant la période d'observation.	Sur 100 affiliés il en est mort :			Sur 100 décès, il y en a attribués à		Age moyen des décédés.
			Total.	d'affections respiratoires.	de tuberculose pulmonaire.	affections respiratoires.	tuberculose pulmonaire.	
1.	Caisse générale locale des ouvriers et ouvrières industriels	140 610	1,6	0,61	0,49	52,6	42,1	?
	Caisses locales :							
2.	des puisatiers	2 410	0,81	0,37	0,25	42,9	28,6	35,4
3.	» bouchers	22 185	0,38	0,15	0,11	37,6	29,4	28,2
4.	» ouvriers brasseurs	7 720	1,09	0,57	0,52	52,4	47,2	32,66
5.	» hôteliers	4 275	0,62	?	0,25	?	40,6	?
6.	» photographes	49 960	0,77	0,35	0,28	44,7	36,8	39,4
7.	» vernisseurs	1 420	1,34	0,21	0,21	15,8	15,8	43,33
8.	» constructeurs de machines	49 640	1,71	0,91	0,63	53,1	36,9	49,06
9.	» mécaniciens	18 290	0,69	0,41	0,39	59,5	57,1	30,91
10.	» forgerons	3 890	0,64	0,47	0,43	75,0	66,7	40,8
11.	» épingliers	1 500	0,87	0,6	0,47	69,2	53,9	39,5
12.	» peintres	17 500	1,53	0,91	0,84	59,6	55,2	38.8
13.	» imprimeurs	14 400	1,6	0,85	0,71	53,5	44,4	?
14.	» chaudronniers	2 910	0,9	0,31	0,28	31,0	27,9	50,2
15.	» graveurs et ciseleurs	10 240	0,93	0,68	0,59	73,7	62,1	29,3
16.	» ferblantiers	37 740	1,09	0,73	0,62	66,8	56,8	35,08
17.	» fondeurs en cuivre	5 770	0,69	0,31	0,21	45,0	30,0	35,5
18.	» doreurs	13 280	1,04	0,62	0,56	59,4	54,8	32,6
19.	» orfèvres	13 550	1,03	0,44	0,41	42,5	40,3	42,2
20.	» imprimeurs et lithographes	19 610	1,02	0,57	0,47	55,2	44,6	39,89
a)	» imprimeurs-lithographes	—	—	—	—	48,2	41,8	—
b)	» lithographes	—	—	—	—	64,6	50,0	—
21.	» maçons	65 025	1,11	0,59	0,43	52,9	38,2	43,86
22.	» tailleurs de pierre	—	3,91	3,59	3,49	91,8	89,3	35,5
23.	» verriers	—	—	—	—	52,1	37,5	37,0
24.	» porcelainiers	—	—	—	—	74,3	59,1	37,6
25.	» fabricants de crayons d'ardoise	—	—	—	—	73,8	64,2	45,7
26.	» fabricants de feuilles d'ardoise	—	—	—	—	55,8	43,1	46,13
27.	» ardoisiers-couvreurs	5 580	1,15	0,68	0,54	59,4	46,9	38,06
28.	» menuisiers	56 960	1,26	0,82	0,7	65,5	55,7	41,6
29.	» charpentiers	41 170	1,37	0,66	0,54	48,2	39,4	44,7
30.	» charrons	3 180	0,94	0,35	0,28	36,7	30,0	51,3
31.	» tourneurs	15 600	1,18	0,76	0,72	64,3	61,1	34,06
32.	» tonneliers (*)	890	1,6	0,91	0,8	57,1	50,0	54,5
33.	» sculpteurs	8 060	1,09	0,5	0,45	45,5	40,9	33,3
34.	» cigariers	18 300	1,42	0,95	0,85	66,8	59,8	38,8
35.	» relieurs	38 260	0,87	0,54	0,5	61,7	57,5	32.7
36.	» tailleurs	142 450	1,03	0,64	0,58	62,6	56,3	34,1
37.	» passementiers	3 450	1 19	0,58	0,52	48,8	43,9	47,32
38.	» tisserands	7 310	0,81	0,38	0,26	45,8	32,3	53,4
39.	» drapiers et tondeurs de draps (**)	340	2,94	1,76	1,47	60,0	50,1	49,6
40.	» chapeliers	15 460	0,59	0,44	0,39	73,9	66,4	32,22
41.	» tapissiers	13 420	0,81	0,39	0,36	48,6	44,0	32,6
42.	» pelletiers	5 880	0,95	0,66	0,65	69,6	67,9	34,8
43.	» cordonniers	35 600	0,7	0,44	0,39	66,1	56,3	32,6
44.	» selliers	2 500	1,6	0,76	0,68	47,5	42,5	38,6
	Moyenne		1,08	0,63	0,52	55,8	47,9	

(*) Faire un usage prudent de ces chiffres, à cause du petit nombre d'individus observés.
(**) Calculs basés sur moins de 50 décès.

TABLEAU III *b*.

Classement des professions d'après la *fréquence de la tuberculose pulmonaire* comme cause de la mortalité, sur 100 décès.

1.	Tailleurs de pierre	89,93	25. Imprimeurs-lithographes	44,62
2.	Polisseurs de métaux (émouleurs)	73,91	26. Typographes	44,44
			27. Tapissiers	44,04
3.	Pelletiers	67,88	28. Passementiers (*)	43,9
4.	Chapeliers	66,41	29. Fabricants de feuilles d'ardoise	43,1
5.	Fabricants de crayons d'ardoise	64,23	30. Selliers (*)	42,5
6.	Graveurs et ciseleurs	62,1	31. Caisse générale locale des ouvriers et ouvrières indust.	42,05
7.	Tourneurs	61,08		
8.	Cigariers	59,84	32. Serruriers	41,28
9.	Porcelainiers	59,1	33. Sculpteurs	40,9
10	Relieurs	57,48	34. Personnel d'hôtels	40,56
11.	Mécaniciens	57,14	35. Orfèvres	40,29
12.	Ferblantiers	56,8	36. Maçons	38,2
13.	Tailleurs	56,34	37. Forgerons	37,77
14.	Cordonniers	56,33	38. Verriers	37,5
15.	Menuisiers	55,72	39. Constructeurs de machines	36,94
16.	Peintres	55,15	40. Photographes (*)	36,94
17.	Doreurs	54,78	41. Charpentiers	34,36
18.	Fabricants d'épingles et de cribles (*)	53,85	42. Tisserands	32,2
19.	Tourneurs de métaux	52,12	43. Fondeurs en cuivre (*)	30,0
20.	Tonneliers (*)	50,0	44. Charrons (*)	30,0
21.	Tailleurs de verre	50,0	45. Bouchers	29,41
22.	Tailleurs de limes	48,15	46. Puisatiers (*)	28,57
23.	Brasseurs	47,62	47. Chaudronniers (*)	27,93
24.	Ardoisiers-couvreurs	46,88	48. Vernisseurs (*)	15,79

(*) Calculs basés sur moins de 50 décès.

L'ASSAINISSEMENT DU TRAVAIL.

I. — L'ATELIER.

PROPRETÉ DU SOL ET DES MURS.

LA POUSSIÈRE ET LES MICROBES. — Un des dangers qui menacent la santé des personnes vivant en collectivité consiste dans l'ingestion de poussières contenant des parcelles de crachats expectorés par des sujets tuberculeux. Oliver (1) cite des expériences célèbres, qui montrent la possibilité de la contagion. Weichselbaum

(1) Maladies caused by the air we breathe inside and outside the home, p. 111, Londres, 1906, Baillère Tindall, édit.

prit des crachats de tuberculeux desséchés et en fit une préparation qu'il fit absorber à dix-sept chiens; tous devinrent tuberculeux. D'autres poussières ingérées de la même manière dans une expérience de contrôle ne firent voir rien de semblable. En 1898, Cornet disposa un tapis sur le sol d'une chambre et en provoqua la souillure par des crachats de sujets tuberculeux. Le tapis étant sec, il le fit balayer deux jours de suite avec un balai de chiendent, de manière à en détacher les particules bacillifères et à les envoyer dans l'air. Auparavant, Cornet avait placé 254 cobayes dans la pièce, à des hauteurs variant de 7 à 134 centimètres au-dessus du tapis. Tous les cobayes contractèrent la tuberculose pulmonaire. En faisant cette dangereuse expérience, l'expérimentateur avait placé au-devant de ses narines un tampon de coton; ce tampon secoué avait laissé tomber des poussières qui, inoculées à un cobaye, lui communi-quèrent la tuberculose.

Pour démontrer la présence des bacilles de la tuberculose dans les poussières qui flottent autour de nous, Strauss recueillit celles qu'il retira de tampons de coton mis devant les narines d'un certain nombre de sujets bien portants, dans un hôpital, et s'en servit pour inoculer des cobayes; un tiers de ceux-ci montrèrent les signes de la tuberculose.

On croyait autrefois que les bacilles transportés par les poussières de l'air pénétraient directement dans les voies respiratoires, tandis que la tendance moderne est d'admettre qu'ils entrent surtout dans notre bouche et de là dans nos voies digestives, dont ils traversent certaines parois pour pénétrer dans la circulation. On admet aussi que les bacilles desséchés sont atténués et que ceux qui ont été exposés à une vive lumière le sont encore plus. Les bacilles frais sont ceux qu'il est le plus dangereux d'ingérer directement, notamment ceux que le tuberculeux projette sur son entourage immédiat en parlant et en toussant. La lumière et la sécheresse sont de véritables microbicides, tandis que l'humidité et l'obscurité des locaux favorisent la contagion (1).

(1) Ces tendances modernes des hygiénistes sont résumées dans les conclusions ci-après, présentées par le professeur CALMETTE, de Lille, au Congrès d'hygiène de Berlin (sept. 1907) pour servir de guide dans la lutte antituberculeuse.

« L'assistance aux tuberculeux doit avoir pour objectif principal la lutte contre la contagion dans la famille et dans les milieux collectifs.

Cette lutte ne peut être efficace qu'à la condition de faire porter à la fois nos efforts :

1° Sur la préservation des sujets sains;

2° Sur la guérison des malades.

Or les travaux expérimentaux récents ont montré :

a. Que l'infection tuberculeuse se contracte fréquemment dans le jeune âge, soit par l'ingestion de lait de vache tuberculeuse, soit par l'ingestion de bacilles prove-nant des produits d'expectoration des phtisiques, soit, dans quelques cas proba-blement beaucoup plus rares, par l'inhalation de poussières liquides bacillifères émises pendant les efforts de toux par les sujets tuberculeux ;

Quelle que soit la porte d'entrée des microbes, il est certain qu'en avalant des poussières nous les aidons à la franchir et, par conséquent, il importe de ne pas soulever les poussières du sol en balayant.

LE BALAYAGE A L'HUMIDE. — La nécessité de ne pas soulever des poussières est connue depuis longtemps déjà. En 1893, Napias, rapporteur du Comité consultatif d'hygiène publique de France, écrivait les lignes suivantes, au sujet du balayage et de l'entretien de la propreté dans les ateliers : « Il semble utile aujourd'hui de demander que le sol soit nettoyé avant ou après le séjour des ouvriers et que ce nettoyage se fasse par un lavage, toutes les fois que les conditions de l'industrie ne s'y opposent pas. La raison de cette exigence est aisée à comprendre ; dans beaucoup d'ateliers, le travail devant commencer par exemple à six heures ou à sept heures du matin, c'est pendant que les ouvriers s'installent à leur métier, à leur établi ou à leur machine, que l'un d'eux balaie le sol. Il s'élève alors une poussière plus ou moins dense et diversement composée selon les ateliers, mais qui peut contenir des parcelles de crachats desséchés. Il en résulte qu'un seul ouvrier phtisique suffit à contaminer un grand nombre de ses camarades et qu'on ne saurait trop se mettre en garde contre cette cause de propagation de tuberculose... En tout cas, ce nettoyage, fait avant l'arrivée des ouvriers, ou après leur départ, devra être pratiqué soit au moyen d'un torchon, ou d'une éponge, ou d'une brosse mouillée. Ce n'est pas là une prescription bien dure, ni dispendieuse, et il n'en est pas qui soit mieux justifiée ni qui puisse être plus utilement faite dans l'intérêt des ouvriers. »

Le décret que concernait ce rapport a été rendu en 1894 et ordonne le balayage à l'humide. Qu'a-t-on fait en ce qui concerne cette prescription si importante ? Si nous en croyons les rapports publiés chaque année par la Commission supérieure du travail et si nous écoutons les doléances de ceux qui sont contraints de vivre de la vie collective d'atelier, il semblerait qu'il reste beaucoup à faire. Dans la plupart des usines et ateliers, on balaie une fois ou deux par semaine, rarement à l'humide, et ce balayage se fait presque toujours pendant que les ouvriers sont au travail. Un représentant autorisé du monde patronal a fait récemment l'aveu de cet

b. Que les poussières sèches, souillées de bacilles également secs, ne représentent qu'un facteur de contamination négligeable ;

c. Que la gravité des infections est en rapport étroit avec le nombre et la virulence des bacilles frais ingérés ou inhalés, et avec la répétition de ces ingestions ou inhalations ;

d. Qu'en présence d'occasions de contagion suffisamment répétées ou prolongées, l'infection tuberculeuse peut se produire chez tous les sujets, hormis ceux dont la résistance est acquise par une atteinte antérieure guérie ;

e. Enfin, que ces occasions de contagion répétées ou prolongées se trouvent surtout réalisées par la cohabitation des sujets sains avec des malades atteints de lésions tuberculeuses ouvertes, dans la famille ou dans les milieux collectifs.

état de chose : « On ne saurait, dit-il, trop condamner la pratique, *presque universelle encore*, du balayage à sec des ateliers (1). »

Il existe même des ateliers qu'il est impossible de balayer : les planches disjointes, percées, pourries, laissant passer eau, poussières, déchets, d'un atelier dans ceux de l'étage au-dessous (2).

Voici ce que dit un inspecteur du travail au sujet de certains bureaux de postes : « Les planchers sont toujours en bois et lavés à des intervalles plus ou moins éloignés ; opération laborieuse et gênante entre toutes ! En effet, on sait que les bureaux ferment à neuf heures du soir ; les employés restent dans les bureaux pour terminer leurs écritures, préparer les courriers, etc., jusqu'à dix heures du soir. C'est seulement alors que le personnel employé au lavage pénètre dans les bureaux ; il faut que le receveur passe une partie de la nuit à surveiller ces manœuvres, le local des postes devant toujours être surveillé. Enfin l'opération du lavage est imparfaite, car les joints des frises de parquet, nombreux et importants près des appareils de chauffage, recèlent des poussières que l'on ne peut pas atteindre. Il est vrai qu'on balaie ; mais tout le monde sait ce que c'est ; on forme des 8 avec le jet d'un arrosoir, de sorte que le plancher reste sec à un endroit et devient flaque d'eau à côté. On balaie, et les poussières qui s'élèvent des endroits secs vont se déposer ailleurs ; celles des flaques d'eau restent et sèchent sur place. Il n'y a que le gros des poussières qui disparaît, enlevé avec le tas d'ordures.

« On comprend donc qu'en pratique le plancher des postes sera toujours sale, au moins au sens bactériologique. Dans la salle d'arrivée du courrier, quelle épouvantable nuée de poussières soulève en effet la vidange des énormes sacs que l'on renverse sur le plancher ! Ces sacs ont traîné partout, dans les wagons, dans les voitures de courriers, dans les fourgons, par terre, etc.; leur propreté laisse souvent à désirer. Aussi quel agent de propagation efficace pour toutes les maladies transmissibles ! Quelle variété dans ces poussières qui viennent de tous les coins du pays ! Ces poussières retombent ensuite sur les casiers, sur les correspondances, sur les papiers, les registres. Elles rejailliront de nouveau dans l'air des bureaux, lorsqu'on fera le triage, le balayage, etc. (3). »

Ces lignes peuvent encore s'appliquer, malheureusement, à trop d'ateliers de l'industrie. La manipulation des sacs manque, mais, par contre, il y existe d'autres éléments nocifs. Dans l'industrie de l'alimentation, à côté de boutiques ordinairement bien tenues, luxueuses même, se trouvent des locaux de travail : laboratoires, cuisines, fournils, etc., dont le sol n'est presque jamais balayé. Nous avons visité,

(1) *Bull. de l'Assoc. des industriels de France*, 1905, p. 171.
(2) **Rapport de la Commission** supérieure du travail, 1905, p. 111.
(3) **Compte rendu du IIe Congrès** de l'hygiène des travailleurs et des ateliers, 1905, p. 81.

il y a quelque dix ans, un grand nombre de cuisines et de fournils dépendant de pâtisseries et de boulangeries parisiennes (1); ces locaux étaient presque partout en sous-sol, quelquefois en *deuxième* sous-sol; nous avons toujours été étonnés par la singulière malpropreté qui y régnait. Il est aisé, dès lors, de saisir une des causes des ravages que la tuberculose y exerçait. Le danger est d'autant plus grand que la lumière naturelle fait défaut et que le personnel est presque toujours couché dans des conditions défectueuses : double cause de dépression des organismes et par conséquent de préparation du terrain bacillifère.

LE COUCHAGE DES EMPLOYÉS. — L'enquête qui a précédé la publication du décret du 28 juillet 1904 sur le couchage du personnel a révélé l'état déplorable de la plupart des chambres où couchaient les employés de l'alimentation et des dortoirs de l'industrie, leur malpropreté fréquente et leur encombrement. Dans le sud-est de la France, environ 30 000 ouvrières sont logées en dortoirs, dans ces mauvaises conditions; beaucoup de médecins de la région attribuent à cette vie collective, qui prolonge celle de l'atelier, la propagation de la tuberculose dans des localités où elle était auparavant inconnue.

En 1904, les employés de chemins de fer se plaignaient également d'être couchés dans des salles mal tenues, où parfois le même local sert en même temps de cuisine, de dortoir et de réfectoire (2). Depuis cette époque, des règlement spéciaux au personnel des chemins de fer ont été rendus, et la situation s'est beaucoup améliorée. Dans quelques professions saisonnières dont les ouvriers se recrutent particulièrement à l'étranger, les dortoirs, qu'ils soient constitués par une chambre louée en commun par plusieurs ouvriers, ou qu'ils appartiennent à l'entreprise, sont très généralement malpropres, mal aérés, encombrés. Souvent le sol se compose de terre battue qui se pulvérise facilement; il n'est jamais balayé. Les habitants de ces logis y couchent sur des lits de camp, et, si l'un d'eux est phtisique, aucune précaution n'est prise pour que ses crachats ne souillent pas le sol et ne viennent pas contaminer les poussières que les allées et venues, les courants d'air, soulèvent constamment.

LA TUBERCULOSE A L'ATELIER. — Après s'être infecté dans l'atelier industriel, l'ouvrier atteint pense se soigner plus facilement chez lui, et, comme il a besoin de son salaire pour vivre, il emporte son travail à domicile. Comme il continue dans son intérieur les habitudes qu'il a contractées, comme le nettoyage du plancher n'est fait que par un balayage à sec, la contagion gagne sa famille et ses proches. De fait, il existe autour de presque toutes les grandes villes une ceinture de localités où le travail à domicile a pris

(1) A cette époque, les lois sur l'hygiène des travailleurs ne s'appliquaient pas à ces établissements.
(2) Compte rendu du Ier Congrès de l'hygiène des travailleurs, 1904, p. 25,

une certaine extension et où la tuberculose fait de grands ravages.

La prophylaxie de la tuberculose. — Pour empêcher la propagation de la tuberculose, un moyen qui s'offre immédiatement à l'esprit consiste évidemment à éliminer les tuberculeux des ateliers; mais, en pratique, ce procédé soulève les plus importantes difficultés. D'abord comment reconnaître qu'un atelier contient une personne atteinte de tuberculose ouverte? Si c'est le patron qui doit faire la déclaration nécessaire, n'est-il pas à craindre qu'il se retranche derrière son ignorance? La seule autorité qui, actuellement, ait le droit de visiter les ateliers en France, c'est l'inspecteur du travail. Quelle que soit la compétence de ce fonctionnaire, il n'a qu'exceptionnellement des connaissances médicales suffisantes pour diagnostiquer la tuberculose. Enfin, si l'on expulse l'ouvrier tuberculeux, la société qui intervient dans l'intérêt général lui doit une compensation; elle assume l'obligation d'assurer son existence en même temps que celle de sa famille, de sorte que l'élimination des ouvriers tuberculeux ne peut être prescrite sans inhumanité par la loi, avant l'établissement d'une assurance maladie qui recueillerait ces ouvriers et leur garantirait les soins nécessaires (1).

Comme cette solution nous reporte évidemment à un avenir lointain, il faut tâcher de nous arranger avec ce tuberculeux qu'on ne peut éviter et de rendre ses expectorations inoffensives. Plusieurs moyens s'offrent à cet effet.

La désinfection des ateliers. — Pour empêcher la dissémination du bacille de la tuberculose, on peut chercher à le détruire et pratiquer la désinfection. Cette méthode ne saurait cependant être mise en pratique que dans un nombre limité d'industries. Elle encourt un reproche analogue à ceux qui ont été adressés à l'éviction des tuberculeux, à savoir que la désinfection ne peut entrer en jeu qu'après la déclaration; de plus, elle est inefficace si on n'éloigne pas l'ouvrier, ou les ouvriers causes de l'infection, sans quoi la désinfection devrait être pratiquée tous les jours.

La désinfection peut néanmoins être indispensable dans des cas déterminés, par exemple lorsqu'un atelier est devenu un foyer d'infection tuberculeux, circonstance malheureusement assez fréquente (2).

Il est certain qu'en pareil cas la désinfection du local, du matériel, des outils même, devrait être imposée, et il suffirait de l'exécuter dans les conditions fixées par la loi de 1902 sur la santé publique, c'est-à-

(1) Sous-commission permanente de préservation de la tuberculose, 1904.
(2) Pour citer un cas à titre d'exemple : en 1905, un atelier de bonneterie du département du Nord vint à recevoir une ouvrière tuberculeuse qui décéda deux mois plus tard. Après son départ, quatre autres ouvrières furent atteintes, et deux décès survinrent dans l'espace de dix-huit mois. Cet atelier occupait seulement une douzaine d'ouvrières, dont quelques-unes furent encore contaminées dans la suite (Rapport des inspecteurs divisionnaires du travail, 1905, p. 115).

dire d'après l'un des procédés approuvés par le ministre de l'Intérieur après avis du Comité consultatif d'hygiène publique de France.

Ajoutons que certains produits, l'aldéhyde formique en particulier, permettent de désinfecter un atelier sans détériorer les objets en métal, en bois, ou même les tissus et sans être obligé de les déplacer.

Parmi les méthodes approuvées par l'administration, il convient de faire connaître celles qui paraissent s'adapter le mieux aux nécessités de l'industrie.

La désinfection par le formol. — En 1892, M. Trillat a désigné sous le nom de *formol* la solution commerciale de *formaldéhyde* (1) dans l'eau dite à 40 p. 100; cette solution contient aussi un peu d'alcool méthylique et 100 grammes de solution renferment 40 grammes du gaz hypothétique CH^2O, dont les molécules sont en réalité soudées d'une façon inconnue et variable selon les circonstances.

Si on chauffe la solution commerciale pure ou additionnée d'eau, elle dégage de la formaldéhyde. Ce dégagement est particulièrement rapide si le chauffage est fait dans un autoclave, sous pression de 4 atmosphères. On produit alors en peu de temps de grandes quantités de vapeurs sèches de formaldéhyde que l'on peut introduire dans le local par un petit tube, à travers le trou d'une serrure, et l'expérience montre que dans cet état ces vapeurs sont polymérisées sous une forme spécialement favorable à leur diffusion et à leur action antiseptique. On a pu dans ces conditions désinfecter efficacement des locaux avec moins de 3 grammes de formaldéhyde par mètre cube et après une durée de contact de une heure et demie seulement (2).

En additionnant 1 litre de solution commerciale de formaldéhyde de quelques grammes de chlorure de calcium et de son volume d'eau, on obtient le produit nommé improprement *formochlorol* qui laisse dégager facilement toute la formaldéhyde qu'il contient. La désinfection par le formol se réduit donc, en somme, à produire dans le local à désinfecter un dégagement rapide de vapeurs de formaldéhyde en chauffant une solution de ce produit.

---

(1) La *formaldéhyde* ou aldéhyde formique est un gaz irritant à odeur de souris qu'on produit en oxydant des vapeurs d'alcool méthylique au contact de métaux ou de corps poreux (coke, porcelaine), portés au rouge. Après leur passage sur le corps oxydant, les vapeurs sont condensées; on obtient un mélange d'eau et d'alcool méthylique tenant en dissolution de l'aldéhyde formique, avec des traces d'acides acétique et formique. Ce mélange concentré à la concentration de 30 à 40 p. 100 constitue la solution commerciale dite à 40 p. 100. On ne peut concentrer celle-ci davantage sans qu'il se dépose des polymères solides de la formaldéhyde.

(2) Un autoclave quelconque timbré à 4 atmosphères peut servir pour cette opération. La Société de désinfection (14, rue des Pyramides) emploie un autoclave imaginé il y a sept ou huit ans par M. Trillat. La maison Geneste et Herscher emploie l'appareil du Dr Hotton. M. Marette, directeur du sanatorium de Saint-Ouen, a adopté la *chaudière Brochet*.

La quantité à dégager est de 3 à 4 grammes par mètre cube de capacité. Il n'est pas utile d'obstruer hermétiquement toutes les fissures avec des bandes de papier, comme on le fait pour d'autres désinfectants gazeux. L'efficacité de la désinfection dépend plutôt de la quantité de gaz dégagée et de la rapidité du dégagement que de la durée du contact. Le dégagement du gaz doit être terminé en une heure et demie, et, une demi-heure après, c'est-à-dire deux

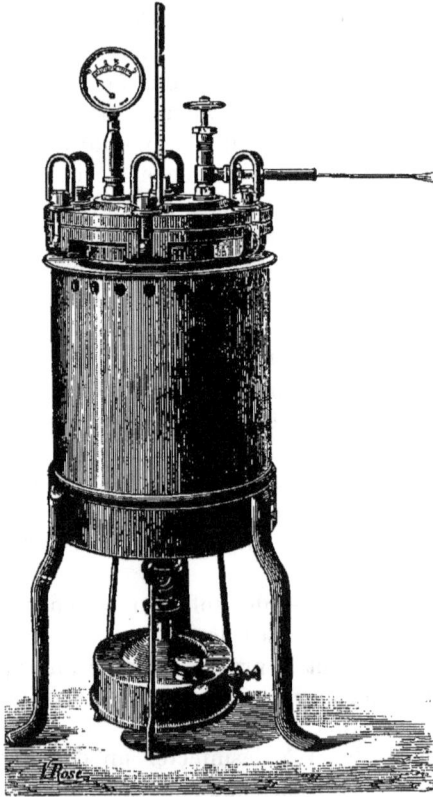

Fig. 2. — Autoclave de M. Trillat pour le dégagement de l'aldéhyde formique sous pression.

heures après le commencement du dégagement, on peut ouvrir la pièce et l'aérer. Dès que l'odeur piquante de l'aldéhyde formique n'est plus gênante, on peut réoccuper les locaux. On hâte sa disparition en y dégageant du gaz ammoniac. Il suffit de disposer des plats ou des cuvettes dans lesquels on verse de la solution dite « ammoniaque » du commerce.

Les vapeurs de formaldéhyde ne détériorent rien : ni les étoffes ni les métaux.

Il ne faut pas oublier que la désinfection par la formaldéhyde comme par les autres gaz, y compris l'anhydride sulfureux, ne doit avoir pour but que de stériliser les parties superficielles d'un local.

Dans cette action superficielle, les linges fins et même les étoffes épaisses à mailles lâches peuvent être stérilisés, mais il faut renoncer à stériliser l'intérieur d'un matelas ou d'un coussin. Les objets un peu épais ne sont pas pénétrés au delà de un demi-centimètre.

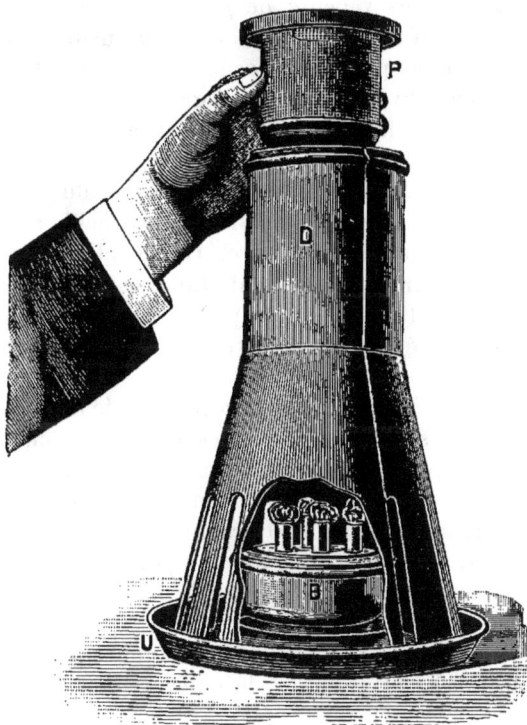

Fig. 3. — Formolateur Hélios.

Pour dégager des vapeurs de formaldéhyde, on peut aussi pulvériser de la solution commerciale à froid : c'est le principe du *volatilisateur Guasco*.

On peut aussi produire la formaldéhyde en chauffant des pastilles de *trioxyméthylène* (1), qu'on trouve dans le commerce sous le nom de *formaline*.

_____

(1) Si on laisse évaporer à froid la solution commerciale de formaldéhyde ou *formol*, elle perd de l'eau, puis sa concentration augmente, et elle laisse déposer un premier polymère, d'aspect savoureux, encore soluble dans l'eau. Si on continue la concentration, il se dépose un autre polymère sous forme d'une poudre blanche formée de petits cristaux, insoluble dans l'eau : c'est le *trioxyméthylène*; si on chauffe le trioxyméthylène, il dégage de l'aldéhyde formique, mais dans un état de polymérisation qui n'est pas favorable à la diffusion du gaz dans les locaux.

C'est le principe du *formolateur Hélios.*

Cette méthode est très commode, mais elle ne convient que pour de petits locaux. Il faut chauffer franchement le trioxyméthylène pour que son évaporation soit terminée en une heure à une heure et demie.

Comme dans le cas de l'évaporation lente par pulvérisation humide à froid, l'expérience montre que le chauffage du trioxyméthylène fournit les vapeurs de *formaldéhyde* dans un état de polymérisation qui n'est favorable ni à leur diffusion ni à leur action antiseptique. Si on emploie ces procédés, il sera prudent de porter la dose de formaldéhyde dégagée à 4 grammes par mètre cube de local (1) et de porter la durée du contact, après la fin du dégagement, à deux heures ou davantage.

Autres procédés de désinfection. — Au lieu d'aldéhyde formique, on peut employer comme désinfectant gazeux l'acide sulfureux provenant de la combustion du soufre. La quantité à brûler est de 40 grammes par mètre cube de local. Enfin la désinfection gazeuse peut être, dans certains cas, complétée ou même suppléée par des lavages ou pulvérisations effectuées avec des liquides appropriés.

Parmi ceux-ci, le Dr A.-J. Martin recommande les suivants :

1° Une solution savonneuse de crésol préparée en mélangeant 500 grammes de crésol savonneux à 10 litres d'eau ;

(Le crésol savonneux s'obtient en faisant fondre à une douce chaleur 500 grammes de savon noir et 50 grammes de crésol brut).

2° L'eau de Javel étendue de 50 fois son poids d'eau ;

3° Les lessives chaudes à la cendre de bois ou au carbonate de soude ;

4° Le sulfate de cuivre à la dose de 50 grammes par litre ;

5° Une solution de 20 grammes de chlorure de chaux dans 1 litre d'eau ;

6° Une solution de 20 grammes de la solution commerciale d'aldéhyde dans 1 litre d'eau ;

7° Le lait de chaux fraîchement préparé à 20 p. 100. On délite la chaux en pierre en l'arrosant avec la moitié de son poids d'eau, et on obtient de la chaux éteinte en poudre qui peut se conserver quelque temps dans un récipient bien bouché et placé au sec. Comme 1 kilogramme de chaux qui a absorbé 500 grammes d'eau pour se déliter a acquis un volume de 2^l,200, il suffit de le délayer avec le double de son volume d'eau, soit 4^l,400 pour obtenir un lait de chaux à 20 p. 100 environ (Richard et Chantemesse).

Les lavages du sol. — D'après une définition humoristique du

_____

(1) Dans le formolateur Hélios, on emploiera 4 grammes de trioxyméthylène (ou formaline) par mètre cube.

Dr Roux, directeur de l'Institut Pasteur, la meilleure désinfection du sol et des murs, est, en pratique, un bon lavage à l'eau et au savon. C'est une désinfection mécanique par entraînement des microbes. Il faut seulement que le revêtement du sol et des murs soit uni et imperméable, afin d'éviter les anfractuosités où le liquide ne pénètre pas et celles où il séjourne, laissant, à mesure qu'il s'évapore, de la boue, puis de la poussière (1). D'autre part, ce lavage occasionne toujours des éclaboussures, ce qui exige que les murs, au moins dans leur partie inférieure, soit recouverts d'un enduit également imperméable. Enfin il faut prendre quelques précautions à l'égard des matières premières qui se trouvent dans les ateliers et qui ne peuvent pas, en général, subir les atteintes de l'humidité.

Imperméabilisation du sol des ateliers. — Pour que le sol puisse être lavé commodément et efficacement, il faut qu'il soit imperméable : mais beaucoup d'ateliers sont pourvus de parquets en bois, et souvent le bois ne peut être remplacé ni par le bitume ni par le ciment; car, si ces matières forment les revêtements imperméables par excellence et donnent de bons résultats au rez-de-chaussée, il n'en est pas toujours de même aux étages ; de plus ces revêtements provoquent le « froid aux pieds », qui est redouté des ouvriers tenus à rester immobiles.

Cependant, dans les pièces fréquentées par de nombreuses personnes, les parquets en bois se fatiguent rapidement ; la sécheresse en disjoint les lames, et la poussière pénètre dans ces interstices d'où le torchon mouillé ne peut la faire sortir. Pour obvier à ces inconvénients, on obture toutes les fentes un peu larges avec des languettes de bois clouées ; puis on procède à l'imperméabilisation, qui peut être conduite de diverses manières.

1° *Coaltar.* — On profite d'un nettoyage général de l'atelier, d'un blanchissage des murs, pour procéder à la coaltarisation des planchers ; il convient de faire cette opération après et non avant le blanchissage. On coaltarise le soubassement des murs avant de coaltariser le parquet.

Celui-ci doit être absolument sec et débarrassé de poussières ; il est au préalable gratté ou brossé à la paille de fer, mais non lavé.

Les méthodes de coaltarisation varient un peu suivant le but que l'on se propose d'atteindre. Pour ce qui concerne les ateliers M. A.-J. Martin, inspecteur général de la salubrité et de l'assainissement des habitations à Paris, recommande le procédé suivant :

Procédé à chaud. —On se sert du goudron ordinaire de houille ou

(1) Commission de préservation contre la tuberculose, sous-commission de l'industrie.

coaltar, et on l'applique à chaud avec un pinceau, en s'attachant à le faire pénétrer dans tous les joints et fissures qu'il doit remplir. Dans les fentes les plus larges, on coule du *brai* fondu. Il est important que la couche de goudron soit très mince et ne forme pas un enduit poisseux. La quantité dépensée ne doit pas dépasser 1 kilogramme pour 10 mètres carrés.

Si le coaltar est trop épais, on y ajoute un dixième de son poids d'essence de térébenthine.

Procédé à froid. — On peut aussi faire l'application du coaltar à froid, et c'est la méthode recommandée dans les cas où l'on craint de se servir d'essence de térébenthine. Il faut alors employer un mélange de 3 parties de coaltar et de 1 partie d'huile lourde de houille.

L'avantage du goudron est qu'il pénètre dans les joints et y forme un enduit légèrement élastique, adhérant aux deux parois et qui se prête aux mouvements du bois.

Le prix du matériel nécessaire à l'opération est d'environ 15 francs; celui du mélange de coaltar et d'huile lourde de houille, de 8 fr. 25 les 100 kilogrammes (1).

La coaltarisation du soubassement des murs s'opère de la même façon, mais avec un mélange composé de 2 parties de coaltar pour 1 partie d'huile lourde de houille. Les murailles ainsi noircies communiquent aux pièces un aspect triste, et la dessiccation se fait avec une certaine lenteur, ce qui n'est pas sans inconvénient pour les vêtements des ouvriers et pour les produits manufacturés.

Quels que soient les avantages de la coaltarisation, elle sera toujours limitée dans son emploi par la teinte noire, lugubre, qu'elle communique aux locaux. Aussi a-t-on cherché à obtenir les mêmes résultats en s'adressant à d'autres substances, et on a préconisé tour à tour l'huile de résine, le carbonyle, l'huile de lin, la paraffine, la résinoline, etc.

2° *Huile de résine.* — L'huile de résine imprègne parfaitement le bois et lui communique une agréable teinte de noyer; mais sa fluidité ne permet pas le colmatage des fentes, et elle glisse à travers les fissures (2). Sa dessiccation réclame trois jours quand l'huile est utilisée à chaud et six jours pour les applications à froid. 1 kilogramme d'huile de résine suffit pour traiter 10 mètres carrés de plancher; ce qui porte à environ 0 fr. 05 la dépense par mètre carré.

3° *Huile de lin.* — L'huile de lin a été utilisée en Allemagne; elle s'étend au pinceau. Il en faut trois couches successives pour imperméabiliser un plancher, et il est indispensable de renouveler l'opéra-

(1) On trouvera dans le *Bulletin de l'Inspection du travail* la copie des instructions du ministre de la Guerre pour la coaltarisation des planchers des casernes (1906, p. 76).

(2) BROUARDEL, CHANTEMESSE et MOSNY, *Traité d'hygiène*, fasc. X : Hygiène militaire, p. 148.

tion une ou deux fois par an. Elle a l'inconvénient de coûter trois ou quatre fois plus cher que l'huile de résine et d'avoir une odeur désagréable et persistante. Elle n'oblitère ni les fissures ni les joints.

4° **Carbonyle**. — Le *carbonyle* a des propriétés qui l'ont fait substituer au coaltar dans les casernes, tout récemment. C'est un liquide un peu plus clair que l'huile lourde de houille et qu'on emploie surtout pour la conservation des bois destinés à être enfoncés dans le sol. Sa fluidité rend facile son application, qui se fait au pinceau. Il imperméabilise parfaitement le bois et le conserve : il jouit en outre de propriétés bactéricides et parasiticides précieuses ; les surfaces imprégnées de carbonyle sont désinfectées du même coup, propriété qu'il doit aux composés phénoliques qu'il contient. La carbonylation communique aux planchers une teinte brune mate ; son prix de revient est d'environ 0 fr. 05 par mètre carré.

5° **Résinoline**. — Diverses compagnies de chemins de fer se servent de *résinoline* pour enduire les parquets des salles d'attente. C'est un liquide oléagineux d'une teinte jaunâtre, limpide et sans odeur caractéristique. L'enduisage se fait au moyen d'un chiffon de laine imprégné de résinoline, qu'on passe sur le parquet dans le sens des lames. Au préalable, le parquet a été lavé et séché. Une demi-heure après cette application, on passe un nouveau linge sec, pour enlever l'excès de résinoline que le bois n'a pu absorber. La dessiccation se fait rapidement et demande seulement quelques heures.

Pour communiquer au plancher une teinte plus agréable, on peut se procurer chez les marchands de produits chimiques diverses substances, avec lesquelles on donne au bois des nuances variées avant l'emploi de la résinoline.

6° **Paraffine**. — Les procédés précédents sont économiques, mais ils ont le désavantage de donner aux parquets une teinte sombre, terne et peu agréable. L'emploi de la paraffine est un peu coûteux, mais il permet d'avoir des parquets clairs et brillants.

On fait dissoudre, au bain marie à 80°, 200 grammes de paraffine dans 1 litre de pétrole ; on applique ensuite à chaud en prenant toutes les précautions nécessaires pour éviter l'inflammation. Annequin a substitué à cette méthode l'emploi de la paraffine bouillante, qui présente un pouvoir pénétrant considérable et donne au bois l'apparence du buis. D'après cet auteur (1), 1 kilogramme de paraffine suffirait pour enduire 4 mètres carrés de surface, ce qui porterait la dépense à 0 fr. 70 par mètre carré.

Le bois paraffiné est parfaitement imperméabilisé et résistant ; ni acides, ni alcalis ne peuvent l'attaquer. Une application bien faite dure plusieurs années.

Enfin on peut couler dans les rainures du plancher, à l'aide d'une

(1) *Revue d'hygiène*, 1898, p. 979.

burette, une solution de 200 grammes de paraffine dans 1 litre
d'essence de pétrole.

Obturation des fentes. — Les solutions de continuité qui existent
sous les plinthes et entre les lames du parquet peuvent être oblitérées,
quand elles sont importantes, par des tasseaux en bois cloués. Quant
aux fentes plus petites, il est bon, en dehors de l'emploi du coaltar ou
de la paraffine, d'avoir à sa disposition un mastic pour les obturer.
MM. Rouget et Dopter citent diverses recettes conseillées par
Annequin et autres (1).

Le mélange suivant durcit en quarante-huit heures :

Blanc d'Espagne	540	grammes.
Colle forte	180	—
Terre de Sienne	150	—
Terre d'ombre	110	—
Terre calcinée	20	—

Le mastic de Berthier se compose de :

Cire de pétrole	70	grammes
Cire de Carnauba	30	—
Chaux hydraulique	20	—

La chaux hydraulique est tamisée dans la cire fondue. Ce mastic,
préalablement liquéfié, est introduit dans les rainures à l'aide d'un
bain-marie portatif muni d'une tubulure effilée.

Coppin se sert d'une mixture de sciure de bois finement pulvérisée,
de magnésie, de chlorure de magnésium et de zinc, additionnée d'un
liquide spécial jusqu'à consistance pâteuse.

Ni l'argile, ni le plâtre ne sauraient être employés. Ces substances
manquent d'élasticité et se fragmentent ou tombent en poussière
sous l'effet du *jeu* des planchers : jeu inévitable qui nécessite la disposition par lames indépendantes et qui est causé par les variations
d'humidité et par les fléchissements.

Pourquoi le sol doit être lavé. — Le sol des ateliers ne doit pas
être lavé seulement pour éviter la dissémination des bacilles de la
tuberculose ; ce lavage a, dans maintes industries, une importance
très grande pour d'autres causes. Par exemple, il est indispensable de
laver le sol dans les locaux où l'on manipule des matières pouvant
être infectées de spores du charbon : dans les tanneries travaillant des
peaux d'origine étrangère, dans les triages de laines orientales, dans
les filatures de crin et fabriques de brosses, etc.

Il importe également que le sol soit lavé chaque jour dans les
ateliers où s'opère le triages de chiffons, ou dans lesquels on travaille
des substances organiques altérables.

Enfin le sol réclame de fréquents lavages dans les industries du
plomb : fonderies, fabriques de céruse, de minium, ateliers de trempage des poteries, etc.

---

(1) Brouardel, Chantemesse et Mosny, *Traité d'hygiène*, fasc. X : Hygiène militaire, p. 150.

Si le lavage à grande eau est le meilleur système de désinfection, c'est aussi le meilleur moyen d'empêcher la dispersion des poussières toxiques (1).

Lavages antiseptiques. — Faut-il ajouter un antiseptique à l'eau de lavage ? Même dans les ateliers où on travaille des matières organiques facilement altérables, tels qu'abattoirs, boyauderies, etc., il suffit d'enlever rapidement les déchets et de laver abondamment le sol à l'eau simple. Cependant l'emploi d'un antiseptique peut être avantageux pour suspendre toute fermentation des débris jusqu'au moment où ils sont enlevés.

Mais c'est surtout dans les ateliers où on manipule des substances infectées, par le charbon, notamment, qu'on serait tenté d'employer des antiseptiques au lavage, et c'est là que cette précaution risque le plus d'être illusoire.

Pour obtenir une stérilisation efficace, il faudrait en effet détruire non seulement les bacilles du charbon, mais ses spores, dont on connaît l'extraordinaire résistance; et ce résultat devrait être obtenu par un contact de quelques instants avec le désinfectant. Il faudrait donc employer des antiseptiques tellement concentrés ou tellement toxiques que leur usage serait coûteux et que leur manipulation constituerait un véritable danger pour l'homme et pour les animaux.

Il vaut donc mieux en rester au lavage à grand eau et, les eaux de lavage étant réunies, agir sur cet ensemble, s'il y a lieu, pour provoquer la destruction des germes dangereux.

Enrobage des poussières. — A cause des difficultés que soulève le lavage du sol, on a proposé de substituer à l'imperméabilisation l'emploi de diverses substances qui ont pour effet d'enrober les particules de poussières, de les agglutiner, de les réunir en boules, de manière qu'on puisse les enlever aisément sans provoquer leur dispersion dans l'air. Parmi ces produits, on cite avec éloges l'encaustique pulvérifuge Coppin, l'encaustique Berthier, le Dustless, etc. On

(1) Allemagne : Ordonnance du 16 juin 1905 sur les plomberies. — Article 1er : « Les locaux dans lesquels les minerais de plomb sont grillés, scarifiés ou fondus ; le plomb d'œuvre, extrait et soumis aux manipulations complémentaires; le plomb riche, affiné par la coupellation; la litharge, le minium ou d'autres composés du plomb, préparés, moulus, tamisés, entreposés ou emballés, ou bien encore dans lesquels l'écume de zinc est distillée, doivent être pourvus d'un sol uni et solide, qui permette d'enlever facilement la poussière par voie humide.

Pour éviter l'accumulation de la poussière, on donnera aux murs une surface lisse; ils doivent être, au moins une fois par an, lessivés ou passés à la chaux. »

Angleterre : Article 11 du règlement de 1905, sur les triages de laine : « Le sol des locaux où se font l'ouverture des ballots, le triage ou le démêlage de la laine, sera soigneusement lavé chaque jour avec une solution désinfectante après la cessation du travail et brossé.

Les murs et les plafonds de ces locaux seront lavés au moins une fois par an et brossés dans la partie inférieure au moins une fois par mois. »

France : Article 1 et 2 du décret du 29 novembre 1904.

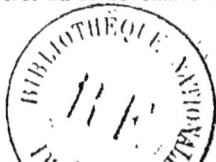

emploie, paraît-il, ces produits dans divers établissements publics en France et en Allemagne.

Arrosage du sol. — Au lieu d'enrober les poussières dans une encaustique pour pouvoir les balayer sans qu'elles se disséminent dans l'air, on peut se contenter de les mouiller avant le balayage et on le fait souvent, soit en traçant des 8 sur le sol à l'aide d'une sorte d'entonnoir muni d'une anse, soit en y jetant des gouttes d'eau avec la main, soit en l'arrosant légèrement à l'aide d'un arrosoir.

Mais ce qu'il faudrait réaliser, c'est d'humecter les poussières sans mouiller le sol : alors le balai les réunirait facilement, et le plancher resterait vraiment propre ; tandis que si le sol lui-même est mouillé, il retient sous forme de boue autant de poussière que le balai en enlève et, dès qu'elle a séché, elle est prête à voler au premier courant d'air.

Le même résultat est produit par le nettoyage à l'aide de linges et de brosses humides et par l'emploi de serpillières et fauberts. Il reste des traînées de boue sur le sol et de la poussière à nouveau quand la boue a séché. Ce procédé est d'ailleurs inapplicable sur des tapis ou sur des planchers cirés, c'est-à-dire sur des revêtements qu'on trouve dans un grand nombre de magasins. Et on peut remarquer que les hygiénistes le recommandent chaleureusement et proposent même de le rendre obligatoire mais combien l'emploient chez eux ?

Même avec les inconvénients que nous signalons, le balayage à l'humide est cependant supérieur au balayage à sec ; car s'il ne nettoie pas parfaitement le sol, il a au moins l'avantage de ne pas remuer chaque jour toutes les poussières du local et de ne pas les mettre en suspension dans l'air où les ouvriers en trouvent encore une partie quand ils rentrent à l'atelier.

Mais il y a mieux encore, car on dispose d'un procédé réellement pratique pour humecter les poussières sans mouiller le sol. Il consiste à *pulvériser* un brouillard d'eau en avant du ou des balayeurs. On trouve dans le commerce des pulvérisateurs de toutes les grandeurs pour l'usage des jardiniers et des cultivateurs. Les plus petits sont d'un prix modique et conviennent pour les locaux les plus exigus. La pulvérisation fournit un procédé de choix pour balayer les tapis et s'applique même aux planchers cirés. Si leur lustre est très légèrement terni, il leur est rendu par le moindre frottement d'un chiffon de laine.

Dans plusieurs gares de Paris, dans celles du métropolitain notamment, on balaye encore dans des flaques de boue produites par un arrosage excessif. Le procédé que nous indiquons rendrait de précieux services.

L'arrosoir hygiénique. — L'association des industriels de France a fait connaître à ses adhérents, en 1904, l'emploi d'un arrosoir, dit « hygiénique », qui rend, paraît-il, des services analogues à la pulvé-

risation. L'arrosoir de MM. Jagot frères est représenté par la figure 4.
Il se compose d'un récipient B, que l'on remplit à l'aide de la tubulure
à entonnoir A. Lorsque cet arrosoir est plein, on le transporte par la
poignée C; il repose sur le sol par un support E en forme de tronc de
cône, dont la petite base est soudée au corps même de l'arrosoir.

Pour pratiquer l'arrosage, on saisit l'appareil par la poignée D, et
on le tient de manière que l'axe du cylindre soit vertical. L'eau
s'échappe par la grille F, qui se trouve alors disposée parallèlement
à la surface du sol.

Cette grille est constituée par des ajutages coniques LL percés

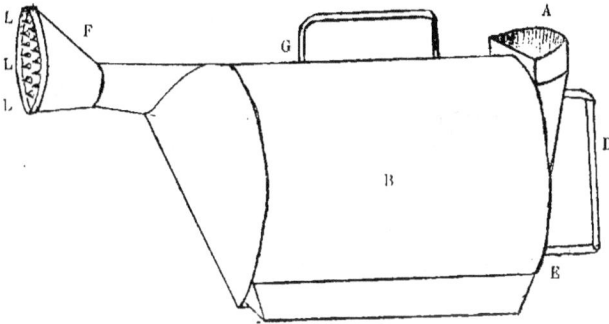

Fig. 4. — Arrosoir Jagot.

d'un trou de quatre à cinq dixièmes de millimètre de diamètre. Les
filets d'eau qui s'en échappent, tout en se rapprochant du maximum
théorique de débit, ne se réunissent pas, comme ils pourraient le
faire s'ils s'écoulaient par des orifices en mince paroi. Le résultat est
une pluie très fine analogue à celle qu'on obtiendrait d'un pulvérisateur humectant uniformément le sol : elle n'y laisse pas d'espaces
secs et n'y produit pas non plus de flaques boueuses.

Les crachoirs. — En outre des méthodes qu'on vient de présenter : élimination des tuberculeux, désinfection, lavages ou balayages
à l'humide, il existe un autre moyen d'empêcher le bacille de la tuberculose de se répandre dans l'atmosphère des locaux de travail. Il consiste à disposer des crachoirs où les expectorations sont reçues, retenues et mises en contact avec des désinfectants.

Il ne faut pas dissimuler que l'emploi des crachoirs dans les ateliers
est appelé à soulever une résistance assez vive. En effet, il n'est pas
toujours commode de placer des crachoirs à portée directe de tous
les travailleurs dans des locaux encombrés de machines, de matières
en travail et de personnel, et, si l'appareil est placé à quelque distance
de l'ouvrier, il est inutile d'espérer que celui-ci se dérange pour
s'en servir. Il continue donc à cracher près de lui, ou, s'il essaye
de cracher de loin dans le crachoir, il crache à côté. De plus, les

mœurs ne sont pas encore assez accoutumées à cette mesure de précaution.

La contagion de la tuberculose n'inspire pas autant de craintes que celle d'autres maladies à marche plus rapide.

On ne s'effraye pas de la tuberculose qui tue lentement 150 000 personnes par an dans notre pays; mais on court se faire vacciner dès qu'un cas ou deux de variole confluente sont signalés. Cela ne signifie pas que le public se désintéresse de la question, ni qu'il ignore que la contagion tuberculeuse est possible; mais une maladie qui montre ses effets après plusieurs mois ne frappe pas l'imagination comme la variole, qui terrasse un homme bien portant en quelques jours. Il convient donc de faire l'éducation des ouvriers à l'exemple de certains syndicats d'employés, qui ont organisé des conférences sur la tuberculose. Les organisations ouvrières et les plus intelligents parmi les ouvriers devraient participer à cette lutte contre une maladie qui tue tant de travailleurs.

C'est cette préoccupation d'enseignement qui fait préconiser l'apposition d'affiches dans les ateliers. Les affiches relatives à la tuberculose doivent être rédigées en termes aussi simples que possible, avec des caractères très lisibles. Prié de rédiger une affiche de cette nature, en vue d'une obligation à imposer dans les ateliers, le Dr Roux a proposé le texte ci-après, qui a été adopté par la sous-commission permanente de préservation : « La tuberculose est de toutes les maladies celle qui tue le plus de monde. La tuberculose est causée par un microbe qui se trouve dans les crachats de personnes tuberculeuses. Ces crachats répandent la tuberculose. Si vous voulez empêcher les tuberculeux de cracher à terre, ne donnez pas vous-mêmes cet exemple dangereux et répugnant.

« Il est interdit de cracher à terre.

« L'alcoolisme favorise le développement de la tuberculose (1). »

Ce texte a été incorpoé en partie dans l'affiche officielle dont l'apposition est obligatoire dans les dortoirs des ouvriers et employés en vertu du décret du 28 juillet 1904, sur le couchage du personnel. Ce texte est le suivant :

La tuberculose est, de toutes les maladies, celle qui tue le plus de monde. La tuberculose est causée par un microbe qui se trouve dans les crachats des personnes tuberculeuses. Ces crachats répandent la tuberculose. La contagion s'opère principalement quand on ingère ou quand on respire des parcelles liquides ou des poussières provenant de crachats, salives ou mucosités quelconques projetés par des tuberculeux.

Les précautions ci-après devront être observées dans les pièces à usage de dortoir :

NE CRACHEZ PAS A TERRE. — Ne permettez pas que vos camarades crachent à terre, ni qu'ils toussent sans se couvrir la bouche.

NE RESPIREZ PAS DE POUSSIÈRES. — Respirez de l'air pur. Aérez largement.

NE VOUS SERVEZ PAS DE CE QUI A SERVI A UN AUTRE. — Ne touchez qu'avec précaution du linge sali par un autre. Ne couchez pas dans les draps d'un autre.

VEILLEZ A LA BONNE TENUE DE VOS DORTOIRS. — Faites en sorte que votre dortoir soit tenu dans un constant état de propreté et que toutes les prescriptions du décret du 28 juillet 1904 y soient observées.

Quoi qu'il en soit des objections qui lui ont été faites, l'emploi des crachoirs est assez répandu dans les bureaux ; il l'est beaucoup moins dans les magasins et dans les ateliers. Pourtant, si l'on feuillette les rapports des inspecteurs du travail, on est obligé de reconnaître que là où l'usage en a été établi le personnel s'y est habitué très facile-

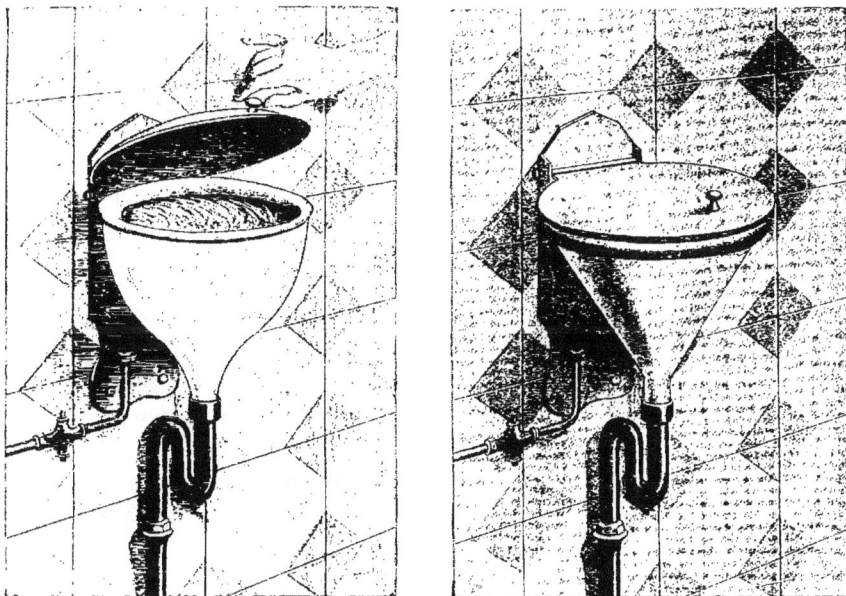

Fig. 5. — Crachoir à effet d'eau (A. Corbeil).

ment. Les ouvriers se sont montrés, à diverses reprises d'ailleurs, partisans de son obligation (1).

Types de crachoirs. — Le Dr Metchnikoff est partisan du cra-choir de poche, qui obvie aux inconvénients signalés ci-dessus. Il a été adopté dans diverses administrations, notamment dans les bureaux de la Compagnie des chemins de fer du Nord. On pourrait objecter que, si le crachoir de poche est imposé, il devra être payé par les patrons et constituera une dépense assez forte à leur charge ; mais il ne faut pas oublier que les crachoirs sont surtout nécessaires dans les locaux où le balayage ne peut se faire qu'à sec, et ceux-ci sont en nombre assez restreint. Ce nombre diminuerait encore vrai-

(1) 1er Congrès de l'hygiène des travailleurs et des ateliers, p. 31.

semblablement si l'obligation du crachoir était la rançon du balayage à sec, et cette extension du nettoyage à l'humide serait tout bénéfice pour l'hygiène.

Nous trouvons dans le *Bulletin de l'Association des industriels de France* (1) la description de divers crachoirs employés dans des établissements industriels. Ces appareils sont organisés de manière que les crachats soient cachés et que les mouches ne puissent y pénétrer.

M. Albert Corbeil, constructeur à Paris, a inventé le crachoir à effet d'eau que représentent la figure 5. Cet appareil est constitué par une cuvette de forme tronconique reliée en haut à une conduite d'amenée d'eau et en bas à une conduite d'évacuation. Il est muni d'un couvercle.

Pour faire usage de ce crachoir, on soulève le couvercle. Dès que le soulèvement commence, les parois internes de la cuvette se recouvrent automatiquement d'une couche d'eau en mouvement. Il est impossible de cracher autre part que sur cette couche d'eau entraînée vivement le long des parois et qui évacue avec elle les crachats, sans que ceux-ci puissent séjourner, même un instant, dans le récipient. Chaque fonctionnement de l'appareil exige un dixième de litre d'eau.

M. Fournier est l'inventeur d'un autre crachoir dont le récipient peut être incinéré en même temps que les matières qu'il contient. Ce récipient

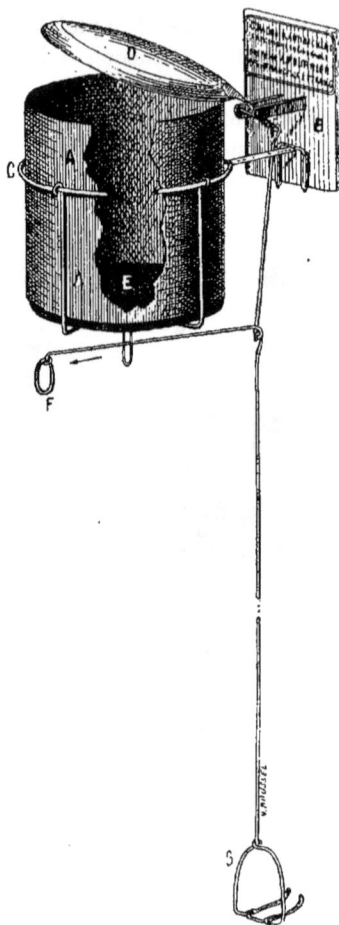

Fig. 6. — Crachoir incinérable (Fournier).

est en carton paraffiné. Il est porté par une monture métallique et placé à une hauteur convenable. Il renferme de la tourbe pulvérulente ou de la sciure de bois, imprégnées d'un antiseptique et d'une substance qui maintient la masse toujours humide. Les crachats s'y trouvent enrobés.

Le récipient est muni d'un couvercle qu'on soulève lorsque cela

(1) Année 1906, p. 127.

est nécessaire. Ce soulèvement se fait soit à l'aide de la main, soit avec le pied, en se servant de l'étrier et de la tringle verticale que montre la figure 6. Aussitôt que la main abandonne la manette ou que le pied quitte l'étrier, le couvercle se referme. Cette fermeture éloigne les mouches autant que l'antiseptique, qui imprègne la tourbe ou la sciure.

La matière contenue dans le récipient peut être mouillée de formol. Lorsqu'il convient de la changer, on saisit le récipient par le rebord avec une pince ; on le jette dans un foyer et on le remplace par un étui neuf.

L'emploi des crachoirs système Fournier a été généralisé, paraît-il, dans les ateliers de l'usine Schneider et Cie du Creusot.

Lavage des murs. — Le lavage des murs est indispensable dans les industries où l'on manipule des substances à décomposition rapide ou susceptibles de contenir des germes infectieux Ce lavage ne peut avoir lieu que si les murs sont revêtus d'un enduit imperméable.

Mais il est utile, en outre, que les murs de tous les ateliers soient nettoyés quelquefois; les poussières s'y déposent facilement, surtout quand ces murs ont une surface rugueuse, et sont ensuite soulevées par les courants d'air que provoquent soit l'ouverture des portes ou des fenêtres, soit le mouvement des machines.

Des échantillons de poussières ont été pris dans différentes usines, sur les murs et sur les poutrelles qui soutenaient la toiture, par la Commission autrichienne chargée d'une enquête sur les fonderies de plomb. On a toujours trouvé qu'elles contenaient une proportion élevée d'oxyde de plomb.

Le nettoyage des murs, même fait avec soin, soulève toujours quelques poussières. C'est donc une opération malsaine en soi, et par suite il importe qu'elle soit faite en dehors des heures de travail, c'est-à-dire au moment où le moins possible d'ouvriers sont exposés à en souffrir. En outre, il faut l'exécuter dans des conditions qui réduisent le soulèvement des poussières au minimum ou qui défendent contre elles l'ouvrier chargé du nettoyage. Dans quelques cas, l'emploi du masque respirateur s'imposera ; ailleurs on pourra pulvériser préalablement de l'eau (1).

Un très bon désinfectant pour les murs consiste en un lait de chaux très clair. La chaux tue une partie des microbes et emprisonne les autres dans une gangue calcaire qui les rend inertes pour toujours, même si l'enduit s'écaille (2).

Lapasset donne la formule suivante pour la composition de ce lait de chaux :

(1) On trouve actuellement dans le commerce des pulvérisateurs à main, pour le lessivage et le blanchissage à la chaux des murs.
(2) Sous-commission de préservation contre la tuberculose.

Chaux fraîchement éteinte .... 2 kilogrammes.
Eau .... 5 litres.

Il faut décanter et mélanger avec une solution de colle pour badigeon obtenue en traitant 250 à 300 grammes de colle par 5 litres d'eau bouillante.

La loi anglaise sur les fabriques prescrit le blanchissage des murs de tous les ateliers, même de certains ateliers de famille, tous les quatorze mois (1). Cette prescription est appliquée d'une manière très stricte, et certaines villes anglaises ont fait l'acquisition d'appareils à projeter le lait de chaux qu'elles louent ensuite aux industriels moyennant une faible rétribution (2).

A quel moment de la journée doit se faire le nettoyage de l'atelier. — On a fait valoir que, le lavage ou le nettoyage à l'humide ne dégageant aucune poussière, on pouvait les pratiquer pendant le cours du travail ; mais il faut remarquer que le nettoyage à l'humide n'est exigé que pour le *sol* et que l'époussetage des établis et machines soulève forcément des poussières. Celles-ci contiennent probablement moins de germes tuberculeux que celles du sol, mais elles sont néanmoins suspectes, et il est préférable que les ouvriers les respirent le moins possible. On est donc conduit non seulement à demander que le nettoyage se fasse en dehors du travail, mais à fixer un délai entre son achèvement et la rentrée des ouvriers pour que les poussières soulevées aient le temps de se déposer. La sous-commission de préservation contre la tuberculose avait demandé un délai d'une heure, mais le décret du 29 novembre 1904 n'a pas complètement homologué ces conclusions. Son article 1er prescrit seulement que le nettoyage sera fait au moins une fois par jour, avant l'ouverture ou après la clôture du travail, mais jamais pendant le travail.

ÉMANATIONS INSALUBRES. — LIEUX D'AISANCES.

LES ÉMANATIONS ET LE RÈGLEMENT. — La question des émanations et celle des lieux d'aisances sont réglées par les articles 3 et 4 du décret du 29 novembre 1904. Nous commencerons par examiner l'article 3, qui concerne les émanations. Il est ainsi conçu :

ART. 3. — L'atmosphère des ateliers et de tous les autres locaux affectés au travail sera tenue constamment à l'abri de toute émanation provenant

---

(1) Article 1er, § 3, de la loi industrielle anglaise de 1901 : « Tous les murs intérieurs des salles de travail, les plafonds ainsi que les couloirs et les escaliers, s'ils n'ont pas été peints à l'huile ou vernis au moins une fois dans les sept années qui précèdent, devront être blanchis à la chaux au moins dans les quatorze mois qui suivent la dernière opération de ce genre. S'ils ont été peints à l'huile ou vernis, ils seront lavés à l'eau chaude et au savon au moins une fois tous les quatorze mois.

(2) Report of the Chef Inspector of Factories and workshops, 1905, p. 13.

d'égouts, fosses, puisards, fosses d'aisances ou de toute autre source d'infection.

Dans les établissements qui déverseront les eaux résiduaires ou de lavage dans un égout public ou privé, toute communication entre l'égout et l'établissement sera munie d'un intercepteur hydraulique fréquemment nettoyé et abondamment lavé au moins une fois par jour.

Les éviers seront formés de matériaux imperméables et bien joints; ils présenteront une pente dans la direction du tuyau d'écoulement et seront aménagés de façon à ne dégager aucune odeur. (le reste de l'article concerne le travail dans les milieux délétères (Voy. p. 119).

On voit que le décret interdit radicalement d'exposer les travailleurs à des émanations infectes, quelles qu'elles soient. C'est que non seulement ces émanations sont désagréables et incommodes, ce qui serait déjà un motif sérieux de les proscrire, mais encore elles peuvent menacer la santé du personnel.

Provenant de matières fermentées ou décomposées, elles contiennent presque toujours du gaz acide sulfhydrique, dangereux par lui-même et accompagné d'autres gaz toxiques ou irrespirables, tels que l'oxyde de carbone ou l'acide carbonique. Enfin elles peuvent transporter des microbes pathogènes ou suspects au cas où des liquides, eux-mêmes infectés, sont soumis à une agitation mécanique dans un courant d'air. Cet air se charge de gouttelettes d'eau minuscules, qui peuvent contenir des microorganismes, plus minuscules encore.

Pour empêcher les émanations. — Cependant il peut être nécessaire que l'atelier soit relié à un égout, à une fosse ou à un puisard pour assurer la prompte évacuation de certains déchets : eaux qui s'écoulent des salles de filature au mouillé dans la filature de lin, eaux grasses des hôtels et restaurants, eaux de lavage et de trempage des boyauderies, abattoirs, tueries, équarrissages, tanneries, féculeries, etc. De même il faut bien que les lieux d'aisances soient reliés à un égout ou à une fosse.

Dans tous les cas ci-dessus et dans toutes les circonstances analogues qui peuvent se présenter, la prophylaxie des mauvaises odeurs est la même; c'est celle qui est indiquée sommairement par les alinéas 2 et 3 de l'article 3 ci-dessus.

D'abord, former de matériaux imperméables et à joints parfaitement lisses toutes les surfaces sur lesquelles circuleront les liquides à évacuer : éviers, plans inclinés, dallages, tuyauteries, et en assurer le lavage fréquent et à grande eau pour éviter la stagnation d'aucune matière susceptible de fermenter.

Les matériaux de choix sont les plus unis, ceux dont la surface est vitrifiée ou émaillée, tels que le verre, les porcelaines, les grès cérames, les fontes émaillées et, pour les revêtements, les carreaux céramiques, 'asphalte, le bitume. La poterie commune, le ciment, la fonte ordinaire sont imperméables ; mais leur surface relativement rugueuse présente des anfractuosités dont le nettoyage radical est difficile ; aussi prennent-ils facilement les mauvaises odeurs.

Intercepteurs hydrauliques. — Après avoir amené les liquides à la fosse ou à l'égout par des parois parfaitement lisses, il faut en ce point placer une interception hydraulique pour arrêter le retour des gaz méphitiques, qui ne peuvent manquer de se produire dans l'égout ou dans la fosse.

Ces intercepteurs peuvent se ramener à deux types :

Le *siphon* ordinaire (fig. 7) avec son tampon de visite pour le cas d'engorgement, ce tampon placé soit en dessous en A, soit en dessus en B, selon la disposition de l'appareil. Le siphon se fait en plomb pour les petits diamètres ; en grès, porcelaine ou fonte, pour les grands ;

La *bonde siphoïde* (fig. 8), en cuivre ou en fonte, dont on comprend suffisamment la diposition par le croquis ci-dessous.

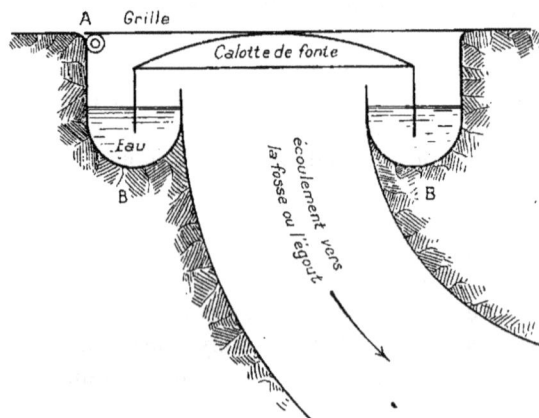

Fig. 7. — Siphon ordinaire de cour.

Fig. 8. — Bonde siphoïde employée dans quelques filatures de lin au mouillé.

C'est celle qu'on trouve sur presque tous les éviers de cuisine et qu'on emploie souvent dans les cours. On la rencontre dans plusieurs filatures de lin pour livrer passage aux eaux qui coulent sur le sol de l'atelier. Généralement la calotte supérieure ne fait qu'un avec la grille qui la surmonte et qui sert à arrêter des débris trop gros qui engorgeraient le siphon. En faisant tourner la grille autour de la charnière figurée en A, on soulève en même temps la calotte et on peut enlever facilement ce qui s'est accumulé sous la grille et dans la rainure B.

Là où n'existe pas de système d'égout, — et c'est le cas le plus fréquent pour les usines, — les liquides usés seront dirigés vers une fosse septique analogue à celle que nous décrirons plus loin, au sujet des cabinets d'aisances. Si les liquides putrescibles sont produits à un niveau trop bas pour arriver par pente naturelle à l'égout ou à la fosse septique, on les réunit dans un récipient qu'on vide de temps en temps. C'est ce qui se fait quand le laboratoire ou l'atelier sont en sous-sol.

Dans aucun cas on ne doit se servir du dispositif connu sous le nom de *puisard, puits perdu, puits absorbant, bouteilles*, etc. Ce dispositif consiste en un puits à pierres sèches qui doit laisser les liquides s'infiltrer dans le terrain environnant. Mais cette infiltration risque de contaminer les nappes d'eau avoisinantes et ne peut qu'être déconseillée par l'hygiéniste. De plus les puisards se colmatent rapidement et deviennent inefficaces; on est constamment obligé d'en creuser de nouveaux.

Les lieux d'aisances et le règlement. — C'est l'article 4 du décret du 29 novembre 1904 qui règle les cabinets d'aisances. Il est ainsi conçu :

Art. 4. — Les cabinets d'aisances ne devront pas communiquer directement avec les locaux fermés où le personnel est appelé à séjourner. Ils seront éclairés et aménagés de façon à ne dégager aucune odeur. Le sol et les parois seront en matériaux imperméables. Les peintures seront d'un ton clair.

Il y aura au moins un cabinet par cinquante personnes et des urinoirs en nombre suffisant.

Aucun puits absorbant, aucune disposition analogue ne pourra être établie qu'avec l'autorisation de l'administration supérieure et dans les conditions qu'elle aura prescrites.

Le premier alinéa de l'article 4 est pour ainsi dire la suite du précédent. Même dans des cabinets « éclairés et aménagés de façon à ne dégager aucune odeur », des odeurs se produisent au moment des visites, et le règlement ne veut pas que les travailleurs en soient incommodés. Ils y sont particulièrement exposés si les ateliers sont ventilés par aspiration. Dans ce cas, chaque fois qu'on ouvre la porte des lieux, une bouffée d'air en sort pour envahir l'atelier. Donc, défense d'avoir un lieu séparé de l'atelier par une simple porte ou même par un tambour à deux portes. Ces communications sont *directes*. Pour que la communication soit indirecte, il faut que le lieu communique avec l'atelier par l'intermédiaire d'une autre pièce, et que celle-ci soit elle-même ventilée. Dans ce cas, elle peut être très petite. Un corridor, un tambour (ventilés) suffisent.

D'ailleurs, toutes les fois que la disposition des locaux le permettra, il sera bon d'éloigner les lieux de l'atelier. Exceptons toutefois les professions qui exposent les ouvriers à une température élevée et entretiennent leur corps en sueur. Dans ce cas, les ouvriers prennent aisément froid en allant aux lieux. Il faut au contraire les rapprocher de l'atelier et, s'il est possible, les chauffer.

La loi anglaise ordonne de séparer les cabinets des hommes de ceux des femmes. Cette mesure mériterait d'être généralisée; elle a été réclamée à plusieurs reprises par les ouvrières d'établissement à personnel mixte.

Chaque cabine doit être séparée de la cabine voisine par une séparation haute de 2 mètres au moins. Cette séparation ne sera jamais en bois.

Le lieu doit être *éclairé*, mais l'éclairage artificiel, n'étant pas proscrit, peut suffire. Pour son aération, la nécessité d'une communication directe avec le dehors n'est pas spécifiée ici comme à l'article suivant. Il suffit que l'aménagement ne laisse dégager aucune odeur, et une gaine de ventilation peut y pourvoir.

Le sol et les parois doivent être en matériaux imperméables pour permettre des lavages fréquents et efficaces. Des murs blanchis à la chaux ne seraient pas suffisants. Les peintures claires signalent la malpropreté et incitent à la faire disparaître. C'est pour cela qu'elles sont ordonnées.

Il est très difficile d'assurer la propreté de lieux d'aisances à usage commun. La difficulté est d'autant plus grande que le personnel est plus nombreux et plus grossier. Dans les *lieux à la turque* notamment (1), il est presque impossible d'empêcher que des matières soient déposées autour de la lunette.

Le siège qui paraît le meilleur est un siège isolé, en faïence, en porcelaine ou en fonte émaillées. Les rebords en bois de ce siège sont assez étroits pour qu'on ne puisse y monter et que l'on soit contraint de s'y asseoir. L'ouverture doit être d'un ovale assez accentué pour éloigner les causes possibles de contamination.

Évacuation des matières fécales. — De même que pour les résidus industriels, deux cas peuvent se présenter. Les matières peuvent être conduites directement dans un égout, ou bien il n'y a pas à proximité de canalisation permettant leur départ immédiat. Ce dernier cas nécessite des installations au sujet desquelles nous allons entrer dans quelques détails.

Tout à l'égout. — Dans les villes où le tout à l'égout est possible, il vaut mieux profiter de cette disposition et munir chaque cabinet d'un appareil de chasse. Cet appareil fonctionnera soit au moyen d'une chaînette à la volonté des visiteurs, soit à des intervalles réguliers, à l'aide d'un siphon à amorçage automatique. Le premier sys-

(1) Ce sont les lieux sans siège, où le visiteur prend la position accroupie.

tème sera employé de préférence dans les établissement à personnel réduit ; mais, dans les usines où les ouvriers sont nombreux, il est préférable d'opérer la chasse automatique (fig. 9).

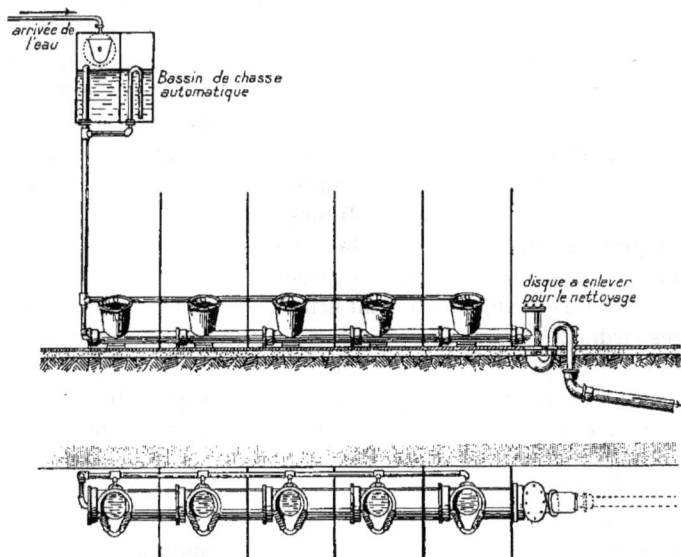

Fig. 9. — Installation de cabinets d'aisances pour usines.

Avant d'aboutir à l'égout, le tuyau de déversement doit être muni d'un siphon hydraulique interceptant les gaz.

Fosses étanches ordinaires. — Quand les cabinets ne peuvent pas être mis en communication directe avec un égout, on reçoit généralement les matières dans une fosse étanche en maçonnerie, où elles subissent la fermentation putride en présence de l'air. On essaye souvent de renouveler celui-ci à l'aide d'un tuyau de ventilation montant jusqu'à la toiture : cette disposition est inefficace et n'empêche aucunement les rentrées de gaz infects par les cuvettes des lieux, si l'interception hydraulique vient à manquer dans celles-ci. Quand la fosse est pleine, on la vide : opération souvent malpropre, presque toujours coûteuse, et on ne sait que faire des matières extraites, qui dégagent une odeur insupportable si on les répand dans les champs. Les fosses fixes sont rarement étanches ; les propriétaires ont tout avantage à avoir des fosses non étanches, car la vidange est onéreuse. Dans certaines villes, on ne vidange jamais ; les matières fécales s'accumulent dans le sous-sol et souillent profondément la nappe d'eau souterraine. En admettant que les prescriptions légales soient respectées et que les fosses soient étanches, la vidange des fosses expose à de nouvelles difficultés et à de nouveaux dangers au point de vue de l'hygiène. Les propriétaires s'adressent naturellement aux compagnies dont les prix sont les moins élevés, et il arrive trop souvent que ces compagnies répandent les produits de la vidange sur le sol ou le déversent clandestinement à la rivière ou dans les égouts.

Les tinettes mobiles sont une cause d'insalubrité pour l'habitation, et, avec ce système, la vidange donne lieu aux mêmes difficultés et aux mêmes abus que la vidange des fosses fixes (1).

Épuration bactérienne. — Ce système doit être irrévocablement abandonné, maintenant qu'on sait le remplacer par une méthode hygiénique, celle des fosses septiques (*septictanks*), qui consiste à provoquer sur place une fermentation spéciale des matières à l'abri de l'air et leur transformation en composés minéraux ayant perdu presque toute odeur, directement utilisables pour arroser les champs ou les jardins.

Au Congrès de Bruxelles de 1903, de nombreux savants et praticiens sont venus faire l'éloge de la fosse septique. On la réalise au moyen de dispositifs spéciaux empêchant l'introduction de l'air et permettant le séjour dans la fosse des matières à transformer (2).

Si la fosse est bien organisée, il se produit une active fermentation anaérobique qui amène « la solubilisation de la cellulose, la peptonisation et la transformation ammoniacale des albuminoïdes » (3).

On obtient ainsi un liquide opalin presque inodore, ne tenant aucune matière en suspension, et cette épuration est suffisante dans la plupart des cas. Les microbes pathogènes sont détruits ainsi que les œufs des mouches et moustiques, ces véhiculeurs de maladies épidémiques.

Pour que le liquide sortant de la fosse septique soit complètement épuré, il faut une nouvelle fermentation, aérobique cette fois, avec oxydation et nitrification. Cette nouvelle transformation chimique s'opère par une filtration bien combinée à travers du mâchefer ou de la tourbe. MM. Muntz et Laisné ont fait connaître à l'Académie des Sciences (séance du 4 mars 1906) que, si l'on opère sur des liquides bien décantés en fosses septiques, le lit bactérien de tourbe peut fonctionner presque indéfiniment.

Fosse Mouras. — La première fosse septique date de 1881, époque à laquelle Louis Mouras (de Vesoul) prit un brevet pour un système de fosse supprimant les odeurs.

La fosse Mouras a été décrite dans un grand nombre de publica-

(1) LAVERAN, Rapport au Conseil d'hygiène de la Seine, 2 août 1907.
(2) M. Devrez, ingénieur spécialiste, à Seignelay (Yonne), transforme avec succès les fosses existantes au moyen de cloisons et de revêtements parfaitement étanches, exécutés en ciment armé de *métal déployé*.
(3) LAUNAY, ingénieur en chef des ponts et chaussées, Rapport au Congrès international d'hygiène de Bruxelles.

tions. Le *Bulletin de l'Inspection du travail* lui a consacré deux
articles : l'un dû à M. Bellon, inspecteur du travail à Roubaix ; l'autre
au Dr Fichaux (de Tourcoing) (1). Voici en quoi elle consiste :

C'est en réalité une fosse double dont le compartiment A constitue
à proprement parler la fosse et le compartiment B un réservoir.

Dans le compartiment A, les matières subissent la fermentation
spéciale à l'abri de l'air, dite *anaérobie*, c'est-à-dire que certains
microbes particuliers s'y développent aux dépens des matières en
suspension dans le liquide et sans consommer d'oxygène. Ces

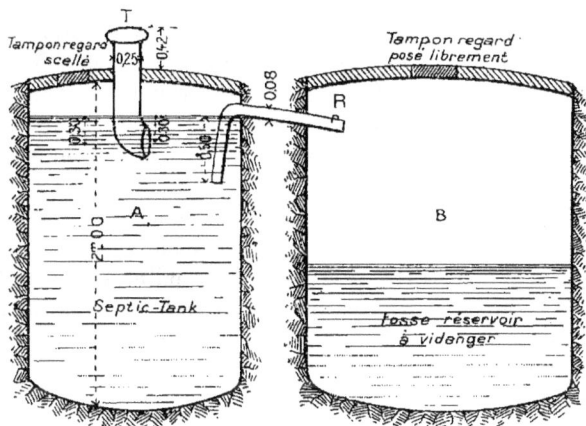

Fig. 10. — Fosse Mouras.

microbes désagrègent les matières solides, les divisent, les dissolvent
pour ainsi dire, et le résultat de la fermentation est un liquide peu
coloré, ne possédant presque pas d'odeur, qui contient seulement
quelques fibriles en suspension et qui n'a perdu aucun des éléments
fertilisants contenus dans la matière première.

La fermentation anaérobie exigeant l'absence de l'air, le compartiment A est pourvu d'un tampon-regard scellé au ciment ou à l'argile,
et la maçonnerie est enduite d'une couche de ciment aussi bien sur
les parois que sur le radier et la voûte. A travers la voûte passe le
tuyau T, par lequel arrivent les matières fécales. Ce tube plonge dans
le liquide de la fosse d'environ 30 centimètres. Dans les cabinets à la
turque, il vient affleurer l'extrados de la fosse.

Avant sa mise en service, le compartiment A est rempli d'eau jusqu'à ce que le tuyau R, qui fait communiquer les deux compartiments
entre eux, commence à couler. Ce tuyau ne forme pas siphon, mais
déversoir, et transporte dans le compartiment B, au fur et à mesure
que de nouvelles matières arrivent, le liquide transformé pris dans

(1) *Bull. de l'Inspection du travail*, 1904, p. 248 et 322.

la couche où cette transformation est achevée. Le même tuyau peut déverser directement l'*effluent* dans un égout ; dans ce cas, le compartiment B devient inutile.

Le compartiment B est construit de la même façon que le compartiment A; il sert simplement de réservoir, et c'est le liquide qu'il contient qui doit être vidangé. Il est muni d'un tampon regard non scellé, mais posé seulement pour permettre le libre dégagement des gaz. Ce compartiment ne doit contenir que du liquide, car les parties solides qui tombent dans le compartiment A, papier, débris divers, s'assemblent d'abord à la surface par ordre de densité ; puis, au fur à mesure qu'elles s'imbibent d'eau, descendent et arrivent au fond du compartiment, où elles forment une couche floconneuse qui se fond peu à peu. Le *chapeau* est constitué par des matières fécales solides; mais son épaisseur ne dépasse pas quelques centimètres, par suite de la liquéfaction qui s'accomplit et transforme sans cesse la couche inférieure.

En ce qui concerne le volume à donner à la fosse septique, il faut tenir compte du but à remplir. Le Dʳ Fichaux dit à ce sujet : « Il résulte des données théoriques et expérimentales que la division et la liquéfaction des matières dans une fosse Mouras bien amorcée peuvent être obtenues en un temps relativement court, limitable même à vingt-quatre heures. S'il en est ainsi, il suffirait d'approprier une capacité de 2 litres par chaque habitant et par jour. Je crois que ce serait téméraire et bien exigu. A ce compte, cent habitants ne nécessiteraient qu'une capacité de 2 hectolitres, c'est-à-dire un cinquième de mètre cube. Mais, si l'on voulait accorder aux microbes un délai de *vingt-cinq jours* au lieu de *vingt-quatre heures*, pour desservir cent habitants, ils ne demanderaient encore qu'une capacité de 5 mètres cubes, laquelle peut se réaliser en un bien petit terrain. »

La fosse Mouras a reçu de nombreuses applications, mais elle est surtout appelée à rendre des services dans les installations isolées. Dans les villes, le tout à l'égout est préférable.

Fosse Bezault. — Pour répondre à quelques critiques adressées à la fosse Mouras, on lui a fait subir des modifications qui n'ont rien changé à ses dispositifs essentiels. On s'est ingénié à rendre le compartiment A aussi étanche que possible et à lui donner une forme qui assure l'achèvement de la fermentation anaérobie avec une complète désintégration des matières. La gravure ci-contre représente la fosse septique automatique Bezault, dont la capacité est d'environ 1ᵐᶜ,5 par personne. Cette fosse, qui correspond au compartiment A de la fosse Mouras, a été partagée en deux par une cloison séparative qui a pour but d'empêcher qu'un courant direct s'établisse entre le tuyau de chute et le tuyau de sortie; cette cloison empêche aussi que les matières passent dans le compartiment de sortie avant qu'elles soient complètement désagrégées. Le passage d'un compartiment à l'autre s'effectue par de petites ouvertures longitudinales placées

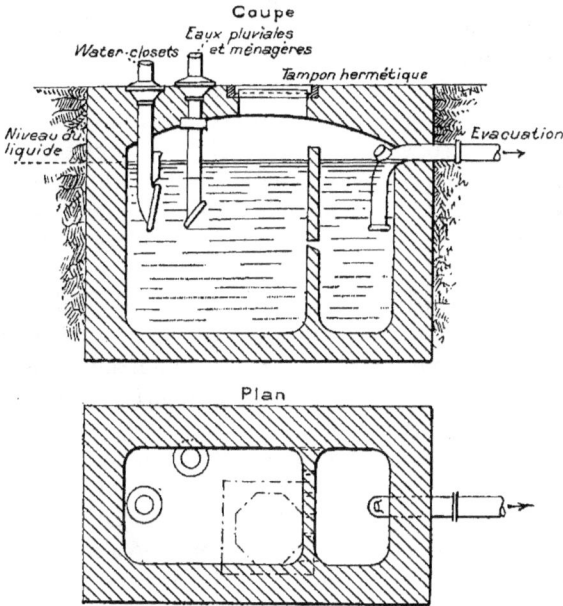

Fig. 11. — Fosse septique automatique Bezault.

sous la surface du liquide, à une distance qui varie avec le volume de la fosse.

Lits bactériens. — La fosse septique Bezault a le même inconvénient que la fosse septique Mouras. Elle solubilise bien les matières; mais l'effluent est toujours un liquide fermentescible, qui contient encore des microbes pathogènes. Pour achever sa transformation, cet effluent a besoin de subir sur des *lits bactériens* une autre fermentation, *aérobie* celle-là, qui, oxydant les composés azotés produits par la première transformation, les change en nitrates.

Il est curieux que ces deux modes de fermentation, appelés à se compléter l'un l'autre, aient d'abord reçu séparément des applications pratiques : le premier, par Mouras en France, le second par Dibdin en Angleterre. Dibdin cherchait à épurer les eaux d'égout de Sutton, près de Londres. Ces eaux étaient décantées pour les séparer des impuretés solides et conduites sur un sol artificiel composé de scories de mâchefer. L'arrivée des eaux d'égout était réglée de manière à laisser aux matières organiques déposées dans la masse filtrante le temps de s'oxyder au contact de l'air. Dibdin montra que ces phénomènes d'oxydation étaient dus à des microbes aérobies, les mêmes qui agissent, mais d'une façon beaucoup plus lente, quand les eaux à épurer servent à irriguer le sol arable d'une manière intermittente.

On s'aperçut bientôt, cependant, que le lit de scories se colmatait assez rapidement, surtout lorsque les eaux d'égout n'étaient pas assez diluées. C'est alors que Donald Cameron eut l'idée de combiner la fermentation *anaérobie* à la fermentation *aérobie*. La première attaque et désagrège les matières solides en suspension dans les liquides usés ; la seconde achève leur transformation en un liquide imputrescible d'où les microbes pathogènes ont à peu près disparu. La fermentation anaérobie se passe dans la fosse septique, le *septictank* des anglais ; la fermentation aérobie exerce ses effets dans le *lit bactérien*. Le liquide qui sort de ceux-ci est incolore et inodore. Il ne contient plus que des sels minéraux.

Épurateur biologique Degoix. — Avant de quitter les *fosses septiques* et les *lits bactériens*, nous dirons un mot d'une combinaison d'appareils qui peut trouver son application dans une petite usine : c'est l'*épurateur biologique pour habitation*, que le Dr Calmette a eu l'occasion d'expérimenter à l'Institut Pasteur de Lille et qui a été imaginé et construit par M. Degoix, ingénieur.

Cet appareil se compose (1) de deux compartiments étanches d'égale capacité, placés l'un à côté de l'autre. L'un F (fig. 12) constitue la fosse septique qui solubilise les matières brutes (déjections, papiers, eaux ménagères, restes d'aliments, liquides de lavage divers). Ce compartiment est semblable au compartiment A déjà décrit de la fosse Mouras.

L'autre compartiment est constitué par un récipient métallique. Il renferme un lit bactérien en mâchefer qui repose sur un faux fond métallique perforé O et reçoit à sa partie supérieure, au moyen d'un distributeur à égouttage intermittent IH, le liquide à épurer qui arrive de la fosse septique par le tuyau GG'.

Le récipient LB porte sur son couvercle un tuyau K, chargé d'amener l'air extérieur.

Au-dessus du fond métallique perforé O existe un espace vide par lequel s'écoule l'eau qui a traversé le lit de scories en s'épurant et par lequel s'échappent, d'autre part, au moyen du tube SS, les gaz provenant de la fermentation. Par suite de l'élimination rapide et constante de ces gaz, qui sont aspirés jusque sur le toit de l'immeuble par la cheminée à girouette C, les phénomènes d'oxydation de la matière organique dissoute s'opèrent avec une grande énergie dans les scories. L'air y est incessamment renouvelé, et aucune odeur ne se perçoit.

Après trois mois de fonctionnement, dit le Dr Calmette, cet appareil, qui reçoit chaque jour une moyenne de quinze chasses de water-clo-

(1) Dr CALMETTE, Recherches sur l'épuration biologique et chimique des eaux d'égout, 1907, p. 72.

sets de 10 litres, et dont la capacité est de 1me,5, donne un effluent qui, prélevé aux diverses heures de la journée dans le petit regard d'échantillonnage E, renferme une proportion de nitrates variant de 25 à 110 milligrammes. Cet effluent est inodore, imputrescible et légèrement opalescent; il pourrait donc être déversé avantageusement dans

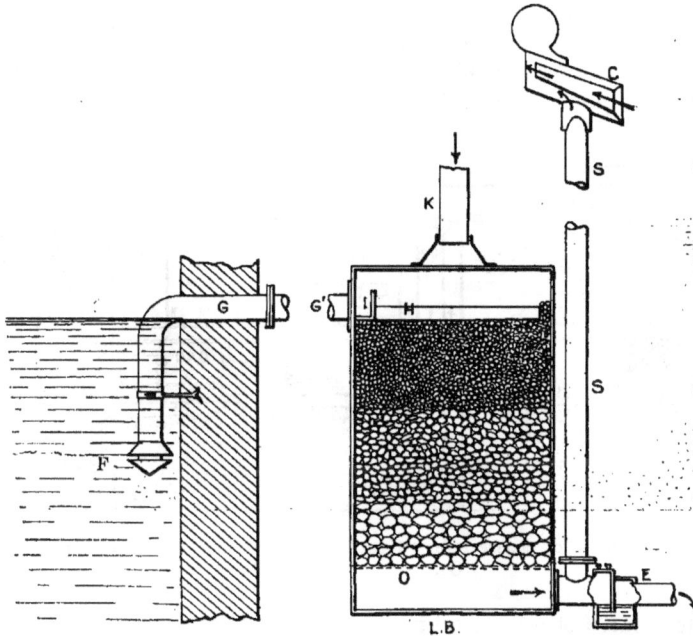

Fig. 12. — Épurateur biologique pour habitation (système Degoix).

un jardin potager ou sur des gazons; la culture en tirerait un immédiat et large profit.

D'après le directeur de l'Institut Pasteur de Lille, les dispositifs de ce genre représentent, pour les maisons et pour les établissements collectifs isolés des réseaux d'égout ainsi que pour les petites agglomérations rurales, le meilleur système d'assainissement qui soit actuellement connu.

L'épurateur biologique Degoix pourrait être modifié dans ses dimensions et adapté à des établissements industriels; néanmoins il peut se faire qu'il soit insuffisant, dans le cas d'un personnel nombreux ou de déchets importants tels que ceux des abattoirs, tanneries, boyauderies, etc.; pour ces cas-là, il est utile de connaître une installation un peu différente qui a fait ses preuves. Nous voulons parler de celle du sanatorium de Montigny-en-Ostrevent, qui a été disposée d'après les indications du Dr Calmette.

L'installation de Montigny est destinée à épurer automatiquement un volume d'eau d'égout d'environ 50 mètres cubes par jour. Le système d'égout employé est du type séparé, et les eaux se composent d'un mélange de déjections et d'eaux ménagères.

Ces eaux arrivent dans une chambre de décantation dont les dimensions sont modestes, parce que les matières solides ne sont pas abondantes (1) (0^m,75 sur 0^m,75) avec une profondeur assez grande (1^m,10) pour permettre le rassemblement des dépôts qu'une vanne placée à la partie inférieure permet d'évacuer.

De la chambre de décantation, le *sewage* passe dans une fosse septique, qui mesure 6 mètres de long sur 2^m,50 de largeur et 3^m,10 de

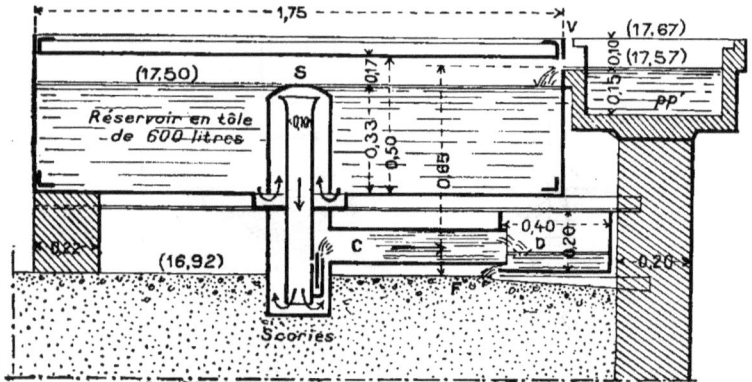

Fig. 13.— Siphon de chasse intermittent du type Doulton, adopté à Montigny-en-Ostrevent, près de Lille.

profondeur. Cette fosse est pourvue d'une chicane de fond et de deux chicanes de surface. Deux larges trous d'homme permettent au besoin de descendre dans la fosse pour y effectuer des réparations, et une vanne de fond peut servir soit à la vider complètement, soit à évacuer les boues lorsque le volume de celles-ci devient trop considérable (2).

· L'effluent de la fosse septique est déversé par un tube de trop-plein dans un canal ouvert qui le répartit à son arrivée dans trois réservoirs de chasse contenant chacun un siphon du type Doulton et desservant un tiers du lit bactérien que nous allons décrire. Chaque chasse amène 400 litres de liquide dans une *nochère* percée de fentes correspondant aux rigoles d'irrigation du lit.

· Le lit bactérien repose sur une sole imperméable en ciment et est enfermé entre quatre murs ayant 2^m,25 de hauteur. La base des

(1) Dans certaines installations, il sera nécessaire de donner à cette chambre de décantation des dimensions plus grandes, suivant la composition des eaux usées, afin d'assurer le dépôt des débris de charbon, des cendres, des graviers, des scories de cuisine, de l'argile, des poils, des déchets de laine, de coton, des fragments de cuirs ou de tissus, etc.

(2) Après une année entière de fonctionnement régulier, le volume de ces boues a été insignifiant.

murs porte des ouvertures destinées à assurer l'évacuation de l'eau épurée dans une rigole qui la conduit dans un petit bassin. Le trop-plein de celui-ci est utilisé pour l'arrosage des jardins potagers.

La sole du lit est légèrement inclinée de chaque côté du grand axe, et on y a disposé, en rangées parallèles, à 1 mètre de distance les uns des autres, des drains constitués par des tuiles faîtières, dont la concavité est tournée vers le sol. Ces drains sont recouverts d'une couche de grosses scories mesurant 32 centimètres de hauteur et, au-dessus, d'une couche de scories en fragments de plus en plus petits, jusqu'à ce que l'ensemble atteigne la hauteur de 1^m,75.

La surface du lit est creusée de rigoles garnies, sur une partie du parcours seulement, de tuiles faîtières à concavité tournée vers l'exté-rieur. C'est dans ces rigoles d'irrigation qu'arrive l'eau de la *nochère*.

L'installation est construite en briques et ciment et ne reviendrait pas, dans les conditions ordinaires de construction, à plus de 5 000 francs. Elle ne nécessite aucune surveillance ni aucun frais d'entretien. L'effluent contient une proportion élevée de matières fertilisantes (1).

Fonctionnement des fosses septiques. — De nombreuses fosses septiques, plus de 1500, ayant été établies dans le département de la Seine, une commission de son Conseil d'hygiène a été chargée d'enquêter sur les résultats obtenus. Du rapport du professeur Lave-ran (2), il résulte que dans ce cas particulier les résultats constatés ont été mauvais. Au sortir des fosses septiques examinées, le liquide était malodorant et rempli de microbes. Dans cet état il ne doit être envoyé ni dans des puisards absorbants, ni dans des cours d'eau.

Pour qu'il devienne inoffensif, il faut que son épuration biologique soit achevée sur des lits bactériens d'oxydation.

Quelques-uns des appareils examinés par la Commission étaient munis de soi-disant lits bactériens ; mais ceux-ci étaient absolument insuffisants, et leurs effluents contenaient autant de microbes et autant d'azote ammoniacal qu'à la sortie des fosses septiques ordi-naires.

Faut-il conclure de là que l'épuration biologique soit inefficace ? Aucunement, mais il faut savoir qu'elle donne de mauvais résultats si les opérations ne sont pas bien *réglées*. « Il faut, dit le professeur Laveran (3), que les eaux séjournent tant d'heures dans les septic tanks, tant d'heures sur les lits bactériens d'oxydation et que ces lits puissent s'aérer convenablement entre deux amenées d'eau. Dans les

(1) Pendant ces dernières années, diverses tentatives d'épuration biologique des eaux résiduaires de sucreries, de distilleries de betteraves, d'amidonneries, ont été tentées dans le nord de la France.

(2) Comptes rendus du Conseil d'hygiène publique et de salubrité du département de la Seine (séance du 2 août 1907).

(3) *Ibidem*.

fosses septiques de petites dimensions construites pour recevoir les vidanges d'un immeuble, la rapidité de l'écoulement des liquides est très variable, surtout si les fosses reçoivent, outre les matières de vidange, les eaux de lavage et les eaux de pluie ; l'appareil fonctionne tantôt comme une fosse septique, tantôt comme un simple dilueur. »

Si la fermentation anaérobie est trop courte, son rôle n'est pas terminé quand le liquide arrive aux lits bactériens, et ceux-ci s'encrassent. Si, d'autre part, les lits bactériens sont noyés, s'ils ne sont pas aérés régulièrement et suffisamment, eux non plus ne peuvent pas remplir leur office.

Urinoirs. — Le décret ou 29 novembre 1904 dispose qu'il y aura au moins un cabinet par cinquante personnes et un nombre suffisant d'urinoirs.

Les urinoirs construits actuellement sont à plaque, à auge, ou à bassin.

Les urinoirs à plaque sont en général mal entretenus dans les établissements industriels et répandent une odeur infecte par suite de l'urine qui fermente sur la plaque et aux abords, cette plaque n'étant généralement ni lavée par un courant d'eau, ni enduite d'huile de houille.

Les urinoirs à auge collective valent mieux, la surface sur laquelle l'urine fermente étant moindre. Mais le meilleur système est, sans contredit, l'urinoir à bassin, dont l'extrémité antérieure s'avance en forme de bec et recueille les dernières gouttes d'urine. On lui reproche d'être d'une grande fragilité. Nous l'avons vu néanmoins employé dans un grand nombre d'établissements commerciaux et de bureaux. A Denain, des urinoirs à bassin ont été installés dans l'atelier de modelage de la Société de constructions ; ils n'ont subi jusqu'à maintenant aucun dégât. D'ailleurs nous avons pu constamment observer, en visitant les ateliers de l'industrie, que, là où un certain caractère de propreté et même de luxe était donné aux installations mises à la disposition des ouvriers, ceux-ci se montrent toujours plus soigneux qu'ailleurs.

Les liquides provenant des urinoirs doivent naturellement aller rejoindre les matières fécales dans la fosse septique, là où elle existe.

Fosses perdues. — Au point de vue de la pollution des eaux souterraines, la disposition connue sous le nom de *fosse perdue, fosse filtrante, puits absorbant* est encore plus inadmissible en matière de vidange que pour les autres eaux usées. Elle avait été inscrite éventuellement au troisième alinéa de l'article 4 du décret du 10 mars 1894 (devenu le décret du 29 novembre 1904), à une époque où cette disposition pouvait être considérée comme inévitable dans certains cas. L'autorisation ministérielle visée dans cet article ne serait certainement plus accordée aujourd'hui.

MILIEUX DÉLÉTÈRES.

LE DANGER.

Dans les établissements industriels, dans les mines, dans les chantiers pour le creusement de simples puits, les ouvriers sont souvent exposés à se trouver dans des milieux rendus irrespirables par les gaz délétères. Nombreux sont les cas d'asphyxie survenus dans ces conditions.

L'HYDROGÈNE SULFURÉ. — Thomas Oliver cite le fait suivant (1) : un soir du mois de juillet 1902, un homme descendit dans un caisson ouvert employé dans un chantier de construction d'un bassin de radoub à Helburn-on-Tyne ; il n'y avait à ce moment-là que quelques pieds d'eau au fond du caisson. L'homme y était depuis quelques minutes à peine quand des cris d'appel se firent entendre ; un autre ouvrier pénétra dans le caisson, mais, dès qu'il eut gagné l'endroit où se trouvait son camarade, il appela à son tour. Un troisième ouvrier descendit ; on entendit de nouveau des cris, puis ce fut le silence. Dans l'espace d'un petit nombre de minutes, trois hommes avaient trouvé la mort au fond de l'appareil, qui ne contenait, nous l'avons dit, que quelques pieds d'eau. Malgré les nombreux efforts du chef de chantier et des autres ouvriers de l'équipe, dont quelques-uns se firent descendre dans le caisson à l'aide de cordes, il fut impossible de remonter les cadavres le jour même.

L'asphyxie de ces ouvriers avait été causée par du gaz hydrogène sulfuré. L'eau du caisson en contenait 12,2 volumes p. 1 000. Ce gaz provenait de ce que les travaux d'excavation avaient été entrepris dans un sol composé en grande partie de résidus d'usines de produits chimiques et de scories de fer.

Dans le même chantier, quelques semaines plus tard, un nouvel accident survint. Un ouvrier y perdit la vie et trois autres faillirent avoir le même sort. En cette dernière occurrence, étant donné le progrès des travaux, le caisson était assez profondément enfoncé dans le sol ; l'eau y atteignait une hauteur de 14 mètres. Un scaphandrier venait de donner le signal qu'il remontait ; il émergeait déjà et avait atteint la plate-forme sur laquelle se tenait l'aide chargé de lui enlever son casque, lorsque celui-ci, s'apprêtant à le faire, fut surpris par le gaz et tomba inanimé sur le scaphandrier. Bientôt après deux autres ouvriers survinrent, qui furent à leur tour victimes de l'atmosphère empoisonnée dans laquelle ils respiraient. Les quatre hommes furent remontés, mais le médecin appelé fit en vain des efforts pour rappeler à la vie l'aide du scaphandrier.

(1) *Industrial diseases*, 1904, p. 16.

Peu de temps après le second accident, le professeur Vivian Leves (de Londres) démontra que 2 mètres cubes de l'eau contenue dans le caisson, agitée avec de l'air, étaient susceptibles de dégager environ 30 litres d'hydrogène sulfuré; par conséquent, il suffisait de soumettre à une certaine agitation 4 mètres cubes de cette eau pour provoquer le dégagement d'une quantité d'hydrogène sulfuré suffisante pour rendre mortel l'air surmontant l'eau du caisson. Or le caisson contenait alors un peu moins de 170 mètres cubes d'eau; on comprend donc parfaitement que la remontée du scaphandrier ait suffi pour produire le dégagement en question.

On peut penser que l'hydrogène sulfuré et peut-être aussi l'acide carbonique sont les principaux coupables dans les asphyxies causées par les fosses à purin.

A Peys, canton d'Albert (Somme), le 26 mai 1907, un ouvrier ayant oublié un seau dans une fosse à purin qu'on vidait, veut y descendre. Il tombe asphyxié par les gaz méphitiques. Son père, puis deux autres personnes veulent le secourir, ils tombent à leur tour : quatre morts.

Layet s'est particulièrement occupé des cas d'asphyxie survenus pendant le nettoyage des égouts et cite quelques exemples : « Dans les vieux égouts, dit-il, l'observation a démontré que le dégagement des gaz délétères est surtout abondant aux endroits nouvellement déblayés. Cela provient de l'absorption des émanations gazeuses par les pierres poreuses qui ont servi à la construction des égouts.

« Ces gaz, contenus par la pression de la vase et des matières, sortent des pores de la pierre dès que ces matières sont enlevées et se répandent dans l'égout; de sorte que, jusqu'à épuisement de ces gaz, dix ou douze jours environ, les parties curées sont les plus dangereuses à traverser. »

Pfeiffer déclare que les eaux résiduaires déversées dans les égouts par les établissements industriels sont responsables en grande partie du dégagement des gaz qu'on y rencontre (1).

Le nettoyage des fosses d'aisances a également causé la mort de nombreux ouvriers.

Brouardel, dans son travail sur les asphyxiés, et Courtois-Suffit, dans son étude sur l'assimilation des intoxications par l'hydrogène sulfuré aux accidents du travail (2), expliquent comment se produisent les asphyxies pendant la vidange des fosses d'aisances.

Actuellement, dans les villes, la vidange des fosses s'opère au moyen du système dit « atmosphérique ». Leur contenu est aspiré par un tonneau métallique dans lequel on fait le vide. Pour que ce système puisse fonctionner, il faut que les matières soient mélangées de manière à former une masse à peu près homogène, à consis-

(1) *Zeitschrift für Gewerbe-Hygiene*, 1904, p. 314, 338.
(2) *Bull. de l'Inspection du travail*, 1902, p. 357.

tance de pâte fluide. On procède au mélange à l'aide de perches, et on enfonce tout d'abord la partie supérieure mi-solide, le *chapeau*. Cette opération, qui se fait par l'orifice de la fosse, provoque un fort dégagement de gaz pouvant produire des intoxications parmi les ouvriers placés près de cette ouverture.

Souvent la vidange se limite aux matières que l'aspiration parvient à entraîner ; parfois cependant on procède au nettoyage complet. Dans ce cas, un ouvrier descend dans la fosse : à l'aide d'une pelle, quelquefois d'une pioche quand la croûte qui tapisse les parois est dure, il enlève ce que l'aspiration n'a pu attirer et le place dans un seau qu'il passe à d'autres ouvriers, se tenant à l'extérieur. En général, les règlements municipaux imposent à cet ouvrier (et le décret du 29 novembre 1904 en fait une obligation) le port d'une ceinture ou d'une bricole ; mais, la plupart du temps, il néglige cette mesure de précaution, sans souci de l'asphyxie du « coup de plomb », comme l'appellent les ouvriers.

Un ouvrier qui est victime du « coup de plomb », dans ces conditions, est presque toujours cause que d'autres victimes sont à déplorer, ses camarades descendant l'un après l'autre pour le secourir.

Quelquefois l'asphyxie atteint la personne qui, un jour ou deux après qu'elle a été vidée, descend dans la fosse pour s'assurer si elle est en bon état.

C'est pour nous conformer à la tradition que nous avons examiné les « coups de plomb » en même temps que les intoxications par l'hydrogène sulfuré, car il paraîtrait que ce gaz entre pour une proportion assez faible dans la composition des gaz des fosses d'aisances. A la suite d'un accident ayant entraîné la mort de deux ouvriers, Hanriot (1) a fait procéder à des analyses dont voici les résultats :

Nature des gaz rencontrés.	PROPORTION SUR 100 CENT. CUBES DE GAZ.						
	Fosses non ventilées.				Fosses pourvues d'un tuyau d'aération.		
	Nᵒˢ 1.	2.	3.	4.	5.	6.	7.
Hydrogène sulfuré....	0,03	0,04	0,05	0,01	0,01	»	»
Ammoniaque.........	3,2	3,3	3,7	1,2	1,9	»	»
Acide carbonique.....	9,6	11	10,8	4	0,6	0,32	1,03
Oxygène............	3,8	»	3,7	12,1	12,6	13,72	4,5
Méthane.... ....⎫							
Hydrogène..........⎬ 85,69	31,75	82,69	84,89	»	»	»
Azote.............⎭							

Quelques expérimentateurs ont recherché la proportion d'hydrogène sulfuré qui, répandu dans l'air, le rend toxique. Cette proportion est très faible, mais il paraît qu'elle varie d'un individu à l'autre et qu'il importe de tenir compte de l'idiosyncrasie de chacun.

(1) *Archiv f. Hygiene*, 1892, p. 135.

Gréhant et Peyron ont trouvé qu'un mélange d'air et de 1 p. 1 000 d'hydrogène sulfuré amenait divers accidents chez le chien; pour tuer cet animal, il leur a fallu un mélange de 1 p. 500. Dupuytren et Thénard ont expérimenté sur des oiseaux, sur des chiens et sur des chevaux. Pour les premiers, de l'air contenant 0,66 p. 1 000 d'hydrogène sulfuré est toxique; pour les seconds, il faut 1,25 p. 1 000, et 4 p. 1 000 pour les chevaux. D'après Lehman, de l'air qui renferme 0,7 à 0,8 p. 1 000 d'hydrogène sulfuré est dangereux pour l'homme, et mortel si ce mélange atteint la proportion de 1 à 1,5 p. 1 000.

L'OXYDE DE CARBONE. — L'oxyde de carbone prend naissance lorsque du charbon brûle en présence d'une insuffisante quantité d'air; il se forme également quand on fait passer de l'acide carbonique sur du charbon en ignition.

La première réaction explique que l'oxyde de carbone se forme dans tous les petits réchauds à braise ou à charbon de bois qu'on maintient en marche modérée : tels ceux des plombiers et ceux qui servent à chauffer les fers des ménagères et des tailleurs. Il se produit en abondance dans les poêles dits « à combustion lente ». Il est sans odeur par lui-même, mais il est souvent mélangé à des produits de combustion sulfurés ou non, dont l'odeur peut heureusement attirer l'attention.

La seconde réaction, celle qui produit l'oxyde de carbone par réduction de l'acide carbonique, explique la présence de l'oxyde carbone dans beaucoup de fours industriels; lorsque de la houille ou du coke brûlent à la partie inférieure du four, le gaz carbonique produit rencontre, en s'élevant, d'autres couches de combustible portées au rouge; il perd une partie de son oxygène et se transforme en oxyde.

Les hauts fourneaux en particulier sont pour ainsi dire des fabriques d'oxyde de carbone; aussi ce gaz provoque de nombreux accidents pendant le nettoyage ou la réparation des appareils, de leurs canaux de fumée ou des conduits de ventilation. Il serait fastidieux d'énumérer ceux qui ont été cités par les auteurs. Il ne se passe pas d'année sans qu'on signale des morts d'ouvriers survenues à l'occasion de ces nettoyages (1).

Le 22 mai 1907, trois maçons étaient occupés à la réparation d'un four à ciment à Neufchâtel, près de Boulogne-sur-Mer; comme ils ne reparaissaient pas, le contremaître descendit dans le four et ressortit rapidement pour tomber sans connaissance à la porte. Deux ouvriers se portèrent au secours de leurs camarades, mais ils ne reparurent pas. Dix autres ouvriers descendirent à leur tour; ils furent remontés à demi asphyxiés. Total cinq morts et onze malades.

En 1902, à Anzin, dix ouvriers maçons réparant des canaux de fumée

(1) *Bull. de l'Inspection du travail*, 1906, p. 195.

furent atteints, cinq moururent. En 1905, à Homecourt (Meurthe-et-Moselle) une équipe de quatorze ouvriers fut asphyxiée en nettoyant une conduite de fumée. On a supposé que les gaz délétères s'étaient condensés dans les poussières de charbon déposées dans la conduite et qu'ils se sont dégagés brusquement quand on a remué ces poussières.

Toxicité de l'oxyde de carbone. — L'oxyde de carbone est un des poisons les plus subtils et les plus puissants qui existent. Un millième de ce gaz dans l'air provoque rapidement des maux de tête et de la faiblesse dans les jambes ; mais, s'il est en faible proportion, il peut arriver qu'il ne produise pas ses effets immédiatement. C'est ainsi que des mineurs ayant pénétré dans les parties reculées d'une mine ont aspiré de petites quantités d'oxyde de carbone sans en éprouver des inconvénients immédiats ; mais, dès qu'ils se furent transportés dans les voies plus larges et plus aérées de la mine, ces ouvriers se sont trouvés incapables d'avancer par suite de l'action de l'oxyde de carbone sur leurs membres inférieurs (Oliver).

Quelques ouvriers exposés à respirer fréquemment de l'oxyde de carbone, comme les ouvriers chargeurs des hauts-fourneaux, semblent souffrir moins que d'autres. Tout en étant victimes d'intoxications aiguës et après avoir perdu connaissance, ils peuvent reprendre leurs occupations quelques jours après. Mais, en général, la victime de l'empoisonnement par l'oxyde de carbone n'est pas complètement hors de péril après le rappel à la vie ; elle court le risque de mourir, même huit jours après l'accident.

Il n'est pas besoin d'un millième d'oxyde de carbone pour produire des effets dangereux. Un animal peut mourir dans une atmosphère contenant 1/2 000 d'oxyde de carbone et même 1/7 000, si on prolonge l'expérience.

Loi de Twaite. — Le temps nécessaire pour provoquer les premiers symptômes d'empoisonnement est inversement proportionnel à la teneur d'oxyde de carbone dans l'air, comme l'a montré *Twaite* (dont nous reproduisons ci-contre le graphique), dans une communication à l'Institut anglais des Ingénieurs de la métallurgie (1). Pour une teneur de 1 millième, cette durée est de deux heures ou cent vingt minutes. Pour 4 millièmes, elle est de 1/4, soit de trente minutes. Pour 10 millièmes, elle est de 1/10, soit douze minutes.

Cette loi s'accorde avec ce qu'on sait du mécanisme de l'intoxication oxycarbonée. Grâce à l'extraordinaire affinité du gaz toxique pour l'hémoglobine du sang, l'air qui traverse le poumon lui laisse tout l'oxyde de carbone qu'il contient, et, s'il en faut une quantité déterminée dans l'organisme pour produire des troubles, ce

(1) *Iron and steel Institute*, mai 1905.

total est évidemment atteint d'autant plus vite que l'atmosphère en contient davantage.

LE GAZ D'ÉCLAIRAGE. — L'oxyde de carbone existe dans le gaz d'éclairage, qui en contient de 4 à 10 p. 100. On le trouve en bien plus grande quantité dans le gaz pauvre et dans le gaz à l'eau.

Le diagramme ci-dessous, dressé par *Twaite*, montre la proportion de gaz toxiques, dont l'oxyde de carbone est le principal, existant dans divers gaz combustibles.

La proportion de 7 à 10 p. 100 suffit à rendre les fuites de gaz

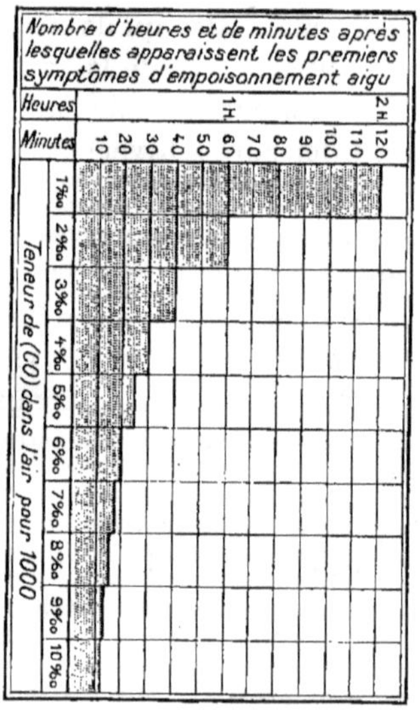

Fig. 14. — Toxicité de l'oxyde de carbone (loi de Twaite).

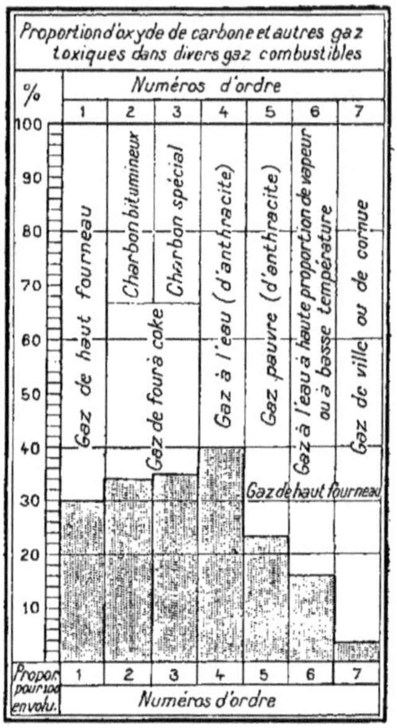

Fig. 15. — Proportion d'oxyde de carbone et autres gaz toxiques dans divers gaz combustibles.

très dangereuses, et chaque année elles asphyxient quelques personnes pendant leur sommeil.

La combustion du gaz elle-même ne détruit pas tout l'oxyde de carbone qu'il contient, et elle peut en produire, de sorte que les produits de cette combustion en renferment une proportion variable suivant les systèmes de brûleurs, et assez élevée pour incommoder les personnes habituées à respirer de l'air pur. Celles-ci ressentent toujours une céphalée plus ou moins vive après quelques heures de séjour dans une pièce où des appareils de chauffage ou d'éclairage au gaz déversent leurs produits. Pour se garantir, il ne suffit pas d'adopter des appareils munis d'un soi-disant tuyau d'évacuation débouchant à l'extérieur. Presque tous les appareils qu'on trouve dans le commerce sont mal construits au point de vue de cette évacuation, et une partie des gaz brûlés se répand dans la pièce, en y produisant l'intoxication signalée. Les appareils les plus nouveaux et les plus vantés par la réclame sont dans ce cas.

Pendant la fabrication du gaz d'éclairage, de grandes quantités de ce produit s'échappent des appareils et peuvent causer des accidents.

De 1900 à 1903, une enquête faite en Angleterre a montré que 21 cas d'asphyxie, dont 11 suivis de mort, avaient eu lieu dans les usines où se fait la distillation du goudron de houille. 8 de ces accidents sont survenus pendant le nettoyage des cornues (1).

De même, entre les années 1899 et 1903, on a déclaré au *Home Office* 51 cas, dont 17 suivis de mort, causés par des fuites de gaz dans les usines, et par le nettoyage des gazomètres et des conduites avant une aération suffisante (2).

Au début de 1907, un industriel de Pagny-sur-Mureau chargea un de ses employés de nettoyer un gazomètre dont on ne se servait plus depuis quelque temps. Pour aérer l'appareil, l'ouvrier enleva le capot, puis descendit sans se rendre compte que les gaz toxiques n'avaient pas eu le temps d'être éliminés par cette mesure insuffisante. Le fils de l'industriel, inquiet de ne pas voir revenir l'ouvrier et de ne rien entendre dans le gazomètre, descendit à son tour et tomba aussitôt asphyxié, mais non sans avoir eu le temps d'appeler au secours. Un autre ouvrier accourut, donna l'alarme et tomba également quand il voulut pénétrer dans le gazomètre. Le fils du patron put être rappelé à la vie, mais les deux ouvriers étaient morts.

C'est aussi au gaz d'éclairage qu'il faut probablement attribuer la toxicité inattendue de certains milieux, comme les puits, les égouts, à proximité desquels se trouve un système de canalisation du gaz. On remarquera toutefois que très souvent l'air qu'on rencontre dans ces milieux, alors même qu'il est devenu délétère, ne possède pas, ou possède peu, l'odeur caractéristique du gaz d'éclairage ; c'est qu'en traversant le sol ce dernier y abandonne une grande partie de ses hydrocarbures, de sorte que l'oxyde de carbone presque seul arrive à destination.

On sait qu'il faut toujours compter avec une perte assez importante de gaz pendant sa distribution ; cette perte atteint parfois 10 à 15 p. 100 dans les conduites principales. Autour de ces conduites, la terre est toujours colorée en noir par suite de la présence de composés sulfurés, et elle possède une odeur franche de gaz. Quant à

(1) Dangerous Trades and dangerous machinery. *Report of the chief Inspector of factories*, 1903, p. 173.
(2) OLIVER, The air we breathe inside and outside the Home, p. 35.

l'oxyde de carbone, il filtre aisément à travers le sable ou à travers un mur de briques. On a remarqué fréquemment que ce gaz a pu traverser des couches épaisses de plusieurs mètres et provoquer fortuitement l'altération de l'air d'égouts, de puits, d'excavations diverses, voire même de locaux en sous-sol.

L'ACIDE CARBONIQUE. — L'acide carbonique se forme quand on fait brûler du charbon en présence d'un excès d'air ; il se dégage aussi des fermentations, de la décomposition des matières végétales et de la respiration des animaux.

Le gaz carbonique a une densité une demi-fois supérieure à celle de l'air ; c'est pourquoi il a tendance à rester à la partie inférieure des milieux où il se dégage. Il n'est pas combustible, et les corps en ignition s'y éteignent.

Ce gaz n'est pas toxique à dose faible. Paul Bert a démontré que l'on peut augmenter la quantité d'acide carbonique contenu dans l'air respirable, pourvu qu'on en fasse autant de l'oxygène. Il faut que ce dernier gaz ait toujours une tension suffisante pour permettre sa pénétration dans le sang. La limite de la proportion de l'acide carbonique est aussi marquée par la tension de ce dernier gaz dans le sang ; tant que cette tension est plus forte que la tension de l'acide carbonique atmosphérique, le gaz peut se dégager et l'hématose peut avoir lieu ; mais elle cesse lorsque les deux tensions sont égales ou presque égales. Enfin il y a empoisonnement quand la tension de l'acide carbonique à l'extérieur est la plus forte (1).

D'après Oliver, la présence de 3 p. 100 d'acide carbonique dans l'air atmosphérique rend la respiration difficile; 6 p. 100 provoquent des palpitations et des maux de tête, et 11 p. 100 amènent la perte de connaissance. A la dose de 25 p. 100, l'asphyxie se produit.

A maintes reprises, on a signalé les accidents provoqués par l'acide carbonique pendant le nettoyage des cuves de fermentation ou pendant la fermentation elle-même. Le 23 mai 1907, quatre personnes occupées à enlever le marc d'une cuve ont péri asphyxiées près de Toulon.

Les ouvriers puisatiers sont aussi fréquemment victimes d'asphyxies provoquées par de l'acide carbonique qui se dégage des terrains traversés. Ces terrains, souvent perméables, se laissent pénétrer par des gaz provenant de dépôts de matières organiques placés dans le voisinage, à la surface du sol. Le 11 mai 1907, en visitant un puits où étaient effectués des travaux, le chef jardinier du château de Juziers, près de Mantes, est tombé asphyxié, quatre ouvriers qui, successivement voulurent le secourir, éprouvèrent le même sort. Les scaphandriers ne remontèrent que des morts.

(1) D'après les physiologistes, la tension de l'acide carbonique, dans le sang veineux, a une valeur moyenne de 5,4 p. 100 d'atmosphère et, dans le sang artériel, une valeur moyenne de 2,6 p. 100.

La commission du Conseil d'hygiène du Loiret, chargée de faire une enquête à la suite de la mort de deux ouvriers puisatiers, a reconnu que presque tous les puits de la commune où s'était produit l'accident renfermaient une proportion élevée d'acide carbonique. Dans ce pays, les cultivateurs ont l'habitude de laisser en tas les résidus de marcs de raisins. Les eaux pluviales dissolvent certaines matières de ces résidus ou les entraînent dans le sol. Elles s'y déposent et là produisent, par leur décomposition ultérieure, des quantités considérables d'acide carbonique.

LES REMÈDES.

Les atmosphères délétères peuvent exister normalement ou avoir un caractère accidentel. Elles existent normalement quand il s'agit d'un local, d'un réduit, d'un récipient ou d'un appareil, dans lesquels on a conduit des opérations industrielles dégageant des gaz toxiques ou asphyxiants. Les atmosphères délétères se forment accidentellement lorsque ces gaz arrivent à l'improviste, ou lorsqu'ils se trouvent mélangés à l'air ordinaire, sans cause apparente. Par exemple, le creusement d'un puits peut avoir lieu sans difficulté jusqu'à une certaine profondeur ; puis, subitement, des gaz envahissent l'excavation et rendent son séjour impossible aux ouvriers.

Quoi qu'il en soit, les mesures à prendre pour assurer la sécurité du travail sont à peu près les mêmes dans tous les cas. Nous allons les exposer.

MOYENS DE RECONNAITRE SI L'AIR D'UN MILIEU EST OU NON RESPIRABLE. — On doit d'abord rechercher si l'air d'un milieu suspect est respirable ou non, et l'un des moyens connus doit toujours être employé dès qu'un indice quelconque : odeur, voisinage de matières en décomposition, constitution chimique du sol, sensations éprouvées déjà par les ouvriers, etc., font craindre la présence de l'un des gaz dont il a été question plus haut. Par exemple l'extinction de la flamme d'une lampe indique que le milieu contient de l'acide carbonique en proportion élevée. Concurremment avec l'odeur, une feuille de papier imprégnée d'acétate de plomb décèle, en noircissant, l'hydrogène sulfuré. *Mais ces moyens ne fournissent aucune indication sur l'oxyde de carbone, et le seul procédé réellement recommandable dans tous les cas consiste dans l'emploi d'un petit animal témoin.*

L'animal témoin. — Déjà, dans une communication faite en 1870 à l'Académie des sciences, Gréhant l'avait conseillé : « Avant de pénétrer, dit-il, dans un puits, dans une fosse ou dans une galerie, l'ouvrier doit y introduire une cage renfermant un oiseau ou un petit mammifère ; si l'animal laissé dans l'atmosphère confinée pendant une heure résiste à cette épreuve, l'homme peut pénétrer sans crainte ; si l'animal succombe, on pratiquera une ventilation énergique jusqu'à ce qu'un autre animal résiste à une nouvelle épreuve. »

Le même auteur déclare qu'il ne voit que ce moyen pour éviter le retour d'accidents semblables à celui qu'il cite : des ouvriers avaient travaillé toute la matinée dans un puits sans éprouver le moindre malaise et étaient remontés à midi pour déjeuner ; lorsqu'ils sont descendus de nouveau vers une heure, ils ont été empoisonnés, ou asphyxiés, par des gaz dont le dégagement rapide avait eu lieu dans le puits pendant leur courte absence. Dans de pareilles occasions, il faut laisser à demeure une cage renfermant le petit animal, puis remonter la cage avant de descendre pour l'examiner ; la mort ou l'indisposition du témoin indiqueront qu'il faut procéder au renouvellement de l'atmosphère du puits.

Haldane recommande l'emploi d'une souris. D'après cet auteur, les symptômes de l'empoisonnement causé par de l'oxyde de carbone contenu dans l'air respirable apparaissent dans les diverses espèces animales après un temps inversement proportionnel à la valeur des échanges respiratoires par unité de poids. Cette période est, par exemple, vingt fois plus courte pour une souris que pour l'homme. Une souris mourra au bout de trois minutes dans une atmosphère où un homme pourrait encore vivre une heure. Après une explosion dans une mine de houille, alors que des mineurs cherchent à se porter au secours de leurs camarades, l'emploi d'une souris sera très utile. Portée dans une petite cage par les sauveteurs, le petit animal sera un indicateur précieux de la présence des gaz toxiques. Si la souris continue à vivre, il n'y a aucun danger immédiat. Et même, à partir du moment où elle meurt, il peut encore s'écouler près d'une heure pendant laquelle le travail de sauvetage peut s'effectuer. En tout cas, il reste encore aux hommes un laps de temps suffisant pour retourner en arrière et se mettre à l'abri.

AÉRATION. — Dès que le milieu est reconnu délétère, la première chose à faire est de l'assainir en l'aérant. Au cas de gaz toxiques produits normalement au cours d'une opération industrielle, cette aération est généralement prévue et ne présente pas de difficultés.

Un appareil, une chambre, une étuve, un four, contiennent des produits ou des objets devant être retirés après avoir subi l'action de la chaleur ou celle d'agents susceptibles de donner naissance à des gaz toxiques ; ces appareils, ces chambres, ces étuves, auront été construits de façon à pouvoir être aérés rapidement à la fin de chaque opération. — Le séchage des moules dans les fonderies de fer de deuxième fusion a lieu, par exemple, ordinairement en étuve. Le soir, les moules y sont transportés, du feu y est allumé et le lendemain on en retire les moules secs. La combustion du bois ou du coke a produit des gaz toxiques qui s'évacuent au moment de l'ouverture de l'étuve ; il faut donc avoir soin de n'y pénétrer qu'après aération.

Cette aération doit être facilitée par un conduit placé à la partie supérieure, conduit que l'on ouvre en même temps que les portes; mais le plus souvent ce conduit fait défaut, et l'aération se fait uniquement par les portes, sans qu'on prenne garde, dans ce cas, que les gaz toxiques abandonnent l'étuve pour pénétrer dans le hall de la fonderie.

Il est évidemment plus conforme aux règles de l'hygiène de faire aspirer les gaz par un ventilateur placé à l'extérieur. Cette disposition sera surtout économique dans les fonderies pourvues de généra-

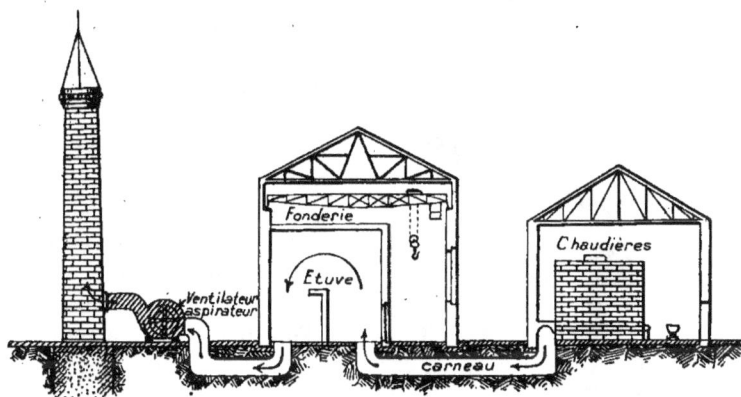

Fig. 16. — Séchage des moules de fonderie système Sturtevant et enlèvement des gaz de l'étuve.

teurs à vapeur. C'est ainsi que la maison Sturtevant se sert de la chaleur perdue des foyers ou chaudières pour chauffer de l'air qui sèche les moules. Puis un ventilateur aspire cet air et l'envoie dans la cheminée, ainsi que le montre la figure 16.

Quand il s'agit d'atmosphères rendues accidentellement irrespirables, c'est encore à l'aération qu'il faut recourir pour pouvoir continuer le travail, et c'est avec un ventilateur qu'on la réalise le plus facilement. Un petit ventilateur à bras suffit, mais encore faut-il l'avoir sous la main. A défaut, on essayera de descendre lentement une torche enflammée ou un réchaud et d'entretenir du feu au fond de l'excavation.

En tout cas, les ouvriers ne devront descendre qu'après l'animal témoin dont on a parlé ci-dessus.

APPAREILS RESPIRATOIRES. — Dans certaines circonstances, on n'a pas le temps de ventiler : par exemple lorsqu'il faut procéder d'urgence au sauvetage soit du matériel, soit mieux encore de vies humaines. Alors, pour pénétrer dans le milieu délétère, il faut se servir d'un appareil respiratoire.

Ceux de ces appareils qu'on trouve actuellement dans le com-

merce et qu'on peut considérer comme pratiques se ramènent à trois
types :

1° Ceux où l'air pur est amené à l'appareil par un tuyau qui le
maintient en communication constante avec l'air extérieur; .

2° Les appareils autonomes dans lesquels l'air pur ou l'oxygène
sont emmagasinés dans un
réservoir;

3° Les appareils qui pro-
duisent leur oxygène par des
réactions chimiques au fur
et à mesure des besoins.

Appareils à tuyau. —
Comme appareil du premier
genre, nous citerons le casque
respiratoire de MM. Casassa
et C°, qui a été employé par
les sapeurs pompiers de
Paris. Ce casque reçoit de
l'air frais qui lui est envoyé de l'extérieur au moyen
d'un compresseur d'air, d'une
pompe, voire même d'un
soufflet (fig. 17).

La bouche, la visière et le
cimier du casque sont en
laiton; la visière, prolongée
de manière à couvrir la face,
est percée de deux oculaires
garnis de verres et possède,
à la partie inférieure, une
soupape d'évacuation.

L'obturation est organisée
à l'aide d'un turban et d'une

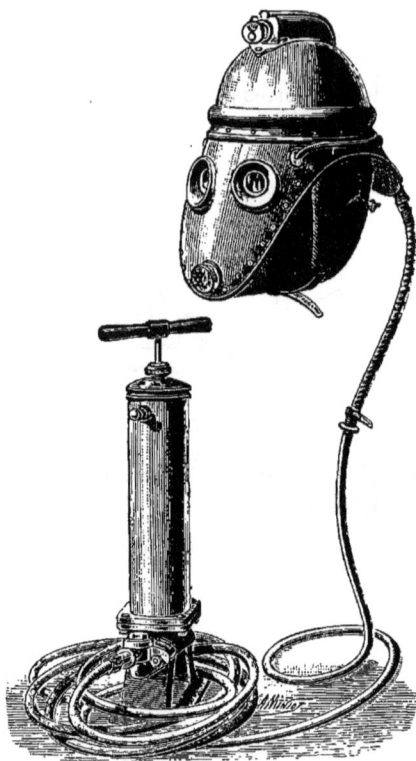

Fig. 17. — Casque respiratoire Casassa.

jugulaire pneumatique en caóutchouc, recouverts l'un et l'autre
d'une coiffe et d'une gaine en basane.

On comprend que la nécessité d'avoir un tuyau qui relie le casque
à l'extérieur limite beaucoup l'emploi de ces appareils.

Appareils à réservoir d'air ou d'oxygène. — On se sert
depuis quelques années, en Allemagne, de divers masques respiratoires sur lesquels l'attention a été appelée récemment par la
catastrophe de Courrières. Ces appareils sont du deuxième ou du
troisième type, c'est-à-dire que le porteur est muni d'une provision d'oxygène, ou bien cet oxygène est fourni par des réactions
chimiques.

MASQUE GUGLIELMINETTI. — Le *masque Guglielminetti*, employé

par les pompiers de Paris et par quelques usines françaises, est
connu en Allemagne sous le nom d'*appareil Dräger*. C'est essentiel-

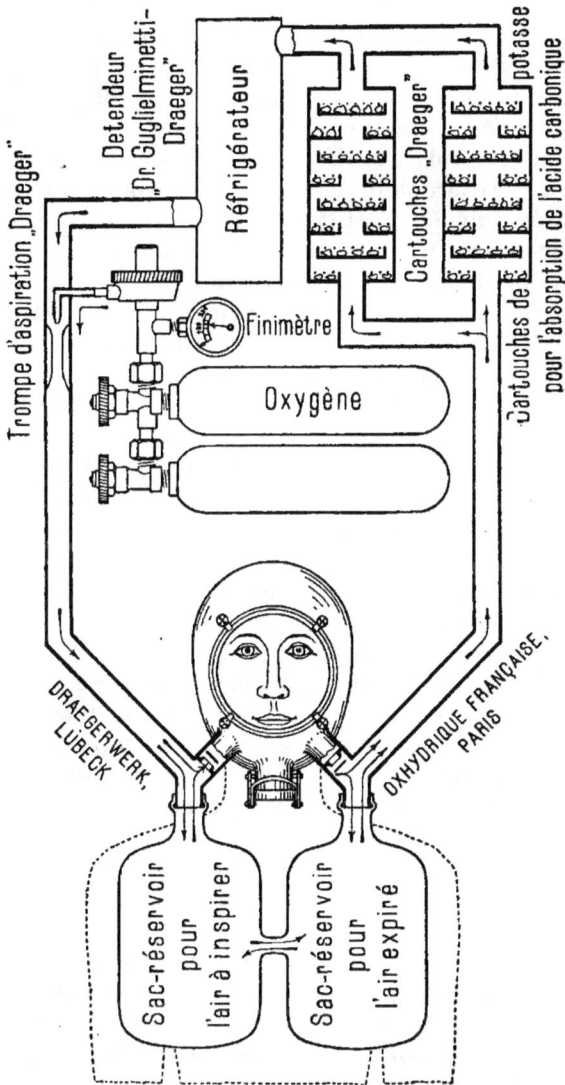

Fig. 18. — Masque Guglielminetti-Dräger, figure schématique.

lement un appareil à régénérer l'air expiré, par absorption de l'acide
carbonique produit et remplacement de l'oxygène consommé. Il comprend quatre parties : un accumulateur d'oxygène, un régulateur
détendeur, un masque respiratoire et un régénérateur du gaz aspiré.

L'accumulateur d'oxygène est constitué par une ou deux bouteilles en acier contenant de l'oxygène comprimé à 110 atmosphères et pouvant fournir plus de 100 litres de gaz à la pression ordinaire. Étant donné un débit de 2 litres à la minute, la réserve dure une heure par bouteille. Ces bouteilles sont placées horizontalement et portées sur le dos, comme le montre la figure 18.

En sortant de la bouteille, l'oxygène traverse un régulateur-détendeur, qui a pour rôle d'abaisser la pression et de régler le débit de manière à le rendre uniforme, quelle que soit cette pression. Ce débit est réglé au départ, et le porteur ne peut plus le modifier. Le régulateur-détendeur fonctionne à la façon d'un giffard ; il est représenté sur la figure 18. Diverses expériences faites en Autriche par le conseiller des mines Mayer montrent que les oscillations du débit ne dépassent pas 25 à 33 p. 100 lorsque la pression de la bouteille tombe de 110 à 1 atmosphère.

Le visage est protégé par un masque ou casque qui l'emboîte, tout en laissant libres les oreilles, afin que le porteur puisse percevoir les bruits qui viendraient à se produire à proximité de l'endroit où il se trouve, ou les appels qui lui seraient faits. Ce masque s'adapte sur toute la partie antérieure de la face. Il se fixe sur la tête au moyen d'une courroie, et son étanchéité est assurée par un petit pneumatique qui se gonfle à la main et qui isole complètement la figure du sauveteur.

A la partie inférieure du masque sont adaptés deux sacs imperméables qui s'appuient sur la poitrine et qui servent de réservoirs, l'un pour l'air à inspirer, en relation avec le tube d'amenée de l'oxygène, l'autre pour l'air expiré, en relation avec le régénérateur. Des valves en mica fonctionnant en sens inverse sont placées entre le masque et chacun des sacs ; de cette façon le mélange des deux sortes d'air ne peut avoir lieu.

L'air expiré se rend dans le régénérateur, où il se débarrasse de l'acide carbonique qu'il contient, de sorte que cet air peut, après remplacement de l'oxygène qu'il a perdu, resservir pour l'aération des poumons. Ce régénérateur se compose de cartouches en tôle contenant de la potasse et organisées de telle façon que l'air peut y circuler sur une surface absorbante mesurant environ 2 300 centimètres carrés. La quantité de potasse est calculée pour une marche ou un séjour d'environ deux heures.

L'air régénéré s'échauffe par suite du dégagement de chaleur provoqué par l'absorption de l'acide carbonique par la potasse ; le réfrigérant sert à abaisser la température de cet air. Le tuyau de sortie du réfrigérant vient se brancher sur le tuyau d'amenée de l'oxygène pur, qui, arrivant sous pression, provoque l'appel de l'air du régénérateur.

M. Lebreton, ingénieur en chef des mines, qui a étudié ce masque respirateur, trouve que son fonctionnement est parfait moyennant certaines précautions que l'expérience indique rapidement. La respiration est très facile, le porteur n'éprouve aucune gêne et a tous ses mouvements assurés. Bien que l'appareil pèse 15 kilogrammes, on s'y habitue facilement, le poids étant bien réparti sur les reins et sur les épaules. Le casque est léger, et le contact du pneumatique n'est pas fatigant.

Telles sont aussi les conclusions du service des pompiers à Paris. Actuellement, il se sert principalement de cet appareil. Il en a constaté la supériorité sur les engins similaires au cours du sauvetage qu'il a organisé à Courrières en 1906.

APPAREIL VANGINOT. — Le service tend à délaisser l'appareil Vanginot, qui ressemble beaucoup au précédent par le casque et pèse le même poids. Mais le régénérateur et les sacs-réservoirs sont supprimés. Au lieu d'oxygène, le réservoir en fer contient de l'air, qu'on y comprime avec une pompe. On économise l'oxygène et la potasse granulée, qui sont assez coûteux. Mais, par contre, on ne peut travailler que vingt minutes à une demi-heure, au lieu de deux heures. Après ce laps de temps, il faut quitter le milieu délétère pour recharger le réservoir.

APPAREIL DESGREZ ET BALTHAZARD. — Comme appareil du troisième type, nous citerons le masque respirateur dont MM. Desgrez et Balthazard, professeurs agrégés à la Faculté de médecine de Paris, sont les inventeurs, et qui permet un séjour d'au moins trois quarts d'heure dans une atmosphère irrespirable. Cet appareil est basé sur la réaction qui se produit à froid entre l'eau et le bioxyde de sodium. Il se dégage de l'oxygène, et la soude produite absorbe l'acide carbonique de la respiration.

Un mouvement d'horlogerie assure la chute régulière des tablettes de bioxyde de sodium dans l'eau. Un réfrigérant à chlorure de méthyle ramène à sa température initiale l'air échauffé par la réaction. L'appareil est complété par un casque en cuivre et une veste de scaphandrier.

Les appareils que nous venons de décrire ne laissent pas que d'être assez coûteux comme achat et entretien.

Bien que l'emploi des masques respirateurs ait pris en France une nouvelle extension, depuis que le ministre des travaux publics a décidé que toutes les mines de combustible en seraient pourvues, on ne peut espérer qu'ils se répandent assez pour être employés dans toutes les occasions où un danger d'asphyxie menace les ouvriers, surtout dans les exploitations de peu d'importance, celles des puisatiers par exemple. Dans ce cas, il faut toujours munir les ouvriers d'une ceinture de sûreté, ou d'une bricole, qui permettent de les retirer au premier signal. Cette mesure de précaution est prescrite par l'article 3 du règlement du 29 novembre 1904.

SECOURS AUX ASPHYXIÉS. — Il ne suffit pas d'éviter les asphyxies ni d'arracher au milieu délétère les ouvriers tombés sans connaissance, il faut encore ramener ces derniers à la vie.

Souvent, surtout si les secours sont arrivés rapidement, l'intoxication aura été de courte durée. Elle sera légère, et il suffira de conduire ou de porter le patient à l'air extérieur ; la ventilation des poumons s'y fera seule, et peu à peu les gaz toxiques seront éliminés. Mais parfois il sera nécessaire d'avoir recours à des procédés plus énergiques : respiration artificielle et tractions rythmées de la langue, inhalations d'oxygène ou même emploi de l'oxygène comprimé. Ces méthodes sont applicables à tous les cas envisagés ici, mais elles sont surtout nécessaires lorsqu'il s'agit d'oxyde de carbone, d'hydrogène sulfuré ou de gaz d'éclairage.

On trouvera, dans la deuxième partie de cet ouvrage, l'instruction rédigée par le Conseil d'hygiène publique et de salubrité du département de la Seine sur la conduite à tenir pour secourir un asphyxié.

Traction rythmée de la langue et respiration artificielle. — Ces deux puissants moyens de rétablir les fonctions respiratoires peuvent être pratiqués en même temps ou alternativement. Voici leur mode opératoire tel qu'il est décrit par une *Instruction sur les premiers soins en cas d'accident avant l'arrivée du médecin*, publiée par l'*Association des industriels de France contre les accidents du travail*.

1° TRACTIONS RYTHMÉES DE LA LANGUE. — Coucher le malade le dos sur le sol, la tête tournée de côté.

Écarter les dents avec douceur et maintenir la bouche ouverte à l'aide d'un morceau de bois ou d'un bouchon taillé, glissé entre les molaires, puis tirer la langue hors de la bouche avec assez de force, mais toujours sans exagération, en la dirigeant vers le menton après avoir, pour la saisir, enveloppé son extrémité d'un linge propre.

En répétant cette manœuvre toutes les quatre ou cinq secondes pendant quinze à trente minutes et laissant chaque fois la langue revenir à sa position normale, il est fréquent de voir renaître des mouvements respiratoires spontanés (1). Si ces mouvements ne reparaissent pas, maintenir la langue dehors contre le menton soit avec la main d'un aide, soit avec une bande, une corde serrée autour du menton et de la nuque, et pratiquer la respiration artificielle.

RESPIRATION ARTIFICIELLE (procédé Sylvester). — Le malade étant couché sur le dos, la langue dehors, la bouche ouverte, le dos soulevé par un rouleau fait de ses vêtements, une botte de paille, un sac plein, se placer derrière la tête, saisir les bras au niveau

---

(1) Si l'on est embarrassé sur l'intervalle à laisser entre les tractions, on peut en faire une chaque fois qu'on respire soi-même.

du coude, et quinze fois par minute les relever graduellement avec une certaine force de chaque côté de la tête, puis les ramener sur les côtés de la poitrine, que l'on comprime modérément à cet instant. Continuez cette manœuvre jusqu'au retour de la respiration normale pendant plusieurs heures, trois ou quatre si il le faut, surtout si l'on a quelque lueur d'espoir.

MOYENS SIMULTANÉS. — En même temps que par les tractions rythmées et la respiration artificielle, exciter le retour de la fonction par de prudentes inhalations d'ammoniaque (quelques gouttes seulement à la fois sur un mouchoir roulé en cornet ouvert au sommet) ou de vinaigre fort, ou de sels volatils; fouetter le visage, la poitrine et le creux de l'estomac avec une serviette mouillée froide; frictions générales avec un tampon de linge rude; sinapismes aux mollets.

SOINS CONSÉCUTIFS. — Dès que la respiration est rétablie, réchauffer le malade : lit, frictions générales, boules d'eau chaude, couvertures et, quand il a repris connaissance, boisson chaude, thé, café, grog, vin par cuillerées à café, puis sommeil (tête haute, air pur).

Inhalations d'oxygène. — En 1880, au Congrès d'hygiène de Turin, M. de Beauvais a communiqué un mémoire (1) dans lequel il se loue de cette méthode. Des faits analogues ont été rapportés par M. Limousin à l'Association française pour l'avancement des sciences, à la session de Rouen en 1888 (2).

Cette même méthode a donné lieu à une note de M. Gréhant, présentée à l'Académie des sciences par M. Perrier (3) sur le traitement par l'oxygène à la pression atmosphérique de l'intoxication oxycarbonée. Quand on fait respirer à un malade de l'air pur, 100 centimètres cubes de sang artériel contiennent encore 4,5 d'oxyde de carbone au bout de trois heures. Si on remplace l'air par de l'oxygène, au bout d'une heure on ne trouve plus, dans les 100 centimètres cubes de sang, que 1,1 d'oxyde de carbone.

Haldane, Schwartan, Dreser, Gauthier et d'autres physiologistes ont aussi montré qu'il était possible de sauver par des inhalations d'oxygène des animaux empoisonnés par les gaz cités plus haut. Un ouvrier de haut fourneau, intoxiqué par l'oxyde de carbone et abandonné par un médecin, fut ainsi sauvé par le directeur de l'usine Dittmann. Le Dr Rösner fit dégager deux bouteilles d'oxygène dans une chaudière où six ouvriers étaient asphyxiés depuis une heure : ces derniers purent sortir par le trou d'homme (4).

(1) DE BEAUVAIS, Des inhalations d'oxygène comme traitement de l'asphyxie par l'oxyde de carbone.
(2) Les inhalations d'oxygène sont également utiles dans les cas d'intoxication par l'hydrogène arsénié, les vapeurs d'aniline, etc. (Dr BLOCKE, Die Bedeutung der Sauerstoffinhalationen in der Gewerbe Hygiene. *Zeitschrift für Gewerbe Hygiene*, 1906, p. 550.
(3) *Académie des sciences*, 4 mars 1901.
(4) *Munich. Journal für Gasbeleuchtung Michaelis*, 14 juin 1902, p. 420.

En Angleterre, l'utilité des inhalations d'oxygène à la pression ordinaire a été reconnue, et l'inspecteur en chef des fabriques a fait publier une notice qui résume les dangers du gaz à l'eau, du gaz des hauts fourneaux, des fours à ciments, etc. Cette notice doit être apposée à proximité des lieux où le danger d'asphyxie est à craindre. Nous en extrayons les lignes suivantes dues à la rédaction du Dr Legge.

« Emploi des cylindres d'oxygène. — Le cylindre doit être pourvu d'un tube en caoutchouc muni d'une clef à levier et, à son extrémité libre, d'un ajutage pouvant se placer dans la bouche ou dans une des narines du patient. Il serait utile que ce cylindre ait son débit réglé par un régulateur de pression.

« Ouvrir graduellement la valve en faisant manœuvrer la clef jusqu'à ce que l'oxygène s'écoule sans trop de force de l'embouchure du cylindre dans la bouche du patient. Maintenir le robinet ouvert jusqu'à ce que ce dernier donne des signes de retour à la vie.

« Les lèvres n'ont pas besoin d'être fermées autour de l'embouchure, car il est important que l'excès d'oxygène puisse s'écouler à l'extérieur. Les narines doivent être closes pendant l'inspiration, c'est-à-dire pendant le temps où la cage thoracique augmente de volume, et laissées ouvertes pendant l'expiration, c'est-à-dire pendant l'affaissement de la cage thoracique ; de cette manière, l'oxygène est absorbé aussi pur que possible à travers la bouche.

« Au cas où les dents serrées empêcheraient la bouche de s'ouvrir, il faut fermer les lèvres et l'une des narines et faire pénétrer légèrement dans l'autre narine l'extrémité conique de l'embouchure pendant la durée des inspirations, en ayant soin de l'éloigner au moment des expirations. »

Les pompiers de Paris ont, dans leur matériel, une caissette qui peut se porter à bras d'homme et qui contient un cylindre d'oxygène comprimé avec un détendeur, un sac intermédiaire, un tube souple et trois masques de grandeurs différentes (pour hommes, femmes et enfants). Ces masques s'appliquent autour du nez et permettent de faire inhaler de l'oxygène avec une pression égale ou légèrement supérieure à celle de l'atmosphère.

Séjour dans l'oxygène comprimé. — D'intéressantes expériences ont prouvé que l'oxygène comprimé est susceptible d'applications spéciales au cas qui nous occupe.

M. Haldane (d'Oxford) a montré sur des souris que l'oxyde de carbone cesse d'être mortel même à 5 p. 100 quand les animaux se trouvent dans l'oxygène pur à 2 atmosphères. M. Mosso a répété cette expérience et l'a confirmée. Pour étendre cette étude à de grands animaux, il a construit des appareils pouvant contenir des chiens, des lapins, des singes et pouvant supporter une pression de 10 atmosphères. Il a constaté que les animaux n'étaient pas empoisonnés dans une atmosphère contenant 6 p. 100 d'oxyde de carbone, à la condition que la pression atteigne 2 atmosphères d'oxygène pur ou 10 atmosphères d'air. A la pression ordinaire, les animaux succombent sitôt que la proportion d'oxyde de carbone s'élève à 5 p. 10 000 ou même moins.

Les animaux, à la sortie des appareils contenant l'oxyde de carbone, meurent immédiatement. Mais, si l'on purifie progressivement le milieu dans lequel ils se trouvent, on produit un véritable lavage du sang, et, au bout d'environ une demi-heure, ils peuvent être ramenés à l'air libre sans danger.

Ce fait est déjà fort intéressant au point de vue physiologique, mais il prend une importance particulière par ses conséquences thérapeutiques. Ainsi deux singes placés dans une atmosphère contenant 1 p. 100 d'oxyde de carbone étaient, au bout d'une demi-heure, complètement intoxiqués. Leur respiration était presque suspendue. A ce moment, on enlève les deux singes de la cloche. L'un d'eux, laissé sans secours à l'air libre, meurt. L'autre, placé dans l'oxygène comprimé à 2 atmosphères, se réveille immédiatement et, au bout d'une demi-heure, peut être extrait de l'appareil, parfaitement rétabli.

Il arrive fréquemment, dans les explosions de mines, que des ouvriers extraits des puits survivent quelques heures et même quelques jours à l'accident, puis succombent. *Ces ouvriers seraient certainement sauvés si l'on pouvait les placer immédiatement dans l'oxygène comprimé.* Pratiquement cela n'offre pas de difficulté insurmontable; il suffirait d'avoir près de l'orifice du puits une cloche de dimensions suffisantes et une provision en tubes d'oxygène comprimé, comme on en trouve maintenant dans le commerce.

AIR CONFINÉ.

NÉCESSITÉ DE L'AIR PUR. — La nécessité de respirer de l'air pur est universellement admise. Les poussières, les gaz insalubres ou toxiques peuvent rendre l'air impropre à la respiration, et nous traiterons de leur évacuation aux pages 194 et 210 : mais il suffit que plusieurs personnes séjournent dans une pièce dont l'air n'est pas renouvelé pour que cet air devienne par cela seul un véritable poison.

EMPOISONNEMENT AIGU PAR L'AIR CONFINÉ. — Dans une assemblée nombreuse, église, réunion publique, théâtre, les personnes délicates éprouvent de véritables accidents. D'abord elles ressentent simplement du malaise, du mal de tête, du vertige. Puis elles sont prises de vomissements ou perdent connaissance.

La même insalubrité a été constatée dans le conduit qui évacuait l'air vicié d'une salle de bal et dans la cheminée de ventilation de la Chambre des députés.

D'autre part, les asphyxies de la Cour d'assises d'Old Bailey, en Angleterre, et celles des prisonniers de guerre des Indes, en 1756, sont classiques (1).

EMPOISONNEMENT CHRONIQUE PAR L'AIR CONFINÉ. — L'air d'un atelier est rarement assez vicié pour causer les accidents aigus dont on vient de parler, mais l'empoisonnement chronique qu'il cause alors n'en est pas moins dangereux.

« Le renouvellement de l'air, tout en étant suffisant pour qu'aucun accident ne se produise, ni mort, ni syncopes, ni nausées, peut néanmoins ne pas être assez actif pour fournir un milieu favorable à la conservation de la santé. C'est ce qui arrive dans un grand nombre de petits ateliers; celui qui y travaille depuis une heure ou deux n'y ressent aucune gêne, et cependant une personne arrivant du dehors y perçoit d'une façon très nette, et souvent incommode pour elle, une odeur dite « renfermée », qui décèle une ventilation insuffisante. Dans ce cas, ce n'est pas un empoisonnement aigu qui frappe l'organisme de ceux qui vivent habituellement dans ces conditions, mais une intoxication chronique qui n'est pas moins dangereuse, car leur état cachectique les met à la merci de toutes les contagions, de toutes les affections aiguës. Enfin, et surtout chez les sujets jeunes ou délicats, la tuberculose entre en scène. »

Dans son traité classique d'hygiène (2), Proust termine ainsi son étude sur l'air insuffisamment renouvelé : « Chez les individus qui vivent habituellement dans une atmosphère insuffisante, on observe des accidents d'un autre ordre que ceux que nous venons de signaler, et qui, pour n'être pas foudroyants, n'en sont pas moins redoutables. La santé de l'homme comme celle des animaux s'altère promptement dans un milieu insuffisamment aéré, et des faits nombreux nous en fournissent la preuve.

« On ne sera donc pas étonné de voir la phtisie pulmonaire exercer ses ravages surtout chez les individus qui occupent des locaux trop étroits, chez les soldats casernés dans des baraquements insuffisants, chez des ouvriers qui travaillent dans de petits ateliers, chez les classes pauvres, enfin, dont les habitations n'offrent qu'un espace insuffisant. »

De même, les statistiques anglaises que nous avons données à la page 52 et celles du Dr Sommerfeld (page 83) établissent d'une façon saisissante la fréquence de la tuberculose dans les *professions à air confiné*.

(1) Voy. Poisons industriels, p. 230 (publication de l'*Office du travail*, 1901).
(2) Proust, Traité d'hygiène, Paris, 1881.

CAUSES DE LA VICIATION DE L'AIR. — L'air sec extérieur a la composition suivante, qui est à peu près uniforme en dehors des habitations :

Oxygène..	20,94
Azote..	78,09
Argon..	0,94
Acide carbonique...	0,03
Hélium, crypton, hydrogène...............................	traces.
Total...........................	100,00

En respirant, l'homme absorbe de l'oxygène et rejette à peu près la même quantité d'acide carbonique. On peut admettre qu'un adulte émet 20 litres d'acide carbonique par heure s'il n'exécute pas de travail; les efforts musculaires provoquent une combustion plus vive et une émission d'acide carbonique pouvant atteindre 40 et 60 litres. On peut calculer ainsi qu'après un séjour de quatre heures un homme placé dans un local *hermétiquement* clos ayant la capacité minimum prescrite par le décret du 29 novembre 1904, c'est-à-dire 7 mètres cubes, aura porté la proportion d'acide carbonique, qui était primitivement de 3 dix-millièmes, à 117 dix-millièmes, s'il n'a exécuté aucun travail, et à peu près au double s'il a travaillé musculairement.

Cet homme émet également de la vapeur d'eau. Admettons que chaque expiration expulse de ses poumons 500 centimètres cubes d'air saturé de vapeur d'eau à 37°. Un calcul très simple montre que l'évaporation pulmonaire produira, au bout d'une heure (pendant laquelle auront eu lieu 960 respirations), 29^l,5 de vapeur d'eau et, au bout de quatre heures, un peu moins de 120 litres.

L'acide carbonique n'est pas un poison par lui-même; car un homme peut respirer dans un milieu contenant 1 et même 2 centièmes d'acide carbonique sans éprouver d'inconvénients immédiats. La tension de ce gaz dans l'air fait seulement un peu augmenter sa tension dans le sang; les centres respiratoires sont impressionnés plus vivement; les respirations sont un peu plus fréquentes et un peu plus profondes. L'augmentation de la tension de la vapeur d'eau n'est pas non plus importante, bien qu'à la longue elle entrave l'évaporation pulmonaire et par suite gêne le maintien de l'équilibre calorique.

Mais, en même temps que l'acide carbonique et la vapeur d'eau, la respiration pulmonaire exhale des composés gazeux mal connus, auxquels il faut ajouter des substances volatiles éliminées par la peau et par le tube digestif. Le tout réuni se manifeste distinctement par une odeur *sui generis*, l'odeur de renfermé, et c'est à ces gaz qu'on attribue les méfaits de l'air confiné.

ÉVALUATION DE LA VICIATION DE L'AIR. — En l'état

actuel de la science, il n'est pas possible d'isoler et encore
moins de doser ces produits volatils, qui sont le résultat de la vie
d'êtres animés. Aussi, bien que leur nature et leur quantité varient
probablement avec l'âge, l'état de santé et la propreté des sujets,
les hygiénistes se résignent à ignorer ces variations, et ils admettent
comme indice de la viciation de l'air la proportion d'acide carbonique
qu'il contient.

Quand on brûle du gaz dans un local, pour l'éclairage ou le chauffage, une partie de l'acide carbonique constaté provient de cette
combustion, à raison de $\frac{1}{2}$ volume d'acide carbonique par volume de
gaz brûlé (1). Quelques hygiénistes proposent de déduire le gaz
qui a cette origine avant d'établir la proportion qui fournira
l'indice de viciation. D'autres pensent, et nous pensons avec eux,
que ce gaz doit être compris dans le calcul de l'indice, car la
combustion du gaz d'éclairage dégage toujours des produits
toxiques, parmi lesquels de l'oxyde de carbone et de l'acide
sulfhydrique.

Pour s'en convaincre, il suffit d'allumer un poêle ou une cheminée
à gaz dans une chambre bien close, en laissant les produits de combustion se dégager librement dans la pièce. Au bout d'un quart
d'heure, on ressentira de la céphalée, quel que soit le système des
brûleurs : flamme jaune, flamme bleue, becs à radiateurs ou becs à
manchon (2).

Dosage de l'acide carbonique. — Nous ne pouvons décrire
toutes les méthodes employées pour le dosage de l'acide carbonique ; les procédés eudiométriques sont les plus sûrs et
seront toujours préférés quand il sera possible. Nous ne parlerons
qu'en passant du carbacidimètre Wolpert, qui a l'avantage d'être
rapide et peu coûteux, mais qui manque de précision. L'ingénieur Bontemps, chargé par la Commission d'organisation du
Congrès d'hygiène de l'industrie textile de Rouen, en 1882, de
comparer les divers systèmes de ventilation, a fait usage d'une
bonne méthode volumétrique, dont on trouvera la description dans le deuxième volume des *Comptes rendus du Congrès* (3).

M. Berlémont, constructeur à Paris, vend un appareil
imaginé par MM. Lévy et Pécoul, qui a également pour

(1) Un bec de gaz Benghel ordinaire brûle 105 litres; un bec Auer n° 2, 115 litres;
un bec BB 39 litres ; un bec papillon à flamme nue, 138 litres.
(2) Ajoutons que, sous prétexte de récupération de chaleur, presque tous ces
appareils sont construits de telle sorte que les gaz brûlés rencontrent des chicanes
trop difficiles à franchir et se répandent partiellement dans le local à chauffer,
même quand le tuyau d'évacuation débouche dans une cheminée.
(3) L'ouvrage est épuisé, mais on le trouve dans toute bibliothèque industrielle
un peu importante.

but de faire des dosages rapides d'acide carbonique (1).

Enfin la Commission anglaise, chargée de rechercher s'il y avait lieu de fixer un maximum au sujet du pourcentage de l'acide carbonique dans les ateliers, s'est servi d'un appareil imaginé par J.-S. Haldane, qui présente certaines garanties de précision (2).

LIMITES DE LA VICIATION DE L'AIR. — La proportion d'acide carbonique étant considérée comme caractérisant le degré de viciation de l'air, quel est le maximum qu'on en puisse tolérer dans les ateliers ?

D'après Proust (3), l'odeur de *renfermé* se perçoit quand on vient du dehors, dès que la proportion de $\frac{7}{10\,000}$ est atteinte ; à $\frac{10}{10\,000}$, l'odeur est très forte, et la proportion de $\frac{6}{10\,000}$ ne devrait pas être dépassée.

Néanmoins, on a relevé près de $\frac{20}{10\,000}$ dans diverses casernes anglaises ; $\frac{20}{10\,000}$ à l'hôpital militaire de Portsmouth, et $\frac{30}{10\,000}$ dans les cellules de deux prisons, l'une civile, l'autre militaire. Weaver aurait même trouvé $\frac{53}{10\,000}$ à Leicester, dans une chambre de 31 mètres cubes occupée par six personnes et éclairée par trois becs de gaz, et Pettenkofer a relevé $\frac{73}{10\,000}$ dans une école de filles (4).

Les hygiénistes anciens ne considéraient pas la proportion d'acide et demandaient plutôt un renouvellement déterminé en mètres cubes d'air par heure et par tête.

Péclet dit que le renouvellement de l'air doit être de 8 à 12 mètres cubes par ouvrier et par heure ; Leblanc indique le chiffre de 6 à 10 mètres cubes ; Arago, celui de 10 mètres ; Hudels, celui de 30 mètres cubes. Quant à Herscher, il propose 32 mètres cubes. Rübner dit qu'un renouvellement de deux ou trois fois par heure pour un cube de 15 à 25 mètres est nécessaire. Enfin W. Oppermann réclame, pour un seul renouvellement par heure, un cube de 38 mètres par ouvrier.

Parkes demande un renouvellement de 54 mètres cubes par heure. Le général Morin propose les chiffres suivants, au

(1) *Bull. de l'Inspection du travail*, 1906, nos 3 et 4.
(2) L'appareil Haldane est décrit très complètement en appendice du rapport de la Commission : First Report of the departmental Committee appointeed to inquire in to the ventilation of factories, Londres, 1902.
(3) Proust, Traité d'hygiène, 1881, p. 341 et 594.
(4) Report of a Committee appointed to inquire in to the working of the Cotton Cloth Factories, act. 1889, Londres, 1897, p. 11.

droit desquels nous avons indiqué les proportions de CO^2 correspondantes (1) :

	Ventilation par personne et par heure en mc. V. (1)	Taux de viciation de l'air (N dix-millièmes). (2)
Casernes de jour	30	9,65
— de nuit	60	6,32
Ateliers	60	6,32
Écoles	30	9,65
Hôpitaux	80	5,50
En temps d'épidémie	160	4,25

Layet, dans son excellent petit volume *Hygiène des professions* (2), réclame 40 à 50 mètres cubes d'air pour un adulte en bonne santé, 60 ou 80 pour les malades ou les ouvriers d'ateliers insalubres, 100 ou 150 pour les hôpitaux en temps d'épidémie. D'après lui, il faut ajouter 6 mètres cubes par heure pour une bougie, 12 à 15 mètres cubes pour un bec de gaz, 20 à 25 mètres cubes pour une lampe.

Quant à Napias, il trouve le problème si complexe que, pour lui, chaque cas particulier a des exigences différentes (3).

Réglementation anglaise. — En Angleterre, nous trouvons de précieux renseignements dans les enquêtes et expériences entreprises par le Gouvernement anglais pour réglementer la ventilation dans l'industrie cotonnière.

En 1896, une Commission composée de MM. H. Roscoe, William Roberts, Arthur Ransome et William Williams, fit une enquête sur le *Cotton Cloth Factories Act* de 1889. Ses conclusions, en ce qui concerne la ventilation, furent les suivantes : « Après de longues et mûres délibérations, votre Commission est d'avis qu'il y a lieu d'imposer que la ventilation soit organisée de telle manière que l'air des ateliers ne contienne pas une proportion d'acide carbonique supérieure à 9 volumes p. 10000. En fixant cette limite, votre Commission se rend compte qu'*au point de vue médical cette proportion peut être considérée comme trop élevée* (4); nous l'avons pourtant adoptée, pensant que, si elle est réellement observée, il en résultera une très grande amélioration de l'air des ateliers, sans créer en aucune façon une charge sérieuse pour l'industrie, et en fait *sans*

(1) Les valeurs N qui figurent dans la deuxième colonne sont fournies par la formule :

$$200 - (N - n) V = 0,$$

dans laquelle V représente, en mètres cubes, la ventilation par personne et par heure (chiffres de la première colonne); N et n représentent en dix-millièmes la proportion totale d'acide carbonique dans l'air à la sortie du local (N) et à l'entrée (n). On a admis ici que chaque personne exhale 20 litres d'acide carbonique à l'heure et que n = 3 en moyenne.

Voy. le calcul de la formule page 145.

(2) LAYET, Hygiène des professions, Paris, 1875.
(3) NAPIAS, Manuel d'hygiène industrielle, 1882, p. 228.
(4) C'est nous qui soulignons.

*demander plus qu'il n'est réalisé à l'heure actuelle volontairement
dans les ateliers bien agencés* (1). Cette limite correspond à un
apport d'environ 32 mètres cubes par tête et par heure, et votre Commission pense qu'un tel règlement apportera une amélioration matérielle dans le confort et la santé des ouvriers. »

Le *Cotton Cloth Factories Act* de 1889 fut remplacé par la loi
du 6 août 1897, et l'ordonnance du 2 février 1898 fixa un maximum
de 9 dix-millièmes. Cette disposition a été reprise par la loi industrielle de 1901, avec cette différence que ce maximum peut être
imposé par voie de simple ordonnance à d'autres établissements
qu'aux usines textiles, où l'on pratique l'humidification artificielle.

Au Congrès d'hygiène de Bruxelles en 1902, Leclerc de Pulligny
a proposé de fixer le maximum à 7 dix-millièmes en plus de l'acide
carbonique contenu dans l'air extérieur, soit en tout à 10 à 11 dix-
millièmes. Cette proposition n'a pas été acceptée, et le Congrès a
porté le total admissible à 12 dix-millièmes pendant la journée et
à 20 dix-millièmes avec l'éclairage au gaz (2). Ces chiffres paraissent
véritablement bien élevés.

Avis de la Commission d'hygiène industrielle. — Enfin la
Commission d'hygiène industrielle créée auprès du ministère du
Travail en France a donné, le 16 mai 1905, après une discussion sur
le rapport du Dr Pottevin, directeur du Bureau d'hygiène de la ville
du Havre, l'avis ci-après : « Dès aujourd'hui il y a lieu de considérer comme ne satisfaisant pas aux conditions de pureté de l'air,
requises par le décret du 29 novembre 1904, un atelier ou un local
de travail où la proportion d'acide carbonique existant dans l'atmosphère dépasse *1 millième* au voisinage des ouvriers $\left(\dfrac{10}{10\,000}\right)$.

« Cette indication ne s'applique pas aux locaux de travail où les
opérations industrielles dégagent de l'acide carbonique dans l'atmosphère, et les constatations ne doivent pas être faites aux heures où
il est nécessaire d'éclairer l'atelier, si l'éclairage n'est pas fait à
l'électricité.

« Des mesures différentes doivent être prises pour assurer l'aérage dans ces cas particuliers, car on ne peut plus considérer que la

---

(1) Même observation.
(2) L'avis de la Commission du Congrès a été influencé par l'affirmation qu'il
était impossible, dans la pratique de l'industrie, de jamais dépasser ce maximum
de dix-millièmes. Cette affirmation a été renouvelée par les industriels anglais du
Home Office, qui, pour en avoir le cœur net, a fait faire une enquête spéciale par
un chimiste indépendant (Report on air tests in humid coton weaving sheds, by
Frank-Scuddes, 1904). Les conclusions de ce rapport sont très affirmatives : au
moyen d'un système convenable de ventilation, il est parfaitement possible de rester
au-dessous de 9 dix-millièes.
Le Syndicat cotonnier de l'Est de la France a reproduit la même affirmation en
réponse au questionnaire de la Commission d'enquête parlementaire de l'industrie
textile (p. 10).

proportion de 1 millième d'acide carbonique soit un indice suffisant de la viciation de l'air.

« Les prélèvements d'air pour analyse doivent être faits aux endroits où les ouvriers se tiennent et à hauteur de leur tête.

« Il y a lieu de procéder à une enquête pour savoir dans quel cas la teneur en acide carbonique doit être abaissée au-dessous de 1 millième.

CALCUL DE LA VICIATION. — CUBE DES LOCAUX. — La nécessité de maintenir la viciation de l'air au-dessous d'une certaine limite étant reconnue, quels sont les moyens d'obtenir ce résultat? A première vue, il semble que le cube même des locaux doit jouer un rôle important dans la question, et les deux épithètes « vastes et bien aérés » leur sont souvent appliquées de conserve.

En réalité, le cube d'air d'un local n'a qu'une faible influence sur la viciation de l'atmosphère. Plus les dimensions des pièces sont grandes, plus grandes aussi sont les ouvertures, portes et fenêtres, et plus considérable est le développement des joints par lesquels un peu d'air peut pénétrer sous l'influence de la ventilation naturelle, dont nous parlerons plus loin (p. 149); mais le cube d'air lui-même n'a aucune action sur ce renouvellement.

Évidemment, on peut imaginer des locaux dont le cube d'air serait assez vaste pour que, sans renouvellement d'air aucun, la viciation limite ne fût pas encore atteinte à la fin d'une séance de travail de trois ou quatre heures. En renouvelant l'air à ce moment par une large ouverture des portes et des fenêtres, on pourrait recommencer une nouvelle séance de travail, et ainsi de suite. En réalité, pour satisfaire à de pareilles exigences, les locaux devraient avoir des dimensions inconciliables avec la pratique.

En effet, nous avons montré par le calcul que, si une personne exhalant $0^{m3},02$ d'acide carbonique par heure est placée dans une capacité de C mètres cubes avec un renouvellement de V mètres cubes d'air à l'heure, l'air extérieur contenant $\dfrac{n}{10\,000}$ d'acide carbonique, le temps au bout duquel la teneur du local en CO^2 atteint $\dfrac{N}{10\,000}$ est donné en heures par la formule :

$$t = 2{,}303\,\frac{C}{V}\log\frac{200}{200-(N-n)V}. \qquad (1)$$

Cette teneur a d'ailleurs une limite supérieure $\dfrac{N_1}{10\,000}$, dont elle s'approche indéfiniment sans jamais l'atteindre et qui est donnée par la formule :

$$200 - (N_1 - n)\,V = O. \qquad (2)$$

Par contre la teneur en CO^2 atteint rapidement la valeur $\dfrac{N_2}{10\,000}$

$= \dfrac{N_1 - 1}{10\,000}$, qui ne diffère du maximum que par $\dfrac{1}{10\,000}$ et le temps t_2 au bout duquel cette teneur est atteinte est donné par la formule :

$$t_2 = 2{,}303 \frac{C}{V} \log (N_1 - n). \qquad (3)$$

En pratique, c'est de l'équation (2) qu'on se servira pour calculer le renouvellement d'air V, *indépendant du cube individuel*, qui est nécessaire pour maintenir la viciation d'un local au-dessous d'une limite donnée $\dfrac{N_1}{10\,000}$, et si l'on veut savoir le temps après lequel la viciation est atteinte à $\dfrac{1}{10\,000}$ près, on se servira de l'équation (3).

Si l'on voulait que sans renouvellement aucun, ou avec de faibles renouvellements V, le maximum de viciation toléré $\dfrac{1}{1\,000}$ ($N = 10$) ne soit atteint qu'après une séance de quatre heures, les valeurs de C, qui doivent correspondre à chaque valeur de V, se tirent de l'équation (1).

On trouve ainsi, en prenant $n = 3 \left(\dfrac{3}{10\,000} \right.$ d'acide carbonique dans l'air extérieur$\Big)$:

Pour des renouvellements d'air V par tête et par heure en mètres cubes.	Cube individuel, par tête, C (en mètres cubes), qui serait nécessaire pour que la proportion de CO_2 n'atteigne $\dfrac{1}{1\,000}$ qu'après une séance de 4 heures.
15 mètres cubes............................	80 mètres cubes
10 —	93 —
5 —	105 —
0 mètre cube	114 —

On voit que nous sommes loin du cube individuel minimum de 7 mètres cubes prescrit par le règlement du 29 novembre 1904 (art. 5) et qui, dans bien des cas, est jugé difficile à atteindre (1).

(1) Voici comment on peut établir les formules (1), (2) et (3) ci-dessus :
Soit un homme exhalant $0^{m3}{,}02$ d'acide carbonique à l'heure et disposant d'une capacité de C mètres cubes traversée par une ventilation de V mètres cubes à l'heure avec une teneur en acide carbonique de $\dfrac{n}{10\,000}$ dans l'air extérieur. Soit R mètres cubes la quantité d'acide carbonique contenue dans la capacité C à l'époque t, et soit par conséquent $\dfrac{R}{C} = \dfrac{N}{10\,000}$ le taux de viciation à cette époque. Pendant la fraction d'heure dt qui suivra, R s'augmentera de l'acide carbonique apporté par la ventilation V :

$$\frac{n}{10\,000} \, V \, dt ;$$

Quant aux cubes d'air usuels, soit 6 à 10 mètres cubes, ils ont une plus de l'acide carbonique exhalé :

$$0,02 \, dt ;$$

moins l'acide carbonique entraîné par la ventilation :

$$- \frac{R}{C} V \, dt ;$$

et l'on aura :

$$dR = \left\{ 0,02 + \frac{n}{10\,000} V - \frac{V}{C} R \right\} dt. \tag{A}$$

D'où

$$\frac{dR}{0,02 + \frac{n}{10\,000} V - \frac{V}{C} R} = dt.$$

et en intégrant :

$$ln \left\{ 0,02 + \frac{n}{10\,000} V - \frac{V}{C} R \right\} = - \frac{V}{C} t + K.$$

Or pour $t = 0$, $\frac{R}{C} = \frac{n}{10\,000}$; c'est-à-dire qu'à l'origine la teneur de l'intérieur est la même qu'à l'extérieur. Donc

$$K = ln\,(0,02),$$

et alors, en remplaçant $\frac{R}{C}$ par $\frac{N}{10\,000}$:

$$t \frac{V}{C} = ln \left(\frac{0,02}{0,02 - \dfrac{N - n}{10\,000} V} \right) ;$$

et multipliant haut et bas par 10 000 et revenant aux logarithmes vulgaires :

$$t = 2,303 \frac{C}{V} \log \frac{200}{200 - (N - n) V}, \tag{1}$$

on voit que lorsque N varie depuis n jusqu'à la valeur N_1 telle que

$$200 - (N_1 - n) V = 0 \tag{2}$$

t varie de O à l'infini. N_1 est donc bien une limite supérieure de N.

En revenant à la valeur de dR donnée par l'équation (A), on voit qu'elle peut s'écrire :

$$dR = \left\{ 200 - (N - n) V \right\} \frac{dt}{10\,000},$$

et que la valeur N_1 annule dR. Elle correspond donc à des gains d'acide carbonique égaux aux pertes, c'est-à-dire au régime permanent.

Si nous cherchons le temps

$$t_2 = 2,303 \frac{C}{V} \log \frac{200}{200 - (N_2 - n) V}$$

au bout duquel la teneur en acide carbonique sera

$$N_2 = N_1 - 1,$$

d'où

$$N_1 = N_2 + 1,$$

en portant cette valeur de N_1 dans (2), nous en tirons :

$$200 - (N_2 - n) V = V,$$

donc

$$t_2 = 2,303 \frac{C}{V} \log \frac{200}{V}.$$

et de (2) nous tirons :

$$\frac{200}{V} = N_1 - n,$$

donc

$$t_2 = 2,303 \frac{C}{V} \log (N_1 - n). \tag{3}$$

influence insignifiante sur le moment où la viciation de $\dfrac{10}{10\,000}$ se réalise.

Pour un renouvellement de 28^{m3},5, la viciation de $\dfrac{10}{10\,000}$ est précisément la limite qui n'est jamais atteinte. Pour un cube de 7 mètres cubes, celle de $\dfrac{9}{10\,000}$ se produit au bout de vingt-huit minutes quarante-huit secondes. Ce renouvellement de 28^{m3},05 est celui qu'il faut considérer comme normal. Il est indispensable, pour que la viciation de $\dfrac{N}{10\,000}$ ne soit atteinte nulle part, mais il ne suffit pas. Il faut encore une bonne répartition de l'air neuf introduit dans l'atelier, sans quoi il se produit des fleuves d'air frais circulant à travers l'atmosphère viciée du local et ne la renouvelant pas.

Avec des renouvellements moindres, les temps au bout desquels la viciation de $\dfrac{10}{10\,000}$ est atteinte sont indiqués ci-dessous.

Ces temps sont calculés en appliquant la formule (1) de la page 6 :

Renouvellement d'air V en mc. par tête et par heure.	Temps au bout duquel la viciation de $\frac{1}{10\,000}$ est réalisée.	
20 mètres cubes	25^{min}	12^{sec}
15 —	20	48
10 —	18	
5 —	16	1

On ne peut donc pas compter sur le cube individuel pour éviter de renouveler l'air, et ce renouvellement est la seule manière efficace d'empêcher la viciation. Les recherches du Dr Harold Coates sur le matériel infectieux dans les maisons occupées par des malades poitrinaires démontrent qu'un grand cube d'air et une propreté supérieure ne comptent pour rien si la ventilation et la lumière manquent (1).

« Il est tout à fait évident, dit la Commission anglaise chargée d'enquêter sur la ventilation des fabriques, qu'un large cube d'air n'est pas une garantie de la pureté de cet air et que le degré de pureté dépend bien moins du cube d'air que de la quantité d'air introduite (2). » D'ailleurs la preuve expérimentale de ce qui vient d'être dit existe. On a montré que, dans certaines filatures anglaises non ventilées et dont le cube d'air par ouvrier était très élevé, l'impureté de l'air était considérablement plus accentuée que dans

(1) *Annales d'hygiène publique et de médecine légale*, 1905, p. 439.
(2) Report of the Committee appointed to inquire into the ventilation of factories, Appendice II, 1902.

nombre de petits ateliers surpeuplés de Londres. Néanmoins un large cube individuel est favorable à l'hygiène, parce qu'il empêche l'encombrement. Les grands locaux sont en général éclairés convenablement : leur nettoyage est plus facile. Enfin les travailleurs, écartés les uns des autres, sont moins exposés à se contaminer par les contagions dont ils sont porteurs. Ils évitent mieux les projections de salive des tuberculeux notamment (1).

L'AIR CONFINÉ ET LA LÉGISLATION. — Pour faciliter la surveillance des inspecteurs du travail en ce qui concerne le cube d'air minimum dont chaque ouvrier doit jouir, la loi anglaise prescrit d'indiquer sur une affiche, dans chaque local, le nombre maximum de personnes pouvant y être occupées. Le règlement français prescrit d'afficher la capacité du local en mètres cubes, ce qui revient au même (art. 5 du décret du 29 novembre 1904). D'ailleurs, dans toutes les législations des pays industriels, on trouve des dispositions destinées à empêcher les ouvriers de travailler dans un air confiné. Le plus souvent ces mesures concernent à la fois le cube d'air et son renouvellement. On les trouvera ci-dessous.

Allemagne (*Art. 120 a de la Gewerbe-Ordenung de 1869-1891*). — « Les chefs d'entreprise … doivent en particulier leur assurer (aux ouvriers) une lumière suffisante, un volume et un renouvellement d'air satisfaisants. »

Autriche (*Art. 74 de la loi industrielle de 1859-1885*). — « L'industriel doit avoir aussi soin que, pendant tout le travail,… l'air se renouvelle toujours d'une manière proportionnelle au nombre des ouvriers et au mode d'éclairage et qu'il remédie aux mauvaises influences d'exhalaisons dangereuses. »

Belgique (*Art. 16 de l'arrêté royal du 4 septembre 1894*). — « Dans les locaux fermés affectés au travail, chaque ouvrier disposera d'un espace de 10 mètres cubes au moins. Les locaux seront convenablement aérés et ventilés. On assurera un renouvellement d'air de 30 mètres cubes au moins par heure et par travailleur. Ce minimum ne sera pas inférieur à 60 mètres cubes dans les locaux qui revêtent un caractère spécial d'insalubrité. »

Canada (*Loi du 8 janvier 1894*). — Du 1er octobre au 1er mai, chaque ouvrier devra avoir au moins 11 mètres cubes.

France (*Art. 5 du décret du 29 novembre 1904*). — Les locaux fermés affectés au travail ne seront jamais encombrés.

Le cube d'air par personne employée ne pourra être inférieur à 7 mètres cubes…

Le cube d'air sera de 10 mètres au moins par personne employée dans les laboratoires, cuisines, chais ; il en sera de même dans les magasins, boutiques et bureaux ouverts au public.

(1) Flügge et Laschtshenko, *Zeitschrift für Hygiene*, 1899, vol. XXX, p. 126. Ils ont montré que ces projections ont lieu quand le sujet tousse, éternue ou parle.

Un avis affiché dans chaque local de travail indiquera sa capacité en mètres cubes.

Les locaux fermés affectés au travail seront largement aérés...

Art. 6. — ... L'air des ateliers sera renouvelé de façon à rester dans l'état de pureté nécessaire à la santé des ouvriers.

Grande-Bretagne [*Art. 3 de la loi industrielle du 17 août 1901 (Factory and Workshop Act)*]. — Toute fabrique ou tout atelier sera réputé surpeuplé lorsque, dans n'importe quelle salle de travail, chacune des personnes employées au même moment n'aura pas à sa disposition un espace de 7 mètres cubes en temps ordinaire et de 11 mètres durant le travail supplémentaire.

De plus, le *Cotton Cloth Factories Act* du 6 août 1897 et l'arrêté du secrétaire d'État du 2 février 1898 ont fixé un maximum de $\frac{9}{10\,000}$ d'acide carbonique pour la viciation de l'air dans les usines textiles (p. 143).

VENTILATION.

Nous avons vu (p. 145) qu'en pratique le cube d'un local ne pouvait pas être assez grand pour assurer la pureté de l'air par la simple ouverture des portes et fenêtres à la fin des reprises de travail. Si importante que soit, faute de mieux, cette mesure d'hygiène prescrite par l'article 9 du décret du 29 novembre 1904, elle est cependant insuffisante pour maintenir la viciation de l'air à un taux admissible, et ce résultat ne peut être obtenu que par un renouvellement *continu* de l'air.

VENTILATION NATURELLE. — Un certain renouvellement d'air se produit automatiquement dans tous les lieux habités. C'est ce qu'on nomme la *ventilation naturelle*. Entre l'extérieur et toute pièce où la température diffère de celle du dehors, il se fait un mouvement d'air, et ce mouvement s'établit non seulement à travers toutes les ouvertures grandes et petites: portes, fenêtres, vasistas, cheminées et joints autour des fenêtres et des portes, mais à travers les murs eux-mêmes. Proust donne à cet égard des renseignements curieux (1), et Haldane déclare que, dans les locaux habités et mal ventilés, le pourcentage en acide carbonique ne peut que rarement dépasser 5 millièmes $\left(\frac{50}{10\,000}\right)$.

Causes qui influent sur la ventilation naturelle. — MM. Haldane et Osborne (2) ont fait des observations intéressantes sur les

(1) Proust, Traité d'hygiène, 1881, p. 597.
(2) Haldane et Osborne, First Report upon ventilation of factories, Appendice II.

causes qui influencent la ventilation naturelle. Celle-ci est d'autant plus active que la différence de température est plus grande entre l'intérieur et l'extérieur. La ventilation est également activée lorsqu'il fait du vent ; dans un local complètement clos et dans lequel brûlaient un certain nombre de bougies, la ventilation naturelle s'est montrée de trois à six fois plus active suivant l'intensité du vent. L'influence du vent est même plus considérable que celle de la différence de température ; une vitesse de vent un peu supérieure à 10 kilomètres à l'heure agit avec plus d'efficacité qu'une différence de 11° C.

La présence d'une cheminée produit un effet très sensible, alors même qu'il n'y a pas de feu. Dans une chambre pourvue d'une cheminée, d'une porte, d'une fenêtre, de murs en briques et tapissée, mesurant 39 mètres cubes de capacité et 2^m,80 de haut, on fit brûler quelques bougies à diverses reprises. Lorsque le tablier de la cheminée est rabattu, il faut deux heures quarante-deux pour renouveler l'air de la chambre ; ce tablier levé, le renouvellement a lieu en quarante-huit minutes. Le tablier baissé et le vent soufflant à l'extérieur, il faut encore une heure quarante-huit ; enfin un feu très vif provoque le renouvellement de l'air en douze minutes ; un feu moins vif agit moins efficacement, et il faut vingt-quatre minutes.

Perméabilité des toitures. — La perméabilité de la toiture ou du plafond a une influence remarquable. En dépit de leurs dimensions, une église et un hall possédant une toiture perméable voient l'air intérieur renouvelé une fois toutes les trois heures. Par contre, dans un tissage pourvu d'un toit bitumé supportant une couche d'eau et dans lequel il n'y avait aucune fenêtre ouverte, ni aucun autre moyen de ventilation, on a trouvé 33 dix-millièmes d'acide carbonique, bien que chaque ouvrier eût à sa disposition 45 mètres cubes et bien qu'aucune lampe n'ait été allumée. Un autre tissage placé dans les mêmes conditions, mais dont la toiture était perméable à l'air, ne contenait que 6 dix-millièmes d'acide carbonique.

L'acide carbonique étant plus dense que l'air, on pourrait croire qu'il reste à la partie inférieure des locaux. Il n'en est rien cependant : le gaz carbonique est accompagné de vapeur d'eau et se trouve à une température plus élevée que celle de l'air, de sorte qu'il monte au contraire vers les couches supérieures et se trouve toujours en plus forte proportion vers le plafond. Cette remarque indique que la perméabilité des plafonds doit être recherchée quand il s'agit de ventilation naturelle. Elle explique également pourquoi, dans un établissement à plusieurs étages communiquant entre eux par un escalier, la quantité d'acide carbonique est plus élevée ordinairement dans les ateliers du haut.

L'acide carbonique provenant de la combustion des lampes obéit aux mêmes lois physiques ; quoique plus dense que l'air, il s'élève vers les couches supérieures du local, parce qu'il est à une température plus élevée et parce qu'il est mélangé avec de la vapeur d'eau. Cette ascension ne se produit bien, toutefois, que dans les locaux où l'air n'est pas agité; il n'en est plus ainsi dans ceux où des courroies, ou des organes mécaniques mobiles opèrent comme une sorte de brassage et ramènent l'acide carbonique en bas. Dans ce dernier cas, la perméabilité du plafond a moins d'influence sur la ventilation naturelle.

Ventilation par ouvertures supérieures. — Dans certains ateliers, la ventilation est organisée au moyen d'ouvertures placées près du plafond ou de conduits traversant le plafond lui-même. Le plus souvent ce système n'est qu'un trompe-l'œil. Dans ces bouches de ventilation, il n'est guère possible d'obtenir une vitesse de sortie de l'air supérieure à 60 mètres par minute, même quand l'appel se fait librement. Supposons un tube de ce genre ayant 20 centimètres de diamètre, par conséquent un peu plus de 3 décimètres carrés de section : la quantité d'air qui traversera ce tube par heure sera de $60 \times 60 \times 3,14 \times 0^{m2},01 = 113$ mètres cubes; c'est-à-dire qu'il faudra un tube de ce genre pour chaque groupe de quatre ouvriers environ, si on admet le coefficient de ventilation de 30 mètres cubes par heure et par personne, qui n'a rien d'exagéré. Quand ces tubes existent, ils sont souvent obstrués par des chapeaux de systèmes divers, ce qui réduit encore leur débit. En réalité, ils ne fonctionnent bien que lorsqu'il y a du vent ou lorsqu'il existe une importante différence de température entre l'air extérieur et l'air intérieur.

Inconvénients de la ventilation naturelle. — Quelle que soit d'ailleurs la manière dont s'effectue l'entrée de l'air dans la ventilation naturelle : qu'il pénètre par des fenêtres, des vasistas, des vitres Castaing, des aérateurs fixes ou mobiles de systèmes quelconques, ou qu'il s'insinue par les fissures qui existent autour des portes et fenêtres, cette ventilation présente toujours des inconvénients graves. Elle est incommode, et elle est irrégulière.

Elle est incommode, car l'air qui entre est froid et soulève les protestations de ceux qui reçoivent cette douche d'un genre spécial.

Elle est irrégulière, car l'appel d'air est essentiellement subordonné aux causes variables que nous avons dites : différence de température entre l'extérieur et l'intérieur, vent, etc.

Pour certaines différences, le mouvement est nul ; pour d'autres, il se renverse; pour d'autres encore, il se produit avec une rapidité désordonnée, de sorte que la ventilation est presque toujours insuffisante ou excessive.

En résumé, ce n'est pas sur la ventilation naturelle ni sur le cube d'air initial que nous pouvons compter pour assurer un air pur aux ouvriers. Pour obtenir ce résultat, il faut recourir à la *ventilation artificielle*, que celle-ci soit réalisée par *appel d'air chaud* ou par *propulsion mécanique*. Nous allons examiner maintenant ces diverses solutions.

VENTILATION ARTIFICIELLE. — Les trois principaux systèmes de ventilation artificielle applicables aux locaux du commerce et de l'industrie sont :

1° L'appel d'air produit par un foyer échauffant une cheminée :

2° L'appel ou le refoulement d'air produits par une injection d'eau (ventilateur hydraulique);

3° L'appel ou le refoulement d'air produits par propulsion mécanique (ventilateur).

VENTILATION PAR CHEMINÉE. — Ce système a été le plus anciennement et, autrefois, le plus fréquemment employé. Dans les mines, il était d'un usage général. C'est ce système de ventilation qui a été établi avec succès par Grouvelle dans les prisons de Mazas, d'Arbois, de Provins, de Fontainebleau, etc.

Il consiste à entretenir un foyer allumé au bas d'une cheminée de section et de hauteur convenables. L'air de la cheminée se dilate en s'échauffant, devient moins dense que l'air de la pièce à ventiler et s'élève. Un certain volume d'air chaud sort de la cheminée et est remplacé par un volume égal d'air provenant de la pièce. Il s'y produit un vide qui équilibre l'appel d'air de la cheminée. Si on ouvre alors dans la pièce une communication avec l'air extérieur, celui-ci s'y précipite. Le vide est comblé, une nouvelle sortie d'air a lieu par la cheminée, et le cycle recommence.

L'air chaud qui sort de la cheminée emporte de la chaleur, qui est perdue. Si le débit est considérable, il est important de réduire autant que possible cette perte de chaleur et par conséquent d'échauffer l'air modérément; mais alors sa force d'ascension n'est pas très grande, sa vitesse est faible, et il faut que la cheminée et les conduits qui la desservent aient de larges sections. La somme des sections de ces conduits doit être égale à la section de la cheminée. C'est encombrant, et ce système ne peut guère être établi que lorsqu'on construit un établissement neuf.

D'après Grouvelle (1), pour des débits d'air importants, on doit s'efforcer de donner à la cheminée une section assez grande pour que la vitesse de l'air ne dépasse pas 1 mètre. La quantité de houille consommée doit être telle que le volume d'air qui traverse la cheminée soit porté à 25° au-dessus de la température de l'extérieur. Pour ces températures peu élevées, la cheminée peut être construite en briques simples enduites en plâtre, sauf dans le voisinage immédiat du foyer.

---

(1) LABOULAYE, *Dictionnaire des arts et manufactures*, art. VENTILATION.

Quant à la hauteur de la cheminée, elle se calcule par la formule de Péclet :

$$V = 8{,}85 \sqrt{\frac{H\,\alpha\,t\,D}{L + 4D}},$$

où V est la vitesse de l'air dans la cheminée en mètres ; H la hauteur et D le diamètre de la cheminée, en mètres ; L la longueur en mètres, des conduits de section totale égale à celle de la cheminée, qui aboutissent à celle-ci ; α le coefficient de dilatation de l'air et t l'excès de température de l'air de la cheminée sur l'air extérieur.

En remplaçant α par sa valeur $\dfrac{1}{273}$, cette formule peut s'écrire :

$$H = 3{,}45 \frac{L + 4D}{Dt} V^2$$

et pour l'excès de température $t = 25^o$:

$$H = 0{,}138 \frac{L + 4D}{D} V^2.$$

Exemple pour $D = 2^m{,}60$, $L = 100$ mètres, $V = 2^m{,}26$, $t = 25^o$, on trouve $H = 30$ mètres.

Dans les ateliers disposant d'une force motrice ou placés à portée d'une distribution d'électricité, on préférera généralement les ventilateurs mécaniques à tout autre système. Mais celui de la cheminée pourra rendre des services dans les commerces et dans les petites industries qui n'emploient qu'une force motrice insignifiante ou qui n'en ont pas du tout.

En hiver, on enverra dans cette cheminée la fumée du poêle qui chauffe le local. En été, on y placera un poêle à gaz ou un très petit poêle à combustion lente, les jours où on ne pourra pas garder les fenêtres grandes ouvertes.

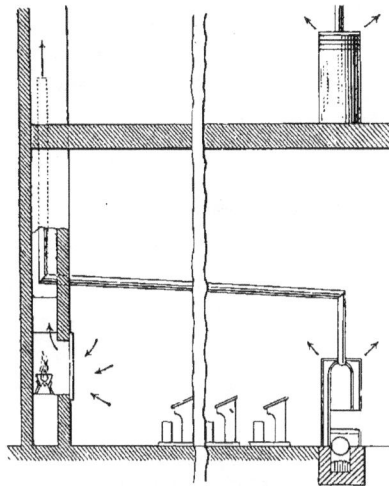

Fig. 19. — Ventilation d'une école par un poêle et une cheminée, d'après Péclet.

La disposition pourra être à peu près celle que Péclet recommande pour les écoles et que nous représentons figure 19.

A représente un poêle calorifère à double enveloppe, qui reçoit l'air pur extérieur, le chauffe et le verse dans la salle. Le tuyau de fumée débouche dans une cheminée d'appel C qui s'ouvre dans le local au-dessous du tuyau de poêle (1).

VENTILATEUR HYDRAULIQUE. — En injectant sous pres-

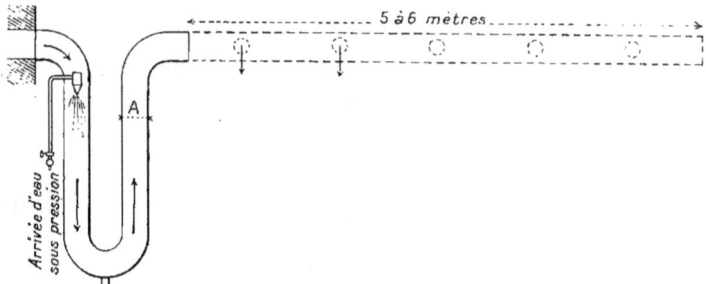

Fig. 20. — Ventilateur hydraulique de la maison Monnet et Moyne.

sion un jet d'eau en pluie à travers un ajutage, dans un tube disposé comme l'indique la figure 21, les gouttelettes liquides entraînent

(1) Supposons que nous ayons à ventiler de cette manière un atelier situé au troisième étage et contenant dix ouvrières ; la cheminée est une cheminée d'appartement ordinaire de $0^m,20 \times 0^m,20$ de section et de 6 mètres de hauteur. Le renouvellement d'air devra être de 30 mètres cubes par tête et par heure, soit en tout 300 mètres cubes, et par seconde $\frac{300}{3\,600} = 0^{m3},083$.

La section de la cheminée est de $0^m,2 \times 0^m,2 = 0^{m2},04$, et la vitesse de l'air sera

$$\frac{0^{m3},083}{0^{m2},04} = 2^m.075.$$

La hauteur de cheminée nécessaire nous sera donnée par la formule :

$$H = 0,138 \frac{L + 4D}{D} V^2.$$

Nous prendrons comme diamètre D celui d'un cercle de même périmètre que celui de notre cheminée, c'est-à-dire $D = \frac{0^m,8}{3,14} = 0^m,255$. Nous prendrons $L = 1^m,50$ (pour équivaloir aux pertes de charge que l'air subit en traversant le poêle). Nous aurons alors :

$$H = 0,138 \frac{1,50 + 1,020}{0,255} \times \overline{2,075}^2,$$

d'où : $\qquad H = 5^m,90.$

Notre cheminée de 6 mètres de hauteur sera donc suffisante.

Pour calculer la quantité de houille à brûler, nous admettrons que 1 kilogramme de houille dégage 7000 calories en brûlant ; que 1 mètre cube d'air pèse $1^{kg},3$, et que 1 kilogramme d'air prend un quart de calorie pour élever sa température de 1°.

Le nombre de kilogrammes de houille théoriquement nécessaires pour élever de 25° la température de 300 mètres cubes d'air sera alors :

$$\frac{1^{kg},3 \times 25° \times 300^{m3}}{4 \times 7\,000^{cal}} = 0^{kg},350.$$

Même en admettant que cette consommation doive être quintuplée pour tenir compte de divers éléments négligés dans ce calcul sommaire, on voit qu'on pourra assurer la ventilation de dix personnes avec une installation des plus simples et une dépense peu élevée.

de l'air dans leur rapide mouvement et le refoulent, d'où une aspiration d'air extérieur en E et une insufflation dans le local en *b* ; en S, l'eau s'échappe par une conduite d'évacuation. Pour que ce système fonctionne avantageusement, il faut que l'air sorte facilement du local, de façon que la différence de pression avec l'extérieur ne dépasse pas quelques millimètres d'eau.

Dans ces conditions, à Paris où la pression de l'eau est généralement de 3 kilogrammes par centimètre carré, chaque litre d'eau refoule 1 mètre cube et demi d'air.

Le débit est sensiblement proportionnel à la pression de l'eau. Pour 6 kilogrammes de pression, il serait de 3 mètres cubes par kilogramme d'eau.

La hauteur de chute est de $1^m,20$ à $1^m,50$.

Pour une pression d'eau de 3 kilogrammes, on obtient les débits suivants, en supposant que l'appareil refoule l'air dans un tuyau de 5 à 6 mètres de longueur :

Dimensions des appareils.	Dépense d'eau par heure.	Débit d'air en mètres cubes par heure.
Diam. de 160 mil.	100 litres.	150 mètres cubes.
— 190 —	150 —	225 —
— 220 —	200 —	300 —

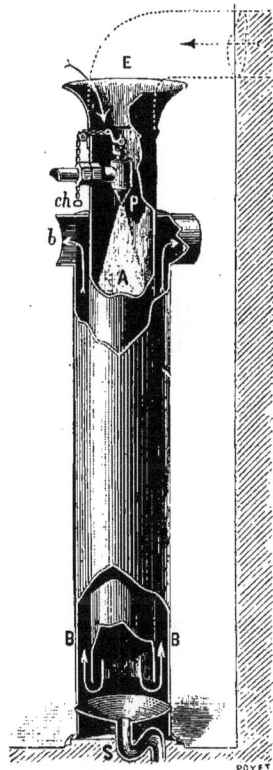

Fig. 21. — Ventilateur hydraulique (système Monnet et Moyne).

La pression de l'air est très faible : quelques millimètres d'eau,

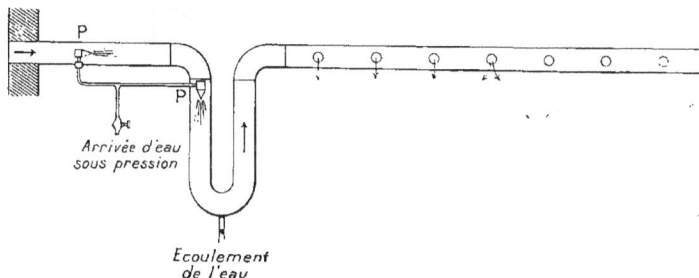

Fig. 22. — Dispositif pour augmenter la pression.

aussi ne faut-il pas mettre de conduites d'aspiration ni de refoulement trop longues. Pour obtenir plus de pression, on place parfois deux pulvérisateurs P en *tandem*, comme l'indique la figure 22.

Le débit étant sensiblement proportionnel à la pression, on conseille d'installer une pompe qui comprime l'eau à 8 ou 10 kilogrammes.

Dans des magasins ou de petits ateliers, et à défaut d'électricité et de force motrice, l'injection d'eau fournit une solution qui peut concurrencer celle de la cheminée, si l'eau sous pression est à bon marché. Elle est plus agréable en été, car elle rafraîchit l'air. Enfin elle peut s'imposer si l'installation d'une cheminée est coûteuse ou impossible et si, d'autre part, on peut facilement percer dans les murs des orifices pour l'admission et l'évacuation de l'air.

VENTILATEURS MÉCANIQUES. — Les ventilateurs mécaniques peuvent se ranger dans deux catégories :

Les ventilateurs *hélicoïdaux* ou à basse pression ;

Les ventilateurs *centrifuges* ou à haute pression.

Les uns et les autres peuvent servir soit à l'aspiration, soit au refoulement de l'air.

Ventilateurs hélicoïdaux. — Les ventilateurs hélicoïdaux sont représentés par les figures 23 et 24. La première montre le type le plus connu de ces instruments. Ce modèle est devenu tellement populaire qu'il a donné son nom à tous les appareils similaires.

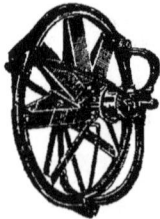

Fig. 23. — Ventilateur Blackmann pouvant s'encastrer dans un mur.

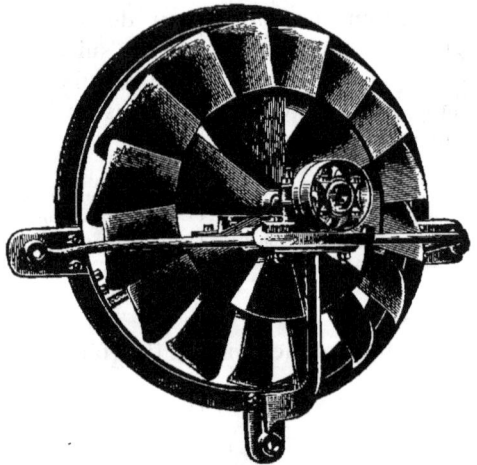

Fig. 24. — Ventilateur hélicoïdal à grand débit, construit par la maison Monnet et Moyne, pression 10 millimètres.

La figure 24 fait mieux voir les palettes inclinées qui le constituent ; chacune de ces palettes est une portion de surface hélicoïdale telle que *abcd* de la figure 25. S'il n'y avait qu'une palette et si la surface dont elle fait partie était prolongée selon toute la longueur du cylindre, on aurait la vis de ladite figure. On comprend, à sa seule inspection, que, si la vis tourne dans le sens des aiguilles d'une montre, l'air se trouve poussé de bas en haut, et que chacun des éléments tels que *abcd* agit dans ce sens. Le ventilateur hélicoïdal est formé d'un certain nombre de palettes telles que *abcd* assemblées sur l'axe, à la même hauteur. Toutes ces palettes agissent dans le même sens, et leurs effets s'ajoutent.

On remarquera que l'air est refoulé par toute la surface du ventilateur, à la différence de ce que nous verrons tout à l'heure pour les ventilateurs centrifuges.

Une autre différence fondamentale existe entre ces deux systèmes d'appareils, et c'est elle qui détermine le choix qu'on doit faire selon les circonstances. Elle concerne la *pression* qu'ils peuvent surmonter s'ils refoulent l'air, ou la dépression qu'ils produisent s'ils l'aspirent.

Prenons un ventilateur hélicoïdal aspirant, par exemple, et faisons communiquer son conduit d'aspiration avec une cavité close, une sorte de grande boîte étanche; puis mettons le ventilateur en marche avec une certaine vitesse. Il commencera par ex-

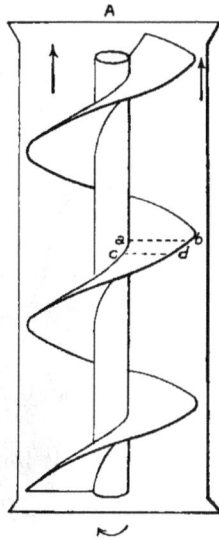

Fig. 25. — Propulseur d'air à vis.

traire de la boîte une certaine quantité d'air, et la pression de l'air restant deviendra inférieure à celle de l'extérieur. La différence sera minime : elle sera mesurée par quelques millimètres de hauteur d'eau.

Au bout de peu de temps, il ne sortira plus d'air, et le maximum de cette dépression sera atteint. Pour l'augmenter encore, il faudra faire tourner l'appareil plus vite; mais, dès qu'on aura obtenu une dépression de 6 à 10 millimètres d'eau, on verra cette dépression ne plus augmenter que faiblement pour de notables accroissements de vitesse. Le *rendement* devient très mauvais et, en pratique, cette dépression de 6 à 10 millimètres ne doit pas être dépassée (1).

Ventilateurs centrifuges. — Le ventilateur centrifuge est représenté par la figure 26.

La maison Farcot, en France, a eu longtemps la spécialité de ces instruments. Schématiquement, ils consistent en des ailettes *p, p, p,* montées sur un bâti circulaire et tournant dans une enveloppe appelée *coquille*, dont la section a la forme d'une spirale. L'air pénètre dans l'enveloppe autour de l'axe par la surface du cercle de diamètre AB, nommé *œillard*, est entraîné dans le mouvement des

(1) Cependant en employant des ventilateurs hélicoïdaux perfectionnés avec distributeurs cloisonnés et diffuseurs, on atteindrait, paraît-il, des pressions de 60 millimètres d'eau (Monnet et Moyne).

ailettes et chassé vers la circonférence de la coquille par la force centrifuge.

Il s'y comprime et sort par le tuyau CD nommé *buse*. On peut monter un tuyau sur l'*œillard*. Il s'y produit un appel d'air, et le ventilateur centrifuge peut servir à l'aspiration.

Si nous renouvelons sur cet instrument l'expérience que nous

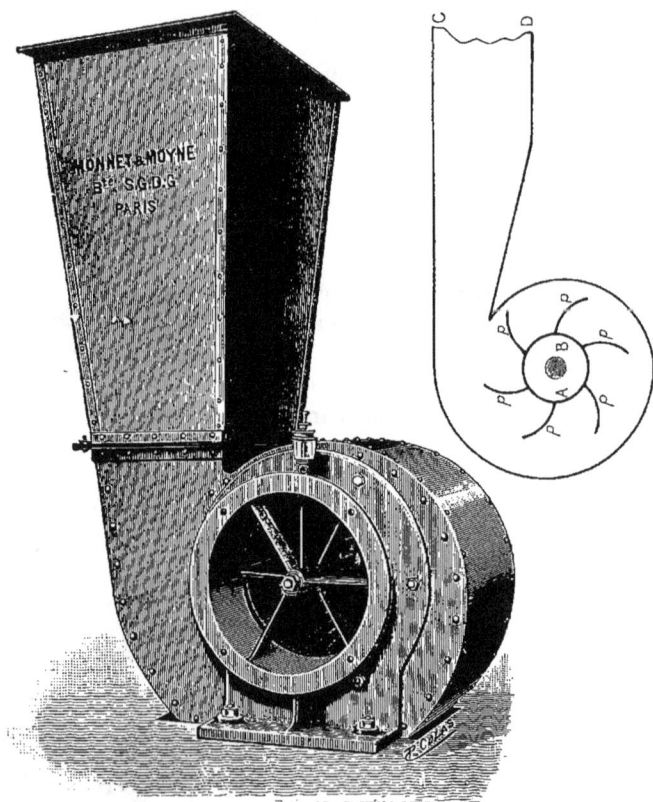

Fig. 26. — Ventilateur centrifuge.

avons décrite tout à l'heure, nous atteignons aussi une dépression maxima; mais, en augmentant la vitesse de rotation, nous voyons que nous pouvons l'augmenter sans que le rendement diminue : nous pouvons ainsi atteindre des pressions vingt et trente fois plus grandes que dans le premier cas. Avec un ventilateur dont les ailettes ont un diamètre de 60 centimètres, en passant de 900 tours par minute à 2500 tours, la dépression passe de 40 millimètres à 300 millimètres, et le débit de 640 litres par seconde à 1700 litres. Avec un ventilateur plus grand (diamètre des ailettes 1m,05), en faisant passer le nombre de tours de 600 à 1200, la dépression passe de 35 millimètres à 140^{mm},3 et le débit de 1^{m3},950 à 3^{m3},900 (1).

Du choix à faire entre les ventilateurs hélicoïdaux et centrifuges. — On voit que les ventilateurs hélicoïdaux sont surtout efficaces s'ils n'ont à lutter contre aucune dépression ou contre-pression à l'intérieur du local. Ce sera le cas en été, par exemple, quand les fenêtres seront ouvertes sur un des côtés de la salle : un ventilateur logé dans l'épaisseur du mur opposé (*ventilateur mural*) servira de *déplaceur d'air* et pourra faire passer un fort débit d'un côté à l'autre, en consommant très peu de force si l'air ne prend pas une grande vitesse. A défaut de fenêtres ouvertes, on pourra placer une ou plusieurs paires de ventilateurs dans des murs opposés : l'un fera entrer l'air et son vis-à-vis le fera sortir.

Si, au contraire, l'air doit suivre un trajet sinueux avant d'entrer dans le local, s'il doit traverser des réchauffeurs ou des refroidisseurs, s'il doit être distribué par une canalisation longue et compliquée, il est nécessaire de lui communiquer une forte pression : les « Blackman » seraient tout à fait impuissants, et un ventilateur centrifuge s'impose.

(1) Le volume engendré par une vis de pas h et de rayon R est $\pi R^2 h$ pour une révolution, et, s'il n'y avait pas de recul, le volume d'air déplacé par minute pour N tours à la minute serait, pour un ventilateur hélicoïdal :

$$N\pi R^2 h,$$

c'est-à-dire qu'il serait proportionnel à la surface du ventilateur et au nombre de tours.

En pratique, l'expression ci-dessus doit être multipliée par un coefficient de rendement variable avec les appareils et toujours inférieur à l'unité.

D'autre part, si P est le poids d'air qui traverse le ventilateur par seconde et V sa vitesse, cet air a reçu une force vive :

$$\frac{1}{2}\frac{P}{g}V^2,$$

qu'on peut considérer comme le travail utile de l'appareil. La *puissance* nécessaire pour lui communiquer cette force vive serait en chevaux-vapeur :

$$\frac{1}{2}\frac{P}{g}\frac{V^2}{75},$$

et en pratique il faut au moins la doubler pour tenir compte des reculs, des frottements et des pertes de charge.

Quant au ventilateur centrifuge, il développe à la périphérie de ses ailettes une différence de pression qui dépend de la vitesse tangentielle en ce point, de la densité de l'air D et d'un coefficient K :

$$H = \frac{U^2}{g} \times D \times K.$$

K est généralement de 50 p. 100 ; toutefois certains ventilateurs à ailettes fortement courbées en avant du sens de rotation ont un coefficient beaucoup plus élevé. Dans le ventilateur *Ser* K = 70 à 85 p. 100, dans le *Rateau* K = 85 à 100 p. 100, dans le *Monnet et Moyne* K = 100 à 140 p. 100.

D'ailleurs, pour faire pénétrer un volume Q d'air dans l'enceinte où règne la différence de pression h, il faut un travail

$$Qh$$

Quand on emploie ces appareils, il faut remarquer :

1° Que le débit est proportionnel au nombre de tours;

2° Que la pression est proportionnelle au carré des nombres de tours.

3° Que le travail est proportionnel aux cubes des nombres de tours;

Dans une installation, il y a donc avantage à diminuer la pression, en donnant de grandes sections aux conduites d'air. Si au contraire, avec une canalisation donnée, on veut doubler le débit, la pression devra être quatre fois plus forte et le travail huit fois plus grand.

PRISE D'AIR DE LA VENTILATION. — L'air destiné à la ventilation devant être pur, le choix de la prise d'air n'est pas indifférent. Cette prise se fera dans une couche de l'air extérieur aussi

et une puissance

$$\frac{Qh}{75}.$$

L'expérience montre que, pour réaliser ce travail utile, il faut appliquer au ventilateur une puissance totale sensiblement double de la précédente, et c'est ainsi qu'on la calcule d'après la pression h et le débit Q qu'on veut obtenir.

Le tableau ci-dessous rend compte d'intéressantes expériences faites sur un ventilateur centrifuge (Monnet et Moyne) à la fosse n° 2 de la Société des mines de Lens.

NUMÉROS des essais.	VITESSE circonférentielle V.	DÉPRESSION lue H.	DÉBIT par seconde Q.	DÉPRESSION théorique $h = \frac{V^2}{g} \times D$.	TRAVAIL utile QH.	TRAVAIL indiqué T.	RAPPORT manométrique $\frac{H}{h}$.	RENDEMENT mécanique $\frac{QH}{T}$.
	Mètres.		Mèt. cub.		Chevaux.	Chevaux.		
I	30	133	57,5	110	102	177	1,21	0,578
II	30	134	62,5	110	112	178	1,215	0,63
III	30	135	65,0	110	117	188	1,23	0,62
IV	30	139,5	79,5	110	147,8	216	1,27	0,685
V	28,20	135,5	102,0	97	185	275	1,39	0,675

Observations. — Le ventilateur était commandé par un moteur électrique. La dépression est prise dans la mine dans une niche de la galerie. L'air était saturé d'humidité. Température, 18°. Poids de l'air humide, 1kg,2037. Nombre de tours 159 pour I, II, III et IV ; 150 tours pour V.

On peut arriver à la notion du travail utile Qh comme dans le cas précédent. En effet, pour faire pénétrer un volume d'air dans l'enceinte où règne la surpression h, il faut communiquer à ses molécules une vitesse V au moins égale et de sens contraire à celle que la surpression tend à leur donner, c'est-à-dire :

$$V = \sqrt{\frac{2\,g\,h}{d}},$$

h étant exprimée en hauteur d'eau et d étant la densité de l'air.

Pour cette vitesse, la masse d'air $\frac{Qd}{g}$ aura une force vive :

$$\frac{1}{2} \frac{Qd}{g} V^2 = \frac{Qd}{2g} \times \frac{2g}{d} \times h = Qh.$$

élevée que possible, de façon à ne pas aspirer les impuretés qui sont abondantes au voisinage du sol. Dans les localités où l'air est chargé de particules de suie, il importe de le filtrer. En général, cette filtration présente encore plus d'intérêt au point de vue de la détérioration possible de certaines marchandises qu'au point de vue de l'hygiène (Oliver). Un bon système de dépoussiération consiste à faire circuler l'air au travers d'une nappe d'eau pulvérisée.

Lorsqu'il s'agit de ventilateurs-aspirateurs et surtout de ventilateurs à basse pression, il faut éviter de les placer sur une façade de l'atelier exposée au vent. Le vent oppose une résistance supplémentaire à la sortie de l'air, et le débit du ventilateur peut être considérablement réduit. Si la vitesse du vent arrive à égaler celle que le ventilateur devrait communiquer normalement à l'air, le débit s'annule.

Rafraîchissement de l'air. — La ventilation peut être nécessaire, non seulement pour renouveler l'air vicié, mais aussi pour empêcher la température de s'élever à un degré qui compromette la santé du personnel. L'article 5 (5°) du décret du 29 novembre 1904 répond à cette nécessité par la prescription suivante :

« L'aération sera suffisante pour empêcher une élévation exagérée de la température. »

Tant qu'il existe une marge suffisante entre la température extérieure et celle qu'on peut admettre dans l'atelier, la ventilation simple peut suffire ; mais, quand cette marge descend au-dessous d'une certaine limite, le résultat désiré ne peut être obtenu qu'avec d'énormes quantités d'air, et il est plus facile et plus économique de refroidir l'air avant de le refouler dans l'atelier. Si on veut que la température de celui-ci descende au-dessous de celle de l'air extérieur ou lui soit égale, cette solution s'impose.

En effet, chaque kilogramme d'air qui traverse l'atelier en s'y échauffant au passage lui emprunte un quart de *calorie* par degré dont il augmente sa température (1), et il ne peut pas l'élever au-dessus de celle de l'atelier, bien entendu. Donc, s'il y a 10° de différence entre les températures à l'intérieur et à l'extérieur, chaque kilogramme d'air pourra au plus emporter $\dfrac{10}{4}$ de calories, soit $2^{cal},5$.

---

(1) La chaleur spécifique du kilogramme d'air sec est $0^{cal},24$. Pour avoir celle de 1 kilogramme d'air humide, il faut ajouter à la précédente la chaleur spécifique du poids de vapeur d'eau qu'il contient, soit 18 grammes pour une température de 26° et une humidité de 75 p. 100.
Or la chaleur spécifique de 1 kilogramme de vapeur d'eau et de $0^{cal},48$ et celles de 18 grammes de vapeur sera

$$0,018 \times 0,48 = 0^{cal},0086.$$

La chaleur spécifique du kilogramme d'air humide sera donc

$$0^{cal},24 \times 0^{cal},0086 = 0^{cal},25 \dots \text{environ.}$$

Si la différence n'est que de 4°, il n'en emportera qu'une $\left(\dfrac{4}{4}\right)$.

Dans ce cas, autant il se dégagera de calories dans l'atelier, autant il faudra y faire passer de kilogrammes d'air dans le même temps, si l'on veut que la température reste stationnaire après avoir atteint un certain degré. Or la quantité de chaleur produite dans certains ateliers est considérable. L'un de nous a montré, d'après les expériences du Congrès de Rouen, que, dans un tissage dont le cube était de 11 000 mètres cubes, et où travaillaient 240 ouvriers avec une force de 130 chevaux, la quantité de chaleur dégagée par heure était de 114 230 calories au moins (1). Par conductibilité et rayonnement de ses parois, on pouvait admettre que l'atelier perdait 8 000 calories par heure et par degré de température en excès sur l'extérieur, soit 32 000 calories pour une différence de 4°. Restaient dans ce cas 82 500 calories à évacuer, c'est-à-dire 82 500 kilogrammes d'air à envoyer dans l'atelier, soit 70 000 mètres cubes à la température de 25°. Le renouvellement de l'air confiné n'aurait demandé que 30 mètres cubes par tête d'ouvrier, soit 30 × 240 = 7 200 mètres cubes. Le rafraîchissement de l'air en exigeait dix fois plus.

De même le représentant de la maison Sulzer a déclaré, au Congrès de Rouen (*Compte rendu*, II, p. 86), qu'en hiver sa maison admettait comme suffisant un renouvellement d'air de deux fois par heure dans les filatures et tissages de coton. En été, par contre, l'air est renouvelé cinq à six fois dans les tissages et sept à huit fois dans les filatures. En Italie, le renouvellement est dix ou douze fois par heure.

Refroidissement par conduite souterraine. — Pour éviter ces renouvellements d'air excessifs et coûteux, une première solution

---

(1) LECLERC DE PULLIGNY, Les filatures de lin (*Bull. de l'Inspection du travail*, 1903, p. 242). Il y avait d'abord le travail mécanique dépensé dans la salle sans aucune énergie potentielle mise en réserve, soit à raison de 635 calories par cheval et pour 130 chevaux :

$$130 \times 635 = 82\,550 \text{ calories.}$$

Il y avait ensuite la chaleur dégagée par les ouvriers. On peut admettre qu'une personne de 65 kilogrammes dégage 170 calories par heure et produit 61 grammes de vapeur d'eau, qui consomment 61 × 0^{cal},618 = 37,7 calories pour se vaporiser à 20°, de sorte que la chaleur nette dégagée est de 132 calories par personne et pour 240 ouvriers :

$$240 \times 132 = 31\,680 \text{ calories.}$$

En réunissant les deux sources de chaleur, on a :

$$82\,550 + 31\,680 = 114\,230.$$

Le chiffre de 132 calories nettes dégagées par heure et par personne est celui qu'indique Gavarret, et c'est celui que M. Bontemps a adopté dans les Comptes rendus des expériences de Rouen. Wolpert indique un chiffre beaucoup moindre : 75 calories (*Theorie und Praxis der Ventilation und Heizung*, 1901). En l'adoptant, rien ne serait changé au raisonnement qui précède, mais au lieu de dix fois plus d'air que pour le renouvellement pur et simple, il en faudrait huit fois plus seulement.

s'offre à l'esprit; elle consiste à faire passer l'air dans une canalisation souterraine. Mais, si cette canalisation est en poterie ou en maçonnerie, elle sera médiocrement conductrice de la chaleur et ne pourra absorber qu'une faible quantité de chaleur par seconde et par unité de surface : il faudra donc lui donner un développement considérable. Si la canalisation est en fonte, celle-ci absorbera facilement la chaleur; mais il faudra ensuite qu'elle la cède à la terre mauvaise conductrice qui l'environne, et la difficulté est simplement déplacée.

Comme précédemment, il faudra des conduits d'une surface considérable et, comme le frottement de l'air est proportionnel à la surface, pour vaincre ce frottement, il faudra augmenter la pression et par conséquent la force motrice et la dépense (1).

Refroidissement par l'eau. — Le refroidissement par conduite souterraine est une solution précaire, et la vraie méthode de rafraîchissement consiste à mettre l'air en contact avec de l'eau, soit qu'on utilise seulement la chaleur spécifique de celle-ci et sa conductibilité, soit qu'en outre une portion d'eau soit vaporisée et qu'elle contribue au refroidissement par la grande chaleur latente qu'elle absorbe.

Théoriquement, un volume suffisant d'eau à 15° peut amener aussi près de 15° qu'on voudra une masse d'air aussi considérable qu'on le désire; pratiquement, ce système nécessite des surfaces de contact très étendues. Mais il paraît qu'on arrive à garantir industriellement le refroidissement continu à 20°, malgré les plus fortes chaleurs, de masses d'air atteignant 10 à 15 mètres cubes à la seconde, c'est-à-dire 36 000 à 54 000 mètres cubes à l'heure (2).

REFROIDISSEMENT PAR CONDUCTIBILITÉ. — Si l'on n'utilise que la chaleur spécifique de l'eau, chaque kilogramme de celle-ci, en élevant sa température de 1°, absorbe 1 calorie, de sorte qu'elle peut abaisser de 1° la température de 3 mètres cubes d'air en chiffres ronds. Si nous avons de l'air à 25°, que nous désirions ramener à 20° et de l'eau à 15°, 1 kilogramme d'eau, en élevant sa température de 15°

---

(1) Quant à la réserve de chaleur ou de froid que contient la fonte elle-même et qu'elle cède à l'air tout d'abord, il ne faut pas s'illusionner à ce sujet. Supposons une canalisation formée de tuyaux de fonte de 15 centimètres de diamètre et de 1 centimètre d'épaisseur étant, ainsi que le sol environnant, à la température de 15° et destinée à ramener la température de l'air extérieur à 20°.

Comme la chaleur spécifique de la fonte est de $0^{cal},11$ et sa densité de 7,2, pour élever sa température de 5°, la conduite absorberait $0^{cal},55$ par kilogramme et pour le poids de 1 kilomètre de conduite :

$$3,14 \times 0,15 \times 0,01 \times 1\,000 \times 7\,200 \times 0,55 = 18\,660 \text{ calories.}$$

Pour absorber les 83 000 calories produites en une heure dans le tissage dont on a parlé, il faudrait donc que la conduite eût

$$\frac{82\,000}{18\,660} = 4^{km},394,$$

soit $4^{km},400$ environ.

(2) LAMBERT frères, *loc. cit.*, p. 58.

à 20°, pourra refroidir de 25 à 20° ces 3 mètres cubes d'air (exactement 3^{m3},450) (1).

REFROIDISSEMENT PAR ÉVAPORATION. — Si l'on utilise la chaleur latente de l'eau, il semble qu'on dispose d'un refroidissement presque indéfini et très économique, puisqu'un seul gramme d'eau, en se vaporisant, absorbe 0^{cal},6 en chiffres ronds (2), c'est-à-dire une quantité de chaleur nécessaire pour échauffer de 1° 600 grammes d'eau et suffisante pour abaisser de 2° la température de 1 mètre cube d'air.

En pratique, la capacité de refroidissement que fournit cette méthode est très limitée, et elle dépend essentiellement de l'état hygrométrique de l'air à refroidir. Si le poids de vapeur qu'il contient avant le refroidissement suffit à le saturer une fois refroidi, on ne peut pas lui faire absorber utilement la moindre quantité de vapeur d'eau et, dans ce cas, la capacité de la méthode est nulle (3).

CALCUL DU REFROIDISSEMENT. — Il faut donc chercher dans une table le poids de vapeur que l'air refroidi pourra contenir à la température qu'on veut atteindre. En retranchant de ce poids celui qu'il contient avant le refroidissement (d'après son état hygrométrique), on saura le poids maximum de vapeur qu'il peut absorber.

Si, d'autre part, on prend la moitié de l'abaissement de température qu'on veut obtenir, ce nombre représentera en grammes le poids de

. (1) Nous avons vu que la chaleur spécifique de 1 kilogramme d'air est de 0^{cal},24. Celle de 1 mètre cube d'air à 0° est donc de $1,293 \times 0,24 = 0^{cal},31$, et 1 calorie correspond à $\dfrac{1}{0,31} = 3^{m3},2$ d'air.

A 20° le poids de 1 mètre cube d'air sec étant de :

$$\frac{1^{kg},293}{\dfrac{1 + 20°}{273}} = 1^{kg},190 .$$

la chaleur spécifique de ce mètre cube d'air est de :

$$1^{kg},19 \times 0^{cal},24 = 0^{cal},29.$$

La chaleur perdue par 3^{m3},200 d'air sera donc :

$$3,450 \times 0,29 \times 5 :$$

celle gagnée par l'eau sera :

$$1 \times 1 \times 5.$$

Ici, comme dans ce qui suivra, il s'agit bien entendu de calculs théoriques et approximatifs. Nous supposons des échanges parfaits entre l'air et l'eau, ceux-ci arrivant à être exactement à la même température. En réalité, il n'en sera rien et, pour ne pas avoir de mécomptes, il faudra multiplier les quantités d'eau calculées par un coefficient de sécurité que la pratique fera connaître.

(2) Exactement 0^{cal},6065 — 0,0007 t, t étant la température finale de la vapeur. Aux températures habituelles, le dernier terme est fort petit par rapport au premier.

(3) Si on lui fait absorber de l'eau qu'il ne puisse pas conserver à la température qu'on veut atteindre, l'air se refroidira d'abord d'une certaine quantité en vaporisant cette eau ; mais, quand elle se condensera, elle restituera exactement la quantité de chaleur qu'elle aura absorbée, et il faudra en débarrasser l'air pour l'abaisser à la température voulue. Pour les définitions de la saturation, de l'état hygrométrique, etc., voy. p. 220 et suivantes.

vapeur qu'il faut faire absorber à 1 mètre cube d'air pour produire le rafraîchissement désiré. Si ce deuxième poids est inférieur ou égal au premier, l'air peut être refroidi par la vaporisation seule, et il sera saturé dans le deuxième cas. Si le deuxième poids est supérieur au premier, l'abaissement de température ne peut être obtenu par la vaporisation seule, et il faut en plus faire agir par contact un poids d'eau suffisant (1). La table ci-après pourra être utilisée pour ces calculs :

(1) Exemples : 1° *Soit de l'air à 60 p. 100 d'humidité à refroidir de 25° à 20°.*

(Voy. page 220 les définitions relatives à l'hygrométrie.)

A 20° l'air contiendra au maximum............................. 17^{gr},1

A 25° et 60 p. 100 d'humidité, il contient :

$$0,60 \times 22^{gr},7 = \quad \text{.................}\quad 13^{gr},6$$

Il peut donc absorber.. 3^{gr},5

Mais, pour abaisser sa température de 5°, il suffit qu'il absorbe $\dfrac{5}{2} =$ 2^{gr},5

il contiendra donc 13^{gr},6 + 2,5 = ... 16^{gr},1

et son état hygrométrique sera $\dfrac{16,1}{17,1} = 94$ p. 100.

2° *Soit de l'air à refroidir entre les mêmes températures, mais à 85 p. 100 d'humidité.*

A 25°, l'air contient :

$$0,85 \times 22,7 = \quad \text{...................}\quad 19^{gr},4$$

soit 2^{gr},3 de plus que le maximum correspondant à 20°. Le refroidissement par vaporisation sera impossible et les $5 \times 0^{cal},3 = 1^{cal},5$ par mètre cube qui sont nécessaires devront être empruntés entièrement à de l'eau agissant par contact. 300 grammes d'eau à 15° s'échauffant à 20° suffiront :

$$5° \times 0^{kg},300 \times 1 \text{ cal.} = 1^{cal},5.$$

3° *Soit de l'air à refroidir entre les mêmes limites, mais à 70 p. 100 d'humidité.*

A 25°, l'air contient :

$$0,70 \times 22,7 = \quad \text{.................}\quad 15^{gr},9$$

le maximum à 20° est de... 17^{gr},1

Différence........................ 1^{gr},2

Le refroidissement exige au total, comme précédemment......... 1^{cal},5

dont la vaporisation peut fournir :

$$1^{gr},2 \times 0^{cal},6................... \quad 0^{cal},7$$

Différence........................ 0^{cal},8

que l'eau devra fournir par contact; 160 grammes d'eau à 15°, s'échauffant à 20°, suffiront :

$$5° \times 0^{kg},160 \times 1^{cal} = 0^{cal},8.$$

Poids de vapeur d'eau contenue dans 1 mètre cube d'air saturé à la pression de 760 millimètres de mercure.

TEMPÉRA-TURE.	POIDS.	TEMPÉRA-TURE.	POIDS.	TEMPÉRA-TURE.	POIDS
Degrés.	Grammes.	Degrés.	Grammes.	Degrés.	Grammes.
10	9,33	19	16,15	28	26,94
11	9,94	20	17,12	29	28,45
12	10,57	21	18,15	30	30,04
13	11,23	22	19,22	31	31,71
14	11,96	23	20,36	32	33,45
15	12,71	24	21,54	33	35,27
16	13,51	25	22,80	34	37,19
17	14,34	26	24,12	35	39,19
18	15,22	27	25,49		

Chauffage de l'air de ventilation. — En hiver, la quantité de calories qui se perd par les parois de l'atelier et celle qui est entraînée par la ventilation arrivent à compenser la chaleur produite et au delà. Il faut alors chauffer. On chauffe souvent l'atelier par le rayonnement de tuyaux de vapeur, et on se borne à tiédir l'air de ventilation.

On peut aussi charger celui-ci de convoyer toute la chaleur qui est nécessaire. S'il faut le porter à une température élevée, elle peut

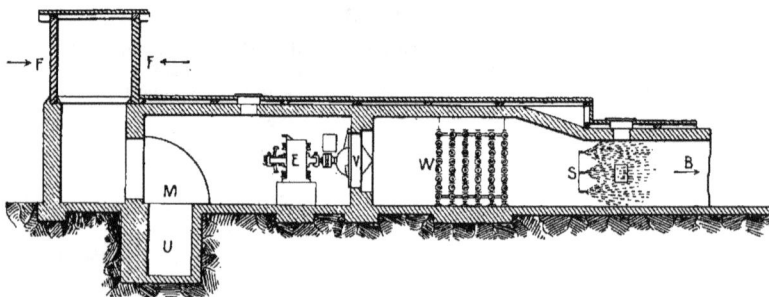

Fig. 27. — Ventilateur V avec batterie de tubes W pour chauffage et lavage par pulvérisation d'eau en S.

gêner les ouvriers voisins des bouches d'entrée, et en outre la chaleur se répartit inégalement dans la pièce. On préfère augmenter le cube d'air au delà de ce qui est strictement nécessaire à l'hygiène et le tenir à une température modérée. On le fait alors passer sur une batterie de tubes chauffés par de la vapeur, souvent de la vapeur d'échappement, et, s'il s'échauffe trop dans ce passage, l'appareil est disposé pour le ramener à une température convenable en le mélangeant d'air froid.

Pour économiser la chaleur, on peut n'introduire dans l'atelier que la quantité d'air extérieur strictement nécessaire pour maintenir

l'acide carbonique au taux réglementaire. Le surplus de l'air nécessaire pour convoyer la chaleur est pris dans l'atelier même. Il est

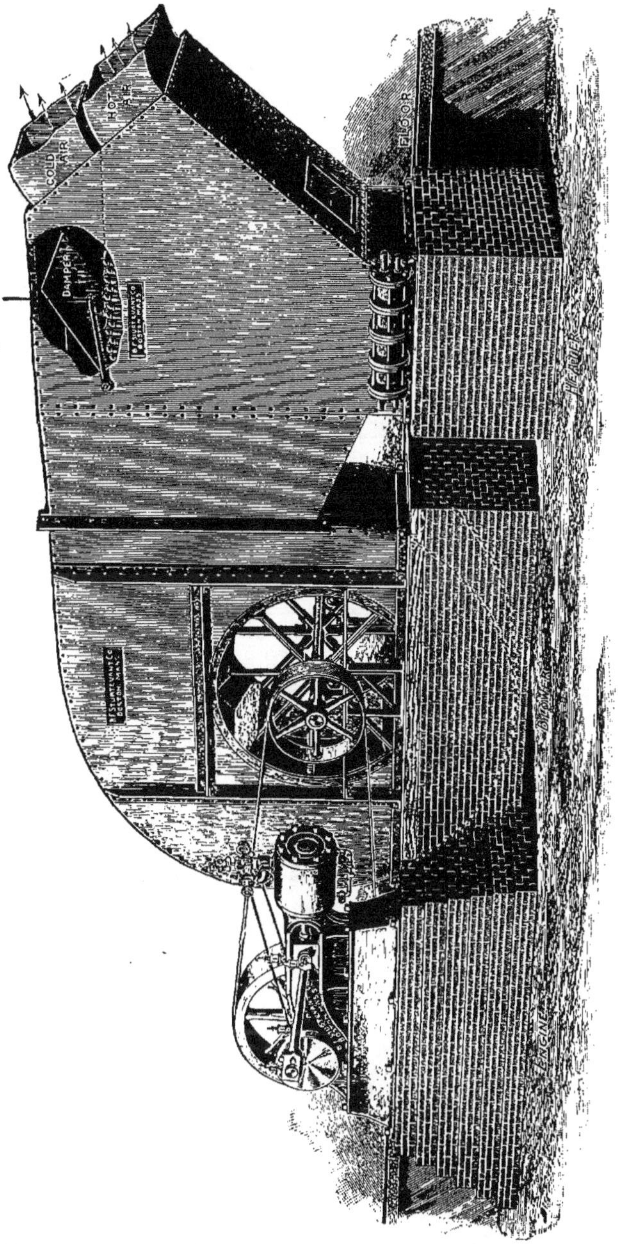

Fig. 28. — Ventilateur refoulant de l'air chaud en même temps que de l'air froid.

bon de le laver à chaque passage pour le débarrasser des poussières
et des microbes dont il est chargé.

Répartition de l'air de ventilation. — L'air de ventilation doit être réparti d'une manière méthodique de manière à remplacer l'air usé dans tous les recoins du local à ventiler. En pratique, cela ne laisse pas de présenter certaines difficultés.

D'une manière générale, il convient d'amener l'air pur dans les couches inférieures de l'atmosphère de l'atelier, afin que les ouvriers

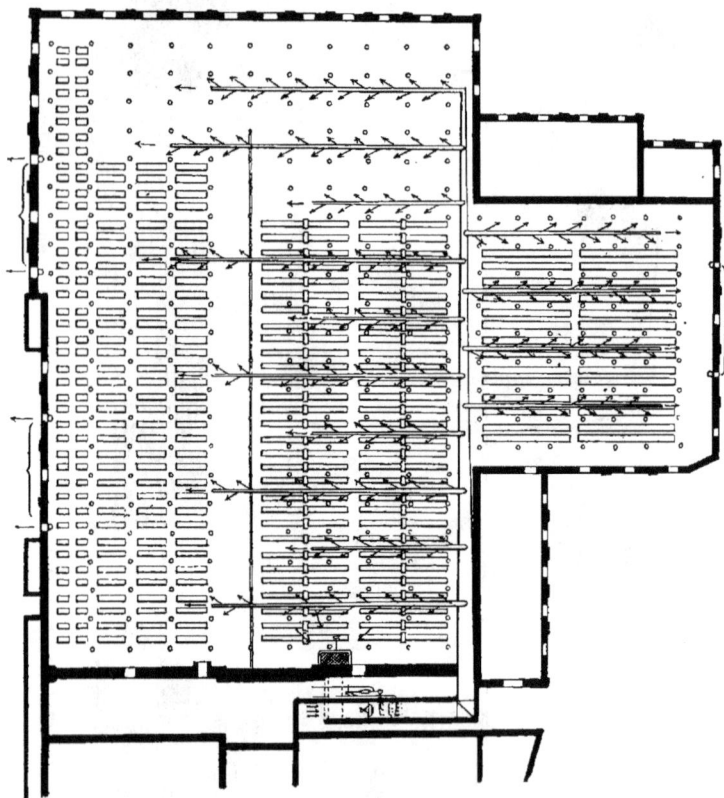

Fig. 29. — Répartition de l'air de ventilation dans une fabrique par conduits de distribution.

le respirent avant tout mélange. L'air frais introduit par en haut se mêle à l'air impur, le refroidit en se réchauffant et arrive difficilement dans la zone de respiration, ou y arrive mélangé à une partie de l'air qu'on veut chasser.

Une répartition régulière exige un système de canalisation dont les conduites sont tantôt adossées aux murs, tantôt supportées dans la zone moyenne de l'atelier. Les bouches d'évacuation sont orientées suivant la disposition du canal lui-même et suivant la nature des travaux exécutés.

La répartition de l'air peut se faire aussi bien par aspiration que par refoulement; mais, dans le premier système, la dépression qui

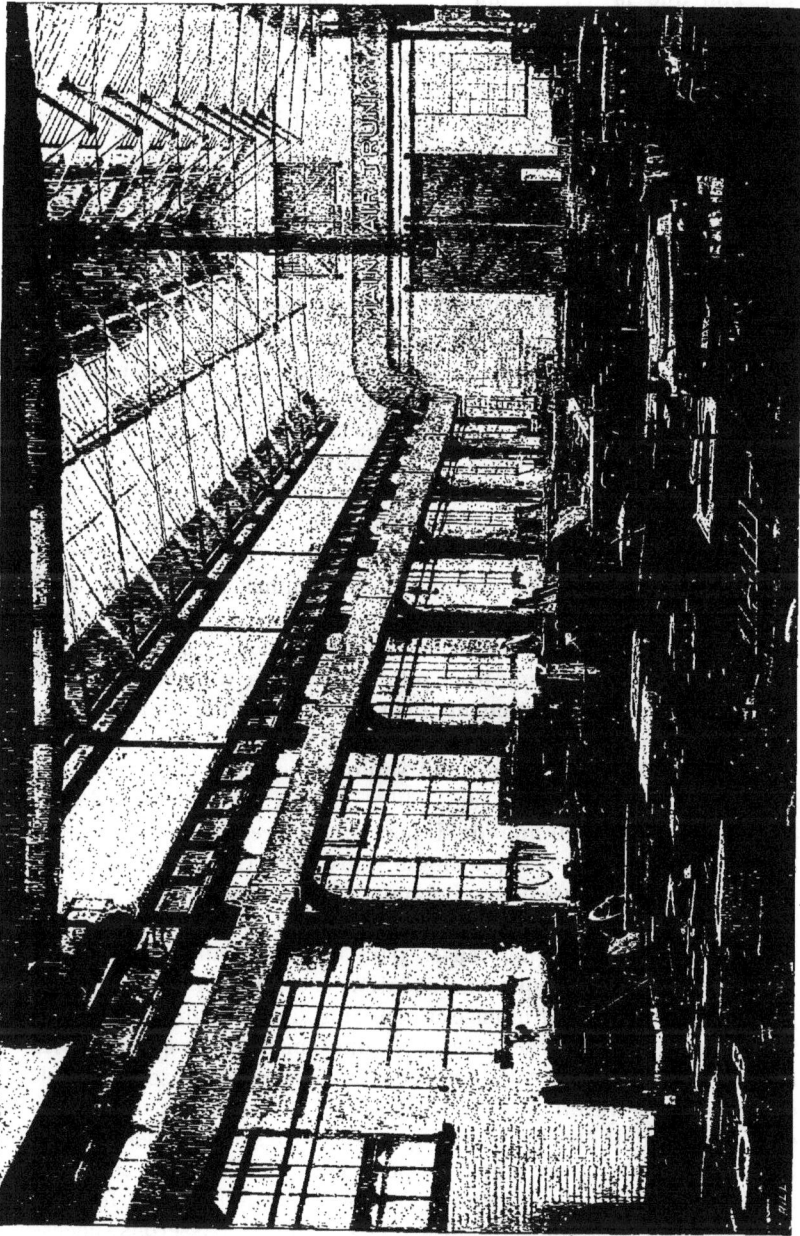

Fig. 30. — Ventilation d'une fonderie moderne.

existe dans l'atelier a l'inconvénient de provoquer des rentrées d'air froid et quelquefois impur par toutes sortes d'issues : portes de cabinets d'aisances, portes de communication avec d'autres ateliers, etc. Lorsque les deux systèmes peuvent fonctionner simultanément, il est bon que la ventilation par aspiration soit moins active que l'autre, afin de laisser une certaine pression dans l'atelier.

La sortie de l'air usé est bien réalisée par des ouvertures placées dans la partie supérieure de l'atelier. La section de celles-ci ne doit pas être trop grande; il vaut mieux en multiplier le nombre.

CHALEUR.

CHALEUR SÈCHE ET CHALEUR HUMIDE. — Les Dʳˢ Courtois-Suffit et Lévi-Sirugue ont montré les conséquences du travail dans les milieux à température élevée. Nous voulons parler de celui qui s'exécute près des fours et chaudières ou devant les feux, en des points où le thermomètre marque 35° et davantage. Il est vrai que les échanges caloriques de l'organisme peuvent être gênés à des températures bien moins élevées, si l'atmosphère est en outre saturée d'humidité. Mais ces méfaits de la chaleur humide se rattachent à ceux de l'humidité en général, et c'est au chapitre du *travail dans l'air humide* que nous les examinerons (Voy. p. 225).

Inconvénients de la chaleur sèche. — Si sa température est suffisamment haute, la chaleur est nocive par elle-même, fût-elle sèche. La transpiration pulmonaire et la transpiration cutanée ont beau se faire librement: bien que leur activité soit excessive au point d'épuiser le sujet, elles n'arrivent pas à le débarrasser de l'excès de calories qui envahit son organisme, et celui-ci souffre à la longue de troubles semblables à ceux qui ont été décrits à propos de la chaleur humide. Il peut même être victime d'accidents aigus ou *coups de chaleur*, analogues aux insolations, et le fait n'est pas rare parmi les chauffeurs, notamment ceux des navires qui traversent la mer Rouge.

Aux troubles chroniques causés par l'excès de calorique, il faut ajouter ceux que provoque une sudation excessive et prolongée et, parmi ceux-ci, une soif intense et pour ainsi dire inextinguible. Naturellement, c'est au vin ou à des boissons spiritueuses que l'ouvrier recourt pour étancher cette soif ardente, de sorte qu'il souffre d'alcoolisme par surcroît. Mais ce n'est pas ici le lieu où la partie médicale du sujet doit être traitée. Ce que nous avons à examiner, ce sont les moyens qu'on peut employer pour protéger l'ouvrier contre la chaleur. Ils diffèrent selon qu'il s'agit du travail près des fours et chaudières ou du travail devant les feux. Nous les passerons successivement en revue.

CHALEUR DES FOURS ET CHAUDIÈRES. — *Envelop-*

pement des chaudières. — Les chaudières de l'industrie ont
souvent un grand volume et contiennent d'importantes quantités
d'eau ; mais la température de celle-ci n'est pas très élevée : 100 à
200° pour une tension de vapeur comprise entre 1 et 15 atmosphères. Néanmoins ces chaudières rayonneraient d'énormes quantités de chaleur qui seraient gênantes et coûteuses, si on ne les
garnissait de divers recouvrements appelés *enduits calorifuges*. Ces
enduits s'appliquent aussi sur les cylindres et sur les tuyaux de
vapeur de quelque importance. Sur les corps de chaudière, ils
sont maintenus soit par des maçonneries, soit par une double
enveloppe en bois ou en métal. Sur les tuyaux, on les fixe en y
enroulant soit une tresse en paille, soit une corde, soit une bande
de grosse toile. Le tout reçoit généralement plusieurs couches
de peinture.

Valeur relative des calorifuges. — D'après Brull, voici la puissance des divers isolants, la conductibilité du métal nu étant prise
pour unité :

	Coefficient de conductibilité.
Métal nu	1,000
Liège aggloméré	0,067
— —	0,094
Feutre	0,075
Paille	0,090
Laine de verre	0,113

Fours à double enveloppe. — Les calorifuges dont on vient de
parler seraient rapidement détruits si on en garnissait les parois des
fours industriels, ceux de la céramique et de la métallurgie notamment. Pour éviter la déperdition de calorique et protéger les ouvriers
contre le rayonnement, on se contente le plus qu'on peut d'augmenter l'épaisseur des fours.

Quand ce palliatif est insuffisant, on renonce à l'économie de
chaleur, et on recourt à la double enveloppe avec circulation soit d'air,
soit d'eau dans l'intervalle. Les chemises d'eau, ou *water-jackets*, ont
en outre pour effet d'abaisser considérablement la température à
laquelle sont portés les matériaux formant le four et par là d'en
augmenter la durée.

Dans les fours à température très élevée, dans les hauts fourneaux
notamment, cet abaissement de température est indispensable aux
parties métalliques qui garnissent certains orifices de chargement,
de déchargement ou de coulée.

Les inspecteurs des fabriques des districts de Dantzig et de Potsdam reconnaissent dans leurs rapports pour l'année 1906 que le
système des doubles enveloppes est le procédé qui réussit le mieux
à éviter le rayonnement des fours de verreries à bassin. A Dantzig,
la double enveloppe est en tôle et laisse un espace de 50 centimètres
entre elle et le four, écart par où circule l'air chaud qui s'échappe

dans le haut et qui est remplacé en bas par de l'air frais. A Potsdam, la double enveloppe est constituée par un deuxième mur.

Protection par des écrans. — On a aussi tenté de placer devant les ouvreaux des fours de verreries des écrans pouvant aisément se lever : rideaux en toile d'amiante, lames en forme de persienne, etc.

C'est également à la catégorie des écrans qu'appartient le petit *protecteur* employé dans certaines verreries à vitres du Nord. Cet appareil est constitué par une planchette de 20 centimètres sur 18, qui porte à la partie supérieure un verre de couleur et, au milieu de la partie inférieure, un tenon ovale en bois. La planchette est pendue au cou de l'ouvrier par un cordon, le tenon tourné vers l'extérieur. Lorsque l'ouvrier s'approche de l'ouvreau, il prend simplement le tenon entre les dents et regarde le feu à travers le verre. Quand il quitte l'ouvreau, il abandonne le tenon, et la planchette retombe sur sa poitrine. Ce dispositif protège le visage contre la chaleur rayonnante; il protège également les yeux contre l'éclat des feux (1).

LA VENTILATION DEVANT LES FEUX. — Dans beaucoup de cas, on soulage sérieusement les ouvriers en établissant des hottes au-dessus des fours, ou en assurant par d'autres moyens une active circulation d'air frais autour des travailleurs exposés à un rayonnement ardent.

Ce n'est pas que cette circulation puisse abaisser beaucoup la température marquée par un thermomètre exposé à ce rayonnement, mais elle favorise l'évaporation cutanée et, par conséquent, la réfrigération.

Si l'air frais est introduit dans le local à quelque distance des fours, le chauffeur va de temps en temps prendre une douche qui lui paraît glacée, et ce répit dans son supplice lui rend des forces. C'est ainsi que les chauffeurs de navire courent se placer sous la manche à air, quand ils ne peuvent plus tenir à leur poste.

Hottes. — Le départ de l'air chaud et son remplacement par de l'air frais sont assurés au moyen de hottes suffisamment larges et convenablement disposées (2). C'est ainsi qu'on a heureusement opéré pour des fours à réchauffer, pour des fours à distiller le zinc, pour les chaufferettes de boulonneries, etc. De plus, les hottes assurent l'évacuation des gaz brûlants et plus ou moins toxiques, qui sont refoulés hors des fours au moment des chargements, déchargements et coulées. Dans certaines industries, ces gaz s'échappent constamment : c'est le cas pour les chaufferettes de boulonneries.

En tout cas, les locaux où se trouvent les fours doivent être autant que possible élevés et munis de lanterneaux orientés de façon que le

(1) *Bull. de l'Inspection du travail*, 1906, p. 104.
(2) Voy. plus loin pour les dimensions et la disposition à donner aux hottes.

départ de l'air chaud soit assuré, quelle que soit la direction du vent
à l'extérieur. Il est important de peindre la toiture en blanc, pour
que les rayons solaires n'ajoutent pas leur chaleur à celle du local, et
il faut que le dessous de la toiture ne forme pas de surface réfléchis-
sante.

Ventilation mécanique. — Divers essais de ventilation mécanique
ont été tentés. A Anor (France), on a essayé, par exemple, de faire
mouvoir des ventilateurs à ailettes au-dessus des places occupées
par les ouvriers verriers ; ceux-ci s'en sont montrés satisfaits.

Le Dʳ Gallard (1) a vu fonctionner à Cleveland, à Brooklyn, à
Détroit, etc., des appareils de ventilation qui amènent et distribuent
de l'air frais à proximité des fours, des ouvreaux, devant les laminoirs. A la Cleveland Hardware Cᵒ, la distribution a lieu de la manière
suivante : dans l'atelier des laminoirs, le long de la rangée des
foyers, et à une hauteur suffisante, court un tuyau horizontal communiquant avec une ventilation de refoulement ; de ce conduit principal
se détachent à droite et à gauche d'autres tuyaux, qui descendent
verticalement jusqu'à 1 mètre ou 1ᵐ,50 environ de hauteur d'homme.
Par ces tubes, de l'air frais arrive avec une force suffisante pour descendre autour de l'ouvrier sans occasionner cependant de courants
d'air. Dans les ateliers de puddlage de la Bismarkhütte, il existerait
un système de rafraîchissement analogue (2).

Ailleurs, la canalisation qui apporte l'air frais est heureusement
combinée avec un système d'aspiration des fumées et des poussières.

Dans certaines fonderies de fer allemandes, on serait arrivé à
abaisser d'au moins 10° la température régnant dans les fosses. Un
ventilateur aspire de l'air qui est obligé de traverser une tour de
réfrigération, et l'envoie par une canalisation appropriée, vers les
points d'utilisation (3).

C'est également par des procédés qui provoquent un refroidissement rapide des produits retirés des fours à griller que s'amé-
liorent les conditions hygiéniques des ateliers contenant des fours
de grillage (4).

Ventilateur hydraulique. — Dans la petite industrie, dans les
cuisines de restaurants, dans les fournils de boulangeries et chez les
pâtissiers ou fabricants de biscuits, on dispose rarement d'une force
mécanique pouvant actionner un ventilateur ; mais on peut toujours
recourir au ventilateur hydraulique (Voy. p. 154).

TRANSFORMATION DES PROCÉDÉS. — Heureusement pour
les ouvriers de demain, beaucoup de procédés qui exigeaient leur

(1) Dʳ Gallard, L'hygiène de l'ouvrier aux États-Unis, 1905, p. 36.
(2) *Zeitschrift für Gewerbe Hygiene*, 1906, p. 19.
(3) *Zeitschrift für Gewerbe Hygiene*, 1905, p. 400.
(4) Vorrichtung zum Abkülen und zur Staubfreien Gewinnung des Röstguts in
Zinkblende-Röstanstalten. *Zeit. für Gewerbe Hygiene*, 1907, p. 279.

présence devant les feux se transforment. C'est ainsi que le séjour des ouvriers dans les ateliers d'encollage était pénible à cause de la chaleur rayonnée par l'encolleuse. Or, depuis environ deux années, un industriel de Roubaix a inventé une encolleuse à grand rendement dont la chambre de séchage est disposée non plus horizontalement dans l'atelier, mais verticalement, au travers du plafond ; de sorte qu'elle fonctionne à la manière d'une cheminée d'appel à l'égard du reste de l'atelier et ne rayonne plus de chaleur comme les encolleuses du type primitif.

Le travail de l'ouvrier verrier est un des plus exposés à la chaleur, aussi bien dans les verreries à bouteilles que dans les verreries à vitres. Depuis longtemps, on a cherché à substituer au soufflage à la bouche le soufflage mécanique, et il semble bien que la réussite soit près de couronner les efforts des inventeurs. A ce sujet, on lira avec intérêt les études qui ont été publiées sur cette question par le *Bulletin de l'Inspection du travail* (1).

En ce qui concerne le verre à vitre, le soufflage des canons a été remplacé par le procédé Foucault-Golbe, qui consiste à puiser mécaniquement du verre dans le bassin de fusion, à l'étirer et à l'amener à l'extérieur presque froid, sans autre intervention de l'ouvrier que la surveillance de l'appareil et l'entretien du foyer. Un appareil de ce genre n'exige que cinq ouvriers sans connaissances spéciales, et huit appareils suffisent pour produire autant qu'une grande verrerie à vitre ordinaire (2).

CHAUFFAGE.

Un certain degré de chaleur est nécessaire à l'homme qui travaille pour que le milieu dans lequel il vit ne lui fasse éprouver ni une sensation de froid pénible, ni une impression de chaleur excessive. Or, dans nos climats, cette sensation de froid se ferait sentir pendant une partie de l'année si on n'élevait pas artificiellement la température des locaux de travail (3) : c'est pourquoi il est indispensable de les chauffer, et ce chauffage est prescrit par le règlement (4).

LA TEMPÉRATURE NÉCESSAIRE. — Voici ce que dit à ce sujet le médecin inspecteur des fabriques en Angleterre : « Qu'entend-on par température raisonnable au sens de la loi industrielle ? Il est impossible de fixer un état de la température qui convienne à chaque

(1) *Bull. de l'Inspection du travail*, 1902, p. 439, 1906, p. 101 et 110.
(2) Le procédé Foucault est exploité actuellement dans une verrerie de Jeumont (Nord).
(3) Il faut observer que le chauffage des ateliers en hiver intéresse au moins autant la production que l'hygiène. Cependant, sans les prescriptions du règlement, beaucoup d'ateliers ne seraient pas chauffés.
(4) Le règlement du 29 novembre 1904 (art. 5) dit : les locaux fermés affectés au travail seront... en hiver convenablement chauffés.

individu. Si la température des parois, etc., d'un local, celle de l'air de ce local, sont peu élevées, le corps perdra nécessairement de la chaleur par conduction, par convection et par rayonnement. Une température raisonnable dans les fabriques et dans les ateliers sera la température sous l'influence de laquelle cette perte de chaleur éprouvée par le corps, de la manière qui vient d'être dite et par évaporation, ne sera pas excessive et n'amènera pas la sensation de froid ou ne nuira pas à la puissance de production. Évidemment cette température ne saurait être la même pour les personnes corpulentes et pour les personnes maigres, pour celles qui sont bien vêtues et celles qui le sont légèrement, ni pour les ouvriers qui exécutent de violents efforts musculaires et pour ceux qui ont une profession sédentaire exigeant des manipulations délicates, comme les couturières. Tout ce qui peut être fait, c'est d'essayer de fixer la température qui produit au moindre degré la sensation de malaise pouvant être ressentie par le plus grand nombre (1). »

Or on peut admettre comme un fait d'observation que, dans les ateliers où les travailleurs sont occupés à des manipulations exigeant peu de mouvements, la sensation de froid est ressentie par le plus grand nombre dès que la température descend au-dessous de 15° C.

D'autre part, d'après Ch. Joly (2), la température doit être de 12 à 15° dans les ateliers, de 17 à 18° dans les appartements, de 19 à 20° dans les salles de spectacles, bals, etc.

Le général Morin indique les températures suivantes (3) :

Écoles..	15°
Hôpitaux...	19 à 18°
Salles de blessés...............................	12°
Boutiques, casernes, prisons...................	15° (4)
Théâtres, lieux de réunions....................	19 à 20°

Albrecht dit qu'il n'est pas possible de fixer d'une façon absolue la température qui doit régner dans un atelier. En général, dit-il, une température comprise entre 10 et 15° est désirable ; mais, dans les occupations sédentaires, elle doit s'approcher de 20°.

Pour Haldane et Osborne (5), la température ne doit pas être inférieure à 15°,5, particulièrement dans les ateliers où s'opèrent des travaux manuels délicats.

Enfin l'ordonnance anglaise du 26 février 1906 (art. 3) sur les filatures de lin et d'étoupe prescrit que, dans les ateliers de peignage à la main, de teillage, de peignage à la machine, la température ne

(1) Dʳ LEGGE, Annual Report of the chief inspector of factories for the year 1903, p. 283.
(2) JOLY, Traité pratique du chauffage, de la ventilation et de la distribution des eaux dans les habitations particulières, p. 9.
(3) Général MORIN, Manuel de chauffage, p. 186.
(4) ROUGET et DOPTER, Hygiène militaire, fasc. IX du Traité d'Hygiène de MM. BROUARDEL, CHANTEMESSE et MOSNY, p. 100, indiquent le même chiffre.
(5) Report of the ventilation Committee.

doit pas tomber au-dessous de 10°, ni dans les ateliers de triage, de cardage et de préparation au-dessous de 13° C. (55° F.). De plus aucun travailleur ne doit être exposé à un courant d'air direct provenant de la ventilation ou de toute autre cause dont la température ne sera pas au moins égale à 10°.

En résumé, il nous paraît que, dans les établissements où les ouvriers et employés n'ont à développer que peu d'efforts, la température doit être d'au moins 15° ; tandis que, dans les locaux où le personnel se livre à des mouvements plus ou moins violents, le minimum de 10° semble suffisant. Dans les cas où le travail est très actif et le chauffage difficile, comme dans les *halls* des fonderies, des forges et des chaudronneries, les ouvriers pourront supporter sans incommodité des températures encore plus basses, à condition de se couvrir suffisamment : surtout s'ils trouvent dans l'atelier quelques poêles à fort rayonnement près desquels ils puissent aller de temps en temps se réchauffer et au besoin sécher leurs vêtements.

Ce rôle était autrefois rempli par des *braseros* ; on verra plus loin que nous les proscrivons absolument.

CALORIES NÉCESSAIRES POUR LE CHAUFFAGE D'UN ATELIER.

— On peut évaluer approximativement le nombre des calories nécessaires pour le chauffage des locaux de travail, et nous allons donner un exemple d'un calcul de ce genre pour le cas d'un tissage de toile occupant deux cent cinquante ouvriers dans un *shed* (ou atelier couvert en dents de scie) de 10 000 mètres cubes de capacité. Rappelons d'abord quelques données physiques indispensables.

La *chaleur spécifique de l'air* par rapport à celle de l'eau étant de 0,237 et le poids de 1 mètre cube d'air aux environs de 0° étant peu différent de $1^k,293$, la quantité de chaleur nécessaire pour porter l'air extérieur de $t°$ à $t'°$ sera de $0,306 (t'° — t°)$.

La *chaleur nette dégagée par un ouvrier* d'un poids de 65 kilos, placé dans une atmosphère à une température égale à 15°, est d'environ 1 700 calories par vingt-quatre heures au repos, soit près de 70 calories par heure, et, pendant un travail actif, d'environ 2 400 calories, soit 100 calories par heure (1).

La *chaleur produite par le travail mécanique* détruit sans aucune mise en réserve d'énergie potentielle est de 635 calories par cheval-vapeur (2).

L'éclairage au gaz dégage à peu près 5 000 calories par mètre cube, soit 500 calories par bec de 100 litres et par heure d'éclairage.

La perte par rayonnement et conductibilité des parois du local, murs, plafond, vitres, etc., est d'environ $0^{cal},66$ par mètre cube de capacité d'un atelier couvert par un vitrage en dents de scie, par

(1) Nous adoptons ici les chiffres de Wolpert. Voy. p. 162, en note.

(2) $\dfrac{75 \times 3600}{425} = 635$.

heure et par degré de l'excès de la température intérieure sur l'ex-térieure : ceci par un temps calme; lorsque l'air est agité, il faut compter sur une perte de $0^{cal},75$ à $0^{cal},80$ par heure et par degré (1).

La ventilation emporte vers l'extérieur de l'air chaud, soit environ 20 p. 100 du cube de l'atelier par la ventilation naturelle et un chiffre variable par la ventilation mécanique (par heure).

La chaleur emportée par les marchandises ouvrées qu'on enlève de l'atelier peut être évaluée, dans le cas d'un tissage de toile, à la moitié environ de la chaleur fournie par la destruction du travail mécanique, soit à 315 calories par cheval-vapeur.

Si nous supposons que la force employée est de 120 chevaux-vapeur et que la ventilation, tant naturelle qu'artificielle, renouvelle l'air une fois toutes les heures, la température moyenne de l'extérieur pendant les heures de travail étant de 4°, celle qu'on cherche à obtenir dans le local de 20°, le compte des calories nécessaires pour obtenir ce résultat par un temps calme pourra s'établir comme il suit :

Calories perdues : murs, vitres, etc. : $0^{cal},66 \times 10\,000^{m3} \times 16°$. 105 600
—   ventilation : $0^{cal},306 \times 10\,000^{m3} \times 16°$.....   48 960
—   marchandises emportées : $120 \times 315 =$....   37 800
                                                                192 360

Calories gagnées : travail mécanique détruit 120×635.   76 200
—   chaleur rayonnée par les
            ouvriers,.............. 250×100.   25 000
                                                        101 200

Excédent des pertes : 91 160 calories par heure. Tel est le nombre des calories que le chauffage doit être en état de fournir.

Quant au gain provenant de l'éclairage, nous n'en avons pas tenu compte; il peut cependant être assez important. Mais l'éclairage n'est pas toujours assuré par un procédé dégageant de la chaleur; de plus, on peut admettre que ce gain sert à compenser les pertes provenant de températures extérieures exceptionnellement basses et de l'action du vent certains jours.

En effet, lorsque l'air est agité, la perte par conductibilité et par rayonnement des parois de l'usine est plus élevée : $0,80 \times 10\,000 \times 16 = 128\,000$ calories, au lieu de 105 600, ce qui porte l'excédent des pertes à environ 114 000 calories par heure.

---

(1) Ces chiffres varient évidemment suivant l'épaisseur et la nature des murs, leur disposition, le nombre d'étages, etc. On trouvera à ce sujet tous les renseigne-ments désirables dans la Physique industrielle de SER. Ainsi un mur en maçonnerie de 40 centimètres d'épaisseur perd $2^{cal},28$ par heure et par mètre carré de surface pour une différence de température de 26°; pour un mur en briques, la perte serait de $1^{cal},17$. Les vitres perdent $2^{cal},45$ par mètre carré par un temps calme et $4^{cal},86$ lorsque la vitesse de l'air est de 4 mètres. Une vitre double réduit la perte de moitié. Un plafond exposé aux froids de l'extérieur perd par mètre carré $1^{cal},5$; s'il est protégé par un matelas d'air, 1 calorie; par une couche de liège, $0^{cal},5$; etc.

PROCÉDÉS DE CHAUFFAGE. — On peut partager les procédés de chauffage employés dans les locaux visés par la loi du 12 juin 1893 en deux catégories : les procédés que nous appelerons directs : cheminées, poêles, braseros, et les procédés indirects : chauffage par la vapeur ou par l'air chaud.

Poêles à combustion vive. — Nous ne parlerons pas des cheminées qui constituent une méthode de chauffage avantageux au point de vue de l'hygiène, mais peu économique. Les cheminées ne sont guère employées que dans certains bureaux et dans quelques magasins. Il en est de même des radiateurs électriques, qu'on doit encore considérer comme un chauffage de luxe.

Les *poêles* sont très nombreux ; il en existe de toutes dimensions, de toutes formes, brûlant toutes sortes de combustibles. Nous n'avons pas l'intention d'en faire la description, et nous nous contenterons simplement d'énumérer, avec Ch. Joly, les particularités que les chefs d'établissements doivent leur demander : 1° un nettoyage facile et sans poussière au moyen 'd'une grille mobile laissant tomber les déchets de la combustion dans un cendrier fermé ; 2° un foyer entouré de briques réfractaires avec enveloppe de fonte garnie de nervures nombreuses pour multiplier les surfaces de transmission ; 3° une prise d'air extérieure amenant l'air frais autour du poêle dans une double enveloppe : c'est là que doit être posée la clef ou registre et non dans le tuyau de fumée, *dont les gaz doivent toujours avoir une issue libre* ; l'air admis dans la double enveloppe aura pour effet d'activer le tirage et d'empêcher, dans une certaine mesure, que le foyer ne soit porté au rouge ; 4° un réservoir d'eau placé sur le poêle pour donner à l'air l'humidité nécessaire ; 5° une réserve de combustible suffisante et disposée pour que la combustion soit vive ou durable à volonté.

Les poêles sont des appareils de chauffage économiques, qui utilisent jusqu'à 90 p. 100 de la chaleur dégagée par la combustion : par contre, ils offrent de multiples et graves inconvénients au point de vue de l'hygiène. Dans les grands halls, ils ne chauffent l'air que dans un rayon assez réduit, parfois d'une manière exagérée. La fonte rougit si elle n'est pas garnie intérieurement d'un enduit réfractaire, calcine les poussières qui se déposent, dessèche l'atmosphère, au point que les personnes indisposées cherchent à diminuer le tirage en fermant la clef ; or cette clef se trouve généralement placée sur le conduit par où s'échappent les fumées et les gaz de la combustion. Résultat : refoulement d'une partie de ces gaz dans le local et diffusion d'une quantité plus ou moins forte d'oxyde de carbone.

L'empoisonnement chronique par l'oxyde de carbone, causé par des poêles mal construits et mal conduits, fait de véritables ravages dans les ateliers de la petite industrie. L'anémie, si fréquente chez les ouvriers de ces ateliers, n'a souvent pas d'autres causes. L'un de nous a eu souvent connaissance de cas d'intoxication aiguë provoquée par le mauvais fonctionnement des poêles, et l'on doit supposer que l'intoxication lente qu'ils causent est en fait beaucoup plus fréquente qu'on ne le pense.

Poêles à combustion lente. — Ce qui vient d'être dit des poêles ordinaires s'applique encore mieux aux *poêles à combustion lente*, aux poêles à gaz et aux poêles à pétrole. Avec les poêles à combustion lente, il faut des précautions intelligentes et attentives de tous les instants pour éviter les refoulements d'oxyde de carbone.

Comme ces précautions ne sont pour ainsi dire jamais prises, on peut dire que presque tous ceux qui emploient ces appareils sont intoxiqués. Un observateur attentif et habitué à respirer de l'air pur ne séjourne presque jamais dans une pièce chauffée par un de ces appareils sans être incommodé.

Poêles à gaz et à pétrole. — Ces appareils ont l'avantage d'exiger peu d'entretien, d'être allumés instantanément et d'être utilisés dans les locaux dépourvus de cheminée. Hygiéniquement, ils constituent un déplorable moyen de chauffage, même quand ils sont munis d'un soi-disant tuyau de dégagement. Sur la demande du Service de l'inspection des fabriques, qui avait constaté le nombre croissant de ces appareils dans les ateliers de la petite industrie de Londres et particulièrement dans les ateliers de couture, le Dr Thorpe, chimiste au *Home Office*, a fait quelques recherches qui sont exposées dans le rapport du médecin inspecteur (1). Les essais ont été faits sur trois fourneaux à gaz. En supposant que ces fourneaux aient été placés dans un local non ventilé mesurant 28 mètres cubes, la proportion moyenne d'oxyde de carbone qui aurait existé dans l'air au bout de cinq heures serait respectivement de 0,0012, 0,0240, 0,0024 p. 100. En pratique, cet état de choses ne se réalise pas, car la ventilation n'est jamais nulle ; mais les produits de la combustion ne se disséminent pas régulièrement dans les ateliers, et certains ouvriers respirent des gaz toxiques plus que d'autres.

De même, le poêle à pétrole a donné les résultats ci-après, suivant la longueur de la flamme : oxyde de carbone produit en une heure $0^l,644$ $0^l,476$ et $0^l,896$.

Braseros. — Dans les grands *halls* des fonderies et dans beaucoup d'ateliers de constructions mécaniques, on se servait autrefois, — et l'usage n'en a pas encore complètement disparu, — de *braseros*. sorte de paniers cylindriques en tôle portés sur trois ou quatre pieds et percés de trous, dans lesquels on faisait brûler du coke, sans souci des produits de la combustion qui se dispersaient comme ils pouvaient à l'intérieur des ateliers. Le Comité des Arts et Manufactures a justement réprouvé cette méthode, qui exagère pour ainsi dire les inconvé-

(1) Annual report of the chief inspector of factories and workshops for the year 1902, p. 269. Sur ces appareils, voy. aussi page 140 du présent volume.

nients des poêles. Le prétexte à son emploi consistait dans l'impossibilité de placer des tuyaux de fumée sur le trajet des ponts roulants ; mais rien n'empêche qu'un tuyau de poêle soit établi de manière à échapper aux heurts des ponts et autres engins mécaniques par des inflexions bien comprises, et le *poêle cloche* fortement chauffé rend exactement les mêmes services que le brasero. Il ne s'agit pas d'élever sérieusement la température du local, mais d'offrir aux ouvriers une source de chaleur rayonnante, où ils puissent de temps en temps se chauffer les mains et les pieds et au besoin sécher leurs vêtements.

Calorifères à vapeur. – Le chauffage par la vapeur est fort employé dans les usines à force motrice, parce que la vapeur est disponible à bon marché. On distingue les divers systèmes d'après la pression de la vapeur, celle-ci pouvant être de la vapeur vive à haute pression, ou de la vapeur d'échappement, ou enfin de la vapeur vive traversant un détendeur et amenée à une pression inférieure à 1 kilogramme par centimètre carré.

La vapeur est distribuée dans des tuyaux horizontaux d'un diamètre variable et suspendus ordinairement au-dessus du sol à une hauteur suffisante pour ne pas entraver la circulation. Ce sont ces tuyaux qu'on nomme *radiateurs*. Généralement ils sont pourvus de nervures ou d'ailettes, afin d'augmenter leur surface de contact avec l'air. L'alimentation des radiateurs se fait par une canalisation qui débouche à la partie supérieure de l'une des extrémités du radiateur, l'eau de condensation s'écoulant par un tube identique relié à la partie inférieure de l'autre extrémité. Ce tube aboutit à une chaudière ou à un appareil d'alimentation. Il doit être disposé de façon que l'eau de condensation ne puisse séjourner ni s'accumuler en un point quelconque de la conduite.

Dans les bureaux, dans les magasins, on emploie de préférence la vapeur à basse pression et des radiateurs verticaux.

En établissant les radiateurs et leur tuyauterie, il faut tenir compte de la dilatation du métal, dilatation qui peut atteindre jusqu'à un millième de la longueur des tuyaux pour une différence de température de 100° (1).

Au moment où l'on envoie de la vapeur dans les tuyaux, il est bon d'en chasser l'air au moyen d'un robinet placé à la partie supérieure du système (2).

---

(1) $l^t = l^o (1 + \alpha t)$. Un tuyau en fer de 25 mètres à 0° mesurera 25^m,03 à 100°, le coefficient de dilatation linéaire du fer étant de 0,000 0122.

(2) *Dépense du chauffage par la vapeur.* — Il peut être intéressant de calculer approximativement la surface de radiateurs et la dépense nécessaire pour obtenir un résultat déterminé : par exemple, pour distribuer dans un atelier les 91 768 calories ou les 115 000 calories qui nous manquaient dans le cas que nous avons cité quelques pages plus haut, comptons sur 100 000 calories en chiffres ronds.

Il faut se rappeler que la chaleur apportée par la vapeur abandonne la surface

L'emploi de la vapeur a des avantages sérieux, mais il offre cependant des inconvénients qu'il faut signaler ; la pression de la vapeur et les dilatations répétées amènent une diminution de l'étanchéité des joints, qui provoque la chute de goutelettes souvent chargées d'oxyde de fer ; dans les usines, la vapeur ne peut être fournie généralement que pendant la durée du travail, de sorte que, pendant la nuit et durant les jours de repos, la température des salles de travail s'abaisse considérablement. A l'époque des grands froids, les tuyaux peuvent geler et se rompre.

Calorifères à air chaud. — Au lieu de disséminer des radiateurs dans l'atelier, ce qui est encombrant et déplorable au point de vue de l'esthétique, on peut disposer les tubes de vapeur en séries horizontales ou verticales dans une enveloppe en tôle ou en maçonnerie traversée par l'air de la ventilation. Dans ce cas, il faut se rappeler que le coefficient de transmission de la chaleur admis pour l'air immobile est trop bas et qu'il doit être augmenté d'environ un quart de la valeur de C par mètre de vitesse ; par suite, la chaleur livrée sera R + C + C × 0,25 V.

L'air de ventilation peut aussi être chauffé directement par un foyer sans intervention d'eau.

C'est le principe des calorifères à air chaud, dont les types sont très nombreux. Nous nous bornerons à citer, comme le plus économique et le plus régulier, le système Michel Perret, dont le brevet est dans le domaine public.

radiante par rayonnement et par contact. Cette chaleur est donnée en quantité par la formule de Peclet R + C, dans laquelle $R = 124,72 \ Ka''\left(a^{t-t'} 1\right)$ et $C = 0,552 \ K' \ (t-t')^{1,233}$.

a est un coefficient qui vaut 1,0077 ; K un coefficient égal à 3,3 environ pour la fonte ou la tôle ; K' varie avec le diamètre du tuyau, avec sa disposition ; si nous le faisons égal à 2,50 pour un radiateur en fonte à surface lisse de 18 centimètres de diamètre, nous aurons finalement pour une différence de température de 80° (100-20) : R = 406 calories, C = 311 calories.

Donc 1 mètre carré de surface de chauffe dégage 717 calories par heure ; il faudra, par conséquent, des radiateurs comportant une surface de 139 mètres carrés.

Si l'on avait à sa disposition des tuyaux nervés ou à ailettes, dont la surface de chauffe pour une même longueur est bien plus élevée, il ne faut pas oublier que la radiation est moindre pour la même surface $R' = 0,6 \ R \ \dfrac{100\,000}{717}$.

D'autre part, 1 kilogramme de vapeur abandonne en se condensant sa chaleur latente de vaporisation (540 calories), plus la chaleur nécessaire pour porter l'eau de la température où elle est à l'état condensé à celle où elle existe sous forme de vapeur, soit, à basse pression, 540 + (100 − 40) = 600 calories. Pour fournir 742 calories, il faut donc $1^{kg},250$ de vapeur, soit, pour 139 mètres carrés de surface de chauffe, 174 kilogrammes de vapeur et, pour douze heures de chauffe 174 × 12 = 2 100 kilogrammes. Or 2 100 kilogrammes de vapeur sont fournis par $\dfrac{2100}{7}$ = 300 kilogrammes de charbon environ. Le chauffage devant avoir lieu pendant cent quatre-vingt jours par an, la dépense annuelle à 25 francs la tonne de charbon pourra être évaluée à $0^t,300$ × 180 × 25 = 1 350 francs.

C'est un calorifère à feu continu et à combustion lente qui brûle du poussier de houille maigre sur des dalles en terre réfractaire. L'air extérieur circule autour du foyer et achève de se chauffer contre une tôle ondulée qui forme le dôme de l'appareil.

Au point de vue de l'hygiène, sa caractéristique est que toutes ses ouvertures, portes de chargement et portes de cendrier, *sont à fermeture hermétique* et que l'air n'est admis dans le foyer que par un très petit orifice réglable à volonté. Sauf quand des coups de vent refoulent de l'air dans la cheminée, ce qui est en somme assez rare, il règne une dépression permanente dans l'appareil, de sorte que, s'il existe des fissures, ce qui est inévitable, elles laissent passer de l'air de l'extérieur vers le foyer, au lieu d'émettre de l'oxyde de carbone dans le sens inverse. Cette disposition d'orifices à fermeture hermétique se retrouve dans plusieurs systèmes de poêles à combustion lente, et elle est excellente. Si elle ne donne pas une sécurité absolue dans les appartements, surtout la nuit, c'est parce que des renversements de tirage peuvent se produire sous d'autres influences que celles des coups de vent, sous l'appel d'une autre cheminée notamment.

L'adoption de cendriers parfaitement hermétiques dans les fourneaux de cuisine et de repassage, avec réglage par l'admission d'air substitué à l'étranglement du tuyau de fumée, serait un progrès sérieux pour l'hygiène des cuisinières et des repasseuses. Actuellement, ces travailleurs très nombreux passent leur vie auprès de fourneaux à cendriers largement ouverts, dont le feu est réglé en étranglant la sortie des gaz. L'oxyde de carbone sort par l'orifice de chargement du combustible, qui est fermé par des ronds en fonte emboîtés les uns dans les autres sans aucune étanchéité, et l'intoxication oxycarbonée est la règle dans ces professions.

ÉCLAIRAGE.

NÉCESSITÉ DE LA LUMIÈRE. — La lumière est non seulement nécessaire pour assurer la sécurité du travail, mais elle est aussi indispensable pour l'entretien de la santé. Les maladies transmissibles font moins de victimes là où la lumière est largement répandue.

En ce qui concerne la tuberculose notamment, on a pu dire avec raison qu'elle était avant tout la maladie de l'obscurité (1).

On doit à M. Juillerat une intéressante étude sur l'influence hygiénique de la lumière (2). Ce travail est basé sur la répartition des cas de tuberculose observés pendant onze années à Paris, d'après les rues

(1) II⁰ Congrès de l'hygiène des travailleurs, 1906, p. 92.
(2) JUILLERAT, Le casier sanitaire des maisons de Paris.

et les maisons. Dans les rues particulièrement frappées, les maisons relevées comme foyers de tuberculose présentent toutes les mêmes caractéristiques : rues étroites, cours insuffisantes bordées de bâtiments élevés, ou dispositions ne permettant pas aux rayons solaires de pénétrer dans les locaux habités. En outre, dans un grand nombre de cas, les cours déjà réduites sont couvertes à des hauteurs variées. En somme, manque d'aération et de soleil dans les logements ; manque de soleil surtout.

On a relevé les même faits dans toutes les villes où les rues sont étroites, les maisons élevées. Le Dr Arthur Ransome a constaté qu'en Angleterre la plus grande coïncidence de phtisie se rencontre dans les cours, les ruelles sombres et les maisons adossées (1).

On sait, d'ailleurs, que le bacille de Koch est détruit par une exposition directe à la lumière. Cette destruction s'accomplit progressivement dans les couches successives du substratum de cultures chargées de bacille. La lumière solaire agit de la même façon sur d'autres microorganismes. Diffuse, elle est moins active.

Bien que ces faits soient connus des hygiénistes, la lumière n'a guère été envisagée dans les locaux de travail que comme un facteur de production dont on use avec parcimonie dès qu'on n'en dispose pas librement d'une façon naturelle. Les locaux sont éclairés afin qu'il n'y ait pas diminution de production, non parce que cela est utile au point de vue de l'hygiène. Et cependant combien trouve-t-on encore d'imprimeries, de cuisines, de laboratoires, d'ateliers de couture, etc., où la lumière est insuffisante pour la production !

Mme Thibaut, inspectrice du travail à Paris, a récemment appelé l'attention sur l'insuffisance de lumière naturelle dans les ateliers de couture de la capitale (2). Il en serait de même à Londres, d'après miss Anderson (3). D'une enquête faite par l'un de nous dans les imprimeries, il résulte que la tuberculose fait beaucoup plus de ravages chez les ouvriers typographes que le saturnisme, particulièrement dans les ateliers où la lumière naturelle fait défaut. On a signalé également les loges de concierges à Paris et à Lyon, c'est-à-dire dans les villes où l'élévation des maisons ne laisse parvenir qu'une lumière indigente dans les cours, comme favorisant le développement de la tuberculose. Il en est de même des fournils de boulangerie et de tous les ateliers en sous-sol.

Mais la lumière ne doit pas être considérée seulement au point de vue de l'étiologie des maladies transmissibles. D'après le Dr Motais, l'insuffisance de l'éclairage et particulièrement de l'éclairage artificiel est un des facteurs les plus importants de la dégénérescence oculaire,

(1) *Annales d'hygiène publique et de médecine légale*, 4e série, 1905, p. 439.
(2) *Idem*, p. 463.
(3) Report of the chief inspector of factories. 1902. — Light and underground workrooms, p. 161, 1906, p. 200.

qui est si répandue (1). Il s'agit, en l'espèce, de déformations telles que la myopie, occasionnées par le travail assidu de la jeunesse, soit dans les collèges, soit dans les ateliers. Sur 250 typographes qu'il a examinés, le Dr Motais a trouvé 69 p. 100 d'yeux anormaux. Sur 97 compositeurs, 51 étaient myopes.

QUANTITÉ DE LUMIÈRE NÉCESSAIRE (2). — On trouve dans les traités d'architecture des règles empiriques sur la proportion à établir entre les dimensions des pièces et celles des ouvertures pour obtenir un bon éclairement. D'autres règles fixent une relation entre la surface de la façade et celle qui doit être occupée par les fenêtres. Ces règles ne peuvent avoir de valeur que dans le cas rare où le local est situé sur une place ou sur une rue assez large pour que la lumière y ait un accès libre et direct (3). Sinon elles ne tiennent pas compte d'éléments qui ont la plus haute importance, tels que la latitude, le

(1) Dr Motais, Éclairage artificiel, p. 3.

(2) Il est peut-être utile de rappeler que l'unité d'éclairement, ou *bougie décimale mètre* ou *lux*, est fournie par l'unité pratique d'intensité ou *bougie décimale* placée à 1 mètre de distance de la surface éclairée et lui envoyant des rayons normalement. La *bougie décimale* est celle dont l'intensité est égale au $\frac{1}{20}$ de l'unité C. G. S., le *violle*, qui est lui-même la quantité de lumière émise en direction normale par 1 centimètre carré de platine fondu à la température de solidification. L'unité pratique d'intensité lumineuse était autrefois celle d'une lampe Carcel brûlant 42 grammes d'huile de colza à l'heure. Le *violle* vaut exactement 2,08 carcels, de sorte que la *bougie décimale* vaut à peu près $\frac{1}{10}$ de carcel, exactement $0^{car},104$, et la carcel vaut 9,6 bougies décimales.

Les unités de lumière employées à l'Étranger sont les suivantes :

VALEUR COMPARÉE DES DIFFÉRENTES UNITÉS DE LUMIÈRE.

1903. *Berlin. Zeitschrift für Beleuchtungswesen*, n° 27, 30 septembre, t. IX, p. 293-294. (D'après le Dr Bunte, de la Commission internationale de photométrie, à Zurich.)

Étalons.	Lampe Hefner à l'acétate d'amyle.	Kerze ou bougie allemande.	Candle ou bougie anglaise ou bougie décimale.	Lampe Harcourt au pentane.	Lampe Harcourt de 10 bougies	Lampe Carcel
Lampe Hefner.....	1	0,833	0,877	0,855	0,088	0,092
Bougie allemande...	1,20	1	1,05	1,03	1,105	0,119
Bougie anglaise ou bougie décimale..	1,14	0,950	1	0,97	0,100	0,105
Lampe Harcourt au pentane..........	1,17	0,970	1,03	1	0,103	0,107
Lampe Harcourt de 10 bougies.......	11,40	9,500	10,0	9,70	1	1,050
Lampe Carcel.....	10,87	9,050	9,53	9,29	0,950	1

(3) Rouget et Dopter demandent que la surface du vitrage soit au moins égale à un dixième de la surface du plancher ou à un quarantième du cube du local. Rouget et Dopter, Hygiène militaire, p. 159, fasc. IX du *Traité d'hygiène* de Brouardel, Chantemesse et Mosny. Proust demande que l'ensemble des fenêtres d'une pièce de 25 mètres cubes couvre au moins 2 mètres carrés et 1 mètre carré de plus par chaque 30 mètres cubes de capacité en plus. En outre, la profondeur de la pièce ne doit pas dépasser une fois et demie sa hauteur.

climat, l'orientation, l'étage et la largeur des rues, la hauteur et même
la couleur des maisons opposées.

Si on se place au seul point de vue de l'hygiène, on peut dire que,
dans nos climats, on n'a jamais trop de lumière. On serait donc conduit
à faire des pièces aussi peu profondes que possible et à vitrer la totalité des façades, moins l'espace occupé par les planchers et les piliers
de la construction. En fait, c'est la solution adoptée dans beaucoup
d'immeubles luxueux pour bureaux et magasins, dans les grandes
villes. Il serait désirable qu'elle se généralise. Même alors, cependant, on peut se demander si, à certaines heures et dans certaines
parties des pièces éloignées des fenêtres, l'éclairement réalisé est
suffisant pour la santé de ceux qui sont occupés du matin au soir dans
ces conditions. En tout cas, il devrait être interdit de faire séjourner des employés et des ouvriers pour leur travail dans des locaux
qui ne présentent pas, au point de vue de la dimension des pièces,
des fenêtres et des rues, cours et courettes, destinés à les éclairer, les
dimensions prescrites dans chaque localité pour les pièces destinées à
l'habitation, telles que ces dimensions sont fixées par les règlements
d'hygiène pris en application de la loi de 1902 sur la santé publique.
Si l'éclairement est artificiel en totalité ou en partie, ce n'est pas
seulement l'intensité de l'éclairement qui est à considérer, mais la
composition du spectre de la lumière employée. On manque d'observations précises et méthodiques, et encore plus d'expériences,
relativement à l'influence d'un éclairement insuffisant ou privé de
certaines radiations sur la santé de l'homme et des animaux supérieurs; mais les faits curieux et certains constatés sur les végétaux
permettent d'affirmer que cette influence existe, et il semble bar-
bare de priver des êtres humains de la lumière « naturelle » pendant
trois cents jours par an si ce n'est par une nécessité absolue de leur
profession, comme dans les travaux souterrains et dans certaines
industries photographiques.

Cependant une nombreuse population d'ouvriers et d'employés des
deux sexes vivent dans des sous-sols tout le jour, simplement parce
que la location de locaux convenables est chère dans les quartiers
où ils travaillent. Nous citerons en particulier un grand nombre

En Allemagne, si aucune dimension d'une pièce n'est le double de l'une des
autres, on conseille que le produit de la surface vitrée par sa hauteur soit égal à
au moins le $\frac{1}{10}$ du cube à éclairer ; une autre règle porte que le rapport de la
surface vitrée à la surface du plancher à éclairer doit être :

Pour les salles d'exposition : $\frac{1}{2}$ à $\frac{1}{5}$;

Pour un atelier très éclairé : $\frac{1}{3}$ à $\frac{1}{5}$;

Pour des magasins : $\frac{1}{5}$ à $\frac{1}{10}$.

d'ateliers de la mode, dans les plus belles rues de Paris, et divers services des plus grands magasins de nouveautés de la capitale.

Pour en revenir à l'intensité d'éclairement au-dessous de laquelle il ne faut pas descendre dans les ateliers et magasins, il semble qu'on peut au moins s'en tenir à celle qui est nécessaire pour une lecture facile et demander 20 *bougies-mètres* sur la table de travail ou l'établi(1).

Motais demande même 40 bougies-mètres : mais, d'après Proust, Erismann (de Moscou) a établi par des expériences que, quand le foyer lumineux est distant de 1 mètre, il faut pour lire un éclairage de 12 à 15 bougies-mètres et, pour des travaux plus délicats (dessin ou broderie), un éclairage de 20 bougies-mètres *au minimum*. Cohn a inventé un instrument pour apprécier l'éclairement des places de travail dans une salle et déclare inacceptable toute place qui à un éclairement inférieur à 10,5 bougies (2).

CHALEUR PRODUITE. ÉLOIGNEMENT NÉCESSAIRE. —

Cet éclairement de 20 bougies-mètres est généralement plus que réalisé dans la pratique, ainsi que l'indique le tableau suivant, d'après Reichenbach (3). On y trouve la distance à laquelle il faut éloigner les foyers lumineux pour ne pas être incommodé par leur rayonnement et l'éclairement correspondant, toujours supérieur à 20 bougies-mètres :

	Éloignement en centimètres.	Éclairement. de la surface de travail en bougies-mètres.
Lampe modérateur de 10 lignes.............	36	27
Lampe à pétrole de 20 lignes...............	95	27
Lampe de 14 lignes.......................	73	28
Bec de gaz Argand dit aussi Benghel (à trous).	100	26

D'après Wedding (cité par Proust), voici les quantités de chaleur dégagées par les divers éclairages pour produire l'unité d'intensité lumineuse (il s'agit de l'unité allemande) :

	Calories par bougie.
Lampe à pétrole..	32
Bec de gaz à trous (Argand dit aussi Benghel)..........	50
Bec Auer...	10
Alcool par incandescence...............................	10,6
Acétylène..	8,9
Électricité (incandescence par filament de carbone)......	2,59
Électricité (lampe à arc)..............................	0,259

(1) Sur la quantité de lumière nécessaire, nous ne trouvons qu'un seul texte législatif qui se soit prononcé, c'est l'ordonnance anglaise du 21 novembre 1902, qui prescrit, dans son article 7, que tout fournil de boulangerie situé en sous-sol devra être éclairé par la lumière du jour de telle façon qu'une copie officielle de l'extrait de la loi industrielle puisse être lue de toutes les parties de la pièce entre onze heures et trois heures du soir.

(2) Rappelons que, dans une rue bien éclairée (la nuit), l'éclairement est de 2 bougies-mètres. On l'a trouvé de 12 bougies dans une salle de théâtre et de 25 dans une salle de bal. Le jour, il est de 100 à 200 bougies-mètres dans un intérieur bien éclairé, de 10 000 au dehors, à midi en décembre, et de 150 000 en juin.

(3) *Archiv für Hygiene*, 1898.

LES DIVERS ÉCLAIRAGES. — **Lumière du jour.** — Parmi les divers éclairages utilisés dans les ateliers, celui que fournit la lumière diffuse du jour est le meilleur quand il est suffisamment intense, et c'est heureusement le plus répandu. La disposition de toiture en dents de scie, connue sous le nom de *shed*, permet de couvrir économiquement de grands espaces en y admettant beaucoup de lumière : quand celle-ci est trop intense, on la modère facilement à l'aide de rideaux ou de stores transparents. Malheureusement, elle est plus souvent insuffisante qu'excessive, même avec de grandes fenêtres, notamment aux étages inférieurs des rues et cours trop étroites ; les maisons d'en face réfléchissent très peu de rayons si elles sont de couleur sombre, et la lumière diffuse du ciel frappe les vitres sous un angle trop ouvert. Une grande partie des rayons sont réfléchis au lieu de pénétrer dans la vitre (1). Ce qui la traverse tombe sur le plancher tout près de la fenêtre et ne concourt presque en rien à l'éclairement du fond de la pièce. On peut améliorer notablement cette situation par l'emploi de réflecteurs de divers systèmes et de verres à vitres à cannelures spéciales (2). De plus, tous les revêtements des murs doivent être de couleur claire, car les revêtements foncés absorbent sans profit une grande partie des rayons qui les frappent (3).

Lumières artificielles. — Au point de vue théorique, une lumière artificielle doit satisfaire aux conditions suivantes :

1° Le spectre de la lumière doit être le plus possible semblable à celui de la lumière du jour ;

2° La source lumineuse ne doit pas être placée dans le champ de la vision ;

3° On doit obtenir une diffusion suffisante et non excessive de la lumière ;

4° L'intensité lumineuse ne doit pas dépasser une certaine limite.

Examinons maintenant celles des lumières qui, en pratique, réalisent une partie de ces conditions.

Spectres des lumières artificielles. — En étudiant les spectres des diverses sources de lumières, on voit par quelles radiations elles diffèrent en plus ou en moins de la lumière du jour.

Meyer a comparé les intensités des radiations de même couleur pour diverses sources et a calculé que, si leurs radiations jaunes

---

(1) Si un rayon d'intensité 100 frappe une vitre sous un angle d'incidence inférieur à 40°, une partie du rayon la traverse et une partie est réfléchie. L'intensité de cette dernière est de 5 p. 100 et celle de la première de 95 p. 100. Quel que soit l'angle d'incidence de 0 à 40°, ces proportions se maintiennent ; mais, en approchant de l'incidence rasante, l'intensité du rayon réfléchi croît beaucoup. A 70°, elle est déjà de 16 p. 100 et de 67 p. 100 à 85°.

(2) On trouvera à cet égard d'intéressants renseignements dans le *Bulletin de la Société scientifique et industrielle de Marseille*, 1903, p. 53 ; dans *Le Monde industriel*, 1902, p. 35-86, numéro de septembre ; dans la revue, publiée à Genève, *La machine* du 10-25 janvier 1903.

(3) ROUGET et DOPTER, *Hygiène militaire*, p. 159.

avaient des intensités égales, les intensités des autres radiations auraient entre elles les rapports ci-après, l'intensité des radiations de chaque couleur dans la lumière du jour étant prise pour unité :

Radiations.	Gaz.	Électricité.		Pétrole.	Lumière du jour.
		Lampe à incandescence.	Lampe à arc.		
Rouges........	4,07	1,48	2,09	3,05	1
Jaunes.........	1,00	1,00	1,00	1,00	1
Vertes.........	0,43	0,62	0,99	0,61	1
Bleues	0,23	0,21	0,87	0,21	1
Violettes	0,15	0,17	1,03	0,11	1

Il manque à ce tableau l'acétylène et la lampe à mercure. En ce qui concerne le premier mode d'éclairage, il se rapproche beaucoup de la lumière naturelle et contient une grande proportion de rayons violets et ultra-violets, peu de rouges ; il conserve la valeur exacte des couleurs.

Quant à la lampe Cooper-Hewitt, elle ne contient pas de rayons rouges, et elle est très riche en rayons violets et ultra-violets.

Les rayons rouges et infra-rouges sont accompagnés de radiations caloriques ; c'est pourquoi les becs de gaz et les lampes à pétrole, riches en rayons rouges, rayonnent beaucoup de chaleur.

Que doit-on penser, au point de vue de l'hygiène, de l'abondance des rayons chimiques dans le spectre des lampes à vapeur de mercure ? On sait que les milieux de l'œil absorbent une partie des radiations trop courtes [1] et, d'après Proust, les rayons ultra-violets exercent une action bienfaisante sur le développement des animaux et néfaste sur les microbes [2].

D'autre part, il paraîtrait que l'éducation de l'œil a été faite pour une certaine relation entre les intensités des rayons jaunes et violets de sorte qu'il n'est pas adapté pour se défendre contre une lumière où les rayons violets dominent. Une lumière de ce genre ne fait pas contracter suffisamment l'iris, et les rayons violets, arrivant sur la rétine avec une intensité trop grande, la fatiguent.

Même avec une composition de lumière normale, il faut que l'intensité d'éclairement ne soit ni trop grande ni trop faible. « En réalité, dit Mackenzie, l'iris s'accommode de presque toutes les lumières ; toutefois cette accommodation a des limites : quand il y a trop peu de lumière et que l'iris est entièrement ouvert, l'organe visuel souffre et s'affaiblit ; au contraire, quand la lumière est trop intense, bien que l'iris se contracte jusqu'à la dernière limite, un excès de lumière atteint la rétine et fatigue les cellules nerveuses. Il faut donc que l'intensité d'éclairement soit suffisante pour éviter une trop

(1) Arthus, Éléments de physiologie, 1902, p. 97.
(2) Proust, Traité d'hygiène, p. 520 et 891.

grande dilatation de l'iris et assez faible pour en empêcher la
contraction extrême (1). »

Viciation de l'air par les lumières artificielles. — Les
lumières produites par une combustion, c'est-à-dire toutes sauf les
lampes à incandescence, consomment de l'oxygène et produisent de
l'acide carbonique.

D'après Haldane (2), un bec ordinaire de 16 à 17 bougies produit
par volume de gaz brûlé :

```
Acide carbonique............................................  0,54
Vapeur d'eau................................................  1,19
Oxygène consommé............................................  1,14
```

La consommation d'oxygène est naturellement moindre pour les
becs à incandescence et pour l'acétylène.

Ce qui est plus grave, c'est que presque toutes les flammes produisent
une certaine quantité d'oxyde de carbone. La quantité est minime et
difficile à doser, mais, telle quelle et à cette dose minime, elle suffit à
produire les méfaits ordinaires de ce dangereux toxique. Le léger
mal de tête qu'on ressent si facilement après une séance de travail à
la lumière n'a pas d'autre cause. Il y a lieu de noter enfin qu'un certain
nombre d'usines s'éclairent avec du gaz à l'eau ; dans ces conditions,
les moindres fuites dégagent plus d'oxyde de carbone qu'avec le gaz
de houille (3).

Disposition et répartition des foyers de lumière. —
Lorsqu'on a décidé l'emploi d'un système d'éclairage, il ne reste plus
qu'à placer les sources lumineuses en les espaçant d'après l'intensité
d'éclairement désiré et en disposant ces sources autant que possible
en dehors du champ de vision.

Lorsqu'il est impossible de placer la source lumineuse hors du
champ de vision, il faut la munir d'un abat-jour qui, convenablement
choisi et bien disposé, a l'avantage d'empêcher une certaine déperdition de lumière vers le plafond, d'arrêter une partie des radiations
caloriques directes et de concentrer la lumière sur la surface
utile.

Sauf pour les lampes à éclat très vif, il faut éviter l'emploi des
globes en verre dépoli, en verre opale, etc., qui ont l'inconvénient
grave d'absorber jusqu'à la moitié de la lumière émise.

On trouve dans le commerce un système de globes diffuseurs très
avantageux, dits « holophanes », qui ne causent qu'une déperdition
insignifiante. Ces globes sont des surfaces de révolution creusées de

(1) Extrait d'une communication faite à l'*Institution of electrical engineers* et
reproduite par la *Revue des éclairages.*
(2) Ventilation of factories and workshops, 1902, p. 97.
(3) On trouvera dans le rapport de M. Williams d'intéressants renseignements
au point de vue des impuretés abandonnées à l'air par l'éclairage au gaz (Report
of the chief inspector of factories, 1902, p. 201).

canelures à section triangulaire à l'intérieur et à l'extérieur. A l'intérieur, les arêtes des canelures épousent les méridiennes de la surface ; à l'extérieur, elles suivent les parallèles.

Un système d'éclairage excellent, mais qui ne laisse pas que d'être coûteux, consiste à placer sous de puissantes lampes des réflecteurs en forme de cône renversé, qui rejettent les faisceaux lumineux sur le plafond et sur les murs. Les yeux ne subissent pas d'éclat blessant, mais rencontrent partout un éclairement d'une égale intensité. Au point de vue de l'hygiène et du bien-être, dit Motais, aucune autre disposition n'est comparable.

On fait usage aussi d'un système mixte d'éclairage, qui paraît très bon et qui consiste à éclairer modérément la salle ou le plafond par des lampes d'une certaine puissance, puis à placer à côté de chaque ouvrier ou employé une source lumineuse plus modeste, dont les rayons sont concentrés au moyen d'un abat-jour sur la surface occupée par son travail.

A moins que la lumière soit assez diffuse pour ne pas produire d'ombres appréciables, elle devra toujours être prépondérante d'un seul côté, le gauche pour les travaux d'écriture et de dessin.

Éclairage par l'électricité. — L'éclairage électrique existe actuellement sous la forme de lampes à arc, de lampes à incandescence, de la lampe Nernst et de la lampe à vapeur de mercure.

Lampes à arc. — On en trouve dans le commerce deux systèmes : les *lampes à arc libre* et les *lampes à arc closes*. Les premières, qui sont les plus anciennes, ont subi de nombreuses modifications, dont la plus importante consiste dans l'imprégnation des charbons de substances permettant la formation d'une flamme de nuances diverses. Ces lampes, dites *arc à flamme*, sont d'un entretien assez coûteux et réclament le remplacement des charbons après dix heures de combustion.

Lampes à incandescence. — La lampe à incandescence à filament de carbone dans le vide est encore la plus employée ; mais elle paraît appelée à disparaître pour faire place à la lampe à filament métallique, qui ne diffère en rien de l'ancienne lampe comme usage, mais qui est beaucoup plus économique, tout en présentant une fixité plus grande et une lumière plus blanche. La lampe à filament de tantale possède ces propriétés à un degré élevé, mais elle ne peut être employée économiquement qu'en courant continu, à cause de l'espèce de désagrégation que produisent dans le fil les courants alternatifs (durée : 700 heures en courant continu et 250 en courant alternatif). Il existe aussi des lampes à filament de tungstène, d'osmium ; la première ne réclame, dit-on, que 1 watt un quart par bougie et peut être alimentée sans inconvénient par un courant alternatif.

Lampe Nernst. — Dans la lampe Nernst, le fil de carbone ou de tantale est remplacé par une tige d'oxydes des terres rares déjà employée pour les manchons à incandescence par le gaz ; cette tige n'étant pas attaquée par l'oxygène est laissée à l'air libre. A partir de 600°, elle devient conductrice et supporte de telles températures qu'avec une même intensité de courant on obtient une quantité de lumière double de celle émise par la lampe à filament de carbone.

L'inconvénient de la lampe Nernst réside précisément dans ce fait qu'il faut chauffer au préalable le fil jusqu'à 600° pour qu'il devienne éclairant. On a réalisé cet allumage par divers procédés.

La lampe Nernst est particulièrement appropriée aux tensions un peu supérieures à 200 volts. Chaque lampe est indépendante.

Lampe à vapeur de mercure. — La lampe à vapeur de mercure est constituée par un tube en verre placé verticalement ou obliquement et dont l'extrémité inférieure contient un peu de mercure, dans lequel plonge une tige de platine reliée au pôle négatif d'un réseau à courant continu. L'extrémité supérieure est traversée par un fil de platine terminé par une coupelle en fer et relié au pôle positif. Le vide est fait dans le tube.

Lorsque le courant est établi, la vapeur de mercure devient lumineuse.

D'après une communication faite le 8 février 1907 à la Société d'encouragement pour l'industrie nationale par M. de Recklinghausen, la consommation de cette lampe serait seulement de 5 watts par carcel de 10 bougies décimales pour le type K, de longueur $1^{mm},360$, avec 110 volts et 3,5 ampères.

En rapportant le rendement seulement sur la colonne lumineuse, c'est-à-dire en négligeant les pertes de courant dans le rhéostat de réglage et les électrodes, on arrive à un rendement encore plus élevé avec une consommation de 3 watts par carcel.

Ainsi, plus la colonne lumineuse est longue, plus le rendement commercial est élevé.

Les lampes du type H, de 70 centimètres de longueur, placées deux en série sur un courant de 110 volts et 3,5 ampères, consomment 6 watts par carcel ; au contraire, la dépense pour une lampe ayant une longueur de plus de 2 mètres pour 200 volts tomberait à 3,7 watts par carcel (rendement commercial) (1).

La lampe à mercure possède malheureusement une lumière d'un

(1) Voy. au sujet du rendement de la lampe à vapeur de mercure un article de FREUDENBERGER paru dans le numéro du 25 juin 1904 de l'*Electrical world and Engineer*, New-York, p. 1194. Cet article est accompagné d'un graphique :

Lampe à arc à l'air libre..................................... 11 watts
Lampe à incandescence...................................... 40 —
— — tantale....................... 20 —
— Nernst.. 25 —

vert bleuâtre désagréable, qui modifie les couleurs autres que le vert, mais à laquelle on s'habitue facilement.

Éclairage par le gaz. — Par comparaison avec les lampes à incandescence courantes (à filament de carbone), le gaz possède encore, au point de vue économique, de l'avantage sur l'électricité. A Paris, l'éclairage au gaz de houille coûte environ trois fois moins cher que l'éclairage électrique par lampes à incandescence.

Éclairage par le pétrole. — Le pétrole continuera encore longtemps d'être employé dans les locaux industriels ou commerciaux, dans les bureaux, etc., là où le gaz et l'électricité font défaut, et même là où ces moyens d'éclairage existent, à cause du bon marché.

Avec les manchons à incandescence, l'essence de pétrole peut donner un bon éclairage, très économique ; mais on ne s'en sert que lorsqu'il s'agit de grands foyers lumineux et pour l'éclairage des chantiers en plein air.

Éclairage par l'acétylène. — D'après la *Revue de l'éclairage*, on compterait en France 40 000 installations particulières d'éclairage à acétylène, et plus de 150 villes l'auraient adopté pour l'éclairage public.

Des recherches sont faites actuellement pour appliquer à ce mode d'éclairage le principe de l'incandescence, qui diminuerait encore le prix de revient de la bougie décimale de près de moitié (1).

INTENSITÉ, CONSOMMATION HORAIRE ET PRIX DE REVIENT DES DIVERS SYSTÈMES D'ÉCLAIRAGE. — Pour choisir entre les divers systèmes d'éclairage, il est important de comparer leur consommation horaire et leur prix de revient. On trouvera cette comparaison dans le tableau ci-contre.

(1) D'après une circulaire ministérielle du 6 décembre 1904, les installations privées d'éclairage à l'acétylène ne sont soumises à aucune formalité. Au contraire, celles dont le gaz est fabriqué soit pour la vente au public, soit pour l'éclairage d'un établissement industriel ou commercial, sont des établissements classés, soumis à l'autorisation.

Les installations dont le volume de gaz approvisionné n'atteint pas 1 mètre cube sont comprises dans la troisième classe : au delà de 1 mètre cube dans la deuxième classe.

Pour les établissements de troisième classe, les formalités sont les suivantes :

1º Adresser au préfet ou au sous-préfet une demande en double expédition, dont l'une sur papier timbré ;

2º Joindre le plan des locaux à éclairer avec le plan des tenants et des aboutissants et du local contenant les appareils, le tout en triple expédition et à l'échelle de 5 millimètres par mètre ;

3º Un plan des lieux dans un rayon de 100 mètres à l'échelle de $\frac{1}{2\,500}$;

4º Un dessin de l'appareil générateur.

Les plans peuvent être de simples croquis établis de façon sommaire.

DÉSIGNATION DES SOURCES de lumière.	PRIX de l'unité consommée.	CONSOMMATION A L'HEURE.		INTENSITÉ lumineuse de la source en carals de 9,6 bougies décimales.	DÉPENSE	
		Totale.	Par carcel.		Totale.	Par carcel.
Bougie ordinaire.	fr.	gr.				fr.
Le kilo......	2,10	9	72	0,125	0,018	0,1440
Lampes à huile de colza.						
Le kilo......	1,30					
Lampe Carcel............		42	42	1	0,055	0,0550
Lampe à modérateur. Bec de 11 lignes (24mm,8).....		29,33	38	0,764	0,382	0,0500
Lampe à modérateur. Bec de 13 lignes (29mm,4).....		37	39	0,948	0,048	0,0300
Lampes à pétrole.						
Le litre.	0,55					
Le kilo..	0,65					
Bec rond de 14 lignes (31mm,6)...............		40		1,19	0,026	0,0220
Lampe à deux becs plats parallèles...............		78		2,15	0,051	0,0240
Gaz.						
Le mètre cube...........	0,20					
Bec papillon.............		0m3,138		1	0,0270	0,0270
Bec à trous dit Argand ou Benghel..............		0m3,105		1	0,0210	0,0210
Becs à incandescence Auer BB............		0m3,039		2,2	0,078	0,0035
Auer n° 2............		0m3,115		6,5	0,0230	0,0035
Acétylène.						
Le kilogramme de carbure de calcium............	0,40					
Bec fendu..............		0m3,007				0,0093
Bec à incandescence......		0m3,003				0,0040
Électricité.						
L'hectowatt.......	0,08	hectowatts				
Lampe à arc à l'air libre..		0,11				0,0088
Lampe en vase clos.......		0,20				0,0160
Lampes à incandescence..						
A filament de carbone.		0,40				0,0320
De tantale...........		0,20				0,0160
Lampe Nernst..........		0,25				0,0200
Lampe à vapeur de mercure........		0,05				0,0040

Les prix moyens ci-dessus ne comprennent pas les frais d'installation, d'entretien, ni d'amortissement.

POUSSIÈRES.

LE RÈGLEMENT. — La suppression des poussières est exigée par l'article 6 du règlement général d'hygiène du 29 novembre 1904 ainsi conçu :

Art. 6. — Les poussières, ainsi que les gaz incommodes, insalubres ou toxiques, seront évacués directement en dehors des locaux de travail, au fur à mesure de leur production.

Pour les buées, vapeurs, gaz, poussières légères, il sera installé des hottes avec cheminée d'appel ou tout autre appareil d'élimination efficace.

Pour les poussières déterminées par les meules, les batteurs, les broyeurs et tous autres appareils mécaniques, il sera installé, autour des appareils, des tambours en communication avec une ventilation aspirante énergique.

Pour les gaz lourds. . . . .

La pulvérisation des matières irritantes et toxiques ou autres opérations telles que le tamisage et l'emballage de ces matières se feront mécaniquement en appareils clos.

L'air des ateliers sera renouvelé de façon à rester dans l'état de pureté nécessaire à la santé des ouvriers.

Au premier alinéa de l'article précédent, on voit que l'évacuation des gaz n'est prescrite que quand ils sont *incommodes, insalubres ou toxiques*, tandis que l'évacuation des poussières doit être réalisée *dans tous les cas*, sans aucune restriction.

On voit ausssi que cette évacuation doit être obtenue *directement*, au fur et à mesure de la production des poussières.

Pour les poussières légères produites dans le travail à la main, on doit employer une hotte, ou, si elle ne suffit pas, un autre appareil d'élimination efficace (embouchures ou claires-voies aspirantes); mais, quant aux appareils mécaniques produisant de la poussière, ils doivent tous être enveloppés dans un tambour.

Enfin la pulvérisation, le tamisage et l'emballage, même effectués à la main, doivent se faire en appareils clos, s'il s'agit de matières irritantes ou toxiques.

Dans l'étude qui suit, nous avons observé les divisions qui se trouvent dans le décret.

Nous justifions d'abord la nécessité de la ventilation *directe*, c'est-à-dire localisée.

Nous examinons ensuite la *ventilation des machines enveloppées*, qui est la plus efficace et la plus souvent appliquée : le *travail en appareil clos* n'en est qu'un cas particulier.

Nous étudions ensuite la *ventilation du travail à la main* par hottes, embouchures et claires-voies aspirantes, etc., et nous considérons enfin deux succédanés de l'évacuation des poussières : l'un, l'*humectation*, qui permet de n'en pas produire : l'autre, l'usage des *masques respiratoires*, qui est un pis aller pour le cas où on ne peut rien faire de mieux.

En dernier lieu, nous terminons en examinant sommairement quelques points communs à tous les systèmes d'aspiration de poussières : dépression nécessaire, section et tracé des conduites, emplacement des ventilateurs, et enfin procédés de collection des poussières par chambres, *cyclones* ou filtres.

Nécessité de la suppression des poussières. — L'hygiène exige impérieusement la suppression des poussières, *quelles qu'elles soient*. Toutes ne sont pas toxiques, mais toutes sont insalubres et altèrent la santé des ouvriers qui les respirent. Celles qui sont coupantes et dures produisent les *conioses* les plus graves. Mais même celles qui sont molles entravent les fonctions respiratoires et véhiculent des germes infectieux.

Le mécanisme des altérations du poumon par les poussières est expliqué par Courtois-Suffit et Lévi-Sirugue. Leurs effets sont attestés par les statistiques de mortalité dans les professions à poussières, statistiques que nous avons reproduites et analysées à la page 51.

C'est la *suppression* des poussières que nous demandons et non pas seulement leur *enlèvement*. La poussière doit être captée *avant qu'elle se répande dans l'atelier*. Quand elle s'y est répandue, l'ouvrier la respire, et il est trop tard. C'est en vain qu'on établit alors un ventilateur dans la toiture ou dans un mur. « Faire de la ventilation générale des salles en pareil cas, c'est enlever une partie de la poussière après que l'ouvrier a respiré l'autre. C'est comme si, ayant enveloppé une machine et aspiré soigneusement toutes ses poussières, on plaçait l'ouvrier dans le conduit d'évacuation qui les emporte au dehors (1). »

La ventilation générale doit donc être réservée pour le renouvellement de l'air vicié par la respiration des ouvriers.

Appliquée à l'enlèvement des poussières, elle peut diminuer la quantité de celles qui flottent dans l'air; mais ce qu'il en reste est suffisant pour altérer la santé des ouvriers, et l'amélioration obtenue est illusoire.

VENTILATION DES MACHINES ENVELOPPÉES. — Nous avons vu que l'évacuation directe et immédiate des poussières, — c'est-à-dire la ventilation localisée, — est prescrite par le règlement et réclamée par l'hygiène. Comment peut-on la réaliser ?

La ventilation à l'intérieur d'une enveloppe est le vrai type de la ventilation localisée. L'enveloppe doit être aussi étanche que possible, et la chose est réalisable, car les seuls orifices qu'il soit nécessaire de laisser ouverts en permanence sont ceux qui servent au

(1) LECLERC DE PULLIGNY, L'hygiène dans les filatures de lin *Bull. de l'Inspection du travail*. 1903, nᵒˢ 5 et 6, p. 249.

chargement et au débit de la machine quand ce chargement et ce débit sont continus.

D'autres orifices peuvent être nécessaires au service, et on les fera aussi nombreux qu'il sera utile, mais ils seront fermés la plupart du temps; certaines parties qu'il faut voir recevront des glaces ouvrantes ou fixes.

Remarquons qu'il ne s'agit pas toujours d'aspirer des poussières dans l'enveloppe pour les rassembler ailleurs, mais souvent

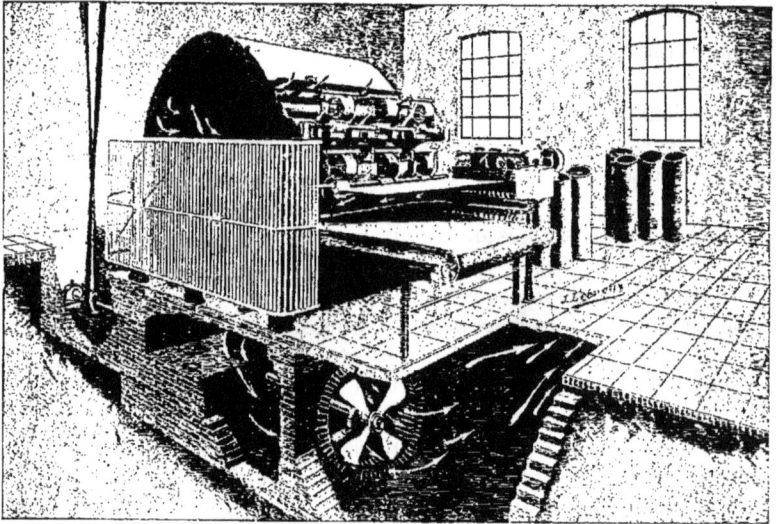

Fig. 31. — Vue d'une carde ventilée par les procédés V. Huglo.

de créer simplement à l'intérieur de cette enveloppe une dépression modérée. Elle suffira pour que les joints laissent passer de l'air vers la machine au lieu de débiter des poussières vers l'extérieur, et, si ces joints sont rares et étroits, si l'orifice de chargement est restreint et la dépression légère, le volume d'air à aspirer pour la maintenir sera peu important et les frais de ventilation réduits. Les poussières non entraînées dans le conduit d'aspiration se disposeront dans les remous du courant d'air, et il suffira d'ouvrir l'enveloppe aux endroits propices pour les recueillir de temps à autre.

C'est par la méthode des enveloppes qu'a été résolue la ventilation des *cardes à chanvre*, des *étaleuses*, des *élirageuses* de la Société des filatures d'Angers (1), et c'est aussi par des enveloppes agencées un peu différemment que les ouvriers des *cardes à amiante* de Condé-

(1) *Bull. de l'Inspection du travail*, 1905, p. 440.

sur-Noireau ont été mis à l'abri des poussières si nocives de ce minéral (1).

Les *cardes à lainer* les tissus des Pyrénées ont leur brosse entourée d'une enveloppe en tôle, entr'ouverte en haut et communiquant avec un tube d'aspiration débouchant dans un conduit souterrain (2).

La maison Wilson-Glyma (de Lille) a réalisé également avec succès la ventilation localisée des *machines à lainer* et des *tondeuses*

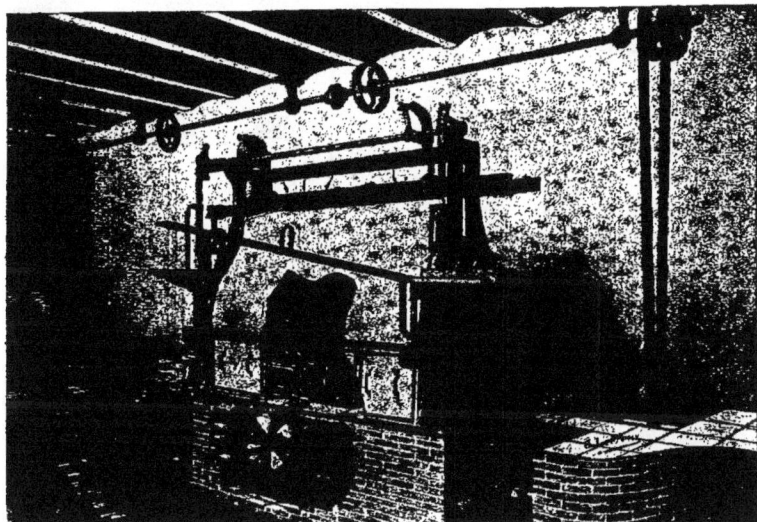

Fig. 32. — Vue d'une peigneuse ventilée par le système V. Huglo.

de toile, dont la forme des couteaux ne laissait pas que de présenter quelque difficulté.

MM. Bertel frères, à Sotteville-lès-Rouen, ont enveloppé leurs *machines à lainer* en ne laissant libres que l'entrée et la sortie du tissu ainsi que le passage de la courroie de commande. L'aspiration est produite au moyen d'une canalisation souterraine (3).

Le système d'encoffrement employé par MM. Bertel existe pour un grand nombre de machines de l'industrie textile : cardes à lin, systèmes Huglo (fig. 31 et 32), Lambert, Chassaing, Wilson-Glyma ; *étaleuses, doubleuses, étirageuses, batteurs* et *ouvreuses de coton,* etc.

Beaucoup de machines possèdent un seul organe dégageant des poussières dans toute sa longueur ; c'est par exemple le cas des *machines à duveter le velours.* Le débourreur d'où partent les pous-sières et le duvet mesure 1ᵐ,50 à 2 mètres ; la difficulté consiste à

(1) *Bull. de l'Inspection du travail,* 1905, p. 127. Sur 17 ouvriers embauchés à l'usine de Condé-sur-Noireau et venant d'une filature de coton, 16 moururent enlevés par la chalicose, de 1890 à 1895.

(2) *Bull. de l'Inspection du travail,* 1906, p. 305.

(3) *Bull. de l'Association des industriels de France,* 1903, p. 241.

produire une aspiration égale partout et suffisante pour vaincre la

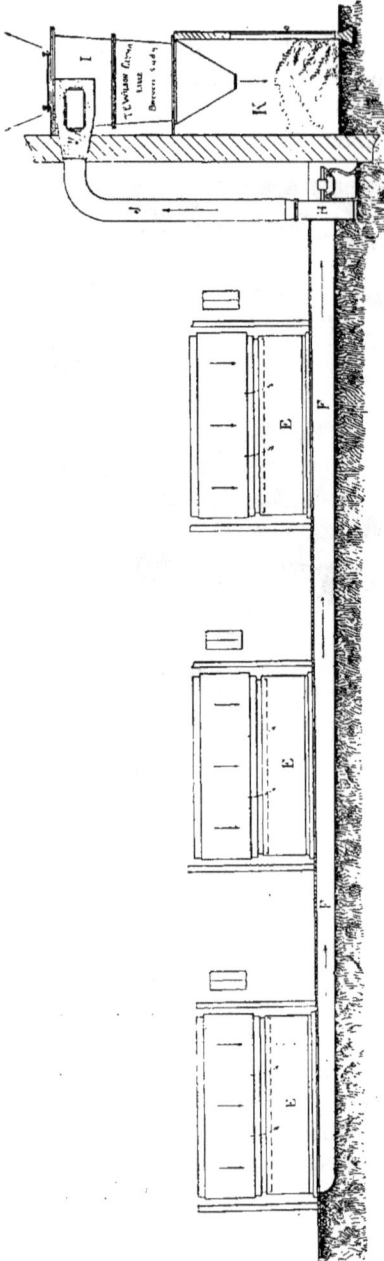

Fig. 33. — Cardes enveloppées avec conduit d'aspiration souterrain applicable seulement aux rez-de-chaussée.

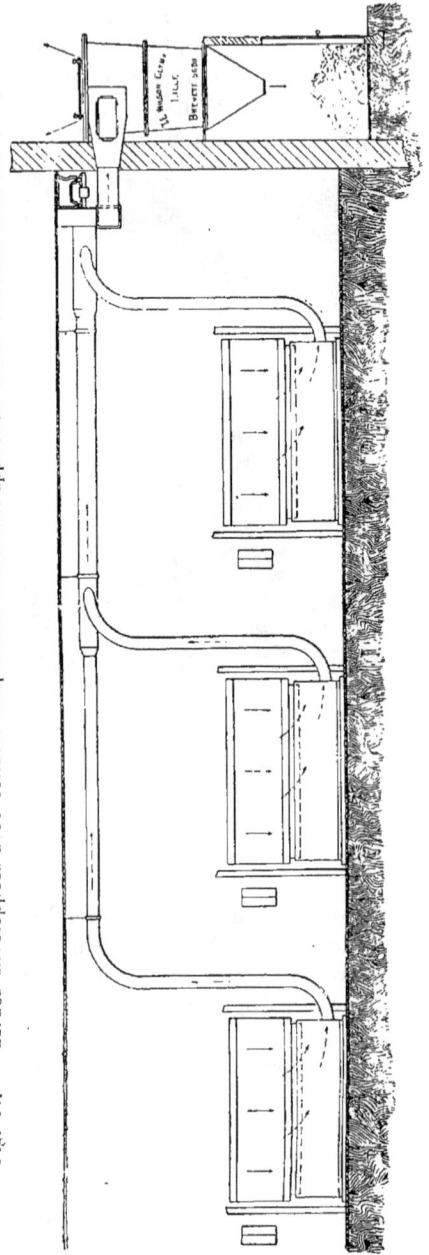

Fig. 34. — Cardes enveloppées avec conduit d'aspiration supérieur applicable aux étages.

vitesse des poussières née de la vitesse de rotation de l'organe. Dans la machine à duveter, cette vitesse est surmontée par la bouche aspiratrice Sturtevant, qui se compose d'une capote à double enveloppe munie de deux lèvres à écartement variable, que l'on peut régler à volonté.

Parfois le bâtis de la machine constitue comme une sorte de coffre, et il suffit d'adapter en dessous la ventilation convenable.

Dans les *carderies de laine*, une enveloppe entourant le travailleur suffit pour arrêter les poussières (1).

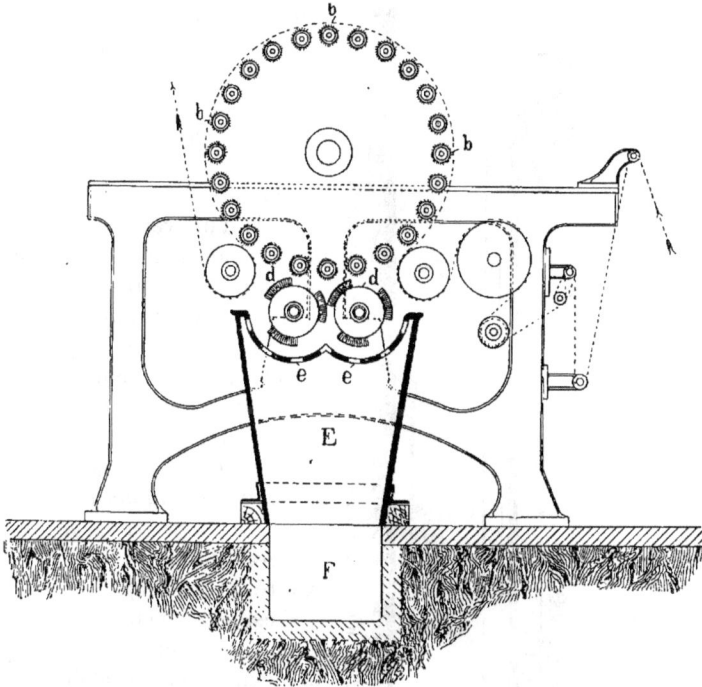

Fig. 35. — Ventilation d'une carde à laines.

Production et transport des poussières en vase clos. — La production des poussières en vase clos se présente comme un cas particulier de la ventilation des machines enveloppées. Il se réalise quand la production des poussières constitue l'objet principal de la fabrication ou son corollaire inévitable. Il arrive alors qu'elles se dégagent si abondamment qu'un système de ventilation quelconque aurait pour effet d'en soulever davantage. Dans ce cas, il est préférable d'opérer les manipulations en vase clos. Par exemple le broyage se fait dans de grands cylindres horizontaux dits *broyeurs à boulets*, qui renferment en même temps que la matière à broyer un nombre suffisant de grosses billes en acier ou en granit.

(1) *Bull. de l'Inspection du travail*, 1906, p. 261-270.

Le cylindre tourne horizontalement et les billes entraînées avec la matière dans le mouvement de rotation retombent et roulent les unes sur les autres, produisant la pulvérisation. Au lieu d'être pelletés ou brouettés, les produits sont transportés d'un endroit à l'autre au moyen de conduits étanches, dans lesquels tourne une vis d'Archimède où fonctionne un transporteur à godet ou à courroie (1). Aux points où la poussière se montre, on établit des hottes, ou mieux à l'aide d'un ventilateur on réalise à l'intérieur de l'enveloppe une dépression très légère, juste suffisante pour que les joints ne laissent rien échapper. L'air appelé par ce ventilateur est dépoussiéré avant d'être rejeté dans l'atmosphère. Des appareils de ce genre existent à la *fabrique de minium* d'Haubourdin et à la *fabrique de céruse* Expert - Besançon (de Saint - André, près Lille).

C'est également sur ces principes que fonctionne depuis peu la machine qui bat et décape les grilles de plomb au sortir des fosses à fumier chez un *fabricant de céruse*, à Lille. Une machine suffit à une production de 15 tonnes par jour et réduit à un tiers le personnel employé.

EMBARILLAGE. ENSACHAGE. — On pratique de même l'embarillage ou l'ensachage dans les fabriques de *ciment*, de *plâtre*, de *scories* de *déphosphoration en poudre*, de *minium*, de *céruse*, d'ocre, d'engrais, etc.

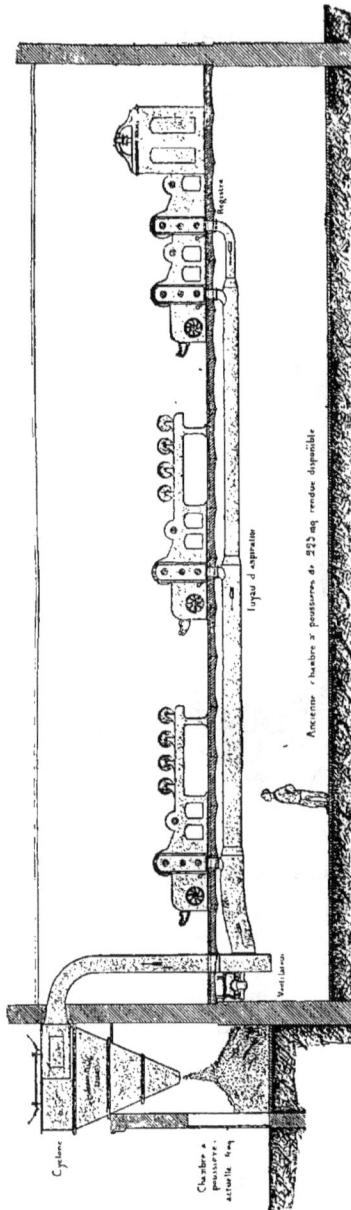

Fig. 36. — Ventilation des batteurs et ouvreuses de coton (système Wilson-Glyma).

(1) *Bull. de l'Inspection du travail*, 1904, p. 507.

Les figures ci-après montrent deux bons exemples des organisations de ce genre (1).

Dans la première (fig. 37), la matière pulvérisée tombe du moulin M
dans la caisse *a*, d'où elle est refoulée dans le récipient *c* au moyen d'une
trompe à air aspirante *b* dont le détail est en *b'*. La poussière non déposée est arrêtée par le filtre *d*, puis par un lit de coke sur lequel arrive de
l'eau en pluie en *e*. Le tube *f* communique avec une aspiration d'air.

Dans la deuxième (fig. 38), le produit part de la trémie *a*, remonte
par l'élévateur *b* et se rend au broyeur *c* ; de là il gagne au moyen de

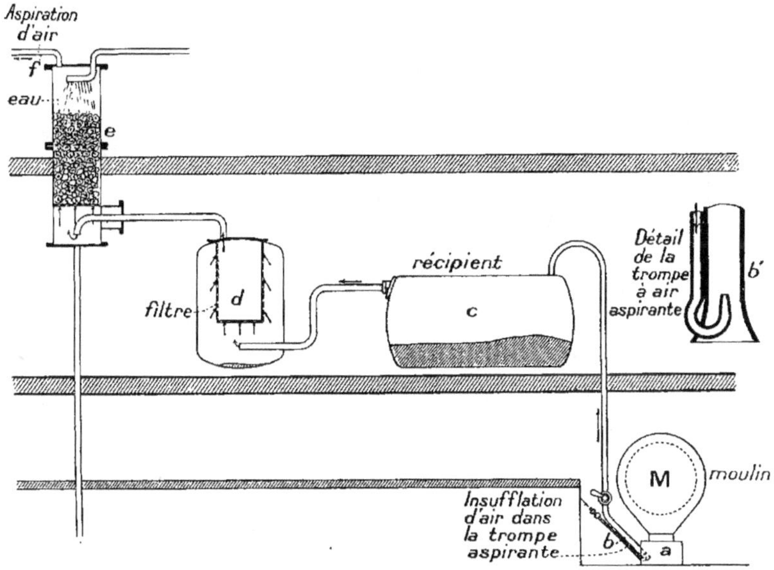

Fig. 37. — Transport des poussières par le vide.

la vis d'Archimède *d* le wagon *e* dans lequel il est expédié. Un aspirateur *f*, placé en avant d'un filtre *g*, organise, au moyen du tube *h*,
une dépression dans tout le système, dépression qui s'oppose à la
sortie des poussières en *e*. Le filtre *g* est secoué de temps en temps
à l'aide du renvoi *m*, et la poussière recueillie tombe dans le sac *s*.

La *gravure au jet de sable* s'exécute aussi dans une caisse d'où les
poussières ne peuvent s'échapper (fig. 39).

Enfin les *appareils à bronzer* et l'*émailleuse mécanique* Dupont
répondent aux mêmes préoccupations de soustraire l'ouvrier aux
poussières toxiques par l'emploi des vases clos. Le travail se fait dans
une cage de verre qui permet de le surveiller : à la main dans le
premier cas, mécaniquement dans le second.

(1) Extrait d'un intéressant rapport sur l'évacuation des poussières, distribué par
M. le Conseiller du Travail Czimatis de Solingen, au *Congrès d'hygiène de Berlin*
en septembre 1907 : Neuere Erfahrungen betreffend die Staubverhütung im Gewer-
bebetriebe.

VENTILATION DU TRAVAIL A LA MAIN. — On rencontre
une foule de travaux où il est impossible d'envelopper complètement
la machine ou l'appareil producteurs de poussières. Il en est ainsi
notamment chaque fois qu'une bonne partie de l'ouvrage est exécutée
par la main de l'ouvrier et aussi lorsque la pièce en travail doit
effectuer des mouvements d'amplitudes considérables et variées.

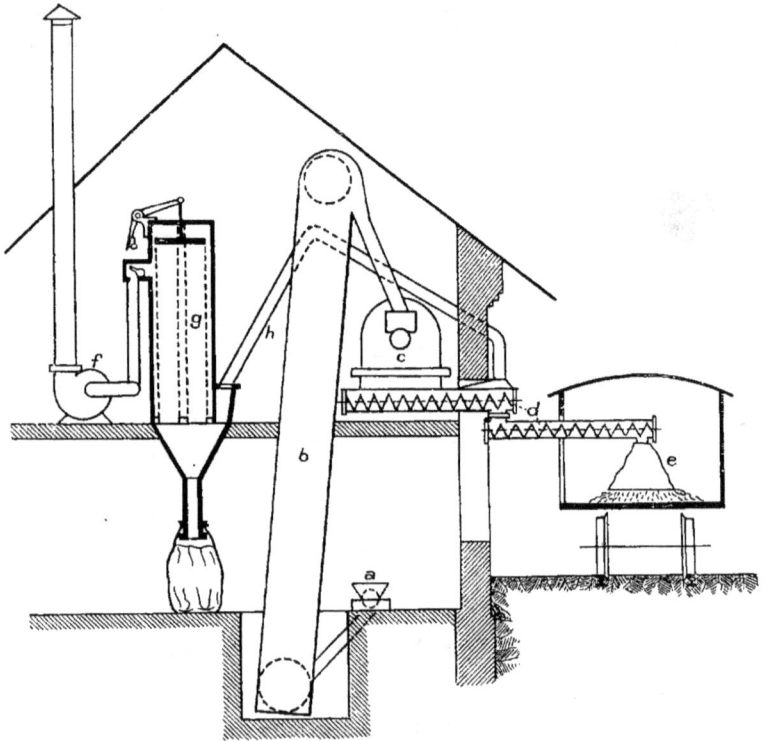

Fig. 38. — Ensachage et transport mécanique de matières pulvérulentes.

C'est le cas des *meules*, des *tours* et *polissoirs*, des appareils à *aviver*,
à *polir*, des *scies mortaiseuses* et autres appareils à travailler le
bois, des tables à *peigner* et à *émoucheter le lin*, à *trier les chiffons*
et les *laines*, etc.

Embouchures aspirantes. — Dans ce cas, on dispose aussi
près qu'on le peut du point même où se produisent les poussières
une *embouchure* destinée à les aspirer. Cette embouchure peut être
très petite si la production de poussière est localisée ou être constituée par un entonnoir ou par une caisse incomplète de forme et de
dimensions variant avec l'outil à ventiler. L'orifice d'aspiration est
pourvu parfois d'une grille pour arrêter les fragments d'étoffe lorsque
la meule à polir est en drap. Afin d'adapter le système d'aspiration

au genre de travail, les entonnoirs sont quelquefois fixés sur des tubes articulés, de façon que l'ouvrier puisse les éloigner ou les rapprocher suivant les circonstances. C'est ce qui a lieu par exemple pour le *brossage du bis-cuit* dans les fabriques de por-celaine et dans les faïenceries.

C'est également par une em-bouchure en forme d'entonnoir avec grille qu'on aspire les pous-sières se dégageant pendant le *peignage et l'émouchetage du lin.*

En Angleterre, on a exécuté de même la taille des pierres de taille devant une caisse aspirante. La taille des meules à moudre les grains s'est aussi faite sous un

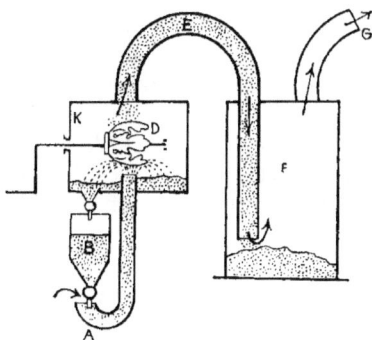

Fig. 38. — Gravure au jet de sable en appareil clos.

entonnoir mobile, constamment maintenu à proximité du ciseau.

Pour les *meules*, il faut une embouchure aussi rapprochée que pos-sible de l'outil et qui épouse sa forme; car il s'agit de capter des poussières un peu lourdes et qui, soit dans la gerbe montante, soit dans la gerbe descendante, ont acquis une certaine force vive qu'il faut vaincre. M. Frois (1) estime que l'évacuation des poussières pendant le meulage laisse à désirer dans maintes installations indus-trielles : cela tient à ce que les ventilateurs employés ont en général un débit trop faible et parce que l'encoffrement des meules est mal conçu. Il faut un ventilateur à fort débit, produisant une faible dépression.

Pour les *machines à travailler le bois*, on place l'embouchure du conduit d'aspiration à l'endroit où se fait la projection des sciures: la scie circulaire est munie en dessous d'un encoffrement en tôle avec faces latérales démontables; la scie à ruban est pourvue égale-ment, en dessous de la table, d'une embouchure dont les lèvres fendues laissent passer la lame; la raboteuse a son aspiration placée en arrière des couteaux.

L'aspiration des poussières se fait tantôt *per ascensum*, tantôt *per descensum*, et les conduits d'air se logent au plafond ou sous le plancher : c'est une question d'espèce, de frais, d'adaptation à des installations déjà existantes; parfois le système est mixte comme lorsqu'il s'agit de séparer les poussières fines des copeaux de bois.

Claires-voies aspirantes. — On trouve également les deux

(1) *Bull. de l'Inspection du travail*, 1905, p. 105 : L'évacuation des poussières des meules, par Frois; et 1906, p. 115 : L'évacuation locale des poussières au meu-lage et polissage des métaux, par Gaillot.

méthodes employées pour le battage et le triage des chiffons (1).
Enfin la ventilation des tables sur lesquelles se fait le triage des laines
d'Orient est toujours organisée *per descensum* (2).

Dans ces deux derniers cas, le triage se fait sur une *table à claire-
voie*, et l'air est aspiré à travers les ouvertures de celle-ci, de sorte
qu'aucune poussière ne peut atteindre la tête de l'ouvrier.

Nettoyage par le vide. — Ce système, qui commence à se répandre dans les grandes villes, est un cas particulier de l'aspiration
des poussières. C'est un procédé de nettoyage très hygiénique qui
peut rendre des services dans l'industrie. Le typo-aspirateur Brail
n'est qu'une application de ce nettoyage aux casses d'imprimerie par
le moyen d'une canalisation permanente. Inutile d'observer qu'il
conviendrait de débarrasser l'air de ses poussières plombiques
avant de l'évacuer au-dessus de la toiture.

HUMECTATION. — Pour éviter d'exposer les ouvriers aux poussières, il existe une méthode qui consiste à ne pas en faire. Souvent il
suffit d'humecter suffisamment les marchandises en travail. S'il se
produit encore un peu de poussière, elle est lourde et tombe aux
abords de l'outil sans atteindre la bouche de l'ouvrier. C'est ainsi
que le travail de la laine et celui du jute dégagent moins de poussière
que le travail du coton et celui du lin ou du chanvre, parce que la
laine et le jute sont imprégnés du liquide d'*ensimage*.

Dans une *faïencerie* de Saint-Amand (Nord), on pulvérise l'émail et
certaines matières dures dans un broyeur à boulets rempli d'eau. La
même usine a remplacé l'émaillage à sec par la pulvérisation d'un
liquide tenant l'émail en suspension ; c'est un procédé importé
d'Allemagne.

Le meulage à sec produit d'abondantes poussières, qu'il est difficile
de capter ; le meulage à l'humide est inoffensif.

C'est à l'emploi de l'eau pendant le broyage de la céruse ainsi qu'à
l'humectation des grilles à éplucher qu'on doit la disparition du plus
grand nombre des cas de saturnisme dans cette industrie.

Dans le pays de Castres, les chiffons de laine sont généralement
effilochés par voie humide, et il n'y a pas de dégagement de poussière (3).

Les accidents de saturnisme observés chez les *peintres en carros-
serie* sont dus presque uniquement au *ponçage à sec* au moyen du
papier verré. Le ponçage à l'humide n'offre pas les mêmes dangers.

(1) Sur le dépoussiérage des chiffons, voy. *Bull. de l'Association des industriels
de France*, 1905, p. 118, 1907, p. 70 ; *Zeitschrift für Gewerbe Hygiene :* Der Einfluss
und die Beseitigung des Hadernstaubes, 1907, p. 59 et suivantes ; *Bull. de
l'Inspection du travail*, 1904, p. 512.

(2) On sait que les trieurs de laine sont exposés au charbon interne, le *wool sor-
ters disease* des Anglais.

(3) *Bull. de l'Inspection du travail*, 1903, p. 192 : L'industrie de l'effilochage
(*laine renaissance*) dans le Tarn, par Cavaillé.

Si les *tailleurs de meules* de La Ferté-sous-Jouarre, si les *fondeurs d'ardoises* de Fumay (Ardennes) consentaient à humecter constam-

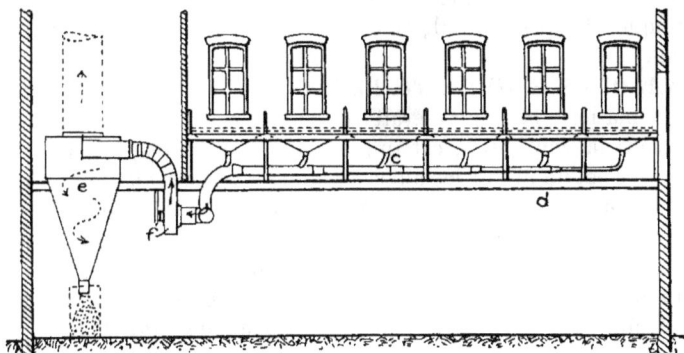

Fig. 40. — Ventilation des tables à trier la laine chez MM. Mathews et Yates, de Manchester.

ment la pierre qu'ils travaillent, la *pneumokoniose* ne ferait pas

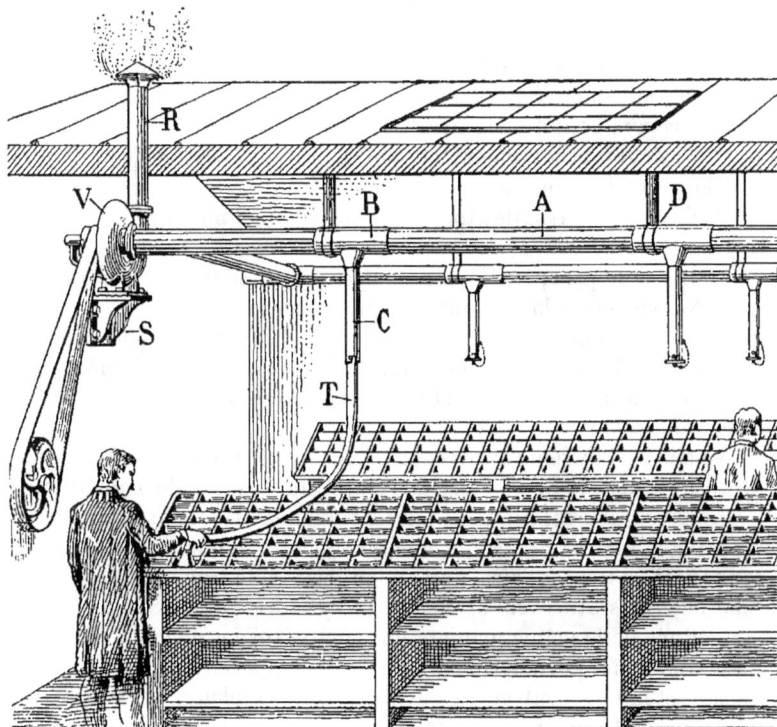

Fig. 41. — Typo-aspirateur Brail.

parmi eux les terribles ravages que l'on sait. On ne voit pas ce qui les empêche d'adopter ce procédé de travail, si ce n'est la routine.

Enfin il résulte des études entreprises sur la demande du Gouvernement transvaalien que la phtisie des *mineurs d'or* serait évitée si l'attaque des roches siliceuses se faisait en présence d'un filet d'eau.

MASQUES RESPIRATOIRES. — Il est des cas où l'humectation de la matière la déprécierait ou empêcherait le travail. Si, par surcroît, la ventilation est impossible, il ne reste plus qu'une ressource, c'est de munir les ouvriers d'un *masque respiratoire* qui filtre l'air avant qu'il pénètre dans les poumons. C'est le cas pour le vidage des chambres où les poussières se condensent, pour le remplissage des grilles d'accumulateurs, pour le travail dans les usines d'arsenic, pour les pulvérisations à sec de certains produits, pour le décapage de la fonte au jet de sable, pour le travail des *tailleurs de pierre, piqueurs de grès, rhabilleurs de meules*, etc.

Tous les *masques* sont constitués par une légère muselière en treillage métallique supportant une couche filtrante, généralement de la ouate ou une éponge mouillée. Quelques inventeurs ajoutent un jeu de conduits et de soupapes destinés à empêcher l'air expiré de traverser la couche filtrante pour éviter qu'elle ne s'échauffe.

L'Association des industriels de France avait mis la question des masques au concours, il y a quelques années, en leur demandant de satisfaire aux conditions suivantes :

1° Protéger efficacement la bouche et le nez de l'ouvrier contre l'absorption des poussières ;

2° Ne pas être fragiles tout en étant légers, d'un port aisé et commode ;

3° Être d'un prix peu élevé, d'un nettoyage et d'un entretien faciles ;

4° Ne pas gêner la respiration et ne pas échauffer le visage.

La commission nommée à cet effet a retenu quatre modèles qui sont les masques Destroye, Simmelbauer et Cie, Détourbe et Salomon. Avec des mérites divers, les uns et les autres n'offrent pas toutes les qualités requises.

Au musée d'hygiène et de sécurité industrielles de Charlottenbourg, à Berlin, on voit un *masque* ou plutôt un casque de construction très simple, que chacun peut faire soi-même, et qui paraît avoir des avantages sérieux. C'est un simple cylindre d'une dimension telle que la tête y tient à l'aise, qui est en gaze métallique supportée par une légère ossature en fil de fer. Le cylindre se relie à une pièce constituée de la même manière qui appuie sur les épaules et le haut de la poitrine, portant tout le poids de l'appareil ; de sorte que le visage et la tête sont entièrement libres. Une plaque de mica ou de verre permet une vue parfaite.

L'admission et l'expulsion de l'air se font par toute la surface du cylindre, qui est considérable, de sorte que même pour une gaze très serrée elles n'exigent qu'une pression minime et un effort insensible ;

et la vitesse de l'air à travers la gaze étant très faible, on peut penser qu'aucune poussière n'est entraînée. Enfin tout l'appareil est métallique et de grande surface, de sorte qu'il se débarrasse facilement, par conductibilité, de la chaleur qu'il reçoit, et l'échauffement de l'air inspiré est très peu marqué.

En pratique, on doit avoir peu de confiance dans l'emploi des masques parce que les ouvriers éprouvent une répugnance presque invincible à s'en servir et s'en débarrassent dès qu'on cesse de les surveiller.

Ils leur reprochent d'être lourds et chauds, ce qui est souvent vrai ; mais, en réalité, ce qui leur répugne surtout, c'est de se sentir ou plutôt de se croire ridicules.

Fig. 42. — Masque Destroye.

Il arrive que les plus sérieux abandonnent leur masque à jamais après avoir essuyé deux ou trois fois les quolibets d'un imbécile.

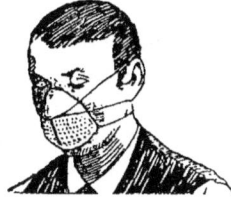

INSTALLATION DES VENTILATEURS. — L'installation d'une aspiration de poussières par un ventilateur constitue un problème délicat dont la solution varie avec les circonstances de chaque cas. Ce que l'industriel a de mieux à faire, c'est de demander cette solution à un spécialiste, et il a le choix entre plusieurs maisons françaises et étrangères, qui ont fait avec succès un grand nombre d'installations de ce genre. En essayant d'opérer lui-même avec le concours d'un mécanicien quelconque, même intelligent et adroit, il a grande chance de ne pas obtenir ce qu'il cherche et de dépenser finalement plus d'argent.

C'est un peu par le calcul et beaucoup par son expérience antérieure que le constructeur fixera dans chaque cas le débit, l'emplacement du ventilateur, le tracé et la section des conduites, la vitesse de l'air et sa dépression.

On sait, par exemple, que, pour entraîner les copeaux et les déchets mis à jour par les outils à travailler le bois, il faut une dépression d'environ 16 millimètres d'eau, et l'on a constaté, d'autre part, qu'il est peu économique d'aspirer l'air dans une canalisation à une vitesse supérieure à 20 mètres, les résistances et, par conséquent, la perte de charge s'accroissant proportionnellement au carré de la vitesse et la force dépensée proportionnellement au cube de cette même vitesse.

Au sujet de la vitesse de l'air, il faut tenir compte également de la nature des travaux exécutés par la machine à ventiler : si un courant d'air un peu vif n'entrave pas le travail d'une raboteuse et s'il est favorable à l'entraînement des particules se détachant au meulage, il n'en va pas de même lorsque les matières en manutention sont ténues, flexibles et doivent suivre une route déterminée dont une aspiration un peu forte pourrait les faire dévier, comme pour les cardes, par exemple.

Quant au ventilateur lui-même, il doit répondre à diverses qualités qu'on rencontre généralement en s'adressant à un constructeur sérieux. Si ce ventilateur doit aspirer des déchets encombrants, les palettes seront disposées de façon à éviter que ces déchets soient arrêtés au passage.

En circulant dans une conduite, l'air éprouve des résistances causées principalement par la rugosité des parois, par leur développement et par les changements brusques dans la direction du courant d'air ou dans sa vitesse.

On choisira donc des conduits à parois lisses, et on adoptera la section circulaire qui présente le moindre périmètre pour une même surface (1). On raccordera les parties droites par des parties circulaires d'assez grand rayon ou au moins par une succession de parties droites se joignant sous des angles obtus. Tout raccordement à angle droit sera proscrit.

On prendra les sections telles que la vitesse soit à peu près la même dans toutes les conduites. On sera ainsi conduit à diminuer la section du collecteur à chaque branchement, la plus grosse section étant celle qui avoisine le ventilateur.

En pratique, on pourra prendre cette diminution précisément égale à la section du branchement qui la motive.

Quelle que soit la longueur de la canalisation, il est indispensable que la dépression et la vitesse d'air nécessaire pour un entraînement suffisant soient constatées au branchement le plus éloigné du ventilateur (2).

Pour ne dépenser que la force juste nécessaire, il est utile de munir chaque branchement d'un registre que l'on puisse ouvrir ou fermer suivant les besoins.

Enfin, s'il y a lieu de prévoir des vitesses d'entraînement différentes pour diverses machines et si le parcours de l'air doit être long et contourné, il vaut mieux former des petits groupes de machines homogènes et condensés et actionner chacun d'eux par un ventilateur séparé.

CAPTATION DES POUSSIÈRES. — Une fois les poussières aspirées par le courant d'air, où et comment les réunir? Beaucoup

---

(1) A surface de section égale, le coefficient de résistance est de 0,006 pour les tuyaux lisses et à section circulaire ; pour les tuyaux à section carrée, il est de 0,008 ; enfin le même coefficient s'élève à 0,01 pour des canaux à parois rugueuses ou de section triangulaire.

(2) On mesure la vitesse de l'air et la dépression au moyen d'anémomètres et de manomètres. Le *pneumomètre* de Recknagel est également d'un bon usage.

On trouvera sur ces instruments et sur le calcul des résistances des renseignements dans le *Bull. de l'Inspection du travail*, 1906, p. 285 : BELLON, Dépoussiérage des ateliers travaillant mécaniquement le bois.

d'entre elles ont une valeur marchande appréciable, soit comme matière première, soit comme sous-produit ; les autres ne peuvent être rejetées à l'air libre sans soulever des plaintes du voisinage.

La récupération des poussières s'opère soit dans des *chambres* spéciales, soit dans des appareils centrifugeurs nommés *cyclones*, soit à l'aide de *filtres* particuliers.

Chambres à poussières. — Les *chambres* opposent en général une résistance assez marquée à l'air, à moins d'être d'une grande capacité ; mais alors il n'est pas possible d'y recourir dans les établissements où l'espace est mesuré.

Les *chambres* se rencontrent dans les usines métallurgiques, dans certaines industries textiles, dans les fabriques de produits chimiques et là où les poussières doivent subir un classement qui se fait naturellement par ordre de densité ; les poussières les plus lourdes tombant d'abord, les plus légères ensuite. Tantôt ces chambres sont partagées en casiers, de manière que l'air soit contraint d'y circuler en zigzag ; tantôt elles contiennent de l'eau dans laquelle les poussières sont retenues. L'eau peut aussi y arriver sous forme de pluie ou en pulvérisation.

Appareils centrifugeurs, dits « cyclones ». — Le *cyclone*, qui a été inventé par M. Ransome, est représenté sur plusieurs des figures contenues dans ce chapitre ; on en voit le détail sur la figure 42.

L'air y arrive au sommet, tangentiellement à la partie cylindrique extérieure, et s'y détend, perdant sa vitesse ; puis il passe sous le cylindre intérieur placé au centre et s'échappe par le haut à travers un orifice dont la dimension est réglable à volonté.

Les poussières continuent leur course en vertu de leur vitesse acquise, suivent le chemin en spirale qui leur est offert, perdent leur vitesse en frottant les parois du cône et tombent dans la chambre inférieure.

MM. Lambert frères, ingénieurs-constructeurs à Levallois, ont un autre appareil centrifugeur à axe horizontal, spécialement destiné aux poussières et déchets provenant du travail du bois et qui a, paraît-il, cause dans ce cas, une perte de charge moindre que le « cyclone » ordinaire à efficacité égale.

Filtres. — On reproche au *cyclone* de ne séparer que les particules grosses et lourdes et de laisser échapper les poussières fines et légères.

Pour retenir celles-ci, on a essayé de les filtrer à travers des toiles disposées sur le trajet de l'air dans les chambres à poussière ; mais ces toiles s'obstruent rapidement.

Filtres Beth. — Le procédé de captation des poussières par filtres a été considérablement amélioré par Beth (de Lübeck).

Le filtre Beth est constitué par une caisse en bois, dont le double fond supérieur est percé d'ouvertures, auxquelles sont attachés des sacs en flanelle. Le ventilateur aspire l'air par la partie supérieure, et les sacs retiennent la poussière au passage. Un appareillage mécanique provoque, à des intervalles réguliers, une secousse énergique des sacs afin de faire tomber la poussière dans un récipient approprié. Lorsque deux filtres fonctionnent, l'un d'eux est toujours traversé par

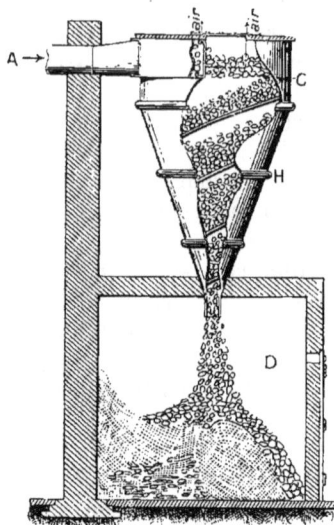

Fig. 43. — Collecteur de poussières dit *cyclone*, inventé par M. Ransome.

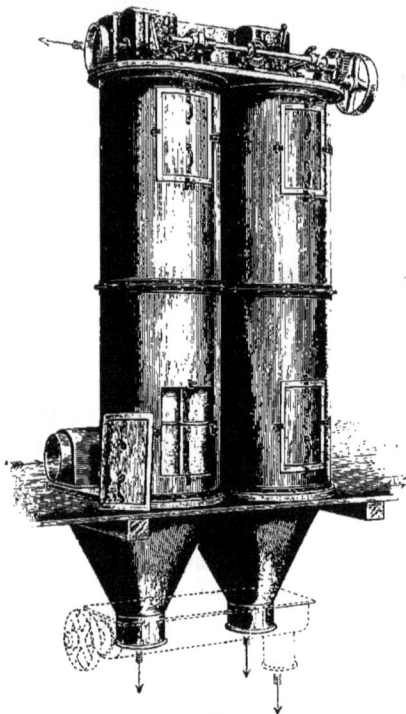

Fig. 44. — Filtre Beth.

le courant d'aspiration, de façon à ne pas interrompre l'action du ventilateur.

La maison Fiechter (de Bâle) a fait breveter des filtres sans maille, qui sont employés surtout dans les usines métallurgiques (Essen) et dans les fonderies de plomb (Pertusola, Noyelle-Godaux).

Enfin M. Lumpp, constructeur à Lyon, a imaginé un collecteur de poussières qui tient fort peu de place et qui a trouvé son emploi, notamment, dans certains ateliers de *délissage des chiffons*.

GAZ, VAPEURS ET FUMÉES.

HOTTES. — Le système le plus communément employé pour évacuer les gaz, vapeurs et fumées incommodes, insalubres ou toxiques, consiste à placer au-dessus des points où se produisent les gaz, vapeurs ou fumées, une *hotte* dont la largeur et la disposition offrent de nombreuses variétés. Tantôt elle occupe le milieu de l'atelier, tantôt elle est adossée contre un mur, ou même encastrée en partie dans l'épaisseur du mur. Parfois elle recouvre tout l'appareil où a lieu le dégagement gazeux; d'autres fois, elle enveloppe simplement le point par où les vapeurs s'échappent (1).

Quoi qu'il en soit, l'établissement d'une hotte exige qu'on se rende un compte exact du but qu'elle aura à remplir, afin de lui donner - l'emplacement, la forme et les dimensions qui conviennent.

Matières employées à la confection des hottes. — En général, les hottes sont en tôle; cependant, lorsqu'il s'agit d'entraîner des vapeurs acides, il convient de proscrire le fer et de le remplacer par du bois goudronné, des briques siliceuses, du grès ou des carreaux céramiques émaillés. Il existe des hottes en toile goudronnée qui peuvent se déplacer facilement.

Dimensions. — Il est clair que plus la hotte est rapprochée de l'endroit d'où s'échappent les gaz, moins ceux-ci risquent de pénétrer dans les locaux de travail. A la fonderie de plomb de Selmeczbanya (Hongrie), les hottes qui recouvrent les fours de réduction descendent jusque vers le sol. Elles se composent d'une large chemise en tôle disposée en octogone dont le bord inférieur est à hauteur d'homme. Chacun des huits côtés est pourvu d'un panneau mobile pouvant s'abaisser ou s'élever à l'aide de contrepoids, et chaque panneau est parfaitement ajusté avec le panneau voisin. Avant la pose des panneaux mobiles, on avait constaté qu'une partie seulement des gaz s'engouffraient sous la hotte, le reste se diffusant dans l'atelier (2).

Dans les fonderies de plomb de deuxième fusion, le bord inférieur de la hotte doit reposer sur le massif en maçonnerie du four; on a soin de ménager sur l'avant de la hotte une ouverture pouvant s'obturer aisément, par où s'exécutent les manutentions.

Parfois les travaux industriels ou les recherches de laboratoire exigent la présence constante d'un opérateur à proximité du lieu de dégagement des vapeurs, cette personne exerçant simplement une surveillance ou effectuant diverses manipulations. Une simple hotte la protégerait insuffisamment contre certaines vapeurs dangereuses, même peu abondantes, comme celles qui se dégagent des liqueurs acides ou des bains de mercure et des amalgames. Dans ce cas, la hotte doit être pourvue d'une porte mobile vitrée.

Il arrive que des hottes placées au-dessus de certains foyers s'échauffent et rayonnent une chaleur intolérable, surtout en été. Le cas se produit dans les ateliers de *gazage* des fils, mais surtout auprès des *chauffrettes*, sortes de fours soufflés par en bas, analogues aux braseros comme forme, et que l'on emploie dans les boulonnières.

Une usine allemande a relié les hottes qui surmontent ces *chauffe-rettes* à une conduite de ventilation, et la hotte a été pourvue d'une double enveloppe avec une circulation d'eau.

Les manipulations que les ouvriers ont à effectuer à certains moments autour des appareils munis d'une hotte s'opposent quelquefois à ce que celle-ci descende assez bas pour capter toutes les vapeurs ou fumées. Il faut alors augmenter la largeur de la hotte et activer son tirage ; on peut aussi la rendre mobile dans le sens vertical au moyen d'une chaîne à contrepoids.

Il ne faut pas hésiter à donner aux hottes toute la largeur et toute la hauteur compatibles avec la grandeur du local dont on dispose et avec la quantité de lumière naturelle que nécessite le travail. C'est parce que les hottes qui recouvrent les portes des fours d'*étenderie* ne sont généralement ni assez larges ni assez hautes que les fumées provenant de la combustion incomplète du gaz des gazogènes s'échappent en si grande quantité dans certaines *verreries*.

Par hauteur, nous entendons la distance verticale qui sépare le niveau du bord inférieur de la hotte du point où celle-ci est reliée au tuyau de dégagement. Nous avons rencontré des hottes où cette distance s'abaissait au point que l'aspiration des vapeurs ne s'exerçait que sur une étendue égale à la section du tube de dégagement. Le reste de la hotte était plus nuisible qu'utile, puisqu'il empêchait les fumées ou les gaz de s'élever au sommet de l'atelier.

Tirage de la hotte. — Les hottes n'ont qu'un but, celui de capter les gaz, vapeurs ou fumées pour éviter leur dispersion dans l'atelier ; mais elles seraient évidemment impuissantes à obtenir ce résultat si elles n'étaient pas munies, à la partie supérieure, d'une ouverture communiquant avec l'extérieur par un tube de dégagement. C'est dans ce tube que s'exerce le tirage par lequel les vapeurs recueillies sous la hotte sont emportées et remplacées par d'autres, et l'on comprend très bien que la section de ce tube, sa disposition, sa hauteur commandent l'activité du tirage et, par suite, en grande partie, l'efficacité de la hotte. En faisant abstraction de la gêne causée dans l'atelier par des tubes d'un grand diamètre, on peut dire que, d'une manière générale, tous les tubes surmontant les hottes usuelles ont une section trop réduite (1). Nous avons souvent constaté que l'agrandissement de cette section suffisait pour rendre efficace une hotte jugée jusque-là médiocre. Des hottes pourvues d'un tube vertical de dégagement de grand diamètre se sont même montrées

---

(1) Si l'on admet que le tube de dégagement doit emporter tout le mélange d'air de gaz, de fumée ou de vapeurs qui s'engouffre sous la hotte, la vitesse d'écoulement du mélange dans le tube, comparée à la vitesse d'ascension de ce mélange vers le bord inférieur de la hotte, devra être autant de fois plus forte que la section du tube sera contenue dans celle de la hotte à sa plus grande largeur. Toutefois cette vitesse ne peut dépasser une certaine limite au delà de laquelle l'aspiration ne se produirait plus sur toute l'étendue de la section de la hotte.

parfois plus actives que des hottes reliées à un système d'aspiration mécanique.

La nécessité de déterminer une aspiration suffisamment active a provoqué l'emploi, à l'intérieur des hottes, d'injecteurs d'eau, d'injecteurs à vapeur formant trompe, ou de rampes à gaz. Dans l'atelier de décapage de MM. Christofle et Cie de Paris, le tirage de la hotte est activé par une rampe à gaz, et cela suffit pour entraîner les vapeurs légères. Quant aux vapeurs lourdes qui s'échappent des cuves et retombent autour d'elles, elles sont reçues dans une canalisation reliée à un conduit où fonctionne un injecteur.

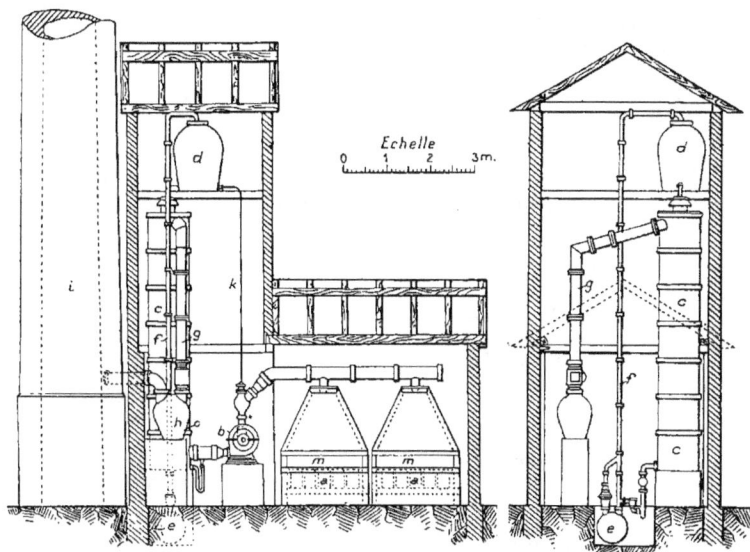

Fig. 45. — Aspiration mécanique de vapeurs acides. A gauche, la coupe en long du bâtiment ; à droite, la coupe en travers.

Aspiration mécanique dans les hottes. — L'aspiration mécanique des produits recueillis par les hottes occasionne une dépense supplémentaire, mais elle se justifie pour les installations de quelque importance, et elle est souvent compensée par la vente des produits de condensation ou par la préservation du matériel et des bâtiments. Les figures 44 et suivantes montrent divers systèmes d'aspiration pour l'entraînement des vapeurs acides d'un atelier de décapage.

Dans la première installation, les vapeurs sont aspirées et dirigées dans une tour de condensation en grès, où elles rencontrent de l'eau qu'on recueille et renvoie dans la tour jusqu'à ce qu'elle soit suffisamment enrichie. La cheminée ne reçoit que des produits incondensables. Le second système est basé sur l'aspiration naturelle de la cheminée. Enfin la figure 47 montre le fonctionnement d'une aspiration déterminée par un injecteur de vapeur.

L'aspiration mécanique a un autre avantage appréciable, c'est de permettre de donner à la hotte des dimensions moins grandes, avec.

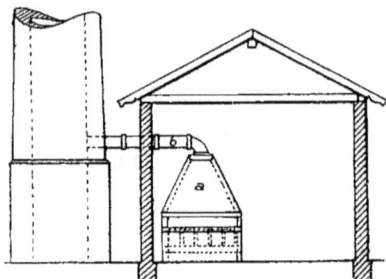

Fig. 46. — Aspiration produite par le tirage d'une cheminée.

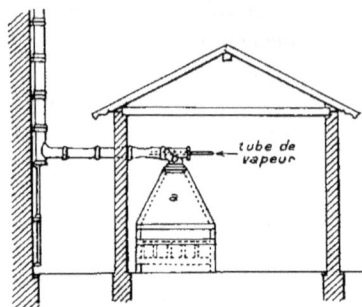

Fig. 47. — Aspiration produite par injection de vapeur d'eau.

une forme permettant le captage des gaz et des fumées plus près de leur point de formation. On se rapproche, en somme, de la ventilation

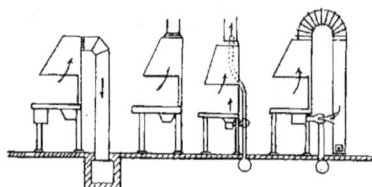

Fig. 48. — Différents moteurs d'aspiration pour hottes de feux de forge.

localisée, que nous avons étudiée au sujet des poussières. Dans ce cas, le tube de dégagement peut, sans inconvénient, occuper une position inclinée : moyennant une aspiration suffisante, on peut conduire les fumées dans un canal souterrain. disposition utile parfois, quand on veut éviter l'encombrement.

L'aspiration peut utilement être combinée à l'insufflation comme dans les cas représentés par les figures 46 à 48.

Dans les ateliers de *gazage* des fils, où se dégagent des poussières en même temps que des gaz nuisibles, entre autres l'oxyde de carbone, on a commencé à couvrir les métiers de larges hottes, puis on a tenté de faciliter l'aspiration en faisant arriver de l'air frais sous les métiers; ces moyens n'ont pas réussi ou n'ont réussi que très incomplètement. Actuellement, la hotte large a été remplacée par autant de petites hottes qu'il y a de flammes dans le métier, chaque hotte communiquant avec une canalisation commune d'aspiration (1). Enfin M. Vilain (de Lille) vient de construire un métier à gazer où l'aspiration se produit au moyen d'une fente vers laquelle se dirige la flamme renversée des brûleurs. L'aspiration se fait *per descensum*, et toute odeur a disparu.

L'emploi des ventilateurs mécaniques combiné avec celui des hottes se prête aux dispositions les plus variées. C'est ainsi que, dans les

(1) *Bull. de l'Association des industriels de France*, 1904, p. 209.

fabriques de *superphosphates*, on aspire les vapeurs acides immédiatement au-dessus des malaxeurs (1), au lieu d'avoir recours à de simples hottes plus ou moins efficaces. Parfois la hotte est située non au-dessus, mais à une extrémité du plan de formation des vapeurs ; un ventilateur envoie de l'air qui balaye la surface du bain émettant ces vapeurs, et celles-ci sont conduites avec l'air de ventilation dans la hotte, qui affecte la forme d'une corne d'abondance.

Dans certaines *fabriques d'allumettes*, pareil procédé est mis en usage pour éloigner les vapeurs de phosphore qui se forment au-dessous des bassins de trempage ; on a même eu l'idée d'insuffler avec l'air des vapeurs d'essence de térébenthine auxquelles on attribue la propriété d'être un contrepoison du phosphore.

ASPIRATION « PER DESCENSUM ». — Nous avons déjà vu quelques exemples d'aspiration des vapeurs *per descensum*. Ce système doit être employé généralement lorsqu'il s'agit de vapeurs plus lourdes que l'air, comme les vapeurs froides d'éther, d'alcool, de sulfure de carbone, etc.

MM. Felten et Carlswerk (de Mülheim) ont placé au-dessus de leur machine à vulcaniser à froid une enveloppe vitrée ; l'aspiration se fait en dessous par une canalisation souterraine (2). Le rapport pour l'année 1904 du service de l'Inspection du travail en Belgique contient des détails intéressants sur la ventilation *per descensum* des tables de *trempage* dans les ateliers de *vulcanisation du caoutchouc*. L'aspiration des vapeurs de sulfure de carbone est combinée avec la ventilation générale.

A Bourg-Argental, les vapeurs d'alcool, qui se dégagent pendant l'*étuvage* des chapeaux de feutre, sont également aspirées *per descensum*, et c'est de cette façon qu'on procède pour éliminer le *gaz carbonique* dans les ateliers où la fermentation en dégage des quantités importantes.

Vapeurs produites en vases clos. — Les opérations qui donnent naissance à des gaz et à des vapeurs nuisibles se font parfois dans des vases clos, fours ou autres appareils. Dans ce cas, il n'existe qu'une manière d'éviter la sortie des gaz par les portes au moment de leur ouverture, ou par les fissures que produit la chaleur et l'usage : ce procédé consiste à créer à l'intérieur de l'appareil une dépression suffisante pour amener la pénétration de l'air extérieur. C'est par une aspiration suffisamment active qu'on met à l'abri les ouvriers des ateliers de *grillage* et de *réduction* des *fonderies de plomb*, et là où cette aspiration n'a pas été organisée, c'est par crainte d'avoir à établir des chambres de condensation coûteuses pour arrêter les fumées de plomb.

(1) Aupetit. La fabrication des superphosphates (*Bull. de l'Inspection du travail*, 1905, p. 152).

(2) *Zeitschrift für Gewerbe Hygiene*, 1904, p. 266 et 386.

Dans certains ateliers de *sécrétage*, on sèche les peaux enduites du *secret* dans une étuve chauffée au moyen de braseros ou de tubes de vapeur, et les ouvriers sont obligés de pénétrer dans l'étuve pour en retirer les peaux sèches. Le Dr Glibert cite une fabrique belge où l'on place ces peaux sur. un chariot qu'on peut faire entrer et sortir de l'étuve du dehors, et les ouvriers n'ont pas à courir le risque d'absorber les vapeurs mercurielles.

***CONDENSATION DES PRODUITS*.** — Les gaz, les vapeurs et les fumées que l'on enlève des ateliers ne doivent pas être rejetés dans l'atmosphère. Ils peuvent avoir de la valeur, et alors il y a intérêt à les recueillir ; ou bien ils sont nuisibles ou toxiques, et alors il est interdit d'exposer les voisins à les respirer.

Le plus souvent la condensation des produits se fait dans l'eau, au moyen d'appareils de formes et de dimensions très diverses. L'eau dissout un grand nombre de gaz ou de vapeurs ; de plus, son emploi sous forme divisée amène un abaissement notable de température, ce qui est favorable à la dissolution et à la condensation des fumées et produits volatils (1). L'eau est amenée sous forme de pluie ou en pulvérisation dans la direction de haut en bas, alors que les gaz ou vapeurs sont aspirés et cheminent suivant une direction inverse.

Dans quelques cas, on fait usage de produits qui modifient la constitution chimique des gaz toxiques. Par exemple, on fait passer l'hydrogène dont on se sert pour la *soudure au chalumeau oxhydrique*, — lorsque cet hydrogène a été préparé à l'aide d'acides ou de métaux pouvant contenir de l'arsenic, — soit dans un tube contenant une dissolution de sulfate d'argent, soit sur du permanganate de potasse, afin d'absorber l'hydrogène arsénié. Cette question est importante, étant donnée l'extrême toxicité de ce gaz : elle a fait l'objet d'un récent concours en Allemagne (2).

Parfois la condensation des gaz, vapeurs, ou fumées constitue une partie essentielle de la fabrication (*fonderies de plomb, fabrication des métalloïdes*, usines de *produits chimiques*) ; ou bien les vapeurs et les gaz sont conduits dans des espaces clos pour y exercer, sur des produits qu'on y a placés, une action chimique spéciale (fabrication du *chlorure de chaux, blanchiment par l'acide sulfureux*, etc.). Lorsque la vidange de ces appareils ne peut avoir lieu mécaniquement, il faut veiller à ce que les ouvriers ne pénètrent pas dans les chambres de réaction avant qu'une ventilation efficace ait fait disparaître les dernières traces de gaz dangereux, ou avant que ces gaz aient été absorbés par des substances appropriées.

---

(1) L'eau facilite la condensation des vapeurs formées par les substances qu'elle ne dissout pas ; par exemple, un jet d'eau pulvérisée condense les vapeurs d'éther, de sulfure de carbone, etc. (fabrication des poudres de guerre, vulcanisation du caoutchouc).

(2) *Zeitschrift für Gewerbe Hygiene*, 1905, p. 257, 431, 521 ; 1906, p. 459.

VENTILATION AUXILIAIRE. — Quoi qu'il en soit des divers systèmes employés, on rencontrera des circonstances où il n'est pas possible d'organiser l'aspiration des gaz ou des vapeurs, de façon à empêcher tout dégagement; où ces gaz seront de nature à causer des intoxications graves, lorsqu'ils se répandront, même en proportion minime, dans l'atelier, comme l'hydrogène arsénié, l'oxyde de carbone, l'hydrogène sulfuré; enfin où certains gaz pourront se produire fortuitement dans certains locaux. Dans ces circonstances, il sera indispensable d'organiser une *ventilation générale*, même si l'on possède déjà une aspiration localisée : l'introduction de l'air frais ne pourra que la rendre plus facile.

Les règles de cette ventilation générale ont déjà été posées, et nous n'y reviendrons pas.

ADOPTION DE PROCÉDÉS MÉCANIQUES. — Lorsqu'on manipule des substances susceptibles d'émettre des vapeurs dangereuses, il convient de le faire dans des appareils absolument étanches, d'employer pour leur transport des méthodes exposant le moins possible les récipients à la rupture, et d'opérer les tranvasements par des moyens qui évitent le contact avec l'air (1).

Parfois la substitution de certaines méthodes de travail à d'autres est avantageuse aussi bien au point de vue de l'hygiène qu'au point de vue de l'économie. Par exemple l'emploi des *fours mécaniques* pour le grillage des pyrites, de la blende, de la galène, expose moins les ouvriers que le travail aux fours ordinaires. C'est en substituant la machine à la main de l'homme qu'on a diminué le nombre des accidents produits par les émanations hydrocarbonées dans la fabrication des *briquettes* agglomérées avec du *brai* (2). L'*apprêt mécanique* de la mousseline de soie ne donne pas lieu aux accidents d'oxycarbonisme constatés autrefois avec le charbon de bois. C'est parce que l'appareil assurant la marche automatique du travail ne fonctionnait pas que plusieurs ouvriers ont été gravement intoxiqués par du gaz *nickel-carbonyle*(3). Enfin le Dr Glibert et, avec lui, tous les hygiénistes regrettent l'échec des méthodes qui opèrent mécaniquement le *sécrétage* des poils pour les fabriques de feutre. Néanmoins la question reste à l'étude.

MASQUES RESPIRATOIRES.—SOINS EN CAS D'ASPHYXIE. — Quand il est impossible de protéger l'ouvrier, il peut être nécessaire de mettre à sa disposition un masque respiratoire, et, pour le cas d'asphyxie ou d'accident, il est utile d'avoir sur place un ou plusieurs ballons ou tubes d'oxygène. Avec des tubes d'oxygène comprimé

(1) A la fabrique de produits chimiques d'Einergraben, près de Barmen, on fait usage d'un entonnoir spécial, à cet effet, pour les acides et pour les autres liquides dangereux.
(2) Poisons industriels, publication de l'*Office du travail*, p. 180..
(3) *Bull. de l'Inspection du travail*, 1905, p. 280.

et un masque inhalateur approprié, on peut faire respirer le gaz *sous pression*, pratique sur l'importance de laquelle nous avons déjà appelé l'attention (p. 136).

HUMIDITÉ.

HUMIDITÉ INUTILE ET HUMIDITÉ NÉCESSAIRE. — Il y a deux cas où les ouvriers travaillent dans des atmosphères d'une humidité excessive : celui où cette humidité est nécessaire au travail et celui où elle ne l'est pas.

Dans le premier groupe, nous trouvons la filature et le tissage du chanvre, du lin et du coton. C'est uniquement dans ces industries que l'on pratique l'humidification artificielle et parfois le rafraîchissement de l'air.

Le deuxième groupe comprend principalement les buanderies de type ancien (1) et les teintureries. L'humidité est la conséquence des procédés du travail, mais n'est pas nécessaire aux opérations. Aussi l'air est froid en hiver et se charge de *buées* formant brouillard. L'enlèvement de ces buées est un problème difficile, mais qui a reçu récemment de bonnes solutions.

HUMIDITÉ FROIDE ET HUMIDITÉ CHAUDE. — Les effets d'un séjour habituel dans l'air humide sont assez différents selon que cet air est chaud ou froid.

Les pêcheurs, les matelots, nos populations du littoral sont soumis constamment à l'humidité froide, et cependant on trouve dans ces catégories des personnes très bien portantes et des gens fort âgés. Il est vrai de dire que la scrofule et les rhumatismes ne sont pas rares parmi eux, ce qui justifierait les accusations de Layet. qui s'exprime ainsi :

« L'influence de l'humidité s'accuse par une tendance marquée au relâchement de tous les tissus, en d'autres termes par une sorte d'amoindrissement des activités fonctionnelles conduisant au ralentissement des phénomènes de nutrition générale. La prédisposition au lymphatisme et à la scrofule se remarque chez la plupart des ouvriers qui travaillent dans les sous-sols, dans les caves, dans les ateliers humides. Par une influence moins immédiate, l'humidité conduit au refroidissement et, comme conséquence du froid humide, il se manifeste et s'affirme une certaine tendance professionnelle aux affections catarrhales et rhumatismales, telles que la bronchite catarrhale, le catarrhe intestinal, les douleurs rhumatismales, le lumbago, la névralgie sciatique, parfois la néphrite catarrhale, etc. (2).

(1) Dans les buanderies de type moderne, le linge est placé à sec dans un coffre à laver bien clos, et tout se passe par des envois de vapeur et d'eau dans ce coffre tournant sans qu'aucune vapeur ne se dégage dans l'atelier.

(2) LAYET, Hygiène industrielle, p. 378.

Il est permis de penser que les inconvénients de l'humidité froide doivent en effet se faire sentir spécialement chez les ouvriers d'industrie qui travaillent dans des conditions déjà déprimantes par elles-mêmes, dans des ateliers mal éclairés et mal ventilés, avec des journées trop longues et trop fatigantes.

La dépression produite par l'humidité chaude est encore plus accentuée.

« Sur les continents, fait observer Proust, la température est beaucoup plus élevée qu'en pleine mer : mais, pendant la saison sèche, l'air y est aussi beaucoup plus éloigné de son point de saturation ; on peut alors supporter sans trop de fatigue une température diurne de 40 ou 45° ; au contraire, pendant la saison humide, une température de 30 ou 35° devient intolérable pour nous. »

La régularisation thermique du corps est entravée, et on sait qu'il en résulte une souffrance pour les principales fonctions de l'économie : celles du poumon, de la peau, du foie, du rein, notamment.

« Difficulté de l'hématose pulmonaire exprimée par l'anhélation rapide du travailleur et les sueurs profuses qui l'accablent ; affaiblissement des actes nutritifs par l'obstacle apporté aux phénomènes de respiration interstitielle, tels sont les deux facteurs étiologiques qui concourent ici à la déchéance de la constitution (1).

« L'assimilation languit, la désassimilation est incomplète, et on arrive à l'auto-intoxication chronique avec toutes ses conséquences, dont la principale, la plus visible, a frappé tous les observateurs (Arlidge, Purdon, Layet, etc.), nous voulons parler de l'anémie. Celle-ci est presque de règle dans les ateliers de *filage au mouillé*, *les inspecteurs la signalent 1 745 fois sur 4 166 fileuses et rattacheuses.* »

Il survient ensuite de l'œdème malléolaire, des dilatations des veines, des varices.

« Toutefois, la santé des fileuses ne s'altère pas tout à coup d'une manière grave. La marche de la déchéance organique est progressive, et les troubles pathologiques importants ne se déclarent que d'une manière insidieuse. C'est ainsi que s'expliquent les nombreuses maladies sans incapacité de travail qui ont été observées dans les rangs des ouvrières des salles de filage au mouillé (2).

D'autre part, l'excès de chaleur provoque une sudation active et excite les ouvriers à boire abondamment pour réparer leurs pertes, d'où une tendance à l'alcoolisme.

Enfin les vêtements des ouvriers et des ouvrières pendent au mur souvent froid, se chargent d'humidité et deviennent déplorablement conducteurs de la chaleur. En hiver, que l'ouvrière aille aux lieux d'aisance toujours ouverts à tous les vents, ou qu'elle sorte de l'atelier

(1) LAYET, Hygiène industrielle, p. 378.
(2) GILBERT, La filature de lin, *loc. cit.*, p. 312 et 313.

pour rentrer chez elle, elle subit des refroidissements constants.

« Pour qui connaît l'influence de la réfrigération sur le développement des maladies microbiennes, sur la production par voie réflexe de l'albuminurie passagère ou durable, pour qui se souvient des troubles circulatoires occasionnés dans les organes profonds par le resserrement réflexe du réseau sanguin superficiel, il ne peut y avoir aucun doute sur les grands dangers que peut faire courir ce refroidissement instantané (1).

Les inconvénients de l'humidité sont d'autant plus accentués que cette humidité est plus grande elle-même et, pour la clarté de ce qui suit, nous croyons utile de rappeler quelques notions d'*hygrométrie*.

HYGROMÉTRIE. — On sait que 1 mètre cube d'air contient un certain poids de vapeur d'eau, grand si l'air est humide, petit s'il est sec, et qu'à chaque température le poids maximum de vapeur d'eau qu'il peut contenir est déterminé. Quand ce poids maximum est atteint, on dit que l'air est *saturé*. S'il n'est pas atteint, on prend le rapport du poids d'eau que l'air contient réellement à celui qu'il pourrait contenir s'il était saturé. Ce rapport s'appelle *état hygrométrique* ou *humidité relative de l'air* (2). Ce rapport s'exprime en *centièmes*.

Exemple : A la température de 16°,4 le poids d'eau que le mètre cube d'air saturé contient est de 13^{gr},86. Si 1 mètre cube d'air non saturé contient à cette température 10 grammes de vapeur d'eau, on dit que son *état hygrométrique* est égal au rapport de 10 à 13^{gr},86, soit 72 centièmes :

$$\frac{10}{13,86} = \frac{72}{100}.$$

Hygromètres. — On mesure l'état hygrométrique de l'air à l'aide d'*hygromètres*, dont le plus parfait est un instrument de laboratoire : l'*hygromètre à condensation*. Dans la pratique, on emploie souvent

---

(1) GLIBERT, *loc. cit.*, p. 312.

(2) On définit, en général, l'*état hygrométrique* comme le rapport de la *tension* de la vapeur contenue dans l'air au moment de l'expérience à la *tension* maxima que cette vapeur pourrait acquérir à la même température ; mais le rapport de ces tensions est le même que celui des poids que nous avons considérés.

De même on trouve en général des tables des *tensions* de la vapeur d'eau aux diverses températures et non des tables des *poids*. Pour passer des *tensions* (exprimées en millimètres de mercure) aux poids d'eau par mètre cube (exprimés en grammes), il faudrait multiplier la tension par le coefficient :

$$\frac{0,622 \times 1293}{700} \times \frac{1}{1 + 0,00367\,t} = \frac{1,058}{1 + 0,00367\,t},$$

t étant la température.

A la température de 16° (exactement 15°,8), le coefficient ci-dessus est égal à l'unité, c'est-à-dire que le nombre qui exprime la *tension* de la vapeur d'eau en millimètres de mercure exprime aussi son *poids* en grammes. Exemple : à 16°,4, la tension de vapeur est de 13^{mm},86 et le poids de vapeur de 13^{gr},86. En pratique, on peut admettre que cette égalité se maintient suffisamment jusqu'à 30°.

des appareils assez simples, dont le fonctionnement est basé sur l'allongement qu'éprouvent dans l'air humide certaines matières animales : cheveux, crins, cordes à boyaux, corne, gélatine. Tel est l'*hygromètre à cheveux* de Gay-Lussac.

Tous ces instruments doivent être rejetés, à moins qu'on ne puisse les régler souvent en les comparant au *psychromètre*, dont nous allons parler, car tous ont le grave inconvénient que la matière sensible, cheveu ou corne, se modifie avec le temps et que, placés dans les mêmes conditions à quelques semaines de distance, ils ne marquent pas le même degré.

L'*hygromètre enregistreur* appartient au type précité et doit être fréquemment vérifié.

Psychromètre. — Le *psychromètre* (fig. 49) se compose d'un thermomètre ordinaire ou *thermomètre sec* et d'un autre, dit *thermomètre mouillé*, dont le mercure est entouré d'une mousseline plongeant dans un réservoir d'eau qui la maintient humide. L'évaporation de l'eau sur la mousseline est d'autant plus active que l'air est plus sec et refroidit le mercure, de sorte que le thermomètre mouillé indique une température plus basse que l'autre. La différence est d'autant moindre que l'air est plus humide. Elle est nulle quand l'air est saturé (1).

La tension f de la vapeur d'eau se calcule en millimètres de mercure d'après les observations psychrométriques au moyen de la formule :

$$f = f' - 0,00079 \, h \, (t - t'),$$

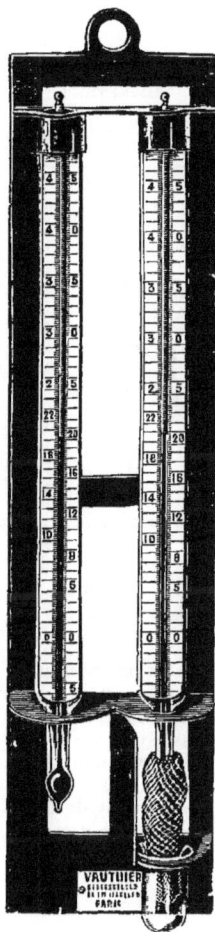

Fig. 49. — Psychromètre d'August (Vauthier).

dans laquelle h est la pression atmosphérique, t la température indiquée par le thermomètre sec, t' celle du thermomètre mouillé et f' la tension maxima de la vapeur d'eau correspondant à la température t.

(1) La construction et l'observation du psychromètre doivent respecter certaines conditions qu'on trouvera décrites dans l'ouvrage : ANGOT, Instructions météorologiques, p. 49. Consulter aussi à ce sujet : Report of the chief inspector of factories for the year 1905, p. 419 : Humidity in cotton Spinning, par DOBSON, p. 26-74, et Die Luft und die Methoden der Hygrometrie, par WOLPERT.

Mesure de l'humidité relative $\frac{f}{f'}$ par le psychromètre.

(*Thermomètre mouillé au-dessus de zéro.*)

THERMOMÈTRE MOUILLÉ t'.	VALEUR DE L'HUMIDITÉ RELATIVE (EN CENTIÈMES) d'après la différence des deux thermomètres $(t - t')$.												
	0°	1°	2°	3°	4°	5°	6°	7°	8°	9°	10°	11°	12°
degrés.	cen-tièmes.	cen-tièmes.	cen-tièmes.	cen-tièmes.	cen-tièmes.	cen-tièmes.	cen-tièmes.	cen-tièmes.	cen-tièmes.	cen-tièmes.	cen-tièmes.	cen-tièmes.	cen-tièmes.
10	100	88	76	66	57	49	41						
12	100	88	78	68	60	52	45						
14	100	89	79	70	62	55	48						
16	100	90	80	72	64	57	51	45					
18	100	90	81	73	66	59	53	48					
20	100	91	82	75	68	61	55	50	45				
22	100	91	83	76	69	63	57	52	47				
24	100	92	84	77	70	65	59	54	49				
26	100	92	85	78	72	66	61	56	51	47			
28	100	92	85	79	73	67	62	57	53	49			
30	100	93	86	80	74	68	63	59	54	50	47		
32	100	93	86	80	75	69	64	60	56	52	48		
34	100	93	87	81	75	70	66	61	57	53	50	46	
35	100	93	87	81	76	71	66	62	58	54	50	47	

La table ci-dessus donne directement la valeur de l'humidité relative $\frac{f}{f'}$ (1).

(1) La table est calculée en supposant que la pression atmosphérique dans le lieu de l'observation est égale à 750 millimètres, de sorte que les nombres sont un peu trop faibles pour les stations élevées. Si l'on veut plus d'exactitude, on pourra dresser une table de correction pour la station considérée à l'aide de la table ci-après, qui donne le nombre ou la fraction de centièmes à ajouter pour une différence de pression de 100 millimètres, c'est-à-dire pour une station où la pression moyenne est de 650 millimètres. Comme la correction est proportionnelle à la différence de pression, on aura facilement sa valeur dans tous les cas.

EXEMPLE : pour $t - t' = 5°$, $t' = 18°$, et une différence de pression de 100 millimètres l'humidité corrigée sera :

$$59 + 1,9 = 60,9 \text{ centièmes.}$$

Pour une différence de pression de 130 millimètres, elle serait :

$$59 + 1,9 \times 1,3 = 61.5 \text{ centièmes.}$$

Mesure de l'humidité relative $\frac{f}{f'}$ *par le psychromètre.* Correction relative à l'altitude pour une différence de pression de 100 millimètres.

THERMOMÈTRE MOUILLÉ t'.	DIFFÉRENCE DES DEUX THERMOMÈTRES $(t - t')$.			
	1°	3°	5°	7°
10	0,8	2,1	3.1	3,8
14	0,6	1,6	2.4	3,0
18	0,5	1,3	1,9	2,4
22	0,4	1.1	1,6	2,0
26	0,3	0.8	1,2	1,5
30	0,2	0,6	0,9	1,2
34	0,2	0,5	0,8	1.0

L'HUMIDITÉ NÉCESSAIRE.

L'HUMIDITÉ DANS L'INDUSTRIE TEXTILE. — Qu'il s'agisse de jute, de chanvre, de lin ou de coton, toutes les fibres

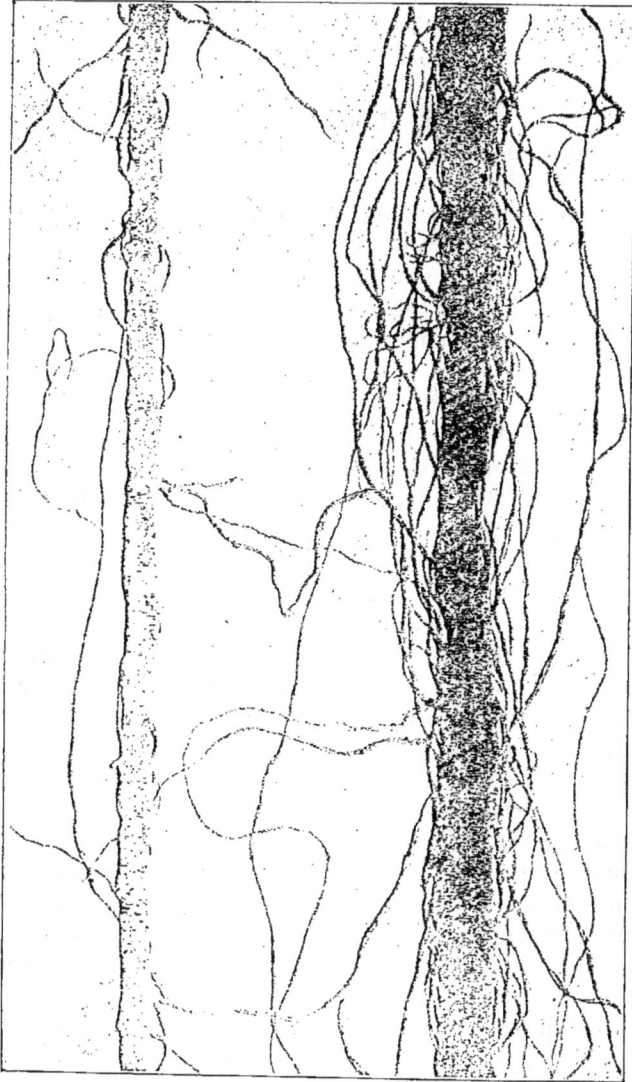

Fig. 50. — Action de l'humidité sur les fibres de coton.

La figure de dessus représente un fil de coton travaillé dans une atmosphère sèche, celle de dessous dans une atmosphère contenant à peu près 50 p. 100 d'humidité. La séparation des fibres est due à l'électricité, qui atteint une plus haute tension en atmosphère sèche, par le frottement, sur les organes des machines. Cette électricité tend à séparer les fibres. Celles-ci ne peuvent plus se placer parallèlement.

textiles ont besoin d'être travaillées dans un milieu chaud et humide pour se prêter aux mouvements que doivent leur imprimer les machines. L'air humide a en outre l'avantage d'empêcher les fils de s'électriser au frottement; l'électricité s'oppose au parallélisme des fibres et à leur glissement.

Dans la filature de lin et de chanvre, il est une opération qui s'exécute dans une atmosphère spécialement chaude et humide, c'est la *filature au mouillé*. Les fils passent dans des bacs d'eau chaude avant de s'enrouler sur les bobines. Ces bacs, généralement mal clos, remplissent l'air de vapeur. De plus, le mouvement des ailettes pulvérise de l'air en tous sens, de sorte qu'elle ruisselle partout dans l'atelier.

Humidité dans les tissages. Influence de l'apprêt. — Dans les tissages, l'humidité est nécessaire pour ramollir l'*apprêt* dont on enduit les fils en vue de leur donner de la raideur, du brillant et du poids. Autrefois l'apprêt ne répondait qu'aux deux premières qualités, et on en mettait environ 20 p. 100 du poids du tissu. Pendant la disette de coton due à la guerre de Sécession, on força l'apprêt pour augmenter le poids des tissus communs exportés aux colonies. Le coton est redevenu abondant, mais les proportions d'apprêt sont restées considérables.

Bridges et Osborne, inspecteurs du travail en Angleterre, chargés d'une enquête à ce sujet, ont constaté des additions de 50 à 200 p. 100 d'apprêt contenant notamment une forte proportion de chlorure de magnésium ou autres sels déliquescents, dans le but de charger le tissu d'humidité (1).

Les inconvénients de ces apprêts exagérés sont doubles : d'une part, ils obligent à une humidification excessive de l'atelier. D'autre part, ils produisent une quantité considérable de poussière dont l'absorption par les ouvriers est malsaine. En outre, cette poussière chargée de sels déliquescents pénètre les vêtements des ouvriers, les rend humides et constitue une cause de dangereux refroidissements.

Les avantages de l'air humide pour le travail des textiles avaient été remarqués depuis longtemps, et c'est en partie pour répondre à ces exigences que certaines industries se sont implantées dans les contrées où l'air se rapprochait le plus possible de l'état hygrométrique optimum (Normandie, Flandre, Angleterre). C'est pour les mêmes raisons que les anciennes salles de travail ont été construites dans des conditions qui permettent de les soustraire aux influences de l'air extérieur : murs épais, plafonds peu élevés, ouvertures réduites au strict minimum.

Les progrès de l'hygiène, d'une part, et la difficulté de maintenir, d'une manière quelque peu régulière, la même température et la même humidité, ont amené une transformation de ces méthodes. A l'heure actuelle, on ventile les ateliers de l'industrie textile tout aussi bien que les autres ateliers ; on a même reconnu qu'il était

(1) BRIDGES et OSBORNE, Report on the effects of heavy sizing in cotton weawing upon the health of the operatives employed, 1882.

avantageux, pour l'industriel, de constituer un milieu qui fût aussi bien propre à entretenir la valeur de production de l'ouvrier que la souplesse des matières premières.

HUMIDITÉ EXIGÉE PAR LE TRAVAIL. — A la suite d'un rapport établi par une commission spéciale, le *Bulletin de la Société industrielle de Mulhouse* déclare que les conditions optima sont : pour les filatures de laine, T = 21° C., humidité 70 à 75 p. 100; pour les filatures de coton, T = 21° à 22°, humidité 50 p. 100 quand le fil est en légère torsion, 65 p. 100 et même 70 p. 100 quand le fil est fortement tordu. Dans les tissages, les conditions de travail seraient d'autant meilleures que l'humidité est plus élevée; on ne serait arrêté que par le bien-être des ouvriers : 80 p. 100 parait être une limite convenable (1).

Dobson (2) pense qu'en filature de coton la température ne doit pas dépasser 25° et l'humidité 50 p. 100.

M. Simson, dont l'expérience dans les filatures de laine et de coton est incontestable, dit que la laine peignée fine se file dans d'excellentes conditions à 80 p. 100 d'humidité; la laine moyenne à 70, 80 p. 100; les laines communes à 60, 70 p. 100. Quant au coton, il ne demande que 50 à 60 p. 100. Toutes les préparations pour la laine fonctionnent bien avec 70 p. 100. En ce qui concerne la température, une expérience déjà longue lui a appris qu'elle ne devait pas être inférieure à 22°, ni supérieure à 28° ou à 30° (3). Le même praticien a déclaré à l'un de nous, il y a quelques jours à peine, que de nouvelles expériences lui permettaient de juger que ces limites pouvaient encore être abaissées sans préjudice d'aucune sorte pour le travail.

Enfin, d'après Körting, la filature de lin réclame 60 à 65 p. 100; le jute, 65 à 70 p. 100; la schappe, 70 à 75 p. 100; le peignage de la laine, 75 à 90 p. 100 (4).

HUMIDITÉ COMPATIBLE AVEC LA SANTÉ. — Nous avons vu que, d'après Layet et Glibert, la chaleur humide a une influence désastreuse sur l'organisme et entraîne fatalement l'anémie (5). Le Dr Oliver (6) exprime une opinion identique. D'après Rübner (7), vers 25° C., un air très humide (80 à 90 p. 100), immobile, devient très pénible à supporter et provoque un sentiment d'angoisse; la sueur peut ne pas être encore bien abondante, et pourtant la soif est vive, par besoin de se refraîchir, plutôt que par nécessité de remplacer l'eau éliminée; le nombre des respirations est un peu augmenté (8).

(1) *Bull. de la Société industrielle de Mulhouse*, octobre et novembre 1891.
(2) Dobson, Humidity in cotton spinning, 1901.
(3) Mémoire polygraphié.
(4) *Zeitschrift für Gewerbe Hygiene*, 1907, p. 153.
(5) Dr Glibert, *Les filatures de lin*, p. 294 et suivantes.
(6) Oliver, Dangerous trades, p. 702 et suivantes.
(7) D. Henry Vernusch, Considérations hygiéniques sur les filatures de laine, p. 104.
(8) Voy. les expériences de Haldane à la note 1 de la page 227.

Pour reconnaître que l'appréciation de Rübner est fondée, il suffit de se rappeler combien une température de 25° à l'ombre est pénible, quand le temps est ce qu'on appelle « lourd », c'est-à-dire quand il n'y a pas de vent et quand l'air est humide. Il suffit aussi de considérer l'impression qu'on ressent quand on pénètre dans une serre chaude ; les conditions de température et d'humidité y sont analogues à celles qui nous occupent, c'est-à-dire, 25° de température environ et humidité de 90 p. 100 ou plus.

On peut admettre en tout cas que l'état hygrométrique de 80 p. 100 pour une température de 25° est un maximum qui ne doit pas être dépassé, et on a vu plus haut qu'*une humidité plus grande n'est jamais nécessaire, quelle que soit la nature du textile* (1).

Humidité fixée par la loi anglaise. — Néanmoins, la loi anglaise sur les tissages de coton alloue un peu plus aux industriels pour les températures inférieures à 25°, un peu moins pour celles qui dépassent cette limite (2).

Humidité maxima admise par l'Act de 1889 sur les tissages de coton en Angleterre.

GRAMMES D'EAU par mètre cube.	THERMOMÈTRE SEC (Centigrade).	THERMOMÈTRE MOUILLÉ (Centigrade).	ÉTAT HYGROMÉTRIQUE.
12	16	15	88
13	17	16	88
14	18.5	17	88
15	19.5	18.5	88
16	20.5	19.5	88
16.3	21.5	20	85.5
17	23	21	84
17.6	24	22	81.5
18.3	25	23	79
19	26	23.5	77.5
19.7	27	24.5	76
19.9	28.5	25.5	74
21	29.5	26	72
22	30.5	27	71
23.3	31.5	28	71
23.6	33	28.5	68
25	34	30	68

Le tableau précédent exige que l'état hygrométrique s'abaisse en même temps que la température s'élève, ce qui est parfaitement logique. On pourrait remplacer le tableau précédent par la règle suivante.

(1) Voy. la même conclusion dans une étude du Dr HENRIET, *Revue générale des sciences*, 30 juin 1907.
(2) Schedule A of the *Cotton cloth Factories Act*, 1889. Ce tableau a été maintenu en vigueur dans le règlement de 1898 (Order of the secretary of state, dated 2nd february 1898, making regulations for the protection of health in cotton cloth Factories). On remarque de légères différences entre les états hygrométriques du tableau ci-dessus et ceux qui résulteraient du tableau de la page 222. Les différences viennent de ce que le tableau anglais compte les températures en degrés Farenheit et que nous les avons converties en centigrades avec des chiffres ronds, à un quart de degré près.

Règle. — *Entre les indications du thermomètre sec et celles du thermomètre mouillé, on maintiendra toujours au moins les différences ci-après :*

Indications du thermomètre sec.	Différence entre le thermomètre sec et le thermomètre mouillé.
Jusqu'à 20°..	1°
De 21 à 25°......	2°
Au delà de 25°..	3°

La température du thermomètre mouillé ne dépassera jamais 28° (1).

En France, le Règlement général du 29 novembre 1904 sur l'hygiène des ateliers déclare, dans son article 5, que l'aération sera suffisante pour empêcher une élévation exagérée de la température, et telle chaleur sèche sera supportable qui sera au contraire très pénible si elle accompagne une grande humidité. Pour apprécier si une température donnée est exagérée ou non, il faut donc considérer l'état hygrométrique (2).

SYSTÈMES D'HUMIDIFICATION. — Arrosages du sol. Rigoles. —

L'humidité de l'atmosphère peut s'obtenir en arrosant le sol à des intervalles réguliers, ou en faisant circuler de l'eau dans des rigoles. L'arrosage exige une certaine main-d'œuvre ; il manque de propreté et passe pour provoquer des affections rhumatismales chez les ouvriers. Bien qu'il assure une grande régularité de l'état hygrométrique, il n'est plus guère employé que dans le Lancashire. L'emploi des rigoles dans lesquelles l'eau circule au milieu de briques laissant entre elles un certain espace n'a pas même la valeur de l'arrosage, car la porosité des briques (qui favorise l'évaporation) disparaît bientôt, par suite du dépôt des matières en suspension dans l'eau. Les rigoles ont été quelquefois remplacées par des auges suspendues dans l'atelier.

(1) Il résulte, en effet, de récentes expériences de Haldane, faites sur lui-même (*Journal of Hygiene*, vol. V, p. 494, et communication au *Congrès d'hygiène de Berlin* en septembre 1907), que l'homme peut séjourner pendant plusieurs heures immobile et le torse nu dans une atmosphère chaude, sans symptômes pathologiques marqués, tant que la température du thermomètre *mouillé* n'atteint pas 31 à 32° C. La température critique s'abaisse à 26 ou 27° dès que le sujet doit exécuter un travail moyen dans un air immobile. Dans un bon courant d'air, elle se relève de 2°. Dès que ces températures critiques sont atteintes, la température rectale s'élève, *quelle que soit par ailleurs la température du thermomètre sec et par conséquent l'état hygrométrique.* Dès que la température rectale est en excès de 2° sur la normale diurne, elle s'accompagne d'un malaise prononcé, d'un pouls fréquent et d'une dyspnée marquée au moindre effort. Un excès plus élevé cause des symptômes alarmants si le sujet doit faire un travail effectif, tel que monter une échelle. Dans les mines de Cornouailles, où règnent des températures de 30 à 38° au thermomètre mouillé, les chevaux meurent souvent de *coups de chaleur.* Les mineurs se défendent en travaillant très peu et en allant se reposer sous la manche à air dès qu'ils se sentent incommodés.

(2) C'est ce que le Tribunal correctionnel de Lille a fait dernièrement (12 juin 1907), en déclarant qu'une température de 29° était exagérée dans un atelier où l'état hygrométrique était de 90 p. 100, la température extérieure étant de +4°.

Ces procédés ont le défaut grave de ne fonctionner dans de bonnes conditions qu'en l'absence de tout système de ventilation. Cependant Hall et Kay ont repris le système des auges et y ont adapté l'insufflation d'air. L'auge est traversée par un tube de refoulement d'où l'air s'échappe de distance en distance, en rencontrant des chapeaux de tôle qui l'obligent à venir lécher la surface de l'eau. Pour favoriser l'évaporation, l'auge est également traversée par un tube de vapeur. Ce système est assez répandu dans l'industrie du coton en Angleterre.

Injection de vapeur vive. — L'injection de vapeur vive dans les salles n'est pas recommandable. Cette vapeur et les tubes d'amenée

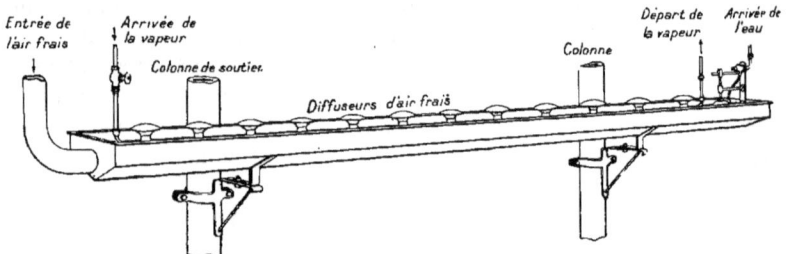

Fig. 51. — Système d'humidification Hall et Kay.

ajoutent aux calories dégagées dans la salle d'autres calories ; de plus la vapeur vive produit de l'électricité nuisible au travail. Ce système a été cependant très employé en Angleterre, et on l'y trouve encore.

Pulvérisation d'eau. — Les pulvérisateurs d'eau sont très nombreux : appareils Vortex, Mertz, Drosophore, Körting, Trentler et Schwartz, Aérophore, Clad, etc. ; les uns fonctionnent par pression d'eau, les autres par l'air comprimé. Ces appareils sont impuissants à transformer en vapeur toute l'eau qu'ils pulvérisent, et un certain nombre d'entre eux *crachent*.

Enfin ils exigent de l'entretien et des nettoyages fréquents, même avec les systèmes pourvus de dispositifs de chasse.

VENTILATION ET HUMIDIFICATION COMBINÉES. — Les pulvérisateurs-injecteurs entraînent de l'air en même temps qu'ils pulvérisent de l'eau. Si cet air est pris dans la salle même, on évite la dépense qu'il faudrait faire en hiver pour le chauffer ; mais ce brassage de l'air de la salle ne contribue en rien à maintenir sa pureté. Si, au contraire, on prend l'air en dehors du local, on réalise une ventilation combinée avec l'humidification et on peut la réaliser suivant deux types différents selon qu'on prend l'air directement à travers la toiture au-dessus du pulvérisateur et qu'on le distribue au même point après l'avoir humidifié, ou bien selon que l'air est amené aux pulvérisateurs par une canalisation provenant d'une prise d'air unique.

Injecteurs-ventilateurs sans canalisation d'air. — Dans ce système, l'air est pris à l'extérieur par un tube qui traverse la toiture juste au-dessus du pulvérisateur, et il en sort humidifié. En hiver, cet air tombe comme une douche glacée sur les métiers et sur les ouvrières, à moins qu'on ne ferme l'orifice d'admission, auquel cas le pulvérisateur aspire l'air de la salle et ne ventile plus rien. Les systèmes en usage sont nombreux ; ils ne doivent être employés que là où un système de ventilation canalisée serait trop onéreux à installer, dans les petits établissements. Citons entre autres l'appareil Mertz ; le Vortex, où l'appel d'air se produit par le fonctionnement d'un pulvérisateur, et de ventilateurs Blackman, placés sur le côté opposé de la salle. Dans l'appareil Hart de Blackburn, l'air s'échappe par un grand nombre de petites ouvertures percées dans la paroi d'un cylindre vertical en zinc. Cet air absorbe la vapeur qui se dégage, à la pression atmosphérique, d'un large anneau placé au-dessous du cylindre.

On reproche à ces installations de ne pas assurer un état hygrométrique suffisamment élevé en été; mais elles rafraîchissent l'air d'une manière notable. Si on continue d'introduire l'air extérieur en hiver, elles exigent une dépense de combustible élevée pour combattre la déperdition de chaleur créée par leur fonctionnement.

Ces critiques ont amené le Congrès de Rouen à adopter à l'unanimité le vœu suivant : « Le Congrès ne peut recommander les installations de pulvérisateurs montés dans les salles mêmes ; elles nécessitent une ventilation directe, impraticable en hiver parce qu'elle produit des courants d'air froids nuisibles à la santé des ouvriers et au travail. Le Congrès préconise le traitement préalable de l'air, qui doit servir à la ventilation, avec sa distribution par canalisation dans l'atelier, ce principe permettant d'effectuer la répartition uniforme de l'air de ventilation, de la température et de l'état hygrométrique. Ce traitement préalable devra réaliser les conditions nécessaires de chauffage en hiver et de rafraîchissement en été (1). »

Injecteurs ventilateurs avec canalisation d'air. — Un des premiers systèmes de ce genre a été décrit par Mehl dès 1872.

L'*appareil Scoufielli* aspire de l'air à l'extérieur et lui fait traverser d'abord une batterie de tubes à circulation d'eau, puis une chambre où il rencontre de l'eau pulvérisée ou de la vapeur. Cet air est ensuite refoulé dans les ateliers et distribué comme l'indique les figures ci-contre (fig. 52 et 53).

L'*appareil Lambert*, employé dans un certain nombre de filatures de la région du Nord, se compose d'un tube de distribution dans lequel l'air, refoulé par un ventilateur centrifuge, rencontre des tuyères qui pulvérisent de l'eau par l'air comprimé. Un dispositif de réglage permet de pulvériser la quantité d'eau nécessaire. Le ventilateur puise l'air directement à l'extérieur; il est pourvu d'un œillard dont un registre permet de modifier la section et, par suite, le débit. L'air de ventilation sort de la canalisation par des orifices en forme de

(1) Comptes rendus du Congrès d'hygiène de l'Industrie textile de Rouen (1882), p. 127.

pomme d'arrosoir, afin de diviser les filets d'air; ces pommes se

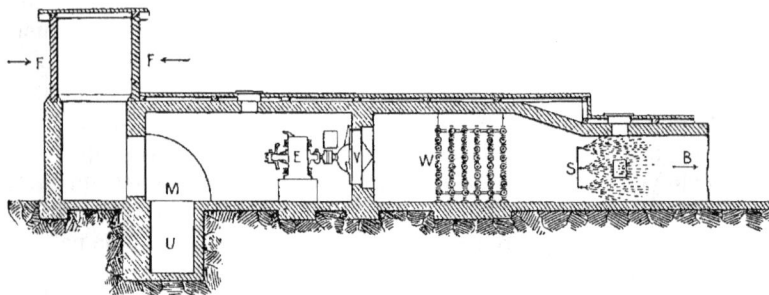

Fig. 52. — Système de ventilation et d'humidification Scoufietti.

trouvent immédiatement au-dessous des tuyères de pulvérisation.
Dans ce système, l'humidification et la ventilation sont indépen-

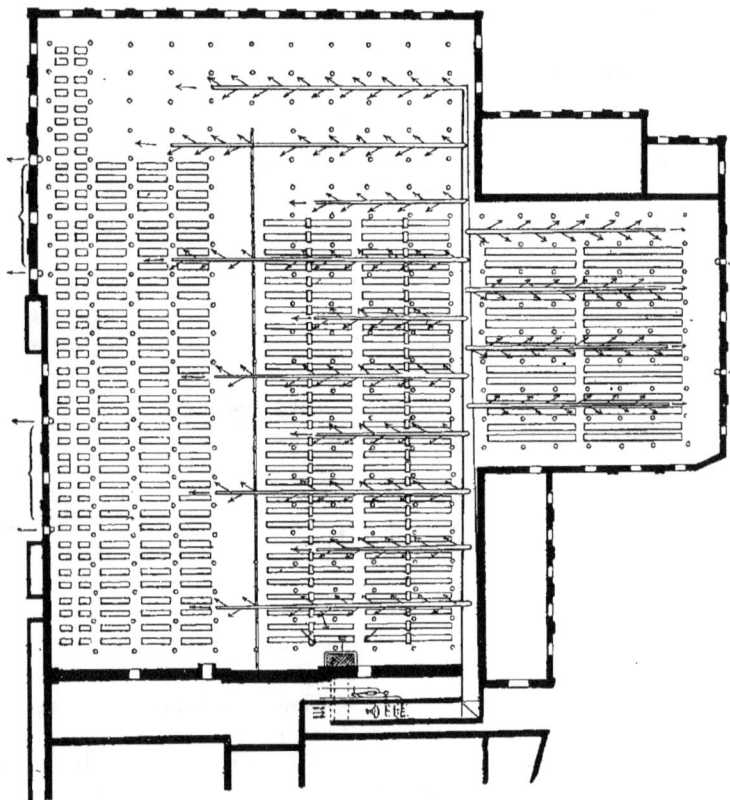

Fig. 53. — Vue d'ensemble du système de ventilation et d'humidification
Scoufietti.

dantes, ce qui est un avantage en hiver. Le dosage de la pulvérisation
d'eau se fait très facilement et permet de régler à volonté le degré

hygrométrique. Par contre, l'appareil Lambert nécessite l'emploi d'une compression d'air dont l'entretien ne laisse pas d'être onéreux. L'air comprimé atteint facilement une température de 40° et même 50° ; à cette température, il entraîne des gouttelettes de l'huile utilisée pour lubréfier le compresseur jusque vers les tuyères, qui s'obstruent de temps à autre. Enfin, comme pour tous les appareils de pulvérisation, la transformation de l'eau en vapeur est incomplète.

L'*appareil Kestner* est assez simple; malheureusement, en hiver, il ne constitue qu'un appareil d'humidification, le même air faisant constamment retour par raison d'économie. Dans sa forme la plus simple, cet appareil se compose d'un ventilateur centrifuge qui aspire de l'air et le refoule par un tube dans la salle, d'où il revient à son point de départ.

L'eau pénètre dans le circuit de la ventilation sous la forme d'un filet que la vitesse de l'air dans le tube suffit à pulvériser ; cette pulvérisation s'achève d'ailleurs par l'action des palettes du ventilateur. L'eau en excès est retenue par un séparateur. L'eau du robinet est généralement froide, mais en hiver on peut faire usage d'eau chaude, surtout au début du travail, pour amener rapidement l'état hygrométrique nécessaire sans supplément de chauffage.

En été, et lorsque la température et l'état hygrométrique de l'air extérieur le permettent, on ouvre un registre ; alors l'air de retour n'est pas simplement constitué par de l'air vicié lavé, mais par un mélange de cet air et d'air pur.

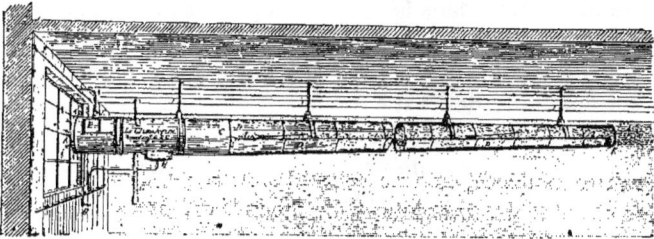

Fig. 54. — Appareil d'humidification, dit *climatogène*, système Bontemps.

L'*appareil Bontemps*, dit « climatogène », comprend essentiellement une pompe de compression portant l'eau à pulvériser à une pression d'eau moins 12 kilogrammes et un ensemble de tuyères de pulvérisation disposées de façon à former trompe d'aspiration pour l'air du dehors ; une canalisation distribue l'air humidifié et saturé dans le local.

Le climatogène Bontemps assure un renouvellement d'air d'environ 4 000 mètres cubes à l'heure et se prête très bien à la solution du problème de la ventilation, du chauffage et de l'humidification combinés. Il est très robuste, d'une installation rapide et ne comprend pas d'autre organe mécanique qu'une pompe de compression d'eau.

Celle-ci est certainement plus maniable qu'un compresseur d'air.

A côté de tous ces avantages, il faut signaler quelques inconvénients. L'air circule lentement dans la canalisation (environ 4 mètres à la seconde), et il faut recourir à des tuyaux d'un grand diamètre, ce qui est encombrant et diminue la lumière dans les ateliers bas de plafond.

Malgré ces critiques (auxquelles on peut remédier), l'appareil Bontemps est un des meilleurs systèmes connus de ventilation combinée à l'humidification.

L'HUMIDITÉ INUTILE.

LES BUÉES. — Nous avons expliqué à la page 220 que l'air peut contenir un poids *maximum* de vapeur d'eau, qui varie avec la température. Un mètre cube d'air ainsi *saturé* contient :

A — 20° C...................................... $0^{gr},8$ d'eau.
— 10° — .... 2 grammes.
— 0° — .... 5 —
— 10° — .... $9^{gr},33$
— 20° — .... $17^{gr},12$
— 30° — .... $30^{gr},04$

Si de l'air saturé est refroidi, sa capacité en vapeur s'abaisse, et il faut qu'une certaine quantité d'eau se condense. Selon les circonstances, cette condensation se fait en *pluie* ou en *brouillard*. L'état électrique de l'air et ses poussières paraissent jouer un rôle important et encore mal connu dans la formation de celui-ci. Quant aux *buées*, ce sont des brouillards partiels; des nuages de vapeur qui se forment dans les ateliers au-dessus des bacs d'eau chaude ou d'eau tiède qui émettent des vapeurs dans l'air déjà saturé. Ces *buées* peuvent aussi bien se produire dans les industries où la température est élevée, comme les filatures de lin, que dans les industries de température modérée, comme les teintureries, papeteries, blanchisseries, les ateliers de foulonnage de chapeaux. Mais elles sont plus fréquentes en hiver, parce que la saturation de l'air est plus souvent atteinte dans cette saison. Elles sont plus rares dans les ateliers à température élevée pour la raison inverse.

Inconvénients des buées. — Qui dit buée, dit air saturé. Or nous avons montré à la page 218 les graves inconvénients que présente pour la santé le travail constant dans l'humidité chaude ou froide. Ajoutons que, si les buées sont assez denses, elles empêchent de voir. Les ouvriers marchent pour ainsi dire à tâtons dans l'atelier et peuvent être victimes de divers accidents, dont des chutes. En outre, les buées se condensent sur les murs et les toitures et retombent en gouttelettes d'eau sale qui détériorent les marchandises. Il arrive même qu'elles pourrissent les fermes en bois et oxydent celles en fer. A Chazelle-sur-Loire, dans des ateliers de foulonnage, deux toitures pourries se sont écroulées, heureusement à des heures où aucun ouvrier n'était présent.

Enfin, l'incommodité des buées n'étant pas contestable, leur enlèvement est exigé par l'article 8 du règlement du 29 novembre 1904.

Principes pour l'enlèvement des buées. — Puisque les buées se forment quand des vapeurs d'eau se répandent dans un air déjà saturé, on peut employer deux moyens ensemble ou séparément pour les supprimer : empêcher les vapeurs de se répandre dans l'atelier, empêcher la saturation de l'air. On retient les vapeurs en couvrant les bacs là où cela est possible, ou, dans le cas contraire, en les aspirant au point même où elles se forment, avant qu'elles se soient disséminées.

Quant à celles qui s'échappent malgré tout, on doit les recevoir dans un air qui ne soit jamais saturé quand elles y arrivent, de sorte qu'elles puissent s'y absorber au lieu de se résoudre en brouillard. Le plus sûr est que cet air soit assez chaud et fréquemment renouvelé : alors il est toujours relativement sec, et sa température élevée (20 à 25°) n'incommode pas les ouvriers. Pour éviter d'avoir à chauffer et à mettre en mouvement de trop grands volumes d'air, on a intérêt à soustraire l'atelier à toute cause de refroidissement.

Pratique de l'enlèvement des buées. — 1° **Solutions inefficaces.** — Hottes. — Les principes que nous venons de poser montrent que l'aspiration des buées par une hotte, visée à l'article 6 du décret du 29 novembre 1904, est généralement insuffisante à elle seule pour les faire disparaître. La hotte en évacue une certaine quantité, surtout si une aspiration efficace y est entretenue par un foyer ou par un ventilateur. Mais l'air froid qui vient du dehors remplacer celui qui est sorti rencontre de nouvelles vapeurs sur les bacs. Il se sature, et de nouvelles buées prennent naissance.

Ventilation ordinaire. Halls. Lanterneaux. — Tout système de ventilation basé sur une admission d'air froid est pareillement inefficace. Beaucoup d'industriels ont cru bien faire en établissant des ateliers vastes et très élevés, munis de lanterneaux supérieurs. Cette disposition rend le chauffage de l'atelier impossible ou très coûteux.

L'air qui le surmonte se refroidit énergiquement au contact d'une vaste surface de murs extérieurs et de toitures, et ce grand volume d'air constamment froid, surmontant des bacs d'eau chaude, est une véritable fabrique de buées. On a beau en évacuer une partie par des hottes ou même des ventilateurs, il s'en reforme constamment de nouvelles.

Braseros, poêles. — Il ne serait pas davantage suffisant de réchauffer l'air de l'atelier, comme on le fait parfois, à l'aide de *braseros* ou de poêles. D'abord nous avons vu (p. 179) que les *braseros* sont inadmissibles à cause de l'oxyde de carbone qu'ils dégagent ; mais même les poêles ne fournissent dans ce cas qu'un bénéfice illusoire.

Il est vrai que l'opacité de la buée diminue ou disparaît au voi-

sinage immédiat des appareils et de leur tuyau, parce que, la température de l'air s'élevant, ils peuvent contenir une quantité de vapeur plus
grande. Mais, si le poêle est insuffisant pour faire régner une température uniforme dans l'atelier, la vapeur qu'il a échauffée circule et va
se condenser en brouillard dans les parties froides du local, c'est-à-
dire presque partout. Si tout l'atelier est chaud, la saturation de l'air
ne tarde pas à se produire, et les buées apparaissent. Au point de vue
de l'hygiène, le remède est pire que le mal, car cette atmosphère
chaude et saturée est plus pénible et plus malsaine que la buée
froide (Voy. p. 219).

2° **Solutions efficaces**. — Parmi les solutions pratiques qui ont été
adoptées jusqu'à présent dans l'industrie, nous en citerons quelques-
unes où les principes que nous avons exposés sont appliqués plus au
moins complètement, avec un succès au moins partiel.

Aspiration localisée. — Quelques teinturiers en pièces de Roubaix ont réalisé une amélioration réelle en disposant des hottes qui
encadrent bien les bacs et en chauffant l'air de l'atelier au moyen
de tubes à ailettes.

L'aspiration des buées a été tentée dans certaines filatures de lin
anglaises ou belges, en fixant des gaines aspiratrices au-dessus des
bacs à filer (1). Le même essai a été fait en France dans des filatures
de soie (2).

L'aspiration des buées au point de leur formation engendre une évaporation active et, par conséquent, une perte de calories : on doit donc
la restreindre au minimum indispensable pour empêcher la dissémination des vapeurs. Cette méthode a l'inconvénient de ne pas enlever la
vapeur d'eau provenant des gouttelettes projetées par le métier à filer.

Aspiration d'air chaud. — L'air chaud dissipe les buées d'une
manière si visible que les ouvriers anglais disent qu'il mange la buée :
the steam is eaten by the hot air. L'aspiration doit se faire sans
créer une dépression trop grande, pour ne pas renouveler trop rapidement l'air chargé de vapeur. On cite quelques installations réus-
sies en Allemagne et en Angleterre (3). Chez M. Cosserat, à Amiens,
on a placé trois ventilateurs dans le mur et au plafond ; l'air aspiré
s'échauffe en circulant autour d'une batterie de tuyaux à ailettes
avant d'entrer dans l'atelier. M. Vanoutryve (de Roubaix) aspire l'air
au travers d'un coffre ajouré, renfermant un large tube de vapeur (4).

Dans certains cas, l'aspiration est aidée d'un refoulement.

Refoulement d'air chaud. — Dans une teinturerie de Düren, on a
obtenu de bons résultats en refoulant de l'air à travers une batterie

(1) *Bull. de l'Association des industriels de France*, 1897, p. 181.
(2) *Bull. de l'Inspection du travail*, 1905, p. 104.
(3) *Bull. de l'Inspection du travail*, 1906, p. 73.
(4) Comité des industries françaises de la teinture. L'élimination des buées,
p. 48-52. 1 brochure de 60 pages, publiée par l'Union des Syndicats patronaux des
industries textiles de France. Paris, 1907, 15, rue du Louvre.

où il s'échauffe à 50° et en conduisant cet air par une canalisation au-dessus de chaque bac contenant l'eau chaude.

Chez M. Mauchauffié à Troyes, chez M. Hubault à Amiens, le même procédé a été employé, mais la canalisation ne s'approche pas autant des points de formation des buées. L'air usé est évacué par des ouvertures convenablement disposées dans la toiture, et certains ateliers ont en outre des ventilateurs aspirants à faible débit, pour faciliter cette évacuation.

Le procédé par refoulement d'air sec et chaud paraît avoir résolu la question si importante de la ventilation dans les filatures de lin au mouillé, où il est nécessaire, tout en faisant disparaître les buées, de maintenir une température et un degré hygrométrique déterminés. Dans l'une des plus grandes filatures de Lille, l'air atmosphérique est aspiré, réchauffé par un aéro-condenseur et envoyé au moyen de deux puissants ventilateurs dans une chambre à air occupant tous les combles d'un bâtiment à trois étages. Cet air s'écoule ensuite sous un léger excès de pression par une multitude d'ouvertures dans l'atelier de dévidage qui occupe le troisième. De là, il passe par des orifices semblables percés dans le plancher dans un premier atelier de filage placé au second. En même temps qu'il entretient une température convenable, il absorbe l'excès d'humidité provenant des bacs et des projections des ailettes, et le degré hygrométrique se maintient dans des limites convenables. Le même air arrive au premier étage, qu'il traverse de haut en bas, comme les autres ateliers. Là se trouvent encore des métiers à filer, les numéros sont plus gros, et la température et le degré hygrométrique doivent être plus élevés. Enfin il s'échappe dans l'atmosphère, après avoir traversé le magasin et le paquetage situés au rez-de-chaussée.

L'air de tout le bâtiment se renouvelle dix fois par heure; la température des salles de filage ne dépasse pas 27° ni le degré hygrométrique 80 p. 100.

Une autre filature importante, sise à Pérenchies, s'est contentée de distribuer l'air sec et chaud au moyen d'un large tuyau en tôle, muni d'un grand nombre de bouches. L'air se déverse en nappe et entraîne l'air usé de haut en bas, comme dans l'exemple précédent (1).

ASPIRATION ET REFOULEMENT D'AIR CHAUD COMBINÉS. — MM. Gillet, teinturiers à Lyon, ont réalisé la disparition des buées de la façon suivante : tous les bacs à eau chaude ont été réunis dans un même local qui a été isolé autant que possible de l'atmosphère extérieure : murs épais, double toiture vitrée, etc. Quatre ventilateurs refoulent de l'air dans un conduit rectangulaire en bois, assez large, adossé à l'un des murs latéraux. Dans ce conduit circulent des tubes de vapeur munis de valves de réglage. Sur la face du conduit qui regarde

(1) Rapports annuels des inspecteurs divisionnaires du travail, 1905, p. 119-120.

l'atelier, sont ménagées des ouvertures en forme de rectangles allongés dans le sens horizontal, par où s'échappe l'air. Celui-ci traverse la salle en passant un peu au-dessus des bacs et gagne l'autre façade latérale, où se trouve à un niveau un peu plus élevé une autre série de ventilateurs aspirants à moindre débit.

AIR COMPRIMÉ.

LES CAISSONS. — Pour établir les piles d'un pont, pour creuser les fondations d'un bassin, pour percer des tunnels, il est souvent nécessaire de travailler à une certaine profondeur au-dessus du niveau de l'eau. On se sert alors d'appareils dits « caissons », que l'on descend au point où doivent être exécutés les travaux et dans lesquels la pression de l'air est élevée de façon à équilibrer la pression du liquide.

Les ouvriers qui travaillent dans les caissons se donnent le nom de « tubistes ».

Ainsi que le montre la figure 54, le *caisson* destiné à une *pile* de pont, par exemple, consiste essentiellement en une vaste caisse de tôle, assez grande pour contenir la pile, ouverte par en haut, et assez haute pour que son bord supérieur s'élève de 2 ou 3 mètres au-dessus de l'eau, quand son bord inférieur ou *couteau* repose sur le lit de la rivière. A une certaine hauteur au-dessus de ce bord inférieur, $1^m,80$ environ, se trouve un solide plancher de fer traversé par un certain nombre de *cheminées* qui se terminent par des *écluses* ou *sas à air*.

Les unes servent au passage des ouvriers, les autres à l'entrée des *matériaux* et à l'évacuation des *déblais*. L'espace compris entre le fond du caisson et le sol sur lequel il repose s'appelle la chambre de travail. C'est là que les ouvriers se tiennent ; on les voit sur la figure 55.

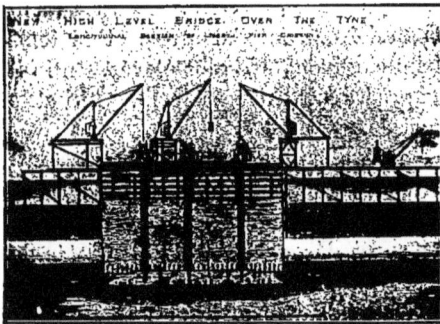

Fig. 55. — Caisson à air comprimé (1).

On échoue le caisson à l'endroit qu'il doit occuper, son bord inférieur ou *couteau* reposant sur le lit du fleuve ; puis on envoie de l'air comprimé dans une des cheminées. L'eau est chassée de celle-ci et de la chambre de travail, de sorte que les ouvriers peuvent y pénétrer.

(1) Les figures 55 à 58 ont été obligeamment communiquées par le Dr OLIVER et sont extraites de son intéressant travail : Compressed air illness or caisson disease. Trad. franç. in *Annales d'hygiène publique et de méd. lég.*, 1906, p. 398, et *Bull. de l'Inspection du travail*, 1907, nos 3 et 4, p. 646.

Au fur et à mesure qu'ils creusent le sol sous le *couteau*, le caisson s'enfonce par son poids, et on aide sa descente en le remplissant de maçonnerie ou de béton, entre les cheminées et les parois, au-dessus de la chambre de travail, jusqu'à atteindre et dépasser le niveau de l'eau.

On continue à maçonner la pile au-dessus du caisson et au-dessus de l'eau, au fur à mesure qu'il descend, jusqu'à ce qu'il atteigne la profondeur considérable fixée pour la fondation, 20 à 30 mètres au-dessous du lit de la rivière par exemple.

Suivant la profondeur atteinte par le caisson, la pression nécessaire

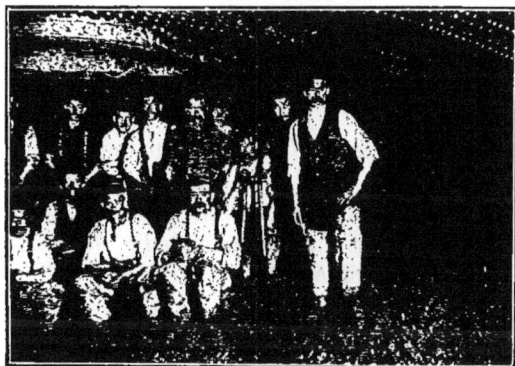

Fig. 56. — Ouvriers tubistes dans la chambre de travail.

pour refouler l'eau est plus ou moins forte. Cette pression est précisément égale au poids d'une colonne d'eau de même hauteur que la nappe qu'il s'agit de refouler. Par centimètre carré et pour une hauteur d'eau de 10 mètres au-dessus du niveau du travail, la pression est de 1 décimètre cube d'eau, c'est-à-dire de 1 kilogramme :

$$0^{m2},0001 \times 10 \text{ mètres} = 0^{m3},001.$$

A 20 mètres de profondeur, la pression est de 2 kilogrammes par centimètre carré ; à 30 mètres, de 3 kilogrammes, et ainsi de suite. On dit aussi que la pression est, à ces profondeurs, de 1, 2 ou 3 atmosphères, et il est entendu que ces pressions s'ajoutent à la pression atmosphérique (1).

L'emploi des caissons à air comprimé ne remonte pas à une date très ancienne ; l'ingénieur français Trigler s'en servit pour la première fois, il y a un peu plus d'un demi-siècle, pour atteindre la couche de houille signalée au-dessous de la Loire à Douchy. De nos jours, l'air comprimé et les caissons ont pris une grande importance dans la

(1) Rigoureusement, la pression de l'atmosphère est contrebalancée par une hauteur d'eau de $10^m,33$ et non de 10 mètres. Il faut observer aussi que, dans certaines circonstances, la pression dans le caisson peut être plus élevée que celle qui correspond à la hauteur de l'eau. La différence peut atteindre $0^{kg},5$ en plus.

technique des travaux publics : on ne construit plus de ponts, on ne creuse plus de bassins, on n'établit plus de jetées, en un mot, on n'exécute plus de travaux un peu importants au-dessous du niveau de l'eau sans y avoir recours.

LA MALADIE DES CAISSONS. — Dès le début de l'emploi des caissons, on a reconnu que les ouvriers occupés dans la chambre de travail étaient sujets à des troubles de santé dont on trouvera la description et l'explication dans la deuxième partie du présent ouvrage.

Il n'est pour ainsi dire pas d'entreprise où ces accidents ne se produisent plus ou moins nombreux, plus ou moins graves, suivant la profondeur, c'est-à-dire suivant la pression de l'air, et surtout suivant les mesures de précaution prises et l'organisation du travail.

Pol et Watelle furent les premiers à étudier ces troubles, que les ouvriers français appellent « moutons », « coups de pression », et les ouvriers anglais « bends ». Il s'agissait du creusement de puits à houille à Douchy (1854). L'air était comprimé sous une pression de $3^{kg},5$. Sur 74 hommes occupés, 47 supportèrent bien le travail. 25 l'abandonnèrent pour cause de maladie, et 2 moururent. La plupart des cas (16) présentèrent une certaine gravité. Tous se produisirent après la décompression.

Pendant la construction du pont de Brooklyn, en 1873, Andrew Smith observa 110 cas, dont 3 mortels. La pression avait varié de 1 à $2^{kg},5$.

Au pont de Saint-Louis, sur le Mississipi, 600 ouvriers furent occupés ; 119 eurent à subir la maladie des caissons et 14 en moururent.

A Unndorf, sur le Danube, il y eut 320 accidents intéressant 178 ouvriers ; 675 furent employés. Au début, la pression étant supérieure à 2 kilogrammes, il y a eu 7 cas mortels en six mois parmi 50 ouvriers ; mais, l'organisation du travail ayant été modifiée, on ne compta plus que 2 cas de mort pour 120 ouvriers pendant quinze mois.

Au pont de Williamsbourg, la pression étant un peu supérieure à 3 kilogrammes, pas de cas mortel. Au pont de Manhattan, pression inférieure à 3 kilogrammes, 5 cas suivis de mort. Au tunnel sous l'East-River, pression de $3^{kg},5$, 4 morts.

Le nombre des accidents survenus dans l'air comprimé a été également élevé en Hollande, où ce système est très employé, vu la configuration du pays et la grande quantité des travaux entrepris sous l'eau. Ce pays a, le premier, réglementé le travail dans les caissons (1).

La *Cleveland bridge and Engeneering Company*, chargée d'établir le viaduc du chemin de fer sur la Tyne, n'avait, en 1905, deux ans après le début des travaux et grâce aux mesures prises, aucune mort à enregistrer.

Sur 100 000 journées d'ouvriers « tubistes » employés aux travaux du port du Havre de 1900 à 1906, M. Fontaine, inspecteur du travail,

(1) Ordonnance Royale du 28 juin 1905, *Bull. Insp. du trav.*, 1907, p. 621.

a relevé 295 accidents ayant entraîné 4 morts, 22 incapacités permanentes et 253 incapacités temporaires ; pour 16 accidents, la suite a été inconnue (1). Tous les travaux ont été exécutés à une pression moyenne de $2^{kg},3$. Il résulte des chiffres recueillis par M. Fontaine qu'il s'est produit « un coup de pression » par 341 journées individuelles de travail : proportion énorme, puisque, d'après le relevé de tous les accidents du travail survenus en 1901, on n'a observé qu'un accident pour 3 360 journées individuelles de travail environ.

PROPHYLAXIE DES ACCIDENTS. — **Projet de règlement.**
— La Commission d'hygiène industrielle du ministère du Travail a récemment étudié avec le plus grand soin un projet qui organise d'une façon complète la prophylaxie des accidents de l'air comprimé (2). On le trouvera ci-après (p. 385). En l'analysant, nous passerons successivement en revue toutes les précautions qu'il est nécessaire d'observer pour réduire au minimum les dangers de l'air comprimé.

Ces précautions sont déjà réalisées par tous les entrepreneurs expérimentés qui dirigent des travaux importants. Les dépenses qui en résultent sont bien inférieures aux charges qu'ils auraient à subir, en ne les prenant pas, du fait des incapacités de travail qui se multiplieraient sur leurs chantiers.

Choix des ouvriers. — **Examen médical**. — Le premier point à considérer concerne le choix des ouvriers admis à travailler dans le caisson. En pratique, on n'y emploie pas d'ouvriers au-dessous de dix-huit ans. Oliver demande qu'on les choisisse entre vingt et trente ans pour que leurs tissus soient encore élastiques ; qu'ils ne soient pas alcooliques, qu'ils n'aient pas de catarrhe du nez ni du larynx, qu'ils n'aient rien au cœur ni aux poumons. Ils devront donc passer un examen médical qui constatera leur aptitude (art. 1er), et cet examen sera renouvelé après cinq jours pour voir si le séjour dans le caisson n'a rien manifesté d'anormal dans leurs organes. Il sera répété tous les mois pour le même motif (art. 2 et 3). Tout ouvrier en état d'ébriété devra être exclu du chantier.

Valeur absolue de la pression. — Quelle pression peut-on atteindre sans danger pour les ouvriers? Hersent, d'une part, le Dr Lépine et d'autres physiologistes, de l'autre, ont fait des recherches expérimentales à ce sujet, sans arriver à des conclusions précises. Cependant il résulte de leurs observations que, si la compression est faite sans brusquerie, les ouvriers supportent très bien les pressions au-dessous de 3 kilogrammes. A 4 ou à 5 kilogrammes, le nombre

(1) *Bull. de l'Inspection du travail*, 1906.
(2) En outre des savants et techniciens distingués qui forment sa partie permanente, la Commission avait été complétée par les deux principaux entrepreneurs des travaux de caissons du Métropolitain à Paris ; par deux délégués du syndicat des ouvriers tubistes et par deux ingénieurs en chef des ponts et chaussées ayant dirigé d'importants travaux d'air comprimé.

des accidents a tendance à augmenter ; de plus, on court des risques d'intoxication par l'oxygène. Des animaux placés dans l'air comprimé à 12 kilogrammes éprouvent de ce chef de véritables convulsions.

Durée du travail. — On a constaté expérimentalement sur les chantiers à air comprimé que le nombre des coups de pression diminue quand on diminue la durée des reprises de travail, et les physiologistes demandent que cette durée soit d'autant plus courte que la pression est plus élevée (art. 5).

Au pont de Saint-Louis, où la pression était de $4^{kg},5$, les accidents ont diminué lorsque la durée des séances de travail fut réduite à trois heures, puis à deux heures ; finalement, ils disparurent avec des séances d'une heure.

En ce qui concerne les pressions inférieures à 2 kilogrammes, la durée du travail ne paraît pas exercer sur le nombre des accidents une influence marquée.

Expériences de Haldane et Boycott. — Haldane a fait, avec Boycott, du Lister Institute, de nombreuses expériences pour étudier l'influence de la durée du travail sur le nombre des accidents qui se produisent pendant la décompression (1).

Le Dr Ludwig Mond F. R. S., ayant offert au Lister Institute une grande cloche en acier qui peut aisément contenir plusieurs hommes ou un grand nombre d'animaux, ils ont fait plusieurs centaines de décompressions de 1906 à 1907, et le lieutenant Damant a fait des expériences analogues par des plongées en mer, à grande profondeur, sur lui-même et sur d'autres.

Haldane et Boycott ont choisi des chèvres pour leurs expériences, car les petits animaux sont inutilisables à cause de la rapidité de leur circulation. Ils supportent sans aucun accident des durées de séjour suivies de décompression rapide qui tueraient certainement des chèvres et *a fortiori* des hommes.

Pour de longs séjours à pression élevée, les dangers de la décompression sont certainement encore plus grands pour les hommes que pour les chèvres.

Les expériences dont nous venons de parler ont montré avec certitude que, pour des conditions de décompression identiques, les symptômes observés sur les chèvres ont été plus graves à mesure que la durée de séjour atteignait ou dépassait deux heures.

Haldane considère cette durée de deux heures comme étant celle qui correspond pratiquement à la saturation du corps des chèvres par l'azote, et, pour des hommes, il estime que cette durée serait de quatre heures, à raison de la différence des échanges respiratoires par unité de poids et de la vitesse de circulation qui en résulte. Aussi trouve-t-il tout à fait insuffisante la durée de vingt minutes indiquée par von Schrötter pour cette saturation de l'homme. Il fait observer, en outre, que la saturation est atteinte beaucoup plus rapidement dans les parties du corps où la circulation est très active, mais que c'est de celles ou la circulation est lente qu'il faut s'occuper. Il ne faut pas oublier non plus que la graisse, comme l'a montré Vernon (d'Oxford) (2), absorbe environ six fois plus d'azote que le sang. Les réserves graisseuses du corps

(1) HALDANE, Congrès de Berlin, *loc. cit.*
(2) D. VERNON, *Proceedings of the Royal Society*, vol. LXXIX, 1907, p. 366.

forment ainsi un fort dépôt d'azote, ce qui augmente considérablement le temps nécessaire pour la saturation. Haldane admet aussi avec von Schrötter

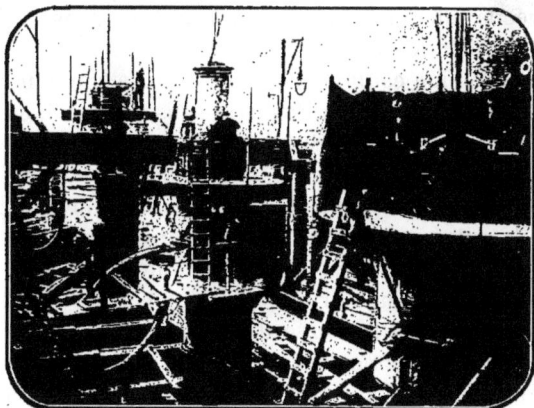

Fig. 57. — Chemins, des écluses, sas à air.

que, si une partie du corps prend une heure pour absorber la moitié de l'azote qui la saturerait, elle prendra une autre heure pour en absorber encore un quart (soit 3/4 en tout); puis encore une heure pour absorber 1/8 (en tout 7/8), etc. De même, si elle prend une heure pour se débarras- ser de la moitié de son azote, il lui en faudra deux pour en éliminer 3/4; trois heures pour 7/8, etc., et Haldane admet qu'il faut compter quarante-cinq minutes chez la chè- vre et soixante-quinze minutes chez l'homme (à proportion des échanges respiratoires, qui sont comme 3 et 5) pour que certaines parties du corps éliminent la moi- tié de leur azote.

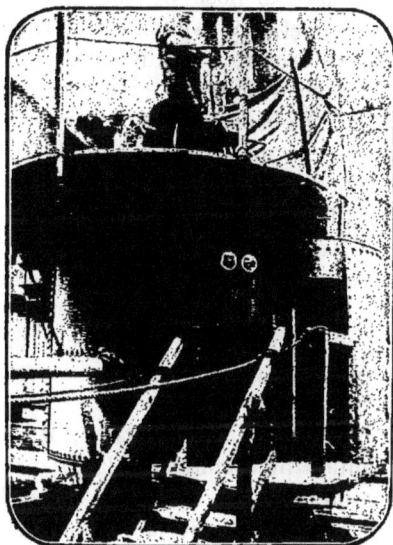

Fig. 58. — Détails d'une écluse.

Manœuvre des écluses. — Le *sas* à air peut être isolé de l'extérieur et de la cheminée par deux portes A et B, fermant hermétiquement ; celles-ci sont disposées de façon à s'ou- vrir contre la pression qui est la plus forte quand elles sup- portent des pressions diffé- rentes, de façon que celle-ci les maintienne fermées (art. 9). Veut-on introduire les ouvriers dans ce caisson? On tourne un robinet qui fait communiquer l'écluse avec l'extérieur. Quand la pression est la même, ou presque, des deux côtés de la porte A, celle-ci s'ouvre sans difficulté, et les ouvriers entrent dans l'écluse. Ils ferment la porte A et tournent un robinet qui fait communiquer l'écluse avec la cheminée. La pression s'élève dans l'écluse et colle fortement la porte A sur son cadre.

Quand la pression est la même dans l'écluse que dans la cheminée (et dans le caisson), la porte Bs'ouvre sans difficulté, et les ouvriers pénètrent dans le caisson. Si alors on ouvre le robinet qui va de l'écluse à l'extérieur, la pression tombe dans celle-ci. La pression du caisson colle fortement la porte B sur son cadre et tout est prêt pour une nouvelle entrée. On comprend de soi comment on effectuerait une sortie par les opérations inverses. Pour les déblais, il en est de même; cependant, dans certains cas, les écluses à déblai ont des portes qui s'ouvrent à l'inverse des autres. Elles doivent alors être munies d'un enclenchement (art. 9).

Le tuyau amenant l'air comprimé aboutit un peu au-dessous de l'écluse; ce tuyau est toujours pourvu de soupapes pouvant l'obturer automatiquement, dès que la pression dans la tuyauterie s'abaisse au-dessous de la pression qui existe dans le caisson (art. 11).

Dans chaque écluse ou *sas* doit exister au moins un appareil indiquant la pression à chaque instant. Le manomètre employé doit être disposé de façon que les variations de pression dans l'écluse et dans la chambre de travail puissent être observées à la fois de l'intérieur de l'écluse et de l'extérieur.

Pour permettre de contrôler les opérations et de constater que les ouvriers observent les vitesses de décompression prescrites, il est utile qu'un des manomètres soit du type enregistreur (art. 4). D'un coup d'œil, on lit sur le tambour, sans contestation possible, l'histoire détaillée de tous les éclusements de la journée.

Vitesse de compression et de décompression. — La *compression* cause quelques incommodités auxquelles on remédie en faisant des mouvements de déglutition; mais on ne pense pas qu'elle fasse courir de dangers sérieux, si elle n'est pas extrêmement rapide. L'article 4 la fixe à quatre minutes par kilogramme de pression.

Quant à la *décompression*, il est nécessaire qu'elle soit très lente, d'autant plus lente que la pression est plus élevée et qu'elle a été maintenue plus longtemps, car la théorie des embolies gazeuses explique bien que la saturation du sang et des tissus en azote et en acide carbonique est plus complète et plus profonde dans ce cas.

Les scaphandriers mettent en général peu de temps pour remonter à la surface de l'eau; mais il faut penser qu'ils travaillent le plus souvent à faible profondeur et qu'ils sont restés peu de temps sous l'influence de la pression; leur organisme a donc peu d'azote à libérer.

S'ils travaillent à grande profondeur, comme il arrive en mer, les coups de pression sont fréquents parmi eux. On a remarqué également que l'ouvrier chargé des manœuvres d'éclusement et de déséclusement est généralement indemne, parce qu'il reste moins longtemps « sous pression ».

Paul Bert, qui a établi la théorie pneumatique de la maladie des caissons, estime que la décompression doit être très lente. Hill et Macleod demandent une demi-heure à une heure pour les hommes qui ont travaillé quatre heures à une pression de 2 kilogrammes (1). Au pont d'Argenteuil en 1862, au bassin de Missiessy en 1879, Follet se contentait d'un éclusement d'une minute par atmosphère pour une compression de $2^{kg},7$.

Les Drs Heller, Mager et Von Schrœtter déclarent que la décompression doit durer deux minutes par dixième d'atmosphère ou par mètre de profondeur (vingt minutes par kilogramme de pression) (2).

Enfin le Dr Vallin, chargé du rapport demandé par le préfet de la Seine au Conseil d'hygiène et de salubrité sur la question des « tubistes », estime que le temps indiqué par Follet est insuffisant et explique que de nombreux accidents en ont été la conséquence ; par contre, à son avis, le temps préconisé par les derniers observateurs est exagéré et basé seulement sur des considérations théoriques.

Il pense que pour des ouvriers jeunes, vigoureux et bien choisis, on peut réduire la durée du déséclusement à cinq minutes par kilogramme de pression (3).

Il faut, en effet, tenir compte du côté pratique du problème. L'éclusement ne doit pas être d'une durée trop longue, car les ouvriers s'y soumettent difficilement.

On ne saurait s'imaginer l'impression désagréable éprouvée lorsqu'on passe du milieu chaud et humide qu'est la chambre de travail du caisson dans le sas à air, dont la température s'abaisse constamment pendant la décompression et dont l'exiguïté est gênante quand l'équipe est nombreuse.

Néanmoins, le temps demandé par M. Vallin nous semble bien court, et nous pensons qu'on doit s'en tenir aux vitesses de compression et de décompression conseillées par la Commission d'hygiène industrielle (art. 4), savoir : dix minutes par kilogramme de pression, au-dessous de 2 kilogrammes, et davantage au-dessus.

(1) HILL et MACHOU, Journal of Hygiène, vol. III, p. 436, 1903. — Proceedings of the royal Society, vol. LXX, p. 455, 1903 ; vol. LXXVII, p. 442, 1796, vol. LXXIX, p. 21, 1907 (cité par Haldane).

(2) HELLER, MAGER et VON SCHRŒTTER, Die Luftdrucker Krankungen, Vienne, 1900. — VON SCHRŒTTER, Der Strauerstoff in der Prophylaxie und Therapie de Luftdrucker krankungen, Berlin, 1906 (cité par Haldane).

(3) Dr VALLIN, Rapport au Conseil d'hygiène. Bull. municipal officiel de la ville de Paris, 20 avril 1906.

Système de décompression de Haldane. — En outre, il y a lieu de tenir compte d'une considération importante indiquée par Haldane et qui permet d'utiliser avec une grande efficacité le temps accordé pour la décompression. Haldane fait observer que la pratique des travaux de caissons a montré qu'au-dessous de 2 kilogrammes de pression absolue (10 mètres de profondeur d'eau) les accidents sont pour ainsi dire inconnus, quelle que soit la rapidité de la décompression. Or, d'après les lois de la solubilité des gaz, si l'on part d'une pression absolue quelconque, 6 atmosphères par exemple, et qu'on la réduise de moitié (3 atmosphères), le volume de gaz que l'organisme doit éliminer, mesuré à cette pression de 3 atmosphères, est précisément égal à celui qu'il élimine quand une pression de 2 kilogrammes est ramenée à la pression atmosphérique, c'est-à-dire réduite aussi de moitié.

A la pression $\frac{N}{2}$, le volume du gaz mesuré à cette pression est toujours αV ; mais, pour le comparer au précédent, il faut mesurer celui-ci à la presion $\frac{N}{2}$, et son volume sera $T\alpha V$.

Le volume de gaz à éliminer, mesuré à la pression $\frac{N}{2}$, sera donc :
$$2\alpha V - \alpha Y = \alpha V,$$
c'est-à-dire qu'il est bien indépendant de la pression initiale et qu'il est bien le même que lorsque $N = 2$ et $\frac{N}{2} = 1$ (pression atmosphérique).

L'effet physiologique doit donc être le même dans les deux cas, c'est-à-dire inoffensif, et, quelle que soit la pression initiale, on peut sans danger la réduire très rapidement de moitié tout d'abord.

Les expériences d'Haldane ont même montré que la pression peut être réduite sans danger dans le rapport de 2,3 à 1 en quatre minutes. Une chute rapide de 6 à $2^{atm},6$ ne produit aucun accident, bien que la chute de pression soit de $3^{atm},4$, parce que le rapport des pressions initiale et finale ne dépasse pas celui de 2,3 à 1.

Avec les mêmes animaux et la même chute de pression, le passage de $4^{atm},4$ à 1 produit des effets désastreux, parce que le rapport est maintenant de 4,4 à 1.

Une fois la pression initiale réduite de moitié, il faut marquer un temps d'arrêt et laisser l'organisme se débarrasser de son azote. Si l'on voulait attendre qu'il ait perdu tout ce qu'il doit perdre à cette pression, ce serait très long, comme on l'a vu par la loi de *dénaturation*, que Haldane et von Schrœtter ont proposée : mais c'est inutile.

Après la première chute brusque qui réduit de moitié la pression initiale, Haldane conseille de poursuivre en diminuant la pression par paliers et par différences constantes de $0^{atm},3$ correspondant à 3 mètres d'eau de mer. Si la pression absolue est de h atmosphères à un moment donné, on la ramène donc à $h - 0,3$, et, pour qu'on puisse le faire sans danger, il suffit, d'après ce que nous avons dit, qu'on ait attendu suffisamment pour que la pression de l'azote dans les tissus soit tombée au double de celle qu'elle va prendre. Il n'est donc pas nécessaire que cette pression soit devenue h. Il suffit qu'elle soit moindre que $2(h - 0,3)$, c'est-à-dire moindre que $2h - 0,6$.

Table de plongées de la Marine britannique. — En se basant sur ces considérations Haldane, a fait adopter par la Commission de l'Amirauté une *Table de plongées*, qui est maintenant en vigueur dans la Marine britannique pour le service des scaphandriers et qui indique, d'après le temps passé sous l'eau (correspondant à une saturation d'autant plus profonde des tissus) la durée des arrêts que le plongeur doit faire en remontant de 3 en 3 mètres.

TABLE DES PLONGÉES EN USAGE DANS LA MARINE BRITANNIQUE.

PROFONDEUR		PRESSION ABSOLUE en atmosphères.	DURÉE du séjour sous l'eau jusqu'au commencement de la remontée.	DURÉE des arrêts et profondeurs auxquelles ils se font.				DURÉE TOTALE de la remontée en minutes.
en brasses (anglaises).	en mètres.			12 mètres.	9 mètres.	6 mètres.	3 mètres.	
18 à 20	33 à 36 1/2	4,5	15 minutes ou moins....	»	2	3	7	15
			15 à 25 minutes.........	»	5	5	10	23
			25 à 35 (*) —	»	5	13	15	33
			35 à 60 —	5	10	15	25	57
			60 à 120 —	10	20	30	35	97
			au-dessus de 120 minutes.	30	35	35	40	142

(*) Durée habituelle des plongées.

On voit que, quand la durée du séjour dépasse deux heures, la durée des arrêts est presque uniforme et qu'elle n'est pas loin de l'être pour les séjours de plus d'une heure (qui sont la règle en matière de caisson).

Nous proposons donc de retenir comme une amélioration très importante de la décompression la chute brusque de la moitié de la pression (absolue). La pression restante serait ensuite divisée en fractions de $0^{atm},3$, et le temps accordé pour la décompression serait lui-même partagé dans le même nombre de durées égales, qui marquent autant d'arrêts.

Un nombre considérable de plongées ont été faites dans ces conditions sans aucun accident, et on a fait aussi un grand nombre d'expériences sur les animaux pour comparer les deux méthodes de décompression, celle qui procède par paliers et celle de la vitesse uniforme. La première s'est montrée très supérieure.

En résumé, il convient de retenir : 1° que la décompression doit être aussi longue que possible et d'autant plus longue que la pression à été élevée ; 2° que le temps employé pour la décompression doit être compris dans la durée du travail ; 3° que la décompression doit toujours se faire sous le contrôle d'un contremaître ou d'un ouvrier responsable, tout au moins que le robinet de décompression ne doit pas pouvoir être ouvert plus qu'il ne convient ; 4° que le sas à air doit être chauffé ou que des vêtements chauds doivent être donnés aux ouvriers à l'entrée du sas.

Enfin, étant donné que des accidents se manifestent d'une manière tardive, on doit disposer sur le chantier d'une écluse de recompression, où les ouvriers victimes d'accident puissent être remis sous l'influence de l'air comprimé (art. 13); c'est la meilleure manière de résorber les embolies gazeuses.

Robinets de sûreté. — On sait que la vitesse d'écoulement des gaz par une ouverture est sensiblement proportionnelle à la racine carrée de la différence de pression entre les deux milieux, c'est-à-dire que, si l'on représente cette loi par la formule $V = K \sqrt{H}$, on aura : $V > V'$ si $H > H'$. En d'autres termes, la chute de pression est d'autant plus accélérée que la différence de pression est plus grande, circonstance en complet désaccord avec la nécessité d'assurer une décompression plus lente pour les fortes pressions.

M. l'ingénieur en chef des ponts et chaussées De Volontat a combiné un détendeur automatique de pression, grâce auquel la section d'écoulement de l'air est toujours réglée d'une manière inversement proportionnelle à la différence de pression. Malheureusement l'appareil De Volontat est fragile, et, en hiver, la vapeur refroidie par la détente de l'air se transforme en glaçons qui obstruent l'étroit passage limité par l'obturateur.

Le même reproche peut être adressé à d'autres détendeurs, notamment à celui qui a été employé pendant la construction du tunnel du chemin de fer de Battery, à Brooklyn, et dont la description a été publiée par le *Gewerblich technischer Ratgeber*.

L'inconvénient reproché à ces appareils leur a fait préférer des robinets moins parfaits en théorie, puisque la section d'écoulement reste invariable pendant un temps donné, mais plus pratiques. Ces robinets sont munis de mannettes pourvues de crans d'arrêt, permettant d'arriver à l'ouverture finale par étapes.

Pour quelques-uns de ces derniers appareils, la position de butée ne peut être modifiée que par le surveillant et non par le ou les ouvriers se déséclusant, qui, eux, trouvent toujours l'opération trop longue.

M. Vallin recommande de régler en tout cas la section d'écoulement ou de débit du robinet, de manière que, si celui-ci est ouvert brusquement, par suite d'un accident ou d'une fausse manœuvre d'un ouvrier trop pressé, la pression ne puisse tomber au niveau de la pression atmosphérique en moins de quatre minutes par kilogramme de pression.

Ventilation des caissons. — Le renouvellement de l'air des chambres de travail est particulièrement important. Il n'est pas seulement nécessaire aux *tubistes*, comme il l'est à tous les travailleurs, et ce n'est pas uniquement parce que leur travail les soumet à des conditions anormales et déprimantes que l'air pur leur est plus indispensable encore qu'à d'autres.

Plusieurs statistiques citées par Langlois (1) et Oliver (2) montrent que le coup de pression lui-même est fréquent là où l'aérage est défectueux, et qu'il devient rare quand le caisson bénéficie d'une ventilation énergique.

Aussi bien on ne trouvera pas exagérés les 40 mètres cubes par tête et par heure que demande la Commission (art. 6), ni la limite de 1/1 000, fixée pour le taux d'acide carbonique.

C'est pour les mêmes motifs qu'on demande une hauteur de 1^m,80 sous le plafond de la chambre de travail et aussi pour permettre aux ouvriers de se tenir debout.

Réalisation de la ventilation. — La présence de nombreux ouvriers dans un espace restreint, la consommation d'oxygène et la production d'acide carbonique causées par les lumières (quand l'éclairage n'est pas électrique), le dégagement de gaz délétères par les couches du sol traversées, l'introduction d'un air déjà impur, tout contribue à vicier l'air des chambres de travail.

Au début, le renouvellement de l'atmosphère est assuré par l'air comprimé lui-même ; la pression dans le caisson étant toujours un peu supérieure à celle qui serait strictement nécessaire pour empêcher la rentrée de l'eau, une certaine quantité d'air filtre à travers le terrain par-dessous le couteau, de sorte que, en réalité, il y a dans la cheminée et dans la chambre de travail une circulation d'air du haut vers le bas. Ces sorties d'air se traduisent parfois par de grosses bulles qui s'échappent au-dessous du couteau et que les ouvriers appellent des *renards*. Les *renards* produisent quelquefois des chutes brusques de pression qui offrent les dangers d'une décompression trop rapide.

Lorsque les caissons s'appuient solidement sur un sol imperméable et lorsqu'ils traversent des couches d'argile, il n'y a plus de sortie d'air, et l'aération doit être assurée différemment. La sortie d'air est même nécessaire pour que le caisson ne soit pas soumis à une pression trop forte pour sa résistance (éclatement du caisson). Généralement le maintien de la pression jugée nécessaire est assuré par des soupapes placées vers le haut de la cheminée et réglées convenablement. En faisant aboutir le tube du compresseur d'air dans la chambre de travail, l'aération se fait convenablement.

Ventilation des écluses. — La ventilation du sas à air n'est pas moins désirable ; cette ventilation doit se combiner, s'il y a lieu, avec le chauffage de l'air introduit.

Très souvent le sas à air a un diamètre et une hauteur inférieurs à 2 mètres ; il est presque toujours obstrué par les gaines d'évacuation

(1) Langlois, Rapport à la Commission d'hygiène industrielle. *Bull. de l'Inspection du travail*, 1997, p. 667.

(2) *Loc. cit.*

des matériaux et par l'ouverture de la cheminée conduisant à la chambre de travail.

De plus, tous les ouvriers tubistes voulant se faire écluser en même temps, il arrive que l'air s'y trouve très vicié.

Pour renouveler cet air, on peut ouvrir le robinet de compression en même temps que celui de décompression, mais beaucoup moins. Le branchement d'air comprimé peut traverser un réchauffeur à vapeur. C'est ce dernier procédé qui a été employé à Brooklyn.

Précautions contre les accidents corporels. — En dehors des mesures d'hygiène qui précèdent, nous n'avons plus à signaler, dans le règlement de la Commission, que quelques mesures de précaution contre les accidents corporels dont les ouvriers peuvent être victimes.

C'est d'abord l'obligation de mettre une soupape automatique sur le tuyau d'amenée d'air, pour qu'un arrêt du compresseur ne cause pas l'envahissement de l'eau dans la chambre.

De même, la pression de l'air introduit doit être réglée automatiquement (art. 11).

Si un ouvrier est pris d'un vertige causé par un « coup de pression » en sortant de l'écluse, il peut faire une chute dangereuse si les échelles et passerelles qui conduisent de l'écluse à la terre ferme ne sont pas organisées spécialement pour l'éviter (art. 8).

De même la montée par les échelles est souvent périlleuse, s'il manque des échelons, si la boue rend les barreaux glissants, si l'éclairage est insuffisant.

L'article 10 y pourvoit, et l'article 15 exige que tout le matériel dont dépend la sécurité des ouvriers soit soumis à une vérification hebdomadaire.

Enfin, si un ouvrier est frappé d'un coup de pression, il faut qu'il soit soigné efficacement. Il le sera grâce à une boîte de secours et à une écluse de recompression (art. 13).

Aux grandes profondeurs, les ouvriers devront reposer une demi-heure en sortant du caisson. En outre, ils seront groupés autour du chantier pour que le médecin puisse les secourir rapidement (art. 14).

Un projet de décret réglementant le travail dans l'air comprimé a été adopté en deuxième lecture par la Commission d'hygiène industrielle (Voy. plus loin).

Mais il convient d'observer que ce projet doit être encore soumis au Comité des arts et manufactures et au Conseil d'État, qui lui feront subir d'importantes modifications.

L'ASSAINISSEMENT DU TRAVAIL.

II. — L'OUVRIER.

HYGIÈNE CORPORELLE.

Les lois et règlements sur l'hygiène du travail ne demandent pas seulement que les employeurs l'assainissent en aérant les ateliers, en les ventilant, en enlevant les gaz et vapeurs toxiques et les poussières, mais ils exigent encore qu'ils mettent l'ouvrier à même de se mieux défendre par la propreté corporelle contre les dangers qui le menacent. Pour assurer complètement son hygiène, il faut aussi que l'exercice de l'industrie n'entraîne pas sa déchéance physique, en lui imposant des travaux trop pénibles ou des journées trop longues. Il faut qu'on ne confie pas à des enfants trop jeunes, ou à des femmes, des travaux excédant leurs forces. Il faut enfin qu'une surveillance médicale, convenablement organisée, vérifie périodiquement l'état de santé des travailleurs, au moins de ceux qui sont le plus exposés, de façon à intervenir si une insalubrité se manifeste par ses effets, soit que les règlements ne soient pas observés, soient qu'ils se trouvent insuffisants.

Dans cette seconde partie de l'*assainissement du travail*, nous traiterons donc successivement : 1° de l'hygiène corporelle de l'ouvrier; 2° de l'influence de la fatigue et du surmenage; 3° de l'inspection médicale de l'industrie.

L'HYGIÈNE CORPORELLE ET LE RÈGLEMENT. — L'article 8 du décret du 29 novembre 1904 est ainsi conçu :

Art. 8. — Les ouvriers ou employés ne devront point prendre leurs repas dans les locaux affectés au travail.

Toutefois, l'autorisation d'y prendre les repas pourra être accordée, en cas de besoin et après enquête, par l'inspecteur divisionnaire, sous les justifications suivantes :

1° Que les opérations effectuées ne comportent pas l'emploi de substances toxiques ;

2° Qu'elles ne donnent lieu à aucun dégagement de gaz incommodes, insalubres ou toxiques, ni de poussières ;

3° Que les autres conditions d'hygiène soient jugées satisfaisantes.

Les patrons mettront à la disposition de leur personnel les moyens d'assurer la propreté individuelle, vestiaires avec lavabos, ainsi que de l'eau de bonne qualité pour la boisson.

Quels sont les moyens pratiques de satisfaire à ces prescriptions?

RÉFECTOIRES. — Dans les pages de ce volume que le Dr Courmont consacre à la tuberculose, on voit comment se forment les lésions pulmonaires et combien il est important de ne jamais manger dans l'atelier, de se rincer la bouche et de se laver les mains avant chaque repas. Chacun comprend aussi facilement qu'il faut éviter en mangeant d'absorber les poussières toxiques ou les produits malsains qui sont produits ou manipulés dans l'atelier. De plus, c'est quand le personnel quitte l'atelier pour les repas qu'on l'aère *quelquefois* par une large ouverture des portes et des fenêtres. S'il ne le quitte pas, cette ressource suprême et trop souvent unique de la ventilation disparaît.

Le règlement français n'a pas manqué, on vient de le voir, de consacrer cet important principe d'hygiène; et, sauf les cas où aucun danger n'est à craindre, les repas doivent être pris en dehors des ateliers. Toutefois, comme le règlement n'a pas été jusqu'à exiger qu'un réfectoire fût mis à la disposition des ouvriers, les inspecteurs sont portés à accorder assez largement les autorisations prévues par crainte d'obliger les ouvriers et les ouvrières à se réfugier chez les marchands de vin ou à rester sans abri.

Il faut dire d'ailleurs que, dans presque toutes les usines importantes, surtout celles qui occupent un nombreux personnel féminin, les industriels offrent aux ouvriers qui n'ont pas le temps de retourner chez eux des salles propres et chauffées, garnies de tables et de bancs, où ils peuvent déposer les aliments qu'ils apportent et les faire tiédir (1).

En outre, les bicyclettes et les tramways électriques facilitent dans bien des cas le retour au logis. Ce serait la meilleure solution en théorie. En pratique, elle est à peu près inapplicable quand la femme travaille elle-même au dehors, ce qui est fréquent dans les centres industriels. Il faut remarquer aussi qu'elle prélève le temps de deux trajets sur l'heure déjà maigre consacrée au repas de midi.

Le temps qui reste est à peine suffisant pour que des ouvriers, dont la dentition est presque toujours mauvaise, mastiquent comme ils le devraient les aliments souvent durs et grossiers qui composent leur menu. D'où des gros morceaux avalés à la hâte, des rasades abondantes pour les précipiter dans l'estomac et des digestions noyées et manquées, avec le cortège de maux et de dangers qui accompagnent la dyspepsie chronique.

Demandez à un ouvrier ou à une ouvrière des villes s'il digère bien. La réponse sera presque toujours négative, et il est permis de croire que la hâte du repas de midi joue son rôle dans cette incommodité.

Les ouvriers pourraient, dans bien des cas, obtenir des industriels d'avoir une pause d'une heure et demie ou deux heures au milieu

_____

(1) Dans un grand nombre d'usines d'Allemagne et de Belgique, les provisions apportées par les ouvriers pour leurs repas sont conservées au réfectoire dans des cases spéciales pourvues de portes fermant à clef.

du jour, comme la plupart des autres classes sociales : cultivateurs, employés et dirigeants. Mais ils ne le veulent pas. Pour maintenir la durée actuelle de la journée de travail, il faudrait arriver plus tôt à l'usine ou en sortir plus tard, et ils s'y refusent énergiquement.

LAVABOS. — Le Dr Georges Brouardel a fait ressortir l'importance des fonctions cutanées et celle des soins de propreté qu'elles nécessitent (1) : cette nécessité est plus grande pour certains travailleurs de l'industrie que pour qui que ce soit. Pour ne citer que quelques exemples, nous rappellerons les nombreux ouvriers exposés à l'empoisonnement saturnin, dont le mode d'intoxication le plus habituel consiste dans l'habitude d'absorber des aliments en les portant à la bouche avec les mains encore souillées de plomb. Les ouvriers exposés à d'autres poussières toxiques, ceux qui sont sujets à des dermatites professionnelles, ont aussi le plus grand intérêt à entretenir la propreté de leur peau (2).

Pour que les travailleurs consentent à utiliser les lavabos mis à leur disposition, il faut au moins deux conditions : qu'ils puissent le faire sans perte de temps et sans dégoût.

Pour satisfaire la première, il faut qu'ils n'attendent pas. Ils doivent donc disposer d'un nombre suffisant de cuvettes ou de bassins et les trouver sur le chemin de la sortie sans avoir de détour à faire (3). Le décret du 29 novembre 1904 est muet à ce sujet et se borne à demander des « moyens d'assurer la propreté individuelle ». Mais le décret du 28 juillet 1904 sur le couchage du personnel exige un lavabo au moins pour six personnes (art. 8).

Pour que les ouvriers utilisent les lavabos sans dégoût et sans craindre la contagion des maladies parasitaires ou virulentes dont leurs voisins peuvent être atteints, il faut que les objets mis à leur disposition soient autant que possible individuels, le savon et la serviette notamment. Du savon et une serviette individuelle sont d'ailleurs prescrits par l'article précité du décret du 28 juillet 1904. Enfin les lavabos doivent être installés sinon avec luxe, au moins avec propreté. L'écoulement des eaux de lavage doit être assuré.

Installation des lavabos. — Il est difficile d'établir une règle pour la forme à donner aux lavabos. Ils doivent différer d'après la disposition des lieux, d'après l'importance de la dépense qu'on peut y consacrer, d'après la nature des travaux exécutés par les ouvriers.

---

(1) G. BROUARDEL, Hygiène individuelle, in *Traité d'hygiène*. de BROUARDEL, CHANTEMESSE et MOSNY, fasc. II, p. 143.

(2) Le cancer se montre huit fois plus fréquemment chez les ramoneurs adultes que parmi la population masculine générale du même âge. D'après Oliver, cela serait dû à l'action irritante qu'exercerait la poussière de suie sur les tissus qui environnent les extrémités des lymphatiques. *Dangerous Trades*, p. 808.

(3) Un fondeur de Lille et quelques autre industriels du Nord se sont très bien trouvés de placer les lavabos à proximité du vestiaire dans une salle que les ouvriers traversent pour entrer et sortir.

Dans les ateliers où se produisent des fumées : usines à gaz, usines métallurgiques, etc., ce que les ouvriers préfèrent généralement, c'est un seau dans lequel ils se lavent non seulement les mains, mais la figure et la partie supérieure du corps, sans avoir à s'éloigner de leur poste de travail. Quelques industriels ont eu l'idée de placer dans ces mêmes ateliers des cuvettes ayant la forme représentée par la figure 59, en remplaçant les robinets par des pommes d'arrosoir.

Là ou la place fait défaut, on peut substituer aux cuvettes fixes des cuvettes à bascule pouvant se relever contre le mur.

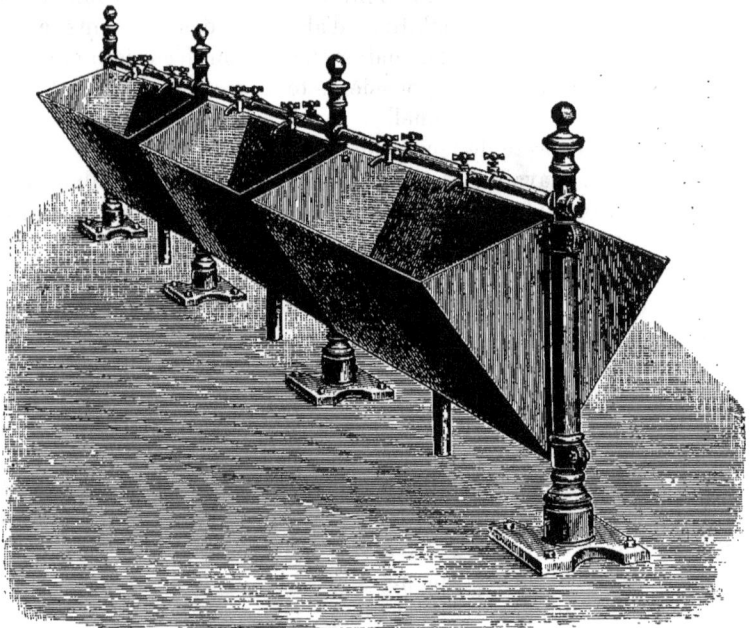

Fig. 59. — Lavabo permettant le lavage du haut du corps.

BAINS-DOUCHES. — Quant au bain-douche, c'est, dit Charles Cazalet, de l'eau tombant d'une pomme d'arrosoir en pluie bienfaisante, extrêmement diluée, qui peut s'arrêter à volonté, et non de l'eau lancée violemment par un jet. Le bain-douche permet à l'ouvrier de se savonner rapidement, puis de se rincer à fond sous un jet d'eau tiède. Sa durée est de quelques minutes et sa consommation d'eau faible. La place occupée par chaque baigneur est très petite, et le matériel est simple, de sorte que l'installation est économique. De nombreuses cabines peuvent être établies dans un espace restreint, et beaucoup d'ouvriers peuvent les fréquenter en même temps. Tous ces avantages rendent les bains-douches précieux pour les installations industrielles. Les compagnies de mines les ont installés en grand nombre, et les ouvriers les apprécient beaucoup. Les bains-douches ont reçu une large application dans les villes populeuses, particulièrement par l'œuvre des bains-douches à bon marché. Le D' Richard, du Conseil d'hygiène du Nord, préfère les bains-douches aux bains ordinaires dans les fabriques de céruse.

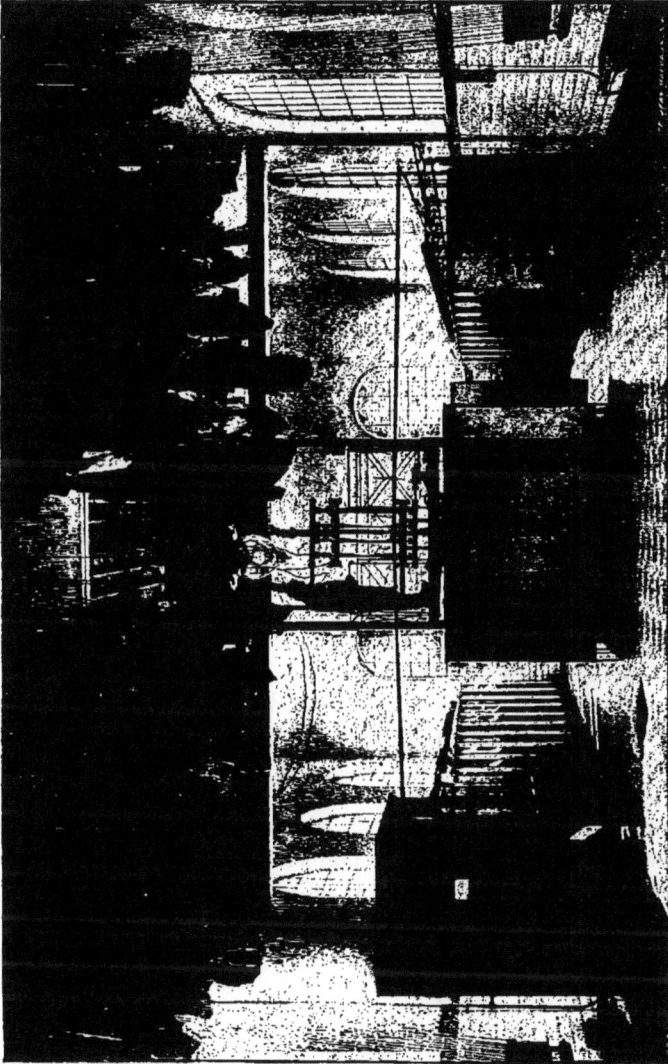

Fig. 60. — Bains-douches et penderies de vêtements dans les usines.

VESTIAIRES. — Le travail industriel permet rarement à des ouvriers soigneux de conserver pendant le travail les vêtements qu'ils portent pour venir de chez eux : ou bien le travail est salissant, ou la température des salles est élevée. Il faut donc un vestiaire pour déposer les habits de ville. La halte faite au vestiaire est d'ailleurs une occasion de prendre des soins de propreté et, à ce titre, elle doit être encouragée.

Peu de vestiaires sont disposés d'une manière pratique (1). En général, les placards en bois mis à la disposition du personnel sont en petit nombre et mal tenus; les vêtements sont serrés les uns contre les autres. Les ouvriers évitent de s'en servir par crainte des contaminations possibles et parce que le secret des poches n'y est pas assuré.

Dans les ateliers où il ne se produit ni poussières toxiques ni vapeurs, il n'y a aucun inconvénient à placer les armoires formant vestiaire dans les ateliers. Ces armoires peuvent être en tôle unie, en tôle perforée ou en métal déployé. Il est bon que chaque ouvrier ait une case séparée et munie d'un cadenas. Dans quelques usines, les vêtements sont pendus à une tringle qui est enlevée au plafond à l'aide de poulies pendant le travail (fig. 60).

Il faut chauffer les vestiaires; cela est tout à fait indispensable dans les ateliers où règne une haute température et où se dégagent des buées. Si les vêtements sont placés contre un mur froid, ils deviennent humides et, par conséquent, conducteurs de la chaleur. C'est à la fois désagréable et malsain pour les ouvriers qui les endossent en quittant l'usine et qui ne sont pas protégés contre le froid.

EAU DE BOISSON. — Pour qu'une eau fût déclarée bonne à boire, on ne lui demandait autrefois que d'être limpide, agréable au goût, aérée; de ne pas renfermer de matières organiques, ni plus d'une certaine proportion de matières minérales; enfin de permettre la cuisson des légumes. A l'heure actuelle, on exige d'elle une qualité encore plus importante : l'eau de boisson ne doit renfermer aucun microbe pathogène, bien que les microbes soient abondamment répandus dans les fosses d'aisances, dans les fumiers, et qu'ils s'infiltrent aisément dans le sol (2).

Comment se procurer cette eau bactériologiquement pure? Dans les villes et dans les localités pourvues d'une canalisation d'eau potable, cela n'est pas difficile : il suffit de prendre un abonnement, le service d'hygiène compétent se chargeant de la surveillance. Ailleurs cela devient plus délicat, car il n'est pas toujours facile d'obtenir de l'eau de source, et l'on doit souvent avoir recours à un

---

(1) Sous le nom de vestiaire, on désigne aussi bien le modeste placard situé dans l'atelier et où l'ouvrier place ses vêtements que la salle réservée à cet effet dans les grands établissements.

(2) La question de l'eau potable dans les usines est importante. On a cité plusieurs épidémies provoquées par la mauvaise qualité de l'eau; mais le cas le plus frappant nous paraît être celui qui a été rapporté en 1899 comme étant survenu dans une usine de l'Ain : pour avoir absorbé de l'eau contaminée, cent ouvrières furent atteintes en quelques jours de fièvre typhoïde et trente moururent; sans compter les foyers secondaires créés par le licenciement du personnel (Rapports des insp. divis. du travail, 1899, p. 519).

puits (1). Dans ce cas, il faut se convaincre que l'eau est d'une qualité toujours douteuse et la faire analyser de temps à autre (2), sans oublier qu'il est plus prudent de la filtrer ou de l'épurer.

Filtration. — On trouve dans le commerce un grand nombre de filtres à eau : le meilleur est encore le filtre en porcelaine de Chamberland (3). Malheureusement il nécessite des soins et de fréquents nettoyages, qui rendent son emploi difficile dans l'industrie.

Stérilisation. — L'épuration de l'eau par ébullition est excellente, mais elle a l'inconvénient de donner une eau insipide, à laquelle les ouvriers préfèrent facilement une eau moins pure, mais fraîche et agréable. Parmi les appareils employés pour stériliser l'eau, on peut recommander le *stérilisateur Lepage*, dans lequel l'eau arrive sous un niveau constant au bas d'un gobelet métallique, qui surmonte un brûleur quelconque.

Les bulles de vapeurs qui crèvent au fond du gobelet chassent l'eau bouillante qui les environne dans un tube central recourbé et lui font franchir les bords du gobelet. Elle tombe alors dans un serpentin, où elle réchauffe l'eau d'alimentation de l'appareil, dont elle sort goutte à goutte, presque froide. Dans ces conditions, il y a très peu de chaleur consommée.

Les microbes n'étant portés qu'à 100° pendant très peu de temps, certaines espèces très résistantes, ou leurs spores, pourraient ne pas être tuées. Mais, d'abord, ces espèces sont rares dans l'eau de boisson ; ensuite, quoique encore vivantes, elles seraient tellement atténuées par l'ébullition qu'elles seraient peu dangereuses.

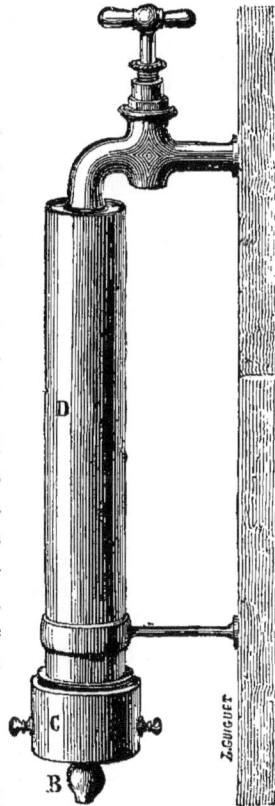

Fig. 61. — Filtre Chamberland.

Un excellent moyen de rafraîchir l'eau de boisson et d'aérer l'eau bouillie consiste à faire arriver celle-ci au sommet d'une colonne où

(1) C'est ce qui a lieu dans les pays de plaine, où l'eau potable est puisée dans la nappe souterraine plus ou moins profonde qui existe toujours dans le sol.
(2) On doit à feu M. Albert Lévy, directeur des services chimiques du laboratoire de Montsouris et membre de la Commission d'hygiène industrielle, une notice indiquant les mesures de précaution à prendre pour les prises d'échantillons d'eau destinés à l'analyse. *Bull. de l'Inspection du travail*, 1906, p. 55.
(3) Voy. ROUGET et DOPTER, Hygiène militaire, fasc. IX, p. 176, et OGIER et BONJEAN, L'Eau, fasc. II du *Traité d'hygiène* de MM. BROUARDEL, CHANTEMESSE et MOSNY.

elle se divise, et au bas de laquelle on envoie de l'air frais au moyen d'un petit ventilateur (1).

Les épurateurs chimiques sont assez nombreux, mais ils sont d'un emploi peu pratique dans les établissements industriels.

Distribution de l'eau de boisson. — Les ouvriers se plaignent parfois d'être obligés de boire au même gobelet, pendu à une chaîne à côté du robinet d'écoulement. Pour satisfaire à ces réclamations, on a inventé divers positifs, dont un des plus ingénieux est constitué par une petite colonne verticale, d'où s'échappe un mince filet d'eau que le buveur est obligé d'absorber sans toucher l'appareil avec les lèvres. Chaque colonne est commandée par un robinet.

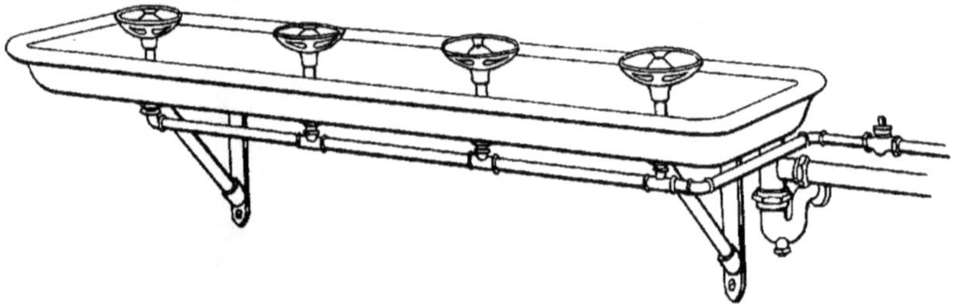

Fig. 62. — Système Mott (de New-York) pour permettre l'absorption de l'eau sans nécessiter le contact des lèvres.

Boissons d'atelier. — Dans les ateliers où la température est élevée et le travail fatigant, les ouvriers ont peu recours à l'eau de boisson, quelles que soient les qualités de cette dernière ; ils lui préfèrent le vin, la bière, et souvent même des liquides dans la composition desquels l'alcool entre en plus grande proportion. Pour combattre cet entraînement, beaucoup de chefs d'industrie ont essayé de rendre l'eau plus agréable à boire, en y adjoignant diverses substances, telles que le café, l'extrait de bois de réglisse, l'essence de citron, etc. En Allemagne, où la question des boissons dans les usines a été mise récemment au concours, on fait usage avec succès d'un appareil analogue à ceux qu'emploient les fabricants de limonades gazeuses. Cet appareil, dont le prix est d'environ 400 francs, utilise l'acide carbonique enfermé dans les cylindres qu'on trouve couramment dans le commerce à un prix qui permet de débiter de 2 000 à 3 000 litres d'eau gazeuse pour 5 fr. 50 ou 6 francs (2).

FATIGUE ET SURMENAGE.

NOTIONS DE FATIGUE. — Quand on soumet un muscle à des excitations électriques, successives et égales, il se contracte en

(1) Otto Stertz, Wie kann Trinkwasser in den Arbeitssälen frisch erhalten werden. *Zeitschrift für Gewerbe Hygiene*, 1904, p. 438.
(2) Gutes Trinkwasser für Fabriken und Werkstätten. *Zeitschrift für Gewerbe Hygiene*, 1906, p. 110.

s'épaississant et en se raccourcissant. Ces excitations peuvent être reproduites à des intervalles réguliers, et, si l'on enregistre sur un cylindre les contractions qui en résultent, on constate, au bout d'un certain temps, que l'amplitude de la contraction diminue et que sa durée s'allonge.

Le muscle est *fatigué* et, pour que son excitabilité lui soit rendue, il faut attendre un certain temps. Si on augmente le degré d'excitation sur un muscle fatigué, la contraction reprend sa valeur, mais pas pour longtemps.

Si on a cessé le travail dès le moment où la *fatigue* du muscle a été constatée à l'*ergographe*, ou si on l'a peu dépassé, la *sensation* qui a traduit cette fatigue dans la conscience du sujet n'a rien eu de pénible. Quant à l'activité correspondant au début du travail, elle s'est accompagnée d'un sentiment de plaisir.

FATIGUE NORMALE. — Si le travail se prolonge, même avec des intervalles de repos, le sentiment de fatigue se reproduit plus souvent et devient plus intense, tout en restant supportable ; mais, à un certain moment, qui coïncide généralement avec la fin de la journée, le sujet aspire énergiquement au repos de ses muscles, comme il aspire au sommeil. Il cesse alors toute activité pendant plusieurs heures, et, si ce repos a une durée suffisante, le lendemain le sujet se réveille frais et dispos, prêt à recommencer : c'est ce qu'on peut appeler la *fatigue normale*.

De même que le travail mécanique fatigue les muscles, les opérations mentales fatiguent le cerveau. Comme l'autre, la fatigue cérébrale peut disparaître entièrement par un repos suffisant si elle n'a pas été excessive.

Aussi bien que le travail musculaire, le travail cérébral s'accompagne d'abord d'un sentiment de plaisir. L'un et l'autre sont favorables à la santé physique et morale du sujet, quand ils sont modérés.

FATIGUE ANORMALE. — *SURMENAGE.* — Pour avoir *besoin de sommeil*, le sujet n'attend pas d'être absolument incapable de rester éveillé, et il n'attend pas davantage pour se reposer qu'il soit hors d'état de faire un seul mouvement. Dans le besoin de sommeil et dans le besoin de repos, il entre une *prévoyance* qui a tous les caractères d'un *instinct* acquis par l'espèce au cours des expériences ancestrales ; car si, dans un cas exceptionnel, à l'occasion d'une calamité publique ou privée, l'homme qui allait dormir et se reposer reste éveillé toute la nuit et travaille courageusement (extinction d'un incendie, par exemple), il arrive que la durée usuelle du repos n'est pas suffisante pour réparer une fatigue exceptionnelle comme celle dont on vient de parler. Même après un repos plus long que d'habitude, le sujet se réveille *fatigué*. Parfois le sentiment de fatigue ne disparaît qu'après plusieurs jours de vie régulière.

Mais si, au lieu de proportionner son travail à ses forces et son repos à son travail, le sujet ne s'accorde chaque jour qu'un repos insuffisant pour un travail normal, ou s'il se livre continuellement à un travail excessif, dont le repos normal est incapable de réparer les effets, après quelques jours de ce régime il arrive à l'état de fatigue permanente, qu'on appelle le *surmenage* et qui, s'il se prolonge, comporte de graves dangers dont nous parlerons plus loin.

MÉCANISME DE LA FATIGUE. — La physiologie constate que le travail musculaire consomme de l'oxygène et des réserves nutritives (sucres et graisses du sang) et qu'il excrète de l'acide carbonique et divers produits de désassimilation, dont l'urée.

Helmoltz a montré en 1845 que le muscle au repos contient très peu de substances solubles dans l'alcool et que le muscle fatigué en contient une demi-fois plus. Le premier a une réaction alcaline et le deuxième une réaction acide.

Si les efforts sont modérés, la circulation sanguine débarrasse le muscle de son acide carbonique et de ses produits de désassimilation, et ces substances sont en assez petite quantité pour ne pas causer d'effet appréciable. Si au contraire elles sont produites en grande quantité soudainement, comme dans le cas d'un exercice violent, ou moins rapidement mais sans répit, comme par un travail prolongé, elles s'accumulent dans le muscle et dans le sang, produisant dans le premier une paralysie des terminaisons nerveuses qui réduit la contractilité et, par l'intermédiaire du deuxième, une intoxication des centres nerveux qui se traduit par le sentiment subjectif de fatigue, locale et générale. Ranke a fait un extrait aqueux d'un muscle fatigué, mais sain par ailleurs. En l'injectant dans un muscle frais pris sur un animal récemment sacrifié, il a diminué sa contractilité.

Inversement, en faisant passer une simple solution physiologique de sel marin dans les vaisseaux sanguins d'un membre pris à un animal récemment sacrifié, on a rendu leur contractilité à des muscles qui l'avaient perdue par des excitations répétées. Enfin, en injectant à un chien sain et dispos le sang d'un chien fatigué, le premier montre peu après tous les signes de la fatigue, se traîne dans un coin et s'endort (1).

L'homme qui est victime de cette intoxication spéciale maigrit, a les traits tirés, la peau et les muqueuses décolorées (2).

S'il s'agit de mouvements limités à un muscle ou à un groupe de muscles, il peut s'y produire des synovites tendineuses, des ostéites, des paralysies, etc.

C'est par l'intermédiaire des toxines du sang que la fatigue d'un organe retentit sur un autre. Maggiora a constaté qu'après une

(1) Th. OLIVER, Work and fatigue, in *Dangerous Trades*, p. 106.
(2) ROUGET et DOPTER, Hygiène militaire, fasc. IX, p. 92 du *Traité d'hygiène* de BROUARDEL, CHANTEMESSE et MOSNY.

longue marche il y avait diminution de la contractilité des muscles du bras. De même une fatigue musculaire excessive affaiblit momentanément l'activité cérébrale, et un travail intellectuel intensif diminue la force musculaire.

SURMENAGE INDUSTRIEL DES ENFANTS ET DES FEMMES. — Effets démographiques. — Il est inutile d'insister sur les dangers que le surmenage industriel des enfants et des femmes fait courir à l'avenir de la race.

Joint à d'autres conditions de vie déplorables chez les populations ouvrières (Voy. p. 8), il amène une diminution marquée de leurs forces et de leur santé. Depuis qu'il est prouvé que la fatigue est causée par l'action chimique des produits de désassimilation sur les muscles ou sur le système nerveux, dit Thomas Oliver (1), on se rend facilement compte de l'influence que peut avoir un travail pénible et monotone fait par les femmes dans un atelier parfois surpeuplé, sur la diminution du nombre des naissances et sur l'affaiblissement de la population.

En France comme en Angleterre, les médecins militaires constatent une diminution constante du poids et du tour de poitrine des conscrits dans les centres industriels. Si le même phénomène apparaît moins dans les pays dont l'industrie est plus jeune, comme l'Allemagne, c'est parce que les conscrits n'ont derrière eux qu'une seule génération de parents affaiblis par l'usine, au lieu d'en avoir deux ou trois.

SURMENAGE FAMILIAL DE LA FEMME. — Il faut remarquer que le travail industriel surmène la femme d'ouvrier, par le fait seul qu'il l'éloigne de son foyer, même si le travail fait à l'atelier n'est pas trop fatigant. Car la mère de famille n'a pas terminé sa tâche en sortant de l'usine. Même si elle n'a pas emporté du travail à faire ou à terminer, elle a son ménage à tenir, son mari et ses enfants à soigner : pour cela, elle doit se coucher tard et se lever avant le jour ; le repos qu'elle s'accorde est presque toujours insuffisant.

Le surmenage auquel elle se livre n'agit pas seulement sur sa propre personne, mais il entraîne la déchéance de sa progéniture, que celle-ci soit sur le point de naître ou qu'elle ait déjà vu le jour !

Pendant la grande dépression industrielle de 1862 dans le Lancashire, les privations éprouvées par la classe ouvrière élevèrent considérablement la mortalité générale, tandis que celle des très jeunes enfants diminua. La seule explication plausible de ce fait fut que les mères, ne trouvant plus à s'employer comme ouvrières, se consacrèrent davantage à leurs nourrissons (2).

---

(1) OLIVER, Effects of fatigue upon wage-earners in their work and surroundings. *Journal of the sanitary Institute*, 1904, part. III, p. 714.
(2) Voy. *British medical Journal* du 17 novembre 1894 : Rapport de la Commission parlementaire en vue d'apporter de nouvelles restrictions à l'emploi des femmes.

On a observé récemment la contre-partie exacte de ce phénomène. L'industrie de la laine ayant bénéficié d'une période d'activité très grande dans la région de Roubaix-Tourcoing, il y eut pénurie de main-d'œuvre et recherche de la main-d'œuvre féminine; alors que le taux de la mortalité générale n'avait pas varié, celui de la mortalité infantile s'est considérablement accru, les enfants étant laissés sans soins et sans surveillance par les mères appelées dans les usines.

PROTECTION LÉGALE DES ENFANTS ET DES FEMMES. — *La loi et les règlements*. — En France, la principale mesure de protection contre le surmenage des femmes et des enfants consiste dans la limitation de leur journée de travail à dix heures et dans l'interdiction qui leur est faite de travailler la nuit (art. 3 et 4 de la loi du 2 novembre 1892, modifiée le 30 mars 1900; voy. p. 329).

Nous avons aussi (p. 334) un décret du 13 mai 1893, qui détermine les travaux « présentant des causes de danger, ou excédant les forces, ou dangereux pour la moralité, qui sont interdits aux femmes, filles ou « enfants »; mais, en ce qui concerne les femmes, il ne vise que des dangers d'accidents ou d'intoxication et des travaux immoraux.

Pour les enfants, il y ajoute l'interdiction d'actionner des pédales ou des roues horizontales ou verticales (1). Il réglemente leur travail dans les verreries et leur interdit le transport de certains fardeaux excessifs.

Durée du travail. — Dix heures de travail, c'est encore trop pour des garçonnets ou des fillettes de douze à treize ans, dont l'organisme est en train de subir les transformations profondes de la puberté. Ils auraient besoin d'exercer joyeusement tous leurs muscles au grand air et au soleil, avec des repos fréquents, et ce qu'on leur impose, c'est dix heures d'immobilité ou dix heures de marche ou de station continue, souvent dans un local triste, confiné et mal éclairé. On leur demande en outre des efforts qui ne mettent en jeu que peu de muscles, toujours les mêmes.

Dix heures de travail, dix heures de marche, dix heures de pédale à la machine à coudre, dix heures de station, c'est trop pour une femme qui va être mère ou qui vient d'accoucher; ou qui nourrit, ou qui est épuisée par ses maternités (2). Il est vrai qu'une loi du 29 décembre 1900 dispose que tous les magasins devront être munis d'un nombre de sièges égal à celui des femmes employées; mais elle n'empêche pas les patrons de défendre qu'on s'en serve, et, au fait, on peut parcourir nos grands magasins de nouveautés : on y trouvera peut-être les sièges prescrits par la loi ou les strapontins qui en tiennent lieu, mais on n'y verra jamais de vendeuses assises.

---

(1) Si ce n'est pendant une demi-journée.
(2) Voy. Mᵐᵉ DE LA RUELLE, inspectrice du travail, L'extension de la loi du 29 décembre 1900 aux femmes employées dans l'industrie, Paris, 1906.

Travail de nuit. — Lors de la discussion de la loi française du
2 novembre 1892, le Parlement crut devoir demander l'avis du
corps médical sur les conséquences du travail de nuit des femmes au
point de vue de l'hygiène. Le Dr Rochard, rapporteur de la commission
nommée à ce sujet par l'Académie de médecine, s'est exprimé ainsi :
« La privation de sommeil est l'une des plus pénibles qu'on puisse
endurer; elle devient plus cruelle encore lorsqu'il s'y joint un travail
monotone et fatigant par la répétition des mêmes mouvements.

« Elle est surtout fatale à la santé des femmes. A ce régime, elles
maigrissent, s'anémient, et bientôt tous les désordres qu'entraîne
l'appauvrissement du sang se succèdent et s'enchaînent, en même
temps que leur vue s'affaiblit et s'altère par ce travail accompli pendant de longues heures à la lumière vacillante du gaz.

« Lorsqu'elles sont mères, leur lait se tarit; la santé du nourrisson,
déjà fortement compromise par leur absence continuelle, est définitivement sacrifiée. Dans le jour, elles ont la ressource de les déposer
à la crèche ; mais celle-ci ferme le soir ; l'enfant reste jusqu'au lendemain dans son berceau, sans soins et sans surveillance.

« Nous nous préoccupons, à juste titre, en France, de notre natalité
insuffisante, de la mortalité excessive des enfants du premier âge, et
nous avons fait une loi pour les protéger. Le complément de cette
loi tutélaire, c'est la suppression du travail de nuit pour les femmes,
car il atteint les populations ouvrières dans leur source même, en
épuisant les mères de famille. »

Voici la conclusion que l'Académie de médecine a adoptée à
l'unanimité des membres présents :

« En se tenant, bien entendu, sur le terrain de l'hygiène, l'Académie déclare qu'une loi qui autoriserait les femmes à travailler la
nuit dans les manufactures, usines et ateliers, aurait pour leur santé
les plus désastreuses conséquences. »

En ce qui concerne les enfants, le besoin impérieux de sommeil
qu'ils éprouvent pendant leur croissance est bien connu, et la question ne se discutait même pas pour eux.

Les veillées. — Les nécessités alléguées par les grandes industries
de la mode parisienne ont obligé le législateur à tolérer une brèche
importante dans les principes qu'il venait de poser : dix heures de
travail et pas de travail de nuit, de neuf heures du soir à cinq heures
du matin.

Pendant soixante jours par an, on permet la *veillée*, c'est-à-dire que
la durée de la journée est portée à douze heures et qu'elle se termine
à onze heures du soir.

En 1901, l'étude de la question des veillées a été reprise par
le gouvernement. Les déléguées des ouvrières et beaucoup de
patronnes sont venues dénoncer les graves inconvénients de ces
veillées pour l'hygiène corporelle et morale des jeunes ouvrières.

Elles ont affirmé qu'elles n'étaient pas nécessaires et pouvaient être évitées par une bonne organisation du travail.

Mais les affirmations contraires d'une partie des industriels l'ont emporté, et les *veillées* ont été maintenues.

Efforts excessifs. — Le décret du 13 mai 1893 sur les travaux dangereux crée plusieurs catégories parmi les personnes protégées et leur interdit de porter des fardeaux dont le poids dépasse certains maxima (Voy. p. 335).

Le décret fixe les équivalences entre les poids pouvant être portés et ceux qui peuvent être traînés ou poussés sur wagonnets, brouettes, voitures à bras, etc. Malheureusement, ces équivalences ne tiennent aucun compte du déplacement vertical et horizontal du fardeau et de celui qui le porte, alors que ce déplacement conditionne le travail fourni autant que le poids lui-même et se traduit à la fin de la journée par une fatigue qui peut être excessive. C'est souvent le cas du *garçon des maçons*, qui monte constamment à une échelle en portant des matériaux sur sa tête. C'est aussi celui de l'enfant qui sert le briquetier flamand en portant des briques *vertes* de la table du mouleur au séchoir. Il transporte, deux par deux, 6 000 briques de 2 kilogrammes à une distance moyenne de 10 mètres aller et retour : à la fin de sa journée, il a parcouru 30 kilomètres et déplacé 12 tonnes de terre. Ces 30 kilomètres à eux seuls sont excessifs.

Un autre travail excessif pour des enfants est le transport des lourdes presses du peignage mécanique dans la *filature du lin* (1), d'autant que ces gamins, issus de populations industrielles, ont la taille de dix ans quand ils en ont quinze.

Le travail dans l'atmosphère surchauffée des *verreries* a été souvent cité aussi comme excédant les forces des enfants. Les petits malheureux qui l'exécutent sont parfois vendus par leur famille à un traitant qui les loge et les nourrit mal; par surcroît, il les maltraite.

Travail à domicile (sweating system). — Il faut remarquer que les femmes, les enfants et les adultes peuvent être surmenés par des journées trop longues sans que l'inspection du travail puisse y rien faire.

La loi et les règlements s'arrêtent au seuil de l'*atelier de famille* que l'ouvrier organise dans son domicile, pourvu qu'il n'emploie ni chaudière à vapeur, ni moteur mécanique et que son industrie ne soit pas classée par le décret de 1810 comme dangereuse ou insalubre pour le *voisinage*.

C'est dans ces *ateliers de famille* que de malheureux ouvriers poussés par la misère, se laissent exploiter par le système des sous-entrepreneurs (*sweating system*) et font avec leurs femmes et

(1) LECLERC DE PULLIGNY, Influence du travail du lin sur la santé des ouvriers, p. 11.

leurs enfants des journées interminables pour des salaires de famine (1).

Voici un exemple cueilli entre beaucoup d'autres dans une enquête faite à Londres :

« Femme dont le mari est sans travail. Termine des chemises, payées à raison de 0 fr. 25 la douzaine et gagne 0 fr. 75 par jour de dix-huit heures, fournit le fil qui lui revient à 0 fr. 80 par semaine. Quand la saison est favorable, elle peut gagner 5 fr. 80 par semaine en se levant à trois ou à quatre heures du matin. »

Enfin, même avec des journées normales et sans efforts excessifs, les femmes et les enfants sont, comme les hommes, victimes de la fatigue nerveuse que cause la pression inexorable du travail aux pièces (*piece-work*) et celle du *marchandage* ou *travail à l'entreprise* (*driving and rushing*). Mais nous retrouverons ces modes de travail à propos des ouvriers adultes, et c'est là que nous en parlerons.

SURMENAGE DES OUVRIERS ADULTES. — Il ne faudrait pas croire que le surmenage de l'adulte puisse être pratiqué sans inconvénient.

Au contraire, pour lui comme pour les femmes et les enfants, il présente le grave danger d'affaiblir les défenses de l'organisme et de le livrer sans résistance aux attaques microbiennes qui le menacent de toutes parts.

Surmenage et fièvre typhoïde. — Les relations du surmenage avec la fièvre typhoïde sont classiques.

Le typhus des armées, les épidémies de fièvre typhoïde parmi les recrues sont bien connus. Généralement on incrimine par surcroît la qualité des eaux de boisson, mais souvent sans preuves suffisantes (2).

Surmenage et tuberculose. — Les relations du surmenage avec la tuberculose ont été prouvées par les recherches expérimentales de Charrin et Roger (3). Voici ce que dit à ce sujet le Dr Kelsch dans une communication faite au Congrès de la tuberculose, tenu à Paris en 1905.

« Tout ce qui déprime de façon durable l'organisme, tout ce qui rompt, pendant un temps plus ou moins long, l'équilibre entre la recette et la dépense et aboutit au déficit du budget de nutrition se traduit, toutes choses restant égales d'ailleurs, par une élévation du

(1) Voy. les poignantes monographies recueillies dans la belle Enquête sur le travail à domicile dans l'industrie de la lingerie que vient de publier l'*Office du travail* (Paris, 1907).
(2) DIEULAFOY, Manuel de pathologie, 1901, t. IV, p. 182, et G.-H. ROGER, Introduction à l'étude de la médecine, 1899, p. 230. — Cités par SICARD DE PLAUZOLES.
(3) *Semaine médicale*, 1900, p. 29.

niveau des maladies infectieuses en général et de celui de la tuberculose en particulier. »

Et plus loin : « Ce que le soldat rencontre dans la caserne, c'est
bien moins le germe qui le guette dans l'ombre et le silence que les
circonstances favorables au réveil de celui qui sommeille en lui. Tels
sont le méphitisme humain lié à l'étroitesse des habitations, les
fatigues, etc. (1). »

De même le Dr Lafcuille dit : « Le surmenage chronique doit être
compris au nombre des facteurs les plus importants de l'étiologie
de la tuberculose. Les troubles produits par le surmenage chronique
sont l'indice d'une véritable déchéance organique qui prépare admi-
rablement le terrain à l'infection tuberculeuse, que celle-ci soit le
résultat d'une contagion éventuelle ou le réveil d'un de ces foyers
dont l'anatomie pathologique a démontré l'extrême fréquence. »

Ce qui est vrai pour le soldat l'est aussi pour l'ouvrier, qui est
souvent un immigré dans les centres industriels, un déraciné, habitué
au grand air, au soleil, qui s'enferme dans des logements trop étroits
et vient travailler dans des ateliers surpeuplés ou insalubres.

Surmenage et intoxications professionnelles. — On comprend, de
même, que les poussières, les vapeurs, les gaz toxiques aient une
influence plus active sur les organismes déprimés par le surmenage.
Meillière a remarqué que les poisons et les toxines ont toujours
tendance, en pénétrant dans l'organisme, à localiser leur action dans
la région surmenée (2).

Inversement on a constaté que l'état de santé des ouvriers occupés
aux opérations dangereuses dans les fonderies de plomb s'était
amélioré depuis que le système des deux équipes de douze heures a
été remplacé un peu partout par celui de trois équipes ne faisant que
huit heures. A Kaltwasser (Autriche), le travail de douze heures a été
maintenu, et il ne semble pas que les cas de saturnisme y soient très
nombreux, bien que les conditions d'hygiène laissent beaucoup à
désirer. Mais, d'après la Commission autrichienne d'enquête, cela
tient ici à ce que la journée de douze heures est organisée pour trois
équipes. Chaque fondeur, après avoir fait douze heures de travail, se
repose pendant vingt-quatre heures, durant une partie desquelles il
peut respirer un air pur et se livrer à l'entretien d'un jardin (3).

Depuis l'application de la loi sur le repos hebdomadaire en France,
certains chefs de grands magasins affirment que les frais médicaux
du personnel qu'ils ont pris à leur charge ont diminué.

L'*Association internationale pour la protection légale des travailleurs*, après une étude détaillée de la question, a émis le vœu suivant :

(1) *Annales d'hygiène publique et de médecine légale*, novembre 1905, p. 453.
(2) MEILLIÈRE, Le saturnisme, 1903, p. 61.
(3) P. BOULIN, Les fonderies de plomb. *Bull. de l'Inspection du travail*, 1906,
p. 544.

Il y a lieu de régler la durée du travail journalier dans chaque industrie dangereuse, en tenant compte du degré de toxicité des poisons industriels manipulés. En exprimant ce désir, dit-elle, on part de ce point de vue que les dispositions légales pour la protection des ouvriers travaillant dans les établissements dangereux ne doivent pas consister uniquement en des mesures objectives et techniques, scientifiquement établies, mais qu'il importe, en outre, de diminuer les chances d'intoxication par une réglementation plus judicieuse des heures de travail. Car c'est un fait avéré qu'avec la durée du travail augmente également la quantité de poison absorbé et, par conséquent, le danger d'intoxication. En outre, plus la durée du travail est longue, plus la fatigue de l'ouvrier s'accentue, et moins il est capable de résister aux funestes effets du poison.

Causes du surmenage. — *Insuffisance de la loi.* — *Décret-loi du 9 septembre 1848.* — Les ouvriers adultes sont protégés contre le surmenage par le décret-loi du 9 septembre 1848, qui interdit les journées de plus de douze heures, et par la loi du 13 juillet 1906, qui rend obligatoire le repos hebdomadaire (Voy. p. 326). Mais cette législation protectrice remédie imparfaitement à la seule cause de surmenage qu'elle vise : la durée excessive du travail; et il en existe plusieurs autres qu'elle n'atteint aucunement.

Journées trop longues. — D'abord la journée de douze heures de *travail effectif* (quatorze heures y compris les repos) est trop longue, même pour des ouvriers vigoureux, lorsque le travail est fatigant ou pénible : *a fortiori* l'est-elle pour des sujets malingres ou chétifs, si nombreux dans les populations industrielles. Parmi les travaux fatigants, on peut citer les travaux de force, tels que ceux des débardeurs, collineurs, déménageurs, ceux des forgerons et chaudronniers de grosses œuvres ; parmi les travaux pénibles, ceux qui exposent l'ouvrier à une excessive chaleur : cuisiniers, chauffeurs de chaudières et de fours, chargeurs et déchargeurs de fours et d'étuves, boulangers.

En outre, pour satisfaire aux nécessités de l'industrie, ou du moins aux exigences de son organisation actuelle, le législateur a dû consentir plusieurs dérogations au principe de la journée de douze heures. Ces dérogations sont déterminées par le décret du 28 mars 1902 (Voy. p. 327).

En principe, elles ne concernent que des circonstances exceptionnelles et rares, ou elles ne s'appliquent qu'à un petit nombre d'ouvriers dans chaque atelier ; mais, en pratique, elles donnent lieu à des abus. Dans les nombreuses et importantes industries à travail ininterrompu, celles à feu continu notamment, elles permettent pour pratiquer l'alternance des équipes d'imposer chaque semaine à tous les ouvriers des journées de dix-huit heures, c'est-à-dire le travail de six heures du matin à minuit ou de minuit à six heures du soir le lendemain !

Même dans les cas où les journées de dix-huit heures sont interdites par la loi, elles sont pratiquées néanmoins ; on comprend que la surveillance des inspecteurs ne puisse se porter efficacement sur ce point, notamment en ce qui concerne les innombrables ateliers de la petite industrie. Comment pourraient-ils empêcher un patron et son unique ouvrier de violer la loi ensemble et d'un commun accord?

Les ouvriers acceptent d'ailleurs des durées de travail encore plus longues. Les inspecteurs du travail ont constaté, dans leurs rapports, que, dans des usines à feu continu, un ouvrier qui désire s'absenter est remplacé dans son poste de douze heures par un autre qui vient de faire douze heures déjà et qui doit en refaire douze le lendemain, soit trente-six heures de travail ininterrompu !

La durée du travail et la production. — Les longues journées qui fatiguent l'ouvrier sont-elles avantageuses au point de vue de la production? Non. « Si l'on fait travailler des ouvriers huit heures par jour, dit M. Grillet (1), puis neuf heures pendant une période égale, puis dix, onze, douze, treize, quatorze heures, on constate que la production horaire est d'abord à peu près constante (pour six, sept, huit ou neuf heures de travail journalier par exemple), et que, par conséquent, la production journalière est directement proportionnelle à la durée de la journée; puis, à mesure que cette durée s'élève, on remarque que la production à l'heure diminue, et, par suite, la production journalière croît moins vite que la durée du travail. »

« D'autre part, on remarque que la production journalière de l'ouvrier diminue progressivement à partir du commencement de chacune de ces périodes pour devenir stationnaire après les huit ou quinze premiers jours écoulés. »

« Il est naturel qu'il en soit ainsi. Dans une seule journée, après un certain nombre d'heures de travail, la fatigue survient (plus tard si l'ouvrier est dispos, plus tôt s'il est déjà fatigué par un travail antérieur), et la faculté de production de l'ouvrier décroît : le rendement à l'heure diminue vers la fin de la journée, en même temps que la durée du travail augmente ; aussi, lorsque, le lendemain, l'ouvrier reprend son travail, sa fatigue de la veille n'est pas encore disparue. Sa production journalière pour un même temps de présence à l'atelier est donc, chaque jour, un peu inférieure à ce qu'elle était la veille, jusqu'à ce que, au bout d'un certain temps, un équilibre s'établisse. »

La durée du travail et les accidents. — L'étude statistique des accidents du travail par rapport à l'heure où ils se produisent montre avec évidence la fatigue que produisent les séances de travail

---

(1) GRILLET, Influence de la réduction de la journée de travail sur le rendement industriel. *Bull. de l'Inspection du travail*, 1902, p. 425.

même normales. Cette question a fait l'objet d'une étude de M. Leroy, inspecteur divisionnaire du travail (1), qui a relevé les heures de chacun des accidents survenus dans sa circonscription en 1904. Les conclusions qu'il en a tirées n'ont trait qu'aux accidents survenus entre sept heures et onze heures du matin et entre deux heures et cinq heures du soir; elles sont très nettes, particulièrement en ce qui concerne les groupes d'industries où l'ouvrier est surtout appelé à faire usage de sa force musculaire.

Tout d'abord, dit-il, le nombre des accidents croît d'heure en heure dans chacune des périodes du travail du matin et de l'après-midi jusqu'à un maximum qui est atteint de dix heures le matin et à quatre heures le soir. Ensuite les accidents sont plus nombreux pendant la deuxième période de travail que pendant la première. Enfin le matin et à la reprise du travail qui suit le repos, le nombre des accidents est beaucoup moindre qu'à la fin de la période.

Par contre, il ne semble pas que le nombre moyen journalier des accidents croisse du commencement de la semaine à la fin. Dans le groupe de population industrielle considéré, il paraît donc que le repos quotidien est suffisant pour replacer l'ouvrier dans les mêmes conditions de force et d'attention où il se trouvait la veille, et le repos du dimanche ne le met pas dans des conditions meilleures.

Travail à domicile (sweating system). — Parmi les causes de surmenage que le décret-loi de 1848 n'atteint pas, nous pouvons placer d'abord le *travail à domicile* avec sa conséquence, le *sweating system*, ou l'exploitation de l'ouvrier par les sous-entrepreneurs. Dans cet *atelier de famille*, au seuil duquel s'arrêtent toutes les lois protectrices, l'ouvrier qui surmène sa femme et ses enfants se surmène aussi lui-même. Les journées de douze à quinze heures sont la règle quand le travail est abondant. En cas de presse, on *veille* ou *on passe la nuit*, en bénissant cette aubaine, qui bouche les trous creusés dans un maigre budget par les jours de chômage. Le travailleur à domicile, isolé, timide, redoutant toujours de rester sans ouvrage, sent que des milliers de malheureux comme lui guettent ce travail dont il a tant besoin. Comment oserait-il défendre son salaire contre le sous-entrepreneur, pauvre comme lui, qui lui apporte sa besogne ? Et celui-ci, sûr de trouver de la main-d'œuvre pour des salaires de famine, augmente constamment ses rabais pour que l'entrepreneur qui l'occupe ne lui préfère pas un concurrent plus habile. Cet entrepreneur agit de même vis-à-vis d'un entrepreneur général, qui est lui-même en relation avec le « grand magasin ». C'est là qu'aboutit le résidu de tous ces pressurages, pour diminuer de quelques décimes le prix d'une fanfreluche inutile. Toute cette lutte a fait souffrir beaucoup d'êtres humains et n'a

(1) LEROY, Les accidents et la durée du travail. *Bull. de l'Inspection du travail*, 1906, p. 219.

enrichi personne, car, dans cet engrenage, les exploiteurs sont en même temps exploités.

Progrès du machinisme. — Il peut sembler paradoxal d'accuser le progrès des machines d'être une cause de surmenage pour les ouvriers, et c'est cependant exact dans bien des cas. Dans d'autres, évidemment, la machine a délivré les ouvriers de travaux pénibles, — en supprimant leur profession, — comme il est arrivé par la transformation mécanique de la cordonnerie et de la verrerie ; mais souvent aussi la machine est une cause particulière de surmenage pour le système nerveux. Depuis la hausse des salaires industriels et la diminution de la durée du travail, la vitesse de marche de presque toutes les machines a été singulièrement accrue. Beaucoup d'entre elles ne sont pas absolument automatiques, et l'ouvrier ou l'ouvrière fournissent une part de main-d'œuvre dont le rythme s'est précipité parallèlement. Même là où cet automatisme a été réalisé d'une façon presque merveilleuse, comme dans les tissages, il est devenu une cause de surmenage. Là où un ouvrier conduisait un ou deux métiers autrefois, on lui en donne aujourd'hui quatre, dix, vingt à surveiller (1). Quelle fatigue doit causer une attention ainsi tiraillée, toujours en éveil !

Travail aux pièces. — Il est certain que le travail aux pièces est un admirable facteur de bon marché, mais il est également une cause active de surmenage. Le patron a toujours tendance à régler ses prix de façon sur les semaines que se font les ouvriers les plus habiles, et les autres ne peuvent atteindre un salaire moyen qu'au prix d'efforts excessifs.

Sous-entrepreneurs, ouvriers marchandeurs, tâcherons. — C'est surtout le surmenage, plus encore que l'avilissement des salaires, ou l'incertitude du paiement que les ouvriers reprochent à l'organisation du travail par petites tâches confiées à des sous-entrepreneurs ouvriers nommés aussi marchandeurs ou tâcherons. Celui qui a *entrepris* une *tâche* de ce genre recrute des camarades pour travailler à l'heure et leur donne même souvent un salaire normal ; mais il prend pour lui-même un poste de travail tel que son activité commande celle de toute l'équipe et que tout le monde soit obligé de *galoper* sans répit pour le suivre. S'il n'occupe pas lui-même le poste d'*entraîneur*, il le confie à un ami spécialement adroit et vigoureux, auquel il donne une part de bénéfice ou une forte surpaye.

Le *marchandage* est interdit dans l'industrie par un curieux décret du 2-4 mars 1848, qui n'a pas été abrogé ; mais la constatation des infractions est presque impossible, puisque les intéressés sont tous d'accord. Quand une discussion se produit entre eux, la répression

(1) E. Levasseur, L'ouvrier mécanicien, p. 137. M. Levasseur annonçait déjà en 1898 qu'un certain nombre de tisserands surveillaient chacun jusqu'à vingt métiers dans la fabrique de *Queen coty Cotton C°*, de Burlington.

est entravée par une jurisprudence subtile de la Cour de cassation, qui oblige les ouvriers à prouver que le marchandeur les a lésés ou a eu l'intention de le faire.

Le système d'*entraînement* est couramment employé dans la petite culture, dans la petite industrie, dans les petites entreprises du bâtiment, quand le patron travaille avec ses ouvriers, mais il ne dépasse pour personne les limites d'une fatigue normale. C'est principalement dans les grandes entreprises de bâtiments neufs et dans certaines grandes industries, construction mécanique, construction navale, tissages, que le marchandage sévit en produisant un réel surmenage.

Dans les tissages, les manœuvres que le tâcheron recrute sont des enfants ou des femmes.

C'est là qu'on l'a signalé en Angleterre sous le nom de *driving* et de *rushing*. Oliver en montre les mauvais effets dans les chantiers de construction de navires. Il cite aussi le suicide de deux jeunes filles du Lancashire dont la constitution un peu délicate ne put supporter les criailleries et les menaces d'un tâcheron peu satisfait de voir qu'elles n'atteignaient pas le métrage moyen sur leurs métiers (1).

NOURRITURE INSUFFISANTE OU MAL ORDONNÉE. — Si l'on se reporte à ce que nous avons dit des causes de la fatigue, on voit que deux éléments sont nécessaires pour ramener le corps à l'état dispos : un sommeil suffisamment long pendant lequel s'éliminent les déchets accumulés dans la période de travail, une nourriture appropriée, qui reconstitue les éléments dynamogènes disparus. Or peu d'ouvriers savent se nourrir d'une manière rationnelle, et beaucoup se nourrissent insuffisamment, parce qu'ils payent trop cher des aliments moins nutritifs et moins appropriés à leur condition que d'autres aliments meilleur marché.

Au sujet de l'alimentation des ouvriers, les Drs Landouzy et H. et M. Labbé ont procédé récemment à une enquête très instructive (2). Ils ont partagé les personnes soumises à l'observation en quatre catégories. La première comprend les ouvriers exécutant des travaux de force comme les charpentiers, les terrassiers, etc. Ces travailleurs ont le tort de ne pas prendre de repas avant le commencement de la journée ; ils mangent trop de viande et pas assez de légumes, de pâtes alimentaires, de féculents, de sucre ; ils boivent beaucoup trop de vin et de boissons alcooliques de toutes sortes.

La seconde catégorie est formée d'ouvriers d'atelier : menuisiers, serruriers, etc. ; mêmes remarques que pour la catégorie précédente.

Dans la troisième catégorie sont les employés de magasins, les

(1) Th. Oliver, Industrial Hygiene. Driving and rushing, p. 8.
(2) Enquête sur l'alimentation, par Landouzy et H. et M. Labbé, Paris, 1905.

commis d'administration, les garçons de bureau. Ceux-ci mangent ordinairement trop de tout, mais principalement de viande et d'œufs; ils ne mangent pas assez de légumes frais et de plats sucrés, abusent des apéritifs et des liqueurs; par contre, ils ne boivent pas assez d'eau pure, qui serait si utile pour laver leurs tissus inactifs.

Enfin la quatrième catégorie comprend les ouvrières : couturières, modistes, employées, qui mangent trop d'aliments peu nourrissants, tels que salades, radis, cornichons, fruits incomplètement mûrs ou de mauvaise qualité ; qui ne mangent pas assez de tout en général : pain, viande, féculents, pâtes, soupes, mets sucrés.

ABUS DES PLAISIRS VIFS. — ALCOOLISME. — ABUS SEXUELS. — Les plaisirs vifs entraînant la privation de sommeil, tels que le théâtre et le café-concert, et, d'autre part, l'alcoolisme et les abus sexuels sont liés entre eux et liés au surmenage, à la fois comme cause et comme effet, dans la vie de l'ouvrier industriel. Que la privation de sommeil, l'alcoolisme et les abus sexuels soient des causes d'affaiblissement des énergies vitales, cela n'a pas besoin d'être démontré; mais on peut considérer aussi, d'un certain point de vue, qu'ils sont, dans bien des cas, les effets du surmenage. Quel autre goût que celui des plaisirs vifs et grossiers peut-on avoir après de longues journées toujours les mêmes, absorbées par un travail fatigant, monotone et inintelligent, coupées par des repos trop courts pour les employer autrement qu'à manger ou à boire? On boit donc. L'alcool fait oublier la fatigue, éveille la gaîté et provoque le désir érotique. On va au café-concert, où on boit encore et où le désir s'accroît. On finit la nuit en se satisfaisant jusqu'à la lassitude, et, le prochain jour de paye, on recommence. Ajoutons qu'un jeune ouvrier n'a reçu aucune éducation sur ces questions si importantes et qu'il croirait ridicule, et peut-être même malsain, de rester sobre ou chaste.

INSPECTION MÉDICALE DE L'INDUSTRIE.

VISITE MÉDICALE RÉGULIÈRE. — Malgré les mesures prescrites par les règlements, l'ouvrier des industries insalubres court toujours un certain danger. Si ces mesures sont bien observées, l'ouvrier n'absorbe que de très petites doses de produits toxiques, mais la répétition de ces ingestions minimes peut produire des troubles à la longue (1), et, bien qu'ils passent souvent inaperçus, l'intéressé a grand intérêt à en être averti par le médecin à un moment où la maladie n'a pas encore eu de suites graves. Quelque-

(1) Meillère rappelle la fameuse épidémie de saturnisme du château de Claremont, observée par Gueneau de Mussy : 14 milligrammes de plomb par litre dans l'eau de boisson avaient suffi pour intoxiquer tous les hôtes du château.

fois, il suffit d'organiser le travail plus soigneusement pour la faire disparaître ; dans d'autres cas, il est nécessaire que l'ouvrier change d'occupation pendant quelque temps.

Ce système, dit de l'*alternance* (1), est pratiqué dans quelques usines insalubres, mais d'une manière imparfaite, comme nous l'avons constaté souvent, parce que les ouvriers répugnent à changer d'occupation. Ils acceptent plus facilement ce changement, quand il est prescrit par une autorité médicale.

Dans presque toutes les maladies professionnelles, un diagnostic précoce suivi de mesures immédiates peut rendre de même les plus grands services.

D'autre part, si la surveillance se relâche, ou si les mesures de précaution adoptées sont insuffisantes, l'état sanitaire du personnel s'en ressent, et, s'il est soumis à un examen médical régulier, le patron et l'inspecteur du travail sont avertis immédiatement et peuvent faire le nécessaire. Tant qu'il n'est pas fait, le registre de visite médicale est là qui, comme un thermomètre de fièvre, annonce implacablement qu'il y a quelque part une cause de maladie qui travaille. Dans toutes les industries qui passent pour insalubres, la visite médicale régulière est la plus importante et la plus efficace des mesures qu'on puisse prendre pour les assainir. En outre, elle aura l'immense avantage pour les patrons eux-mêmes de faire connaître l'étendue réelle du mal dans chacune d'elles et de permettre ainsi de proportionner la rigueur de la prophylaxie à la gravité du danger.

EXAMEN PRÉALABLE DES OUVRIERS. — Par leur constitution, par leurs antécédents, certains ouvriers sont plus exposés que d'autres dans les industries insalubres, et, depuis fort longtemps, on a reconnu que l'examen préalable des ouvriers est fort utile. Cet examen est pratiqué dans un certain nombre de professions insalubres, en Angleterre et en Allemagne; il est de règle pour les fonctionnaires des grandes administrations dans presque tous les pays.

« Aucun ouvrier, vieux ou jeune, ne devrait être employé dans une industrie dangereuse, dit le Dr Alex. Scott (2), sans un certificat d'aptitude physique, non seulement parce qu'il peut avoir des prédispositions personnelles, mais parce qu'il peut être anémique, mal nourri, malpropre, alcoolique, etc. Les considérations d'humanité

---

(1) Le rôle de l'alternance se justifie scientifiquement. Quand on étudie l'action des agents toxiques sur l'hémoglobine du sang, on trouve que si, pour une même dose totale, l'administration est continue, les lésions sont beaucoup plus rapides et plus accentuées que si on espace les doses. En d'autres termes, si l'organisme a le temps de réagir entre chaque administration de poison et de réparer les désordres produits, les lésions sont beaucoup moins marquées (Dr GALET, Contribution à l'étude expérimentale et clinique des anémies professionnelles, 1906, Bruxelles, p. 77).

(2) Examen médical systématique des travailleurs. *Bulletin de l'Inspection du travail*, 1905, p. 371.

ne sauraient entraver cet examen, et, s'il est vrai que les personnes ainsi écartées des professions qu'elles avaient choisies ont droit à toute la sympathie de la société, agir différemment c'est simplement aggraver leur condition déjà misérable. »

RÉSULTATS DE LA SURVEILLANCE MÉDICALE. — Une surveillance régulière du personnel ouvrier dans les industries insalubres décèlerait de nombreux cas d'intoxication qui passent inaperçus et provoquerait des efforts en vue de les faire disparaître.

L'existence de ces insalubrités *latentes* est certaine. Elle est parfois mise en évidence par des circonstances imprévues.

C'est ainsi que, dans son rapport annuel de 1899, l'inspecteur du travail de Chemnitz constate qu'« il n'a eu connaissance d'aucun cas d'empoisonnement par le plomb dans les établissements soumis à son contrôle (1) ». Or il est avéré qu'à cette époque même plusieurs ouvriers étaient en traitement dans l'hôpital de cette ville pour des empoisonnements par le plomb. De même l'inspecteur du travail de Leipzig écrit en 1900 que les « installations pour le maintien des bonnes conditions hygiéniques dans les exploitations industrielles peuvent en général être considérées comme satisfaisantes », et en 1901 : « aucun cas sérieux d'intoxication saturnine n'est à signaler ». Cependant lorsqu'en 1901 la Caisse communale de Leipzig introduisit l'obligation de déclarer les empoisonnements professionnels par le plomb, 293 cas furent signalés de 1901 à 1902, rien que dans la ville de Leipzig (2).

On peut espérer aussi que les maladies professionnelles et leur relation avec les opérations industrielles qui les causent seraient connues d'une manière plus précise, grâce aux études continuelles des médecins inspecteurs, et on peut penser que leurs suggestions et leur influence provoqueraient des améliorations sérieuses dans la technique de plusieurs professions (3).

Opinion des hygiénistes sur la surveillance médicale. — Poincarré écrivait déjà, il y a près d'un quart de siècle : « Les ouvriers

(1) P. 154.
(2) *Pétition* du bureau et des sections de l'Association internationale pour la protection légale des travailleurs, 1er juin 1906, p. 3.
(3) Les médecins inspecteurs belges et anglais ont déjà produit des travaux d'un grand intérêt pratique. Le Dr Galet, agréé au Département du travail belge, a déterminé les meilleures méthodes pour arriver à faire le diagnostic précoce des maladies professionnelles et en particulier du saturnisme. Son étude, que nous avons citée plus haut, porte le sous titre : *Diagnostic précoce du saturnisme.*
On doit au Dr Glibert, médecin inspecteur de l'Administration centrale belge, diverses études du même genre et une remarquable monographie sur l'insalubrité des filatures de lin.
Les rapports annuels du Dr Legge, du *Home Office* anglais, sont remplis de renseignements précieux. Le *Home Office* a publié, sous son nom, une étude très complète sur la septicémie charbonneuse, sa statistique, ses pays d'origine, son traitement, sa prévention. Les médecins certificateurs anglais ont coutume de se réunir chaque année dans des congrès où des observations d'une grande utilité pratique sont échangées.

devraient être soumis à des visites médicales hebdomadaires, et le médecin renverrait immédiatement tout sujet présentant les prodromes de l'intoxication (1). »

On sait à quel point les inspecteurs du travail sont absorbés par leurs multiples fonctions dans tous les pays. Le temps qu'ils peuvent consacrer à la surveillance de l'hygiène est certainement insuffisant, et le Dr Sommerfeld trouve que la surveillance de la santé des ouvriers ne doit pas dépendre « des forces et du temps dont les inspecteurs peuvent encore disposer ». Il propose de leur adjoindre des médecins (2).

D'après le Dr Oliver, l'éminent professeur de physiologie pathologique de l'Université de Durham, il n'y a aucun doute à avoir sur les avantages qui découlent d'un examen médical systématique des ouvriers employés dans les industries dangereuses ; c'est une mesure excellente qui offre le moyen de prévenir ou d'écourter les maladies.

Opinion des patrons. — On doit constater tout d'abord qu'un bon nombre de patrons ont organisé la surveillance médicale volontairement dans leurs usines, et on peut croire qu'ils s'en trouvent bien, puisqu'aucun d'eux n'y a renoncé. Leurs sentiments humanitaires y trouvent satisfaction et leur intérêt aussi. Car, si une usine a trop mauvaise réputation parmi les ouvriers, elle est réduite à accepter un personnel de rebut, ou, s'il lui faut de bons ouvriers, elle est obligée de les payer cher. Or il vaut mieux changer souvent d'ouvriers que de les envoyer mourir à l'hôpital. C'est meilleur pour la réputation de l'usine, et c'est plus avantageux pour les ouvriers aussi, tout compte fait, malgré la difficulté momentanée qu'ils peuvent éprouver pour se placer (3).

ORGANISATION DE LA SURVEILLANCE MÉDICALE. — Le médecin appelé à exercer une surveillance médicale sur les ouvriers doit être indépendant du chef d'établissement aussi bien que des ouvriers eux-mêmes. A l'honneur du corps médical, on doit reconnaître que les défaillances y sont rares ; toutefois on doit tâcher d'éviter les cas où le médecin du patron, « alors même que la relation de causalité entre l'occupation toxique et le mal s'imposait de toute nécessité, étant reconnue jusque par l'ouvrier — pour quel motif, cela n'a pas besoin d'être dit, — n'a point voulu admettre une maladie professionnelle » (4).

L'Association internationale pour la protection légale des travailleurs, après avoir étudié la question, s'est prononcée nettement en faveur du médecin fonctionnaire. « Il faut s'efforcer, dans les pays

(1) Traité d'hygiène industrielle, p. 277.
(2) SOMMERFELD, Traité des maladies professionnelles, p. 3.
(3) En Angleterre, dans les industries où la mise à pied peut être ordonnée par le médecin, le nombre de celles qui ont été prescrites en 1905 n'a pas dépassé 0,35 p. 100 du nombre des ouvriers examinés.
(4) Professeur LEWIN, Contributions à l'étude des intoxications industrielles, p. 17.

où existe une assurance maladie, de rendre les médecins le plus indé-
pendants possible du chef d'exploitation, car il est évident que çà et
là, — je ne veux pas dire fréquemment (1), — les docteurs ferment les
yeux et ne diagnostiquent pas en termes précis l'intoxication, parce
qu'ils doivent craindre d'être remerciés par le patron qui les fait
vivre, s'il se trouve plus tard, sur le vu de la déclaration, obligé
d'assumer quelque charge. »

Même en supposant que ces cas se présentent très rarement dans
la pratique, les ouvriers n'en conservent pas moins une suspicion
contre le médecin s'il est payé par le patron, et son autorité sera
certainement accrue vis-à-vis de tout le monde s'il est indépendant
du patron et des ouvriers aussi.

L'INSPECTION MÉDICALE EN ANGLETERRE. — Quelques
pays ont déjà commencé à organiser l'inspection médicale de l'industrie : tels l'Angleterre, l'Allemagne, la Belgique.

A la tête du service anglais, se trouve un médecin inspecteur placé
sous l'autorité immédiate de l'inspecteur en chef des fabriques. Ce
médecin a pour fonctions de faire les enquêtes générales qui lui sont
prescrites, d'analyser les rapports des *médecins certificateurs* et
d'adresser chaque année un rapport qui est publié en même temps
que celui des autres chefs de service de l'inspection du travail.

Les *médecins certificateurs* sont nommés par l'inspecteur en chef
des fabriques et révocables par lui. Leurs visites sont payées d'après
un tarif fixé par une ordonnance ministérielle, tantôt par les patrons
eux-mêmes, tantôt sur le budget spécial de l'inspection des fabriques,
tantôt enfin sur le budget de l'administration centrale, suivant la
nature des visites effectuées (2).

Ce sont ces médecins qui reçoivent les déclarations d'accidents
pouvant généralement donner lieu à enquêtes. Ils ont à examiner les
enfants passant d'une catégorie à l'autre, c'est-à-dire les enfants qui
veulent être employés pendant toute la journée de dix heures, au lieu
de travailler cinq heures seulement. Ce sont également les médecins

_____

(1) Ici c'est le rapporteur de la V⁰ Commission qui parle (1904).
(2) Pour chaque visite suivie d'examens individuels, d'inscriptions sur le
registre, de signature de certificats, les honoraires des médecins certificateurs sont
les suivants :
   a. Établissement situé dans le rayon de 1^{km},6 de la résidence : 3 fr. 10 pour
chaque visite et 0 fr. 60 en plus pour chaque ouv ier examiné en plus des cinq
premiers présents au moment de la visite;
   b. Si l'établissement est à plus de 1^{km},6 il est ajouté 1 fr. 25 par 1^{km},6 en plus.
   En ce qui concerne les honoraires acquittés par le Service de l'inspection, ils
sont réglés ainsi qu'il suit :

Visites faites dans un rayon de 1^{km},6........................ 3 fr. 75
   —   —   de 1^{km},6 à 3^{km},2................. 5 fr.
   —   —   de 3^{km},2 à 4^{km},8................. 6 fr. 25

Pour les autres, il est ajouté 0 fr. 60 par 800 mètres ou par fraction sans qu'en
aucun cas la somme puisse dépasser **12 fr. 50**.

certificateurs qui procèdent à l'examen médical des ouvriers occupés dans les établissements insalubres (1) et qui tiennent le registre sanitaire prescrit par la plupart des Règlements spéciaux. Ce registre peut être consulté par les inspecteurs, qui y trouvent des indications intéressantes pouvant les aider dans leur propre action (2).

En 1905, les médecins-certificateurs étaient au nombre de 1 983 dans tout le Royaume-Uni. Ils ont examiné 321 634 enfants, dont 4 477 ont été refusés. Ils ont visité 178 135 ouvriers en vertu de règlements spéciaux sur les industries insalubres. Ces visites ont provoqué 650 mises à pied, dont 412 ont pris fin quand l'ouvrier a eu

(1) Au sujet des intoxications professionnelles, les médecins certificateurs doivent tenir compte des instructions suivantes :

1° Dès réception de l'avis envoyé par le patron ou par l'inspecteur des fabriques qu'un cas d'intoxication par le plomb, l'arsenic, le phosphore, le mercure, ou qu'un cas de septicémie charbonneuse professionnelle est survenu dans l'un des établissements placés dans son district, le médecin certificateur doit se transporter le plus tôt possible sur les lieux, afin de se renseigner sur les causes de l'intoxication et sur la gravité du cas ;

2° Dans les vingt-quatre heures qui suivent sa visite, il adresse à l'inspecteur des fabriques un rapport complet de ce qu'il a pu constater et lui envoie une formule imprimée conforme à un modèle établi par l'administration. Cette formule est fournie par le patron de l'établissement et comporte une série de demandes auxquelles doit répondre le médecin.

Le cadre du rapport adressé à l'inspecteur des fabriques est établi par une longue instruction, dans laquelle l'attention des médecins certificateurs est appelée sur les diverses manifestations des maladies professionnelles;

3° Le médecin certificateur doit, autant que possible, recueillir le témoignage de la victime de l'intoxication, à moins que tous les renseignements utiles pour l'établissement du rapport et pour les réponses aient pu être fournis sur place et à moins que la victime soit trop éloignée de la résidence du médecin.

Le témoignage des ouvriers occupés dans le même atelier que la victime sera entendu si le médecin le juge utile ;

4° Le médecin certificateur n'est pas autorisé à s'immiscer dans le traitement médical ou chirurgical des victimes des intoxications professionnelles;

5° Les rapports fournis par les médecins certificateurs doivent être aussi clairs et aussi nets que possible. Dans le cas contraire, de nouveaux rapports peuvent leur être demandés sans qu'il y ait droit à de nouveaux honoraires.

(2) Ce registre comporte deux parties, dont nous reproduisons ci-après un modèle :

Première partie.

NOM ET PRÉNOMS de chaque ouvrier.	NATURE exacte de l'occupation.	ENTRÉE DE L'OUVRIER dans l'atelier et à l'occupation.		DÉTAILS SUR CHAQUE EXAMEN.		
		Age.	Date.	Date....... Résultats	Date....... Résultats	etc.
1	2	3	4	5	6	
1						
2						
2						

recouvré la santé. Ils ont eu à s'occuper de 663 cas d'intoxication professionnelle et ont reçu 32 002 déclarations d'accidents.

Pour faire leurs visites, les médecins certificateurs jouissent de toutes les prérogatives accordées par la loi aux inspecteurs de fabriques : droit d'entrée, etc.

Si l'on s'en rapporte aux statistiques publiées, on doit reconnaître que l'organisation médicale anglaise a donné des résultats avantageux.

L'INSPECTION MÉDICALE EN BELGIQUE. — Ce service a été créé et développé par les arrêtés ministériels des 31 décembre 1897, 31 janvier 1898 et 17 juin 1902 (1). Dès avant 1897, quelques docteurs en médecine participaient comme inspecteurs ordinaires à la surveillance des établissements dangereux, insalubres ou incommodes. Toutefois ces fonctionnaires n'avaient pas de mission spéciale en rapport avec leurs aptitudes professionnelles.

Dans le district qui leur était assigné, ils devaient assurer l'exécution de toutes les lois et de tous les règlements relatifs au travail, tant en ce qui concerne les questions économiques et la prévention des accidents qu'en ce qui regarde la salubrité. De même les inspecteurs du travail munis du diplôme d'ingénieur avaient à s'occuper de questions médicales ou prophylactiques étrangères à leurs études antérieures.

Cette situation prit fin lorsque fut fondé le service médical de l'inspection par la création de cinq inspecteurs-médecins, dont un attaché à l'Administration centrale et quatre dans les provinces, chargés spécialement d'assurer dans les établissements dangereux, insalubres ou incommodes, l'exécution des dispositions qui concernent la salubrité des ateliers.

En vertu de l'arrêté du 31 janvier 1898, les médecins-inspecteurs

Deuxième partie.

RÉFÉRENCE à la 1re partie		DATE de la visite.	NOMBRE d'ouvriers examinés.	Indications de toute nature données par le médecin certificateur. (Chaque certificat de mise à pied ou de reprise de travail doit être inscrit en entier dans cette colonne.)	SIGNATURE du médecin.
Page.	Colonne.				
1	2	3	4	5	6

(1) Les renseignements qui suivent sont extraits du rapport annuel pour 1898 de M. le Dr Glibert, inspecteur-médecin à l'Administration centrale. Rapports annuels de l'Inspection du travail (1898).

sont chargés, en outre, de veiller à l'interdiction d'employer au travail des femmes accouchées depuis moins de quatre semaines (art. 5 de la loi du 13 décembre 1889) et de procéder à des enquêtes spéciales en se conformant aux instructions qui leur sont données.

Rappelons qu'en Belgique les établissements classés sont non seulement ceux qui peuvent nuire aux voisins comme en France (décret du 15 octobre 1810), mais aussi ceux qui peuvent nuire *aux ouvriers attachés à l'établissement* (*Arrêté royal du 29 janvier 1863*). Rappelons aussi que, pour 4 inspecteurs médecins, il y a 14 inspecteurs ordinaires répartis dans 9 provinces.

Dès l'année 1901 (1), les inspecteurs-médecins ont fait 2 189 visites d'usines et ateliers suivies de rapports de surveillance, s'appliquant à 2 058 établissements dont 1 939 visités une seule fois, 107 visités 2 fois, 12 visités 3 fois. Sur 1 939 établissements visités une seule fois, 1 739 étaient en règle. Sur 2 189 visites, les conditions d'hygiène ont été trouvées bonnes 1 861 fois, médiocres 300 fois, mauvaises 28 fois.

Comme enquêtes spéciales, les inspecteurs avaient déjà entrepris des études d'ensemble sur la santé des ouvriers occupés dans les filatures de lin, dans les dépôts de chiffons, dans l'industrie des peaux, poils et crins, dans l'industrie du secrétage des peaux et du coupage des poils, dans les ateliers de gazage des fils à coudre, et sur l'assimilation des affections contagieuses et des intoxications d'origine profesionnelle aux accidents du travail, au point de vue de la déclaration.

L'INSPECTION MÉDICALE EN FRANCE. — En France, l'inspection médicale de l'industrie n'est encore qu'à l'état de projet.

Sa création a été demandée fréquemment par la Commission d'hygiène industrielle.

Sous la forme belge d'inspecteurs fonctionnaires ou sous la forme anglaise de médecins certificateurs conservant leur clientèle, elle est indispensable à l'institution de la surveillance médicale régulière des ouvriers qui a été réclamée par la Commission d'hygiène industrielle dans plusieurs des projets préparés par elle pour régler les conditions du travail dans les industries toxiques ou insalubres (industries du plomb, industries à septicémie charbonneuse, travail dans l'air comprimé).

La création de médecins inspecteurs en vue de la prophylaxie de la tuberculose dans les ateliers est aussi demandée avec insistance par la *Commission permanente de préservation contre la tuberculose* du ministère de l'Intérieur. Voici le texte du projet auquel cette dernière assemblée s'est arrêtée.

(1) Rapports annuels de l'inspection du travail, 1901.

ARTICLE PREMIER. — Des médecins-inspecteurs de l'hygiène du travail sont adjoints aux inspecteurs divisionnaires du travail et placés sous leur autorité.

Le recrutement des médecins inspecteurs a lieu par la voie du concours.

ART. 2. — Un arrêté ministériel, rendu après avis de la Commission d'hygiène industrielle et du Comité consultatif des arts et manufactures, fixera le nombre, les traitements, les frais de tournées et les résidences des médecins-inspecteurs de l'hygiène du travail, ainsi que les conditions du concours qu'ils devront subir.

ART. 3. — Les médecins-inspecteurs de l'hygiène du travail prêtent serment de ne pas révéler les secrets de fabrication et, en général, les procédés d'exploitation dont ils pourraient prendre connaissance dans l'exercice de leurs fonctions.

Toute violation de ce serment est punie conformément à l'article 378 du Code pénal.

ART. 4. — Les médecins-inspecteurs de l'hygiène du travail ont entrée dans tous les établissements visés par les lois sur le travail. Ils peuvent se faire présenter tous les registres, livrets, règlements et certificats prévus par les lois et règlements.

ART. 5. — Les médecins inspecteurs de l'hygiène du travail dressent des procès-verbaux de leurs constatations. Ces procès-verbaux font foi jusqu'à preuve du contraire.

ART. 6. — L'article 29 de la loi du 2 novembre 1892 est applicable contre toute personne qui aura mis obstacle à l'accomplissement des devoirs d'un médecin-inspecteur de l'hygiène du travail.

Il y aurait 16 médecins-inspecteurs, dont la résidence serait placée au siège des circonscriptions divisionnaires.

Un autre projet, moins important, mais aussi moins coûteux, consisterait à utiliser, comme médecins-conseils de l'Inspection du travail, certains savants qualifiés par leurs travaux et pourvus d'une situation indépendante, professeurs de faculté ou médecins placés à la tête des bureaux d'hygiène. L'importance et le nombre de ces derniers se sont accrus depuis la mise en application de la loi de 1902 sur la santé publique. Ce projet se rapprocherait de l'organisation anglaise. Un médecin-conseil serait adjoint à chacun des inspecteurs divisionnaires; comme ceux-ci résident tous dans des villes importantes, qui sont presque toutes des centres d'études médicales (1), le recrutement de ces médecins-conseils ne rencontrerait pas de difficultés.

(1) Les sièges des Inspections divisionnaires sont Paris, Châteauroux, Dijon, Bar-le-Duc, Lille, Rouen, Nantes, Bordeaux, Toulouse, Marseille, Lyon.

LES SUCCÉDANÉS DES PROCÉDÉS INSALUBRES.

Protéger les ouvriers contre les dangers du produit toxique qu'ils manipulent est bien. Mais, pour que la prophylaxie soit efficace, il faut que les mesures de prévention soient appliquées avec soin et constance. Or souvent l'ouvrier n'en comprend pas la nécessité et leur est hostile; l'inspecteur du travail, qui pourrait les exiger, passe rarement, et la bonne volonté du patron faiblit. Alors les précautions cessent d'être observées, et les intoxications recommencent.

L'abandon des « poisons industriels » là où leur remplacement par des substances inoffensives peut se pratiquer serait une mesure d'efficacité autrement radicale et définitive. Or ce remplacement est possible dans nombre de cas et n'est empêché que par la routine, très puissante dans les ateliers de l'industrie. Souvent, cependant, les patrons se décident à employer des produits inoffensifs pour échapper aux mesures de préservation que les règlements leur imposent quand ils travaillent des substances dangereuses, et ce n'est pas un des moindres bienfaits de la législation protectrice.

Nous allons indiquer quelques-uns des plus connus parmi ces *succédanés* des poisons industriels, et nous commençons par ceux du *plomb*, le plus dangereux et le plus employé de ces toxiques.

SUCCÉDANÉS DU PLOMB. — Peinture au blanc de zinc. — Il est inutile de faire l'historique bien connu de la substitution du blanc de zinc à la céruse, bien qu'elle soit déjà ancienne, puisque cette substitution a été proposée en 1781 et en 1783 par deux chimistes français, Courtois et Guitton de Morveau.

Des nombreuses études poursuivies jusqu'à ce jour et notamment de l'enquête faite en 1901 auprès de tous les ingénieurs en chef des ponts et chaussées en France, il résulte que cette substitution est parfaitement possible à l'extérieur comme à l'intérieur des bâtiments et qu'elle n'est entravée que par la routine. Comme dépense, l'emploi des deux produits est à peu près équivalent, et à l'intérieur des bâtiments le blanc de zinc est supérieur à la céruse comme ne jaunissant pas.

Il est d'ailleurs employé très généralement dans ces conditions pour les dernières couches, et rien n'empêche de l'adopter aussi dans les enduits et les préparations.

Le blanc de zinc à l'extérieur. — A l'extérieur tout le monde reconnaît et l'expérience d'un grand nombre de travaux montre avec certitude que, *à condition d'être employé d'une manière appropriée*, le blanc de zinc protège parfaitement les surfaces contre les intempéries et pour un nombre de couches égal, même pour une seule, couvre aussi bien que la céruse : c'est-à-dire qu'il empêche aussi bien qu'elle de voir les taches du fond qu'il recouvre (1).

La peinture au pétrole.— M. Brosseaud, entrepreneur de peinture à Paris, a généreusement livré à la publicité, en la communiquant à la *Commission ministérielle d'études comparatives sur les peintures au blanc de zinc et au blanc de plomb*, une excellente formule de peinture ainsi composée :

Blanc de zinc broyé à l'huile.........................	10 kilos.
Délayer dans huile de lin............................	1^{kg},900
Ajouter huile grasse et vernis gras............	0^{kg},100
Pétrole lampant ordinaire (luciline ou similaire)......	0^{kg},500

Des façades à toutes les expositions, peintes depuis plusieurs années selon cette formule, ont été visitées par la Commission et trouvées généralement en bon état.

Les expériences de la rue d'Alleray. — La Société de médecine publique et de génie sanitaire, de concert avec la Chambre syndicale des entrepreneurs de peinture de la ville de Paris, a fait pratiquer des expériences comparatives de peinture à l'extérieur et à l'intérieur, à l'annexe de l'Institut Pasteur, rue d'Alleray, 62, à Paris. Le résultat de ces expériences est résumé ainsi qu'il suit dans le *Bulletin de l'Office du travail* (mars 1907) (2) :

Des peintures au blanc de céruse et au blanc de zinc ont été faites du 20 août au 1er septembre 1902 aux emplacements suivants (3) :

1° Sur un pignon du grenier à fourrages exposé en plein sud-ouest. Ce mur est enduit en plâtre au panier et n'a jamais été peint. Les couches de

---

(1) Il est bon de préparer cette peinture quelques jours d'avance en employant seulement une partie du mélange des liquides. On ajoute le reste au moment de l'emploi avec la même proportion de *siccatif* que d'habitude appliquée directement sur les métaux. Cette peinture les protège parfaitement.

(2) On trouve une documentation assez complète sur cette question dans la publication de l'*Office du travail* : « Poisons industriels », Paris, 1901, Imprimerie Nationale, pages 311 et suivantes. Là se trouvent les rapports (tous favorables à la substitution) de la Commission d'architecture du département de la Seine (1850) ; de la Commission de la Préfecture maritime de Toulon (1850) ; de M. Moyaux au Conseil général des bâtiments civils (1901) ; de M. Ogier au Comité consultatif d'hygiène publique de France ; puis les décisions du ministre des Travaux Publics (1849), du ministre de l'Intérieur (1852), du sous-secrétaire d'État aux Postes et Télégraphes (1901), du ministre de Commerce (1901), et du ministre des Travaux Publics (1901), prescrivant la substitution dans leurs départements respectifs.

Tous ces documents et beaucoup d'autres sont reproduits dans les rapports de M. Louis Breton, député du Cher, à l'appui de sa proposition de loi portant interdiction de l'emploi de la céruse dans la peinture.

1er *Rapport:* Chambre des députés, n° 515, session extraordinaire de 1902, annexe au procès-verbal de la séance du 28 novembre 1902.

2e *Rapport:* Chambre des députés, n° 941, annexe au procès-verbal de la séance du 28 mai 1903.

(3) Pour le détail des peintures et enduits, l'analyse des produits employés, voy. *Bull. de l'Office du Travail*, décembre 1902, p. 867.

peinture au blanc de céruse et au blanc de zinc ont été précédées les unes d'une impression, les autres d'un enduit gras;

2° Sur deux persiennes en fer déjà peintes, exposées au sud-ouest et fermant deux croisées à rez-de-chaussée dans un pavillon d'habitation;

3° Sur trois panneaux en tôle formant le soubassement d'une grande porte à trois vantaux ayant la même exposition sud-ouest et fermant un pavillon à droite du précédent;

4° Sur des portes et poteaux en bois fermant deux cabinets adossés au mur sur la rue : ces portes, exposées au sud-ouest, déjà peintes, ont été dépouillées à bois cru, à la potasse.

5° Dans un endroit sombre, dans le grenier à fourrages, sur la face intérieure du mur, la face extérieure restant en plâtre peint.

La Société de médecine publique et de génie sanitaire et la Chambre syndicale des entrepreneurs de peinture avaient constitué une commission mixte dont les membres assistèrent journellement aux travaux et purent établir des comparaisons au point de vue des quantités de chaque teinte ou enduit employées à chaque échantillon et par mètre superficiel, de la facilité d'emploi des teintes et enduits, de leur pouvoir couvrant et de leur siccativité (1).

Pour vérifier la durée des peintures et enduits et leur résistance aux agents atmosphériques, il fut décidé que les membres de la Commission se réuniraient une fois par an, 62, rue d'Alleray, sur une convocation qui leur serait adressée par M. le Dr Martin.

La première réunion de la commission eut lieu le 23 octobre 1903. Après un examen attentif de chacun des échantillons faits l'année précédente, il fut reconnu qu'actuellement aucune différence appréciable ne s'était manifestée dans la façon dont s'étaient relativement comportés, vis-à-vis des agents atmosphériques, les échantillons faits d'une part au blanc de zinc, d'autre part au blanc de céruse et que jusqu'à cette date, tant à l'intérieur qu'à l'extérieur, les résultats étaient absolument comparables (2).

La Commission se réunit pour la seconde fois le 30 septembre 1904 : les constatations faites par la commission sont exposées comme suit dans le rapport fait en son nom par H. Rigollot (3);

L'examen attentif de tous les échantillons de peinture a permis de faire les constatations suivantes :

1° *Sur le mur pignon extérieur*, en allant de gauche à droite :

Partie peinte à la céruse, à l'huile, trois couches : quand on frotte avec la main sur cet échantillon, il farine.

Partie peinte au zinc, à l'huile, trois couches : se tient bien.

Partie peinte au zinc sur enduits gras au zinc. Cet échantillon farine sous la main, et la partie basse s'est fendillée et se détache en partie du mur, par lamelles minces, laissant le plâtre à nu.

2° *Sur les deux persiennes en fer :*

Les deux échantillons faits à une couche, l'un à la céruse, l'autre au blanc de zinc, sur anciens fonds, se comportent également bien.

3° *Sur les trois panneaux en tôle formant le soubassement d'une grande porte :*

(1) Voy. le résultat de ces comparaisons : *Bull. de l'Office du travail*, p. 867 et suiv.
(2) *Bulletin*, décembre 1903, p. 995.
(3) Rapport lu à la séance du 26 octobre 1904 de la Société de médecine publique et de génie sanitaire.

Les trois échantillons : minium et céruse, deux couches; gris de zinc et zinc, deux couches; zinc, trois couches, se comportent également bien.

4° *Sur les portes en bois à l'extérieur :*

L'échantillon fait à la céruse, sur enduit maigre de céruse, farine sous la main.

L'échantillon fait au zinc, sur enduit maigre au zinc, se tient bien.

5° *Les panneaux sur plâtre à l'intérieur :*

L'un peint à la céruse, trois couches; l'autre au blanc de zinc, trois couches, se comportent également bien.

La commission se réunit, pour la troisième fois, le 11 octobre 1905, et fit les constatations suivantes (1) :

1° *Examen du mur pignon :*

Les deux échantillons, céruse et zinc, faits sur la partie gauche, à l'huile trois couches, se comportent de la même façon.

Échantillons faits sur enduits gras, à l'huile deux couches : celui fait à la céruse commence à se dégrader d'une façon bien apparente; celui fait au blanc de zinc continue à se dégrader d'une façon notable.

Des photographies sont jointes au procès-verbal.

2° *A l'intérieur du grenier :*

Les deux échantillons céruse et zinc se comportent également bien.

3° *Persiennes en fer :*

Sur la persienne de droite, peinte au blanc de zinc, la teinte paraît actuellement un peu moins bien couvrir que sur celle de gauche, peinte à la céruse.

4° *Trois panneaux en tôle en soubassement de la porte :*

Ces trois panneaux continuent à se comporter également bien, celui au minium de céruse comme ceux au blanc de zinc.

5° *Deux portes en bois :*

Sur les deux portes, les échantillons de peinture sur enduit maigre se tiennent de façon à peu près égale; mais, sur celui à la céruse, il y a quelques parties de peinture qui s'écaillent au droit des joints de la boiserie.

La quatrième réunion de la commission eut lieu le 29 octobre 1906 et donna lieu aux constatations suivantes (2) :

1° *Sur le mur pignon à l'intérieur :*

a. Les deux échantillons de gauche : céruse et zinc à l'huile, trois couches se comportent de la même façon, et l'on peut dire qu'ils sont également usés; celui à la céruse farine sous la main;

b. Les échantillons sur enduits gras : celui à la céruse a continué à se dégrader d'une façon notable, surtout sur la partie basse, soit au tiers de la hauteur; celui au blanc de zinc est complètement dégradé sur les deux tiers de la hauteur à partir de la base.

2° *A l'intérieur du grenier :*

Les deux échantillons, céruse et zinc, se comportent de la même façon.

3° *Sur les persiennes en fer :*

L'observation de l'année dernière se confirme en ce sens que la partie exté-

(1) Rapport présenté à la séance du 25 octobre 1905 de la Société de médecine publique et de génie sanitaire.
(2) Rapport lu à la séance du 31 octobre 1906 de la Société de médecine publique et de génie sanitaire.

rieure de la persienne de droite, peinte au blanc de zinc, couvre moins bien que celle de gauche peinte à la céruse.

4° *Panneaux en tôle en soubassement de la grande porte :*

Le panneau de gauche, au minium et à la céruse, et le panneau du milieu, au gris de zinc et au blanc de zinc, se comportent également bien.

Celui de droite, peint à trois couches de blanc de zinc, laisse actuellement passer la rouille d'une façon bien apparente.

5° *Sur les deux portes en bois :*

Les deux échantillons, celui de gauche à la céruse et celui de droite au blanc de zinc, sont actuellement comparables comme aspect et comme tenue.

La Commission des expériences comparatives de peintures au blanc de céruse et de peintures au blanc de zinc s'est réunie rue d'Alleray, 62, le 15 octobre 1907, pour la dernière fois.

Étaient présents :

Pour la Société de médecine publique et de génie sanitaire :

M. le Dr Louis Martin ;

MM. Montheuil, Livache, Porée, Expert-Besançon ;

MM. Bartaumieux, Vaillant et Ch. Dupuy, architectes.

Pour la Chambre syndicale des entrepreneurs de peinture :

MM. Manger, Lefèvre, Rigollot.

Le terme fixé pour la durée de ces expériences, soit cinq années, expirait au mois d'août dernier.

Étant fait observer que M. Expert-Besançon a déclaré s'abstenir devant tous les échantillons, voici les constatations faites par les autres membres de la Commission (1) :

1° *Sur le mur pignon à l'extérieur :*

Les deux échantillons peints à l'huile, trois couches, l'un au blanc de céruse, l'autre au blanc de zinc, se comportent de la même façon, et l'on peut dire qu'ils sont également usés.

M. Vaillant déclare que, pour lui, ils sont également en mauvais état.

Pour les deux échantillons faits sur enduits gras, l'un à la céruse, l'autre au blanc de zinc, la Commission est d'avis qu'il n'est pas possible de tirer de conclusion de l'expérience, car on a opéré dans de mauvaises conditions.

2° *A l'intérieur du grenier :*

Les deux échantillons céruse et zinc se comportent également bien.

3° *Sur les persiennes en fer :*

Les observations des deux années précédentes se confirment en ce que la partie extérieure de la persienne de droite, peinte au blanc de zinc, est plus fatiguée que celle de gauche, peinte à la céruse, observation étant faite que la face extérieure de la persienne de droite au zinc reste plus longtemps exposée à l'air que celle de gauche, peinte à la céruse.

4° *Panneaux en tôle en soubassement de la grande porte :*

Les panneaux de gauche, peints au minium et à la céruse, et le panneau du milieu, peint au gris de zinc et au blanc de zinc, se comportent bien tous les deux, mais la conservation paraît meilleure pour la céruse.

Le panneau de droite, peint au blanc de zinc trois couches, laisse percer la rouille d'une façon bien apparente.

(1) *Bull. de l'Office du travail,* janvier 1908, p. 24.

5° *Sur les portes en bois :*

Les deux échantillons, celui de gauche à la céruse et celui de droite au blanc de zinc, sont actuellement comparables comme tenue et comme aspect.

Par les constatations qui précèdent, on voit que le blanc de zinc se montre complètement ou à très peu près équivalent à sa rivale, la céruse, dans les circonstances d'emploi les plus diverses.

Blanc de zinc hydraté; lithopone. — Les résultats qui précèdent concernent le blanc de zinc ordinaire, qui est de l'oxyde de zinc en poudre très fine, obtenu en recueillant les fumées que produit la vapeur de zinc brûlée dans l'air.

Plusieurs inventeurs on mis sur le marché des produits qui contiendraient, paraît-il, l'oxyde de zinc sous une forme spéciale et avantageuse, généralement sous forme d'un hydrate.

Une autre peinture au zinc, le *lithopone*, est obtenue en précipitant une solution de sulfate de zinc par une solution de sulfure de baryum. Il se dépose un mélange de deux produits insolubles et blancs tous deux, le sulfure de zinc et le sulfate de baryte. Le lithopone *couvre* bien et est économique; mais il aurait, paraît-il, donné des mécomptes au point de vue de la durée.

Théoriquement, le sulfure de zinc pourrait s'oxyder à l'air en donnant un produit soluble dans l'eau, le sulfate de zinc, qui serait délayé par les pluies. Mais personne n'a montré que cette réaction se produisait réellement, et, si ce produit résiste, comme certains le prétendent, il faut bien reconnaître qu'elle ne se produit pas tant que les particules de sulfure sont protégées contre l'oxygène et contre l'humidité par la gangue de sulfate de baryte et d'huile durcie qui les enrobe. Cette protection peut durer autant que la peinture elle-même.

SUCCÉDANÉS DU MINIUM. — **Minium de fer.** — La peinture au *minium* employée pour les métaux peut très bien se remplacer par les *miniums de fer* (sesquioxyde, safran de Mars, colchotar) et par les gris de zinc, qui sont composés de zinc pulvérulent. Beaucoup de soi-disant miniums de plomb vendus comme purs contiennent une proportion énorme de matières étrangères au plomb, et notamment du sulfate de baryte coloré artificiellement (1).

Un fabricant de Lyon prépare une peinture à base d'oxyde d'antimoine, qui résisterait, paraît-il, fort bien à l'eau de mer et qui ne reviendrait pas plus cher que le minium de plomb pur.

---

(1) L'un de nous, visitant, il y a quelques années, une fabrique de couleurs et remarquant des boîtes métalliques assez grandes et pleines de peinture, sur lesquelles le mot « céruse » était imprimé, reçut cette réponse remplie d'aperçus sur la force de la routine et sur l'élasticité de certaines consciences : « C'est de la peinture au lithopone, je ne prépare que de celle-là; mais certains clients ne m'en achèteraient pas si je n'annonçais de la céruse ! »

Mastic Bonneville au « wood-oil ». — L'expérience a montré que les mastics de blanc et de gris de zinc avec siccatifs au manganèse, que les mastics de fer, de soufre et de chlorure d'ammonium (1) pouvaient remplacer les mastics à froid et à chaud à base de céruse et de minium.

Un industriel parisien, M. Bonneville, prépare un mastic à chaud fait de gris de zinc et d'un produit exotique, l'*huile de bois* ou *wood-oil*, extrait de l'*Elæococca vernica*. Ce mastic ne durcit que quand il est chauffé, à la différence du mastic au minium, qui durcit très vite, qu'il soit chauffé ou non, de sorte qu'on ne peut le conserver en provision. Cela seul constitue au mastic de gris de zinc une grande supériorité. Aussi son emploi se généralise rapidement dans les services des chemins de fer, de la Marine et de la Guerre. Avec du gris de zinc et du *wood-oil*, chacun peut le préparer soi-même.

DIVERS SUCCÉDANÉS DE LA CÉRUSE. — *Laquages*. — Le blanc de zinc ou le blanc de baryte et les siccatifs au manganèse sont employés pour remplacer le blanc de céruse et les siccatifs plombiques dans le laquage et l'ébénisterie.

Apprêt des dentelles. — L'oxyde de zinc, le sulfate de baryte, le talc remplacent généralement aujourd'hui la céruse employée par les dessinateurs en broderies ou les dentellières.

Huiles siccatives. — Les huiles siccatives à l'oxyde de manganèse se substituent aux huiles siccatives à base de plomb dans les huiles d'apprêt et les vernis gras des feutres et des cuirs.·

Papiers peints, papier bristol, papiers glacés et couchés. — A diverses époques et par divers industriels, le blanc de zinc et le sulfate de baryte ont été substitués à la céruse pour la constitution des fonds, des mordants, des couleurs et de la glaçure porcelaine dans les industries du papier. Il en est de même pour les papiers peints, colorés en jaune ou en vert par du « jaune de chrome », qui est du chromate de plomb. On peut substituer à cette couleur, dans tous ses emplois, divers chromates de zinc avec ou sans mélange de bleu de Prusse.

Cependant certaines nuances manquent, telle l'*orange*. Pour celle-ci et aussi pour les autres, on peut s'adresser à des couleurs d'aniline très solides qu'on trouve maintenant sur le marché.

On a fabriqué les chromates de zinc en assez grande quantité, il y a vingt-cinq ou trente ans, à une époque où les jaunes dits « de cadmium » avaient atteint des prix élevés. Les nuances obtenues tirent sur le vert (citron et bouton d'or). Le papier qui enveloppe un chocolat très connu est coloré avec un jaune de cette nature.

Émaux de céramique. — Tous les émaux pour la céramique contiennent une forte proportion de plomb, qu'ils soient blancs ou

---

(1) Fleur de soufre: 1 partie ; limaille de fer, 60 parties; faire une pâte avec de l'eau contenant 10 parties de chlorure d'ammonium et un sixième de vinaigre.

colorés et qu'ils soient destinés à former la *couverte* des poteries et faïences ou à décorer la faïence ou la porcelaine. Pour former la *couverte* des poteries tout à fait communes, on n'emploie même pas d'émail, et on tamise sur la pièce humide une poudre de sulfure ou d'oxyde de plomb (alquifoux, litharge ou minium). Ce procédé est spécialement dangereux, mais il ne faut pas croire que le danger disparaît dès qu'on emploie pour la couverte des matières *frittées*, c'est-à-dire des *émaux* (verres plombeux).

Couvertes frittées. — La silice et les silicates alcalins se combinent aux oxydes de plomb ou les dissolvent en proportions pour ainsi dire quelconque, formant des silicates ou oxysilicates doubles de l'alcali et du plomb. Les silicates qui contiennent peu de plomb et beaucoup de silice sont peu solubles dans les acides faibles *in vitro*, mais les silicates qui contiennent beaucoup de plomb se laissent attaquer par ces acides, et c'est ceux-là qu'on emploie en céramique, car c'est à leur haute teneur de plomb qu'ils doivent les qualités qu'on attend d'eux. Les silicates et borosilicates en poudre fine sont même attaqués par l'acide carbonique de l'air humide et transformés partiellement en carbonate de plomb.

On peut remédier partiellement aux dangers de l'industrie céramique par diverses mesures de propreté, propreté des ateliers et propreté des ouvriers. Mais ici, comme dans d'autres cas, le vrai remède serait la suppression du produit toxique et son remplacement par des substances inoffensives. Cette substitution est parfaitement réalisable.

Règlement anglais pour les poteries. — En Angleterre, le secrétaire d'État a pris un règlement spécial pour prescrire des précautions d'hygiène dans les fabriques de faïence et de porcelaine, et on verra, quand nous parlerons des résultats de la prophylaxie, quelle diminution importante a été constatée dans les cas de saturnisme du Staffordshire après la mise en vigueur de ce règlement. Mais, si on regarde de près la statistique du Dr Legge, on constate que la diminution s'est produite dès le début; à partir de 1902, le nombre des cas est resté stationnaire et a même tendance à augmenter (1). M. de Vooys explique ces faits de la manière suivante (2) :

(1) Proportion des cas rapportés dans le Nord-Staffordshire en ne tenant compte que des ouvriers occupés aux procédés insalubres :

Années.		Années.	
1898	9,4	1903	1,5
1899	4,2	1904	1,6
1900	3,4	1905	1,5
1901	1,7	1906	1,6
1902	1,4		

(2) DE VOOYS, Rapport sur la possibilité d'interdire les couvertes de plomb dans l'industrie céramique.

Les mesures prescrites par les règlements anglais : vestiaires, lavabos, réfectoires, surveillance médicale, etc., ont amélioré la santé générale des ouvriers potiers et atténué, dans une mesure importante, les dangers qui menacent ceux qui posent la couverte : mais, ce résultat obtenu, aucun autre progrès n'est réalisable si l'on n'interdit pas les couvertes plombifères.

La quasi-interdiction d'employer des couvertes non frittées, dite « règle de Thorpe » (1), est inefficace, d'abord parce que la limite de solubilité proposée par le chimiste anglais a été élevée dans le règlement, ensuite parce qu'il est illusoire de limiter la solubilité.

Après avoir tiré ces deux conclusions, M. de Vooys ajoute : il résulte des travaux de plusieurs spécialistes, entre autres de Seger et de Turnival (2) : 1° que les couvertes sans plomb sont excellentes dans la pratique et utilisables pour les faïences de toutes catégories ; 2° que la présence d'une couverte plombifère limite précisément le nombre des couleurs à la disposition du céramiste, le plomb attaquant et gâtant les plus belles couleurs ; 3° que la vive résistance apportée par les fabricants à l'adoption d'une couverte sans plomb n'a pas d'autre cause que la crainte des méthodes nouvelles ; en tout cas, que cette résistance ne sera pas supérieure à celle qu'ont mise en œuvre les faïenciers anglais contre la « règle de Thorpe » (3).

Couvertes sans plomb. — Pour la couverte des poteries communes, M. Constantin, pharmacien à Brest, a proposé, en 1874, un borosilicate de soude ainsi composé :

Silicate de soude à 50°.....................................	100
Craie de Meudon...	15
Martz pulvérisé..	15
Borax ou acide borique....................................	10

M. Constantin a montré qu'on pouvait employer cette couverte sans rien changer à la fabrication traditionnelle du Finistère et en cuisant les pièces à température peu élevée dans les fours primitifs du pays.

Les poteries obtenues sont de bonne qualité et coûtent moins cher que les poteries au plomb ; néanmoins, leur fabrication ne paraît pas s'être répandue.

M. Monchicour, fabricant à Paris, a essayé aussi un borosilicate qui donne de bons résultats, mais à condition d'être cuit en moufle, ce qui est une complication un peu coûteuse.

M. Muller, à Ivry-sur-Seine, est l'inventeur d'une importante

(1) THORPE, The employment of compounds of Lead in the manufacture of pottery, 1899.

(2) TURNIVAL, Researches on leadless glazes. Leadless decorative Tiles.

(3) Il existait, en 1906, vingt-cinq établissements anglais où l'on a délibérément abandonné les couvertes plombifères. Les recettes en usage ont été publiées dans les ouvrages spéciaux.

fabrication de grès cérames à couverture feldspathique, dans lesquels il n'entre aucune parcelle de plomb. Même pour ses briques émaillées, il a réalisé une couverte blanc opaque sans plomb, à base d'antimoine, qui lui donne de bons résultats.

M. Boullenger, qui dirige l'importante fabrique de faïences de Choisy-le-Roi, a essayé avec succès des borosilicates de zinc. Le succès toutefois est relatif, car il ne s'applique qu'à la glaçure sur blanc, le zinc altérant les émaux colorés habituels; même pour la glaçure sur blanc, la cuisson est difficile, le point de ramollissement des borosilicates de zinc étant très voisin du point de fusion complète où ils coulent, abandonnant les pièces. M. Boullenger a constitué une collection d'essais méthodiques relatifs à ses expériences qui présente un haut intérêt pratique.

D'autre part, le laboratoire de la fabrique impériale de porcelaines de Charlottenbourg a expérimenté et fait connaître diverses « palettes » sans plomb pour la décoration des faïences et des porcelaines.

Émaux pour métaux. — Les produits employés pour l'émaillage des métaux ont longtemps contenu une forte proportion de plomb et de l'arsenic. M. Albert Dormoy, directeur des forges de Sougland, et M. Dupont, fabricant de baignoires au Cateau, font usage d'appareils permettant l'émaillage en vase clos; mais ces engins ingénieux ne s'appliquent pas à tous les genres de travaux. La solution radicale consiste à faire usage d'émaux non toxiques. Il existe des émaux de ce genre. Ils sont connus en France et employés en Angleterre, en Belgique, en Allemagne et en Russie.

SUCCÉDANÉS DE DIVERS COMPOSÉS DU PLOMB.— Braise chimique, etc. — Dans la braise chimique, les allume-feux et les mèches à briquet, les sels de plomb employés comme comburants peuvent être remplacés par le nitrate d'ammoniaque ou par des sels de manganèse.

Métiers Jacquard. — Les poids en plomb sont remplacés par des poids en fer, vernis, étamés ou zingués, pour éviter la rouille.

Teinture des fils et des tissus. — Les tons jaunes du chromate de plomb sont obtenus au moyen de la chrysophénine, de la chrysamine, de l'auramine, de la gaude, etc. C'est avec ces substances que se teignent beaucoup des fils de coton employés dans la région lyonnaise pour la guimperie, teinture qu'on disait ne pouvoir être faite qu'au moyen du jaune de plomb.

Les noirs au plomb sont avantageusement remplacés par les noirs au tanin, au campêche, à l'aniline; par les noirs de garancine, de garance, de Laval; la charge est obtenue au moyen de la glycose.

Toiles cirées. — La céruse se remplace bien par le blanc de zinc ou par un autre blanc.

Apprêts des étoffes. — La céruse, autrefois employée pour l'apprêt de la mousseline de soie, a été complètement abandonnée. Il peut en être de même pour les divers apprêts.

Polissage des glaces. — On emploie couramment pour le polissage des glaces un mélange appelé *potée d'étain*, qui contient du plomb. Ce mélange a été et est encore la cause de nombreux cas de saturnisme. On remplace très avantageusement la potée d'étain par des acides stanniques et métastanniques et par du colcothar. Ce colcothar est obtenu en calcinant méthodiquement le sulfate de fer et fournit les produits de dureté graduée qui sont nécessaires.

Polissage des pierres fausses et taille du diamant. — Les mêmes produits servent au polissage des pierres fausses. Au lieu de meules en plomb, on peut en avoir en fer ou en bronze, ou même en étain pur. Pour sertir les pierres et le diamant à l'extrémité de l'outil qui sert à les tenir pendant la taille, on a essayé, à la place des *dops* en plomb, d'autres compositions ayant les mêmes propriétés, soit à base de résines, soit à base de métaux fournissant des alliages fusibles; mais les solutions obtenues jusqu'ici ne donnent pas toute satisfaction. La Hollande a ouvert récemment un concours, avec un prix de 6000 francs, pour la découverte d'un bon succédané des *dops* en plomb (1). On n'a retenu que l'invention d'un concurrent qui s'est présenté tout à fait à la dernière heure. Son système est encore à l'étude (1908).

Taille des limes. — En Allemagne, des tampons en pâte à papier ont été, paraît-il, employés avec succès à la place des plaques de plomb qu'on pose sur l'enclume pour la taille des limes. On s'est adressé aussi à l'étain et au zinc.

Courbure des instruments de musique. — Pour les gros instruments, on emploie la résine. Girard et Pabst ont conseillé un alliage composé de 5 parties seulement de plomb, 3 parties d'étain et 8 parties de bismuth, alliage plus résistant que le plomb, il est vrai, et qui rend la courbure plus difficile, mais qui facilite le martelage et qui fond à la température de l'eau bouillante.

Couleurs. — On peut très heureusement substituer aux verts arsenicaux un mélange de bleu de Prusse et de jaune de zinc, ou les verts de Rinmann ou de Leclaire obtenus au moyen de l'oxyde de zinc et des sels de cobalt.

En teinture pour étoffes, il n'est pas de cas où l'on ne puisse éviter l'emploi des verts toxiques.

SUCCÉDANÉS DU MERCURE. — *Sécrétage des peaux ; étamage des glaces*. — Le D᙮ Courtois-Suffit fait connaître plus loin les succédanés proposés et employés.

Fabrication des lampes à incandescence. — Le danger de

_____

(1) *Bull. de l'Inspection du travail*, 1905, p. 231.

l'intoxication mercurielle est complètement supprimé par l'usage des pompes à vide sans mercure.

Bronzage et damasquinage des métaux. — Il existe de nombreux procédés dans lesquels il n'est pas fait usage de composés mercuriques.

SUCCÉDANÉS DE LA BENZINE ET DU SULFURE DE CARBONE. — La *benzine* du goudron, ou *benzol*, la benzine de pétrole (1) et le sulfure de carbone sont très employés dans l'industrie comme dissolvants des corps gras, des résines et du caoutchouc. Les vapeurs de ces corps, tels qu'on les trouve dans le commerce, c'est-à-dire impurs, sont toxiques, et, en outre, leur manipulation est très dangereuse au point de vue de l'incendie. On leur a trouvé un bon succédané dont l'emploi commence à se répandre. C'est le *tétrachlorure de carbone*, qui est beaucoup moins toxique et dont les vapeurs sont ininflammables.

LÉGISLATION DE L'HYGIÈNE DU TRAVAIL.

LES PRINCIPES.

LÉGISLATION DES GRANDS PAYS. — L'utilité de la législation comparée a été mise en relief à maintes reprises, notamment par Adelaïde Andersons, dans le remarquable ouvrage que Thomas Oliver a consacré aux « métiers insalubres ». Après avoir montré l'exemple que la législation ouvrière anglaise a fourni aux nations européennes, cet écrivain fait remarquer qu'à l'heure actuelle cette législation ne s'inspire pas assez des progrès réalisés à l'étranger sur quelques points, et il attribue cette sorte de stagnation à l'absence d'études comparatives. Au surplus, ni le reproche de généralisation excessive, ni l'accusation, de méconnaître les mœurs de chaque nation ne résistent à un examen un peu attentif en ce qui concerne l'hygiène du travail. Il ne s'agit pas ici de la vie des hommes en tant que collectivités distinctes ayant des coutumes

---

(1) La *benzine* du goudron, ou *benzol* de l'industrie, est en réalité un mélange dont la composition la plus habituelle est : *benzène* (85 parties), *toluène* (14 parties) et *xylène* (1 partie).

Sous le nom de *benzine de pétrole*, on désigne dans l'industrie des mélanges d'essences légères du pétrole brut, qui émettent des vapeurs inflammables à la température ordinaire, telles que les suivantes :

Désignation.	Densité.	Température d'inflammabilité des vapeurs.	Point d'ébullition.
Éther, rigolène....................	0,65-0,66		40°-70°
Gazoline (extraction des huiles).....	0,66-0,69	— 21°	70°-90°
Benzine à détacher...............	0,69-0,70	— 29°	90°-110°
Ligroïne......................	0,70-0,73	— 29 à + 15°	110°-120°
Essence pour vernis...............	0,73-0,76	+ 15 à + 35°	120°-170°
Essence à brûler.................	0,76-0,80	+ 35 à + 90°	170°-245°

diverses; il ne s'agit pas non plus de conditions variant d'une contrée à l'autre, car les procédés de l'industrie sont généralement les mêmes partout; l'hygiène industrielle est à peu près une en tous les pays, et telle façon d'éviter une intoxication ou une maladie professionnelles qui aura fait ses preuves en un point du globe ne peut faillir ailleurs, si elle est appliquée dans le même esprit et par les mêmes procédés. L'étude de la réglementation comparée a pour but d'éclairer les uns et les autres sur la qualité des méthodes employées de divers côtés, afin de mettre en lumière celles qui ont donné les meilleurs résultats. Le plus souvent cette comparaison aboutira dans les divers pays à une réglementation finale presque identique dans le fond et qui se rapprochera de ce que l'on a déjà nommé la réglementation rationnelle (1).

Les grandes lignes de celles-ci ont été tracées par Roth au Congrès d'hygiène et de démographie de Budapest, en 1895 (2).

1° La durée du travail doit être d'autant plus courte que l'occupation professionnelle est plus dangereuse ou exige plus d'effort physique ou intellectuel;

2° La durée du travail doit être d'autant plus courte que l'organisme du travailleur est moins développé et offre moins de résistance;

3° On doit interdire aux femmes et aux jeunes ouvriers tous les travaux qui exigent de grands efforts corporels, les professions où leur santé peut être compromise par des substances toxiques ou des matières engendrant beaucoup de poussières, et celles qui réclament une attention spéciale et soutenue;

4° On devrait étendre la protection, qui s'arrête actuellement aux adolescents de seize ans (il s'agit de l'Allemagne) jusqu'à ceux qui ont moins de dix-huit ans;

5° Le travail journalier ne peut dépasser une certaine durée, même s'il n'exige aucun surmenage physique ou intellectuel et ne présente aucun danger sérieux;

6° Si l'on fixait un maximum d'heures de travail, la durée de dix heures par jour correspondrait en général aux conditions actuelles; une durée plus longue ne serait désirable ni dans l'intérêt des ouvriers, ni dans celui des patrons. Il est fait exception pour les industries qui ne permettent pas de limiter la durée du travail d'une manière précise;

7° Il convient qu'il y ait, pendant le travail des jeunes ouvriers, indépendamment du repos de midi, des interruptions régulières et contrôlées, le matin et l'après-midi.

Il est désirable que ces repos soient employés autant que possible à des exercices gymnastiques et des mouvements, surtout dans les

(1) Oliver, *Dangerous Trades.*
(2) Dr Sommerfeld, Traité des maladies professionnelles, édit. française, p. 83.

fabriques où les ouvriers conservent toujours la même attitude pendant le travail. Il faudrait aussi qu'il y eût à la disposition des jeunes ouvriers des locaux convenables en cas de mauvais temps.

Il serait contraire à leur intérêt que les repos du matin et de l'après-midi soient supprimés ou remplacés par une prolongation du repos de midi.

Il faut que les ouvriers adultes aient un repos d'une heure au moins à midi ; si la durée du travail ininterrompu dépasse quatre heures et la durée totale huit heures par jour, il y a lieu d'établir des repos supplémentaires : des exceptions en faveur de petites industries pourraient être autorisées de commun accord avec les ouvriers.

En lisant cette réglementation rationnelle, on voit combien certaines nations en sont encore éloignées. Pour ce qui concerne la France notamment, nous voyons maintes usines de ce pays exposées au saturnisme : fabriques de céruse, de minium, fonderies de plomb, etc., où la durée du travail est de onze ou douze heures, c'est-à-dire supérieure à celle que l'on observe dans d'autres établissements beaucoup moins dangereux. Cette constatation prouve, d'autre part, l'utilité de faire connaître l'avantage des journées courtes et les bénéfices d'une réglementation rationnelle. La démonstration n'en peut être établie qu'en citant certaines expériences, puisque l'argument qu'on oppose le plus volontiers à l'intervention de l'État en cette matière réside dans la crainte de la concurrence entre industriels appartenant aux diverses nations.

RÈGLEMENTS GÉNÉRAUX ET RÈGLEMENTS PARTICULIERS. — Les lois établies dans les principaux pays en vue d'assurer l'hygiène du travail appartiennent à l'un des deux types suivants : l'un qui consiste à faire poser par le législateur le principe de l'intervention légale sans entrer dans les détails : c'est ce que fait la loi française du 12 juin 1893-11 juillet 1903 (Voy. p. 348) ; l'autre qui inscrit dans la loi même les règles d'hygiène générale auxquelles tous les établissements visés doivent se soumettre : c'est le cas de la *Gewerbordung* allemande et surtout des *Factory and Worshop Acts* anglais. Dans le premier système, la loi elle-même est forcément incomplète ; dans le second, elle pourrait à la rigueur suffire, au moins quant aux industries n'offrant pas de risques spéciaux. Il en résulte que, pour compléter l'œuvre des législateurs, il faut des règlements généraux dans le premier cas ; dans le second, il suffit de règlements particuliers concernant les industries notoirement insalubres ou dangereuses.

Règlements généraux. — La législation française offre de bons exemples de règlements généraux : le *décret du 29 novembre 1904*, dont on trouvera le texte à la page 349, est le plus important d'entre eux. On y trouvera également le *décret du 28 juillet 1904*, sur le couchage du personnel (p. 354) ; ces deux textes concernent à peu près tous les établissements grands et petits du commerce et de l'industrie. D'autres· règlements généraux sont annoncés, notamment un décret fixant les précautions à prendre dans les principales industries où les ouvriers manipulent le plomb ou ses composés et un décret réglementant les professions dans lesquelles les ouvriers sont exposés aux dangers de la septicémie charbonneuse, etc.

L'Autriche, dont la législation paraît s'être inspirée de la loi allemande, a procédé aussi, néanmoins, par voie de réglementation générale : l'*ordonnance du 22 novembre 1905* a beaucoup d'analogie avec le décret français du 29 novembre 1904, cité plus haut.

Règlements particuliers. — On trouve des règlements particuliers au sujet d'un nombre limité d'industries, particulièrement des industries insalubres, en France, en Angleterre et en Allemagne.

France. — Les décrets particuliers pris en France sont peu nombreux. On les trouvera à la page 357 ; ce sont :

Le *décret du 29 juin 1898* sur la fabrication du vert de Schweinfürt et le *décret du 18 juillet 1902* sur l'emploi de la céruse.

Le *décret du 21 novembre 1902* interdisant l'opération dite du « pompage » dans la poterie d'étain ; cette poterie dite « d'étain » contient généralement 80 p. 100 de plomb, et l'opération interdite consiste à aspirer avec la bouche à l'intérieur des pièces creuses pour s'assurer de leur étanchéité. L'ouvrier absorbe ainsi une quantité de plomb suffisante pour l'intoxiquer.

Le *décret du 4 avril 1905* concernant la manipulation du linge sale dans les ateliers de blanchissage.

Angleterre. — Voici la liste des règlements spéciaux pour l'Angleterre :

1º *Produits chimiques ;*

2º *Emploi de la dinitro-benzine dans la fabrication des explosifs* (avril 1893) ;

3º *Fabrication des allumettes*. Ce règlement a été modifié en 1899 par deux nouveaux règlements, dont l'un est actuellement en vigueur dans toutes les fabriques de la Grande-Bretagne et l'autre dans les fabriques de Londres seulement ;

4º *Fabrication des bichromates alcalins*. Un premier règlement a été légèrement modifié en 1899 et a été mis en vigueur à partir du 30 avril 1900 ;

5º *Vulcanisation du caoutchouc au moyen du sulfure de carbone*. Cette industrie a été déclarée dangereuse le 1ᵉʳ décembre 1896. Le règlement publié en 1897 est en vigueur depuis le 1ᵉʳ mai 1898.

6º *Métallurgie du plomb ;*

7º *Fabrication du massicot ;*

8° *Fabrication des oxydes de plomb ;*

9° *Emploi du chromate de plomb ;*

10° *Fabrication du blanc de céruse.* L'ancien règlement a été modifié et mis en vigueur avec ces modifications le 1er juillet 1899 ;

11° *Fabrication des couleurs arsenicales et emploi de l'arsenic ;*

12° *Étamage et émaillage des objets métalliques et des instruments de cuisine ; emploi du plomb, de l'arsenic et de l'antimoine.* Règlement modifié du 30 janvier 1894 ;

13° *Fabriques de faïence et de porcelaine.* Un premier règlement a été pris le 9 août 1894 et remplacé en 1894 par deux autres règlements. Le premier a été accepté sans opposition par 470 établissements ; le second, modifié par arbitrage, était applicable à 100 fabriques environ.

Depuis la mise en vigueur de ces deux règlements, les rapports du service de l'inspection des fabriques et les travaux des Drs Thorpe et Oliver ayant montré la nécessité de nouvelles mesures pour enrayer le saturnisme, un nouveau règlement a été élaboré. Toutefois ce nouveau règlement ne fut accepté que par un petit nombre d'industriels et fut soumis à l'arbitrage. Le texte définitif en a été arrêté seulement après le dépôt du rapport de l'arbitre, lord James Hersford, le 10 décembre 1901 ;

14° *Préparation du bronze et de certains alliages.* Règlement du 1er janvier 1896 ;

15° *Fabriques d'accumulateurs électriques ;*

16° *Fabriques d'eaux gazeuses.* Cette industrie a été déclarée dangereuse le 11 septembre 1896 ; le règlement a été mis en vigueur en 1897 ;

17° *Filature et tissage de lin et d'étoupes.* Un premier règlement a été pris le 18 avril 1896. Il a été modifié récemment à la suite d'une longue enquête et d'un rapport d'Hamilton Smith ;

18° *Triage de la laine, des poils, du duvet.* Règlement refondu récemment et mis en vigueur sous le titre de règlement pour le triage, le battage, le lavage, le peignage et le cardage des laines, poils de chèvres, de chameaux et pour les manipulations qui s'y rattachent ;

19° *Règlement pour le travail des peaux.* Un premier règlement, publié en 1899, a été légèrement modifié en août 1901 pour les peaux provenant de la Chine et de la côte occidentale des Indes ;

20° *Fabriques de chapeaux de feutre.* Règlement pour celles où il est fait usage de dissolvants inflammables ;

21° *Taille des limes à la main.* Le procédé a été déclaré dangereux le 22 septembre 1905 et a donné lieu au règlement en vigueur depuis le 1er septembre 1904 ;

22° *Emploi des locomotives dans les fabriques ;*

23° *Règlement sur l'emploi des métiers renvideurs ;*

24° *Distillation du goudron de houille ;*

25° *Chargement et déchargement des navires ;*

26° *Boulangeries en sous-sol ;*

Allemagne. — En Allemagne, les règlements spéciaux édictés par le Conseil fédéral sont sans doute moins nombreux, mais cela tient à cette circonstance que les associations créées en vertu des lois d'assurances sont autorisées à édicter des prescriptions pour tous les établissements de leur ressort, ou pour quelques branches d'industries, ou pour certains genres de procédés de travail, ou pour des circonscriptions géographiques déterminées.

Les principaux règlements édictés par le Conseil fédéral allemand sont les suivants :

1° *Règlement pour les fabriques où l'on pulvérise les scories basiques obtenues par le procédé Thomas* (15 avril 1899);

2° *Règlement sur les fabriques de bichromates alcalins* (2 février 1897) ;

3° *Règlement sur les filatures de crin de cheval, des ateliers d'apprêt des poils de porc, ainsi que sur les fabriques de brosses et sur les fabriques de pinceaux* (22 octobre 1902) ;

4° *Règlement sur les fabriques d'accumulateurs électriques ;*

5° *Règlement sur l'installation et l'exploitation des établissements où se fait la préparation des couleurs de plomb et autres produits du plomb* (26 mai 1903) ;

6° *Règlement sur les fonderies de plomb* (16 juin 1905) ;

7° *Règlement relatif aux établissements où sont exécutés des travaux de peinture, d'enduisage, de badigeonnage, de blanchiment et de vernissage ;*

8° *Règlement sur les imprimeries ;*

9° *Règlement sur les fabriques d'allumettes ;*

10° *Règlement sur la vulcanisation du caoutchouc.*

On trouvera aux pages 362 et suivantes quelques exemples des règlements particuliers, anglais et allemands.

Règlements généraux ou règlements particuliers. — Les hygiénistes sont divisés sur la question de savoir si les règlements particuliers sont préférables aux règlements généraux ou inversement.

Les règlements particuliers s'adaptent mieux que les règlements généraux aux conditions de chaque industrie. Les dangers à éviter de même que les nécessités du travail sont mieux définis, et, par conséquent, les précautions nécessaires peuvent serrer les premiers de plus près, tout en respectant mieux les secondes.

En ce qui concerne ces nécessités, des mesures ont été prises dans les divers pays pour que les industriels intéressés puissent les faire valoir auprès du pouvoir réglementaire. Précaution qui exclut toute résistance systématique à l'application des règlements ou du moins atténue considérablement la portée de ces résistances. En France, les projets de décrets particuliers sur l'hygiène industrielle sont préparés par l'administration avec le concours des inspecteurs du travail, qui signalent eux-mêmes les objections qui seront soulevées par les industriels. Les projets sont ensuite étudiés en détail par la Commission d'hygiène industrielle du ministère du Commerce. Composée de savants, de médecins et d'ingénieurs, elle est complétée, pour l'étude de chaque règlement, par un même nombre de patrons et d'ouvriers généralement délégués par leurs chambres syndicales respectives, de sorte que celles-ci se trouvent associées à la préparation du règlement.

Le projet subit ensuite une nouvelle instruction devant le Comité consultatif des arts et manufactures qui renferme plusieurs chefs d'industrie, et les patrons qui ont encore des objections à faire valoir sont admis à les présenter.

Ce n'est qu'après ces études successives qu'un projet de décret est soumis au Conseil d'État, puis à la signature du Président de la République.

En Angleterre, les intéressés sont appelés à discuter les dispositifs du règlement avant sa mise en vigueur, dispositifs qu'ils peuvent au besoin faire modifier s'il est reconnu que les avantages à retirer de telles prescriptions ne sont pas en rapport avec les inconvénients qu'elles soulèveraient dans la pratique. Il y a dans la loi anglaise toute une série de mesures prévues pour qu'il soit tenu compte des intérêts de chacun, et, finalement, c'est un arbitre indépendant de l'administration qui règle les conflits ayant pris naissance dans les discussions qui précèdent la publication d'un règlement. Voici ce que dit à ce sujet Geo Wood : « Les règlements n'ont eu aucun effet pratique sur les métiers auxquels ils s'appliquent en tant qu'augmentation du prix de revient et que diminution du commerce d'exportation. La raison en est que les règlements, lorsqu'on les impose, ne sont jamais aussi rigoureux et ne sont même pas habituellement aussi rigoureux que ceux que les meilleurs patrons s'imposent de leur plein gré. Les autorités ont pour but de trouver le meilleur type de sauvegarde en usage au moment de la publication du règlement et de le rédiger de telle sorte que tous les patrons soient forcés de se mettre au niveau de ce type.

D'un autre côté, il existe une abondance de preuves que les effets des règlements sur les ouvriers ont été d'améliorer leur santé et de diminuer l'intoxication. »

Un autre avantage des règlements particuliers réside dans ce fait que chaque État a la faculté de poursuivre l'amélioration des conditions d'hygiène dans la mesure qui lui paraît convenable et pour telles industries insalubres qui paraissent désignées à cet effet. On remarquera dans la liste de règlements ci-dessus que la septicémie charbonneuse est combattue en Angleterre dans les établissements où l'on trie la laine, tandis qu'en Allemagne les efforts se sont portés sur les filatures de crin et les fabriques de brosses. C'est que la maladie des trieurs de laine (*woolsorter's disease*) n'a guère été observée qu'en Angleterre, où aboutissent presque toutes les laines provenant des régions où le charbon est à l'état endémique, tandis que les ports et les usines allemandes reçoivent presque tous les crins d'origine russe, sibérienne ou de l'Asie centrale.

Le règlement anglais sur les fonderies de plomb n'a presque aucune valeur, et cette inutilité n'a pas échappé aux hygiénistes de la Grande-Bretagne ; mais les fonderies de plomb de première fusion ont presque disparu du Royaume-Uni, et les pouvoirs publics sont moins entraînés à reviser ce règlement pour en constituer un nouveau que lorsqu'il s'est agi d'apporter les modifications conseillées par l'expérience au sujet de l'ancien règlement sur les fabriques de faïence et de porcelaine du Staffordshire. Par contre, l'Allemagne, qui vient en tête de l'Europe pour la production du plomb, a édicté récemment un règlement sur les plomberies qui nous paraît des plus complets.

Par contre, on reproche aux règlements particuliers d'être faits sans idées d'ensemble.

Ils frappent successivement les industries, et ce n'est pas dans l'ordre de gravité du danger qu'elles présentent. C'est ainsi qu'en Angleterre les fabriques d'accumulateurs n'ont été touchées qu'en 1903, tandis que les fabriques d'eau gazeuse sont réglementées depuis 1896.

Dans ce même pays, les fabriques de céruse ont un règlement comprenant de nombreux articles, tandis que celles de massicot et d'oxydes de plomb en ont un très court. Si on compare les mesures de propreté personnelle imposées aux ouvriers, celles qui concernent les lavabos, les bains, la surveillance médicale, on trouve des différences de rédaction importantes et qu'on serait bien embarrassé de justifier, les mesures de cet ordre devant être les mêmes dans toutes ces industries.

Et cependant, si l'on réunit pour les comparer les divers règlements concernant les professions où des intoxications sont à craindre, on constate que le plus grand nombre de leurs prescriptions et les plus importantes sont différentes dans la forme mais identiques au fond et qu'elles pourraient parfaitement être rédigées de même sans aucun inconvénient, sinon avec avantage. Ces mesures sont celles qui concernent :

La *propreté de l'atelier* (par l'enlèvement quotidien des poussières et des résidus) ;

La *propreté de l'atmosphère* (par la ventilation, par la captation des poussières flottantes et des buées) ;

La *propreté corporelle des ouvriers* (par l'usage de vêtements de travail et par l'installation de lavabos et de bains) et enfin la *surveillance médicale* dans les professions les plus menacées.

Il semble donc bien que, au lieu d'opérer successivement sur telle ou telle industrie, voire même sur telle spécialité industrielle, il serait plus logique et plus équitable de régler d'un coup, comme on propose de le faire en France, toutes les industries où existe le danger d'intoxication saturine, ou toutes celles où l'ouvrier est exposé à la septicémie charbonneuse.

Mais allons plus loin, et considérons celles des précautions qui concernent la propreté des locaux, le renouvellement de l'air et l'évacuation des poussières et des buées, là où il s'en produit. Pour que ces mesures soient justifiées, est-il nécessaire qu'on manipule un poison dans l'atelier?

Leur observation n'est-elle pas indispensable à la santé générale du personnel? Les négliger, n'est-ce pas préparer le terrain pour la tuberculose et favoriser sa contagion? A ce seul point de vue, et en raison des ravages que cette maladie fait parmi les travailleurs, la généralisation de ces précautions s'impose, et elles doivent être observées dans toutes les industries. Partout il faut renouveler l'air d'une pièce où plusieurs ouvriers travaillent, quel que soit leur travail, et il faut la balayer régulièrement. Toutes les poussières sont malsaines et doivent être captées. Si des buées ou vapeurs sont insalubres, elles doivent être évacuées, qu'elles se produisent dans une industrie ou dans une autre. Nous voici donc amenés non seulement à adopter des règlements d'ensemble par groupes d'industries où existent des dangers identiques ou similaires, mais même à concevoir un règlement général dont les prescriptions sauvegardent la santé de tous les travailleurs et dont l'observation se justifie dans tous les établissements : c'est le système français (1). Dans les industries insalubres, ces prescriptions sont encore plus nécessaires qu'ailleurs, et l'inspection en exige une plus stricte application. C'est affaire d'instructions administratives.

PROTECTION DES FEMMES ET DES ENFANTS. — Une des plus importantes mesures préventives de l'hygiène industrielle consiste à interdire l'emploi d'enfants trop jeunes, à limiter la durée du travail de ces enfants ainsi que celui des femmes, et à interdire leur emploi dans certaines industries insalubres, ou dans certaines conditions de travail que leur organisme, plus délicat que celui de l'homme, ne saurait supporter. Nous renvoyons au chapitre *Fatigue et surmenage* pour l'exposé des principes relatifs à cette question. Bornons-nous à rappeler que les symptômes de la fatigue se montrent plus rapidement chez la femme et chez l'enfant que chez l'homme.

(1) Voy. page 349 le texte du règlement général du 29 novembre 1904 applicable à toutes les industries.

De même l'action pathologique du surmenage est plus active chez eux.

Enfin plusieurs auteurs considèrent l'état de surmenage chronique, facilement atteint chez les enfants, comme une cause efficiente des cardiopathies.

Sans insister davantage, examinons les principes adoptés par les principales nations industrielles pour protéger les enfants et les femmes employés dans l'industrie. Tout d'abord, à partir de quel âge peut-on occuper les enfants ? Qu'entend-on par enfant ? Quelle durée de travail est permise aux enfants et aux femmes ?

Les réponses à ces questions sont fournies par le tableau suivant et par le diagramme de la page 300, qui les schématise :

Tableau indiquant pour chaque pays : *l'âge à partir duquel les enfants ou adolescents sont admis au travail et la durée de leur travail.*

DÉSIGNATION des PAYS.	Âge à partir duquel les enfants ou adolescents sont admis au travail.	Durée de leur travail.	Âge à partir duquel ils suivent le régime des ouvriers adultes.	Durée du travail de femmes adultes.	OBSERVATIONS.
Indes orientales..	9 ans	7 heures.	14	11 heures.	
Espagne..........	10	de 10 à 14 : 6 h. / de 14 à 18 : 11 h.	18	11 —	
Suède et Norvège.	12	de 12 à 14 : 6 h. / de 14 à 18 : 10 h.	18	—	
Belgique..........	12	11 h. 1/4 à 12 h. selon les industries.	16	—	
Italie.............	12	11 heures.	15	12 heures	
Pays-Bas.........	12	11 heures.	15	11 —	
Luxembourg......	12	de 12 à 14 : 8 h / de 14 à 16 : 11 h.	16	—	
Russie............	12	de 12 à 15 : 9 h.	17	11 h. 1/2	
Danemark........	12	de 12 à 14 : 6 h. / de 14 à 18 : 10 h.	18	10 heures.	
France...........	12	10h.:de12à13ans. Certif. d'études.	18	10 —	
Angleterre........	12	de 12 à 14 : 32 h.1/2 par semaine.	16	55 h. 1/2 par sem.	
Allemagne........	13	de 13 à 14 : 6 h.	16	11 heures.	
Autriche..........	14	de 14 à 16 : 54 h. par semaine.	16	11 —	
Suisse............	14	11 h. : 65 h. par semaine.	16	11 h. 65 h. par sem.	
Massachusetts....	14	58 h. par semaine	16		

On voit que tous les pays considérés limitent la durée du travail des femmes adultes, sauf la Suède et la Norvège, le Luxembourg et le Dannemark. Quant à la Belgique, elle réglemente le travail des enfants de douze à seize ans et celui des adolescentes de seize à vingt et un ans ; après vingt et un ans, plus rien. De douze à vingt et un ans, elle permet d'ailleurs des durées de travail de onze heures un quart à douze heures, selon les industries, de sorte que, sur ce point

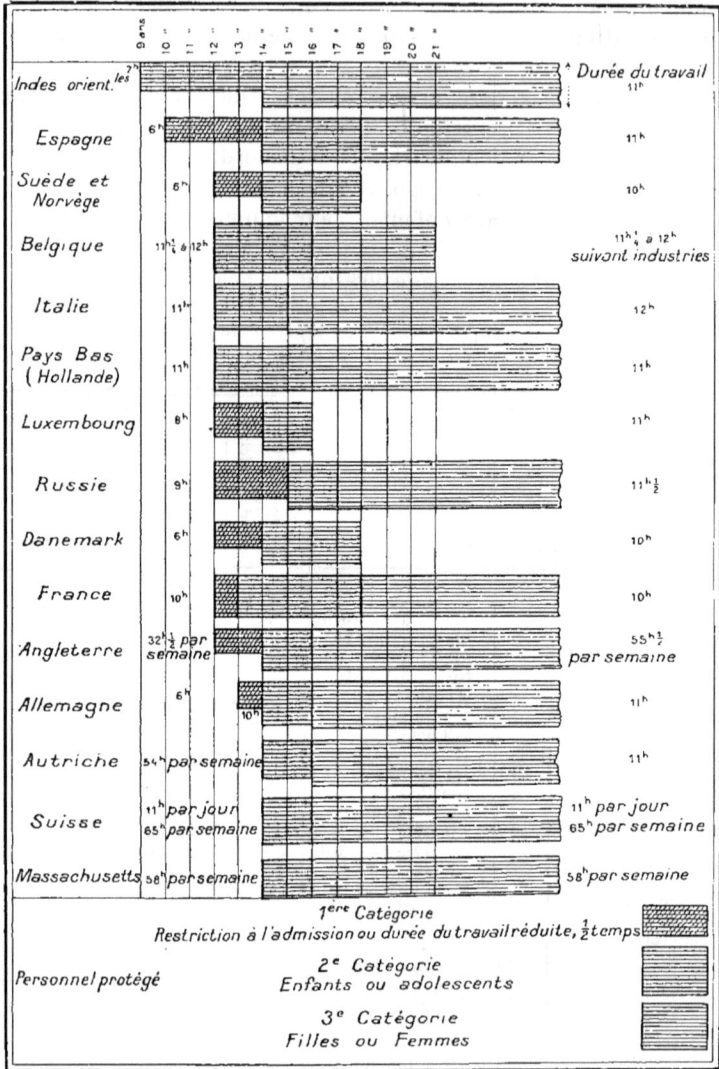

Fig. 63. — Tableau des heures de travail des enfants.
La hauteur des bandes hachurées indique le nombre d'heures de travail.

spécial de la durée du travail, sa réglementation est à peu près inexistante.

Par le graphique qui précède, on voit qu'on trouve des durées de travail de onze heures à partir de douze ans en Italie, et en Hollande à partir de quatorze ans en Espagne, en Luxembourg, en Suisse et

au Massachusetts ; à partir de quinze ans en Russie et de seize ans
en Allemagne et en Autriche ; en Italie, la journée de douze heures.
Pour qui connaît la condition chétive des enfants de quatorze
ans dans les populations industrielles (et c'est encore plus vrai des
enfants de douze ans), c'est une barbarie de les astreindre à un
travail quelconque pendant onze heures sur vingt-quatre. La seule
station verticale, prolongée pendant cette durée, excède les forces
de leur organisme et peut compromettre à jamais la santé des
fillettes qui la subissent pendant leur crise de formation. Et ce n'est
pas dans leur nourriture irrationnelle et insuffisante qu'elles peuvent
trouver la réparation d'une pareille fatigue, ni dans l'air empoisonné
des taudis surpeuplés où leurs familles s'entassent.

La journée de dix heures est un régime plus humain. La France
l'applique à partir de treize ans ; la Suède, la Norvège, le Danemark,
l'Allemagne et l'Angleterre à partir de quatorze ans.

**Interdiction des travaux insalubres dangereux ou trop
fatigants**. — En ce qui concerne l'interdiction des travaux dangereux ou trop fatigants, la place nous manque pour reproduire les
divers ordonnances ou décrets pris en la matière dans les divers
pays. On trouvera aux annexes le règlement d'administration
publique du 13 mars 1893, en vigueur en France (p. 334). Un grand
nombre des interdictions qui y sont inscrites se retrouvent dans les
législations étrangères, soit dans des règlements spéciaux relatifs
aux industries insalubres, soit dans les textes législatifs eux-mêmes.

Cependant on se tromperait singulièrement si l'on croyait que tous
les enfants sont efficacement protégés contre l'abus de leurs forces
par la législation que nous venons de passer en revue. Une enquête
officielle entreprise en Allemagne nous fournit à ce sujet les
renseignements suivants. Aux termes de la *Gewerbordnung* et des
ordonnances ou arrêtés rendus pour son exécution, l'emploi des enfants
de moins de treize ans est interdit dans les fabriques, dans les forges et
hauts fourneaux, sur les divers chantiers de bâtiment et de constructions maritimes, dans les briqueteries-tuileries non exploitées d'une
manière seulement temporaire, ou dans des proportions restreintes,
dans les mines, les salines, les établissements où se traitent les minerais et dans les carrières, ainsi que dans les minières exploitées au
jour. On ne peut pas non plus employer d'enfants de moins de
treize ans dans les ateliers pourvus d'un moteur inanimé quelconque,
ni dans les ateliers pour la confection de vêtements ou de lingerie en
gros. De plus, dans tous les établissements, les enfants, même âgés
de plus de treize ans, ne peuvent être occupés que s'ils ne sont pas
astreints à la fréquentation scolaire. Eh bien, malgré toutes ces
interdictions, l'enquête citée plus haut, et qui eut lieu en 1898,
a fait ressortir qu'on avait trouvé 532 283 enfants occupés soit dans
l'industrie, soit dans le commerce, soit dans les transports, et qui

n'étaient pas protégés. La moitié environ de ces enfants étaient employés dans l'industrie ; pour le reste, près d'un tiers ont été rencontrés comme porteurs à pied ou avec un véhicule, garçons ou fillettes, pour courses : 4,06 p. 100 étaient occupés dans des hôtels et des auberges ; 3,13 p. 100 dans le commerce ; 0,50 p. 100 dans les transports.

L'enquête a permis de constater l'emploi d'enfants non seulement à des travaux qui, en raison des efforts qu'ils nécessitent, ne leur conviennent point, mais même aussi dans des exploitations insalubres, et pendant une durée de temps exagérée, ou à des heures indues.

Une enquête analogue a été ordonnée en Angleterre par le Parlement. D'après le rapport de la commission nommée à cet effet (1), plus de 145 000 enfants travaillent en dehors des heures d'écoles. 131 avaient moins de sept ans ; 38 489 moins de onze ans ; 36 775, onze ans ; 47 471, douze ans ; 18 556, treize ans, etc. 40 000 travaillaient plus de vingt heures par semaine et 3 000 plus de quatre heures. Dans soixante-quinze cas, la durée du travail s'élevait à plus de soixante-dix heures par semaine. Il s'agit, bien entendu, de travaux qui ne sont pas visés par la loi industrielle.

En France, on rencontre aussi un grand nombre d'enfants de moins de treize ans et même de moins de douze ans, employés soit dans le commerce, soit dans les ateliers de famille.

Interdiction du travail de nuit des femmes et des enfants. — Passons en revue l'état de la législation à cet égard ; le tableau suivant permet de l'embrasser d'un coup d'œil :

Définition du travail de nuit.	Le travail de nuit des enfants et des jeunes ouvriers est-il interdit ?	Le travail de nuit des femmes adultes est-il interdit ?	A partir de quel âge est-il autorisé pour les ouvriers du sexe masculin ?
Allemagne... 8 h. 1/2 du soir à 5 h. 1/2 du matin.	oui	oui	à partir de 16 ans.
Autriche .... 8 heures du soir à 5 heures du matin.	oui	oui	à partir de 16 ans.
Belgique..... 9 heures du soir à 5 heures du matin.	oui	non	à partir de 16 ans et pour les femmes 21 ans.
Danemark... 8 heures du soir à 6 heures du matin.	oui	non	à partir de 18 ans.
Espagne..... 7 heures du soir à 5 heures du matin.	oui	non	à partir de 14 ans.
France ...... 9 heures du soir à 5 heures du matin.	oui	oui	à partir de 18 ans.
Grande-Bretagne...... 9 heures du soir à 6 heures du matin.	oui	oui	à partir de 18 ans, exceptionnellement à partir de 16 ans.

(1) Report of the Committe on Wage Earning Children, 1899.

Définition du travail de nuit.	Le travail de nuit des enfants et des jeunes ouvriers est-il interdit ?	Le travail de nuit des femmes adultes est-il interdit ?	A partir de quel âge est-il autorisé pour les ouvriers du sexe masculin ?
Italie........ Été : 9 heures du soir à 5 heures du matin. Hiver : 8 heures du soir à 6 heures du matin.	oui	non (à partir du 19 juin 1907).	à partir de 16 ans.
Luxembourg. 9 heures du soir à 5 heures du matin.	oui	non	à partir de 15 ans.
Norvège .... 8 heures du soir à 5 heures du matin.	oui	non	à partir de 18 ans.
Pays-Bas .... 7 heures du soir à 5 heures du matin.	oui	oui	à partir de 16 ans.
Russie....... 9 heures du soir à 5 heures du matin.	oui	oui	à partir de 17 ans.
Suède .... 8 heures du soir à 6 heures du matin.	oui	non	à partir de 18 ans.
Suisse...... 8 heures du soir. à 9 heures du matin.	oui	oui	à partir de 18 ans (avec autorisation à demander pour les autres).
Massachusetts 10 heures du soir à 6 heures du matin.	oui	oui	à partir de 16 ans .
Indes Orientales....... 8 heures du soir à 5 heures du matin.	oui	oui	à partir de 14 ans.

En résumé, le travail de nuit est partout interdit aux enfants dans les professions industrielles, sauf pour un certain nombre d'entre eux occupés à certains travaux ou dans certaines industries. Il est interdit aux femmes dans tous les pays à l'exception de la Belgique, du Danemark, de l'Espagne, du Luxembourg, de la Suède et de la Norvège et, jusqu'au 19 juin 1907, de l'Italie. Enfin un seul pays a légiféré sur le travail de nuit des hommes : la Suisse.

ÉTABLISSEMENTS ASSUJETTIS.

CATÉGORIES ET NOMBRES D'ÉTABLISSEMENTS. — ***France.*** — En France, la protection s'étend aux manufactures, aux fabriques, usines, chantiers, ateliers, laboratoires, cuisines, caves et chais, magasins, boutiques, bureaux, entreprises de chargement et de déchargement et leurs dépendances, de quelque nature que ce soit, publics ou privés, laïques ou religieux, même lorsque ces établissements ont un caractère d'enseignement professionnel et de bienfaisance.

On voit que cette protection est très étendue, puisqu'elle s'applique à toutes les fabriques et usines de la grande industrie ; à tous les ateliers de la petite et à ceux des artisans ; à tous les chantiers des bâtiments et à ceux des entreprises de chargement et de déchargement ; à tous les laboratoires et cuisines de l'alimentation ; à tous les laboratoires de pharmacie et d'industrie ; à tous les chais, caves, magasins, boutiques, bureauxdu commerce (les bureaux des banques compris).

On peut dire, en somme, que tout établissement qui emploie des salariés dans le but de réaliser des bénéfices est soumis à la loi, à l'exception toutefois des entreprises de transport (voitures de louage, omnibus, tramways) et des exploitations agricoles et forestières.

L'État lui-même doit obéir aux règlements en tant qu'entrepreneur d'exploitations industrielles ou commerciales, mais il leur échappe en tant que puissance publique. Les ateliers de la Guerre et de la Marine, les manufactures de tabac et d'allumettes, les bureaux de postes même sont visés ; un bureau de police, un bureau de mairie, un bureau de préfecture ne le sont pas. Les trésoriers payeurs généraux, les receveurs particuliers, les percepteurs, les notaires, avoués et huissiers ont réclamé la même immunité pour le personnel qu'ils emploient et l'ont obtenue.

Il est permis de juger que cette immunité est excessive, car, si ces fonctionnaires et officiers ministériels sont eux-mêmes dépositaires d'une parcelle de la puissance publique, leurs employés ne participent en rien à cet honneur et n'ont aucune des garanties qui profitent aux plus modestes employés de l'État ou des communes. Leurs relations avec leurs employeurs ne diffèrent en rien de celles qu'un honorable patron du commerce peut avoir avec son personnel, et, au point de vue de l'hygiène, leurs conditions de travail sont généralement déplorables.

Angleterre. — En Angleterre, la loi industrielle vise les fabriques et les ateliers, c'est-à-dire la grande et la petite industrie, ainsi que les artisans ; les commerces n'y sont pas compris. La boulangerie est considérée comme une industrie.

La loi s'applique également aux ports, docks, quais et dans quelques chantiers de construction.

En Angleterre comme en France, les ateliers de famille sont inspectés par les autorités chargées de surveiller l'hygiène des ouvriers.

Allemagne. — En Allemagne, la réglementation de l'hygiène de travail s'applique à tous les arts et métiers et à tous les travaux de la grande et petite industrie, sauf ceux des mines, des chemins de fer et des transports maritimes.

On voit que la loi française embrasse un plus grand nombre d'établissements que les lois anglaises et allemandes. Quelques chiffres nous permettront de faire des comparaisons intéressantes.

NOMBRE ET PERSONNEL DES ÉTABLISSEMENTS. —

Angleterre. — D'après le rapport de l'inspecteur en chef des fabriques, les nombres d'établissements soumis au régime du *Factory and Workshop Act* de 1901 étaient, en 1904, les suivants :

Fabriques	102 015
Ateliers	140 792
Chantiers de chargement et de déchargement	2 840
Maisons de commerce	4 540
Blanchisseries	6 943
	257 130

Sur ce nombre, 9 405 établissements sont visés par des règlements spéciaux et 6 531 par d'autres règlements ayant un caractère moins strict.

Le nombre des ouvriers protégés dans ces divers établissements était :

Dans les fabriques de l'industrie textile	1 029 353
Dans les fabriques n'appartenant pas à l'industrie textile	3 112 194
Dans les ateliers d'artisans	655 912
Dans les blanchisseries	104 477
Total	4 901 936

France. — D'après le rapport de la Commission supérieure du travail en France, le nombre des établissements visés par la loi du 12 juin 1893, modifiée par la loi du 11 juillet 1903, était en 1904 de 508 849. Quant au personnel protégé, il n'était que de 3 662 167 personnes. Cette statistique se décompose ainsi :

Nombre d'établissements visés par les lois du 30 mars 1900 et du 12 juin 1893-1903	158 706
Nombre d'établissements visés par les lois du 2 septembre 1848 et du 12 juin 1893-1903	36 481
Nombre d'établissements visés par la loi du 12 juin 1893-1903	313 662
Total	508 849

PERSONNEL PROTÉGÉ.	
Enfants	567 405
Filles ou femmes	801 037
Adultes hommes	2 293 725
Total	3 662 167

Autorités chargées d'assurer l'application des règlements sur l'hygiène du travail. — En 1904, le service de l'inspection des fabriques comportait, en Angleterre, 154 fonctionnaires ; en France, il y avait à la même époque 122 inspecteurs du travail, tant divisionnaires que départementaux ; d'où les moyennes ci-après :

	Angleterre.	France.
Nombre moyen des établissements à surveiller par chaque inspecteur	1669	4170

TRAITÉ D'HYGIÈNE. VII. — 20

L'INSPECTION DU TRAVAIL.

L'INSPECTION DU TRAVAIL EN FRANCE ET EN ANGLE-TERRE. — En France, les inspecteurs du travail sont seuls chargés d'assurer l'hygiène et la sécurité des ouvriers dans tous les établissements industriels ou commerciaux, de quelque nature et de quelque importance qu'ils soient.

En Angleterre, les inspecteurs de fabriques n'ont à assurer les conditions d'hygiène et de sécurité qu'en partie dans les fabriques et surtout dans les ateliers, la loi industrielle de 1901 chargeant les autorités locales de les aider dans une certaine mesure. De plus, ces fonctionnaires ont de nombreux et précieux auxiliaires dans la personne de praticiens dont la valeur technique en matière d'hygiène ne peut être mise en doute : nous voulons parler des médecins certificateurs (1).

Organisation du service de l'inspection. — En France, le pays est partagé en onze circonscriptions territoriales, ayant chacune à leur tête un inspecteur divisionnaire ; chacune de ces circonscriptions est elle-même partagée en un nombre variable de sections, de telle façon qu'un inspecteur ou une inspectrice puissent assurer seuls, sous le contrôle de l'inspection divisionnaire, l'application des lois sur le travail. Quant aux inspecteurs divisionnaires, ils sont placés sous l'autorité directe du ministre du Travail assisté d'une Commission supérieure.

En Angleterre, il y a un inspecteur en chef ayant auprès de lui, à Londres, une sorte d'état-major qu'il peut envoyer sur un point quelconque du territoire pour y faire des enquêtes spéciales. Le pays est partagé en un certain nombre de districts, dans chacun desquels se trouvent un inspecteur chef de service et un nombre plus ou moins élevé d'inspecteurs ordinaires ou auxiliaires. Chaque inspecteur de district possède un bureau officiel avec un employé pour les écritures, de sorte que les inspecteurs se consacrent entièrement aux visites.

Le service central comprend :

1 Inspecteur en chef ;
1 — — adjoint ;
1 — médecin ;
1 — central pour les établissements insalubres ;
1 — des installations électriques ;
2 Inspecteurs rattachés au service central ;
1 Inspecteur pour surveiller le détail des prix de façon (2) ;

(1) Voy. p. 274 ce qui concerne ces médecins.
(2) Disposition analogue aux prescriptions de la loi de 1850 sur le bobinage et le tissage.

4 Inspecteurs assistants ce dernier;

1 Inspectrice principale ;

9 Inspectrices.

Le service ordinaire comporte :

5 Inspecteurs centraux ;

42   —   de districts chefs de service ;

48   —   ordinaires de districts ;

36   —   auxiliaires.

Soit en tout 154 fonctionnaires.

Nombre d'établissements visités. — En 1905, les inspecteurs anglais ont fait 372 586 visites, soit en moyenne 2 372 par inspecteur, y compris le service central. En France, la même moyenne ne dépasse pas 1 400 ; de sorte que les inspecteurs anglais visitent presque deux fois par an les établissements placés sous leur surveillance, tandis que leurs collègues de France mettent près de trois ans pour visiter tous ceux qui sont placés sous le régime des lois sur le travail. Il convient de remarquer à ce propos :

Que le service de l'inspection anglaise est basé sur la division du travail, d'une part entre hygiénistes, d'autre part entre techniciens

Que les inspecteurs anglais n'ont pas à s'occuper de l'hygiène dans les ateliers artisans : elle est assurée par les autorités locales ;

Que la surveillance des conditions d'hygiène du travail est beaucoup facilitée par la coopération des médecins certificateurs ;

Que les écritures sont tenues, d'une part, par un employé de bureau chez l'inspecteur du district ; d'autre part, à Londres, au Bureau central ; par conséquent, les inpecteurs peuvent se consacrer spécialement aux visites ;

Que les inspecteurs anglais n'ont pas à s'inquiéter d'un aussi grand nombre d'accidents du travail qu'en France. En 1904, ils ont reçu 63 007 déclarations, tandis que les inspecteurs français ont eu à enregistrer 222 124 accidents, soit une moyenne de 409 pour les uns et de 1 820 pour les autres. Nous savons en outre que les médecins-certificateurs reçoivent les déclarations d'accident les plus importantes. Enfin les inspecteurs français ont à faire appliquer la loi de 1848, qui exige une surveillance longue et délicate, et, depuis peu, ils sont chargés de veiller à l'observation de la loi du 13 juillet 1906 sur le repos hebdomadaire, tandis qu'en Angleterre les adultes ne sont soumis à aucune restriction quant à la durée de leur travail, et le repos hebdomaire est une question qui dépend des autorités locales, sauf en ce qui concerne les femmes et les enfants employés dans les fabriques (1).

Nous ne pouvons pas étudier le service de l'inspection du travail

(1) En 1905, le budget de l'inspection anglaise a été de 1 839 300 francs, y compris les frais de visites des médecins. En France, le même budget était en 1907 de 799 000 francs.

avec autant de détails dans les divers pays où il est organisé. Cependant, il n'est pas inutile d'observer qu'on voit partout une tendance à la spécialisation des fonctions : médecins, d'une part, s'occupant uniquement des questions d'hygiène, et inspecteurs de l'autre, ingénieurs, chimistes ou simples ouvriers, groupés et organisés de manière à tirer le meilleur parti possible des talents et des qualités de chacun.

L'INSPECTION DU TRAVAIL EN ALLEMAGNE. — En Allemagne, l'application des mesures d'hygiène dans les établissements industriels est surveillée par les autorités locales d'abord, autorités qui ont à leur service de nombreux médecins ; ensuite par les inspecteurs d'industrie, dont l'action est indirecte généralement, c'est-à-dire dont le rôle se borne à constater les infractions dans leurs tournées et à les signaler à l'autorité locale, en la priant de poursuivre. Enfin le troisième rouage est constitué par un service corporatif chargé de faire appliquer les règlements établis par des associations nées des lois d'assurances.

Pour donner une idée de l'organisation de l'inspection de l'industrie en Allemagne, nous reproduisons l'article 4 et l'article 21 de l'ordonnance du 14 mars 1905, qui organise ce service dans le Würtemberg : « Les agents du service de l'inspection ne remplacent point, dans la sphère d'action qui leur est attribuée, les autorités ordinaires de police ; mais ils doivent bien plutôt, dans les limites de leur ressort, compléter le service de ces autorités et s'efforcer, en conférant avec elles, d'obtenir l'application judicieuse et régulière des dispositions de la *Gewerbeordnung* et des prescriptions édictées en vertu de ce code industriel. »

« Les agents de l'inspection, dans les limites de leur ressort, ont le droit et le devoir de signaler aux autorités de police locale et de distinguer les défectuosités que présenteraient les états de choses existants et les dispositions prises, et, s'il n'y est point remédié, de faire appel à l'autorité supérieure de police. »

L'INSPECTION DU TRAVAIL EN AUTRICHE ET EN BELGIQUE. — En Autriche, le service est localisé, mais les inspecteurs du travail, comme en Allemagne, n'ont pas d'attributions exécutives.

En Belgique, la surveillance des établissements industriels était primitivement exercée à un double point de vue par deux services distincts : d'une part, la surveillance de l'hygiène et de la sécurité de tous les ouvriers dans les établissements dangereux ou insalubres ; d'autre part, l'inspection du travail des femmes et des enfants dans certaines industries. Ces deux services ont fusionné et assurent concurremment avec les ingénieurs des mines l'application des lois sur le travail. En outre, il existe un véritable service d'inspection médicale de l'industrie dont nous avons rendu compte à la page 276.

RÉSULTATS DE LA PROPHYLAXIE.

EFFETS DES RÈGLEMENTS SUR L'HYGIÈNE DU TRA-VAIL. — Dans tous les grands pays industriels, et particulièrement dans le nôtre, l'hygiène des travailleurs a réalisé de sérieux progrès dans ces dernières années, grâce aux réglementations adoptées et à la surveillance exercée par les inspecteurs du travail sur un grand nombre de fabriques et d'ateliers. Pour mesurer avec quelque exactitude l'étendue de cette évolution, il faudrait disposer de statistiques précises sur la morbidité et la mortalité par professions et les comparer avant la mise en vigueur de la réglementation et depuis. Nous avons vu précédemment que les statistiques anglaises sont les seules qui puissent nous permettre des recherches de ce genre. Encore n'est-ce pas sur la statistique des décès que nous les entreprendrons, car les causes qui modifient la mortalité d'une profession au cours d'une période de dix années sont trop nombreuses et trop complexes pour que nous déterminions ce qui revient à la réglementation seule dans la diminution toujours légère que nous constatons finalement.

RÉSULTATS DE LA PROPHYLAXIE EN ANGLETERRE. — Nous trouvons des indications plus manifestes et très intéressantes dans la statistique des *cas d'intoxication professionnelle obligatoirement déclarés*, qui est publiée chaque année par le Dr Legge, dans le rapport de l'inspecteur en chef des fabriques. En voici le relevé pour troi années :

	1898.	1900.	1905.
Fonderies de métaux	82	34	24
Imprimeries et fonderies de caractères	»	18	19
Taille des limes	46	40	12
Étamage et émaillage	24	16	16
Fabrication de la céruse	332	358	90
Fabriques de faïence et de porcelaine	457	210	89
Polissage des glaces	19	7	3
Fabriques d'accumulateurs électriques	11	33	27
— de couleurs pour la peinture	59	56	57
Peinture en carrosserie	45	70	56
— des navires	»	32	32
— dans d'autres industries	»	58	49
Industries diverses	203	134	118

La déclaration n'étant devenue obligatoire qu'en 1896, il faut bien se rendre compte que les déclarations étaient encore incomplètes en 1898; par conséquent, les chiffres de ce tableau ne font ressortir qu'imparfaitement les progrès réalisés. Un examen attentif montre ensuite que ces progrès ont été particulièrement sensibles dans les industries dont le règlement a été revisé. Le nombre des cas observés dans les fabriques d'accumulateurs électriques étonne; mais il faut tenir compte que ces fabriques ont pris beaucoup de développement et que le tableau ci-dessus ne donne aucun pourcentage par rapport au nombre des ouvriers. Enfin le nombre des cas relevés dans les industries non encore pourvues d'un règlement reste sensiblement le même.

Si nous prenons maintenant l'une des industries portées sur le tableau, celle de la *faïence* et de la *porcelaine*, par exemple (c'est une des industries ayant donné lieu au plus grand nombre d'intoxications saturnines), les chiffre du Dr Legge sont très démonstratifs, en ce qui touche le pourcentage des cas déclarés par rapport au nombre des ouvriers occupés.

Il est bon de se souvenir qu'une fraction seule du personnel des faïences et des fabriques de porcelaine est exposée au danger du plomb (6694 ouvriers sur 59150).

	1899.	1900.	1901.	1902.	1903.	1904.	1905
Pourcentage des cas de saturnisme déclarés dans les faïenceries et les fabriques de porcelaine, par rapport au nombre total des ouvriers occupés	3,9	3,1	1,7	1,4	1,5	1,6	1,3

Le nombre des cas d'intoxication, qui était de 457 en 1898, n'est plus que de 89 en 1905.

Le passage de 3,1 à 1,7 de 1900 à 1901, soit une diminution de près de 50 p. 100, s'est produit précisément à l'époque où le règlement de 1894, absolument insuffisant, fut modifié.

La diminution du nombre des cas dans les *fabriques de céruse* est également bien nette.

Lorsque le dernier règlement, qui interdit l'emploi des femmes à certaines opérations, fut mis en vigueur, les fabricants de Newcastle annonçaient une élévation des frais généraux dus au remplacement de la main-d'œuvre féminine par la main-d'œuvre masculine. Il n'en fut rien ; les hommes eurent un salaire plus élevé, c'est vrai, mais ils produisirent davantage et se montrèrent plus soigneux et plus propres que les femmes (1).

C'est également au règlement spécial sur les fabriques d'allumettes qu'il faut reporter la disparition progressive des cas de *nécrose phosphorique* observés de 1899 à 1903 :

	1899.	1900.	1901.	1902.	1903.
Nombre des cas de phosphorisme déclarés en vertu de l'article 73 de la loi de 1901 (2)	8	3	4	1	»

Pour l'*arsenicisme* diminution pareille : 22 cas en 1900 et un seul en 1905. Il s'agit principalement d'empoisonnements par l'hydrogène arsenié.

(1) OLIVER, *Dangerous Trades*, p. 300.
(2) Report of the chief inspector of Factories and workshops for the year 1903.

RÉSULTATS DE LA PROPHYLAXIE EN ALLEMAGNE. —

L'Allemagne fournit de son côté des exemples typiques de l'efficacité que peuvent avoir les précautions d'hygiène. En ce qui concerne le *saturnisme*, on doit à Sœger une remarquable étude sur l'influence des transformations qu'on fit subir aux divers ateliers de la *fonderie royale de plomb* à Tarnovitz, dans la Haute-Silésie. Ces transformations, tout en augmentant la production, amenèrent une diminution continue et importante des cas de saturnisme.

Voici le tableau de Sœger reproduit par Sommerfeld :

Années.	Nombre des ouvriers.	CAS DE MALADIES DE TOUTES NATURES.		CAS DE MALADIES SATURNINES.	
		Nombre.	Par 100 ouvriers.	Nombre.	Par 100 ouvriers.
1887-88	614	386	62,9	252	41,0
1888-89	616	249	40,4	122	19,8
1889-90	622	226	36,3	104	16,7
1890-91	636	152	23,9	46	7,5
1891-92	570	131	22,6	36	6,2

L'histoire des transformations qu'a subies la *fonderie de plomb* de Selmeczbànya, en Hongrie, n'est pas moins instructive. Chaque fois que, pour augmenter la production, on élève de nouveaux fours, le pourcentage des saturnins suit une marche ascendante; mais, chaque fois aussi que de nouveaux moyens de protection s'organisent, ce pourcentage descend de plus en plus bas; finalement le chiffre qui avait été de près de 47 p. 100 (1) en 1885 est descendu à 3 p. 100 en 1903.

Il en est de même dans les *fabriques de céruse*. En trois ans, le nombre des saturnins observés dans la céruserie de Newcastle on Tyne est descendu de 36 à 14 à la suite de l'adoption des mesures préconisées par une commission spéciale. En 1899, le nombre des cas déclarés en Angleterre était de 399 pour toutes les fabriques de céruse du Royaume-Uni; en 1905, il n'est plus que de 90.

Les mêmes conséquences se remarquent dans les *fabriques d'oxydes de plomb*, qui adoptent les mesures de prophylaxie. Dans l'usine d'Ober-Vellach, la production a passé de 383 tonnes en 1879 à 670 tonnes en 1888; le nombre des ouvriers a baissé de 143 à 68 et celui des saturnins de 55,2 p. 100 à 19,1 (2).

Le Dr Legge a recueilli les chiffres suivants au sujet de la *fabrique d'accumulateurs Hagen* en Allemagne :

Années.	Nombre des personnes employées.	Cas d'intoxication saturnine.	Journées de maladies.
1897	715	50	721
1898	933	18	272
1899	931	9	153

(1) Voy. Les fonderies de plomb. *Bull. de l'Inspection du travail*, 1906, p. 533. — Dr Emerich Tóth, Comptes rendus du Congrès d'hygiène de Bruxelles, 1903.
(2) Dr Ignace Kaup, Les intoxications par le plomb et le phosphore dans l'industrie autrichienne, *in* Les industries insalubres, par le professeur Bauer, p. 76.

Hydrargyrisme. — Pendant longtemps, les médecins de Fürth et de Nürenberg protestèrent contre l'état de choses existant dans les fabriques où avait lieu l'*étamage des glaces* par des procédés primitifs et meurtriers. Le 18 mai 1889, parut un *arrêté du gouvernement prussien*, adopté le 30 juin suivant par le gouvernement bavarois, édictant des prescriptions pour une organisation du travail conforme aux règles de l'hygiène. Le résultat de cet arrêté fut étonnant, dit Sommerfeld; le nombre de jours de maladie pour cause d'affections mercurielles tomba de 3,74 sur 100 journées de travail en 1889 à 0,66 en 1890 et à 0 en 1891.

RÉSULTATS DE LA PROPHYLAXIE DE LA TUBERCULOSE.

— Bien que la tuberculose soit surtout une maladie des villes et une maladie des travailleurs pauvres, nous avons vu déjà que l'insalubrité du travail n'est pas la seule ni même la principale de ses causes. Quand l'Angleterre diminue sa mortalité par tuberculose de 45 p. 100 en trente-cinq ans (Brouardel), quand la Prusse fait descendre la sienne de 88 283 décès en 1886 à 66 726 en 1902 (Bielefeld), malgré l'augmentation de sa population, on peut admettre que la réglementation des industries a eu une part dans ce résultat, mais on ne sait pas laquelle.

On connaît cependant quelques cas où la tuberculose faisait de vrais ravages dans une industrie et où on a pu les voir cesser par une meilleure organisation du travail.

C'est ainsi que le percement du Saint-Gothard fut accompagné d'une énorme perte de vies humaines : les conditions relatives à la ventilation y étaient extrêmement mauvaises. Pour la construction du tunnel du Simplon, dit Oliver, des progrès sensibles ont été réalisés; on a employé un excellent système de ventilation, et d'énormes volumes d'air ont été envoyés vers les chantiers où travaillaient les ouvriers. D'après le Dr Volante, chargé du service médical de l'entreprise, la phtisie s'est montrée extrêmement rare parmi les mineurs du Simplon, et les seuls cas observés doivent être attribués à la déplorable habitude des ouvriers de consommer de l'alcool. Pour le Dr Oliver, cela ne fait pas de doute; la rareté de la tuberculose chez les mineurs du Simplon, comparativement à ce que l'on a observé soit au Saint-Gothard, soit dans les mines d'or du Transvaal, soit dans d'autres mines siliceuses, est due à ce que le travail s'exécutait à l'abri de toute espèce de poussière.

LES LACUNES DE LA LOI FRANÇAISE.

Nous venons de passer en revue les points principaux sur lesquels la santé des ouvriers est protégée par la législation française. Il nous en reste un certain nombre à signaler que cette protection n'atteint pas en France, tandis qu'elle est réalisée pour la plupart dans d'autres pays.

PROTECTION DES FEMMES EN COUCHES. — Les argu-
ments qui militent en faveur de la protection des femmes en couches
ont été mis en lumière par M. le sénateur Strauss, lors de la dernière
délibération sur le projet de loi relatif à la protection des mères et
des nourrissons.

Il est avéré que la morti-natalité et les accouchements prématurés,
avec leur attristant cortège de débilité congénitale, sont pour les
mères de famille des résultats fréquents de la vie industrielle
intensive avec ses conséquences presque inévitables, la station debout
et le surmenage.

D'après le Dr Reid, médecin certificateur anglais, la mortalité
infantile s'accroît proportionnellement au nombre des femmes
employées dans l'industrie. De 1881 à 1904, cette mortalité s'est
élevée de 149 à 212 p. 1 000 en Angleterre, et le nombre des accouchements anormaux et des mort-nés est trois fois plus grand dans les
centres industriels qu'ailleurs. Les statistiques de Balestre et
Giletta de Saint-Joseph, pour la France, fournissent des résultats
semblables.

D'après les travaux du professeur Pinard, du Dr Bachimont, du
Dr Bonnaire, du Dr Sarraute-Lourié, etc., il est établi qu'à Paris, à
Lille, à Tourcoing, à Roubaix, en un mot dans les grands centres
industriels, si l'on compare les enfants des femmes dont les unes ont
travaillé jusqu'au dernier jour de la grossesse et dont les autres se
sont reposées, on constate d'abord que, pour ces dernières, la gestation
a été normale et, en second lieu, qu'il y a, au profit des enfants qui
sont nés à terme, une différence de poids appréciable. De cette
constatation et de beaucoup d'autres, il ressort avec évidence qu'il y
a des précautions à prendre et que la femme doit être ménagée dans
la dernière période de sa grossesse (1).

Cette législation sur les femmes en couches nous manque en
France, mais existe dans plusieurs pays.

La loi et la protection des femmes en couches. — L'article 69 de la loi industrielle anglaise de 1901 s'exprime ainsi : « Le
patron d'une fabrique ou d'un atelier ne permettra pas, en connaissance de cause, qu'une femme soit employée dans les quatre
semaines qui suivront son accouchement. »

Dans les cantons suisses dont la désignation suit, les femmes relevant de couches ne peuvent être employées pendant les quatre à six
semaines après l'accouchement : Zurich, Berne, Lucerne, Glaris,
Soleure, Bâle-ville, Saint-Gall et Argovie. Dans les cantons de
Glaris et de Bâle-ville, il est également interdit d'occuper les femmes
enceintes deux semaines avant l'accouchement.

La loi italienne du 19 juin 1903 a son article 6 rédigé de la façon

(1) *Journal Officiel*, séance du 20 mars 1907.

suivante : « Les femmes relevant de couches ne pourront être employées qu'un mois après l'accouchement ; par exception, elles pourront l'être après un délai moindre, — sans toutefois que ce délai puisse jamais être inférieur à trois semaines, — si elles produisent un certificat du Bureau d'hygiène de la commune où elles sont domiciliées, attestant qu'elles sont en état de travailler sans danger pour leur santé. »

Enfin voici l'article 8 de la loi bulgare des 26 mars-10 avril 1905 : « Les femmes relevant de couches ne peuvent être employées au travail qu'un mois après l'accouchement. »

« Exceptionnellement, elles peuvent être employées au travail plus tôt, mais en aucun cas avant trois·semaines depuis leur accouchement; dans ce cas, elles devront prouver, par un certificat médical, que leur état de santé leur permet de reprendre sans danger le travail. »

« Pendant le mois qui suit l'accouchement, elles sont considérées en congé sans salaire et ne perdent pas leur place dans l'établissement où elles ont travaillé jusqu'à leurs couches. »

En Belgique, l'article 5 de la loi du 13 décembre 1889 interdit aussi d'employer au travail des femmes accouchées depuis moins de quatre semaines, et la plupart des autres pays ont pris des dispositions analogues : tels sont l'Allemagne, l'Autriche-Hongrie, le Danemark, l'Espagne, la Norvège, les Pays-Bas, le Portugal, etc.

On se rappellera qu'au nombre des avantages prévus par l'assurance obligatoire contre la maladie, en Allemagne, figure un secours aux femmes accouchées pendant six semaines, circonstance qui facilite singulièrement l'observation de la loi.

L'INTERDICTION DU TRAVAIL DANS LES SOUS-SOLS. — En Prusse, il est interdit d'occuper des ouvriers boulangers et pâtissiers dans un local qui soit en contre-bas du sol à plus de 50 centimètres. Ce local doit avoir au moins 3 mètres de hauteur et doit être muni de fenêtres assez nombreuses et assez grandes pour faire parvenir l'air et la lumière en quantité suffisante dans toutes les parties du local.

Les boulangeries anglaises en sous-sol ne peuvent subsister qu'à la condition d'être établies dans les conditions d'éclairage, de dimensions, de propreté et d'aération fixées par le règlement du 21 novembre 1902 (1).

Dans la séance du 28 juin 1901 de la commission départementale du travail de la Seine, la plupart des membres qui ont pris part à la discussion ont fait ressortir le grand nombre des ateliers et des locaux de travail non éclairés, non aérés, étroits, qui existent à Paris.

Le travail dans les sous-sols et la tuberculose. — Le 19 février

(1) *Bull. de l'Inspection du travail*, 1903, p. 302.

1904, la Sous-commission de la Commission permanente de préservation contre la tuberculose a adopté le vœu suivant : « Considérant que l'éclairement insuffisant des locaux facilite l'invasion et le développement de la tuberculose en même temps qu'elle conserve la virulence des germes expectorés dans les crachats, tandis qu'une lumière suffisante, au contraire, détruit ces germes ou les atténue ;

« Considérant que, pour assurer un éclairement convenable des locaux, il ne suffit pas de certaines proportions dans les dimensions des pièces et de leurs fenêtres, car l'éclairement varie, en outre, selon la latitude, selon l'orientation et selon le dégagement de l'horizon ;

« Considérant cependant que les proportions prescrites pour les dimensions des pièces destinées à l'habitation par le règlement d'hygiène de la ville de Paris pris pour l'exécution de la loi de 1902 doivent être considérées comme des minima dont l'observation doit être exigée dans toutes les pièces où des ouvriers doivent séjourner ;

« Pour ces motifs, la Commission estime qu'il y a lieu de compléter l'article 5 du décret du 10 mars 1894 (1) par les dispositions suivantes :

« Il est interdit de faire séjourner des ouvriers dans les locaux continuellement éclairés à la lumière artificielle, sauf dans le cas où les exigences du travail s'opposent à ce qu'il soit exécuté à la lumière du jour (2).

« Dans tous les autres cas, il est interdit de faire séjourner des ouvriers dans des locaux qui ne présentent pas, au point de vue des dimensions des pièces, des fenêtres et des rues, cours et courettes destinées à les éclairer, les dimensions prescrites dans chaque localité par le règlement d'hygiène pris pour l'application de la loi de 1902 sur la santé publique.

« Tout local où les ouvriers séjournent doit en outre être suffisamment éclairé par la lumière naturelle, pour que tous les ouvriers puissent travailler sans le secours de la lumière artificielle, en toute saison, de dix heures du matin à trois heures du soir. »

Il convient de rapprocher de ce vœu celui qui a été formulé par le Congrès international de la tuberculose tenu à Paris du 2 au 7 octobre 1905 : « 6° Aucune pièce habitée (y compris les cuisines, les ateliers, les loges de concierges) ne pourra être éclairée et aérée que sur des rues ou des cours ayant des dimensions déterminées et par des baies de section proportionnée à la surface de la pièce. »

Les ateliers de famille doivent être soumis, aussi bien que les autres locaux de travail, aux prescriptions relatives à l'éclairage, à l'aération et au cube d'air.

(1) Devenu depuis, sans comprendre la modification demandée, le décret du 29 novembre 1904.

(2) Construction des souterrains, travaux photographiques, etc.

LIMITATION DE LA DURÉE DU TRAVAIL DANS LES INDUSTRIES INSALUBRES. — Il est admis par les hygiénistes que la fatigue et le surmenage ont une réelle influence sur le développement et sur la gravité des maladies professionnelles. Toutes choses égales, ces maladies sont moins fréquentes et plus bénignes dans les établissements où la durée du travail est réduite et où les repos sont bien établis. Néanmoins il est fréquent de voir dans les ateliers insalubres une durée du travail supérieure à celle que l'on observe dans la plupart des autres ateliers.

Certaines législations étrangères prévoient expressément le cas et donnent au gouvernement le droit d'intervenir.

C'est l'objet de l'article 120 de la *Gewerbeordnung* allemande, ainsi rédigé :

« Une décision du Conseil fédéral peut. pour les industries dans lesquelles la durée exagérée de la journée de travail compromet la santé des ouvriers, déterminer la durée, le début, la fin de la journée de travail et les repos à accorder, et formuler les ordonnances nécessaires à l'application de ces prescriptions. »

En France, au contraire, on a pu soutenir que l'article 3 de la loi des 12 juin 1893, 11 juillet 1904 sur l'hygiène des travailleurs, n'énumère que des mesures de protection et de salubrité relatives à la disposition des lieux et des engins ou mécanismes du travail et qu'il ne comporte pas de mesures « à la personne ». D'après cette doctrine, les décrets du pouvoir exécutif ne pourraient ordonner ni la limitation de la durée du travail dans les industries insalubres, ni l'obligation pour les ouvriers de se soumettre à la visite médicale.

OBLIGATION DE LA SURVEILLANCE MÉDICALE. — Le silence de la loi précitée est le seul obstacle à l'établissement de la surveillance médicale obligatoire, dont nous avons vu précédemment tous les avantages (p. 270).

Il est vrai que la loi ne prescrit qu'à l'égard des patrons et ne porte de pénalités que contre eux. Mais plusieurs décrets déjà rendus pour son exécution exigent que certaines précautions soient observées par les ouvriers.

Ils portent que le patron inscrira dans un règlement d'atelier l'obligation pour l'ouvrier de se conformer aux mesures prescrites. La sanction n'est pas exprimée, mais elle va de soi, c'est le renvoi pour violation du règlement d'atelier après un nombre raisonnable d'avertissements : sanction très dure et singulièrement efficace si elle est maniée avec fermeté.

DÉCLARATION DES MALADIES PROFESSIONNELLES. — Nous avons vu précédemment (p. 270) l'importance de cette déclaration, qui, seule, pour ainsi dire, permet de déceler les lacunes de la réglementation et de reconnaître avec certitude si elle est appliquée. Là aussi la loi de 1893-1903 est insuffisante, car, pour obtenir la déclaration, ce n'est pas à l'égard du patron qu'elle doit prescrire ni même à l'égard de l'ouvrier, mais à l'égard du médecin, et cette prescription spéciale de la loi est indispensable : car la déclaration de la maladie qu'un médecin a reconnue s'oppose en principe au devoir du secret professionnel. L'obligation de ce secret a été levée par la loi de 1902 sur la santé publique pour rendre obligatoire la déclaration de quelques maladies transmissibles, mais seulement de celles-là, et aucune maladie exclusivement professionnelle n'est comprise parmi elles. La déclaration des maladies professionnelles ne peut donc être ordonnée que moyennant une modification de la loi de 1893-1903.

LE CLASSEMENT ET L'AUTORISATION PRÉALABLE DES INDUSTRIES INSALUBRES POUR LES OUVRIERS. — En Suisse et en Hollande, nul ne peut créer ou transformer une usine ou un atelier d'industrie sans en avoir soumis les plans à l'administration et sans être autorisé préalablement (1).

Il en est de même en Belgique, en ce qui concerne les établissements classés comme dangereux, insalubres ou simplement incommodes, dont le danger, l'insalubrité ou l'incommodité menacent le public, ou les *ouvriers* (2) : et la liste de classement comprend à peu près toutes les fabrications industrielles. En Allemagne, aucun nouvel établissement pour la fabrication de couleurs plombiques ou d'acétate de plomb ne peut s'ouvrir qu'après que le projet d'installation a été notifié à l'inspecteur du travail (3). De même en Angleterre pour les fabriques de céruse.

Il est toujours plus facile de prévenir que de réprimer, et on comprend combien ce régime de déclaration préalable facilite la tâche des inspecteurs.

Les établissements anciens ont souvent des dispositions intérieures qui ne sont plus en rapport avec les besoins de l'industrie moderne, et il est presque impossible d'y faire appliquer les prescriptions de l'hygiène sans des dépenses parfois excessives.

Au contraire, rien de plus facile, en général, que de satisfaire à ces prescriptions quand on construit un établissement neuf, et la dépense supplémentaire est minime. Il suffit d'y penser en dressant les plans, et c'est ce que l'industriel ne manque pas de faire quand il sait que ces plans seront soumis aux inspecteurs du travail et lui seront retournés pour modifications s'ils ne respectent pas les règlements.

(1) Loi hollandaise du 20 juillet 1895, art. 2 et 3 ; loi Suisse du 23 mars 1877, art. 3. Ces deux textes se trouvent traduits dans le volume de l'Office du travail : Poisons industriels.

(2) Art. 1er de l'arrêté royal du 29 janvier 1863.

(3) Art. 22 de l'ordonnance du 26 mai 1903 sur les fabriques de couleurs plombiques ; voy. page 379. Cet article se réfère à l'article 139b de la *Gewerbeordnung*.

En France, nous avons bien un régime de déclaration et d'autorisation préalables créé par le décret du 15 octobre 1810 pour les établissements qui sont classés comme *dangereux, incommodes* ou *insalubres* : mais ce régime ne vise que les dangers, incommodités ou insalubrités qui peuvent atteindre le *voisinage*, et il ne s'occupe aucunement des ouvriers. C'est par un empiètement d'attributions bien intentionné et en fait fort utile que le préfet de police à Paris et un grand nombre de préfets en province ont rendu de 1810 à 1893 une multitude d'arrêtés d'autorisation où d'excellentes précautions étaient prescrites en faveur des ouvriers sur la proposition des Conseils d'hygiène.

Le régime des établissements classés fonctionne en France depuis près d'un siècle, et, malgré quelques lacunes dans cette réglementation, on peut dire que, dans l'ensemble, elle a donné d'excellents résultats.

Un député, M. Chautemps, a déposé un projet de loi ayant pour but de combler ces lacunes et de refondre cette réglementation en l'étendant aux établissements dont le danger, l'insalubrité ou l'incommodité concernent les *ouvriers*.

Cette extension paraît très désirable. Elle répondrait à la nécessité que nous avons indiquée de prévenir plutôt que de réprimer et réaliserait des progrès considérables dans l'hygiène des ateliers. Celle-ci resterait difficile à appliquer dans beaucoup de vieux établissements, mais au moins, quand il s'agirait d'en construire de neufs, les industriels ne continueraient pas à rééditer les erreurs du passé, par ignorance, insouciance ou cupidité.

On a objecté, il est vrai, que l'administration, quand elle aura approuvé les plans d'une usine, sera désarmée pour réclamer ensuite des changements, si l'expérience montre que les dispositions adoptées ne satisfont pas complètement aux exigences de l'hygiène.

Cette crainte ne paraît pas plus justifiée quand l'insalubrité de l'établissement concerne les ouvriers que lorsqu'elle menace les voisins. Là aussi l'administration approuve les plans depuis cent ans, et cependant elle se réserve le droit de modifier les dispositions adoptées et d'en exiger de nouvelles si l'expérience en montre la nécessité. Elle ferait de même en ce qui concerne l'hygiène du travail, et on ne conçoit pas comment naîtrait sur ce point une difficulté qui ne s'est jamais présentée.

SUPPRESSION PROGRESSIVE DES VIEUX ÉTABLISSEMENTS. — Le classement et la déclaration préalable des établissements où la santé des ouvriers peut courir des dangers sérieux donneraient satisfaction à l'hygiène pour toutes les usines nouvelles qui se créeraient. Dans les ateliers anciens, au contraire, quand la disposition des lieux rend les transformations pratiquement impossibles ou très coûteuses, l'inspection du travail est obligée, en fait, de limiter ses exigences et d'accepter des tempéraments.

Il nous semble que ces tolérances devraient n'être pas indéfinies et qu'on pourrait arriver à la disparition progressive des foyers d'insalubrité industrielle.

L'administration peut accorder un assez long délai aux industries qui demandent un répit en vue d'exécuter à leur convenance les travaux, souvent importants, qui sont exigés d'eux ; néanmoins, le maximum de ce délai est fixé à dix-huit mois. Nous sommes d'avis qu'il devrait être étendu considérablement.

L'administration ayant notifié les exigences de l'hygiène à un industriel, celui-ci soumettrait à son approbation le programme des travaux qu'il proposerait d'entreprendre, et il aurait le droit d'en répartir l'exécution sur plusieurs années : jusqu'à cinq, s'il le jugeait nécessaire. Il indiquerait avec précision ce qui serait exécuté chaque année. L'inexécution d'un ou plusieurs échelons du programme convenu constituerait une contravention sérieusement réprimée.

Dans le cas exceptionnel d'une industrie pauvre, d'une installation et d'un matériel surannés, ne pouvant subir de modifications sans nécessiter une réfection totale, l'exécution des prescriptions légales pourrait être ajournée une ou plusieurs fois, sans que la somme des ajournements pût, dans aucun cas, dépasser un certain délai bien connu à l'avance, par exemple dix années. A l'expiration de ce délai, l'établissement condamné devrait être fermé.

Il est évident que cet échelonnement et ces ajournements ne s'appliqueraient qu'à des dépenses jugées notoirement importantes pour celui qui aurait à les subir. Rappelons aussi que les établissements qui viendraient à s'établir où à se reconstruire postérieurement à la promulgation de la loi ne pourraient pas invoquer ces facilités.

Les industries existant au moment de la promulgation trouveraient dans ce surcroît de frais imposé sans rémission à leurs concurrents éventuels une sorte de compensation aux sacrifices échelonnés qui seraient exigés d'elles.

Le règne intégral de l'hygiène industrielle serait, il est vrai, reculé de dix ans encore, mais ne vaut-il pas mieux l'obtenir de cette manière que de ne pas le réaliser du tout ?

LA RÉPARATION LÉGALE DES MALADIES PROFESSIONNELLES.

La législation qui vient d'être passée en revue a réalisé de grands progrès dans l'hygiène du travail, et il en reste quelques-uns à faire : mais, même quand ils seront tous faits, il arrivera encore que des ouvriers s'intoxiqueront ou souffriront dans leur santé par le fait de leur travail, comme il arrive des accidents malgré les moyens de prévention qui sont recommandés et appliqués. A qui doit-on faire incomber ce *risque professionnel* qui existe malgré les précautions prises, sans faute lourde ni du patron ni de l'ouvrier?

RISQUE PROFESSIONNEL. — En ce qui concerne les *accidents du travail*, la conscience publique a répondu à la même question, dans presque tous les grands pays, en mettant ce risque à la charge de l'industrie. Elle n'a pas admis qu'il pût incomber à l'ouvrier, qui, obligé de gagner son pain par son travail, n'a en réalité d'autre liberté que de choisir la manière dont il exposera sa vie, et la loi charge le patron de fournir les secours nécessaires.

Dans certains pays, l'assurance obligatoire protège le patron contre la ruine et garantit l'ouvrier contre l'insolvabilité du patron. La France a adopté une solution élégante : l'assurance est facultative, et, en cas d'insolvabilité du patron, c'est l'État qui paye. Comme la proportion des patrons insolvables est extrêmement petite, il suffit d'une minime addition à la contribution des patentes pour garantir le Trésor.

MALADIES-ACCIDENTS. — Ces principes peuvent-ils s'appliquer à la réparation des maladies professionnelles?

Ici des difficultés surgissent, qui n'existent pas en matière d'accidents, car il faut distinguer les maladies professionnelles des autres maladies qui peuvent atteindre l'ouvrier.

Certaines intoxications se produisent, il est vrai, à dose massive et presque foudroyante, par suite d'un événement fortuit, et il arrive qu'elles causent ainsi la mort ou une indisposition grave, quoique souvent de courte durée.

Tel est le cas de certains empoisonnements par l'hydrogène arsénié et l'hydrogène sulfuré, par le sulfure de carbone et l'oxyde de carbone : on peut même ranger dans cette catégorie la septicémie charbonneuse.

Ici pas de difficulté : ces intoxications brutales ont tous les caractères d'un événement soudain et violent comme un accident du travail, et le plus souvent aucun doute n'est permis sur la nature de l'indisposition ni sur son origine professionnelle.

MALADIES CHRONIQUES: — Le cas est bien différent quand il s'agit des maladies chroniques que produit lentement, à la longue, la répétition constante de causes insalubres, minimes en elles-mêmes.

Comment le médecin pourra-t-il décider que telle manifestation morbide doit être rattachée à une maladie professionnelle, lorsque cette maladie se présente souvent parmi les ouvriers et ailleurs avec des causes banales qui n'ont rien d'industriel?

Tel est le cas, par exemple, de l'anémie, de la néphrite, de la goutte et de l'artériosclérose, qui se rencontrent dans une foule de maladies et qui cependant sont aussi les manifestations les plus fréquentes d'une longue imprégnation saturnine.

LIVRET OU REGISTRE SANITAIRE. — Pour pouvoir affirmer que la maladie a une origine professionnelle, il faudrait pouvoir suivre pas à pas la santé de l'ouvrier dans le passé et montrer qu'il n'a jamais eu de maladies professionnelles ou non, ayant déterminé celle dont il est atteint ou ayant pu la faire prévoir; c'est un livret sanitaire qu'il faudrait à chaque ouvrier ou un registre sanitaire qui devrait être tenu dans chaque usine (1).

LA TUBERCULOSE ET LES PROFESSIONS. —Pour la tuberculose en particulier, cette grande maladie ouvrière, on peut souvent incriminer, du côté professionnel, des ateliers surpeuplés où l'air se renouvelle mal, où la lumière pénètre insuffisamment, des heures de travail trop longues et des tâches qui exigent un excès de force ou un excès d'attention ; mais ces causes ne sont ni particulières à une industrie, ni spéciales à l'industrie elle-même. On les rencontre dans bien d'autres occupations, et il est presque impossible d'évaluer leur importance relative par rapport à d'autres conditions usuelles, ou presque, de la vie ouvrière : l'hérédité pathologique, les soucis, l'alimentation défectueuse, les logis surpeuplés et malpropres, même sans parler d'alcoolisme ni d'autres excès.

Quoi qu'il en soit des difficultés que nous avons analysées, nous allons voir les solutions qui ont été adoptées dans divers pays pour les résoudre.

L'ASSURANCE-MALADIE EN ALLEMAGNE ET EN AUTRICHE. — La loi du 15 juin 1883, complétée par la loi du 10 avril 1891, a institué l'assurance obligatoire contre la *maladie*, c'est-à-dire contre toutes les maladies et non seulement contre les maladies professionnelles. Le bénéfice de l'assurance s'étend à tous les ouvriers d'industrie et aux employés dont le gain annuel ne dépasse pas 2 000 marks.

Cette assurance fonctionne d'après le principe de la mutualité organisée sous forme de *caisses de maladies*, ayant ordinairement un rayon d'action assez réduit pour éviter les abus et faciliter le contrôle. A côté des anciennes *caisses libres*, analogues à nos sociétés de secours mutuels, on trouve des *caisses locales*, des *caisses de fabriques*, des *caisses minières*, des *caisses de corporations* et des *caisses de constructions*. Enfin, si l'une de ces caisses fait défaut, le secours en cas de maladie est assuré par des *caisses communales*.

Le montant des cotisations est payé pour les deux tiers par les associés et pour l'autre tiers par les patrons. Exception est faite pour les caisses libres, dont les cotisations sont entièrement acquittées par les assurés.

Les avantages offerts par les caisses sont les suivants : 1° soins

(1) La *Commission d'hygiène industrielle du ministère du Commerce*, dans l'étude générale qu'elle a faite de l'assimilation des maladies professionnelles aux accidents du travail, a demandé la création du *livret* ou du *registre*.

gratuits du médecin ainsi que les médicaments, lunettes, bandages et autres appareils nécessaires à la guérison; 2° en cas d'incapacité de travail, un secours en argent équivalent à la moitié du salaire journalier; ou bien, au lieu et place de ces avantages, les soins gratuits dans un hôpital avec allocation du quart du salaire journalier pour la famille de l'assuré; 3° une somme équivalente à vingt fois le salaire journalier en cas de décès; 4° un secours de maladie pendant six semaines pour les femmes enceintes.

L'assurance garantit ces avantages en cas de maladie pendant au moins vingt-six semaines.

L'organisation de cette assurance est telle que les caisses peuvent grouper leurs efforts, afin de diminuer les chances de maladies et d'abaisser la durée de ces dernières. Par des brochures répandues à profusion, par des conférences, elles diffusent dans les masses les notions générales d'hygiène. Elles étudient l'habitation de l'ouvrier et interviennent pécuniairement pour sa transformation. Elles créent des bains populaires, des crèches enfantines, des institutions d'assistance. Elles poussent à l'organisation de jardins ouvriers et même interviennent directement pour la réfection des rues et des canalisations d'eau potables et d'égouts.

La démonstration ayant été faite qu'un tuberculeux est guérissable et, partant de ce principe qu'il est plus économique de guérir rapidement un assuré que d'en faire un invalide, les caisses se sont mises à dépister les malades et à les envoyer dans des *sanatoriums*. Du même coup, les chances de propagation ont été enrayées (1).

En procédant ainsi, l'Allemagne a fait baisser sa mortalité par tuberculose de 40 p. 100.

Voici quelques chiffres afférents à l'assurance-maladie allemande :

Dépense par tête acquittée en 1902 par l'ouvrier, $10^{mk},30$;
Dépense par tête acquittée en 1902 par le patron, $5^{mk},15$.

De 1885 à 1903, 837 millions de marks ont été distribués à titre d'indemnité, et les dépenses totales se sont élevées à 2 232 millions de marks.

En 1902, la population de l'Allemagne étant de 58 millions d'habitants comportant 14 millions d'ouvriers salariés (dont près de 11 millions assurés contre la maladie), les recettes se sont élevées à 200 350 600 marks, dont 58 624 900 ont été versés par les patrons. Les

(1) Il existe actuellement en Allemagne 87 *sanatoriums* avec 8 422 lits, 17 établissements pour les enfants tuberculeux et 35 hôpitaux particuliers. En sortant des sanatoriums, les tuberculeux guéris ou en voie de guérison sont envoyés dans des maisons de convalescence ou en pleine campagne dans des stations agricoles de transition, où la cure s'achève et se complète par la cure au grand air. Si, en raison de sa santé, l'ouvrier doit désormais renoncer au métier qu'il exerçait antérieurement, il est envoyé dans des ateliers d'apprentissage pour des métiers faciles et inoffensifs.

dépenses ont atteint 194 060 000 marks, dont 183 174 000 sous forme d'indemnité de toutes natures et 10 885 900 sous forme de frais de gestion. La réserve légale s'élevait à 186 645 200 marks.

Autriche. — La « réparation » des maladies est organisée comme en Allemagne sans distinction des maladies professionnelles.

L'ASSURANCE-MALADIE EN ANGLETERRE. — L'assurance-maladie est pratiquée librement en Angleterre par les *Friendly Societies* et par les *Trades Unions.*

En 1892, le nombre des membres des *Friendly Societies* s'élevait à 4 203 601. Les trois sociétés les plus importantes ont accordé les secours de maladie suivants à chacun de leurs membres :

Hearts of oak............ .... 25 fr. 30
Foresters.. 19 fr. 50
Oldfellows... 20 fr. 20

En 1895, les trois quarts des *Trades Unions* ont distribué des secours de maladie, d'accidents ou de vieillesse, s'élevant à 21 228 425 francs.

Jusqu'à ce jour, la seule prescription légale concernant les maladies professionnelles consistait en une déclaration obligatoire, qui avait pour but d'arriver à la connaissance de ces maladies pour l'établissement de mesures de prévention. Mais en 1906 le parlement a voté une loi qui est entrée en vigueur le 1er juillet 1907, en vertu de laquelle les maladies causées par les intoxications dues au plomb, au mercure, à l'arsenic, au phosphore, ainsi que le charbon professionnel, sont assimilées aux accidents du travail et peuvent donner lieu à une indemnité. Une ordonnance du secrétaire d'État peut étendre le bénéfice de la loi à d'autres maladies professionnelles.

RÉPARATION LÉGALE DES MALADIES PROFESSION-NELLES EN SUISSE. — En Suisse, la législation a assimilé certaines maladies professionnelles aux accidents du travail, et on doit admettre que la responsabilité mise à la charge des patrons a eu pour conséquence de les disposer à accepter et même à devancer les suggestions de l'inspection du travail en matière d'hygiène, eux-mêmes se trouvant matériellement intéressés à n'avoir pas de maladies sérieuses à indemniser.

En vertu des lois du 23 mars 1899 sur le travail dans les fabriques et du 25 juin 1881 sur la responsabilité civile des fabricants, le conseil fédéral est chargé de dresser une liste des industries *qui suffisent à engendrer des maladies graves*, et les fabricants de ces industries sont responsables du dommage causé à un employé ou à un ouvrier par une de ces maladies, lorsqu'il est constaté qu'elle a exclusivement pour cause l'exploitation de la fabrique.

L'indemnité qui doit être accordée en raison du dommage comprend tous les frais médicaux et le préjudice souffert par suite d'incapacité temporaire ou permanente, totale ou partielle, sans que l'indemnité puisse excéder en capital six fois le salaire de la victime ni 6 000 francs, à moins que la lésion ou la mort soient causées par un acte du patron susceptible de faire l'objet d'une action pénale.

En cas de mort, l'indemnité comprend en outre les frais funéraires et le préjudice causé à la famille.

En exécution de cette loi, le Conseil fédéral a arrêté, le 18 janvier 1901, la liste des « industries soumises à la responsabilité en cas de maladies graves et nettement déterminées, provoquées d'une manière certaine et absolue par l'emploi ou la présence des substances énumérées » (art. 2 de l'arrêté) ; ou plutôt il a arrêté la liste de ces substances, dont l'emploi ou la production dans une industrie suffisent à la faire considérer comme engendrant des maladies graves (art. 1er). La liste de ces substances est la suivante :

LISTE DES SUBSTANCES QUI ENGENDRENT LES MALADIES PROFESSIONNELLES.

1. Plomb, ses combinaisons (litharge céruse, minium, sucre de saturne, etc.). et alliages (métal d'imprimerie, etc.).
2. Mercure et ses combinaisons (sublimé, nitrate de mercure, etc.).
3. Arsenic et ses combinaisons.
4. Phosphore blanc.
5. Oxychlorure de phosphore, chlorure de phosphore et hydrogène phosphoré.
6. Bichromate de potassium et de sodium.
7. Chlorate de potassium et de sodium.
8. Chlore, brome, iode.
9. Acide chlorhydrique et acide fluorhydrique.
10. Acide sulfureux.
11. Acide hypoazoteux ; acide azoteux et vapeurs d'acide azotique.
12. Ammoniaque.
13. Acide sulfhydrique.
14. Sulfure de carbone.
15. Oxyde de carbone et acide carbonique.
16. Chlorure de soufre.
17. Tétrachlorure de carbone.
18. Gaz phosphogène.
19. Chloroforme.
20. Chlorure de méthyle et chlorure d'éthyle.
21. Bromure de méthyle et bromure d'éthyle.
22. Iodure de méthyle et iodure d'éthyle.
23. Sulfate de diméthyle.
24. Acroléine.
25. Nitroglycérine.
26. Cyanogène et ses combinaisons.
27. Benzine de pétrole.
28. Benzol.
29. Mononitrobenzol et dinitrobenzol.
30. Dinitrotoluol.
31. Aniline.
32. Phénylhydrazine.
33. Acide phénique.
34. Virus de la variole, du charbon et de la morve.

RÉPARATION LÉGALE DES MALADIES PROFESSIONNELLES EN FRANCE.

— En France, l'assurance contre la maladie est organisée librement par les sociétés de secours mutuels. Au 31 décembre 1902 (1), il existait 15 568 de ces sociétés, dont 14 921 ont fait connaître leur effectif, qui s'élevait à 2 595 658 membres participants. Les dépenses provenant uniquement des maladies se sont élevées à 22 220 895 francs.

Dans les mines, l'assurance-maladie est obligatoire. Les caisses

(1) Rapport du ministre de l'Intérieur au président de la République. Comme pour les caisses des mineurs (Statistique de l'industrie minérale pour 1905) et pour les caisses des chemins de fer (Statistique des chemins de fer pour 1903), les documents cités sont les derniers qui aient paru à la fin de 1907.

minières sont alimentées par un prélèvement sur les salaires qui ne peut dépasser 2 p. 100, ni 48 francs par an, par un versement patronal égal à la moitié du versement de l'ouvrier, par des allocations de l'État, des dons et des legs.

En 1905, le nombre des membres de ces caisses était de 197 733, et leurs dépenses se sont élevées à 7 242 734 francs.

Le nombre des malades a été de 70,6 par 100 sociétaires, et le nombre des jours de maladie de 2 378 459, soit 17 jours par malade et 12 jours par sociétaire.

Il faut ajouter à ces caisses celles des agents des compagnies de chemins de fer qui comportaient, au 31 décembre 1903, 42 975 membres participants ayant reçu 8 394 985 francs sous forme de secours en cas de maladie, d'infirmité ou de mort.

Donc, pas plus qu'en Allemagne, rien de spécial n'est prévu en France pour les maladies professionnelles; mais avec cette différence importante que, dans le premier pays, tous les ouvriers sont protégés par l'assurance, que la moyenne de la somme allouée à chaque membre est plus élevée; enfin que l'organisation financière permet un groupement des efforts et se prête merveilleusement à un rôle préventif.

La question ds maladies professionnelle a déjà été soulevée lors de la discussion de la loi sur les accidents; mais, à cette époque, on est convenu qu'il fallait une loi distincte, tenant compte du caractère spécial de la maladie professionnelle (1).

Les projets de loi. — Ce fut en 1901 que M. Louis Breton déposa un premier projet de loi calqué pour ainsi dire sur la législation suisse, que nous avons analysée. Ce projet ne visait que les maladies engendrées par la profession (2). L'urgence fut votée par la Chambre, qui demanda en même temps la nomination d'une commission extraparlementaire chargée de réunir les éléments d'informations nécessaires. Afin d'aboutir plus rapidement, le ministre du Commerce chargea de ce soin la *Commission d'hygiène industrielle*, qui rédigea un certain nombre de rapports et un rapport général. Ces divers documents servirent à l'établissement d'un projet de loi qui fut déposé en mars 1905 sur le bureau de la Chambre par M. Dubief, ministre. Ce projet a été repris en juin 1906 par M. Gaston Doumergue avec d'importantes modifications.

Le projet gouvernemental est dominé par deux préoccupations : d'abord éviter la nécessité de discerner la maladie professionnelle

---

(1) Il est à noter que, dans quelques cas, certaines maladies professionnelles ont été assimilées à des accidents du travail par les tribunaux : syphilis traumatique et des verriers (Tribunal de Montbrison, 21 févr. 1903); intoxication éthylique (Cour de Paris, 7 nov. 1902); intoxication saturnine brusque (Tribunal de Vienne, 24 janv. 1903).

(2) Les propositions de M. Breton sont contenues et commentées dans les documents parlementaires ci-après : 1904 (n° 1159), 1906 (n° 325).

de celle qui ne l'est pas ; ensuite assurer le partage équitable de la responsabilité. De plus, il limite l'action de la loi aux industries, professions ou travaux donnant lieu, par l'emploi du plomb et de ses composés, à des affections aiguës ou chroniques.

La réparation de la maladie professionnelle est à la charge des industriels groupés obligatoirement par une assurance. Lorsque l'incapacité de travail est inférieure à trente jours, aucune distinction n'est faite entre les maladies professionnelles et les autres ; mais, à raison de cette circonstance, les ouvriers supportent une contribution équitable qui correspond, d'après les évaluations statistiques, aux maladies étrangères à l'exercice de la profession.

Quant aux maladies professionnelles graves, c'est-à-dire celles qui entraînent la mort, l'incapacité permanente ou l'incapacité temporaire de plus de trente jours, toute la charge en incombe aux patrons.

LOIS ET DÉCRETS CONCERNANT L'HYGIÈNE DU TRAVAIL.

I. — Travail des adultes.

EXTRAITS DU DÉCRET-LOI DU 9 SEPTEMBRE 1848

relatif aux heures de travail dans les manufactures et usines.

(Modifié par la loi du 30 mars 1900.)

ARTICLE PREMIER. — La journée de l'ouvrier dans les manufactures et usines ne pourra pas excéder douze heures de travail effectif.

(*Loi du 30 mars 1900.*) « Toutefois, dans les établissements énumérés dans l'article 1er de la loi du 2 novembre 1892 qui emploient dans les mêmes locaux des hommes adultes et des personnes visées par ladite loi, la journée de ces ouvriers ne pourra excéder onze heures de travail effectif.

« Dans le cas du paragraphe précédent, au bout de deux ans à partir de la promulgation de la présente loi, la journée sera réduite à dix heures et demie et, au bout d'une nouvelle période de deux ans, à dix heures. »

ART. 2. — Des règlements d'administration publique détermineront les exceptions qu'il sera nécessaire d'apporter à cette disposition générale, à raison de la nature des industries ou des causes de force majeure.

TABLEAU DES EXCEPTIONS PRÉVUES PAR LE DÉCRET DU 28 MARS 1902

portant règlement d'administration publique sur la durée du travail
effectif journalier des ouvriers adultes.

DÉSIGNATION DES TRAVAUX.	LIMITE D'AUGMENTATION DE DURÉE du travail effectif journalier.
1º Travail des ouvriers spécialement employés dans une industrie quelconque à la conduite des fours, fourneaux, étuves, sécheries ou chaudières autres que les générateurs pour machines motrices, ainsi qu'au chauffage des cuves et bacs, sous la condition que ce travail ait un caractère purement préparatoire ou complémentaire et ne constitue pas le travail fondamental de l'établissement. Travail des mécaniciens et des chauffeurs employés au service des machines motrices.	Une heure et demie au delà de la limite assignée au travail général de l'établissement; deux heures le lendemain de tout jour de chômage.
2º Travail des ouvriers employés, après arrêt de la production, à l'entretien et au nettoyage des métiers ou autres machines productrices que la connexité des travaux ne permettrait pas de mettre isolément au repos pendant la marche générale de l'établissement.	Une demi-heure au delà de la limite assignée au travail général de l'établissement.
3º Travail d'un chef d'équipe ou d'un ouvrier spécialiste dont la présence est indispensable à la marche d'un atelier ou au fonctionnement d'une équipe, dans le cas d'absence inattendue de son remplaçant et en attendant l'arrivée d'un autre remplaçant.	Deux heures au delà de la limite assignée au travail général de l'établissement.
4º Travail des ouvriers spécialement employés soit au service des fours, soit à d'autres opérations, quand le service ou les opérations doivent rester continus pendant plus d'une semaine.	Faculté illimitée pendant un jour pour permettre l'alternance des équipes, cette alternance ne pouvant avoir lieu qu'à une semaine d'intervalle au moins.
5º Travail des ouvriers spécialement employés soit à des opérations de grosse métallurgie (fonte, forgeage, laminage des métaux en grosses pièces et opérations connexes), soit à d'autres opérations reposant sur des réactions qui, techniquement, ne peuvent être arrêtées à volonté, lorsque les unes et les autres n'ont pu être terminées dans les délais réglementaires par suite de circonstances exceptionnelles.	Deux heures; exceptionnellement pour la grosse métallurgie, six heures la veille de tout jour de chômage.
6º Travaux urgents dont l'exécution immédiate est nécessaire pour prévenir des accidents imminents, organiser des mesures de sauvetage, ou réparer des accidents survenus au matériel, aux installations ou aux bâtiments de l'établissement.	Faculté illimitée pendant un jour au choix de l'industriel; les autres jours, deux heures au delà de la limite fixée par l'article 1er, paragraphe 1er, de la loi du 9 septembre 1848.
7º Travaux exécutés dans l'intérêt de la sûreté et de la défense nationales, sur un ordre du Gouvernement constatant la nécessité de la dérogation.	Limite à fixer, dans chaque cas, de concert entre le ministre du Commerce et de l'Industrie et le ministre qui ordonne les travaux.
8º Travail du personnel des imprimeries typographiques, lithographiques et en taille-douce.	Deux heures au delà de la limite fixée par l'art. 1er, paragraphe 1er, de la loi du 9 septembre 1848. Maximum annuel : 100 heures.
9º Travail des ouvriers spécialement employés à la mouture des grains dans les moulins exclusivement actionnés par l'eau ou par le vent.	Deux heures au delà de la limite fixée par l'art. 1er, paragraphe 1er, de la loi du 9 septembre 1848.

LOI DU 29 JUIN 1905

relative à la durée du travail dans les mines.

Le Sénat et la Chambre des députés ont adopté,

Le Président de la République promulgue la loi dont la teneur suit :

Article premier. — Six mois après la promulgation de la présente loi, la journée des ouvriers employés à l'abatage, dans les travaux souterrains des mines de combustibles, ne pourra excéder une durée de neuf heures, calculée depuis l'entrée dans le puits des derniers ouvriers descendant jusqu'à l'arrivée au jour des premiers ouvriers remontant; pour les mines où l'entrée a lieu par galeries, cette durée sera calculée depuis l'arrivée au fond de la galerie d'accès jusqu'au retour au même point.

Au bout de deux ans à partir de la date précitée, la durée de cette journée sera réduite à huit heures et demie et au bout d'une nouvelle période de deux années à huit heures.

Il n'est porté aucune atteinte aux conventions et aux usages équivalant à des conventions qui, dans certaines exploitations, ont fixé pour la journée normale une durée inférieure à celle fixée par les paragraphes précédents.

Art. 2. — En cas de repos prévus par le règlement de la mine et pris soit au fond, soit au jour, la durée stipulée à l'article précédent sera augmentée de la durée de ces repos.

Art. 3. — Des dérogations aux prescriptions de l'article premier pourront être autorisées par le ministre des travaux publics après avis du conseil général des mines, dans les mines où l'application de ces prescriptions serait de nature à compromettre, pour des motifs techniques ou économiques, le maintien de l'exploitation. Le retrait de ces dérogations aura lieu dans la même forme.

Art. 4. — Des dérogations temporaires, dont la durée ne devra pas excéder deux mois, mais qui seront renouvelables, pourront être accordées par l'ingénieur en chef de l'arrondissement minéralogique, soit à la suite d'accidents, soit pour des motifs de sécurité, soit pour des nécessités occasionnelles, soit enfin lorsqu'il y a accord entre les ouvriers et l'exploitant pour le maintien de certains usages locaux. Les délégués à la sécurité des ouvriers mineurs seront entendus quand ces dérogations seront demandées à la suite d'accidents ou pour des motifs de sécurité.

L'exploitant pourra, sous sa responsabilité, en cas de danger imminent, prolonger la journée de travail en attendant l'autorisation qu'il sera tenu de demander immédiatement à l'ingénieur en chef.

Art. 5, 6, 7, 8. — Contraventions, pénalités.

II. — Travail des enfants et des femmes.

LOI DU 2 NOVEMBRE 1892

*sur le travail des enfants, des filles mineures et des femmes
dans les établissements industriels.*

(Modifiée par la loi du 30 mars 1900.)

SECTION PREMIÈRE.

DISPOSITIONS GÉNÉRALES. — AGE D'ADMISSION. — DURÉE DU TRAVAIL.

ARTICLE PREMIER. — Le travail des enfants, des filles mineures et des femmes dans les usines, manufactures, mines, minières et carrières, chantiers, ateliers et leurs dépendances, de quelque nature que ce soit, publics ou privés, laïques ou religieux, même lorsque ces établissements ont un caractère d'enseignement professionnel ou de bienfaisance, est soumis aux obligations déterminées par la présente loi.

Toutes les dispositions de la présente loi s'appliquent aux étrangers travaillant dans les établissements ci-dessus désignés.

Sont exceptés les travaux effectués dans les établissements où ne sont employés que les membres de la famille sous l'autorité soit du père, soit de la mère, soit du tuteur.

Néanmoins, si le travail s'y fait à l'aide de chaudière à vapeur ou de moteur mécanique, ou si l'industrie exercée est classée au nombre des établissements dangereux ou insalubres, l'inspecteur aura le droit de prescrire les mesures de sécurité et de salubrité à prendre, conformément aux articles 12, 13 et 14.

ART. 2. — Les enfants ne peuvent être employés par les patrons, ni être admis dans les établissements énumérés dans l'article 1er avant l'âge de treize ans révolus.

Toutefois, les enfants munis du certificat d'études primaires institué par la loi du 28 mars 1882 peuvent être employés à partir de l'âge de douze ans.

Aucun enfant âgé de moins de treize ans ne pourra être admis au travail dans les établissements ci-dessus visés, s'il n'est muni d'un certificat d'aptitude physique, délivré, à titre gratuit, par l'un des médecins chargés de la surveillance du premier âge ou l'un des médecins inspecteurs des écoles, ou tout autre médecin, chargé d'un service public, désigné par le préfet. Cet examen sera contradictoire si les parents le réclament.

Les inspecteurs du travail pourront toujours requérir un examen médical de tous les enfants au-dessous de seize ans, déjà admis dans les établissements susvisés, à l'effet de constater si le travail dont ils sont chargés excède leurs forces.

Dans ce cas, les inspecteurs auront le droit d'exiger leur renvoi de l'établissement sur l'avis conforme de l'un des médecins désignés au paragraphe 3 du présent article, et après examen contradictoire si les parents le réclament.

Dans les orphelinats et institutions de bienfaisance visés à l'article 1er et dans lesquels l'instruction primaire est donnée, l'enseignement manuel ou professionnel, pour les enfants âgés de moins de treize ans, sauf pour les enfants âgés de douze ans munis du certificat d'études primaires, ne pourra pas dépasser trois heures par jour.

ART. 3 (*Loi du 30 mars 1900*). — « Les jeunes ouvriers et ouvrières jusqu'à l'âge de dix-huit ans et les femmes ne peuvent être employés à un travail effectif de plus d'onze heures par jour, coupées par un ou plusieurs repos dont la durée totale ne pourra être inférieure à une heure et pendant lesquels le travail sera interdit.

« Au bout de deux ans à partir de la promulgation de la présente loi, la durée du travail sera réduite à dix heures et demie et, au bout d'une nouvelle période de deux années, à dix heures (1).

« Dans chaque établissement, sauf les usines à feu continu et les mines, minières ou carrières, les repos auront lieu aux mêmes heures pour toutes les personnes protégées par la présente loi. »

SECTION II.

TRAVAIL DE NUIT. — REPOS HEBDOMADAIRE.

ART. 4. — Les enfants âgés de moins de dix-huit ans, les filles mineures et les femmes ne peuvent être employés à aucun travail de nuit dans les établissements énumérés à l'article 1er.

Tout travail entre neuf heures du soir et cinq heures du matin est considéré comme travail de nuit; *toutefois, le travail sera autorisé de quatre heures du matin à dix heures du soir quand il sera réparti entre deux postes d'ouvriers ne travaillant pas plus de neuf heures chacun* (2).

Le travail de chaque équipe sera coupé par un repos d'une heure au moins.

Il sera accordé, pour les femmes et les filles âgées de plus de dix-huit ans, à certaines industries qui seront déterminées par un règlement d'administration publique et dans les conditions d'application qui seront précisées dans ledit règlement, la faculté de prolonger le travail jusqu'à onze heures du soir, à certaines époques de l'année, pendant une durée totale qui ne dépassera pas soixante jours. En aucun cas, la journée de travail effectif ne pourra être prolongée au delà de douze heures.

Il sera accordé à certaines industries, déterminées par un règlement d'administration publique, l'autorisation de déroger d'une façon permanente aux disposition des paragraphes 1 et 2 du présent article, mais sans que le travail puisse en aucun cas dépasser sept heures par vingt-quatre heures.

Le même règlement pourra autoriser, pour certaines industries, une dérogation temporaire aux dispositions précitées.

En outre, en cas de chômage résultant d'une interruption accidentelle ou de force majeure, l'interdiction ci-dessus peut, dans n'importe quelle

---

(1) Depuis 1904, la durée du travail n'est plus que de dix heures dans tous les établissements visés par la loi du 30 mars 1900.

(2) Dispositions abrogées, sauf en ce qui concerne les travaux souterrains, par la loi du 30 mars 1900 (Voy. dernier paragraphe de l'article 4).

industrie, être temporairement levée par l'inspecteur pour un délai déterminé.

(*Loi du 30 mars 1900.*) « A l'expiration d'un délai de deux ans à partir de la promulgation de la présente loi, les dispositions exceptionnelles concernant le travail de nuit, prévues aux paragraphes 2 et 3 du présent article, cesseront d'être en vigueur, sauf pour les travaux souterrains des mines, minières et carrières. »

Art. 5. — Les enfants âgés de moins de dix-huit ans et les femmes de tout âge ne peuvent être employés dans les établissements énumérés à l'article 1er plus de six jours par semaine, ni les jours de fêtes reconnus par la loi, même pour rangement d'atelier.

Une affiche apposée dans les ateliers indiquera le jour adopté pour le repos hebdomadaire.

Art. 6. — Néanmoins, dans les usines à feu continu, les femmes majeures et les enfants du sexe masculin peuvent être employés tous les jours de la semaine, la nuit, aux travaux indispensables, sous la condition qu'ils auront au moins un jour de repos par semaine.

Les travaux tolérés et le laps de temps pendant lequel ils peuvent être exécutés seront déterminés par un règlement d'administration publique.

Art. 7. — L'obligation du repos hebdomadaire et les restrictions relatives à la durée du travail peuvent être temporairement levées par l'inspecteur divisionnaire, pour les travailleurs visés à l'article 5, pour certaines industries à désigner par le susdit règlement d'administration publique.

Art. 8. — Les enfants des deux sexes âgés de moins de treize ans ne peuvent être employés comme acteurs, figurants, etc., aux représentations publiques données dans les théâtres et cafés-concerts sédentaires.

Le ministre de l'Instruction publique et des Beaux-Arts, à Paris, et les préfets, dans les départements, pourront exceptionnellement autoriser l'emploi d'un ou plusieurs enfants dans les théâtres pour la représentation de pièces déterminées.

SECTION III.
TRAVAUX SOUTERRAINS.

Art. 9. — Les filles et les femmes ne peuvent être employées aux travaux souterrains des mines, minières et carrières.

Des règlements d'administration publique détermineront les conditions spéciales du travail des enfants de treize à dix-huit ans du sexe masculin dans les travaux souterrains ci-dessus visés.

Dans les mines spécialement désignées pas des règlements d'administration publique, comme exigeant, en raison de leurs conditions naturelles, une dérogation aux prescriptions du paragraphe 2 de l'article 4, ces règlements pourront permettre le travail des enfants à partir de quatre heures du matin et jusqu'à minuit, sous la condition expresse que les enfants ne soient pas assujettis à plus de huit heures de travail effectif ni à plus de dix heures de présence dans la mine par vingt-quatre heures.

SECTION IV.
SURVEILLANCE DES ENFANTS.

Art. 10 et 11. . . . .

SECTION V.

HYGIÈNE ET SÉCURITÉ DES TRAVAILLEURS.

ART. 12. — Les différents genres de travail présentant des causes de danger, ou excédant les forces, ou dangereux pour la moralité, qui seront interdits aux femmes, filles et enfants, seront déterminés par des règlements d'administration publique.

ART. 13. — Les femmes, filles et enfants ne peuvent être employés dans des établissements insalubres ou dangereux, où l'ouvrier est exposé à des manipulations ou à des émanations préjudiciables à sa santé, que sous les conditions spéciales déterminées par des règlements d'administration publique pour chacune de ces catégories de travailleurs.

ART. 14. — Les établissements visés dans l'article 1er et leurs dépendances doivent être tenus dans un état constant de propreté, convenablement éclairés et ventilés. Ils doivent présenter toutes les conditions de sécurité et de salubrité nécessaires à la santé du personnel.

Dans tout établissement contenant des appareils mécaniques, les roues, les courroies, les engrenages ou tout autre organe pouvant offrir une cause de danger, seront séparés des ouvriers de telle manière que l'approche n'en soit possible que pour les besoins du service.

Les puits, trappes et ouvertures de descentes doivent être clôturés.

ART. 15. — Tout accident ayant occasionné une blessure à un ou plusieurs ouvriers, survenu dans un des établissements mentionnés à l'article 1er, sera l'objet d'une déclaration par le chef de l'entreprise ou, à son défaut et en son absence, par son préposé.

Cette déclaration contiendra le nom et l'adresse des témoins de l'accident ; elle sera faite dans les quarante-huit heures au maire de la commune, qui en dressera procès-verbal dans la forme à déterminer par un règlement d'administration publique. A cette déclaration sera joint, produit par le patron, un certificat du médecin indiquant l'état du blessé, les suites probables de l'accident et l'époque à laquelle il sera possible d'en connaître le résultat définitif.

Récépissé de la déclaration et du certificat médical sera remis, séance tenante, au déposant.

Avis de l'accident est donné immédiatement par le maire à l'inspecteur divisionnaire ou départemental.

ART. 16. — Les patrons ou chefs d'établissement doivent, en outre, veiller au maintien des bonnes mœurs et à l'observation de la décence publique.

SECTION VI.

INSPECTION.

ART. 17 à 21. . . . .

SECTION VII.

COMMISSIONS SUPÉRIEURES ET DÉPARTEMENTALES.

ART. 22 à 24. . . . .

Art. 25. — Il sera institué dans chaque département des comités de patronage ayant pour objet :

1° La protection des apprentis et des enfants employés dans l'industrie ;
2° Le développement de leur instruction professionnelle.

Le Conseil général, dans chaque département, déterminera le nombre et la circonscription des comités de patronage, dont les statuts seront approuvés dans le département de la Seine par le ministre de l'Intérieur et le ministre du Commerce et de l'Industrie, et par les préfets dans les autres départements.

Les comités de patronage seront administrés par une commission composée de sept membres, dont quatre seront nommés par le Conseil général et trois par le préfet.

Ils sont renouvelables tous les trois ans. Les membres sortants pourront être appelés de nouveau à en faire partie.

Leurs fonctions sont gratuites.

SECTION VIII.

PÉNALITÉS.

Art. 26 à 29 . . . .

SECTION IX.

DISPOSITIONS SPÉCIALES.

Art. 30 à 32 . . . .

DÉCRET DU 13 MAI 1893

ET TABLEAUX ANNEXÉS

sur les travaux dangereux pour les enfants et les femmes.

(Complété et modifié par les décrets des 12 juin 1897, 20 avril 1899, 3 mai 1900 22 novembre 1905 et 7 mars 1908.)

ARTICLE PREMIER. — Il est interdit d'employer les enfants au-dessous de 18 ans, les filles mineures et les femmes au graissage, au nettoyage, à la visite ou à la réparation des machines ou mécanismes en marche.

Art. 2. — Il est interdit d'employer les enfants au-dessous de 18 ans, les filles mineures et les femmes dans les ateliers où se trouvent des machines actionnées à la main ou par un moteur mécanique, dont les parties dangereuses ne sont point couvertes de couvre-engrenages, garde-mains et autres organes protecteurs.

Art. 3. — Il est interdit d'employer les enfants au-dessous de 10 ans à faire tourner des appareils en sautillant sur une pédale.

Il est également interdit de les employer à faire tourner des roues horizontales.

Art. 4. — Les enfants au-dessous de 16 ans ne pourront être employés à tourner des roues verticales que pendant une durée d'une demi-journée de travail divisée par un repos d'une demi-heure au moins.

Il est également interdit d'employer les enfants au-dessous de 16 ans à actionner, au moyen de pédales, les métiers dits « à la main ».

ART. 5. — Les enfants au-dessous de 16 ans ne peuvent travailler aux scies circulaires ou aux scies à ruban.

ART. 6. — Les enfants au-dessous de 16 ans ne peuvent être employés au travail des cisailles et autres lames tranchantes mécaniques.

ART. 7. — Les enfants au-dessous de 13 ans ne peuvent, dans les verreries, être employés à cueillir et à souffler le verre.

Au-dessus de 13 ans jusqu'à 16 ans, ils ne peuvent cueillir un poids de verre supérieur à 1 000 grammes. Dans les fabriques de bouteilles et de verre à vitre, le soufflage par la bouche est interdit aux enfants au-dessous de 16 ans.

Dans les verreries où le soufflage se fait à la bouche, un embout personnel sera mis à la disposition de chaque enfant âgé de moins de 18 ans.

ART. 8. — Il est interdit de préposer des enfants au-dessous de 16 ans au service des robinets à vapeurs.

ART. 9. — Il est interdit d'employer des enfants de moins de 16 ans en qualité de doubleurs, dans les ateliers où s'opèrent le laminage et l'étirage de la verge de tréfilerie.

Toutefois, cette disposition n'est pas applicable aux ateliers dans lesquels le travail des doubleurs est garanti par des appareils protecteurs.

ART. 10. — Il est interdit d'employer des enfants de moins de 16 ans à des travaux exécutés à l'aide d'échafaudages volants pour la réfection ou le nettoyage des maisons.

ART. 11. — Les jeunes ouvriers au-dessous de 18 ans et les ouvrières de tout âge employés dans l'industrie ne peuvent porter, traîner ou pousser, tant à l'intérieur qu'à l'extérieur des manufactures, usines, ateliers et chantiers, des charges d'un poids supérieur aux suivants :

1° Port des fardeaux.

Garçons au-dessous de 14 ans, 10 kilogrammes.
Garçons de 14 ou 15 ans, 15 kilogrammes.
Garçons de 16 à 18 ans, 20 kilogrammes.
Ouvrières au-dessous de 14 ans, 5 kilogrammes.
Ouvrières de 14 ou 15 ans, 8 kilogrammes.
Ouvrières de 16 ou 17 ans, 10 kilogrammes.
Ouvrières de 18 ans et au-dessus, 25 kilogrammes.

2° Transport par wagonnets circulant sur voie ferrée.

Garçons au-dessous de 14 ans, 300 kilogrammes (véhicule compris).
Garçons de 14 à 18 ans, 500 kilogrammes (véhicule compris).
Ouvrières au-dessous de 16 ans, 150 kilogrammes (véhicule compris).
Ouvrières de 16 ou 17 ans, 300 kilogrammes (véhicule compris).
Ouvrières de 18 ans et au-dessus, 600 kilogrammes (véhicule compris).

3° Transport sur brouettes.

Garçons de 14 à 18 ans, 40 kilogrammes (véhicule compris).
Ouvrières de 18 ans et au-dessus, 40 kilogrammes (véhicule compris).

4° *Transport sur véhicules à trois ou quatre roues, dits « placières, pousseuses, pousse-à-main », etc.*

Garçons au-dessous de 14 ans, 35 kilogrammes (véhicule compris).
Garçons de 14 à 18 ans, 60 kilogrammes (véhicule compris).
Ouvrières au-dessous de 16 ans, 35 kilogrammes (véhicules compris).
Ouvrières de 16 ans et au-dessus, 60 kilogrammes (véhicule compris).

5° *Transport sur charrettes à bras à deux roues, dites « haquets, brancards, charretons, voitures à bras », etc.*

Garçons de 14 à 18 ans, 130 kilogrammes (véhicule compris).
Ouvrières de 18 ans et au-dessus, 130 kilogrammes (véhicule compris).

6° *Transport sur tricycles porteurs à pédales.*

Garçons de 14 ou 15 ans, 50 kilogrammes (véhicule compris).
Garçons de 16 à 18 ans, 75 kilogrammes (véhicule compris).

Les modes de transport énoncés sous les n°s 3 et 5 sont interdits aux garçons de moins de 14 ans ainsi qu'aux ouvrières de moins de 18 ans.

Le transport sur tricycles porteurs à pédales est interdit aux garçons de moins de 14 ans et aux ouvrières de tout âge.

Le transport sur cabrouets est interdit aux garçons de moins de 18 ans et aux ouvrières de tout âge.

Il est interdit de faire porter, pousser ou traîner une charge quelconque par des femmes dans les trois semaines qui suivent leurs couches. L'interdiction ne s'applique que lorsque l'ouvrière a fait connaître au chef de l'établissement la date de ses couches.

Art. 12. — Il est interdit d'employer des filles au-dessous de 16 ans au travail des machines à coudre mues par des pédales.

Art. 13. — Il est interdit d'employer des enfants, des filles mineures ou des femmes à la confection d'écrits, d'imprimés, affiches, dessins, gravures, peintures, emblèmes, images ou autres objets dont la vente, l'offre, l'exposition, l'affichage ou la distribution sont réprimés par les lois pénales comme contraires aux bonnes mœurs.

Il est également interdit d'occuper des enfants au-dessous de 16 ans et des filles mineures dans les ateliers où se confectionnent des écrits, imprimés, affiches, gravures, peintures, emblèmes, images et autres objets qui, sans tomber sous l'action des lois pénales, sont cependant de nature à blesser leur moralité.

Art. 14. — Dans les établissements où s'effectuent les travaux dénommés au tableau A annexé au présent décret, l'accès des ateliers affectés à ces opérations est interdit aux enfants au-dessous de 18 ans, aux filles mineures et aux femmes.

Art. 15. — Dans les établissements où s'effectuent les travaux dénommés au tableau B annexé au présent décret, l'accès des ateliers affectés à ces opérations est interdit aux enfants au-dessous de 18 ans.

Art. 16. — Le travail des enfants, filles mineures et femmes n'est autorisé dans les ateliers dénommés au tableau C annexé au présent décret que sous les conditions spécifiées audit tableau.

TABLEAU A.

Travaux interdits aux enfants au-dessous de 18 ans, aux filles mineures et aux femmes.

TRAVAUX.	RAISONS DE L'INTERDICTION.
Acide arsénique (Fabrication de l') au moyen de l'acide arsénieux et de l'acide azotique...........	Danger d'empoisonnement.
Acide fluorhydrique (Fabrication de l')............	Vapeurs délétères.
Acide nitrique (Fabrication de l')................	Idem.
Acide oxalique (Fabrication de l')................	Danger d'empoisonnement. Vapeurs délétères.
Acide picrique (Fabrication de l')............ ...	Vapeurs délétères.
Acide salicylique (Fabrication de l') au moyen de l'acide phénique.....	Émanations nuisibles.
Acide urique (Voy. *Murexide*).	
Affinage des métaux au fourneau (Voir Grillage des minerais).	
Aniline (Voy. *Nitrobenzine*).	
Arséniate de potasse (Fabrication de l') au moyen du salpêtre.....................................	Danger d'empoisonnement. Vapeurs délétères.
Benzine (Dérivés de la) (Voy. *Nitrobenzine*).	
Blanc de plomb (Voy. *Céruse*).	
Bleu de Prusse (Fabrication du) (Voy. *Cyanure de potassium*).	
Cendres d'orfèvre (Traitement des) par le plomb...	Maladies spéciales dues aux émanations nuisibles.
Céruse ou blanc de plomb (Fabrication de la)......	Idem.
Chairs, débris et issues (Dépôts de) provenant de l'abatage des animaux.........................	Émanations nuisibles, danger d'infection.
Chlore (Fabrication du).........................	Émanations nuisibles.
Chlorure de chaux (Fabrication du)	Idem.
Chlorures alcalins, eau de Javel (Fabrication des).	Idem.
Chlorure de plomb (Fonderie de)................	Émanations nuisibles.
Chlorures de soufre (Fabrication des)............	Idem.
Chromate de potasse (Fabrication du)............	Maladies spéciales dues aux émanations.
Cristaux (Polissage à sec des).....................	Poussières dangereuses.
Cyanure de potassium et bleu de Prusse (Fabrication de)..	Danger d'empoisonnement.
Cyanure rouge de potassium ou prussiate rouge de potasse......................................	Idem.
Débris d'animaux (Dépôts de) (Voy. *Chairs*), etc..	
Dentelles (Blanchissage à la céruse des)...........	Poussières dangereuses.
Eau de Javel (Fabric. d') (Voy. *Chlorures alcalins*)...	
Eau-forte (Voy. *Acide nitrique*).	
Effilochage et déchiquetage des chiffons...........	Poussières nuisibles.
Émaux (Grattage des) dans les fabriques de verre mousseline....................................	Idem.
Engrais (Dépôts et fabrique d') au moyen de matières animales................................	Émanations nuisibles.
Équarrissage des animaux (Ateliers d')...........	Nature du travail. Émanations nuisibles.
Étamage des glaces par le mercure (Ateliers d')....	Maladies spéciales dues aux émanations.
Fonte et laminage du plomb.....................	Idem.
Fulminate de mercure (Fabrication du)...........	Émanations nuisibles.
Glaces (Étamage des) (Voy. *Étamage*).	
Grillage des minerais sulfureux (sauf le cas prévu au tableau C).................................	Idem.
Huiles et autres corps gras extraits des débris de matières animales.............................	Idem.
Litharge (Fabrication de la)......:.............	Maladies spéciales dues aux émanations.
Massicot (Fabrication du)......................	Idem.

TRAVAUX.	RAISONS DE L'INTERDICTION.
Matières colorantes (Fabrication des) au moyen de l'aniline et de la nitrobenzine.................	Émanations nuisibles.
Métaux (Aiguisage et polissage des)...............	Poussières dangereuses.
Meulières et meules (Extraction et fabrication des).	Idem.
Minium (Fabrication du).....................	Maladies spéciales dues aux émanations.
Murexide (Fabrication de la) en vases clos par la réaction de l'acide azotique et de l'acide urique du guano.	Vapeurs délétères.
Nitrate de méthyle (Fabrique de).......	Idem.
Nitrobenzine, aniline et matières dérivant de la benzine (Fabrication de)...................	Vapeurs nuisibles.
Peaux de lièvre et de lapin (Voy. Sécrétage).	
Phosphore (Fabrication du)....................	Maladies spéciales dues aux émanations.
Plomb (Fonte et laminage du) (Voy. Fonte).	
Poils de lièvre et de lapin (Voy. Sécrétage).	
Prussiate de potasse (Voy. Cyanure de potassium).	
Rouge de Prusse et d'Angleterre.................	Vapeurs délétères.
Sécrétage des peaux ou poils de lièvre ou de lapin.	Poussières nuisibles ou vénéneuses.
Sulfate de mercure (Fabrication du)..............	Maladies spéciales dues aux émanations.
Sulfure d'arsenic (Fabrication du)...............	Danger d'empoisonnement.
Sulfure de sodium (Fabrication du)...............	Gaz délétère.
Traitement des minerais de plomb, zinc et cuivre, pour l'obtention des métaux bruts.............	Émanations nuisibles.
Verre (Polissage à sec du)....................	Poussières dangereuses.

TABLEAU B.

Travaux interdits aux enfants au-dessous de 18 ans.

TRAVAUX.	RAISONS DE L'INTERDICTION.
Amorces fulminantes (Fabrication des)...........	Nécessité d'un travail prudent et attentif.
Amorces fulminantes pour pistolets d'enfants (Fabrication d')................................	Idem.
Artifices (Fabrication de pièces d')...............	Idem.
Cartouches de guerre (Fabriques et dépôts de)....	Idem.
Celluloïd et produits nitrés analogues (Fabric. de).	Idem.
Chiens (Infirmerie de)......................	Danger de morsures.
Chrysalides (Extraction des parties soyeuses des).	Émanations nuisibles.
Dynamite (Fabriques et dépôts de)...............	Nécessité d'un travail prudent et attentif.
Étoupilles (Fabrication d') avec matières explosives.	Idem.
Poudre de mine comprimée (Fabr. de cartouches de).	Idem.

TABLEAU C.

Établissements dans lesquels l'emploi des enfants au-dessous de 18 ans, des filles mineures et des femmes est autorisé sous certaines conditions.

ÉTABLISSEMENTS.	CONDITIONS.	MOTIFS.
Abattoirs publics et annexes.	Les enfants au-dessous de 16 ans ne seront pas employés dans les abattoirs et annexes............	Dangers d'accidents et de blessures.
Albâtre (Sciage et polissage à sec de l').................	Les enfants au-dessous de 18 ans ne seront pas employés lorsque les poussières se dégageront librement dans les ateliers...	Poussières nuisibles.
Acide chlorhydrique (Production de l') par la décomposition des chlorures de magnésium, d'aluminium et autres.	Les enfants au-dessous de 18 ans, les filles mineures et femmes ne seront pas employés dans les ateliers où se dégagent des vapeurs et où l'on manipule les acides.................	Dangers d'accidents.
Acide muriatique (Voy. *Acide chlorhydrique*).		
Acide sulfurique (Fabrication de l')....................	*Idem*....................	Dangers d'accidents.
Affinage de l'or et de l'argent par les acides............	*Idem*.,...................	*Idem.*
Allumettes chimiques (Dépôts d')................	Les enfants au-dessous de 16 ans ne seront pas employés dans les magasins.	Danger d'incendie.
Allumettes chimiques (Fabrication des)................	Les enfants au-dessous de 18 ans ne seront pas employés à la fusion des pâtes et au trempage.........	Maladies spéciales dues aux émanations.
Argenture sur métaux (Voy. *Dorure et argenture*).		
Battage, cardage et épuration des laines, crins et plumes.	Les enfants au-dessous de 18 ans ne seront pas employés dans les ateliers où se dégagent des poussières............ ...	Poussières nuisibles.
Battage des tapis en grand...	*Idem*....................	*Idem.*
Battoir à écorces dans les villes...................	*Idem*....................	*Idem.*
Benzine (Fabrication et dépôt de) (Voy. *Huile de pétrole, de schiste*, etc.).		
Blanc de zinc (Fabrication de) par la combustion du métal...................	Les enfants au-dessous de 18 ans ne seront pas employés dans les ateliers de combustion et de condensation.................	Vapeurs nuisibles.

ÉTABLISSEMENTS.	CONDITIONS.	MOTIFS.
Blanchiment (Toile, paille, papier)...................	Les enfants au-dessous de 18 ans, les filles mineures et les femmes ne seront pas employés dans les ateliers où se dégagent le chlore et l'acide sulfureux.	Idem.
Blanchisseries de linge (1).	Les enfants au-dessous de 18 ans ne seront pas employés dans les ateliers où l'on manipule du linge sale non désinfecté ou non lessivé conformément aux prescriptions des articles... (Décret du 4 avril 1905).	Danger des maladies contagieuses.
Boîtes de conserves (Soudure des).....................	Les enfants au-dessous de 16 ans ne seront pas employés à la soudure des boîtes..................	Gaz délétères.
Boulonniers et autres emboutisseurs de métaux par moyens mécaniques.......	Les enfants au-dessous de 18 ans ne seront pas employés dans les ateliers où se dégagent des poussières.	Poussières nuisibles.
Boyauderies...............	Les enfants au-dessous de 18 ans, les filles mineures et les femmes ne seront pas employés au soufflage.	Danger d'affections pulmonaires.
Caoutchouc (Application des enduits du)...............	Les enfants au-dessous de 18 ans, les filles mineures et les femmes ne seront pas employés dans les ateliers où se dégagent les vapeurs de sulfure de carbone et de benzine.......	Vapeurs nuisibles.
Caoutchouc (Travail du) avec emploi d'huiles essentielles ou du sulfure de carbone..	Les enfants au-dessous de 18 ans, les filles mineures et les femmes ne seront pas employés dans les ateliers où se dégagent les vapeurs de sulfure de carbone....................	Idem.
Cardage des laines, etc. (Voy. Battage). Chanvre (Treillage du) en grand (Voy. Treillage). Chanvre imperméable (Voy. Feutre goudronné). Chapeaux de feutre (Fabrication de).................	Les enfants au-dessous de 18 ans ne seront pas employés lorsque les poussières se dégageront librement dans les ateliers....	Poussières nuisibles.

(1) Décret du 29 novembre 1905.

ÉTABLISSEMENTS.	CONDITIONS.	MOTIFS.
Chapeaux de soie ou autres préparés au moyen d'un vernis (Fabrication de)........	Les enfants au-dessous de 18 ans ne seront pas employés dans les ateliers où l'on fabrique et applique le vernis...........	Vapeurs nuisibles.
Chaux (Fours à)...........	Les enfants au-dessous de 18 ans ne seront pas employés dans les ateliers où se dégagent les poussières.	Poussières nuisibles.
Chiffons (Dépôts de)........	Les enfants au-dessous de 18 ans ne seront pas employés au triage et à la manipulation des chiffons.	Idem.
Chiffons (Traitement des) par la vapeur de l'acide chlorhydrique................	Les enfants au-dessous de 18 ans, filles mineures et femmes ne seront pas employés dans les ateliers où se dégagent les acides....	Vapeurs nuisibles.
Chromolithographies........	Les enfants au-dessous de 16 ans ne seront pas employés au bronzage à la machine..............	Poussières nuisibles.
Ciment (Fours à)...........	Les enfants au-dessous de 18 ans ne seront pas employés dans les ateliers où se dégagent des poussières.	Idem.
Collodion (Fabrication du)...	Les enfants au-dessous de 16 ans ne seront pas occupés dans les ateliers où l'on manipule les matières premières et les dissolvants...................	Danger d'incendie.
Cotons et cotons gras (Blanchisserie des déchets de)...	Les enfants au-dessous de 18 ans, filles mineures et femmes ne seront pas employés dans les ateliers où l'on manipule le sulfure de carbone.........	Vapeurs nuisibles.
Cordes d'instruments en boyaux (Voy. *Boyauderies*).		
Corne, os et nacre (Travail à sec des)................	Les enfants au-dessous de 18 ans ne seront pas employés lorsque les poussières se dégageront librement dans les ateliers....	Poussières nuisibles.
Crins (Teinture des) (Voy. *Teintures*).		
Crins et soies de porc (Voy. *Soies de porc*).		
Cuir verni (Fabrication de) (Voy. *Feutre et viscères vernis*).		
Cuivre (Trituration des composés du)................	Les enfants au-dessous de 18 ans ne seront pas employés dans les ateliers où les poussières se dégagent librement................	Poussières nuisibles.

ÉTABLISSEMENTS.	CONDITIONS.	MOTIFS.
Cuivre (Dérochage du) par les acides....................	Les enfants au-dessous de 18 ans, filles mineures et femmes ne seront pas employés dans les ateliers où se dégagent les vapeurs acides....................	Vapeurs nuisibles.
Déchets de laine (Dégraissage des) (Voy. *Peaux*, *étoffes*, etc.).		
Déchets de soie (Cardage des).	Les enfants au-dessous de 18 ans ne seront pas employés dans les ateliers où les poussières se dégagent librement................	Poussiè es nuisibles.
Dorure et argenture.........	Les enfants au-dessous de 18 ans, filles mineures et femmes, ne seront pas employés dans les ateliers où se produisent des vapeurs acides ou mercurielles...	Émanations nuisibles.
Eaux grasses (Extraction pour la fabrication des savons et autres usages des huiles contenues dans les)............	Les enfants au-dessous de 18 ans, filles mineures et femmes ne seront pas employés dans les ateliers où l'on emploie le sulfure de carbone................	Idem.
Écorces (Battoir à) (Voy. *Battoir*).		
Émail (Application de l') sur les métaux...............	Les enfants au-dessous de 18 ans, les filles mineures et les femmes ne seront pas employés dans les ateliers où l'on broie et blute les matières............	Émanations nuisibles.
Émaux (Fabrication d') avec fours non fumivores......	Idem....................	Idem.
Épaillage des laines et draps par la voie humide........	Les enfants au-dessous de 18 ans, filles mineures et femmes, ne seront pas employés dans les ateliers où se dégagent des vapeurs acides................	Idem.
Étoupes (Transformation en) des cordages hors de service, goudronnés ou non...	Les enfants au-dessous de 18 ans ne seront pas employés lorsque les poussières se dégagent librement dans les ateliers....	Poussières nuisibles.
Faïence (Fabrique de)........	Les enfants au-dessous de 18 ans ne seront pas employés dans les ateliers où l'on pratique le broyage, le blutage...............	Idem.
Fer (Dérochage du).........	Les enfants au-dessous de 18 ans, filles mineures et femmes, ne seront pas employés dans les ateliers où se dégagent des vapeurs et où l'on manipule des acides.	Vapeurs nuisibles.

ÉTABLISSEMENTS.	CONDITIONS.	MOTIFS.
Fer (Galvanisation du).......	Idem....................	Idem.
Feuilles d'étain.............	Les enfants au-dessous de 16 ans ne seront pas employés au bronzage à la main des feuilles........	Poussières nuisibles.
Feutre goudronné (Fabrication du)..................	Les enfants au-dessous de 18 ans ne seront pas employés lorsque les poussières se dégagent librement dans les ateliers ..	Idem.
Feutre et visières vernies (Fabrication de).............	Les enfants au-dessous de 18 ans ne seront pas employés à la préparation et à l'emploi des vernis.....	Danger d'incendie et vapeurs nuisibles.
Filature de lin.............	Les enfants au-dessous de 18 ans, les filles mineures et les femmes ne seront pas employés lorsque l'écoulement des eaux ne sera pas assuré.........	Humidité nuisible.
Fondation en 2e fusion de fer, de zinc et de cuivre.......	Les enfants au-dessous de 16 ans ne seront pas employés à la coulée du métal.............	Danger de brûlures.
Fourneaux (Hauts-).........	Idem....................	Idem.
Fours à plâtre et fours à chaux (Voy. Plâtre, Chaux).		
Grès (Extraction et piquage des).................	Les enfants au-dessous de 18 ans ne seront pas employés lorsque les poussières se dégageront librement dans les ateliers...	Poussières nuisibles
Grillage des minerais sulfureux quand les gaz sont condensés et que le minerai ne renferme pas d'arsenic.....	Les enfants au-dessous de 18 ans, les filles mineures et les femmes ne seront pas employés dans les ateliers où l'on produit le grillage.................	Émanations nuisibles.
Grillage et gazage des tissus..	Les enfants au-dessous de 18 ans, les filles mineures et les femmes ne seront pas employés lorsque les produits de combustion se dégageront librement dans les ateliers.............	Idem.
Hauts-fourneaux (Voy. Fonderies).		
Huiles de pétrole, de schiste et de goudron, essences et autres hydrocarbures employés pour l'éclairage, le chauffage, la fabrication des couleurs et vernis, le dégraissage des étoffes et autres		

ÉTABLISS:MENTS.	CONDITIONS.	MOTIFS.
usages (Fabrication, distillation, travail en grand d').	Les enfants au-dessous de 16 ans ne seront pas employés dans les ateliers de distillation et dans les magasins..................	Danger d'incendie.
Huiles essentielles ou essences de térébenthine, d'aspic et autres (Voy. *Huiles de pétrole, de schiste*, etc.).		
Huiles extraites des schistes bitumineux (Voy. *Huiles de pétrole, de schiste*, etc.).		
Jute (Treillage du) (Voy. *Treillage*).		
Liège (Usines pour la trituration du)...................	Les enfants au-dessous de 18 ans ne seront pas employés dans les ateliers où les poussières se dégagent librement..........	Poussières nuisibles.
Lin (Treillage en grand du) (Voy. *Treillage*).		
Liquides pour l'éclairage (Dépôts de) au moyen de l'alcool et des huiles essentielles.	Les enfants au-dessous de 16 ans ne seront pas employés dans les magasins.	Danger d'incendie.
Marbres (Sciage ou polissage à sec des).................	Les enfants au-dessous de 18 ans ne seront pas employés lorsque les poussières se dégageront librement dans les ateliers...	Poussières nuisibles.
Matières minérales (Broyage à sec des)...................	*Idem*......................	*Idem*.
Mégisseries.................	Les enfants au-dessous de 18 ans, les filles mineures et les femmes ne seront pas employés à l'épilage des peaux..............	Danger d'empoisonnement.
Ménageries.................	Les enfants au-dessous de 18 ans ne seront pas employés quand la ménagerie renferme des bêtes féroces ou venimeuses..........	Dangers d'accidents.
Moulins à broyer le plâtre, la chaux, les cailloux et les pouzzolanes..............	Les enfants au-dessous de 18 ans ne seront pas employés quand les poussières se dégageront librement dans les ateliers...	Poussières nuisibles.
Nitrates métalliques obtenus par l'action directe des acides (Fabrication des)..	Les enfants au-dessous de 18 ans, filles mineures et femmes ne seront pas employés dans les ateliers où se dégagent les vapeurs et où se manipulent les acides.................	Vapeurs nuisibles.
Noir minéral (Fabrication du) par le broyage des résidus		

ÉTABLISSEMENTS.	CONDITIONS.	MOTIFS.
de la distillation des schistes bitumeux...............	Les enfants au-dessous de 18 ans ne seront pas employés lorsque les poussières se dégageront librement dans les ateliers....	Poussières nuisibles.
Olives (Tourteaux d') (Voy. *Tourteaux*).		
Ouates (Fabrication des).....	*Idem*.....................	*Idem*.
Papier (Fabrication du)......	Les enfants au-dessous de 18 ans ne seront pas employés au triage et à la préparation des chiffons.	*Idem*.
Papiers peints (Voy. *Toiles peintes*).		
Peaux, étoffes et déchets de laine (Dégraissage des) par les huiles de pétrole et autres hydrocarbures........	Les enfants au-dessous de 18 ans ne seront employés dans les ateliers où l'on traite par les dissolvants, où l'on trie, coupe et manipule les déchets.......	Danger d'incendie; poussières nuisibles.
Peaux (Lustrage et apprêtage des).....................	Les enfants au-dessous de 18 ans ne seront pas employés lorsque les poussières se dégageront librement dans les ateliers....	Poussières nuisibles.
Peaux de lapin ou de lièvre (Éjarrage et coupage des poils de)...................	*Idem*.....................	*Idem*.
Pétrole (Voy. *Huiles de pétrole*, etc.).		
Pierre (Sciage et polissage de la).....................	*Idem*.....................	*Idem*.
Pileries mécaniques de drogues.....................	Les enfants au-dessous de 18 ans ne seront pas employés lorsque les poussières se dégageront librement dans les ateliers....	*Idem*.
Pipes à fumer (Fabrication des).....................	*Idem*.....................	*Idem*.
Plâtres (Fours à)...........	*Idem*.....................	*Idem*..
Poêliers, fournalistes, poêles et fourneaux en faïence et terre cuite (Voy. *Faïence*).		
Porcelaine (Fabrication de la).	Les enfants au-dessous de 18 ans ne seront pas employés lorsque les poussières se dégageront librement dans les ateliers....	Poussières nuisibles.
Poteries de terre (Fabrication de) avec fours non fumivores.	*Idem*.....................	
Pouzzolane artificielle (Fours à).	*Idem*.....................	*Idem*.
Réfrigération (Appareils de) par l'acide sulfureux.......		*Idem*.
	Les enfants au-dessous de 18 ans, les filles mineures et les femmes ne seront pas employés dans les ateliers où se dégagent les vapeurs acides.........	Émanations nuisibles.

ÉTABLISSEMENTS.	CONDITIONS.	MOTIFS.
Sel de soude (Fabrication du) avec le sulfate de soude....	*Idem*....................	*Idem*.
Sinapismes (Fabrication des) à l'aide des hydrocarbures.	Les enfants au-dessous de 18 ans, les filles mineures et les femmes ne seront pas employés dans les ateliers où se manipulent les dissolvants.............	Vapeurs nuisibles ; danger d'incendie.
Soies de porc (Préparation des).....................	Les enfants au-dessous de 18 ans ne seront pas employés lorsque les poussières se dégageront librement dans les ateliers....	Poussières nuisibles.
Soude (Voy. *Sulfate de soude*).		
Soufre (Pulvér. et blutage du).	*Idem*....	*Idem*.
Sulfate de peroxyde de fer (Fabrication du) par le sulfate de protoxyde de fer et l'acide nitrique (nitro-sulfate de fer)...............	Les enfants au-dessous de 18 ans, les filles mineures et les femmes ne seront pas employés dans les ateliers où se dégagent les vapeurs acides.........	Vapeurs nuisibles.
Sulfate de protoxyde de fer ou couperose verte par l'action de l'acide sulfurique sur la ferraille.................	*Idem*....................	*Idem*.
Sulfate de soude (fabrication du) par la décomposition du sel marin par l'acide sulfur.	*Idem*....................	*Idem*.
Sulfure de carbone (Fabrication du)..................	Les enfants au-dessous de 18 ans ne seront pas employés dans les ateliers où se dégagent des vapeurs nuisibles...............	Vapeurs délétères ; danger d'incendie.
Sulfure de carbone (Manufactures dans lesquelles on emploie en grand le).........	*Idem*.......	*Idem*.
Sulfure de carbone (Dépôts de).	*Idem*...	*Idem*.
Superphosphate de chaux et de potasse (Fabrication du).	Les enfants au-dessous de 18 ans, les filles mineures et les femmes ne seront pas employés dans les ateliers où se dégagent des vapeurs acides et des poussières..................	Émanations nuisibles.
Tabacs (Manufactures de)....	Les enfants au-dessous de 16 ans ne seront pas employés dans les ateliers où l'on démolit les masses.	*Idem*.
Taffetas et toiles vernis ou cirés (Fabrication de)......	Les enfants au-dessous de 16 ans ne seront pas employés dans les ateliers où l'on prépare et applique les vernis...............	Danger d'incendie

ÉTABLISSEMENTS.	CONDITIONS.	MOTIFS.
Tan (Moulins à).............	Les enfants au-dessous de 18 ans ne seront pas employés quand les poussières se dégagent librement dans les ateliers....................	Poussières nuisibles.
Tanneries...................	Idem........	Idem.
Tapis (Battage en grand des) (Voy. Battage).		
Teillage du lin, du chanvre et du jute en grand..........	Idem.....................	Idem.
Teintureries...............	Les enfants au-dessous de 18 ans, les filles mineures et les femmes ne seront pas employés dans les ateliers où l'on emploie des matières toxiques.......	Danger d'empoisonnement.
Térébenthine (Distillation et travail en grand de la) (Voy. Huiles de pétrole, de schiste, etc.).		
Toiles cirées (Voy. Taffetas et toiles vernies).		
Toiles peintes (Fabrique de).	Idem.....................	Idem.
Toiles vernies (Fabrique de). (Voy. Taffetas et toiles vernies).		
Tourteaux d'olives (Traitement des) par le sulfure de carbone..................	Les enfants au-dessous de 18 ans, les filles mineures et les femmes ne seront pas employés dans les ateliers où l'on manipule le sulfure de carbone....................	Émanations nuisibles.
Tôles et métaux vernis......	Les enfants au-dessous de 18 ans, les filles mineures et les femmes ne seront pas employés dans les ateliers où l'on emploie des matières toxiques....	Danger d'empoisonnement.
Vernis à l'esprit-de-vin (Fabrique de)..................	Les enfants au-dessous de 16 ans ne seront pas employés dans les ateliers où l'on prépare et manipule les vernis..........	Danger d'incendie.
Vernis (Ateliers où l'on applique le) sur les cuirs, feutres, taffetas, toiles, chapeaux (Voy. ces mots).		
Verreries, cristalleries et manufactures de glaces.......	Les enfants au-dessous de 18 ans, les filles mineures et les femmes ne seront pas employés dans les ateliers où les poussières se dégagent librement et où il est fait usage de matières toxiques..........	Poussières nuisibles.

ÉTABLISSEMENTS.	CONDITIONS.	MOTIFS.
Vessies nettoyées et débarrassées de toute substance membraneuse (Atelier pour le gonflement et le séchage des)......................	Les enfants au-dessous de 18 ans, les filles mineures et les femmes ne seront pas employés au travail du soufflage.............	Danger d'affections pulmonaires.
Visières vernies (Fabrique de) (Voy. *Feutres et visières*).		

DÉCRET DU 15 JUILLET 1893

sur les tolérances et exceptions prévues par la loi du 2 novembre 1892.

(Modifié par les décrets des 26 juillet 1895, 29 juillet 1897, 24 février 1898, 1er juillet 1899, 18 avril 1901, 4 juillet 1902, 14 août 1903, 23 novembre et 24 décembre 1904.)

LOI DU 7 DÉCEMBRE 1874

relative à la protection des enfants employés dans les professions ambulantes.

(Modifiée par la loi du 19 avril 1897.)

LOI DU 29 DÉCEMBRE 1900

fixant les conditions du travail des femmes employées dans les magasins, boutiques et autres locaux en dépendant.

Article premier. — Les magasins, boutiques et autres locaux en dépendant, dans lesquels des marchandises et objets divers sont manutentionnés ou offerts au public par un personnel féminin, devront être, dans chaque salle, munis d'un nombre de sièges égal à celui des femmes qui y sont employées.

Art. 2 à 8. — Formalités et pénalités.   .   .   .   .

III. — Hygiène et sécurité.

LOI DU 12 JUIN 1893

concernant l'hygiène et la sécurité des travailleurs.

[**Modifiée par la loi du 11 juillet 1903 (1).**]

Article premier. — Sont soumis aux dispositions de la présente loi les manufactures, fabriques, usines, chantiers, ateliers, *laboratoires, cuisines, caves et chais, magasin, boutiques, bureaux, entreprises de chargement et de*

(1) Extrait de la loi du 11 juillet 1903 : « Article premier. — Les articles 1, § 1er ; 2, § 4 ; 3, 4, § 2, et 12, § 3, de la loi du 12 juin 1893 sont modifiés ou complétés ainsi qu'il

déchargement et leurs dépendances, *de quelque nature que ce soit, publics ou privés, laïques ou religieux, même lorsque ces établissements ont un caractère d'enseignement professionnel ou de bienfaisance.*

Sont seuls exceptés les établissements où ne sont employés que les membres de la famille, sous l'autorité soit de la mère, soit du tuteur.

Néanmoins, si le travail s'y fait à l'aide de chaudière à vapeur ou de moteur mécanique, ou si l'industrie exercée est classée au nombre des établissements dangereux ou insalubres, l'inspecteur aura le droit de prescrire les mesures de sécurité et de salubrité à prendre conformément aux dispositions de la présente loi.

ART. 2. — Les établissements visés à l'article 1er doivent être tenus dans un état constant de propreté et présenter les conditions d'hygiène et de salubrité nécessaires à la santé du personnel.

Ils doivent être aménagés de manière à garantir la sécurité des travailleurs. Dans tout établissement fonctionnant par des appareils mécaniques, les engrenages ou tout autre organe pouvant offrir une cause de danger seront séparés des ouvriers de telle manière que l'approche n'en soit possible que pour les besoins du service. Les puits, trappes et ouvertures doivent être clôturés.

Les machines, mécanismes, appareils de transmission, outils et engins doivent être installés et tenus dans les meilleures conditions possibles de sécurité.

Les dispositions qui précèdent sont applicables aux théâtres, cirques et autres établissements similaires où il est fait emploi d'appareils mécaniques.

ART. 3. — Des règlements d'administration publique, rendus après avis du Comité consultatif des arts et manufactures, détermineront :

1° Les mesures générales de protection et de salubrité applicables à tous les établissements assujettis, notamment en ce qui concerne l'éclairage, l'aération ou la ventilation, les eaux potables, les fosses d'aisances, l'évacuation des poussières et vapeurs, les précautions à prendre contre les incendies, *le couchage du personnel*, etc. ;

2° Au fur et à mesure des nécessités constatées, les prescriptions particulières relatives soit à certaines professions, soit à certains modes de travail. Le Comité consultatif d'hygiène publique de France sera appelé à donner son avis en ce qui concerne les règlements généraux prévus sous le n° 1 du présent article.

DÉCRET DU 29 NOVEMBRE 1904

relatif à l'hygiène et à la sécurité des travailleurs.

(Modifié par les décrets des 6 août 1905, 22 mars 1906, 11 juillet et 7 décembre 1907.)

ARTICLE PREMIER. — Les emplacements affectés au travail dans les établissements visés par l'article 1er de la loi du 12 juin 1893, modifiée par la loi du 11 juillet 1903, seront tenus en état constant de propreté.

suit : ... » (Ces modifications sont portées en lettres italiques dans le corps de la loi du 12 juin 1893.)

« ART. 2. — La présente loi sera applicable trois mois après la date de sa promulgation » (le 23 octobre 1903).

Le sol sera nettoyé à fond au moins une fois par jour avant l'ouverture ou après la clôture du travail, mais jamais pendant le travail.

Ce nettoyage sera fait soit par un lavage, soit à l'aide de brosses ou de linges humides si les conditions de l'exploitation ou la nature du revêtement du sol s'opposent au lavage. Les murs et les plafonds seront l'objet de fréquents nettoyages ; les enduits seront refaits toutes les fois qu'il sera nécessaire.

ART. 2. — Dans les locaux où l'on travaille des matières organiques altérables, le sol sera rendu imperméable et toujours bien nivelé ; les murs seront recouverts d'un enduit permettant un lavage efficace.

En outre, le sol et les murs seront lavés aussi souvent qu'il sera nécessaire avec une solution désinfectante. Un lessivage à fond avec la même solution sera fait au moins une fois par an.

Les résidus putrescibles ne devront jamais séjourner dans les locaux affectés au travail et seront enlevés au fur et à mesure, à moins qu'ils ne soient déposés dans des récipients métalliques hermétiquement clos, vidés et lavés au moins une fois par jour.

ART. 3. — L'atmosphère des ateliers et de tous les autres locaux affectés au travail sera tenue constamment à l'abri de toute émanation provenant d'égouts, fosses, puisards, fosses d'aisances, ou de toute autre source d'infection.

Dans les établissements qui déverseront les eaux résiduaires ou de lavage dans un égout public ou privé, toute communication entre l'égout et l'établissement sera munie d'un intercepteur hydraulique fréquemment nettoyé et abondamment lavé au moins une fois par jour.

Les éviers seront formés de matériaux imperméables et bien joints ; ils présenteront une pente dans la direction du tuyau d'écoulement et seront aménagés de façon à ne dégager aucune odeur. Les travaux dans les puits, conduites de gaz, canaux de fumée, fosses d'aisances, cuves ou appareils quelconques pouvant contenir des gaz délétères ne seront entrepris qu'après que l'atmosphère aura été assainie par une ventilation efficace. Les ouvriers appelés à travailler dans ces conditions seront attachés par une ceinture de sûreté.

ART. 4. — Les cabinets d'aisances ne devront pas communiquer directement avec les locaux fermés où le personnel est appelé à séjourner. Ils seront éclairés et aménagés de manière à ne dégager aucune odeur. Le sol et les parois seront en matériaux imperméables ; les peintures seront d'un ton clair.

Il y aura au moins un cabinet pour cinquante personnes et des urinoirs en nombre suffisant.

Aucun puits absorbant, aucune disposition analogue ne pourra être établie qu'avec l'autorisation de l'administration supérieure et dans les conditions qu'elle aura prescrites.

ART. 5. — Les locaux fermés affectés au travail ne seront jamais encombrés. Le cube d'air par personne employée ne pourra être inférieur à 7 mètres cubes. Pendant un délai de trois ans, à dater de la promulgation du présent décret, ce tube pourra n'être que de 6 mètres.

Le cube d'air sera de 10 mètres au moins par personne employée dans les laboratoires, cuisines, chais; il en sera de même dans les magasins, boutiques et bureaux ouverts au public.

Un avis affiché dans chaque local de travail indiquera sa capacité en mètres cubes.

Les locaux fermés affectés au travail seront largement aérés et, en hiver, convenablement chauffés.

Ils seront munis de fenêtres ou autres ouvertures à châssis mobiles donnant directement sur le dehors. L'aération sera suffisante pour empêcher une élévation exagérée de température. Ces locaux, leurs dépendances et notamment les passages et escaliers seront convenablement éclairés.

Les gardiens de chantiers devront disposer d'un abri et, pendant l'hiver, de moyens de chauffage.

Art. 6. — Les poussières, ainsi que les gaz incommodes, insalubres ou toxiques, seront évacués directement au dehors des locaux de travail au fur et à mesure de leur production.

Pour les buées, vapeurs, gaz, poussières légères, il sera installé des hottes avec cheminées d'appel ou tout autre appareil d'élimination efficace.

Pour les poussières déterminées par les meules, les batteurs, les broyeurs et tous autres appareils mécaniques, il sera installé, autour des appareils, des tambours en communication avec une ventilation aspirante énergique.

Pour les gaz lourds, tels que les vapeurs de mercure, de sulfure de carbone, la ventilation aura lieu *per descensum* ; les tables ou appareils de travail seront mis en communication directe avec le ventilateur.

La pulvérisation des matières irritantes et toxiques ou autres opérations telles que le tamisage et l'embarillage de ces matières se feront mécaniquement en appareils clos.

L'air des ateliers sera renouvelé de façon à rester dans l'état de pureté nécessaire à la santé des ouvriers.

Art. 7. — Pour les industries désignées par arrêté ministériel, après avis du Comité consultatif des arts et manufactures, les vapeurs, les gaz incommodes et insalubres et les poussières seront condensés ou détruits.

Art. 8. — Les ouvriers ou employés ne devront point prendre leurs repas dans les locaux affectés au travail.

Toutefois, l'autorisation d'y prendre les repas pourra être accordée, en cas de besoin et après enquête, par l'inspecteur divisionnaire, sous les justifications suivantes :

1º Que les opérations effectuées ne comportent pas l'emploi de substances toxiques ;

2º Qu'elles ne donnent lieu à aucun dégagement de gaz incommodes, insalubres ou toxiques, ni de poussières ;

3º Que les autres conditions d'hygiène soient jugées satisfaisantes.

Les patrons mettront à la disposition de leur personnel les moyens d'assurer la propreté individuelle, vestiaires avec lavabos, ainsi que de l'eau de bonne qualité pour la boisson.

Art. 9. — Pendant les interruptions de travail, l'air des locaux sera entièrement renouvelé.

Art. 10. — Les moteurs à vapeur, à gaz, les moteurs électriques, les roues hydrauliques, les turbines, ne seront accessibles qu'aux ouvriers affectés à leur surveillance. Ils seront isolés par des cloisons ou barrières de protection.

Les passages entre les machines, mécanismes, outils mus par ces moteurs auront une largeur d'au moins 80 centimètres : le sol des intervalles sera nivelé.

Les escaliers seront solides et munis de fortes rampes.

Les puits, trappes, cuves, bassins, réservoirs de liquides corrosifs ou chauds seront pourvus de solides barrières ou garde-corps.

Les échafaudages seront munis, sur toutes leurs faces, de garde-corps rigides de 90 centimètres de haut.

Les ponts volants, passerelles pour le chargement et le déchargement des navires, devront former un tout rigide et être munis de garde-corps des deux côtés.

ART. 11. — Les monte-charges, ascenseurs, élévateurs seront guidés et disposés de manière que la voie de la cage du monte-charge et des contrepoids soit fermée ; que la fermeture du puits à l'entrée des divers étages ou galeries s'effectue automatiquement ; que rien ne puisse tomber du monte-charge dans le puits.

Pour les monte-charges destinés à transporter le personnel, la charge devra être calculée au tiers de la charge admise pour le transport des marchandises, et les monte-charges seront pourvus de freins, chapeaux, parachutes ou autres appareils préservateurs.

Les appareils de levage porteront l'indication du maximum de poids qu'ils peuvent soulever.

ART. 12. — Toutes les pièces saillantes mobiles et autres parties dangereuses des machines, et notamment les bielles, roues, volants, les courroies et câbles, les engrenages, les cylindres et cônes de friction ou tous autres organes de transmission qui seraient reconnus dangereux seront munis de dispositifs protecteurs, tels que gaines et chéneaux de bois ou de fer, tambours pour les courroies et les bielles, ou de couvre-engrenages, garde-mains, grillages.

Les machines-outils à instruments tranchants, tournant à grande vitesse, telles que machines à scier, fraiser, raboter, découper, hacher, les cisailles, coupe-chiffons et autres engins semblables seront disposés de telle sorte que les ouvriers ne puissent, de leur poste de travail, toucher involontairement les instruments tranchants.

Sauf le cas d'arrêt du moteur, le maniement des courroies sera toujours fait par le moyen de systèmes tels que monte-courroie, porte-courroie, évitant l'emploi direct de la main.

On devra prendre autant que possible des dispositions telles qu'aucun ouvrier ne soit habituellement occupé à un travail quelconque dans le plan de rotation ou aux abords immédiats d'un volant, d'une meule ou de tout autre engin pesant et tournant à grande vitesse.

Toute meule tournant à grande vitesse devra être montée ou enveloppée de telle sorte qu'en cas de rupture ses fragments soient retenus, soit par les organes de montage, soit par l'enveloppe.

Une inscription très apparente placée auprès des volants, des moules et de tout autre engin pesant et tournant à grande vitesse, indiquera le nombre de tours par minute qui ne doit pas être dépassé.

ART. 13. — La mise en train et l'arrêt des machines devront être toujours précédés d'un signal convenu.

ART. 14. — L'appareil d'arrêt des machines motrices sera toujours placé sous la main des conducteurs qui dirigent ces machines et en dehors de la zone dangereuse.

Les contremaîtres ou chefs d'atelier, les conducteurs de machines-outils, métiers, etc., auront à leur portée le moyen de demander l'arrêt des moteurs.

Chaque machine-outil, métier, etc., sera en outre installé et entretenu de manière à pouvoir être isolé par son conducteur de la commande qui l'actionne.

ART. 15. — Des dispositifs de sûreté devront être installés dans la mesure du possible pour le nettoyage et le graissage des transmissions et mécanismes en marche.

En cas de réparation d'un organe mécanique quelconque, son arrêt devra être assuré par un calage convenable de l'embrayage ou du volant ; il en sera de même pour les opérations de nettoyage qui exigent l'arrêt des organes mécaniques.

ART. 16. — § a. *Sorties.* — Les portes des ateliers, des magasins ou des bureaux devront s'ouvrir de dedans en dehors, soit qu'elles assurent la sortie sur les cours, vestibules, couloirs, escaliers et autres dégagements intérieurs, soit qu'elles donnent accès à l'extérieur. Dans ce dernier cas, la mesure ne sera obligatoire que lorsqu'elle aura été jugée nécessaire à la sécurité.

Si les portes s'ouvrent sur un couloir ou sur un escalier, elles devront être disposées de façon à se développer sans faire saillie sur ce dégagement. Les sorties seront assez nombreuses pour permettre l'évacuation rapide de l'établissement ; elles seront toujours libres et ne devront jamais être encombrées de marchandises, de matières en dépôt ni d'objets quelconques.

Dans les établissements importants, des inscriptions bien visibles indiqueront le chemin vers la sortie la plus rapprochée.

Dans les ateliers, magasins ou bureaux où sont manipulées des matières inflammables, si les fenêtres sont munies de grilles ou grillages, ces grilles et grillages devront céder sous une légère poussée vers l'extérieur pour servir éventuellement de sorties de secours.

§ a. *Escaliers.* — Les escaliers desservant les locaux de travail seront construits en matériaux incombustibles ou en bois hourdé plein en plâtre.

Le nombre de ces escaliers sera calculé de manière que l'évacuation de tous les étages d'un corps de bâtiment contenant des ateliers puisse se faire immédiatement.

Une décision du ministre du commerce, prise après avis du Comité consultatif des arts et manufactures, pourra toujours, si la sécurité l'exige, prescrire un nombre minimum de deux escaliers.

Tout escalier pouvant servir à assurer la sortie simultanée de vingt personnes au plus aura une largeur minima de 1 mètre ; cette largeur devra s'accroître de 15 centimètres pour chaque nouveau groupe du personnel employé, variant de une à cinquante unités.

Les passages ménagés à l'intérieur des pièces, ainsi que les couloirs conduisant aux escaliers, auront les mêmes largeurs que ceux-ci et seront libres de tout encombrement de meubles, sièges, marchandises ou matériel.

Art. 17. — § a. *Éclairage et chauffage.* — Il est interdit d'employer pour l'éclairage et le chauffage aucun liquide émettant des vapeurs inflammables au-dessous de 35°, à moins que l'appareil contenant le liquide ne soit solidement fixé pendant le travail; la partie de cet appareil contenant le liquide devra être étanche, de manière à éviter tout suintement de liquide.

Aux heures de présence du personnel, le remplissage des appareils d'éclairage ainsi que des appareils de chauffage à combustible liquide, soit dans les ateliers, soit dans les passages ou escaliers servant à la circulation du personnel, ne pourra se faire qu'à la lumière du jour et à la condition qu'aucun foyer n'y soit allumé.

Les tuyaux de conduite amenant le gaz aux appareils d'éclairage ou de chauffage seront en métal ou enveloppés de métal.

Les flammes des appareils d'éclairage ou des appareils de chauffage portatifs devront être distantes de toute partie combustible de la construction, du mobilier ou des marchandises en dépôt, d'au moins 1 mètre verticalement, et d'au moins 30 centimètres latéralement ; des distances moindres pourront être tolérées en cas de nécessité en ce qui concerne les murs et plafonds, moyennant l'interposition d'un écran incombustible qui ne touchera pas la paroi à protéger.

Les appareils d'éclairage portatifs auront une base stable et solide.

Les appareils d'éclairage fixes ou portatifs devront, si la nécessité en est reconnue, être pourvus d'un verre, d'un globe, d'un réseau de toile métallique, ou de tout autre dispositif propre à empêcher la flamme d'entrer en contact avec des matières inflammables.

Tous les liquides inflammables, ainsi que les chiffons et cotons imprégnés de ces substances ou de substances grasses, seront enfermés dans des récipients métalliques, clos et étanches.

Ces récipients ainsi que les gazomètres et les récipients pour l'huile et le pétrole lampant seront placés dans des locaux séparés et jamais au voisinage des passages ou des escaliers.

§ b. *Consigne pour le cas d'incendie.* — Les chefs d'établissement prendront les précautions nécessaires pour que tout commencement d'incendie puisse être rapidement et efficacement combattu.

Une consigne affichée dans chaque local de travail indiquera le matériel d'extinction et de sauvetage qui doit s'y trouver et les manœuvres à exécuter en cas d'incendie, avec le nom des personnes désignées pour y prendre part.

La consigne prescrira des essais périodiques destinés à constater que le matériel est en bon état et que le personnel est préparé à en faire usage.

Cette consigne sera communiquée à l'inspecteur du travail ; le chef d'établissement veillera à son exécution.

Art. 18. — Les ouvriers et ouvrières qui ont à se tenir près des machines doivent porter des vêtements ajustés et non flottants.

Art. 19. — Un arrêté ministériel déterminera pour chaque nature de locaux celles des prescriptions du présent décret qui doivent y être affichées.

Art. 20. — Le ministre du Commerce et de l'Industrie peut, par arrêté pris sur le rapport des inspecteurs du travail et après avis du Comité consultatif des Arts et Manufactures, accorder à un établissement, dispense permanente ou temporaire de tout ou partie des prescriptions des articles 1er (alinéa 3), 5 (alinéas 2 et 5), 9 et 10 (alinéa 6), dans le cas où il est reconnu que l'application de ces prescriptions est pratiquement impossible et que l'hygiène et la sécurité des travailleurs sont assurées dans des conditions au moins équivalentes à celles qui sont fixées par le présent décret.

ART. 21. — Sous réserve du délai spécial fixé par l'article 5 et des délais supplémentaires qui seraient accordés par le ministre en vertu de l'article 20, le délai d'exécution des travaux de transformation qu'implique le présent règlement est fixé à un an à dater de sa promulgation, pour les établissements non visés par la loi du 12 juin 1893.

ART. 22. — Les décrets des 10 mars 1894, 14 juillet 1901 et 6 août 1902 sont abrogés.

ART. 23. — Le ministre du Travail et de la Prévoyance sociale est chargé de l'exécution du présent décret, qui sera inséré au *Bulletin des Lois* et publié au *Journal Officiel de la République française*.

DÉCRET DU 28 JUILLET 1904

sur le couchage du personnel.

ARTICLE PREMIER. — Le cube d'air des locaux affectés au couchage du personnel dans les établissements visés à l'article 1er de la loi du 12 juin 1893, modifiée par la loi du 11 juillet 1903, ne devra pas être inférieur à 14 mètres cubes par personne. Ces locaux seront largement aérés ; ils seront à cet effet munis de fenêtres ou autres ouvertures à châssis mobiles donnant directement sur le dehors. Ceux de ces locaux qui ne seraient pas ventilés par une cheminée devront être pourvus d'un mode de ventilation continue.

ART. 2. — Les dortoirs devront avoir une hauteur moyenne de 2^m,60 au moins ; une hauteur moindre, mais supérieure à 2^m,40, pourra être tolérée dans les dortoirs des ateliers établis avant la promulgation du présent décret. Quand le plafond fera corps avec le toit de la maison, il devra être imperméable et revêtu d'un enduit sans interstices. A défaut d'une épaisseur de maçonnerie de 30 centimètres au moins, les parois extérieures devront comprendre une couche d'air ou de matériaux isolants d'une épaisseur suffisante pour protéger l'occupant contre les variations brusques de la température.

ART. 3. — Les ménages devront avoir chacun une chambre distincte. Les pièces à usage de dortoirs ne pourront contenir que des personnes d'un même sexe disposant chacune, pour son usage exclusif, d'une literie comprenant : châssis, sommier ou paillasse, matelas, traversin, paire de draps, couverture et meuble ou placard pour les effets. Les lits seront séparés les uns des autres par une distance de 80 centimètres au moins.

ART. 4. — Il est interdit de faire coucher le personnel dans les ateliers, magasins ou locaux quelconques affectés à un usage industriel ou commercial.

Cette disposition ne s'applique pas aux gardiens jugés nécessaires pour la surveillance de nuit.

ART. 5. — Le sol des dortoirs sera formé d'un revêtement imperméable ou d'un revêtement jointif se prêtant facilement au lavage. Les murs seront recouverts soit d'un enduit permettant un lavage efficace, soit d'une peinture à la chaux. La peinture à la chaux sera refaite toute les fois que la propreté l'exigera, et au moins tous les trois ans.

ART. 6. — La literie sera maintenue constamment en bon état de propreté. Les draps servant au couchage seront blanchis tous les mois au moins et, en outre, chaque fois que les lits changeront d'occupants. Les matelas seront cardés au moins tous les deux ans, et les paillasses renouvelées au moins deux fois par an.

ART. 7. — Les dortoirs ne seront jamais encombrés, et le linge sale ne devra pas y séjourner. Ils seront maintenus dans un état constant de propreté, soit par un lavage, soit par un nettoyage à l'aide de brosses ou de linges humides. Cette opération, ainsi que la mise en état des lits, devra être répétée tous les jours.

Toutes les mesures seront prises, le cas échéant, pour la destruction des insectes.

ART. 8. — Il sera tenu à la disposition du personnel de l'eau potable et des lavabos, à raison d'un au moins pour six personnes. Ces lavabos seront munis de serviettes individuelles et de savon.

ART. 9. — Les pièces affectées à l'usage de dortoir ne devront pas être traversées par des conduits de fumée autres qu'en maçonnerie étanche. Ces pièces n'auront pas de communication directe avec les cabinets d'aisances, égouts, plombs, puisards.

ART. 10. — Le délai d'exécution des travaux de transformation qu'implique le présent règlement est fixé à un an à compter de sa promulgation.

ART. 11. — Le texte du présent décret et une affiche indiquant en caractères facilement lisibles les mesures d'hygiène concernant la prophylaxie de la tuberculose seront affichés dans toutes pièces à usage de dortoirs.

Les termes de cette affiche seront fixés par arrêté ministériel.

MODÈLE DE L'AFFICHE PRESCRIVANT DES MESURES D'HYGIÈNE CONTRE LE DÉVELOPPEMENT DE LA TUBERCULOSE DANS LES DORTOIRS.

La tuberculose est, de toutes les maladies, celle qui tue le plus de monde. La tuberculose est causée par un microbe qui se trouve dans les crachats des personnes tuberculeuses. Ces crachats répandent la tuberculose. La contagion s'opère principalement quand on ingère ou quand on respire des parcelles liquides ou des poussières provenant de crachats, salives ou mucosités quelconques projetés par des tuberculeux.

Les précautions ci-après devront être observées dans les pièces à l'usage de dortoir :

Ne crachez pas à terre.

Ne permettez pas que vos camarades crachent à terre, ni qu'ils toussent sans se couvrir la bouche.

Ne respirez pas de poussières.

Respirez de l'air pur. Aérez largement.

Ne vous servez pas de ce qui a servi à un autre.

Ne touchez qu'avec précaution du linge sali par un autre. Ne couchez pas dans les draps d'un autre.

Veillez à la bonne tenue de vos dortoirs.

Faites en sorte que votre dortoir soit tenu dans un état constant de propreté et que toutes les prescriptions du décret du 28 juillet 1904 y soient observées.

Le Ministre du Commerce, de l'Industrie et du Travail,

Vu l'article 11 du décret du 28 juillet 1904,

Arrête :

En exécution de l'article 11 du décret du 28 juillet 1904, le texte ci-dessus devra être affiché dans les pièces à usage de dortoirs.

Paris, le 21 mars 1906.

Signé : G. DOUMERGUE.

VERT DE SCHWEINFURT.

DÉCRET DU 29 JUIN 1895

*réglementant le travail dans les fabriques de **vert de Schweinfurt**.*

Article premier. — Dans les établissements où l'on fabrique de l'acéto-arsénite de cuivre dit *vert de Schweinfurt*, les chefs d'industrie, directeurs ou gérants sont tenus, indépendamment des mesures générales prescrites par le décret du 10 mars 1894, de prendre les mesures particulières de protection et de salubrité énoncées aux articles suivants.

Art. 2. — Le sol et les murs des ateliers dans lesquels on fait la dissolution des produits employés, la précipitation et le filtrage du vert seront fréquemment lavés et maintenus en état constant d'humidité. La même prescription sera appliquée aux parois extérieures des cuves ou autres vases servant à celles de ces opérations qui se font à une température inférieure à l'ébullition.

Art. 3. — Les appareils dans lesquels les liqueurs sont portées à l'ébullition seront ou bien clos, ou au moins surmontés d'une hotte communiquant avec l'extérieur.

Art. 4. — Le séchage du vert doit être pratiqué dans une étuve hermétiquement close, sauf le tuyau d'aération, et dans laquelle les ouvriers n'auront accès qu'après son refroidissement.

Art. 5. — Les chefs d'industrie, directeurs ou gérants, sont tenus de mettre à la disposition des ouvriers employés aux diverses opérations des masques, éponges mouillées ou autres moyens de protection efficaces des voies respiratoires; ils devront leur donner des gants de travail en toile pour protéger leurs mains. Les gants, éponges, masques seront fréquemment lavés.

Ils doivent fournir, en outre, de la poudre de talc ou de fécule pour que les ouvriers s'en couvrent les mains ainsi que les autres parties du corps particulièrement aptes à l'absorption des poussières.

Art. 6. — Les chefs d'industrie, directeurs ou gérants, doivent fournir aux ouvriers des vêtements consacrés exclusivement au travail et susceptibles d'être serrés au col, aux poignets et aux chevilles. Ils assureront le lavage fréquent de ces vêtements.

Art. 7. — Les chefs d'industrie, directeurs ou gérants seront tenus d'afficher le texte du présent décret dans un endroit apparent dans leurs ateliers.

CÉRUSE.

DÉCRET DU 18 JUILLET 1902

*réglementant l'**emploi du blanc de céruse** dans l'industrie
de la peinture en bâtiment.*

Article premier. — La céruse ne peut être employée qu'à l'état de pâte dans les ateliers de peinture en bâtiment.

Art. 2. — Il est interdit d'employer directement avec la main les produits à base de céruse dans les travaux de peinture en bâtiment.

ART. 3. — Le travail à sec au grattoir et le ponçage à sec des peintures au blanc de céruse sont interdits.

ART. 4. — Dans les travaux de grattage et de ponçage humides, et généralement dans tous les travaux de peinture à la céruse, les chefs d'industrie devront mettre à la disposition de leurs ouvriers des surtouts exclusivement affectés au travail et en prescriront l'emploi. Ils assureront le bon entretien et le lavage fréquent de ces vêtements.

Les objets nécessaires aux soins de propreté seront mis à la disposition des ouvriers sur le lieu même du travail.

Les engins et outils seront tenus en bon état de propreté. Leur nettoyage sera effectué sans grattage à sec.

ART. 5. — Les chefs d'industrie seront tenus d'afficher le texte du présent décret dans les locaux où se font le recrutement et la paye des ouvriers.

DÉCRET DU 15 JUILLET 1904

étendant à tous les travaux de peinture les dispositions
du décret du 18 juillet 1902.

ARTICLE PREMIER. — Les dispositions du décret du 18 juillet 1902 réglementant l'emploi du blanc de céruse dans l'industrie de la peinture en bâtiment sont étendues à tous les travaux de peinture.

POTERIE D'ÉTAIN.

DÉCRET DU 21 NOVEMBRE 1902

interdisant l'opération dite **pompage** *dans l'industrie de la poterie*
d'étain.

ARTICLE PREMIER. — Dans l'industrie de la poterie d'étain, l'opération dite *pompage*, consistant à aspirer avec la bouche à l'intérieur des pièces creuses pour s'assurer de leur étanchéité, est interdite.

ART. 2. — Les chefs d'industrie seront tenus de mettre à la disposition de leurs ouvriers les appareils nécessaires à l'essai des objets fabriqués.

BLANCHISSAGE.

DÉCRET DU 4 AVRIL 1905

concernant la manipulation du linge sale dans les ateliers
de blanchissage.

ARTICLE PREMIER. — Dans les ateliers de blanchissage de linge, les chefs d'industrie, directeurs ou gérants sont tenus, indépendamment des mesures générales prescrites par le décret du 29 novembre 1904, de prendre les mesures particulières de protection et de salubrité énoncées aux articles suivants.

ART. 2. — Le linge sale ne doit être introduit dans l'atelier de blanchissage, par l'exploitant ou son personnel, que renfermé dans des sacs, enveloppes spéciales ou tous autres récipients soigneusement clos pendant le transport.

Art. 3. — Le linge sale avec son contenant doit être désinfecté avant tout triage par un des procédés de désinfection admis pour l'exécution de la loi du 15 février 1902 sur la santé publique ou par l'ébullition dans une solution alcaline, soit, à défaut de l'une de ces opérations, tout au moins soumis à une aspersion suffisante pour fixer les poussières. Dans ce dernier cas, les sacs et enveloppes ou tous autres récipients doivent être lessivés ou désinfectés.

Les mesures de désinfection sont obligatoires pour le linge sale provenant des établissements hospitaliers où l'on reçoit des malades.

Art. 4. — Les chefs d'industrie, directeurs ou gérants sont tenus de mettre à la disposition du personnel employé à la manipulation du linge sale des surtouts exclusivement affectés au travail; ils en assureront le bon entretien et le lavage fréquent; ces vêtements devront être rangés dans un local séparé de la salle des blanchissages et de la salle où se trouve le linge propre.

Art. 5. — Il est interdit de manipuler du linge sale non désinfecté ou non lessivé, soit dans les salles de repassage, soit dans les salles où se trouve du linge blanchi.

Art. 6. — Les eaux d'essangeage doivent être évacuées directement hors de l'atelier par canalisation fermée, sans préjudice de toutes autres mesures de salubrité à prendre en exécution des articles 97 de la loi municipale du 5 avril 1884 et 1er de la loi du 15 février 1902 sur la santé publique.

Art. 7. — Les chefs d'industrie, directeurs ou gérants sont tenus d'afficher dans un endroit apparent des locaux professionnels un règlement qui prescrira l'emploi des vêtements de travail, qui imposera au personnel l'obligation de prendre des soins de propreté à chaque sortie de l'atelier, et qui interdira de consommer aucun aliment ni aucune boisson dans les ateliers de manipulation du linge sale.

Art. 8. — Le délai d'exécution des mesures édictées par le présent règlement est fixé à six mois à partir de sa promulgation, sauf en ce qui concerne les articles 5 et 6. Pour l'exécution des travaux de transformation qu'impliquent ces deux derniers articles, le délai est fixé à trois ans.

COMITÉ CONSULTATIF D'HYGIÈNE PUBLIQUE DE FRANCE.

Hygiène industrielle et professionnelle.

FABRICATION ET MANIPULATION DU PLOMB.

M. le Dr BROUARDEL, rapporteur.

(Séance du 28 août 1882.)

M. le ministre du Commerce a soumis à l'examen du Comité consultatif d'hygiène publique deux rapports lus au Conseil d'hygiène et de salubrité du département de la Seine par M. Armand Gautier, l'un sur l'empoisonnement saturnin à Paris, l'autre sur la fabrication de la céruse et du minium à Clichy. Ce dernier rapport est suivi d'une instruction relative aux précautions à prendre dans les usines, ateliers, chantiers, etc., où l'on se livre soit à la fabrication, soit à la manipulation du plomb et de ses divers composés. Cette instruction, rédigée par M. A. Gautier, rapporteur au nom d'une commission composée de MM. Hillairet, Ollivier, Villeneuve, Cloetz Desains, a été approuvée par le Conseil d'hygiène.

Votre commission partage en tous points les opinions émises dans ces deux rapports sur les dangers que présentent les industries dans lesquelles les ouvriers manient le plomb et ses divers composés ; elle donne donc sans réserve son approbation aux recommandations faites par les membres du Conseil d'hygiène.

Elle désire que les prescriptions et les recommandations inscrites dans l'instruction rédigée par ce conseil soient rendues obligatoires pour toute la France. Mais, avant de présenter ce vœu à M. le ministre du Commerce, le Comité a pensé qu'il y avait lieu de distinguer, dans l'instruction adoptée par le Conseil d'hygiène, les prescriptions que l'on peut rendre obligatoires et les recommandations que l'on peut adresser aux patrons et aux ouvriers, mais qu'il serait difficile de soumettre à une sanction pénale.

C'est en se plaçant à ce point de vue que le Comité a l'honneur de proposer à M. le ministre l'adoption du règlement suivant :

Règlement relatif aux précautions à prendre dans les usines, ateliers, chantiers, etc., où on se livre soit à la fabrication, soit à la manipulation du plomb et de ses divers composés.

ARTICLE PREMIER. — Ces usines ou ateliers seront disposés de façon à ce qu'ils soient facilement ventilés, balayés, lavés à grande eau dans toutes leurs parties.

ART. 2. — Les opérations de l'écaillage, de l'épluchage et de l'écrasage de la céruse et du massicot seront faites sous l'eau ou sur des matières sortant de l'eau et ruisselantes.

ART. 3. — Les broyages et blutages de la céruse, du massicot et du minium seront faits dans des appareils clos à parois de tôle rivée.

ART. 4. — Les raclages, cassages, broyages, moutures, brossage de ces substances seront opérés mécaniquement.

ART. 5. — Les manipulations directes avec jet à la pelle, les transports en chariots ou brouettes ouverts sont interdits pour les matières sèches.

ART. 6. — Les fours à calcination ne peuvent être construits dans les ateliers qu'à la condition que des dispositions spéciales assureront l'entraînement au dehors de toute poussière ou fumée plombique.

ART. 7. — Toutes les semaines, les charpentes, murs, planchers des ateliers seront lavés à grande eau pour enlever toutes les parcelles toxiques.

ART. 8. — Un tuyau de conduite alimentant des robinets en nombre suffisant sera établi à la sortie des ateliers, de façon que les ouvriers puissent sans difficulté procéder aux soins de propreté, chaque fois qu'ils doivent cesser leur travail.

ART. 9. — Aucun repas ne pourra être pris dans l'intérieur de l'usine.

ART. 10. — Un registre spécial sera tenu par le médecin indiquant tous les huit jours l'état de santé de chaque ouvrier, son origine, ses précédents pathologiques, ses occupations antérieures dans la fabrique, la nature de son travail actuel.

ART. 11. — Tous les patrons ou chefs d'usine, d'ateliers, de chantiers, où l'on manie le plomb et ses composés feront afficher le présent règlement dans leurs ateliers.

Conseils aux patrons et ouvriers qui manient le plomb ou ses composés. — Le plomb et ses nombreux composés solubles ou insolubles sont vénéneux, même par leur simple contact avec la peau, mais surtout lorsqu'on respire ou avale les poussières qui contiennent ce métal; les patrons et ouvriers doivent donc, dans un intérêt commun, prévenir tout dégagement de composés plombiques à l'état de poussière et éviter tout contact direct inutile avec le plomb et ses préparations.

L'emploi de l'huile dans la fabrication de la céruse diminue d'une façon très efficace les inconvénients constatés dans la fabrication de la céruse à sec ou à l'eau.

Les ouvriers doivent se laver la figure, les narines, la bouche, se frotter les mains, les avant-bras, les sillons des ongles avec du sable ou de l'argile avant chaque repas pour ne pas avaler des sels de plomb en même temps que leur nourriture.

Dans le même but, ils doivent changer de vêtements en quittant l'atelier et ne jamais prendre leur repas avec leurs vêtements de travail. Les bains sulfureux ou savonneux pris toutes les semaines sont fort utiles.

L'alimentation des ouvriers qui manient le plomb doit être substantielle.

Tout excès alcoolique est pour l'ouvrier de ces fabriques particulièrement dangereux. Il suffit à provoquer ou à faire reparaître des accidents plombiques.

Dès le début d'un accident, l'ouvrier doit s'adresser au médecin. Celui-ci mettra au repos temporaire tout ouvrier chez lequel il trouvera soit le liséré bleu des gencives, l'acidité de l'haleine, la colique sèche ou tout autre symptôme d'origine saturnine.

Si ces accidents se reproduisent ou s'il y a déjà paralysie des extrémités de l'avant-bras, le médecin devra prononcer le renvoi définitif de l'ouvrier incapable, sans danger, de reprendre son travail.

On ne saurait conseiller l'usage banal de l'iodure de potassium comme préservatif; ce médicament ne doit être pris que sur le conseil du médecin, seul juge de l'opportunité de son emploi.

RÉPUBLIQUE FRANÇAISE.

PRÉFECTURE DE LA MEUSE.

Établissements dangereux Insalubres et incommodes.

3e Classe.

Fabrique de Céruse à . . . . .

Arrête :

Le Préfet de la Meuse.

Vu la demande en date du 2 février 1894, par laquelle MM. . . . . sollicitent l'autorisation de maintenir une fabrique de Céruse à . . . . ;

Vu le plan des lieux;

Vu l'avis de M. le Maire de . . , en date du 9 mars 1894.

Vu la délibération du Conseil départemental d'hygiène publique et de salubrité, en date du 10 mars 1894 ;

Vu les décrets des 15 octobre 1810 et 3 mai 1886;

ARTICLE PREMIER. — MM. . . . . , sont autorisés à maintenir à . . . . une fabrique de céruse aux conditions suivantes :

1º Les ouvriers chargés de recueillir la céruse, dans les chambre de fabrication, devront être munis de gants et porter des masques de gaze constamment humectés. Avant cette opération, il sera procédé à un arrosage suffisant pour faire tomber la poussière ;

2º Les appareils de broyage à l'eau seront disposés de manière à empêcher les éclaboussures ;

3º Le sol et les murs des ateliers ne seront jamais balayés à sec ; ils devront être fréquemment lavés avec des torchons ou des éponges humides ;

4º On donnera aux ouvriers des blouses et des tabliers destinés à préserver leurs vêtements. Ces blouses et tabliers devront être laissés à la sortie des ateliers ;

5º En sortant de l'usine, les ouvriers devront plonger leurs mains dans une solution faible de sulfure de potasse ou de soude, puis dans une bouillie d'argile délayée, et les rincer ensuite à grande eau. Le lavabo sera toujours pourvu d'eau et prêt à fonctionner ;

6º Les ouvriers devront prendre à l'usine au moins un bain sulfureux par semaine. Une salle de bain sera mise à leur disposition ;

7º Les ouvriers ne porteront ni barbe ni moustaches ; ils devront avoir les cheveux taillés très courts ;

8º Dans le cas où les ouvriers mangeraient à l'usine un réfectoire sera mis à leur disposition. Ils ne pourront s'y rendre qu'après s'être soigneusement lavés et brossés ;

9º Un médecin visitera tous les ouvriers au moins une fois par semaine. Tout ouvrier chez qui des accidents saturnins seraient constatés devra prendre quelques jours de repos ;

10º Tous les cas de maladie constatés chez les ouvriers de l'usine seront inscrits sur un registre spécial, constamment tenu à jour. Ce registre contiendra les renseignements suivants : 1º date de l'entrée de l'ouvrier à l'usine ; 2º date du jour où la maladie aura été constatée ; 3º nature de cette maladie ; 4º conditions dans lesquelles l'ouvrier est soigné ; 5º date de la rentrée à l'usine.

11º Une consigne spéciale, affichée dans les ateliers, contiendra les prescriptions hygiéniques formulées ci-dessus, et leur exécution sera rigoureusement exigée.

ART. 2. — M. le maire de . . . fera, dans l'usine, de fréquentes visites pour s'assurer de l'application des prescriptions ci-dessus.

ART. 3. — Ampliation du présent arrêté sera adressée à M. le maire de . . . , chargé de veiller à son exécution en ce qui le concerne et de le notifier aux industriels intéressés.

GRANDE-BRETAGNE.

Règlements spéciaux de l'Inspecteur en chef des fabriques (1).

FABRICATION DE LA CÉRUSE (1899) (2).

Dans ce règlement, « ouvrier employé à une manipulation plombique » désigne toute personne, qui est appelée par son occupation à manipuler la

(1) Traduction de M. Boulin.
(2) Voy. *Bull. de l'Inspection du travail*, nº 6, p. 461.

céruse, le plomb ou ses composés, ou qui travaille dans un atelier ou dans un local où cette manipulation s'opère.

L'approbation donnée par l'Inspecteur en chef des fabriques, en vertu des articles 2, 4, 6, 9 et 12, devra l'être par écrit. Elle est révocable à n'importe qu'elle époque par une modification écrite et signée de sa main.

Obligations des employeurs.

Article premier. — A partir de 1er juillet 1899, aucun atelier dans une fabrique de blanc de plomb ne pourra être construit, modifié dans sa structure ou mis en marche pour faire des opérations industrielles dans lesquelles de la céruse serait manutentionnée ou préparée pour la vente, à moins que les plans n'en soient soumis à l'inspecteur en chef des fabriques et approuvés par écrit.

Art. 2. — α. Les chambres de réaction seront pourvues d'une bouche à eau munie d'un tuyautage mobile, de manière à distribuer une quantité suffisante d'eau au moyen d'une pomme d'arrosage.

β. Chaque pot de carbonatation, au moment de l'enlèvement des couverts, sera convenablement humidifié par le moyen mentionné ci-dessus.

Quand il n'y aura pas, dans le district, de service public pour la distribution de l'eau et que cela aura été reconnu par l'Inspecteur en chef, il sera suffisant, pour se conformer au présent article, d'humidifier chaque pot de carbonatation au moyen d'un broc à eau.

Art. 3. — Lorsque la céruse sera préparée par le procédé des chambres, chaque chambre sera tenue humide pendant toute la durée des opérations, et les écailles de céruse seront convenablement mouillées avant de vider la chambre.

Art. 4. — α. Les écailles de céruse ne pourront être transportées que dans des vases non poreux.

β. Il est interdit de placer sur la tête ou sur les épaules un pot d'écailles qui aurait reposé directement sur des écailles ou sur une surface quelconque souillée par de la céruse.

γ. Avant de porter les écailles à la machine à broyer ou à la mise en pâte, elles seront humectées, soit en plongeant le récipient qui les contient dans un bac contenant de l'eau, soit par toute autre méthode approuvée par l'inspecteur en chef des fabriques.

Art. 5. — Autour de la machine à broyer ou à découper, le sol sera soit en ciment uni, soit formé par une feuille de plomb constamment humide.

Art. 6. — A partir du 1er janvier 1901 et sauf les exceptions indiquées plus bas :

α. Chaque étuve sera pourvue d'une baie ou de baies, dont la surface totale ne sera pas inférieure à 8 pieds carrés, pouvant s'ouvrir, et placées de manière à pouvoir organiser une ventilation énergique ;

β. Dans les étuves, les pots de forme ne seront pas placés sur des rayons disposés à plus de 10 pieds du sol ;

γ. Chaque pot reposera sur un rayon et non sur d'autres pots ;

δ. Il est interdit de pénétrer dans les étuves pour en retirer les pots avant que la température ne soit descendue à 70° F. (1) mesurée à 5 pieds du sol, ou

_____

(1) 21°,11 C.

si la température est en un point quelconque supérieure de 10° F. (1) à la température extérieure ;

ε. Pour vider une étuve ou une partie d'étuve, il ne peut y avoir plus d'une plate-forme ou plus d'un support au-dessus du sol.

Nonobstant le paragraphe α de cette article, l'inspecteur en chef peut approuver tout autre moyen de ventiler une étuve permettant une ventilation efficace. Il peut également approuver tel procédé permettant de placer les pots dans l'étuve et de les en retirer sans que la céruse puisse tomber sur les ouvriers, nonobstant les paragraphes β et ε de cet article.

Art. 7. — Aucun ouvrier ne peut être employé au déchargement des étuves dites allemandes plus de deux jours par semaine.

Art. 8. — Il est interdit de déposer de la céruse dans un récipient non muni de son couvercle, ou en un lieu où une ventilation efficace n'éloignerait pas les poussières des ouvriers.

Art. 9. — A partir du 1er janvier 1900, l'embarillage de la céruse à l'état sec ne pourra être effectué que dans des conditions assurant la disparition effective des poussières soit par des ventilateurs expulseurs, soit par tout autre procédé efficace approuvé par l'inspecteur en chef des fabriques.

Cet article ne s'applique pas aux établissements où l'embarrillage de la céruse est fait mécaniquement dans des vases clos.

Art. 10. — Le sol de l'emplacement où se fait l'embarillage de la céruse à l'état sec doit être en ciment ou en pierre et recouvert de ciment.

Art. 11. — Les femmes ne pourront être employées au travail des chambres, au décapage, au broyage, à la mise en pâte, aux étuves, à l'embarillage de la céruse sèche, ou dans toute autre manipulation où elles seraient exposées aux poussières de céruse.

Art. 12. — α. L'employeur choisira un médecin praticien qualifié (dit médecin qualifié) pour chaque usine. Son choix doit être ratifié par l'inspecteur en chef ;

β. Personne ne peut être employé à une manipulation plombique plus d'une semaine sans un certificat délivré après examen par le médecin qualifié ;

γ. Chaque personne employée à une manipulation plombique sera examinée une fois par semaine par le médecin qualifié, lequel aura le pouvoir de l'écarter temporairement du travail;

δ. Quiconque aura été écarté temporairement ne pourra être employé de nouveau à une manipulation plombique sans une attestation écrite du médecin qualifié ;

ε. Il est prescrit de tenir un registre dont le modèle doit être approuvé par l'inspecteur en chef des fabriques et sur lequel les noms de toutes les personnes employées à des manipulations plombiques seront inscrits. Le médecin qualifié indiquera sur ce registre la date de ses visites et le résultat de l'examen de personnes occupées, ainsi que les remarques qu'il serait appelé à faire. Ce registre sera représenté à toute réquisition des inspecteurs de fabriques, des médecins certificateurs ou des médecins qualifiés.

Art. 13. — Dès qu'une personne occupée à une manipulation plombique se plaint d'un malaise, l'employeur devra, dans le plus bref délai possible, la faire examiner par le médecin qualifié.

_____

(1) 5°,55 C.

Art. 14. — L'employeur est tenu de fournir et de maintenir en bon état un nombre suffisant de masques respirateurs, de surtouts et de capuchons. Il doit obliger les ouvriers à en faire usage, ainsi que le prescrit l'article 29.

A la fin de chaque journée de travail, ces objets seront réunis et placés dans un endroit propice destiné à cet effet.

Ils seront lavés soigneusement et remis à neuf chaque semaine. Ceux qui seront en usage pour le service des étuves, ainsi que les masques respirateurs, seront lavés et remis à neuf chaque jour.

Art. 15. — L'employeur devra mettre à la disposition de ses ouvriers et entretenir un réfectoire et un vestiaire où ils pourront déposer leurs vêtements de ville.

Art. 16. — Quiconque est employé à une manipulation plombique ne peut être occupé à préparer un aliment ou une boisson ailleurs que dans la cuisine et ne peut consommer ailleurs qu'au réfectoire.

Art. 17. — Il sera mis à la disposition du personnel une provision suffisante d'une boisson sanitaire dont la formule sera approuvée par le médecin qualifié.

Art. 18. — L'employeur est tenu d'établir des lavabos pour les ouvriers avec savon, brosses à ongles. Il y aura au moins une cuvette par groupe de cinq ouvriers. Chaque cuvette sera munie d'un tuyau de dégagement.

Il y aura à tout heure du jour de l'eau chaude et de l'eau froide ; si un service public de canalisation n'est pas organisé, telle disposition sera prise et approuvée par l'inspecteur du district pour la fourniture de l'eau chaude et de l'eau froide.

Les lavabos seront tenus en état constant de propreté et munis d'essuie-mains propres après chaque repas.

Si l'inspecteur du district le réclame par écrit, il sera organisé, en outre, des moyens d'assurer la propreté individuelle des ouvriers à proximité de leur poste de travail.

Ils devront trouver toutes les facilités reconnues par l'inspecteur du district pour le lavage de la bouche.

Art. 19. — Avant chaque repos et avant la fin de la journée de travail, il sera accordé au moins dix minutes, qui ne seront pas prises sur les repos, pour les soins de propreté des ouvriers.

Une affiche sera apposée à cet effet dans chaque atelier.

Art. 20. — L'employeur établira et entretiendra une salle de bains suffisante, ainsi qu'un vestiaire à l'usage de toutes les personnes occupées à une manipulation plombique, avec eau chaude et eau froide, savon, essuie-main. Il prendra les dispositions convenables pour que chacune de ces personnes prennent au moins un bain par semaine.

Il y aura un registre contenant la liste nominative des personnes employées et les dates auxquelles elles auront pris des bains.

Les inspecteurs des fabriques, les médecins certificateurs et les médecins qualifiés pourront se faire représenter ledit registre.

Art. 21. — Les vestiaires, les salles de bains, les water-closets seront nettoyés chaque jour.

Art. 22. — Le sol de tous les ateliers sera nettoyé chaque jour, après avoir été abondamment humidifié.

Obligations des ouvriers.

ART. 23. — Aucun ouvrier ne pourra vider un pot de carbonatation ou une chambre de réaction sans avoir procédé à l'arrosage prescrit par les articles 2 et 3.

ART. 24. — Il est interdit de transporter les écailles de céruse à la machine à broyer ou à la mise en pâte, autrement qu'il est dit à l'article 4.

ART. 25. — Le chargement et le déchargement des étuves seront exécutés comme il est dit aux articles 6 et 7.

ART. 26. — Il est interdit de déposer de la céruse ou de l'embariller autrement qu'il est prescrit aux articles 8 et 9.

ART. 27. — Chaque personne employée à une manipulation plombique doit se présenter elle-même, au jour fixé, à la visite du médecin qualifié, ainsi qu'il est dit à l'article 12.

ART. 28. — Après avoir été l'objet d'une suspension, un ouvrier ne peut être réoccupé à une manipulation plombique sans une attestation écrite du médecin qualifié.

ART. 29. — Les ouvriers occupés aux manutentions suivantes :
Entretien des pots de carbonatation ;
Déchargement des chambres ;
Travail à la machine à décaper, au broyage, à la mise en pâte ;
Chargement et déchargement des étuves ;
Embarillage ;
Broyage et mélange des couleurs ;
Manutention de la céruse à l'état sec,
ou à un travail quelconque les exposant à absorber des poussières de céruse, devront porter un surtout approprié et un capuchon. Ceux qui seront occupés à vider les pots de carbonatation, les chambres, les étuves, ceux qui embarilleront les produits devront en outre se servir d'un masque respirateur.

ART. 30. — Tous les ouvriers désignés à l'article précédent devront, avant de consommer des aliments ou de quitter l'atelier, déposer les surtouts, les capuchons et les masques dans un lieu désigné par l'employeur ; ils se laveront soigneusement la figure et les mains au lavabo.

ART. 31. — Chaque personne employée à une manipulation plombique est tenue de prendre au moins un bain par semaine, après être passée au lavabo. Cela fait, elle signera sur le registre des bains en indiquant la date.

ART. 32. — Il est interdit à toute personne employée à une manipulation plombique de fumer, de faire usage de tabac, sous quelque forme que ce soit, ou de prendre un aliment ou une boisson quelconque ailleurs qu'à la cuisine ou dans le réfectoire.

ART. 33. — Il est interdit de modifier, si peu que ce soit, sans l'assentiment ou l'aide de l'employeur ou du directeur, les dispositions prises pour l'enlèvement des poussières.

ART. 34. — Le contremaître est tenu de rendre compte au directeur, et celui-ci à l'employeur, de toutes les infractions ou négligences des ouvriers concernant le présent règlement, qui arriveraient à leur connaissance.

ART. 35. — Personne ne peut être occupé avec un faux nom ou avec de faux papiers.

GRANDE-BRETAGNE.

Règlements spéciaux de l'inspecteur en chef des fabriques (1).

FABRICATION DES ACCUMULATEURS ÉLECTRIQUES
(RÈGLEMENT DU 21 NOVEMBRE 1903) (2).

Dans le présent règlement, l'expression « travail du plomb » désigne la préparation et l'emploi des pâtes de plomb, la fusion et le moulage du métal, ainsi que la soudure autogène ou toutes autres manipulations entraînant le contact avec des composés plombiques à l'état sec.

Toute autorisation accordée par l'inspecteur en chef des fabriques en vertu du présent règlement devra être écrite ; elle pourra être retirée à n'importe quel moment par une lettre qu'il aura signée.

Obligations des employeurs.

ARTICLE PREMIER. — Chacun des locaux dans lesquels se fait la préparation et l'emploi des pâtes de plomb, la fusion ou le moulage du métal, ainsi que la soudure au chalumeau devra posséder un cube d'air d'au moins 500 pieds cubes (3) pour chaque personne employée. Dans ce cube d'air ne sera pas calculé l'espace situé au delà de la hauteur de 14 pieds (4) au-dessus du sol.

Ces locaux ainsi que ceux où l'on prépare les plaques devront pouvoir être ventilés à fond. Ils seront pourvus de fenêtres susceptibles de s'ouvrir.

ART. 2. — Chacune des opérations suivantes devra être conduite et organisée de manière à s'effectuer isolément les unes des autres ou de n'importe quelle manipulation :

a. Manipulation des composés plombiques à l'état sec ;

b. Préparation et emploi des pâtes de plomb ;

c. Formation et grillage au chalumeau ;

d. Fonte de vieilles plaques.

Toutefois la manipulation des composés plombiques à l'état sec, conduite d'après les indications de l'article 5, pourra ne pas être séparée de la préparation de la pâte et de l'empâtage.

ART. 3. — Le sol des ateliers où l'on manipule des composés plombiques à l'état sec, ou dans lesquels on prépare et on emploie la pâte, sera cimenté ou pourvu d'un revêtement permettant de le tenir constamment humide pendant toute la durée du travail.

Le sol de ces ateliers devra être lavé chaque jour avec un tuyau d'arrosage.

_____

(1) Traduction de M. Boulin.

(2) La fabrication des accumulateurs électriques a été classée comme industrie dangereuse en 1894 et a déjà fait l'objet d'un règlement. *Bull. de l'Inspection du travail*, 1898, p. 469. En 1902, le Dr Legge, médecin attaché à l'inspection des fabriques, montra la nécessité de reviser ce premier règlement. Le projet nouveau fut établi conformément aux prescriptions des articles 79, 80 et 81 de la loi industrielle de 1901 et soumis à l'appréciation des vingt-trois chefs d'établissements auxquels il devait s'appliquer. Enfin il fut définitivement adopté le 21 novembre 1903.

(3) Un peu plus de 14 mètres cubes.

(4) 4^m,25.

ART. 4. — Chaque bassin de fusion sera surmonté d'une hotte pourvue d'une cheminée d'aspiration entraînant hors des ateliers les vapeurs et l'air chaud.

Les crasses de plomb et les vieilles plaques seront enfermées dans des récipients destinés à cet usage.

ART. 5. — La manipulation des composés plombiques à l'état sec pour la préparation de la pâte, ou pour d'autres opérations, ne pourra avoir lieu que si elle s'effectue :

a. Dans un appareil clos ou disposé de telle façon qu'une ventilation aspirante empêche la dispersion des poussières dans l'atelier ;

b. Ou sur une table de travail pourvue soit d'une manche d'aspiration, soit d'un système d'aérage, disposés de manière à entraîner la poussière loin de l'ouvrier, soit d'une grille sur laquelle on place les récipients contenant les composés du plomb dont on fait usage à ce moment.

ART. 6. — Les tables de travail sur lesquelles on malaxe et emploie la pâte seront recouvertes d'une feuille de plomb ou de toute autre matière imperméable dont les bords seront surélevés.

ART. 7. — On n'emploiera ni femme, ni adolescent, ni enfant à la manipulation des composés plombiques à l'état sec ou à la préparation et à l'emploi des pâtes.

ART. 8. — a. Un médecin praticien qualifié (désigné dans ce règlement sous le nom de « médecin en titre »), qui pourra être le médecin certificateur (1), sera choisi par le chef d'établissement. Si ce médecin n'est pas médecin certificateur, son choix devra être approuvé par l'inspecteur en chef des fabriques ;

b. Quiconque sera employé au travail du plomb devra être examiné une fois par mois par le médecin en titre, lequel aura tout pouvoir de réclamer qu'il soit interdit à un ouvrier de se livrer à un travail du plomb ;

c. Quiconque aura été l'objet d'une semblable interdiction ne pourra être occupé à un travail du plomb sans une autorisation écrite insérée au registre de santé par le médecin en titre. Pour répondre à la présente prescription, il suffira que le médecin en titre délivre un certificat écrit qui sera annexé au registre. Ce certificat sera ensuite enregistré par le médecin en titre à l'époque de la plus prochaine visite ;

d. Il sera tenu un registre de santé du modèle approuvé par l'inspecteur en chef des fabriques. Ce registre devra contenir la liste de toutes les personnes employées aux travaux du plomb. Le médecin en titre y inscrira la date des visites et les observations faites pendant le cours de l'examen des personnes employées, ainsi que le détail des instructions qu'il aura données. Le 1er janvier de chaque année, il adressera à l'inspecteur des fabriques, et dans la forme prescrite, un état relevant la liste des personnes suspendues par lui dans le courant de l'année qui précède, la cause et la durée de la suspension, ainsi que le nombre des personnes visitées.

Le registre de santé sera représenté à toute réquisition des inspecteurs de fabriques, du médecin certificateur et du médecin en titre.

ART. 9. — Toutes les personnes occupées à la manipulation des composés

(1) Voy. la loi de 1901 sur les fabriques et ateliers, art. 122 et suiv. *Bull. de l'Inspection du travail*, 1902, nos 1-2, p. 143.

plombiques à l'état sec ou à la préparation et à l'emploi des pâtes seront pourvues d'un surtout.

Ces surtouts seront lavés et renouvelés une fois par semaine.

ART. 10. — L'employeur devra fournir et maintenir en bon état :

a. Un vestiaire dans lequel les travailleurs pourront placer leurs vêtements de ville durant le travail. Des dispositions convenables seront prises pour emmagasiner séparément les surtouts prévus à l'article 9;

b. Un réfectoire, à moins que l'établissement soit fermé pendant les heures de repas.

ART. 11. — Aucune personne ne sera autorisée à introduire, à conserver, à préparer ou à consommer de la nourriture, une boisson ou du tabac dans l'un quelconque des ateliers où se fait le travail du plomb. Des dispositions convenables seront prises pour que les ouvriers puissent déposer la nourriture qu'ils pourraient apporter.

Cette interdiction ne vise pas la boisson hygiénique fournie par l'employeur avec l'approbation du médecin en titre.

ART. 12. — L'employeur devra installer et maintenir en bon état d'entretien un lavabo, avec savon, brosses à ongles, essuie-main, destiné à l'usage des personnes occupées au travail du plomb. Chaque groupe de cinq personnes disposera d'au moins une cuvette qui sera munie d'un tuyau de décharge, ou qui sera dans une auge pourvue d'un tuyau de décharge. Il y aura un approvisionnement d'eau chaude et d'eau froide constamment disponible pour chaque cuvette.

Ou bien à la place des cuvettes l'employeur établira et maintiendra en bon état d'entretien des auges émaillées ou pourvues d'un enduit imperméable et lisse ayant une longueur totale de deux pieds par groupe de cinq personnes employées. Ces auges seront munies de tuyaux de décharge sans soupape de fermeture, et il y aura un approvisionnement suffisant d'eau chaude constamment disponible.

Ces lavabos seront entretenus dans le plus grand état de propreté et pourvus chaque jour d'une quantité suffisante de serviettes propres.

ART. 13. — Avant chaque repas et avant la fin de la journée de travail, on accordera dix minutes au moins, ajoutées au temps régulier des repas, pour permettre à chacune des personnes qui auront été employées à la manipulation des composés plombiques à l'état sec ou à la préparation ou à l'emploi des pâtes, de prendre les soins de propreté nécessaires.

Toutefois, si les installations du lavabo réservées à chacune de ces personnes excède ce qui est prévu à l'article 12, l'espace de temps accordé pourra être réduit en proportion; et même, s'il y a une cuvette ou une auge de deux pieds de long pour chaque personne, le présent article ne s'appliquera pas.

ART. 14. — Un nombre suffisant de baignoires sera mis à la disposition des personnes occupées à la manipulation des composés plombiques à l'état sec ou à la préparation et à l'emploi des pâtes; avec eau chaude et eau froide, ainsi que du savon et des serviettes en quantité suffisante.

Le présent article ne s'appliquera pas si, en considération des circonstances spéciales d'un cas particulier, l'inspecteur en chef des fabriques autorise l'usage d'un établissement de bains publics suffisamment à proximité de l'atelier et dans les conditions déterminées, s'il y a lieu, par l'autorisation.

Art. 15. — Les planchers et les tables de travail de chaque atelier seront nettoyés à fond chaque jour en dehors des heures de travail.

Obligations des ouvriers.

Art. 16. — Toutes les personnes employées au travail du plomb devront se présenter elles-mêmes aux heures fixées pour la visite du médecin en titre, comme il est prescrit à l'article 8.

Quiconque aura été suspendu ne pourra être occupé au travail du plomb dans n'importe quel établissement où l'on fabrique des accumulateurs électriques, sans une autorisation écrite relevée sur le registre de santé par le médecin en titre.

Art. 17. — Chacune des personnes employées à la manipulation des composés plombiques à l'état sec ou à la préparation et à l'emploi des pâtes devra faire usage des surtouts prévus à l'article 9. Les surtouts non en service, ainsi que les vêtements de ville, seront déposés au vestiaire prévu à l'article 10.

Art. 18. — Personne ne pourra introduire, conserver, préparer ou consommer un aliment quelconque, une boisson autre que la boisson hygiénique fournie par l'employeur avec l'approbation du médecin en titre, ou du tabac, dans l'un quelconque des locaux où l'on procède au travail du plomb.

Art. 19. — Aucune des personnes employées au travail du plomb ne pourra quitter les ateliers, ou consommer des aliments, sans s'être, au préalable, soigneusement nettoyé et lavé les mains.

Art. 20. — Chacune des personnes employées à la manipulation des composés plombiques à l'état sec ou à la préparation et à l'emploi des pâtes devra prendre un bain au moins une fois par semaine.

Art. 21. — Personne ne pourra modifier d'aucune façon, sans l'approbation de l'employeur ou du directeur, les dispositions et les appareils adoptés en vue de l'enlèvement des poussières ou des vapeurs.

Le présent règlement entrera en vigueur à partir du 1er janvier 1904.

GRANDE-BRETAGNE.

Règlements spéciaux de l'Inspecteur en chef des fabriques (1).

FABRICATION ET DÉCORATION DE LA FAIENCE ET DE LA PORCELAINE.

(30 décembre 1901, 28 novembre 1903, 13 mars 1904.)

On a vu (2) qu'un petit nombre d'industriels seulement avaient accepté le nouveau règlement et que, pour les autres, la question avait été soumise à l'arbitrage. Lord James Heresford avait rendu une première sentence le 30 décembre 1901. Il s'est trouvé que cette sentence n'a pas été définitive au sujet des articles 1 et 2. L'arbitrage ajourné a été repris par le même arbitre, qui a rendu enfin sa sentence finale le 28 novembre 1903.

L'article 1er a été supprimé, l'article 2 modifié et l'ensemble a été approuvé

(1) Traduction de M. Boulin.
(2) *Bull. de l'Inspection du travail*, 1903, p. 297.

par les deux chambres du Parlement, conformément à l'article 84 de la loi industrielle de 1901. L'article 2 sur lequel a porté l'arbitrage final est définitivement entré en vigueur le 13 mars 1904.

Obligations des employeurs.

ARTICLE PREMIER (supprimé).

ART. 2. — A partir du 1er février 1904, il sera interdit d'employer une glaçure laissant dans une solution diluée d'acide chlorhydrique plus de 5 p. 100 de son poids à l'état sec d'un sel de plomb calculé comme protoxyde de plomb et dosé de la manière qui suit.

Une quantité donnée de matière première sèche est agitée pendant une heure dans mille fois son poids d'une solution aqueuse d'acide chlorhydrique contenant 0,25 p. 100 de cet acide. Cette solution est filtrée après un repos d'une heure. Le plomb contenu dans la liqueur filtrée est précipité à l'état de sulfure et pesé à l'état de sulfate.

Si un employeur informe par écrit l'inspecteur du district de son désir d'employer une glaçure qui ne réponde pas aux conditions indiquées ci-dessus et d'adopter dans sa fabrique le mode d'indemnisation indiqué dans l'annexe B et d'y afficher cette annexe d'une façon permanente, les dispositions ci-dessus ne s'appliqueront pas à son établissement, mais en leur lieu et place les prescriptions suivantes :

Toutes les personnes occupées aux opérations qui figurent au tableau A, moins le nettoyage de la porcelaine, seront examinées, avant d'être employées ou au moment de la plus prochaine visite du médecin certificateur et ensuite une fois par mois, par le médecin certificateur du district.

Le médecin certificateur peut, à n'importe quel moment, au moyen d'une pièce écrite, ordonner la mise au repos d'un ouvrier employé à l'une des opérations qui figurent au tableau A, excepté le nettoyage de la porcelaine, s'il estime que cet ouvrier, par le maniement continuel des sels de plomb, est spécialement exposé au danger du saturnisme. Aucune personne ainsi suspendue de son emploi ne peut être réoccupée à l'une des opérations visées dans un certificat d'aptitude signé du médecin certificateur et qui sera mentionné sur le registre.

Tout ouvrier qui, en raison d'un embauchage intermittent ou occasionnel, ou qui, travaillant régulièrement, mais pour plusieurs patrons, n'est point à même de se présenter en temps voulu aux visites du médecin certificateur, aura la faculté de consulter une fois par mois, à ses propres frais, un médecin certificateur quelconque. Cette consultation sera considérée comme constituant une visite suffisante. Le résultat de ces visites sera mentionné par le médecin sur un carnet qui sera la propriété de l'ouvrier. Ce dernier représentera ledit carnet à tout inspecteur des fabriques ou à tout employeur qu'il lui en fera la demande ; il n'y fera aucune surcharge ni rature.

Si un employeur visé par le présent règlement n'observe pas franchement les conditions qui lui sont imposées par le mode d'indemnisation, ou si le nombre des cas d'empoisonnement par le plomb montre au Secrétaire d'État que la fabrique n'est pas dans un état satisfaisant, celui-ci pourra, après enquête durant laquelle l'employeur aura la faculté de s'expliquer, interdire l'emploi du plomb, pour telle période et dans telles conditions qui lui semblent utiles.

Toutes les personnes employées aux opérations qui figurent au tableau A, excepté le nettoyage de la porcelaine, devront se présenter elles-mêmes à la date fixée pour la consultation du médecin certificateur, comme il est prévu par le règlement.

Outre ces visites régulières, tout ouvrier ainsi employé peut en tout temps se faire examiner par le médecin certificateur en payant la visite au tarif fixé.

Les ouvriers devront suivre les ordonnances du médecin certificateur.

Quiconque a été mis au repos par le médecin certificateur ne peut être réoccupé à l'une des opérations figurant au tableau A, excepté le nettoyage de la porcelaine, sans un certificat d'aptitude physique délivré par le médecin certificateur et enregistré. Tout ouvrier qui, sans cause raisonnable, négligera d'assister à la consultation mensuelle, devra, à ses propres frais et dans la quinzaine qui suit, consulter le médecin certificateur en acquittant lui-même les honoraires fixés.

Il sera tenu un registre du modèle prescrit par le Secrétaire d'État pour les fabriques de faïence et de porcelaine ; le médecin certificateur y inscrira la date et le résultat de ses visites, le nombre des personnes examinées et le détail des prescriptions qu'il aura faites. Ce registre devra contenir la liste des personnes employées aux opérations qui figurent au tableau A et à la mise en glaçure par arrosement ; il sera représenté à toute réquisition des inspecteurs des fabriques et du médecin certificateur.

Art. 3. — L'employeur ne peut s'opposer à ce qu'il soit prélevé à toute heure du jour un échantillon des matières premières ou des mélanges en usage, par les inspecteurs des fabriques.

Toutefois il pourra, au moment de la prise de l'échantillon et en fournissant ce qui est nécessaire, demander à l'inspecteur de lui laisser, sous scellé, un double de l'échantillon prélevé.

Il est entendu que le résultat des analyses ne sera divulgué ou publié que dans la mesure nécessaire pour établir une infraction au règlement.

Art. 4. — Les femmes, les adolescents ou les enfants ne peuvent être employés au mélange des composés plombiques non frittés, à la préparation et à la manipulation des frittes, des glaçures ou des couleurs.

Art. 5. — Aucun enfant de moins de quinze ans ne pourra être employé à l'une des opérations figurant au tableau A, ni à la mise en glaçure par arrosement.

Le travail à l'espassin, l'enroulage au fil pour la glaçure et le triage du biscuit, seront exécutés dans des endroits suffisamment éloignés du lieu où se font les opérations qui figurent au tableau A.

Art. 6. — Les femmes et les adolescents occupés à l'une des opérations qui figurent au tableau A seront examinés une fois chaque mois par le médecin certificateur du district.

Le médecin certificateur peut, par un certificat enregistré, ordonner la mise au repos de toute femme ou de tout adolescent qui est employé à l'une des opérations figurant au tableau A. La personne mise au repos ne pourra être réoccupée à ces opérations, sans que le médecin certificateur lui ait délivré une attestation d'aptitude enregistrée.

Art. 7. — Il sera tenu un registre du modèle prescrit par le secrétaire d'État pour les fabriques de faïence et de porcelaine. Le médecin certificateur inscrira sur ce registre la date et le résultat de ses visites, le nombre des personnes examinées en vertu de l'article 6 modifié ainsi que le détail des remarques faites par lui. Ce registre contiendra la liste de toutes les personnes employées aux opérations qui figurent sur le tableau A ainsi qu'à la glaçure par arrosement ; il sera représenté à toute réquisition des inspecteurs des fabriques et du médecin certificateur.

Art. 8. — L'employeur fournira et devra entretenir des surtouts convenables et des capuchons pour toutes les femmes et tous les adolescents employés aux opérations qui figurent sur le tableau A et à la mise en glaçure par arrosage.

Il est interdit de travailler aux opérations qui figurent sur le tableau et à la mise en glaçure par arrosage, sans faire usage de surtouts convenables et de capuchons ; toutefois cette prescription n'est pas obligatoire pour les ouvriers déchargeant les fours ou englobeurs.

Les surtouts, les capuchons, les masques respirateurs qui ne seront pas en service ou au lavage ou à l'atelier de réparation, seront placés dans un magasin de réserve par l'employeur. Ils seront lavés et mis à neuf au moins une fois par semaine, et des mesures convenables devront être prises pour assurer l'exécution de ces mesures.

Un endroit propice, autre que celui qui est destiné à retirer les surtouts, les capuchons et les masques, sera mis à la disposition des ouvriers pour déposer leurs vêtements de ville pendant les heures de travail.

Chaque respirateur devra porter une marque permettant de savoir à qui il aura été remis.

Art. 9. — Il est interdit de conserver, de préparer ou de consommer un aliment quelconque, ou une boisson, ou du tabac, ou encore de séjourner pendant les heures de repas dans les ateliers où se font les opérations figurant au tableau A.

L'employeur devra prendre telles dispositions convenables à la satisfaction de l'inspecteur du district, sauf recours à l'inspecteur en chef, pour que les ouvriers puissent trouver ce qui leur est nécessaire pendant les heures de repas, mais en dehors des ateliers où se font les opérations figurant au tableau A, et en dehors du lavabo établi en vertu de l'article 13 ci-après. L'entretien du réfectoire est à la charge de l'employeur.

Des dispositions convenables seront prises pour le dépôt de la nourriture apportée par les ouvriers.

Art. 10. — Les travaux suivants :

Le tournage des bords en faïence ;

Le nettoyage de la porcelaine ;

La pose des fonds ;

Le dépoussiérage du biscuit après trempage ;

Le poudrage des couleurs, soit avant, soit après la pose de la glaçure ;

L'enlevage des couleurs soit avant, soit après la pose de la glaçure ;

Le dépoussiérage de la glaçure ;

La préparation des lithotransferts,

ne pourront être exécutés sans l'emploi de ventilateurs aspirants ou de tout autre moyen efficace permettant réellement d'enlever les poussières et approuvé dans chaque cas particulier par le secrétaire d'État et dans telles conditions qu'il peut prescrire.

Dans l'opération de l'époussetage du biscuit après trempage, des dispositions suffisantes seront prises pour que les particules de glaçure qui se détachent et ne sont pas enlevées par l'aspiration, ou par tout autre moyen efficace, tombent dans l'eau.

En ce qui concerne l'époussetage de la glaçure après trempage de la faïence, on se servira, autant que possible, d'éponges humides ou de toute autre matière humide en même temps que du couteau ou d'un autre outil.

Le polissage et le tamisage du flux grillé seront exécutés seulement en vases clos, qui seront reliés à un ventilateur efficace ou à un système efficace d'aspiration, à moins que les poussières nuisibles ne puissent se dégager.

Dans n'importe quelle opération, l'employeur devra, autant que possible, adopter les mesures propres à entraîner les poussières et à supprimer leur effet nuisible.

Art. 11. — Personne ne peut être occupé au mélange des composés plombiques non frittés, à la préparation ou à la manipulation des frittes, des glaçures ou des couleurs contenant des sels de plomb, sans faire usage d'un masque respirateur approprié et efficace, qui sera fourni et entretenu par l'employeur, à moins que ce mélange soit opéré dans un appareil clos ou exécuté dans des conditions telles qu'il n'y ait aucun dégagement de poussière.

Art. 12. — Les étuves à dessécher ainsi que tous les ateliers et toutes les parties de la fabrique seront ventilés d'une manière efficace et à la satisfaction de l'inspecteur du district.

Art. 13. — L'employeur est tenu de fournir et d'entretenir constamment, pour toutes les personnes occupées aux opérations qui figurent au tableau A, et autant que possible à proximité de ces travailleurs, les moyens d'assurer leur propreté individuelle.

Les objets nécessaires sont les suivants : savon, brosses à ongles, essuie-main et au moins une cuvette pour chaque groupe de cinq personnes, avec de l'eau à volonté fournie par un réservoir à robinet. Il y aura un réservoir au moins pour deux cuvettes, et celles-ci pourront se vider aisément au moyen d'un tuyau conduisant l'eau de rebut dans le tube collectif de dégagement.

Il doit y avoir en face de chaque cuvette ou de chaque lavabo un espace d'au moins 21 pouces en chaque sens, suffisant pour s'y tenir debout.

Art. 14. — L'employeur est tenu de s'assurer que le sol des ateliers et des étuves ou chambres chaudes, dans lesquelles sont appelés à pénétrer des ouvriers, est nettoyé et balayé chaque jour ; que la poussière, les fragments de toutes sortes, les cendres et toutes les saletés sont enlevés quotidiennement ; que les tours, les tables de travail, les escaliers conduisant aux ateliers sont nettoyés chaque semaine.

Sur la demande de l'inspecteur du district, faite par un avis écrit, ces planchers, ces tours, ces bancs de travail et ces escaliers doivent être nettoyés de la manière prescrite et aux époques fixées.

En ce qui concerne l'atelier de poterie proprement dit et la chambre chaude ainsi que les locaux dans lesquels se font les opérations qui figurent sur le tableau A, l'employeur prendra toute disposition pour assurer la propreté des planchers en dehors des heures de travail. Dans l'atelier de poterie proprement dit, dans les étuves, dans les salles de trempage et dans les ateliers de peinture en majolique, ce nettoyage sera fait par un adulte homme.

Toutefois, en ce qui concerne les ateliers où se fait la pose des fonds et la mise en cazettes ainsi que dans les chambres de dessiccation du biscuit trempé, le nettoyage en question pourra être exécuté avant le commencement du travail, mais, dans aucun cas, le travail ne pourra commencer avant qu'il ne se soit écoulé une heure depuis le nettoyage.

ART. 15. — L'employeur prendra toute disposition pour assurer chaque semaine le nettoyage des tables en usage dans les salles de trempage, dans les salles de dessiccation après trempage, dans le hall de mise en cazettes. Ces tables ne pourront être employées ailleurs qu'après avoir été nettoyées.

Sur la demande écrite de l'inspecteur du district, les tables doivent être lavées à telles époques qu'il est indiqué sur l'avis.

Obligations des ouvriers.

ART. 16. — Toutes les femmes, tous les adolescents occupés aux opérations qui figurent sur le tableau A devront se présenter d'eux-mêmes, à l'heure fixée, à la visite du médecin certificateur, ainsi qu'il est prévu à l'article 6 du règlement modifié.

Tout ouvrier suspendu ne pourra être réoccupé à l'une des opérations figurant sur le tableau sans un certificat d'aptitude délivré par le médecin certificateur et inscrit sur le registre.

ART. 17. — Quiconque est employé à l'une des opérations qui figurent au tableau A, ainsi qu'à la mise en glaçure du biscuit par arrosement, devra, pendant le travail, porter un surtout et un capuchon. L'emploi d'un masque respirateur est également prescrit dans les conditions indiquées à l'article 11. Ce masque ne pourra être transporté au dehors ni sortir de l'atelier où il est en usage que pour être réparé ou lavé. Les surtouts et les capuchons seront bien entretenus et lavés.

Les cheveux seront arrangés de manière que le capuchon les protège efficacement contre la poussière.

Les surtouts, les capuchons, les masques qui ne seront pas en service, ainsi que les vêtements de ville pendant les heures de travail, seront déposés aux endroits respectifs mis à la disposition du personnel par l'employeur, ainsi qu'il est prévu à l'article 8 de ce règlement modifié.

ART. 18. — Personne ne pourra rester pendant les heures de repos dans les locaux où s'exécutent les opérations qui figurent sur le tableau A. Il est également interdit d'y introduire, conserver, préparer ou consommer un aliment quelconque ou une boisson, ainsi que du tabac, à n'importe quel moment.

ART. 19. — Il est interdit de modifier d'une façon quelconque, sans l'assentiment ou l'aide de l'employeur ou du directeur, les dispositions prises par l'employeur pour la ventilation des ateliers, des étuves et pour l'enlèvement des poussières.

ART. 20. — Les ouvriers occupés à l'une quelconque des opérations figurant sur le tableau A ne devront pas quitter leur travail ou consommer des aliments sans s'être, au préalable, soigneusement nettoyé et lavé les mains.

Il est interdit d'enlever ou de déranger les objets de toilette et les dispositions prises au lavabo en vertu de l'article 13.

ART. 21. — Les personnes choisies par les employeurs pour le nettoyage des différentes parties de la fabrique devront le faire régulièrement, comme il est prescrit à l'article 14.

Chacun devra travailler de manière à éviter, autant que possible, le dégagement et la dispersion de la poussière, de la saleté, des débris et faire en sorte de les rassembler en un seul point.

ART. 22. — Les tables et bancs employés dans la salle de trempage, dans la salle de dessiccation après trempage, à la mise en cazette, ne devront pas servir ailleurs, à moins d'être nettoyés comme il est indiqué à l'article 15.

ART. 23. — Si l'employeur ou chef d'établissement auquel s'applique le présent règlement fait la preuve que, dans les ateliers où se font les opérations qui figurent au tableau A, sauf le nettoyage de la porcelaine, il n'est employé ni composé plombique, ni matière dangereuse, l'inspecteur en chef peut suspendre par écrit l'application des articles 4, 5, 6, 7, 8, 15, 16, 17 et 21, ou l'un quelconque d'entre eux, à la condition : 1° que l'acte suspensif indiquera les ateliers et les manipulations auxquels il s'applique ; 2° qu'il ne sera pas fait usage de plomb, de l'un quelconque de ses composés, ou d'une autre matière dangereuse.

Pour application du présent article, sera considérée comme exempte de plomb toute matière qui n'en contiendra pas plus de 1 p. 100.

Tableau A.

Trempage des poteries et autres opérations pratiquées dans les salles de trempage.

Soufflage de la couverte.

Peinture en majolique et autres systèmes de glaçure.

Séchage après trempage.

Nettoyage du biscuit après application de la glaçure par le trempage ou d'autres procédés.

Nettoyage de la porcelaine.

Chargement de cazettes.

Pose des fonds.

Poudrage de la couleur (avant ou après la pose de la couverte).

Époussetage de la couleur (avant ou après la pose de la couverte).

Fabrication des lithotransferts.

Fabrication et mélange des frittes, des glaçures ou des couleurs contenant du plomb.

Toute autre opération pendant laquelle on fait usage de matières premières contenant du plomb, employées à l'état sec ou sous forme de goutellettes, ou en suspension dans un liquide autre que l'huile ou une substance de même nature.

Annexe B.— Avis aux ouvriers occupés aux opérations qui figurent sur le tableau A (sauf le nettoyage de la porcelaine).

Conditions de l'indemnisation.

ARTICLE PREMIER. — Lorsque le médecin certificateur du district retire à un ouvrier le droit de travailler, parce qu'il estime qu'en continuant de manipuler des substances contenant du plomb cet ouvrier court un danger spécial par suite des effets du saturnisme, et quand ce médecin atteste qu'à son avis le travailleur en question souffre d'une intoxication saturnine causée par la nature de ses occupations, cet ouvrier a droit à une indemnité qui doit lui être versée par le patron dans les limites indiquées ci-après :

a. Lorsqu'un ouvrier, suspendu comme il vient d'être dit, meurt dans les neuf mois qui suivent la date de délivrance du certificat de suspension, par suite d'une intoxication saturnine contractée avant cette date, il sera payé à ceux de ses ayants droit, dont la subsistance dépendait entièrement de son salaire, au moment de sa mort, ou de l'indemnisation hebdomadaire due en vertu du présent mode de compensation, une somme égale à celle que le décédé a gagnée durant les trois années qui ont précédé la date de délivrance du certificat. Cette somme ne sera pas supérieure à 300 livres (1), ni inférieure à 150 (2) pour un adulte du sexe masculin et doit atteindre 100 livres (3) pour une personne adulte du sexe féminin et 75 livres (4) pour un adolescent ;

b. Si l'ouvrier laisse des ayants droit qui ne vivaient pas complètement à sa charge, mais seulement en partie, il leur sera donné une fraction dûment proportionnée de cette somme ;

c. S'il ne laisse aucun ayant droit, l'employeur devra acquitter les frais médicaux et ceux de l'inhumation dans une mesure qui ne dépassera pas 10 livres (5).

ART. 2. — Les versements précités se feront dans les conditions suivantes :

a. Toutes les sommes payées à l'ouvrier à titre de compensation depuis la date de délivrance du certificat seront déduites de celle revenant aux ayants droit ;

b. En cas de décès, le versement sera fait au représentant légal de l'ouvrier, ou, s'il n'en a point, entre les mains ou au profit des ayants droit ; s'il ne laisse pas d'ayants droit, à la personne qui a acquitté les dépenses. Si le versement est fait au représentant légal, celui-ci remettra la somme entre les mains ou au profit des ayants droit ou de toute autre personne qualifiée pour la recevoir ;

c. Tout litige au sujet des ayants droit ou du montant à verser à chacun sera, à défaut d'accord, réglé par arbitrage, ainsi qu'il est établi plus loin dans l'article 9 ;

d. La somme allouée comme indemnité à un ayant droit peut être placée ou faire l'objet d'une opération financière avec le consentement ou sur l'ordre de l'arbitre ;

e. Cette somme à placer avec le consentement ou sur l'ordre de l'arbitre peut être déposée en tout ou en partie à la caisse d'épargne postale.

ART. 3. — Lorsqu'un ouvrier a été privé de son travail et pourvu d'un certificat comme il est dit à l'article 1er et pendant qu'il est totalement ou en partie privé de son salaire en raison de cette suspension, il a droit à une

---

(1) 7 500 francs.
(2) 3 750 francs.
(3) 2 500 francs.
(4) 1 875 francs.
(5) 250 francs.

indemnité hebdomadaire n'excédant pas 50 p. 100 de son salaire hebdomadaire moyen lors de la mise au repos. Cette indemnité ne peut être supérieure à une livre (25 francs). La moyenne peut être calculée sur la période antérieure de douze mois, comme il paraît juste et équitable et étant données les circonstances de la cause.

Art. 4. — En fixant cette indemnité hebdomadaire, il sera tenu compte de la différence entre le montant du salaire hebdomadaire moyen de l'ouvrier au moment de la suspension et, s'il y a lieu, du montant du salaire moyen qu'il aurait été capable de gagner dans la suite, dans une occupation ou un emploi quelconque. Il sera de même tenu compte des sommes en dehors du salaire que l'employeur aurait pu lui remettre en raison de sa suspension et de toutes les circonstances de la cause, y compris l'âge de l'ouvrier et ses chances de vie.

Art. 5. — S'il est acquis qu'un ouvrier a enfreint avec persistance les prescriptions du règlement et les instructions formulées par les employeurs pour sa sécurité et a ainsi provoqué sa mise au repos, ou bien s'il ne s'est pas présenté à la visite du médecin certificateur et s'il a refusé de fournir les renseignements et de seconder le médecin, comme il est dit à l'article 5, il pourra être tenu compte de sa manière d'agir dans l'évaluation de l'indemnité hebdomadaire.

Art. 6. — Il est du devoir de chaque ouvrier de se soumettre à n'importe quel moment à la visite médicale si on le lui demande et de donner au médecin tous les renseignements nécessaires, de le seconder de tout son pouvoir pour que ce dernier puisse se faire une opinion bien assise sur les conditions physiques de sa personnalité.

Art. 7. — L'indemnité hebdomadaire est susceptible d'être revisée sur la demande soit de l'employeur, soit de l'ouvrier ; à la suite de cette revision, elle peut être suspendue, diminuée ou augmentée dans les limites du maximum fixé plus haut. A défaut d'entente entre les parties, le montant du versement sera fixé par voie d'arbitrage.

Art. 8. — Tout ouvrier bénéficiaire d'une indemnité hebdomadaire versée en vertu du présent mode d'indemnisation devra se soumettre, s'il en est requis, à la visite du médecin praticien dûment qualifié, choisi et payé par l'employeur.

Si l'ouvrier se refuse à cette visite, ou s'il tente de gêner le médecin, le droit à l'indemnité pourra être suspendu jusqu'à ce que la visite ait vraiment eu lieu.

Art. 9. — Si des contestations s'élèvent au sujet du certificat établi par le médecin certificateur ou au sujet du montant de l'indemnité payable comme il vient d'être dit, ou pour une raison ayant trait à ces deux causes, elles seront jugées par un arbitre désigné par l'employeur et par l'ouvrier, ou, à leur défaut, par le secrétaire d'État. Cet arbitre aura tous les pouvoirs confiés aux arbitres par la loi sur l'arbitrage, et sa décision sera sans appel.

Les honoraires de l'arbitre seront fixés par le secrétaire d'État et payés de la manière indiquée par l'arbitre.

Art. 10. — Aucune des indemnités visées par les présentes dispositions ne peut être accordée si elle n'est l'objet d'une demande écrite dans les six mois qui suivent la date de délivrance du certificat ou du décès. Toutefois il est entendu que l'absence de demande écrite ne saurait supprimer les droits

de la victime et des survivants si, de l'avis de l'arbitre, cette demande n'a
pu être établie pour des raisons suffisantes.

Toute demande d'indemnité établie par un ouvrier qui ne travaille que
d'une manière intermittente, ou par occasion, ou qui travaille régulièrement
pour plusieurs employeurs, ne peut être introduite que contre les employeurs
par qui il a été occupé aux opérations qui figurent au tableau A pendant le
mois qui a précédé sa mise au repos. Lesdits employeurs partageront la
charge proportionnellement entre eux ou, à défaut d'entente, cette répartition
sera faite d'après les décisions de l'arbitre prévu plus haut.

ART. 11. — L'expression « employeur » comprend le patron, la société ou
les représentants légaux du chef d'établissement décédé. L'expression
« ouvrier » comprend toute personne du sexe masculin ou du sexe féminin
qui est liée par un contrat de service ou par un contrat d'apprentissage ou
autrement ; que ce contrat soit exprimé ou implicite, oral ou écrit ; elle comprend aussi les représentants personnels de l'ouvrier décédé. Enfin l'expression « ayants droit » désigne les mêmes personnes que dans la loi de 1897
sur la responsabilité des accidents du travail.

Les conditions que stipule le présent mode d'indemnisation seront réputées
faire partie du contrat de travail de tous les ouvriers occupés aux opérations
ci-dessus désignées.

ALLEMAGNE.

Ordonnance du Conseil fédéral, en date du 26 mai 1903.

INSTALLATION ET EXPLOITATION D'ÉTABLISSEMENTS POUR LA FABRICATION
DE COULEURS PLOMBIQUES ET D'AUTRES PRODUITS DU PLOMB.

ARTICLE PREMIER. — Les prescriptions ci-après s'appliquent à tous les
établissements dans lesquels se fabriquent des couleurs plombiques ou
d'autres produits chimiques de plomb (céruse, chromate de plomb, jaune de
Cassel, jaune d'Angleterre, jaune de Naples, iodure de plomb, acétate de
plomb, etc.), ou encore des mélanges de couleurs à teneur de plomb, soit
comme produits principaux, soit comme produits accessoires.

Les présentes prescriptions ne s'appliquent point aux fonderies de plomb,
alors même qu'elles fabriquent des substances de la nature spécifiée à l'alinéa
premier.

Sont et restent en outre exceptés les établissements dans lesquels des
matières colorantes toutes faites sont seulement mélangées les unes aux
autres ou broyées avec de l'huile ou du vernis, lorsque ces opérations n'ont
lieu que concurremment avec une autre exploitation industrielle.

ART. 2. — Les ateliers dans lesquels sont fabriquées ou emballées les
substances désignées à l'article 1er, alinéa 1, doivent être spacieux, hauts
de plafond et installés de telle sorte que l'air s'y renouvelle suffisamment et
d'une façon constante.

Ils doivent être pourvus d'un plancher uni et solide, qui permette d'enlever
aisément les poussières par la voie humide. Ce plancher sera, en tant qu'il
ne se trouve pas dans un état d'humidité par suite du genre d'exploitation,
nettoyé à l'eau au moins une fois par jour.

Les murs doivent avoir une surface unie et, en tant que non pourvus d'un revêtement lessivable ou d'une couche de peinture à l'huile, être badigeonnés au lait de chaux au moins une fois l'an.

Art. 3. — On doit empêcher le plus possible, par des dispositifs appropriés, la pénétration dans les ateliers des poussières ainsi que des gaz et vapeurs plombiques. Les ateliers qui ne peuvent être complètement protégés contre la pénétration de poussières ou de gaz et vapeurs plombiques seront tenus bien clos du côté des autres ateliers, de manière à ce que poussières, gaz ou vapeurs ne puissent y pénétrer.

Art. 4. — Les cuves de fusions ou « fosses » pour le plomb seront recouvertes d'appareils d'évacuation (hottes aspirantes) à bon tirage et débouchant à l'air libre ou dans une cheminée.

Art. 5. — Les surfaces intérieures des chambres d'oxydation doivent le plus possible être établies lisses et étanches. Les chambres d'oxydation et les châssis s'y trouvant seront entretenus dans un état d'humidité pendant qu'on les garnit. Les chambres d'oxydation seront, avant qu'on y pénètre une fois l'oxydation terminée, suffisamment refroidies et aérées, ainsi que saturées d'humidité par l'introduction de vapeurs d'eau. La céruse sera épluchée, au moyen d'un puissant jet d'eau, de dessus les lattes ou bois ronds. Les chambres d'oxydation seront, tant qu'on y travaille, éclairées suffisamment.

Les provisions de céruse brute seront tenues humides pendant leur transport dans la chambre de lavage et tant qu'elles y sont déposées.

Les parois des chambres d'oxydation ainsi que les châssis, lattes et bois ronds s'y trouvant seront nettoyés de leur céruse avant chaque garnissage, au moyen d'un puissant jet d'eau ou par un lavage.

Art. 6. — L'exploitant chargera un compagnon ou chef d'équipe bien au courant des présentes prescriptions et des autres mesures de précaution nécessaires de surveiller constamment les opérations auxquelles donnent lieu la vidange des chambres d'oxydation. La personne commise à la surveillance est responsable, dans les conditions du paragraphe 151, *Geworbeordnung*, de l'observation des prescriptions et des précautions nécessaires.

Dans le transport et la mise en œuvre à l'état humide de substances plombiques colorantes, notamment dans le lavage et le broyage par voie humide, on suppléera au travail à la main par l'emploi de dispositifs mécaniques, jusqu'à ce qu'on ait réduit au strict minimum les risques de souillure des habits et des mains du personnel occupé auxdites opérations.

On ne doit exprimer les crasses de céruse qu'après précipitation des sels solubles de plomb qu'elles renferment.

Art. 7. — Les surfaces intérieures des chambres de dessiccation doivent le plus possible être établies lisses et étanches.

Art. 8. — Dans le broyage, le criblage et l'emballage de substances plombiques à l'état sec, dans le chargement et le déchargement des fours à litharge et à minium, dans le blutage du minium et dans les autres opérations où se dégagent des poussières plombiques, on doit les empêcher de pénétrer dans les ateliers par des appareils d'aspiration et d'évacuation ou par d'autres dispositifs appropriés.

Pour l'emballage des couleurs d'une faible teneur en plomb, par quantités insignifiantes ou par petits paquets préparés pour être débités dans le commerce de détail, l'autorité administrative supérieure peut, sur demande, permettre des dérogations à la prescription de l'alinéa précédent.

Art. 9. — Les appareils développant des poussières plombeuses doivent, en tant que le dégagement de ces poussières au dehors n'est pas efficacement prévenu du fait du genre d'installation et du mode de fonctionnement, avoir tous leurs joints imperméabilisés par d'épaisses bandes de feutre ou de laine, ou bien par des dispositifs remplissant le même office, de telle sorte que la poussière soit empêchée de pénétrer dans l'atelier.

Art. 10. — Les ouvrières ne peuvent être admises à séjourner ni à travailler dans les fabriques de la nature spécifiée à l'article 1er qu'autant qu'elles ne sont point, ce faisant, exposées à l'influence de poussières ou de gaz et de vapeurs plombiques et qu'elles ne se trouvent point en contact avec des substances contenant du plomb.

Dans les fabriques servant d'une façon exclusive ou prédominante à la préparation de couleurs plombiques ou d'autres produits chimiques du plomb, les jeunes ouvriers ne doivent être admis ni à travailler ni à séjourner. On appliquera au travail des jeunes ouvriers dans d'autres fabriques de la nature spécifiée à l'article 1er, alinéa 1, les dispositions de l'alinéa 1 ci-dessus.

Les présentes dispositions sont valables jusqu'au 1er juillet 1913.

Art. 11. — L'exploitant ne peut admettre à travailler dans des locaux où sont fabriquées ou emballées les substances désignées à l'article 1er, alinéa 1, que les personnes produisant un certificat d'un médecin agréé par le Gouvernement, attestant qu'elles n'ont point de faiblesse de constitution ni ne sont atteintes d'affections pulmonaires, de maux de reins ou d'estomac ou encore d'alcoolisme. Les certificats seront réunis, conservés et soumis, sur réquisition, au fonctionnaire de l'Inspection dans l'industrie (paragraphe 139 *b*, *Gewerbeordnung*) de même qu'à l'agent compétent du service médical.

Art. 12. — L'exploitant ne peut occuper au chargement et au déchargement des chambres d'oxydation que des personnes bien au courant des risques de l'exploitation. La durée dudit travail n'excédera point huit heures par jour. S'il dure plus de six heures, il doit être coupé au moins par trois repos d'une heure. Dans le cas d'une durée plus courte, on accordera aux ouvriers, après chaque période de travail de deux heures, un repos de une heure.

Quant à l'emballage de couleurs plombiques, de mélanges de couleurs à teneur de plomb et d'autres produits chimiques du plomb, à l'état sec, et aussi pour ce qui est de la fermeture des barils remplis de ces substances, les ouvriers ne peuvent y être occupés plus de huit heures par jour. Cette disposition ne s'applique point au travail près les machines à emballer, si ces machines sont pourvues d'aspirateurs pour poussières d'une action satisfaisante ou que par ailleurs leur genre d'installation et leur mode de fonctionnement préviennent d'une manière efficace le dégagement des poussières au dehors.

Les personnes de moins de dix-huit ans ne peuvent, en règle générale, être occupées aux besognes désignées alinéas 1 et 2. Pour l'emballage de couleurs d'une faible teneur en plomb, par quantités insignifiantes ou par petits paquets préparés pour être débités dans le commerce de détail, l'autorité administrative supérieure peut, sur demande, permettre des dérogations à cette prescription.

Pour le reste, les ouvriers se trouvant pendant leur travail en contact avec le plomb ou des substances à teneur de plomb, ne peuvent point, dans l'espace de vingt-quatre heures, repos non compris, être occupés plus de dix heures.

ART. 13. — L'exploitant munira tous les ouvriers se trouvant en contact avec le plomb, ou des substances à teneur de plomb, de surtouts de travail proprement dits et de casquettes ; et les ouvriers occupés à décharger des chambres d'oxydation, aussi de chaussures appropriées.

ART. 14. — Les besognes au cours desquelles se développe nécessairement de la poussière, qui n'est pas aspirée sur-le-champ ni entièrement, ne peuvent être commandées par le patron qu'à des ouvriers ayant le nez et la bouche recouverts de respirateurs ou d'éponges humides.

ART. 15. — Les besognes au cours desquelles on se trouve en contact avec des sels de plomb dissous ne peuvent être commandées par l'exploitant qu'à des ouvriers qui, au préalable, ont enduit leurs mains d'un corps gras ou les ont garnies de gants imperméables.

ART. 16. — Les habits de travail, les respirateurs, les éponges et les gants désignés aux articles 13, 14 et 15, et que l'exploitant assignera à tout ouvrier qui doit en être pourvu, seront suffisamment nombreux et bien conditionnés en vue du but poursuivi. Il prendra soin que ces objets soient toujours utilisés conformément à leur destination et seulement par ceux des ouvriers auxquels ils sont attribués ; qu'ils soient nettoyés à certains intervalles, savoir : les habits de travail, au moins chaque semaine ; les respirateurs, les éponges à bouche et les gants, avant tout emploi ; enfin qu'il soient conservés, pendant le temps qu'on n'en fait point usage, à l'endroit qui aura été fixé pour chacun d'eux.

ART. 17. — Dans une partie de l'établissement exempte de poussières, il doit y avoir pour les ouvriers en contact avec le plomb ou des substances renfermant du plomb, un vestiaire-lavabo et, séparé de ce local, un réfectoire. Ces deux locaux doivent être tenus propres, à l'abri de la poussière, et seront chauffés pendant la saison froide. Dans le réfectoire ou en un autre endroit convenable doivent se trouver des appareils pour chauffer les aliments.

Dans le vestiaire-lavabo, il doit y avoir, en quantité suffisante, de l'eau, des cuvettes pour se rincer la bouche, des brosses spéciales pour le nettoyage des mains et des ongles, du savon et des essuie-mains, ainsi que des agencements permettant de serrer à part les habits de travail et les effets qu'ôtent les ouvriers avant de commencer leur travail.

L'exploitant mettra à même les ouvriers occupés au déchargement des chambres d'oxydation, tous les jours, après la fin de ce travail, et les autres ouvriers en contact avec le plomb ou des substances à teneur de plomb, deux fois la semaine pendant le temps de travail, de prendre un bain chaud dans un local spécial situé dans les limites de l'établissement et chauffé pendant la saison froide.

ART. 18. — L'exploitation déléguera la surveillance de l'état sanitaire des ouvriers en contact avec le plomb ou des substances renfermant du plomb à un médecin agréé par le Gouvernement, dont la nom sera notifié au fonctionnaire de l'inspection dans l'industrie ainsi qu'à l'agent compétent du service médical, et qui visitera, pour le moins deux fois par mois, les ouvriers de l'exploitation, au point de vue des symptômes éventuels d'une maladie du plomb.

L'exploitation ne peut admettre des ouvriers qu'on soupçonne atteints d'une maladie de plomb à des besognes au cours desquelles ils viennent à être en contact avec le plomb ou des substances renfermant du plomb : quant aux ouvriers qui se montrent particulièrement sensibles aux influences du plomb et des substances à teneur de plomb, ils seront exclus du travail pour toujours.

Art. 19. — Le patron a le devoir de tenir ou faire tenir par un employé de l'exploitation, pour contrôle, un registre relatant les admissions et départs successifs, l'effectif et aussi l'état sanitaire des ouvriers en contact avec le plomb ou des substances à teneur de plomb. Il est responsable de l'intégralité et de l'exactitude des inscriptions, en tant qu'elles ne sont pas opérées par le médecin.

Ce registre de contrôle doit renfermer :

1º Le nom de celui qui tient le registre ;

2º Le nom du médecin chargé de surveiller l'état sanitaire des ouvriers ;

3º Les nom et prénoms, l'âge, le domicile, le jour d'entrée et du départ de chacun des ouvriers désignés à l'alinéa 1, ainsi que la nature de son occupation ;

4º Le jour où s'est déclarée une maladie et sa nature ;

5º Le jour de la guérison ;

6º Les jours et les résultats des visites médicales d'ordre général, prescrites à l'article 18.

Le registre sera produit, sur réquisition, au fonctionnaire de l'Inspection de l'industrie (paragraphe 139 *b*, *Gewerbeordnung*) ainsi qu'à l'agent compétent du service médical.

Art. 20. — L'exploitant élaborera un règlement intérieur qui, en plus d'une instruction sur l'emploi des objets désignés aux articles 13, 14 et 15, doit contenir les dispositions ci-après pour les ouvriers en contact avec le plomb ou des substances à teneur de plomb :

1º Les ouvriers ne doivent pas apporter avec eux, dans l'établissement, de l'eau-de-vie, de la bière et d'autres boissons spiritueuses ;

2º Les ouvriers ne doivent pas apporter des aliments dans les ateliers. Ils ne sont autorisés à prendre leurs repas, si toutefois ils ne mangent pas en dehors de l'établissement, qu'au réfectoire seulement (art. 17) ;

3º Les ouvriers ne doivent pénétrer au réfectoire, prendre leur repas ou quitter la fabrique qu'une fois les habits de travail déposés, les cheveux nettoyés de la poussière, les mains et le visage soigneusement lavés, le nez nettoyé et la bouche rincée ;

4º Les ouvriers se serviront des habits de travail, des respirateurs, des éponges à bouche et des gants, dans les ateliers et au cours des travaux pour lesquels l'exploitant en a prévu l'emploi ;

5º Il est défendu de fumer, de priser et de chiquer du tabac pendant le travail ;

6º Les baignoires installées dans l'établissement seront utilisées chaque jour par les ouvriers occupés au déchargement des chambres d'oxydation, après la fin de ce travail, et deux fois la semaine par les autres ouvriers en contact avec le plomb ou des substances renfermant du plomb.

En outre, on stipulera dans le règlement intérieur à établir, pour le cas où des ouvriers, malgré des avertissements répétés, contreviennent aux instructions susvisées, qu'ils peuvent être renvoyés avant l'expiration de la période contractuelle d'engagement et sans préavis.

Si un règlement de travail est déjà établi pour une exploitation (paragraphe 134 a, *Gewerbeordnung*), les dispositions susvisées prendront place dans ce règlement.

Art. 21. — Dans chaque atelier, ainsi qu'au vestiaire et au réfectoire, doit être apposée, en un endroit bien en vue, une copie manuscrite ou imprimée des articles 1ᵉʳ à 20 des présentes prescriptions et aussi des instructions élaborées par le patron, suivant l'article 20.

L'exploitant est responsable de l'observation des prescriptions désignées à l'article 20, alinéa 1. Il chargera un maître-ouvrier ou un chef d'équipe de veiller constamment à la stricte application des dispositions prévues à l'article 20, alinéa 1, en 3° et 6°. La personne commise à la surveillance est responsable, dans les conditions du paragraphe 151, *Gewerbeordnung*, de l'observation des dites prescriptions et des mesures de précaution nécessaires. L'exploitant est tenu de renvoyer les ouvriers qui enfreignent, malgré des avertissements répétés, les instructions par lui élaborées en vertu de l'article 20, alinéa 1.

Art. 22. — Les nouveaux établissements pour la fabrication des substances désignées à l'article 1ᵉʳ, alinéa 1, ne peuvent être exploités qu'après notification de leur installation au fonctionnaire compétent de l'inspection dans l'industrie (paragraphe 139 b, *Gewerbeordnung*.) Celui-ci, au reçu de cette communication, s'assurera, par une visite personnelle, si l'aménagement de la fabrique répond aux prescriptions édictées.

Art. 23. — Les précédentes dispositions entrent en vigueur: pour ceux des établissements auxquels s'appliquent actuellement les prescriptions publiées par l'ordonnance du chancelier impérial en date du 8 juillet 1893 sur l'installation et l'exploitation des fabriques de couleurs plombiques et d'acétate de plomb, le 1ᵉʳ juillet 1903; pour les autres établissements désignés à l'article 1ᵉʳ, alinéa 1, le 1ᵉʳ juillet 1904. A l'égard des premiers établissements, en tant que l'application des prescriptions des articles 2, 4, 5, 8 et 17 exige des changements matériels ou de nouveaux aménagements, l'autorité administrative supérieure peut, à cet effet, accorder des délais, mais au plus tard jusqu'au 1ᵉʳ juillet 1904.

Les prescriptions publiées par l'ordonnance du chancelier impérial en date du 8 juillet 1893, sur l'installation et l'exploitation des fabriques de couleurs plombiques et d'acétate de plomb, cesseront d'avoir effet le 1ᵉʳ juillet 1903.

SUISSE.

Instructions de l'Inspection du travail en date du 12 février 1898.

IMPRIMERIES ET FONDERIES DE CARACTÈRES.

Parmi les dangers qui menacent la santé des ouvriers dans les imprimeries et les fonderies de caractères, deux des plus importants, l'infection de l'atmosphère de l'atelier et l'intoxication par le plomb, peuvent être évités, si l'on s'en tient minutieusement aux prescriptions suivantes, que nous recommandons instamment aux patrons et employés:

1° Chaque atelier doit contenir au moins 12 mètres cubes d'air par ouvrier;

2º Le plancher doit être compact et uni ; partout où ce ne sera pas le cas, on fera en sorte, au moyen de vernis ou de carrelages, qu'il puisse être facilement lavé et débarrassé de toute poussière ;

3º Les parois doivent pouvoir être lavées ou badigeonnées. Dans le premier cas, on les lavera deux fois par an ; dans le deuxième cas, elles seront badigeonnées à nouveau une fois par an ;

4º Les pupitres et les rayons doivent être en contact immédiat avec le plancher ou se trouver à une hauteur suffisante pour que le sol puisse être nettoyé sans difficulté;

5º Les planchers doivent être nettoyés à l'eau chaque jour, et le mobilier, les croisées, les saillies et tous les objets accessibles à la poussière doivent être lavés deux fois par semaine ;

6º A midi et le soir, on aérera de fond en comble les ateliers. En outre, on veillera à ce que l'air soit renouvelé d'une façon continue ;

7º L'époussetage des cases ne doit s'effectuer qu'en plein air ;

8º L'alliage du métal et l'extraction des déchets dans les fonderies de caractères doivent être effectués en dehors des ateliers. Les fourneaux et les creusets servant à la préparation de l'alliage doivent être munis d'appareils d'évacuation, garantissant le mieux possible les ouvriers contre les vapeurs;

9º On veillera à ce que les lavabos soient installés en des endroits convenables ; du savon et un essuie-main propre seront mis, chaque semaine, à la disposition des ouvriers ;

10º Il est expressément interdit de cracher sur le plancher. Les crachoirs seront constamment pleins de sable humide, et ils doivent être vidés soigneusement. Ils seront installés en nombre suffisant ;

11º On ne tolérera pas qu'on fume dans les ateliers ;

12º Dans les locaux où des poussières de plomb peuvent se dégager, les boissons seront conservées dans des récipients couverts, et les aliments bien enveloppés seront enfermés dans une armoire spéciale ou un tiroir à fermeture hermétique ;

13º Avant de manger, on se lavera soigneusement les mains;

14º Tous les ouvriers manipulant un métal contenant du plomb doivent revêtir des habits de travail supplémentaires. Les vêtements qu'ils enlèvent doivent être entreposés dans des armoires fermées ou en dehors des ateliers ;

15º Les prescriptions ci-dessus seront affichées dans tous les ateliers.

FRANCE

PROJET DE DÉCRET RÉGLEMENTANT LE TRAVAIL DANS L'AIR COMPRIMÉ, ADOPTÉ EN DEUXIÈME LECTURE PAR LA COMMISSION D'HYGIÈNE INDUSTRIELLE (1).

ARTICLE PREMIER. — Sont seuls admis au travail dans l'air comprimé les ouvriers âgés de dix-huit ans au moins, ayant satisfait à un examen médical constatant qu'ils ne sont atteints d'aucune tare les rendant impropres à ce genre de travail. Cet examen sera réitéré après cinq jours de travail dans le caisson.

ART. 2. — Une visite médicale de tous les ouvriers employés dans l'air

(1) Il convient d'observer que ce projet doit être encore soumis au Comité des arts et manufactures et au Conseil d'État, qui lui feront subir d'importantes modifications.

comprimé aura lieu chaque mois. En l'absence du médecin, l'exclusion provisoire pour cause de santé sera prononcée par le chef de chantier. Elle pourra toujours être levée par le médecin.

Si l'ouvrier exclu le demande, il devra être examiné par le médecin dans les vingt-quatre heures.

Tout ouvrier en état d'ébriété sera exclu pour vingt-quatre heures au moins.

Art. 3. — Un registre sanitaire sera tenu journellement par le chef de chantier et visé par le médecin de service à chacune de ses visites ; il mentionnera non seulement les accidents, mais également les incidents pathologiques, même minimes, se rapportant au travail dans l'air comprimé.

Art. 4. — La compression et la décompression doivent s'exécuter sous l'autorité d'un chef responsable désigné par une consigne du chantier.

La vitesse de compression sera uniforme, et on emploiera au moins quatre minutes pour augmenter la pression par centimètre carré de 1 kilogramme. La vitesse de décompression pourra croître d'une manière continue d'après le barème suivant :

On emploiera vingt minutes par kilogramme de pression au-dessus de 3 kilogrammes effectifs par centimètre carré pour abaisser la pression à 3 kilogrammes ;

Quinze minutes par kilogramme de pression entre 3 et 2 kilogrammes effectifs par centimètre carré pour abaisser la pression à 2 kilogrammes ;

Dix minutes par kilogramme de pression au-dessous de 2 kilogrammes effectifs par centimètre carré pour abaisser la pression à zéro.

On ne pourra opérer la descente du caisson au moyen de lâchures qu'après avoir fait sortir tous les ouvriers.

Chaque écluse renfermera un manomètre. Pour les pressions au delà de 1 kilogramme effectif, elle sera munie, en outre, d'un manomètre enregistreur fonctionnant d'une manière ininterrompue.

Art. 5. — La durée journalière de séjour dans la chambre de travail, y compris le temps d'éclusage, ne doit pas dépasser, par vingt-quatre heures :

8 heures pour des hauteurs d'eau sur le couteau du caisson			
	ou sur le sol de la chambre de travail inférieures à 20 mètres.		
7 — — —	comprises entre 20 et 25 mètres.		
6 — — —	—	25 et 30 —	
5 — — —	—	30 à 35 —	
4 — — —	—	35 à 40 —	

Le jour du changement de poste, et au plus une fois par semaine, la durée journalière du séjour pourra être portée jusqu'au double, pourvu qu'il s'écoule au moins douze heures entre la sortie et la rentrée de chaque équipe. Cette dérogation ne pourra porter la moyenne hebdomadaire du séjour journalier dans le caisson au-dessus des chiffres qui précèdent.

Art. 6. — La hauteur de la chambre de travail mesurée entre le plafond et l'arête du couteau ne sera pas inférieure à $1^{m3},80$. La quantité d'air envoyée dans la chambre de travail doit être de 40 mètres cubes d'air pur au moins par heure et par homme. Elle doit être distribuée de façon que la proportion d'acide carbonique dans l'air, constatée dans les endroits les plus éloignés des conduits d'amenée, ne dépasse nulle part 1 p. 1 000.

Dans le cas où l'envoi d'air se trouverait arrêté, le chef préposé au travail dans le caisson devra, de sa propre initiative, prescrire la sortie de tous les ouvriers après une période d'attente de dix minutes.

Art. 7. — Le cube d'air par personne se trouvant en même temps dans l'écluse ne pourra être moindre de $0^{m3},600$ pour les hauteurs d'eau sur le couteau du caisson inférieures à 20 mètres et de $0^{m3},700$ pour les hauteurs d'eau plus grandes.

La ventilation de l'écluse pendant les périodes de décompression dépassant dix minutes sera assurée par la mise en jeu simultanée des robinets d'entrée et de sortie d'air fonctionnant avec des débits inégaux.

En été, les écluses exposées au soleil seront protégées par une tente et par des paillassons maintenus humides.

Pour les chantiers occupant plus de vingt ouvriers dans l'air comprimé, la communication entre la chambre de travail et l'extérieur sera assurée par téléphone.

Art. 8. — Des précautions spéciales seront prises pour éviter toute chute dangereuse des ouvriers à la sortie, en cas de vertige.

Art. 9. — Les portes de communication et les tampons de fermeture des cheminées doivent s'ouvrir du côté de la plus forte pression. Les portes qui s'ouvrent du côté de la moins forte pression pour l'évacuation des déblais et l'introduction des matériaux seront munies d'un enclenchement empêchant toute ouverture intempestive.

Art. 10 — Les cheminées de descente seront toujours d'accès facile, et les échelles seront constamment maintenues en parfait état d'entretien et de propreté. Les cheminées et la chambre de travail elle-même seront éclairées par la lumière électrique. Des appareils de secours seront préparés pour hisser en cas de besoin un ouvrier qui ne pourrait pas se servir des échelles.

Art. 11. — Chaque tuyau d'amenée d'air sera pourvu à son entrée dans la cheminée d'une soupape automatique se fermant dès que la pression de l'air envoyé tomberait au-dessous de celle existant dans la chambre de travail.

L'installation servant à l'aérage (pompes, réservoirs ou tuyaux) sera munie d'un dispositif réglant automatiquement la pression de l'air envoyé dans le caisson.

Art. 12. — Quand les travaux seront effectués sous une hauteur d'eau supérieure à 12 mètres au-dessus de l'arête du couteau, une baraque de repos sera aménagée à proximité du chantier. Ses dimensions seront proportionnées au nombre des ouvriers d'une équipe, à raison de 6 mètres cubes par homme. Elle sera convenablement aérée et chauffée et munie de lavabos, d'un vestiaire et de lits de repos.

Un avis placardé dans le chantier recommandera aux ouvriers d'y séjourner une demi-heure au moins après leur sortie du caisson.

Art. 13. — Le chantier sera pourvu d'une boîte de secours renfermant notamment un tube d'oxygène sous pression ou des substances pouvant dégager rapidement et facilement des quantités notables d'oxygène pur.

Quand la hauteur d'eau sur le couteau du caisson dépassera 20 mètres, il sera installé une écluse sanitaire de recompression, de dimensions suffisantes pour recevoir un lit et deux aides.

Art. 14. — Quand la profondeur des travaux sous l'eau dépassera 25 mètres, un casernement voisin du chantier sera mis à la disposition des ouvriers dans le cas où ceux-ci ne pourront être logés dans un rayon inférieur à 2 kilomètres.

ART. 15. — Tous les appareils, notamment les moteurs, réservoirs, tuyaux, soupapes, échelles et chaînes seront soumis à une vérification hebdomadaire.

Le boulonnage reliant les tronçons successifs des cheminées devra faire l'objet d'une vérification spéciale toutes les fois qu'il aura été touché ; le vérificateur s'assurera que les boulons sont en place, en bon état et convenablement serrés.

ART. 16. — Quand la profondeur sous l'eau atteinte par le contenu du caisson dépassera 10 mètres, le remplissage en béton ou en maçonnerie de la chambre de travail ne pourra être exécuté que par des ouvriers habitués au travail dans l'air comprimé.

ART. 17. — Des dérogations aux dispositions qui précèdent pourront être accordées en cas de nécessité absolue sur demande formulée soit par le médecin, soit par l'agent technique chargé du contrôle des travaux, soit par l'entrepreneur, soit par les ouvriers.

HYGIÈNE INDUSTRIELLE SPÉCIALE

COURTOIS-SUFFIT   ET   **LÉVI-SIRUGUE**

Médecin des Hôpitaux de Paris,   Ancien interne
Médecin en chef des Manufactures de l'État.   des Hôpitaux de Paris.

I. — MALADIES PROFESSIONNELLES EN GÉNÉRAL.

MALADIES PROFESSIONNELLES CAUSÉES PAR LES POUSSIÈRES.

En dehors des germes infectieux spécifiques que renferment les poussières des ateliers et des maladies microbiennes qu'ils peuvent engendrer, maladies dont l'étude est en dehors du cadre de ce chapitre, les poussières peuvent provoquer des altérations particulières des tissus qu'on désigne sous le nom de *conioses* ou *nosoconioses*. Les tissus qui seront le siège de ces lésions sont naturellement ceux qui sont exposés à leur contact ; c'est d'abord la peau ; il y a en effet des *dermatoconioses*, que nous étudierons dans un chapitre spécial consacré aux dermatites professionnelles ; c'est ensuite l'œil, et nous aurons quelques mots à dire des *ophtalmoconioses*; c'est le nez, où on observe des *rhinoconioses*; ce sont enfin les muqueuses digestives, et nous aurons à mentionner l'action des poussières sur l'intestin ou *entéroconioses*; mais ce chapitre sera surtout consacré à l'étude des troubles qui sont dus à la fixation des poussières sur les voies aériennes, ou *pneumoconioses*.

Les poussières sont de diverses origines : on peut distinguer les poussières d'origine animale, d'origine végétale, celles enfin d'origine minérale.

Pour l'énumération des différentes poussières nocives, nous ne saurions mieux faire que de reproduire les tableaux synoptiques très complets dressés par Layet (1).

1° Poussières d'origine animale.

Crin et soie..... \Criniers. \ Cardeurs.
                      / Batteurs.
                      / Déballeurs.
                        Épurateurs.
              Brossiers.

(1) Layet, in *Encyclopédie d'hygiène*, publiée par Rochard, t. VI, 1897, p. 305.

Laine............ Drapiers. { Batteurs. Tondeurs. Peigneurs. }
Fabricants de papiers veloutés, dits de tontisse (saupoudreurs).
Trieurs et cardeurs de laine.
Épurateurs de déchets.
Bonnetiers.
Couverturiers.
Matelassiers.
Tapissiers.
Sécheurs de peaux de mouton.

Cuirs............ { Cordonniers. Corroyeurs. Gantiers. Selliers. Bourreliers. }

Poils............ { Fabricants de chapeaux de feutre. Fourreurs et pelletiers. Coiffeurs. }

Plumes.......... { Plumassiers. Épurateurs de plumes et duvet (battage et cardage). }

Os.............. { Fabricants de boutons et tableteurs. Bouchers. Broyeurs d'os sec. }

Cornes........... | Tourneurs en corne. Broyeurs de cornes.

Soie............ { Batteurs de bourre de soie. Dévideuses de cocons altérés. Cardeurs de bourre de soie. }

Nacre........... | Nacriers.

Excrémentitielles. | Fabricants de poudrette et chargeurs de guano.

2º Poussières d'origine végétale.

1º *Poussières charbonneuses.*

Anthracose........ {
Charbon de terre et surtout charbon de bois. { Charbonniers. Mouleurs en cuivre et surtout en fonte (ceux-ci plus exposés) (Proust). }
Lignite......... | Incinéreurs.
Houille... ..... { Houilleurs. Fabricants de coke. Ouvriers chargeurs et déchargeurs. Fabrication des agglomérés. Chauffeurs. Forgerons. Gaziers. }
}

Suie.............. | Fumistes. Ramoneurs. Ouvriers des hauts-fourneaux.
Noir minéral...... | Broyeurs de bitume.
Noir animal........ | (Fabrication du) (bluttage, pelletage).
Fumée des appareils d'éclairage et foyers. { Mineurs. Ouvriers des tubes à air comprimé. Carbonisation de la tourbe. Anthracose naturelle des travailleurs nocturnes en espace confiné. }

2º *Poussières celluleuses.*

Amidon, fécule, farine........ { Amidonniers. Féculiers. Mouleurs en cuivre (substitution de fécule au poussier). Coiffeurs. Boulangers. Meuniers. Fariniers. Pâtissiers. Forts de la halle. }
Tabac (*tabacosis*). | Ouvriers des manufactures de tabac à priser.
Sucre........... | Raffineurs.

3º *Poussières ligneuses.*

Tan .... | Broyeurs d'écorce de tan.
Sciure de bois. { Menuisiers. Scieurs de long. Ébénistes. Allumettiers. Fabricants de crayons. Charrons. Tourneurs sur bois. }
Poudres médicamenteuses. { Broyeurs et concasseurs de racines, écorces médicinales. Droguistes. }

Lin. Chanvre.. { Peigneurs. Cardeurs. Cordiers. Ouvriers des filatures. Fabricants d'étoupes.

Pailles. Balles { Vanneurs, batteurs en granges. Déchargeurs de navires. Jaugeurs et glumelles. } et mesureurs de blé.

4° Poussières filamenteuses.

Coton (byssinosis)..... | Batteurs. Cardeurs. Ouvriers des filatures.
Poils végétaux........ | Équarrisseurs de platane. Fabricants de cordes d'alfa.
Ouate.............. | (Fabriques d'). Effilocheurs.
Déchets de vieux linges. | Chiffonniers. Trieurs de chiffons des papeteries.

3° Poussières d'origine minérale.

1° Poussières pierreuses.

Silice, grès et quartz (chalicose) (silice et fer ou sidéro-chalicose). { Tailleurs de meulières, remouleurs, aiguiseurs, retailleurs, retoucheurs et riffleurs de meules, épointeurs d'aiguilles, ponceurs de glaces, mouleurs en métaux, ponceurs de plaques métalliques, peigneurs de lin et chanvre ou séranciers, carriers, terrassiers, cantonniers, tailleurs de pierre, broyeurs de cailloux, ouvriers en ciment.

Argile (silice et alumine). { Briquetiers. Tuiliers. Faïenciers. Porcelainiers (brossage des pièces). Potiers (retoucheurs et useurs de grains).
Ardoise........... | Ardoisiers. Couvreurs (découpeurs et raboteurs d'ardoises).
Calcaire.......... { Ouvriers des carrières. Marbriers. Sculpteurs. Ornemanistes.
Plâtre (gypsose)... { Broyeurs et tamiseurs de plâtre. Stuqueurs. Maçons. Lustreurs et apprêteurs de peaux et crins (dégraissage et battage). Brossiers.
Soufre............ { Extraction du soufre. Tritureurs et bluteurs de soufre. Soufreurs de vignes et végétaux malades.
Émeri............ { Dégrossisseurs de glaces. Ponceurs de nacres, agates, camées, acier. Ponceurs de métaux (dérochage à sec).
Verre............ | Diamanteuses de fleurs. Fabricants de papier de verre.

(Indifférentes.)

2° Poussières métalliques.

Fer (sidérose). { Tailleurs de limes. Aiguiseurs. Fabricants d'aiguilles (silice et fer). Affûteurs. Serruriers. Couteliers. Ajusteurs. Fondeurs. Forgerons.
Cuivre........ { Fondeurs de cuivre et bronze. Limeurs de cuivre. Polisseurs à sec. Taraudeurs. Tourneurs. Ciseleurs. Scieurs. Planeurs de cuivre. Polisseurs de ressorts de montres.
Zinc.......... | Ficeleurs. Tréfileurs. Marteleurs de fils galvanisés.
Laiton........ { Horlogers. Épingliers (empointeurs d'épingles). Bronzeurs (poussières de laiton). Fabricants de tarlatanes imprimées (poussière de cuivre appelée Brocard, cuivre frisé ou diamant).
Plomb........ { Lapidaires (taillage et polissage des pierres fines et camées avec une roue en plomb). Tisserands (usure des poids en plomb). Potiers d'étain. Tailleurs de lime (usure de l'enclume en plomb). Ajusteurs (usure des lamelles de plomb sur lesquelles on appuie les pièces délicates). Plombiers. Marteleurs et lamineurs de plomb (roulage et pliage des feuilles de plomb).
Métal d'imprimerie.. { Compositeurs (poussière des casses).

(Indifférentes. / Toxiques.)

3° *Poussières salines.*

Sels de fer indifférents.	Oxydes de fer.........	Miroitiers. Polisseurs de glaces. Ponceurs et décapeurs de tôle avec le rouge d'Angleterre (dérochage à sec des plaques métalliques).
Sels de plomb (toxiques).	Cristal (silicate double de potasse et plomb).	Broyeurs et tamiseurs de cristal pour émail. Émailleurs (saupoudrage). Tailleurs de cristal.
	Céruse......	Cérusiers. Dentellières. Satineurs de papiers peints et cartes glacées. Dessinateurs sur drap.
	Minium..............	Fabricants de minium. Saupoudreurs et émailleurs de céramiques.
	Litharge........	Fabricants et ponceurs de cuirs vernis.
	Acétate de plomb......	Satineurs de papiers moirés.
	Chromate de plomb....	Fabricants de chromate, de mèches à briquet, tisserands.
	Oxychlorure de plomb.	Fabricants d'oxychlorure.
Sels d'arsenic (toxiques).	Sulfures d'arsenic.....	Extraction des minerais. Teinturiers en cuirs. Corroyeurs. Potiers.
	Arsénites et arséniates.	Fabricants et broyeurs de couleurs arsenicales (vert de Scheele et Schweinfurt). Fabricants de papiers peints. Fleuristes. Feuillagistes. Fabricants d'abat-jour. Couturières. Ouvriers en étoffes arsenicales.
	Acide arsénieux.......	Chapeliers. Mégissiers. Empailleurs. Verriers. Ouvriers des hauts-fourneaux.
	Arséniures...........	Tréfileurs de zinc (poussières de zinc impur).
Sels de mercure (toxiques).	Cinabre..............	Mineurs d'Almaden.
Sels de cuivre (toxiques).	Acétate de cuivre ou verdet..............	Fabricants de verdet (raclage des plaques, embarillage).
	Oxyde et carbonate de cuivre..............	Chaudronniers (décapage et nettoyage des vieux cuivres (grattage et martelage). Fondeurs en cuivre (travail des retoucheurs et ébarbeurs).
Sels de zinc (toxiques).	Oxyde et carbonate de zinc................	Fabricants (embarillage du blanc de zinc). Tordeurs de fils galvanisés. Ficeleurs de bouteilles de champagne. Tonneliers.
	Chlorure de zinc.......	Décapeurs de zinc.
Chaux.	Chaux..............	Lustreurs. Apprêteurs de peau. Batteurs de laine chaulée. Chaufourniers Chauleurs de grains.
Sels de chrome (caustiques).	Bichromate de potasse.	Ouvriers chromateurs.

PNEUMOCONIOSES.

Parmi les maladies professionnelles dues aux poussières, les lésions pulmonaires, ou *pneumoconioses*, tiennent le premier rang.

Les pneumoconioses, d'après le nom qu'a donné Zenker à ces altérations pulmonaires, se présentent surtout sous trois formes : *anthracose* due aux poussières de charbon, *sidérose* à celles de fer, *chali-*

cose à celles de silice. Layet a décrit sous le nom de *bronchorrhée professionnelle* une affection caractérisée par de la simple bronchectasie sans pénétration de poussières dans le poumon. Cette lésion serait surtout le fait de poussières végétales peu dures.

1° Anthracose.

L'anthracose existe à l'état physiologique; on sait que le poumon de l'adulte et surtout celui du vieillard est sillonné de traînées noirâtres qui ne sont que des dépôts de charbon le long des lymphatiques. Ce charbon provient des fumées qu'envoient les appareils de chauffage et d'éclairage. Jusque-là il n'y a rien de pathologique.

Il n'en est pas de même chez les mineurs, où elle a été depuis longtemps décrite par les auteurs anglais sous le nom de *phtisie noire*, chez les charbonniers, chez les mouleurs en métal, qui saupoudrent du charbon pour empêcher le moule de faire corps avec le métal en fusion.

SYMPTOMATOLOGIE. — Voici résumée, d'après l'excellent article de Marfan (1), la *symptomatologie* de cette pneumoconiose anthracosique.

Les signes en sont tardifs, ne survenant qu'après une imprégnation de dix à vingt ans, souvent à l'occasion ou d'une bronchite ou d'une pneumonie accidentelle.

On peut, avec Tardieu, distinguer trois périodes. D'abord il y a une sensation inusitée de fatigue, des malaises, de la dyspnée d'effort ; la toux se montre quinteuse, bientôt avec une expectoration noire, qui a fait dire que « le poussier s'était attaché à l'homme ». Le crachat noir (*black spit*) à l'état permanent est le signe caractéristique de cette période. A l'auscultation, on trouve le murmure vésiculaire diminué, le retentissement vocal exagéré, des râles de bronchite disséminés.

A la deuxième période, l'état général s'est altéré. Le malade amaigri a un teint terreux, se plaint de dyspnée continue, rend des crachats muco-purulents, quelquefois un peu sanguinolents.

Enfin, *à la dernière période*, l'anémie et la consomption font des progrès. C'est bien alors la *phtisie noire* avec des signes cavitaires. Le malade meurt comme un phtisique ou par asystolie. Oliver a étudié récemment (2) la *phtisie des mineurs*. Il conclut qu'elle ne résulte pas de l'inhalation des gaz du sol ou de ceux dégagés par les explosifs, qu'elle est causée par les poussières, qu'elle n'est pas tuberculeuse au début et peut ne pas le devenir ; la tuberculose y est chose surajoutée. C'est une affection locale non héréditaire, qui peut

(1) MARFAN, in *Traité de médecine de* BOUCHARD *et* BRISSAUD, 2ᵉ édition.
(2) *Brit. med. Journ.*, 1903, p. 568, et *Bull. de l'Inspection du travail*, 1905, p. 52.

être évitée en grande partie par une bonne ventilation, comme on l'a vu en Grande-Bretagne.

2° Chalicose.

Connue sous divers noms (*cailloute* des piqueurs de meules de la Touraine et de l'Anjou, *mal de Saint-Roch, phtisie des tailleurs de pierre*), la chalicose a été ainsi appelée par Meinel. On la rencontre chez les tailleurs de pierre, de grès, de marbre, les aiguiseurs, les verriers, faïenciers, potiers, qu'il s'agisse de l'un quelconque des temps de l'industrie faïencière (ébaucheurs qui pétrissent la terre à faïence, surtout mouleurs et tourneurs, enfourneurs, épousseteurs, useurs de grains).

SYMPTOMATOLOGIE. —La symptomatologie est très analogue à celle de l'anthracose. Au début, le malade tousse, crache des particules de silice ou d'acier, ce dont souvent il se rend compte. Puis le poumon s'indure, l'expectoration devient muco-purulente, sanglante. Enfin peut s'installer la phtisie avec son cortège habituel ; d'autres fois, la lésion reste à l'état de bronchectasie.

3° Sidérose.

Décrite d'abord par Zenker, la sidérose est rare et mal connue. Elle se voit chez les ouvriers se servant d'oxyde rouge de fer ou rouge anglais (miroitiers, batteurs d'or, polisseurs de glaces), chez ceux qui nettoient avec du sable les plaques de tôle rouillées.

Les symptômes semblent ceux de l'anthracose, quelquefois avec expectoration rouge.

4° Pneumoconioses mixtes.

Souvent il y a association de ces diverses poussières ; ainsi il est remarquable que la chalicose montre à l'autopsie des poumons noirs, alors que les poussières inhalées sont blanches ou grises. C'est que la chalicose coexiste souvent avec l'anthracose. Charcot croyait même que, comme les scléroses, elle appelait l'anthracose. Letulle a vu chez un broyeur d'émeri un poumon avec noyaux durs, gris noir, composés de silice, alumine, peroxyde de fer.

La plus importante de ces pneumoconioses mixtes est la *sidéro-chalicose* des aiguiseurs, étudiée d'abord en 1796 par Johnston, puis en 1860 par Knight. Depuis elle a été l'objet de plusieurs travaux en Angleterre. On l'observe chez les tailleurs de meules, aiguiseurs de fourchettes, très exposés par suite de leur travail à sec, les polisseurs d'acier qui emploient l'émeri et le rouge d'Angleterre, les ouvriers qui fabriquent les aiguilles, et surtout, parmi eux, les empointeurs.

5° Formes plus rares.

Chez les *verriers*, il peut y avoir des accidents dus aux poussières
de verre ; ces poussières, nocives par leur teneur en *plomb*, le sont
aussi par simple action mécanique, sans parler ici de l'emphysème,
que peut engendrer le soufflage.

Notons la fréquence des accidents pulmonaires chez les *plâtriers,
carriers, ouvriers des fours à chaux*. La nocivité des poussières argi-
leuses se manifeste chez les *briquetiers, tuiliers, potiers, porcelainiers*. Parmi ces derniers, sont surtout exposés les *useurs de grains*,
qui, lorsqu'une pièce sort du four, ont à gratter la silice qui y adhère.

La fabrication du *bleu d'outre-mer*, obtenu avec de la soude caustique saturée de silice additionnée d'alumine, produit sur lequel on
fait agir du sulfure de sodium fondu, dégage des poussières abondantes.

Assez rares sont les accidents développés dans l'industrie coto-
nière et dénommés *byssinose*. Villermé a signalé comme particulièrement exposés les *débourreurs* et les *aiguiseurs de cardes*, qui
nettoient les planches des tambours à carder. L'évolution, analogue
comme périodes à celle des autres pneumoconioses, se ferait en seize
à vingt-deux mois. La *fabrication de l'ouate* est assez nocive.

Le travail de la *laine* développe moins de poussières que celui du
coton, à cause de l'huile dont on l'imbibe avant de la faire passer
dans les métiers. Par contre, le travail de la *soie* est assez nocif au
point de vue qui nous occupe. La partie dangereuse est l'opération
qui consiste à extraire la soie du cocon, en la débourrant, c'est-à-
dire en débarrassant sa surface de la bourre ou frison qui la garnit ;
c'est le cardage des frisons qui est particulièrement malsain.
Rappelons encore, dans cet ordre d'idées, l'*épuration des plumes et
duvets*, ainsi que le travail au tour de la *nacre de perles*.

Pneumonies à scories.

On a enfin décrit sous le nom de *pneumonie à scories* une pneumonie
grave, observée chez les ouvriers qui pulvérisent les scories provenant de la déphosphoration de l'acier. Cette poussière riche en
phosphate de chaux, de fer, de manganèse, en magnésie, silice, et
qui contient un peu d'acide sulfurique, est transformée en engrais.
Ces pneumonies se comportent comme des pneumonies lobaires
ordinaires, sauf que les crachats ne seraient pas rouillés, mais gris
noir, que l'albuminurie serait fréquente (Attimont, de Nantes); mais
elles n'ont en somme rien de caractéristique.

Si les pneumoconioses préparent le plus souvent à l'infection
secondaire tuberculeuse, on les a accusées aussi de pouvoir devenir
cancéreuses. Chez les ouvriers des mines de cobalt arsenical du

Schneeberg, Haerting et Hesse ont constaté des tumeurs cancéreuses avec adénopathies. Pour Cohnheim et Weigert, ce seraient là des lymphosarcomes.

PHYSIOLOGIE PATHOLOGIQUE. — Arrêtées d'abord et pendant longtemps par les barrières naturelles que constituent les voies aériennes supérieures avec leurs poils, leurs cils vibratiles, les poussières finissent par pénétrer, grâce à l'irritation qu'elles provoquent à la longue et grâce à des inflammations aiguës intercurrentes (coryza, angine, laryngo-bronchite), qui momentanément amoindrissent la résistance des tissus. La respiration par la bouche au lieu du nez facilitera la pénétration. Ces poussières pénètrent par les lymphatiques, qui en sont bourrés. Prises par des leucocytes migrateurs au niveau de l'alvéole, les poussières sont transportées par le courant lymphatique aux ganglions qui les retiennent; mais à la longue ces ganglions irrités deviennent incapables de fonctionner, et les poussières vont former entre les lobules des noyaux qui, à leur tour, agissant comme corps étrangers, amèneront la sclérose du poumon, souvent avec peu de dilatation bronchique (Marfan). Mais ce qui semble amener la transformation de l'anthracose physiologique en anthracose pathologique, c'est l'intervention d'une infection, comme l'ont montré les expériences de Claisse et Josué (1), qui, chez les animaux, n'ont vu ni inflammation, ni troubles vasculaires. De sorte qu'il n'y a pas à vrai dire de lésions anthracosiques, mais des infections diverses évoluant chez des anthracosiques. Aussi a-t-on dit que « l'anthracose houillière n'est qu'un signe d'identité professionnelle et n'est pas une maladie ».

Récemment Calmette (de Lille) a soutenu l'*origine intestinale* de l'anthracose pulmonaire comme d'autres infections du poumon (pneumonie, tuberculose). Si on fait absorber à des cobayes des cultures de pneumocoque additionnées de noir de fumée, on trouve, dit il, les poumons farcis d'amas anthracosiques (2). Par contre, d'autres expérimentateurs, Remlinger (3), Küss et Lobstein (4) soutiennent l'origine pulmonaire de l'anthracose. — Ces derniers auteurs sont arrivés aux conclusions suivantes :

1° L'anthracose pulmonaire expérimentale peut être réalisée à coup sûr et facilement chez le cobaye, en plaçant l'animal pendant quelques heures dans une atmosphère de fumée relativement peu dense, contenant par mètre cube 1 à 15 centigrammes de noir de fumée à l'état de poussière impalpable;

2° L'anthracose se produit alors par inhalation et non par dégluti-

(1) Claisse et Josué, *Arch. exp.* 1897, p. 205.
(2) Calmette, *Presse méd.*, 1er sept. 1906.
(3) Remlinger, *Soc. biol.*, 3 nov. 1906.
(4) Küss et Lobstein, *Bull. méd.*, 21 nov. 1906.

tion ; elle a en effet la même intensité si, au préalable, on a lié l'œsophage ou le pylore, ou lorsque la réplétion de l'estomac empêche
les poussières d'arriver au duodénum ;

3° Les quantités de noir qui déterminent par inhalation une anthracose marquée ne donnent rien de tel par ingestion ; au cours de repas
anthracosiques, il peut d'ailleurs y avoir inhalation donnant lieu à une
anthracose toujours très légère ;

4° L'anthracose pulmonaire n'a jamais une origine intestinale ;

5° Dans l'anthracose expérimentale, l'anthracose pulmonaire est
plus accentuée que l'anthracose ganglionnaire ; c'est l'inverse dans
l'anthracose spontanée.

Enfin, en Belgique, Herman (1), tout en admettant l'origine intestinale, admet comme possible la voie pulmonaire.

Les conclusions de Feliziani (2) ne sont pas favorables à la théorie
de Calmette. Sur plus de 10 cobayes soumis à l'ingestion répétée et
massive d'encre de Chine mêlée aux aliments ou introduite par la
sonde, aucun n'a eu de pigmentation pulmonaire. Les particules
charbonneuses étaient restées à la surface de l'intestin. Quatre
cobayes injectés dans le péritoine et sacrifiés au bout de vingt-
quatre à quarante-huit heures n'avaient pas d'anthracose pulmonaire.
L'auteur nie donc l'anthracose pulmonaire d'origine digestive, mais
non la tuberculose pulmonaire de même origine.

Dans de nouvelles expériences entreprises pour réfuter ces contra-
dictions, Calmette, Vansteenberghe et Gryser (3) émettent les conclusions suivantes : 1° les poussières colorées assez fines, introduites dans
les voies digestives, traversent la paroi intestinale et, chez le cobaye
adulte, vont rapidement par les voies lymphatiques et sanguines au
poumon, qui les retient plus ou moins longtemps ; 2° l'ingestion de
ces poussières colorées provoque chez le cobaye, au bout de six heures,
des taches anthracosiques surtout sous la plèvre viscérale ; 3° l'inhalation de ces poussières peut entraîner leur accumulation dans le
pharynx, les bronches, les alvéoles et produire une anthracose différente de celle qu'on obtient par ingestion. Il y aurait donc à côté de
l'anthracose d'origine respiratoire et mécanique dont l'existence est
indéniable une anthracose physiologique d'origine intestinale.

Bien qu'on ait admis une immunité créée par l'anthracose vis-à-vis
de la tuberculose, il semble bien au contraire que l'anthracose y
prédispose. Les anthracosiques tuberculeux peuvent guérir s'ils
cessent leur métier ; le mal au contraire progresse s'ils le continuent.
L'existence dans les crachats de cellules épithéliales ou de leucocytes
renfermant des granulations minérales ou végétales indique l'origine
pneumoconiosique de cette tuberculose. L'absence de bacille des

(1) HERMAN, *Acad. belge*, 27 oct. 1906.
(2) FELIZIANI, *Policlinico*, 1906, fasc. XII, p. 525.
(3) *Acad. sciences*, déc. 1906.

crachats avec des signes cavitaires est un sûr indice de pneumoconiose.

OPHTALMOCONIOSES.

On comprend facilement que l'œil soit particulièrement exposé à l'action nocive des poussières. Les professions où on rencontre les ophtalmoconioses sont celles de *scieurs de long, tourneurs sur bois, droguistes, broyeurs d'écorces médicinales, ouvriers des filatures de lin ou chanvres criniers, brossiers, pelletiers, plumassiers.* Souvent à l'action des poussières vient s'associer celle des germes qu'elles véhiculent; il en est ainsi *dans la kératite des moissonneurs, des équarrisseurs d'arbres, des huîtreurs, des nacriers, des dévaseurs, des débourreurs de cocons altérés, des scieurs d'os, des batteurs et jaugeurs de blé, des cannissiers, tresseurs de paille, vanneurs de grains, botteleurs de foin,* etc. Les poussières peuvent, par traumatisme, ouvrir la porte aux germes ordinaires de l'atmosphère, comme chez les *ouvriers qui manipulent le soufre, les chaufourniers, plâtriers, maçons, tailleurs de pierre, marbriers, plafonneurs.*

On peut voir de la *blépharite simple* avec nodules furonculeux des glandules ; de la *blépharite ulcéreuse* avec croûtes au niveau des cils ou entre eux, comme cela se voit dans le cas de poussières caustiques (arsenic, chrome, alcalins) ; de la *blépharite cicatriculaire,* où il y a des cicatrices dues à des brûlures produites par les poussières incandescentes (*forgerons, serruriers, fondeurs*). Il peut y avoir de la *conjonctivite hyperémique* ou *catarrhale granuleuse.*

Les lésions les plus rebelles sont celles qui sont dues aux poussières d'origine végétale ou animale. Les poussières minérales provoquent volontiers une lésion appelée *ptérygion* (maçons, plâtriers, tailleurs de pierre, etc.). Les corps étrangers organiques n'ont pas tendance à s'éliminer; ils se gonflent par imbibition et peuvent produire de l'infection. Ainsi la kératite des moissonneurs est souvent suivie d'ulcération perforante ou *hypopyon.*

RHINOCONIOSES.

La *rhinite perforante* s'observe sous l'influence de certaines poussières, et on la voit chez les ouvriers exposés aux poussières arsenicales, chez ceux des fabriques de bichromate de potasse, chez les éjarreurs de poils (fabrication des chapeaux de feutre), chez les soudeurs de boîtes de conserves, les chaufourniers et les brasseurs de tuyaux de cuivre, les ouvriers en ciment. Cette rhinite est constituée par une inflammation chronique de la muqueuse du nez et par l'ulcération de la cloison du nez pouvant aller à la perforation. Cette perforation siège au point de la cloison répondant à la dépression du sillon nasal. Elle est due au dépôt de poussières caustiques retenues là par les poils de l'orifice, l'humidité de la muqueuse, le rétrécissement infundibuliforme du passage de l'air inspiré, dû à la saillie du cornet inférieur (Layet).

ENTÉROCONIOSES.

Lancereaux a le premier attiré l'attention sur l'anthracose intestinale fréquente chez les houilleurs. On la voit chez les charbonniers, houilleurs, fondeurs sous forme d'angine et de pharyngite glanduleuse. On rencontre des fibres agglutinées en corps étrangers dans les selles des tailleurs, peigneurs et fileurs de chanvre.

Les poussières minérales sont susceptibles aussi de provoquer des coliques, comme on en observe chez les ébarbeurs et polisseurs de cuivre, de bronze, chez les fondeurs, les nacriers, les ouvriers qui extraient le soufre. Brockmann a vu chez les ouvriers des mines du Harz en Allemagne une lésion profonde de tout le tractus digestif, qu'il appelle « stomacace », et où on voit sur la muqueuse de petites ecchymoses provoquées par les poussières.

Chez les porcelainiers, on pourrait voir des lésions stomacales avec hématémèse simulant l'ulcère, qui seraient dues au tournassage, opération qui consiste à égaliser avec une lame tranchante les pièces en biscuit placées au tour ; à la pénétration de poussières se joindrait la mauvaise attitude du corps (Bernutz).

PROPHYLAXIE DES MALADIES DUES AUX POUSSIÈRES.

Les moyens de prophylaxie sont de trois espèces : 1° ce sont les appareils d'aspiration et d'évacuation des poussières ; 2° ce sont les appareils clos où l'ouvrier peut effectuer son travail par simple introduction des mains ; 3° enfin il y a les masques préservateurs, ou appareils respirateurs.

1° **Appareils d'aspiration et évacuation des poussières**. — Nombreux sont ces appareils, et, sans entrer dans leur description détaillée, nous nous attacherons à en donner le principe général. La ventilation, pour être efficace, doit naturellement viser à limiter le champ d'expansion des poussières là même où elles se produisent, par des enveloppes collectrices dont le fond communique avec des conduits de refoulement ou d'aspiration. Pour les poussières légères, l'aspiration doit se faire de bas en haut ; pour les poussières lourdes, de haut en bas. La chasse des poussières sera plus facile en été, où toutes les baies sont ouvertes. Il est quelquefois utile d'humecter les poussières par une chute d'eau en pluie ou l'arrivée d'un jet de vapeur.

Une des industries les plus néfastes par ses poussières est celle où on aiguise à la meule les instruments ou objets métalliques, quels qu'ils soient. Un des meilleurs moyens de préservation est celui imaginé par Pastor et consistant à se servir de la meule comme ventilateur, la meule étant enfermée dans une enveloppe en tôle avec un simple passage pour l'instrument et une plaque de verre qui permet à l'ouvrier de suivre son travail. La chambre vide entre la meule et l'enveloppe communique avec un tuyau qui va à une cheminée où l'eau se précipite, entraînant la poussière siliceuse et métallique. De même, dans le travail des tours employés au polissage à sec, on peut entourer chaque tour d'une enveloppe protectrice au fond de laquelle s'ouvre un tuyau d'aspiration qui conduit les poussières dans un collecteur commun, sur le parcours duquel il y a un ventilateur mécanique.

En Allemagne, on emploie des *filtres à air*, auxquels sont annexés des aspirateurs. Ces filtres sont des cylindres garnis de matière filtrante, à parois flexibles pouvant se replier en accordéon, et qu'on peut nettoyer par ce seul mouvement. Souvent on se sert aussi de toiles mouillées où se déposent les poussières.

2° **Appareils clos**. — Les *appareils clos, hottes, châssis* ou *cages vitrées* sont d'un emploi très répandu. Ce sont des caisses où l'on peut voir par des carreaux de verre bien lutés. L'ouvrier y introduit les bras par des trous circulaires ou vasistas munis de bourrelets et de portes qu'on ferme une fois les bras retirés. Ces appareils servent pour le saupoudrage, le tamisage des poussières, dans l'émaillage à chaud, le diamantage des fleurs artificielles.

3° **Respirateurs ou masques**. — Le premier masque a été fabriqué par Gosse (de Genève) pour préserver les chapeliers sécréteurs de la poussière mercurielle ; il se composait d'une simple éponge ; préservant bien, il avait l'inconvénient d'être difficile à nettoyer et de donner beaucoup de chaleur. A la place d'éponge, on a essayé de la laine, de la mousseline, de l'ouate ; beaucoup d'appareils sont constitués par une toile métallique serrée, unique ou à plusieurs lames. On peut entre ces lames interposer une étoffe plucheuse qui ne chauffe pas trop si on l'humecte. Pour éviter l'échauffement de la chambre filtrante par l'air expiré, on se trouve bien de séparer les deux courants d'inspiration et d'expiration, ce qui est réalisé dans le respirateur Paris. L'ouate est un bon moyen de filtration, et dans plusieurs respirateurs elle a été utilisée.

Layet a proposé de ménager une chambre à air entre le visage et la couche filtrante pour s'opposer à l'échauffement du masque. Dans le masque Poirel, il y a un petit réservoir d'eau où l'eau est renouvelée toutes les deux heures ; les poussières sont retenues par cette couche liquide.

On peut, en résumé, diviser ainsi les divers masques selon le mode de filtration de l'air :

1° Mousseline. — Masque Mercier, masque Duwell, ce dernier composé de lunettes munies de mousseline;

2° Toile métallique a mailles étroites. — Respirateur Jeffreys, masque d'Eulenberg.

3° Double grillage avec interposition de tissu poreux. — Masque Camus, respirateur Loeb, masque Grell, tous avec interposition d'une éponge;

4° Masque séparant l'air inspiré de l'air expiré. — Tel est le type du respirateur Paris, qui a une cage divisée en deux compartiments; le tout est entouré de tissu plucheux;

5° Ouate. — Masque de Gueneau de Mussy; muselière du Dr Raynal O'Connor, respirateur Wolff, où l'ouate est doublée de mousseline; en Allemagne, respirateurs de Lewald et d'Helwig;

6° Chambre a air entre le visage et la couche filtrante pour s'opposer à l'échauffement du masque. — Respirateurs de Layet, de Henrot, de Appert frères; appareil Poirel.

Pour terminer, nous rappellerons « qu'un bon respirateur à poussières doit être léger, facile à nettoyer, à humecter, et surtout mis à l'abri de tout échauffement trop grand. Or on peut obtenir la légèreté avec les toiles métalliques, la facilité de nettoyage, de renouvellement ou d'humectation de la couche filtrante avec l'emploi des doubles treillis, et l'absence d'échauffement du masque avec l'emploi des doubles compartiments (1) ».

DERMATOSES PROFESSIONNELLES.

La peau, plus que tout autre tissu, présente une réaction individuelle, dont il doit être tenu grand compte dans la production des dermatoses professionnelles.

ÉTIOLOGIE. — Cette idiosyncrasie de la peau, qui tient un peu à l'hérédité, beaucoup aux tares morbides et aux états pathologiques antérieurs, nous explique la prédisposition de certains individus qui par là peuvent être tout à fait impropres à certaines professions, ou la survenue d'une dermatite chez un individu jusque-là indemne.

Les *causes prédisposantes* sont nombreuses; tout d'abord il y a l'âge, les enfants et les vieillards y étant plus sujets; le sexe, la femme, comme d'ailleurs les individus du sexe masculin à peau fine, à teint blond, étant plus rapidement atteints. Toutes les causes de débilitation, l'alcoolisme surtout, l'arthritisme, le lymphatisme agissent comme y prédisposant. De même agissent les lésions rénales, hépatiques, gastro-intestinales, la convalescence des maladies graves, les grossesses, la lactation, les métrorragies, les excès ou surmenages de toute sorte. Une première atteinte prédispose à de

(1) Layet, Encycl. d'hyg. et de méd. publ. de Rochard, t. VI, p. 336.

nouvelles. Enfin l'importance de l'état général et des modifications que la peau a subies par le fait d'une première dermatite est telle que celle-ci peut persister alors que depuis longtemps l'ouvrier est soustrait à la cause qui a provoqué la lésion ; on ne saurait mieux comparer ce fait qu'à ce qui se passe pour certaines dermatites médicamenteuses, pour les bromides par exemple, qui, survenues quelquefois à la suite de l'ingestion de doses minimes de bromures, peuvent durer des mois après que le malade a cessé toute imprégnation bromurée.

Les divers travaux professionnels exercent leur nocivité sur la peau, soit par le fait d'une *action physique*, soit surtout par leur *action chimique*. Trouble vasculaire, par suite trouble de nutrition des éléments cutanés qui réagissent à leur tour par un processus de défense si l'irritation n'est pas trop vive, qui succombent dans la lutte et se nécrosent dans le cas contraire, tel est le premier stade de ces dermatoses. Mais, à la faveur des éraillures cutanées et des troubles apportés au fonctionnement cellulaire des diverses couches de la peau, les microbes, toujours si abondants dans les parties superficielles de l'épiderme, surtout chez les ouvriers peu soigneux, profitent des conditions favorables qui leur sont offertes pour pénétrer profondément et pulluler dans les exsudats primitivement aseptiques qui leur forment un excellent bouillon de culture ; voilà comment une dermite de cause chimique, aseptique à son point de départ, devient fatalement et rapidement une pyodermite infectée. Alors la lésion, d'abord aux extrémités, va s'étendre pour gagner tout un membre, puis tout le corps. De la lymphangite s'y associe. L'extension se fait par contiguïté de tissu et aussi par le transport des microbes par les mains et les vêtements ; de là l'invasion particulièrement fréquente de la face et, chez l'homme, des organes génitaux.

Les *actions physiques* nocives sont, dans le *travail à sec, les poussières*, qui créent des *dermatoconioses* (Layet), en agissant mécaniquement par obstruction des conduits excréteurs des glandes ou en s'introduisant sous la peau sous forme d'aiguilles ; d'ailleurs ces poussières sont souvent caustiques, et à cette simple action physique s'ajoute une influence chimique délétère. De même que les poussières, les *liquides* peuvent agir par leur seule action physique en produisant une macération du derme. C'est ainsi que chez les *débardeurs, déchireurs de bateaux en rivière,* ou *ravageurs de cours d'eau,* on voit l'état morbide décrit par Parent-Duchâtelet sous le nom de *grenouilles.* Les grenouilles consistent en un ramollissement du derme, des gerçures, que l'on voit aux membres surtout inférieurs. Entre les orteils, il y a des crevasses profondes de quelques millimètres ; elles ne sont pas rares aux talons, où la peau s'en allant par lambeaux découvre un fond rouge pulpeux, très sensible. C'est là une affection qui guérit facilement par suppression de la cause. On voit les grenouilles aux mains chez les *lavandières* en rivière ou au baquet, aux mains et aux pieds chez les *pêcheurs*, surtout entre le pouce et l'index.

Mais, de même que pour les poussières, il arrive que les liquides sont surtout nocifs par leur action chimique.

Les *variations thermiques* comptent encore dans les influences physiques ; le froid diminuant la sécrétion sudorale protectrice prédispose aux éraillures des téguments ; la chaleur en facilite la macération, et la sueur fixe les poussières nocives.

Les *pressions*, les traumatismes ont enfin une action manifeste.

Mais l'*action chimique* domine l'histoire des éruptions professionnelles, qu'il s'agisse de substances inorganiques ou de corps organisés, de provenance végétale ou animale. Pour la plupart de ces corps, leur mécanisme intime est encore obscur. Parmi ces substances très diverses, nous avons groupé les plus importantes dans le tableau suivant, dont nous empruntons les éléments à l'article *Éruptions professionnelles*, publié par Thibierge (1).

1° **Substances inorganiques.** — *Métaux :* mercure ;

Métalloïdes : chlore, iode, brome, arsenic, soufre ;

Bases alcalines ou alcalino-terreuses : potasse, chaux, seules ou mêlées au sable ou plâtre ;

Acides minéraux employés en gravure, galvanoplastie ;

Sels : carbonates de soude, de potasse, sels d'antimoine, de mercure, de platine, d'arsenic, de chrome, chlorure de zinc.

2° **Substances d'origine organique.** — *a.* **Substances bien définies.** — *Alcaloïdes végétaux :* sels de quinine ;

Agents réducteurs : acide pyrogallique, quinone, hydroquinone, méthol, amidol, paramidophénol ;

Dérivés de la houille, goudrons, pétroles, phénols, couleurs d'aniline.

b. **Substances mal définies d'origine végétale.** — Sucre, raffineurs, confiseurs, huiles essentielles (ébénistes, parfumeurs), térébenthine (teinturiers, ébénistes, laqueurs), essence d'oranges amères (peleurs d'oranges), huile de cade, *rhus toxicodendron*, euphorbe, rue, renoncule, primevères, orties, moutarde, thapsia, croton tiglium, vanille (pharmaciens, droguistes, jardiniers).

Produits végétaux altérés : lin roui (fileurs, varouleurs de lin), huiles rances (mécaniciens).

Produits végétaux parasités : canne de Provence.

c. **Substances organiques d'origine animale.** — Cantharides (ouvriers les recueillant ou les préparant), vers à soie (mal de bassine des dévideurs de cocon dû peut-être à un acarien parasite du ver, d'après Fabre d'Avignon), papillon des grains (grainetiers) à cause d'un acarien, *Sphærogyna venticulosa*, son parasite.

(1) THIBIERGE, *in* La pratique dermatologique de BESNIER, BROCQ, JACQUET.

Produits animaux altérés. — Graisses rances (parfumeurs, imprimeurs, mécaniciens, fileurs de laine), cuirs préparés (mégissiers, tanneurs, criniers), huîtres perlières (ouvriers en nacre).

***SYMPTOMATOLOGIE GÉNÉRALE*. — Siège.** — Le *siège* des lésions est le plus souvent aux parties découvertes, exposées pendant le travail aux contacts irritants. Les poussières irritantes s'arrêtent surtout là où elles sont retenues par des saillies, des plis articulaires, des rides, des poils. Sur la face, elles s'accumulent à la limite des cheveux, de la barbe, dans les rides frontales, au rebord palpébral, au conduit auditif, aux narines, aux plis du cou.

Aux parties couvertes, elles se portent de préférence sur certains points, qui sont, chez l'homme, la ceinture du pantalon, les plis inguinaux, les organes génitaux ; chez la femme, le siège des jarretières.

Pour des raisons qui nous échappent, certaines régions sont frappées, à l'exclusion d'autres également exposées ; ainsi aux mains on peut voir des lésions biens limitées à la paume (blanchisseuses) ; mais plus souvent elles le sont au dos de la main, et la lésion cesse brusquement là où se manifeste la direction des plis épidermiques, spéciale à la face palmaire. L'ancienneté de la lésion se marque aux ongles, qui sont cannelés transversalement ou piquetés.

FORMES. — La *forme* des éruptions professionnelles est variable selon la nature de l'agent nocif et surtout selon l'ancienneté de la lésion. Au début, on observe de l'*érythème* par parésie vaso-motrice, érythème qui est ici plutôt en plaques qu'en taches ; souvent il y a de l'œdème du derme. Plus tard, sur ce fond érythémateux, se développent des *vésicules*, dont le contenu s'écoulant donne lieu à des croûtes. Le type vésiculeux peut prendre le caractère *eczématoïde*. Les vésicules d'un contenu louche se rompent ; il s'écoule une sérosité visqueuse qui se concrète en croûtes, auxquelles font suite des squames grises. Vésicules et vésico-pustules constituent la lésion d'ailleurs très polymorphe, vésiculeuse primitivement, pustuleuse par infection secondaire. Le *type folliculaire* peut ressembler à l'acné ; c'est ce qu'on observe surtout dans l'industrie du chlore, la distillation du goudron et du pétrole.

Quand il s'agit d'érythèmes ou de vésicules, la lésion est facilement curable. La forme pustuleuse est déjà plus rebelle, mais la forme folliculaire l'est bien davantage ; enfin les formes les plus tenaces sont les *formes eczémateuses*, qui finissent par prendre tous les caractères de l'eczéma vrai chez les prédisposés. Certaines lésions d'acné chronique peuvent devenir cancéreuses.

Formes spéciales de dermatoses professionnelles (1). — Cer-

(1) Lévi-Sirugue, *Gazette des hôpitaux*, revue générale du 10 février 1906.

taines dermatoses professionnelles ont des caractères assez spéciaux pour mériter d'être étudiées à part. Pour établir un peu d'ordre dans cette étude, nous conserverons la division en dermatites par produits minéraux ou composés chimiques, dermatites par produits végétaux, dermatites par substances animales.

1° **Dermatites par corps minéraux et composés chimiques.** — *a.* ÉRUPTIONS DUES AUX POUSSIÈRES PIERREUSES ET MÉTALLIQUES. — Ces éruptions revêtent divers types :

Érythème des terrassiers, tailleurs de pierres, potiers ;

Forme papuleuse (lichen) des blutteurs de soufre, bronzeurs, fondeurs, écailleurs ;

Eczéma des plâtriers, maçons, cimentiers, dont l'épiderme est fissuré surtout en hiver ;

Forme ulcéropustuleuse des chaufourniers, des ouvriers chromateurs.

b. DERMATITES DES OUVRIERS QUI MANIENT LES SUBSTANCES COLORANTES, EN PARTICULIER LES VERTS ARSENICAUX ET LES VERNIS. — Les *peintres* manient des substances irritantes et toxiques, en particulier les acides sulfurique, nitrique, tartrique, l'essence de térébenthine qui est très irritante pour la peau, des alcalis : soude caustique, potasse brute d'Amérique.

Les *couleurs d'aniline* donnent de l'eczéma des mains et des avantbras et une hyperhidrose des mains qui, pour Blaschko, serait due à la soude et au chlorure de chaux que manipulent ces ouvriers. Cette hyperhidrose s'accompagne d'hyperesthésie des doigts et de l'éminence thénar ; il se fait des gerçures, des abcès.

Les *couleurs arsenicales* donnent lieu à des accidents chez ceux qui les préparent (vert de Schweinfurth), chez ceux qui manient les papiers peints, les étoffes colorées, les fleurs artificielles, chez ceux qui fabriquaient autrefois la fuchsine avec l'aide de l'acide arsénique. Dans ces cas, on observe des éruptions fréquemment ulcéro-pustuleuses, siégeant aux mains, ou diffuses chez les ouvriers des usines exposés aux projections de liquides, et alors siégeant aux mains, aux cuisses, au scrotum, aux pieds. Les vapeurs des chaudières où l'on prépare le vert de Schweinfurth peuvent produire des éruptions au cou et à la face.

Ces éruptions sont constituées par un érythème diffus avec papules, vésicules, pustules et croûtes jaune verte, assez caractéristiques. Ces lésions peuvent guérir ou s'ulcérer. L'ulcère, qui peut survenir d'emblée à la suite d'une piqûre chez les ouvriers en fleurs artificielles, est régulier, à bords à pic, à fond gris et suintant ; son bord induré peut faire songer au chancre syphilitique.

Chez les *teinturiers*, il y a macération et flétrissure du derme, desquamation par pointillé autour des papilles rouges et mises à nu, des gerçures douloureuses quoiqu'elles s'accompagnent d'anesthésie.

Chez les *ébénistes, ponceurs, vernisseurs de meubles*, l'alcool déna-turé par le méthylène ou la pyridine provoquerait, d'après Blaschko, un eczéma rarement humide, siégeant aux espaces interdigitaux et au dos de la main, quelquefois à l'avant-bras et au bras. On peut voir aussi un eczéma suintant dont le vernis qui recouvre les lésions masque l'aspect.

c. DERMATITES DES DÉCAPEURS, DÉGRAISSEURS. — Chez les *décapeurs*, on observe la décoloration et le durcissement de l'épiderme, des gerçures, des crevasses aux plis articulaires, de l'anesthésie des extré-mités.

Chez les *dégraisseurs*, il y a une vraie dermatite papillaire, exfolia-trice, avec troubles de sensibilité périphérique.

d. DERMITES DUES AUX PRODUITS CHIMIQUES ET PHARMACEUTIQUES. — Nous avons déjà vu, à propos des matières colorantes, les accidents très particuliers que produisent les couleurs d'aniline.

La *fabrication du chlore* par électrolyse du chlorure de sodium ou de potassium donne lieu à une lésion nouvellement connue, car ce procédé de fabrication est nouveau, *l'acné chlorique.*

Cette dermatose chlorique s'observe chez les ouvriers qui pré-parent le chlore par électrolyse (1). Pour cela, on fait passer un cou-rant électrique à travers le chlorure de sodium, qui le décompose en chlore et sodium. Cette dermatose, signalée en 1889 par Herxheimer (2), par Thibierge, qui a publié un cas d'acné comédon généralisée (3), puis un second peu après (4), par Renon et Latron (5), par Hallopeau et Lemierre (6), consiste en une acné pouvant se généraliser à tout le corps.

Il y a des comédons, des nodosités, des pustules, des papules, des kystes sébacés, des pigmentations, des cicatrices. En outre on note de la conjonctivite, de la bronchite, de la laryngite, de la gastrite et même des lésions tuberculeuses. Au visage, au cuir chevelu, les comédons forment un semis comme le tatouage produit par l'explosion de poudres; les kystes sébacés sont fréquents aux oreilles et au cou, à la verge, au scrotum, à l'angle interne de l'œil. Cette dermatose, qui paraît due à l'hypochlorite de soude à l'état naissant, continue à évoluer après suppression de la cause, et son seul traitement est la vie au grand air.

Les *droguistes*, surtout les *épiciers*, manipulent des produits chi-miques irritants, tels que le carbonate, l'hypochlorite de soude. Chez ces derniers, on observe la *gale des épiciers*, éruption surtout fréquente en hiver et siégeant au dos des mains et des avant-bras.

Cette éruption, analogue à celles des diabétiques, est un mélange

(1) FUMOUZE, Thèse de Paris, 1901.
(2) HERXHEIMER, *Münchener med. Woch.*, 1899.
(3) THIBIERGE, *Soc. de dermat.*, décembre 1899.
(4) THIBIERGE, *Soc. de dermat.*, janvier 1900.
(5) RENON et LATRON, *Soc. méd. des hôp.*, avril 1900.
(6) HALLOPEAU et LEMIERRE, *Soc. de dermat.*, janvier 1900.

d'eczéma et de lichen. Il y a de la rougeur, du prurit, puis des vésicules qui deviennent croûteuses. Après la chute des croûtes, il reste
des gerçures et un état lichénoïde de la peau. Ces lésions, qui gênent
les mouvements et peuvent provoquer en quelques jours une infiltration du tégument, analogue à celle des eczémas chroniques, guérit
facilement après cessation du travail ; mais la répétition des poussées
finit par laisser un état lichénoïde.

Les ouvriers des *fabriques de produits pharmaceutiques* sont exposés à des éruptions en faisant bouillir les écorces de quinquina et en
mettant le sulfate de quinine en flacons. Ces éruptions sont œdéma-
teuses, d'abord érythémateuses, puis vésiculeuses ; les vésicules de
volume inégal laissent des croûtes. Cette éruption très prurigineuse
dure trois semaines environ.

La manipulation des antiseptiques et les fréquents lavages avec des
savons trop chargés en alcalis sont la cause de l'*eczéma des chirur-
giens*. Les antiseptiques les plus nocifs sont l'acide phénique, le
sublimé, surtout en solution alcoolique, le formol, l'iodoforme. Il y a
d'ailleurs une idiosyncrasie à l'égard de l'une ou de l'autre de ces
substances.

Les *photographes* manipulent aussi des substances très irritantes :
ce sont des alcalins (carbonate de potasse, bisulfate de soude) ou des
réducteurs (acide pyrogallique, amidophénol, paramidophénol, métol).
Les eczémas qu'on observe chez eux ont tendance à se propager (face,
scrotum); à la longue, il se produit un état lichénoïde de la peau.

Les ouvriers employés à la *galvanoplastie* présentent des troubles
eczémateux et sensitifs dus au trempage, soit dans des bains alcalins
(lessive de potasse et soude), soit dans de la benzine. Les bains de
chlorure de nickel employés pour le nickelage fournissent une lessive
chlorhydrique et du chlore à l'état naissant qui, se combinant avec
la chaux, produit une couche de chlorure qui détermine les troubles
observés.

e. DERMITES DUES AUX HYDROCARBURES. — Cette dermite se voit chez
les ouvriers des *mines et raffineries de pétrole, des fabriques de paraffine, de goudron, de brai et de bitume*; la dermite se montre surtout
sous forme d'acné et d'ecthyma ; on peut voir de l'érythème lichénoïde,
de l'eczéma vésiculeux, du *pityriasis rubra*, des furoncles, des abcès.

Dans les raffineries de pétrole, Dervillé et Guermonprez ont vu
survenir des papillomes développés aux orifices pilo-sébacés, du
volume d'un pois à une châtaigne, siégeant à l'avant-bras, au dos
des mains et des doigts, aux membres inférieurs, au scrotum, où
ils rappellent le cancer des ramoneurs. Cette dermite semble
assez rare.

On a observé aussi des papillomes chez un homme travaillant depuis
trente ans à traiter par la *créosote* des traverses de chemins de fer
(Mackenzie). Sur les avant-bras et les mains, on voyait des élevures

du volume d'un pois; il y en avait, sur le scrotum, de molles, couvertes d'une couche cornée, saignant après arrachement de la croûte, s'accompagnant d'adénopathies. Ces tumeurs dégénèrent facilement en épithélioma.

Chez les ouvriers en contact avec les *essences odorantes liquides*, on a vu une dermatite papillaire vésiculeuse, avec troubles sensitifs.

f. DERMATITES DES POLISSEURS, FILEURS. — Les *polisseurs* sont exposés aux irritations cutanées à deux moments de leur travail. Dans le brossage, ils présentent les pièces d'argenterie à une brosse rotative sur laquelle coule un filet de bière aigre. La bière qui a passé sur la brosse est recueillie dans une auge inférieure et continue à servir plusieurs jours. Ces ouvriers ont une dermite très douloureuse au dos des mains et des avant-bras, quelquefois au cou.

Dans le polissage, les ouvriers emploient une poudre rouge qui paraît contenir du mercure ; alors il y a une dermite des mains et des avant-bras.

Chez les *fileurs et varourleurs de lin*, Leloir a étudié une éruption due aux propriétés irritantes du liquide où sont plongées les mèches de lin. Cette eau contient par litre 0,046 de chlorure de sodium, 0,021 de sulfate de chaux, 0,115 de chaux combinée aux acides organiques, 0,358 de matières organiques gommeuses et acides. Cette eau fait macérer l'épiderme et donne lieu à une lésion symétrique, portant sur les mains, la face palmaire, les parties inférieures des avant-bras ; elle guérit rapidement. On peut voir la même lésion aux pieds, les ouvriers ayant l'habitude de marcher pieds nus dans les ateliers où est répandu du liquide.

Chez les *fileurs* et *rattacheurs de laine*, on observe une folliculite (*bouton d'huile*) due au graissage des machines avec des huiles irritantes. Les lésions sont disséminées aux mains, avant-bras, membres inférieurs, surtout faces antérieure des cuisses et postérieure du mollet. Au début, il y a une saillie folliculaire, apparition de papules centrées par un poil ; au sommet, on voit des vésicules avec érythème. Ces lésions très prurigineuses prennent un aspect eczémateux. Elles guérissent vite par suspension du travail.

g. DERMITES DES BLANCHISSEUSES, DÉBARDEURS, PÊCHEURS, PLONGEURS. — Les *blanchisseuses, laveuses* ont un épiderme brillant, aminci, souvent de l'eczéma des mains, surtout du dos des mains, de l'avant-bras. Cet eczéma s'infecte facilement par les microbes des linges souillés. Ces lésions sont dues aux alcalis (carbonates, hypochlorites). Chez elles, il y a en outre des durillons professionnels, de siège variable ; chez les blanchisseuses au tonneau, il siège aux avant-bras, au milieu de la face cubitale, à cause du point d'appui pris sur le tonneau ; chez les porteuses de linge, il y a un durillon sous le pli du coude dû au panier. Les eczémas des blanchisseuses sont très rebelles et facilement récidivants.

Nous avons déjà parlé, à propos de la simple action physique de l'eau, des *grenouilles des débardeurs, ravageurs, lavandières en rivière* ou *au baquet*. Ces lésions se voient aussi chez les *pêcheurs*, qui ont une tendance particulière à faire des pyodermites à cause du contact avec des substances organiques en décomposition.

Chez les *cuisiniers, plongeurs*, la macération de l'épiderme dans un liquide chaud et irritant produit un épaississement de la face palmaire de la main et des doigts avec état fissuraire. Les ongles, surtout des quatrième et cinquième doigts du côté droit, sont soulevés par des couches cornées dans leur moitié antérieure, qui est noire et bossuée. L'eczéma revêt chez eux la forme vésiculeuse disséminée. A la face palmaire, l'épiderme est rouge, aminci, cassant, fendillé.

2° **Dermatites par substances d'origine végétale.** — Les matières végétales en fermentation et putréfaction peuvent donner lieu à des dermatites. Quelquefois les substances végétales ajoutent leur action à l'irritation produite par des substances minérales; ainsi, chez les fileurs de lin, il y a, outre les huiles minérales, à tenir compte de l'action de l'huile de lin.

Chez les *rouisseurs de chanvre*, on observe de l'eczéma vésiculeux, de l'érythème périunguéal, des bulles.

Chez les *amidonniers*, on observe une dermatite, surtout chez les ouvriers malaxeurs. C'est une dermatite exfoliatrice des doigts érythémato-vésiculeuse avec prurit et vive cuisson.

Chez les *raffineurs de sucre*, Fredet et Nivet (de Clermont-Ferrand) ont décrit une affection impétigineuse, *impétigo glycosique*, qui porte sur les avant-bras, les mains, les jambes, les pieds. Les lésions peuvent être ecthymateuses, furonculeuses. En deux ans, Fredet en a vu 17 cas. Ces lésions seraient dues à l'action irritante du sucre.

Chez les *confiseurs*, Poncet (de Lyon) a décrit une dermatite due à l'irritation par le sucre et les sirops acides. L'affection débute au côté des doigts et s'étend au derme périunguéal. L'ongle devient noir, cassant. La peau ulcérée forme un bourrelet rouge œdémateux, douloureux, puis l'ongle tombe. La lésion porte d'abord sur les troisième et quatrième doigts, puis sur le pouce.

Chez les ouvriers qui manient les *oranges amères*, il y a une dermite causée par l'huile essentielle qu'elles contiennent. Au début, il y a du prurit, puis de l'érythème avec œdème ; on voit paraître des vésicules suintantes qui donnent lieu à des croûtes. L'éruption siège aux mains, aux avant-bras, à la face. Il y a des troubles nerveux toxiques (céphalées, vertiges, névralgies, convulsions).

Les *cannissiers* sont sujets à ce qu'on connaît sous le nom de *mal de cannes de Provence*. On dépouille l'espèce de roseau appelée canne de Provence de son écorce pour tisser ces roseaux, qui, dans ces régions, servent à couvrir les plafonds. L'éruption qui se montre chez ces ouvriers est due à un champignon parasite (*Sporotrichum dermatode*), qui se développe sur les cannes conservées dans des endroits humides. L'éruption se voit au cou, à la face, aux membres supérieurs, aux cuisses ; elle s'accompagne de céphalée, fièvre, courbature ; elle se traduit par un érythème ou un œdème avec petites vésicules qui se rompent et donnent des croûtes ; rarement il y a des pustules. L'éruption est très prurigineuse. Elle dure deux à trois semaines. On l'éviterait en arrosant les cannes pour enlever la poussière irritante.

Mêmes accidents s'observent avec la poussière de végétaux moisis : paille, foin, feuilles, tiges chez les *botteleurs, engrangeurs de foin, verseurs de paille, fabricants de chaises paillées, de capuchons pour bouteilles.* Toutes les moisissures peuvent être mises en cause, (*Mucor mucedo, Rhizopus nigricans, Aspergillus glaucus, Penicillium glaucum*).

Chez les *boulangers, cuisiniers, pâtissiers,* la manipulation de la pâte fermentée donne lieu à un eczéma souvent circiné, qu'on appelle *psoriasis des boulangers.* Des vésicules sur fond érythémateux se reforment souvent, laissant un derme altéré ; l'épiderme rouge, fendillé, est couvert de papules et de plaques lichénoïdes.

3° **Dermatites par substances d'origine animale.** — Parmi les dermatites d'origine animale, l'une des plus curieuses est celle que causent les *vers à soie*, appelée par Potton, qui l'a décrite en 1853, *mal de vers* ou *de bassine.* Les femmes employées au filage des cocons sont près d'une bassine pleine d'eau chaude et dévident les cocons ramollis par l'eau. Il en résulte une double action sur la peau, action physique de l'eau qui ramollit l'épiderme, action irritante par les microbes des vers altérés. Fabre attribue ces accidents à un acarien parasite du ver. Ils pourraient être dus à l'irritation causée par les substances excrémentitielles du ver laissées dans le cocon.

Le mal de bassine présente trois périodes :

1° PÉRIODE ÉRYTHÉMATEUSE, surtout marquée entre les doigts : tuméfaction, douleur, marbrures, plaques bleuâtres à la peau, soulèvement de l'épiderme ; vésicules, puis bulles, d'abord claires, puis troubles, qui se crèvent enfin. Cette période dure de sept à huit jours ;

2° PÉRIODE PUSTULEUSE, les pustules sont surtout nombreuses entre le médius, l'index, le pouce droits. Les douleurs sont vives et durent cinq à six jours ;

3° La guérison peut survenir alors, ou bien, chez les individus peu soigneux, il y a aggravation. L'infection envahit le tissu sous-cutané ; il y a du gonflement, de la lymphangite, de l'adénite, des phlegmons qui s'accompagnent de phénomènes généraux.

En France, cette affection est aujourd'hui plus rare qu'en Italie, et elle y est bénigne.

Les *brossiers* sont sujets à une dermatite connue sous le nom de de *mal aux mains* et voisine du mal de bassine par les lésions cutanées et de l'hyperhidrose due à l'aniline par les troubles sudoraux. La préparation des soies de porc ou de sanglier se fait à froid par le simple lavage à grande eau, ou à chaud pour le débouillage, le peignage au mouillé et la macération à chaud dans les bains de teinture. La dermite qu'on voit chez ces ouvriers est marquée par une rougeur vive des doigts et de la paume des mains avec exsudation abondante. La face interne des mains est comme trempée de sueur.

Chez les *nacriers*, il y a une dermite caractérisée par la macération, le boursouflement de l'épiderme, la rougeur et la vésiculation au voisinage de l'ongle, la desquamation, la démangeaison et la douleur; quelquefois la pustulation. On observe surtout cette lésion chez les *émeuleurs*, qui trempent leurs mains dans des baquets où baignent les coquilles qui produisent la nacre et dont les couches écailleuses renferment des matières organiques (Layet).

Chez les *trieurs de moules* ou *boucholeurs*, le Dr Oui (de Rochefort) a décrit, en 1890, une dermatite analogue à la précédente, marquée par de la vésiculation, de la desquamation, du prurit.

Les lésions sont dues aux matières qui recouvrent les moules récoltées sur des « bouchots » ou grandes claies plongées dans l'eau, sur lesquelles se déposent et se développent les moules.

Les *pêcheurs, poissonniers*, manipulant les lignes et filets enduits de substances organiques en décomposition, présentent des bulles souvent purulentes.

Chez les *boyaudiers*, on voit l'épiderme boursouflé, de l'érythème périunguéal, des gerçures, rarement des vésicules phlycténoïdes, quelquefois des bulles suppurées.

Les *mégissiers, tanneurs, pelletiers, marchands de peaux de lapin, corroyeurs*, présentent, en dehors de lésions infectieuses bien définies, comme le charbon, qui sera étudié ailleurs, des dermites mal définies dues au contact avec les débris d'animaux infectés par des microbes pyogènes (*Cocci*, staphylo et streptocoques). Chez eux, on voit de l'ecthyma, des furoncles, des lymphangites.

Le maniement des substances caustiques, nécessité par le travail des peaux, nous explique la production d'une ulcération des mains fréquente, le *pigeonneau*, lésion commune aux tanneurs, mégissiers, teinturiers en peaux, et aussi aux brunisseurs en orfèvrerie de ruolz, aux blanchisseurs, maçons, plâtriers.

Le travail des peaux comprend plusieurs parties, dont la première est appelée le *travail de rivière*, la seconde le *tannage*. Les opérations successives à effectuer sont :

1° Le *reverdissage*, ou lavage des peaux dans l'eau courante, ou mieux dans une solution de sulfure de sodium à 3 p. 100 et de chaux à 1 p. 100;

2° Le *pelanage* ou passage à la chaux de plus en plus caustique (pelain mort, puis pelain gras, enfin pelain vif); dans chaque bain, les peaux séjournent deux jours. Les ouvriers, malgré le port de gants, ont les mains irritées par ces bains de chaux.

Dans la fabrication du cuir fort, le pelanage est supprimé et remplacé par une fermentation de peaux (*échauffe*) et l'action des acides;

3° L'*ébourrage* consiste à racler les peaux pour enlever les poils;

4° L'*écharnage* enlève les chairs qui restent adhérentes;

5° Puis viennent le *rognage* et le *cuersage* avec un couteau concave qui adoucit le grain;

6° Par le *foulonnage*, on débarrasse les peaux de la chaux;

7° Enfin vient le *tannage*.

La *teinture des peaux mégies* se fait avec trois liquides; le premier, *apprêt* ou *mordant*, est une solution de bichromate de potasse au dixième, additionnée de 2 p. 100 d'alcali volatil; le second, la *couleur*, est une décoction de bois de campêche; enfin le troisième, le *tourné*, contient de l'acétate de fer, de la crème de tartre, de l'alun, du chlorure de cuivre.

Le *pigeonneau*, encore appelé rossignol, tourtereau, perdreau, a un aspect différent selon son siège. A la *pulpe des doigts*, l'épiderme semble usé. Sur une surface circulaire de 3 à 4 millimètres, on voit un méplat d'une couleur plus tendre, au centre duquel est un point rouge vif. Autour de ce point, il y a un petit cercle blanc; plus tard, on voit un petit pertuis, comme fait au poinçon, à fond saignant.

Au *dos des doigts*, il y a une simple érosion rouge, saignante; à la *face interne des doigts*, même aspect; aux *plis de flexion*, le pigeonneau se développe sur des crevasses; au *dos de la main*, il est tubéreux; *à la paume*, il est comme à la pulpe des doigts.

A sa période d'état, le pigeonneau est une ulcération cratériforme de 2 millimètres jusqu'à 1 centimètre de diamètre, à bords saillants, lisses, luisants, indurés. La lésion ressemble à un oignon ou à un œil d'oiseau, d'où son nom; elle est à l'emporte-pièce, profonde de 1 à 5 millimètres, à fond gris, sanieux, quelquefois comblé par une croûtelle. De vives douleurs accompagnent la lésion; elles persistent même la nuit et empêchent le sommeil.

Si l'ouvrier cesse le travail, la lésion guérit vite; sinon, il se fait, comme cela se voit chez les teinturiers, de larges ulcérations rebelles et laissant des infirmités durables.

Il peut survenir des infections secondaires (tournioles, panaris, phlegmons). A la suite, il peut y avoir des cicatrices vicieuses; on peut voir des rétractions, par exemple rétraction de l'aponévrose palmaire dans les pigeonneaux palmaires.

Le siège de la lésion est variable. Très fréquente est la localisation à l'articulation métacarpo-phalangienne du pouce gauche chez les teinturières en peaux (Lhuillier) (1). L'apprêt jaune au bichromate de potasse semble la cause principale d'une lésion qu'on ne voyait pour ainsi dire pas quand on employait l'apprêt blanc au carbonate de potasse. Chez les blanchisseuses, il faut incriminer l'eau de javelle et le carbonate de potasse ; chez les brunisseurs en orfèvrerie, la poudre de chaux. Enfin très nocif est le lavage des mains avec de l'extrait de javelle dédoublé avec de l'eau et mêlé à du son.

Sans qu'il soit possible d'affirmer l'immunité de certains sujets, il faut reconnaître qu'il en est qui restent remarquablement indemnes. C'est d'ailleurs là une particularité commune à toutes les dermatoses.

Les *chiffonniers* manipulent aussi des objets infectés, d'où chez eux des eczémas, de l'urticaire, des éruptions papulo-vésiculeuses, bulleuses ou ecthymateuses.

PROPHYLAXIE. — **Mesures prophylactiques générales**. — La prophylaxie consiste surtout dans l'extrême propreté de la peau, qui sera obtenue par de fréquents bains. Il faudra combattre les gerçures, éraillures, qui facilitent l'action irritante des corps que nous avons passés en revue ; aussi, surtout l'hiver, devra-t-on veiller au bon état du tégument en évitant les lavages trop répétés à l'eau froide, en se servant de glycérine pour prévenir le fendillement de la peau. Les individus sujets aux manifestations cutanées, ceux qui auront déjà eu des accidents professionnels, devront être tenus à l'écart des contacts nocifs. Si possible on protégera la peau contre les substances nocives par un gant imperméable en caoutchouc.

La lésion devra être traitée dès le début, car elle tend à faire tache d'huile et à s'infecter secondairement de plus en plus ; le traitement ne devra pas se borner à être local, mais il faudra examiner comment se font les diverses dépurations, et, si elles sont insuffisantes, les ramener à la normale. Sans entrer en détail dans le traitement de ces éruptions, qui ne diffère guère de celui de l'eczéma vrai et qui a d'ailleurs mieux sa place dans les traités de dermatologie, nous nous contenterons d'en tracer les grandes lignes. D'abord, tant que la lésion est très inflammatoire, on fait des applications humides : cataplasmes de fécule de pommes de terre froids, pansement aseptique ou légèrement antiseptique si les lésions sont très infectées. Au bout de quelques jours, on met des pommades calmantes ou anodines (oxyde de zinc). S'il y a infiltration lichénoïde, on se sert des badigeonnages au nitrate d'argent, de pommades à l'huile de cade, etc. S'il y a ulcération, on fera d'abord un pansement humide aseptique, suivi plus tard d'applications de poudres cicatrisantes (orthoforme, par exemple).

_____

(1) Thèse de Paris, 1900-1901, n° 610.

Mesures prophylactiques spéciales. — Pour certaines professions, on a préconisé des *mesures prophylactiques spéciales*.

Mal de bassine. — Ainsi, pour éviter le mal de bassine, qui confère d'ailleurs une certaine immunité, on peut employer des bassines à eau chaude où on trempe les cocons pour les dépouiller de leur enduit gommeux et des bassines destinées au dévidage chauffées à la vapeur. L'eau des bassines doit être souvent renouvelée ; les chrysalides épuisées doivent être jetées dans un bassin continuellement traversé d'eau froide, qu'on vide de temps en temps. La dévideuse doit souvent y tremper les doigts, ce qui empêche la congestion continue des mains.

Acné chlorique. — Pour l'acné chlorique, la meilleure prophylaxie consisterait à recueillir les gaz nocifs et à assurer l'aération. On pourrait aussi enduire les parties découvertes de vaseline; faire des lavages à l'eau acidulée d'acide sulfurique au millième ; proscrire toute boisson alcoolique, conseiller le lait.

II. — INDUSTRIES TOXIQUES.

1° INDUSTRIE DU PLOMB. — SATURNISME PROFESSIONNEL.

LE PLOMB DANS L'INDUSTRIE. — L'emploi journalier dans l'industrie du plomb et de ses composés donne un grand intérêt à l'étude des accidents qu'ils peuvent causer chez l'homme.

L'usage du plomb remonte à une haute antiquité. On a trouvé des haches préhistoriques réparées avec du plomb. Plus tard il paraît surtout avoir été employé à séparer les métaux précieux (argent, or) des autres métaux qui leur sont associés dans la nature. Ainsi on lit, dans Jérémie (VI, 29), qui compare le travail de purification de l'homme à celui des métaux : « Il a été inutile de souffler le creuset, le plomb s'est consumé dans le feu. En vain le fondeur les a mis dans le fourneau, leurs malices n'ont point été consumées (1). » Theognis, vivant dans le vi⁰ siècle avant Jésus-Christ, parle de l'or purifié par coction avec le plomb : παρατριβομένος μολιβδω χρυσος απεφθος εων (2), — Pline dit aussi (3) : *Excoqui non potest argentum nisi cum plumbo nigro aut cum vena plumbi.*

Le plomb servait pour les inscriptions gravées sur des *plumbeis tabulis* (Tacite, Pline) ou *voluminibus*. Il servait aux potiers du Céramique d'Athènes à donner du vernis aux poteries; il servait encore dans l'orfèvrerie et à faire des miroirs. Le minium et la céruse connus des Romains étaient employés dans l'habitation.

Aujourd'hui l'usage du plomb métallique est très répandu à cause de son prix modique et de sa fusibilité à une température peu élevée. Ce sont ces conditions qui en ont vulgarisé l'emploi pour toutes les

(1) Trad. de Sacy.
(2) Γνωμαι, v. 1101.
(3) *H. N.*, 33, 31.

grandes canalisations d'eau, de gaz ou d'électricité ; la fabrication des accumulateurs électriques constitue un usage nouveau et de jour en jour plus important de ce métal. Sous forme d'alliage, et sous le nom d'étain pauvre, il sert aux soudures des plombiers, ainsi qu'à fabriquer des récipients destinés à l'alimentation et des jouets ; il sert à l'étamage, et, sous forme de papier d'étain, il enveloppe nombre de produits comestibles ; il est enfin employé à la confection des caractères d'imprimerie.

Mais ce sont les composés plombiques qui ont la plus large part dans les intoxications. Ces composés, d'un prix peu élevé, donnent d'importantes matières colorantes, dont les deux principales sont la *céruse* et le *minium*. Dans le travail des émaux et de la poterie, entrent en jeu d'autres composés, les *silicates de plomb*.

De ce court aperçu, il ressort qu'il y a deux causes d'intoxication chronique par le plomb : la première, dont nous n'avons pas à nous occuper ici, dérive surtout des aliments, quelquefois du milieu domestique ; la seconde, et la plus importante de beaucoup, est l'intoxication qui frappe les ouvriers des nombreuses professions où l'on manie le plomb et surtout ses dérivés, parmi lesquels la céruse et le minium sont les plus meurtriers.

PROFESSIONS EXPOSANT AU SATURNISME. — On se sert dans l'industrie soit du plomb métal ou d'un alliage de plomb, soit d'un dérivé de ce métal.

Plomb métallique ou alliage. — *Le plomb à l'état de métal ou alliage* est manipulé dans un certain nombre de professions. Les ouvriers qui sont chargés d'extraire la galène ou sulfure de plomb ne sont que relativement peu frappés par l'intoxication. Généralement, au moins dans les parties profondes des mines, l'eau empêche les poussières, et les accidents ne peuvent se produire que si l'extraction doit se faire au-dessus de ce niveau, où la galène peut alors être transformée en céruse. C'est ainsi que s'expliquent les accidents observés à Asprières, dans l'Aveyron.

Plus exposés sont les ouvriers qui *traitent le minerai*, seconde étape du travail des mines de plomb. Il faut dire cependant que ces accidents, susceptibles jadis de frapper à distance le voisinage par les vapeurs engendrées, sont devenus plus rares depuis qu'on a eu soin d'allonger les tuyaux de passage des gaz et d'assurer une bonne ventilation.

Les réverbères ne doivent pas donner de dégagement de fumée par les portes, si le tirage est bon. Le seul moment où il puisse s'en produire est celui de l'extraction et de la coulée du plomb. On emploie, pour l'éviter, des hottes ou des halles ouvertes et munies de lanterneaux. Les fours à cuve actuels sont des bâches à eau dans la partie inférieure, d'où suppression des percées de la paroi. Il n'y a alors comme cause d'intoxication que les émanations des scories, qui s'écoulent continuellement dans des pots en fonte ou du plomb coulé à longs intervalles et à l'état incandescent. Maintenant on emploie le creuset-puisard ou siphon, qui permet de couler le plomb de façon presque continue, à une température voisine du point de fusion. En outre, au-dessus du pot recevant la scorie, on dispose une hotte en tôle.

Vient ensuite le *raffinage*, opération peu dangereuse, si le four ou bâche est bien disposé, et qui consiste à séparer le fer et le cuivre par écumage après fusion, le zinc, l'arsenic et l'antimoine par d'autres écumages après oxydation. On procède alors à la *désargentation*, qui se faisait autrefois par cristallisation ou pattinsonage, qui se fait aujourd'hui par addition de zinc. On brasse une fois le zinc fondu, on laisse refroidir, et à cause de la différence de densité il se sépare à la surface un alliage d'argent, zinc, plomb. Plusieurs liquéfactions successives des croûtes d'alliage en séparent le plus de plomb possible.

Le plomb encore argentifère est traité par *coupellation*, c'est-à-dire qu'on l'oxyde; il se dégage alors des vapeurs toxiques, qui doivent être chassées par une bonne ventilation. L'argent se concentre en son alliage très riche, qui est affiné.

Le *nettoyage des chambres de condensation*, qui ne se fait que deux ou trois fois par an, nécessite des précautions toutes spéciales.

Grâce aux diverses mesures de protection, les intoxications sont rares chez les ouvriers des mines de plomb des différents pays, tant en France qu'en Angleterre, ou en Carinthie (1).

Quant à la dernière étape de la préparation du plomb métallique, la *fonte* et le *laminage*, ces opérations doivent être faites en vases clos.

De nombreuses professions vont avoir à manipuler ce plomb ainsi livré pour lui donner son utilisation définitive. Une des applications les plus importantes est la *couverture* et la *canalisation des habitations*, travail qui occupe les *couvreurs*, les *plombiers*, les *gaziers*. Dans ce groupe, les intoxications sont rares et se limitent en général à quelques paralysies locales, et chez eux, comme le fait remarquer Paul Brouardel (2), s'il y a intoxication, il s'agit plutôt d'accidents mixtes dus soit à la céruse qui leur sert à luter et à faire des joints, soit à l'oxyde de carbone qu'ils absorbent en faisant des soudures. Chez les plombiers, les coliques sont rares, mais le liséré est constant. Les *tailleurs de limes* comptent parmi les plus exposés. Comme le montre Th. Sommerfeld (3), « cette profession s'exerce dans des conditions particulièrement malsaines. Il y a d'abord la mauvaise position du corps de l'ouvrier, qu'il soit occupé à la taille des limes proprement dites ou au polissage; il y a en second lieu la fine poussière composée de particules minérales et métalliques qui se forme pendant le travail, et enfin le danger d'intoxication saturnine.

(1) Poisons industriels, p. 19. — Report of the chief inspector of factories and workshops (Intoxications plombiques dans l'industrie autrichienne), par le Dr KAUP, in *Bull. de l'Inspection du travail*, 1904, nos 5 et 6.
(2) P. BROUARDEL, Les intoxications, Paris, 1905, p. 398.
(3) TH. SOMMERFELD, *Bull. de l'Inspection du travail*, 1904, nos 5 et 6.

Le tailleur de limes travaille penché sur son enclume, la poitrine rentrée, et maintient solidement avec ses jambes la courroie qui empêche la lime de bouger. Seuls les bras peuvent donc se mouvoir librement. Plus la lime est grande, plus le marteau avec lequel on frappe sur le ciseau doit être lourd. Si le support est une plaque de plomb, il est évident que des parcelles de plomb métallique se détacheront et se mélangeront à la poussière, et cela suffit amplement pour exposer les ouvriers aux dangers du saturnisme. » A Berlin, on a compté, sur 93 ouvriers travaillant avec des supports en plomb, 5,24 p. 100 atteints d'accidents saturnins. Les ouvriers sont encore exposés quand ils trempent la lime au bain de plomb surchauffé. La règle est que ces ouvriers deviennent phtisiques et incapables de travailler au bout de quinze à vingt ans. Les accidents saturnins chez ces ouvriers pourraient être évités par l'emploi de supports en étain, d'un prix un peu plus élevé que ceux en plomb, mais permettant un travail tout aussi parfait.

A côté du taillage des limes, il faut placer le *travail des joailliers, orfèvres, ciseleurs*, le *taillage* et le *polissage des cristaux et pierres précieuses*, où le danger est dû au sertissage de la pierre dans une capsule de cuivre avec alliage de plomb et d'étain, qui se trouve attaqué par la meule, et de plus celle-ci est quelquefois elle-même en plomb. Nous pourrions redire ici ce qui a été dit à propos des tailleurs de limes sur la mauvaise position, le peu d'hygiène des ateliers, enfin sur les dangers que présente l'inspiration des vapeurs provenant de la fonte de l'alliage que l'ouvrier effectue après la taille de chaque facette (1). Les *polisseuses de camées* présentent aussi des accidents dus à l'absorption de particules plombiques. Proust (2), qui a fait une enquête, a montré que les particules plombiques proviennent d'une tige en plomb montée sur un volant actionné par une pédale. De plus il a vu une ouvrière qui, pour accélérer son travail et augmenter son salaire fixé à la pièce, humectait la tige avec un mélange de tripoli et de vinaigre; elle absorbait ainsi de l'acétate de plomb très toxique.

La *fabrication des instruments de musique* utilise le plomb pour éviter les plissements et la rupture des tubes au niveau des coudes. Ici les accidents sont dus aux vapeurs que dégage la fusion du métal et aux poussières qui proviennent de la manipulation des cendres pour y reprendre le plomb non utilisé. On a proposé, pour éviter ces accidents, un alliage de plomb, étain et bismuth, qui est plus dur que le plomb et fusible dans l'eau bouillante.

Les *ouvriers typographes*, imprimeurs, compositeurs, fondeurs, ainsi que les polisseurs de caractères d'imprimerie, sont, dans une forte proportion, sujets au saturnisme. Ces ouvriers sont très enclins à la tuberculose; d'après Sommerfeld, parmi trente-huit états, les typo-

(1) Fiessinger, *Méd. mod.*, 28 nov. 1900.
(2) Proust, Traité d'hygiène, chap. « Intoxications ».

graphes occuperaient le cinquième rang. La tuberculose serait la conséquence des fréquentes intoxications saturnines. Le travail le plus dangereux est celui de l'ajustage, où l'on polit les lettres sur une lime et
où l'ouvrier est exposé à en inhaler les poussières. Les compositeurs
sont surtout en danger par suite de l'habitude de mettre à la bouche les
lettres qu'ils lèvent pendant la correction ; de plus les lettres tendres
leur laissent du plomb adhérent aux mains. Les imprimeurs et
conducteurs de machines sont moins exposés ; il n'y a que le danger
de souillure des mains au contact des boîtes à caractères et des
planches à imprimer. D'après les chiffres que nous relevons dans le
rapport déjà cité de Kaup, il y aurait au maximum environ 2 p. 100 de
cas de saturnisme chez les imprimeurs, maîtres machinistes, manœuvres, alors que chez les compositeurs il y en aurait de 2,5 à
5,38 p. 100, chez les fondeurs de 3,6 à 11,7, et chez les ouvrières des
fonderies de 13,1 à 45 p. 100. Si on compare les chiffres d'après les
sexes, on voit que les femmes sont particulièrement atteintes, ce qui
est une indication de la nécessité de réduire le travail des femmes
dans les fonderies. On a recherché à Berlin la quantité de plomb
contenue dans les poussières des ateliers de l'imprimerie de l'État, et
on a trouvé une moyenne de 1,6 p. 100 (1). D'après le Dr Choquet,
les ouvriers qui nettoient les casses seraient particulièrement sujets
à la paralysie saturnine d'emblée.

Les *électriciens* sont exposés au saturnisme soit par la pose de canalisations protégées par le plomb, soit par l'entretien de piles où le sel
ammoniac donne avec le plomb, du chlorure de plomb qui adhère
aux doigts, soit par la *fabrication des accumulateurs*, comme M. Labbé
et J. Ferrand en ont relaté un cas (2). Là où on ne fait qu'employer
les accumulateurs, il n'y a que peu de danger ; il n'en est pas de même
là où on les fabrique. Pour obtenir des électrodes, on garnit des
alvéoles produits dans une plaque de plomb avec une pâte de litharge
ou minium et acide sulfurique. Sur 30 cas de coliques de plomb
observés en 1899 par Talamon à l'hôpital Bichat, la moitié portait sur
des électriciens.

Aux professions précitées, nous ajouterons les *dessoudeurs de boîtes
de conserves*, profession qui compterait, d'après Meillère (3), au
premier rang des métiers exposant au saturnisme, et cela en raison du
travail à sec que doivent faire ces ouvriers ; nous ajouterons à cette
énumération déjà longue les *lamineurs, marteleurs de plomb*, les *étameurs*, les *chaudronniers*, les *fondeurs de plomb, de cuivre, de bronze,
de laiton, de plomb de chasse*, les *ouvriers en glace*, les *chauffeurs*, les

(1) *Ann. d'hyg. publ. et de méd. lég.*, 3e série, t. XXXIX, p. 495.
(2) Labbé et J. Ferrand, *Soc. Méd. Hôp.*, 27 déc. 1901. — Mlle Humbert, Thèse de
Paris, 1902.
(3) Meillère, Le saturnisme, étude historique, physiologique, clinique et prophylactique. Thèse de Paris, 1903.

ajusteurs, lamineurs, riveurs, les *armuriers.* Ces diverses professions ont d'ailleurs une importance bien moindre que les précédentes.

2° **Composés plombiques.** — Nous n'en dirons pas autant de celles que nous allons maintenant examiner et qui comptent au rang des plus nocives; nous voulons parler de la *fabrication des divers composés plombiques* qu'emploie l'industrie, dont les deux principaux sont le blanc de céruse et le minium.

Fabrication du blanc de céruse. — La *fabrication du blanc de céruse,* qui est un carbonate de plomb, se fait par deux procédés; le plus usité est le *procédé hollandais,* où on fait agir sur du plomb métal de l'oxygène de l'air et du vinaigre pour obtenir de l'acétate de plomb, qui, sous l'influence de fumier de cheval en fermentation se combinant avec l'acide carbonique, se transforme en carbonate de plomb ou céruse; l'autre procédé, *procédé français* ou *de Clichy,* consiste à faire agir sur la litharge, qui est un oxyde de plomb, du vinaigre de bois rectifié, qui donne lieu à la production d'acétate de plomb, qu'un courant d'acide carbonique transforme en céruse. Cette fabrication de la céruse comporte quatre opérations successives : la fusion du plomb, l'épluchage et décapage des grilles de plomb converties en carbonate, le broyage des écailles, et enfin l'étuvage.

La *fusion du plomb* consiste à prendre avec une cuiller le plomb en fusion pour le verser dans des moules, où il prend la forme de *grilles*; on comprend combien, surtout en raison de la haute température à laquelle il est soumis, l'ouvrier serait exposé à l'intoxication si on n'assurait par des hottes la sortie des vapeurs dans une chambre de condensation où on peut faire tomber de l'eau en pluie qui retient les poussières plombiques. M. Carron (de Lille) a fait construire une machine qui permet d'effectuer tout ce travail mécaniquement et soustrait par conséquent l'ouvrier aux principales chances d'intoxication.

Le plomb coulé en grilles est placé au-dessus de godets contenant de l'acide, et ces godets sont rangés en faisant alterner les pots à acide, les grilles et le fumier. Lorsque la carbonatation des grilles est effectuée, on procède à *l'épluchage et décapage de ces grilles,* qui est la seconde opération. Pour cela, on les bat à la main avec un maillet de bois, d'où production de poussières et projection de céruse sur l'ouvrier, ce qu'on peut éviter en arrosant d'eau froide les fosses avant le démontage. Ainsi on obtient une réaction du métal qui se détache de la couche carbonatée. Il semble préférable de faire à la main ce décapage devenu facile dans ces conditions, plutôt que d'employer des appareils décapeurs, qui, agissant violemment, rendent inévitable la production de poussières (Arnould).

Vient ensuite le *broyage des écailles de céruse,* qui se fait au mouillé avec un appareil. Néanmoins, c'est là un des temps les plus dangereux de la fabrication de la céruse à cause des éclaboussures de bouillie de céruse. On conseille de n'humecter que peu la céruse, pour qu'elle reste en bouillie et non en liquide. Si l'on veut de la *céruse à l'huile*, on place cette pâte molle contenant de 15 à 20 p. 100 d'eau dans un malaxeur, où on ajoute de l'huile par fractions de 10 p. 100. L'huile prend la place de l'eau, dont il ne reste plus que 1 p. 100. Pour avoir de la *céruse en poudre*, qui est l'autre forme sous laquelle cette substance est livrée dans le commerce, il faut procéder à l'*étuvage*. Pour cela, on porte les pots à l'étuve, et ensuite on retire la céruse des pots encore chauds ; on transporte les pains de céruse aux bluttoirs ; ensuite il faut tamiser et procéder à l'embarrillage. Tous ces temps de l'opération comportent de gros dangers par les poussières produites, dangers qui existent non seulement pour les ouvriers directement employés à ces derniers stades de la fabrication, mais même pour les ouvriers des ateliers voisins. La poudre de céruse, bien que très lourde, est, en raison de sa ténuité, très mobile et passe partout, malgré les manches aspiratrices, malgré l'appareil de Bruzon. On comprend combien la préparation de la céruse en poudre est plus nocive que celle de la céruse à l'huile, qui est d'ailleurs employée seule, la céruse en poudre ayant été interdite par décret du 18 juillet 1902.

Fabrication du minium. — Non moins dangereuse est la *fabrication du minium*, qui est un sesquioxyde de plomb obtenu avec un protoxyde qu'on appelle *massicot*. Longtemps on a dit que le minium était moins dangereux (Bréchot, Tanquerel-Desplanches) ; mais les expériences de Rochard, communiquées au Congrès d'hygiène de Turin de 1880, montrent que le minium est plus dangereux que la céruse et que l'intoxication est, avec cette substance, plus grave et plus rapide. Layet a vu aussi chez les animaux une intoxication plus grave et plus rapide. D'après ses observations, les ouvriers en minium seraient plus sujets à l'encéphalopathie.

Comme pour la céruse, la fabrication du minium présente plusieurs étapes successives. Il y a d'abord le *travail des fours*, destiné à obtenir l'oxydation du plomb, sa transformation en massicot par chauffage à l'air. L'ouvrier agite la masse en fusion avec un ringard et écume la surface du plomb fondu où le massicot surnage. La haute chaleur prédispose à l'intoxication par ces vapeurs plombiques ; on peut en atténuer l'effet par une hotte aspiratrice, munie d'un tuyau percé, permettant l'écoulement de filets d'eau entre l'ouvrier et la porte du four. Le râblage pourrait se faire mécaniquement, l'ouvrier n'ayant qu'à charger et décharger le four.

Viennent ensuite d'autres temps qui exposent à l'absorption de particules plombiques ; c'est le *défournement du massicot*, son *lavage* pour l'isoler du plomb métal, son *étuvage*, enfin le *broyage* particulièrement dangereux malgré l'enveloppe protectrice des broyeurs. Pour transformer ce massicot en un peroxyde, le minium, on le met dans des boîtes rectangulaires avec un peu de salpêtre raffiné; on enferme en effet le massicot dans des fours où le salpêtre se décomposant amène la transformation du massicot jaune en minium rouge. On peut faire cette opération dans le four même de fusion du plomb, en se servant d'un agitateur mécanique et en maintenant fermées les portes du four, où l'air est amené par des prises d'air. Ce temps de l'opération est un des moins dangereux ; mais il n'en est pas de même des suivants : le *broyage*, le *tamisage*, l'*embarrillage du minium*. Pour éviter les poussières, il faudrait, comme le recommandait Layet (1), que le transport du minium aux appareils broyeurs se fît mécaniquement et que l'appareil fût dans une chambre close spéciale. Quant au tamisage, il se fait mécaniquement, et l'ouvrier ne va enlever le minium que quand les poussières ont eu le temps de se déposer. L'embarrillage pourrait être rendu moins dangereux par le port d'un masque et peut-être l'emploi d'un des appareils qui ont été imaginés pour préserver des poussières.

Fabrication de la litharge. — La *fabrication de la litharge*, ou oxyde de plomb, ne doit pas nous arrêter longtemps, après ce que nous venons de dire du minium. Cette substance entre dans la préparation de luts, de mastics, d'emplâtres. La litharge est livrée soit en grains, soit en lamelles, après simple tamisage avec un gros crible à grains. Les dangers de sa préparation sont donc bien moindres que ceux du minium, dont l'emploi est d'ailleurs bien plus important pour peindre les fers et en éviter l'oxydation.

Autres composés plombiques. — On prépare encore pour le commerce et l'industrie d'autres composés plombiques, mais d'un usage bien moins général que la céruse et le minium.

Le *chromate de plomb* est employé soit comme colorant (par exemple pour les mesures métriques), soit pour rendre combustibles des mèches. Autrefois on le préparait en faisant agir du chromate de potasse sur la céruse dans un liquide brassé à la main pour délayer les grumeaux, ce qui exposait aux intoxications. La fabrication de l'*oxychlorure de plomb* expose aux mêmes dangers; enfin celle de l'*acétate de plomb* semble assez nocive en raison de sa grande solubilité.

Les nombreux composés plombiques qui se sont montrés si dangereux pour l'ouvrier qui les fabrique vont l'être encore pour celui qui les manipulera. En tête de ces professions, vient celle des *peintres en bâtiments* ou *en voitures*. D'après les statistiques d'A. Gautier, de 1894 à 1898, sur 86 cas de mort par saturnisme, il y avait 43 peintres (2). Au point de vue du mode d'intoxication, il y a à distinguer les *enduiseurs* et les *peintres* ou *vernisseurs*. Les enduiseurs

(1) Layet, Hyg. industr., in *Encyclop. d'hyg. et de méd. publ.*, de J. Rochard, t. LVII, p. 461.
(2) A. Gautier, *Compte rendu du conseil d'hyg. et de salub. de la Seine*, n° 20, 1899.

couvrent les surfaces à peindre d'un enduit à la céruse avec un instrument dit *couteau à enduire*. Les enduiseurs ont généralement la dangereuse habitude de tenir dans leur main la matière colorante, au lieu de la mettre sur un couteau-palette. Les érosions qu'ils ont souvent aux mains favorisent l'intoxication.

Les peintres et vernisseurs encourent des risques multiples d'intoxication ; le poison peut être absorbé, en broyant les couleurs si on ne leur a pas fourni de l'usine une céruse à l'huile, ou s'il y a à mélanger des couleurs, les couleurs claires étant à base de céruse. En outre, pour hâter la dessiccation de l'huile, on la mélange de *siccatif*, qui est de l'huile de lin cuite avec 7 à 8 p. 100 de litharge.

Mais particulièrement exposés sont les *gratteurs* et *ponceurs*. Si le raclage se fait à sec, les ouvriers absorbent beaucoup de poussières plombiques ; si le travail est fait avec l'aide de l'eau seconde, qui est une lessive de potasse caustique, il peut y avoir érosions cutanées et absorption par la peau ; enfin on a dit, mais sans grandes preuves, que l'enlèvement des vieilles peintures à la lampe exposait à l'inspiration des vapeurs plombiques. Le principal danger consiste dans l'apport de particules de céruse à la bouche avec le tabac ou avec les aliments.

Les ouvriers qui grattent les vieux vernis laqués et les *laqueurs* sont aussi très menacés. Les meubles destinés à être laqués sont d'abord recouverts d'un enduit blanc, jaune ou noir, contenant de 42 à 65 p. 100 de céruse ; puis on les sèche à l'étuve et on les polit au gros papier de verre. Ils reçoivent alors une nouvelle couche de peinture avec nouveau séchage au four et polissage au papier de verre. On répète l'opération une troisième fois. Ensuite ces meubles passent à d'autres ouvriers, qui font un polissage humide à la ponce pour unir le fond. Les premiers ouvriers sont naturellement les plus exposés.

Les *mastics* employés pour luter sont faits soit avec de la céruse ou du minium dans l'huile cuite, soit avec de la litharge et de la chaux éteinte délayée dans l'huile de lin. Les ouvriers qui manient ces mastics plombifères sont donc exposés à l'intoxication ; il en est ainsi pour les *chauffeurs, mécaniciens, verriers*. Les *plombiers* et *gaziers* ajoutent cette cause d'intoxication à celle par le métal.

Les ouvriers qui donnent aux différents tissus leur couleur et leur vernis sont exposés à des manifestations de saturnisme. C'est ainsi que les *dessinateurs en broderies sur étoffes* manient du blanc de céruse. Ils procèdent ainsi : ils font d'abord un dessin sur papier qui est piqué ; on applique le papier sur l'étoffe, et on fait pénétrer à travers les trous que porte le papier une poudre résineuse mêlée avec la couleur, laquelle est fixée sur l'étoffe au moyen du fer chaud. Pour une teinte noire, on mélange la céruse à de la résine. L'ouvrier est donc forcé de respirer cette poudre toxique.

Dans la *fabrication des dentelles*, on manie aussi la céruse ; en effet, pour les blanchir, on les place entre des papiers imprégnés de céruse en poudre. Quand on a superposé plusieurs feuilles, on en réunit les bords, et on soumet au battage ou à l'écrasement; même si l'opération se fait en boîte fermée, il y a des dangers pour l'ouvrière d'absorber la céruse qui se fixe à ses doigts ou qui est en suspension dans l'air.

Des accidents ont été signalés chez les *teinturiers* et *passementières*. On voit dans le rapport déjà cité du Dr Kaup que, sur 41 fils de soie noire du commerce examinés, 32 contenaient du plomb, dont la quantité calculée comme oxyde de plomb variait entre 19, 24 et 32, 14 p. 100, celle de l'oxyde de plomb soluble dans l'eau calculée comme sucre de plomb entre 8,9 et 23,6 p. 100. Sur 12 échantillons de franges, 10 contenaient du plomb. On constata que, dans les teintureries et ateliers d'apprêtage, le chargement des fils de soie se fait ainsi : les fils sont plongés dans de l'acétate de plomb, égouttés, séchés ; peu à peu il se fait sur les fils du carbonate de plomb insoluble. Le plomb est donc ici dangereux d'abord sous sa forme de composé soluble et plus tard sous forme de poussières. Dans les balayures de l'atelier, il y avait 15,11 p. 100 de plomb. Ces fils chargés sont employés pour des franges, des houppes.

Pour ce qui est des passementières, Kaup a vu de ces malheureuses ouvrières, mal rétribuées, travaillant à domicile dans les plus mauvaises conditions d'hygiène et recevant du marchand de soie les fils chargés au plomb qu'elles utilisent pour la confection des châles. A Vienne, il y aurait 700 femmes dans cette situation (1).

Chez les ouvriers des *filatures*, les accidents sont dus au chromate de plomb. Dans les cotons teints, il y a jusqu'à 10 p. 100 de chromate de plomb; dans la bourre, 18 p. 100; dans la poussière du sol des filatures, 44 p. 100. A. Smiths (2), en Angleterre, a signalé, en 1882, une épidémie de saturnisme dans une fabrique où on manipulait des fils rouges colorés au bichromate de plomb. On a relaté aussi des accidents chez des *tailleurs* ayant manié des alpagas teints en noir au sulfure de plomb, ou ayant mis dans la bouche des cordonnets noirs qui peuvent renfermer 20 p. 100 d'acétate de plomb (Chevallier). L'industrie des *feutres* et *cuirs vernis* (chapeliers, cordonniers) exige aussi la manipulation de matières plombiques; en effet l'huile employée est rendue siccative par addition d'oxyde de plomb, ce qu'on pourrait remplacer par une huile rendue siccative par ébullition avec du peroxyde de manganèse. Les *brossiers* sont exposés au saturnisme parce qu'ils coupent les poils sur une plaque de plomb et qu'ils emploient des crins teints en gris ou en noir avec des sels de plomb (3).

(1) *Bull. de l'Inspection du travail*, 1904, n°s 5 et 6, p. 435.
(2) A. SMITH, *Brit. med. Journ.*, 7 janv. 1882.
(3) P. BROUARDEL, Intoxications, Paris, 1905, p. 415.

L'importance des sels de plomb dans la confection des matières colorantes nous explique quel rôle ils jouent dans l'industrie des *papiers peints*. Les papiers de tenture ont une coloration uniforme du fond, sur laquelle ensuite sont ajoutés les dessins. Si ce fond est blanc, on emploie la céruse ; s'il est rouge, le minium; s'il est jaune, le chromate de plomb. Les opérations les plus nocives sont le *satinage* et le *veloutage*. Pour le satinage, on brosse rapidement le fond uni ; pour le veloutage, on tamise de la tontisse de laine colorée au minium sur des surfaces enduites d'une colle, puis d'un mélange d'huile de lin cuite, de céruse et d'essence de térébenthine.

Le *cartonnage à la machine* expose à des accidents dont Duguet a bien élucidé la pathogénie : « Le travail des ouvrières, dit-il, consistait à prendre une à une avec le doigt mouillé par la salive de petites bandelettes de carton léger superposées, dont une face était grise et gommée, l'autre colorée en rouge-orange. Le doigt mouillé avec la salive touchait pour la prendre chaque bandelette par le côté coloré, puis retournait à la bouche pour être mouillé à nouveau et prendre de la même façon la bandelette suivante. Or ces bandelettes étaient colorées par un mélange de minium, massicot et céruse, soit trois composés plombiques. » Les accidents eussent été évités si, pour mouiller, on s'était servi d'une éponge.

Les *crayons* sont souvent colorés avec un enduit plombique ; il en est de même pour les *fleurs artificielles*, dans la fabrication desquelles l'ouvrier manipule des papiers fortement imprégnés de chromate de plomb, qu'il mouille de salive pour faire adhérer à la tige (Pichardie) (1), ou pour donner aux fleurs leur reflet brillant il tamise des poussières plombifères. Nous mentionnerons ici la fabrication des *cartes porcelaine* préparées à la céruse. Les *toiles cirées* renferment de 117 à 330 grammes de plomb par mètre carré.

La *peinture sur faïence* se fait en décalquant pour ce qui est des faïences bon marché. Pour cela, on applique sur le dessin à reproduire un émail plombique en poudre ; on porte la feuille sur la porcelaine, et on fixe le dessin par la cuisson. Or la poudre employée contient jusqu'à 60 p. 100 de plomb, d'où des cas d'intoxication grave, surtout manifestée par de l'encéphalopathie saturnine (2); aussi Napias conseillait-il l'interdiction *dans ces fabriques des enfants et des femmes*.

Un chapitre important du saturnisme professionnel est celui qui concerne les *potiers*. Le danger est pour ces ouvriers dans la préparation et l'emploi des *couvertes plombiques*, composées de quartz, feldspath, argile, silex et de sels de plomb. Ces matières sont moulues à la meule humide. Pour les produits de belle qualité, on emploie des couvertes vitreuses, obtenues en incinérant ensemble du plomb

(1) PICHARDIE, Thèse de Paris, 1901.
(2) MAZIN, Thèse de Paris, 1900. — THOUVENET, *Limousin méd.*, 1897-1899.

et de l'étain ; c'est la *potée d'étain* composée de 15 à 50 parties d'étain pour 100 de plomb. On agite le mélange en fusion, et par là l'ouvrier peut respirer des vapeurs toxiques. Ensuite ces cendres sont mêlées à du sable, du sel, du salpêtre, du minium, le tout versé dans un four. Il se forme une matière sirupeuse qui se solidifie et qu'il faut extraire du four en la cassant ; on la porte ensuite dans une machine, où elle est broyée ; puis on la mouille, on la moud, on la tamise. Le plomb se trouve donc ici à l'état de silicates peu solubles. Mais, pour les objets de bas prix, au lieu du saupoudrage qui était très dangereux pour les personnes qui utilisaient ces poteries, on emploie aujourd'hui le trempage dans un émail contenant de 35 à 70 p. 100 de minium.

Pendant l'incinération, les ouvriers peuvent absorber en douze heures de $0^{gr},03$ à $0^{gr},69$ d'oxyde de plomb (Rasch). En Angleterre, il y aurait eu chez les seuls potiers de Straffordshire, en 1889, 1900, 1901, respectivement 20, 10 et 12 p. 100 du total des cas de saturnisme. Il n'y a que dans les céruseries qu'on voit un pourcentage plus élevé.

La *potée d'étain* ou *calcine* entre dans la composition des *émaux pour faïences ou métaux.*

Les premiers sont ainsi constitués :

Calcine........................	44 parties
Minium.........................	2 —
Sable de Decize................	44 —
Sel marin......................	8 —
Soude..........................	2 —

On fond ces substances au four ; on délaye la poudre obtenue dans l'eau, et on trempe dans la bouillie les objets à émailler. Pour les teintes jaunes ou vertes, on ajoute de l'antimoniate de plomb.

Pour les métaux, la composition de l'émail est la suivante :

Calcine........................	200 parties
Sable siliceux.................	100 —
Carbonate de potasse...........	80 —

On peut tamiser l'émail sur le métal recouvert d'une substance agglutinante, ou délayer avec une huile et étendre au pinceau, ou bien en faire une pâte avec de l'eau. Ainsi sont obtenues les plaques d'inscriptions, étiquettes, etc. Dans ces opérations, particulièrement dangereux est le tamisage.

Pour l'*émaillage du verre-mousseline*, on peut opérer par saupoudrage, opération dont on sait le danger, ou par badigeonnage avec l'émail liquide. Dans ce dernier cas, pour obtenir les dessins, on applique sur l'endroit séché une plaque de cuivre du dessin voulu, et on frotte par-dessus avec une brosse rude, de là soulèvement des poussières. Dans le même groupe de professions, il faut signaler les *colleurs sur glace de lettres émaillées.*

La *fabrication du cristal* utilise aussi les dérivés plombiques. Voici en effet la composition du cristal :

Sable fin	300	parties.
Minium	150 à 200	—
Potasse	75 à 100	—
Grésil ou débris de cristal	150 à 300	—

Le broiement de ces substances dégage des poussières, ainsi que le taillage du cristal. Aux usines de Baccarat, on n'a plus constaté d'accidents saturnins depuis qu'on a remplacé par l'acide métastanique la potée d'étain avec laquelle on enduisait la roue sur laquelle on polit le cristal.

Gaucher et Bernard ont signalé (1) le saturnisme des ouvriers en *fausses perles*, fabriquées avec un sel de plomb, probablement un silicate.

Les autres cas de saturnisme professionnel que nous avons à parcourir sont beaucoup moins importants. Nous signalerons les cas observés chez les *miroitiers*, qui se servent d'amalgame d'étains plombeux, les ouvriers fabriquant la *braise chimique* qu'on imprègne d'azotate de plomb ; elle renfermerait de 6 à 14 p. 100 de plomb (Troisier). Les cendres qu'elle laisse sont formées d'oxyde de plomb. Les *mèches à briquet* sont trempées dans du chromate, puis de l'acétate de plomb. Chez des *boulangers* ou *pâtissiers*, à la suite de chauffage de fours avec des bois peints, on a observé des accidents. Ces accidents peuvent frapper aussi ceux qui consomment le pain cuit ainsi et qui s'est chargé de poussières de plomb. Le Dr Ducamp (2), en 1877, a observé une épidémie de 60 cas, frappant surtout les porteuses qui brossaient le pain. Aussi ces bois ont-ils été interdits pour cet usage.

La Commission d'hygiène industrielle a tout dernièrement divisé en deux classes, selon les dangers d'intoxication, les industries et professions où il peut y avoir contact avec le plomb et ses composés. Nous donnerons ce tableau, qui est le plus récent à ce sujet :

1re *Classe.*	2e *Classe.*
Accumulateurs (Fabrication des).	Ajusteurs.
Capsules de bouteilles (Fabrication des).	Allume-feux, brosse chimique, mèches à
Chromolithographie céramique.	briquet (Fabrication des).
Couleurs, oxydes et sels de plomb (Fabrication des).	Apprêteurs de poils, cuirs, dentelles à l'acétate de plomb et la céruse.
Coupellation de l'or et de l'argent.	Brossiers.
Fondeurs de caractères, linotypeurs et similaires, clicheurs.	Chaudronniers.
	Ciseleurs de métaux.
Huiles et vernis (Fabrication des).	Conducteurs de métiers Jacquard.
Laqueurs de meubles, cannes, manches d'ombrelles.	Dessinateurs sur étoffes.
	Étameurs.
Peintres en bâtiments.	Fleurs artificielles (Fabrication des).
— en ateliers.	Instruments de musique.

(1) Gaucher et Bernard, *Presse méd.*, 22 février
(2) *Bull. soc. méd. publ.*, 1877, p. 77.

Peintres en meubles en fer.
— en ouvrages en fer.
— en voitures, wagons.
Plombiers, gaziers, zingueurs.
Poteries, faïence, porcelaine, verre plombeux, cristal, émaux sur verre et métaux (Fabrication et décoration de).
Soudures à l'étain plombeux.
Sulfurique (Fabrication de l'acide) dans des chambres de plomb.
Toiles cirées et cuirs vernis (Fabrication de).
Travail du plomb et alliages.
Typographes.

Lapidaires (tailleurs de pierres précieuses vraies ou imitées), polissage des camées.
Mécaniciens-chauffeurs.
Miroitiers.
Papiers glacés et couchés (Fabrication de).
Peinture des mesures métriques.
Polissage des glaces.
Tailleurs de limes.
Teinture de fils, étoffes, passementeries.
Vernisseurs.

On peut se rendre compte, en parcourant le tableau ci-dessous, donné par Armand Gautier, de la fréquence du saturnisme dans les diverses professions qui y exposent :

Cas d'intoxication sur 1 000 ouvriers.

Fabrication du massicot et du minium	1 000
Céruse à sec	1 000
Potée d'étain	1 000
Dessoudage des boîtes de fer-blanc	280
Broyage des couleurs	104
Polissage des caractères d'imprimerie	18,5
Polissage des glaces et camées	18,5
Émaillage	18,5
Fabrication des cartouches	18,5
Peintres en bâtiments	18
Fonderie de plomb et alliages	18
Typographie	1,4
Étameurs	1,4

Meillère signale, d'après sa statistique de 1893 à 1903, les professions suivantes comme étant le plus exposées :

1° Dessoudage des boîtes de conserve ;
2° Fabrication des accumulateurs ;
3° Broyage et tamisage des couleurs ;
4° Vitrification des étiquettes, émaillage au tamis, poudrage de la porcelaine ;
5° Pose des câbles téléphoniques.

Le tableau ci-dessous, donné par A. Gautier, rend compte, autant qu'est fidèle une semblable statistique assez difficile à établir, des *professions qui exposent le plus au saturnisme à Paris* :

Moyenne annuelle des saturnins de chaque profession admis dans les hôpitaux de Paris de 1894 à 1898.

Peintres, broyeurs de couleurs, badigeonneurs	223
Plombiers	22
Étameurs et chaudronniers	9
Fondeurs	9
Vernisseurs	7

Cérusiers...	4
Typographes..	3,2
Coupeurs de poils...................................	2,6
Verriers...	2,6
Polisseurs...	2,4
Serruriers...	2
Chapeliers...	0,4
Divers...	23

Le tableau suivant, du même auteur, montre la *moyenne des jours d'hospitalisation*, et par conséquent la gravité des cas :

Fondeurs...	24,6
Ciseleurs..	21
Vernisseurs..	21
Broyeurs de couleurs................................	19,6
Serruriers...	18,5
Étameurs..	16
Plombiers...	16
Peintres...	16
Verriers...	15
Coupeurs de poils...................................	14
Cérusiers..	13
Typographes...	13
Chaudronniers..	10

Enfin les *cas de mort* par saturnisme déclarés de 1894 à 1898 se répartissent ainsi :

Peintres en bâtiments................................	43
Mécaniciens..	2
Plombiers..	2
Ferblantiers...	2
Fondeurs en caractères...............................	2
Typographe..	1
Tourneur...	1
Badigeonneur..	1
Tailleurs de cristaux.................................	1
Professions non indiquées............................	31

Il résulte de ce tableau qu'à Paris c'est chez les peintres en bâtiments, qu'on observe le plus de cas de saturnisme et le plus de mortalité par cette intoxication. Les professions qui donnent les cas les plus graves sont celles qui exposent aux vapeurs et poussières de plomb, puis au maniement des peintures à base de plomb, enfin celles où il y a à manipuler le métal ou ses alliages à froid (1). De 1876 à 1905 inclus, A. Gautier a compté 9 147 malades à Paris, les chiffres annuels variant de 108 à 634. Quant à la mortalité, elle serait pour dix-neuf ans de 114 cas, soit 16 décès par an ; mais ces divers chiffres sont tous bien au-dessous de la réalité.

Derocque (2) a publié les résultats d'une enquête sur 120 peintres, qui a donné 1 mort, 20 cas de colique et paralysie, 50 cas de colique, avec un chômage moyen de cinquante jours. A conditions égales, la

(1) Poisons industriels, publié par l'Office du travail, 1901.
(2) DEROCQUE, *Presse méd.*, 15 août 1906.

femme et l'*enfant* encourent plus de chances d'intoxication que l'homme. Pour la première, ses cheveux longs, ses vêtements flottants, l'impossibilité de se soumettre comme l'homme à de grandes ablutions après son travail, ses fatigues plus grandes du fait des occupations domestiques, des grossesses, la prédisposent d'une manière fâcheuse, et un bon nombre de professions exposant au saturnisme font appel au travail de la femme, préféré parce qu'il est moins rétribué. L'enfant est très sensible au saturnisme, et l'allure spéciale que revêt chez lui l'intoxication, l'absence du liséré gingival, en rendent difficile le diagnostic. Chez l'*homme*, l'alcoolisme, l'abus du tabac favorisent les accidents saturnins. Le saturnisme a été souvent observé chez les *marins*, qu'il provienne des luts à base de plomb employés par les mécaniciens, ou des peintures utilisées pour repeindre les navires, ou enfin de l'alimentation.

PHYSIOLOGIE PATHOLOGIQUE DU SATURNISME PROFESSIONNEL. — Plusieurs voies sont ouvertes au plomb pour pénétrer dans l'organisme ; la pénétration se fait soit par la peau ou le tissu sous-cutané, soit par les muqueuses digestive ou respiratoire.

1° **Pénétration par la peau.** — *Le plomb peut-il être absorbé par la peau intacte ?* Parmi les auteurs qui se sont occupés de la question, Stockusen, Gardanne, Canuet, Gendrin, Bricheteau, Trousseau, Archambault, Tardieu, etc., disent oui ; non répondent Tanquerel, Grisolle, Monnereau (1), qui a étudié la question sous la direction de Potain. Les partisans de l'absorption se basent sur un certain nombre d'observations. Manouvriez (2) note la localisation primitive des névropathies aux points d'imprégnation du poison, à gauche chez les gauchers, à droite chez les droitiers ; chez les enduiseurs, on voit de la parésie de la paume de la main qui tient le mastic. Malherbe (3) signale une paralysie de la main gauche chez un forgeron qui ne maniait du plomb que de cette main. Frémont a vu une paralysie du membre supérieur gauche chez un homme qui ramassait avec la main gauche de la céruse tombée d'un tonneau et qui ne put se laver que trois heures après (4). Manouvriez (5) cite dans sa thèse un cas de paralysie portant chez un capsuleur seulement sur les deux doigts en contact avec la feuille d'étain. Cependant Potain se refusait à croire à l'absorption par le tégument intact ; il fit refaire chez le chien les expériences anciennes de Canuet et Drouet et vit que, si on empêche l'animal de lécher la partie enduite, il ne se produit pas d'intoxication ; il est vrai que, pour la peau surtout, il est difficile de conclure de l'animal à l'homme, comme le fait remarquer P. Brouar-

(1) MONNEREAU, Thèse de Paris, 1883.
(2) MANOUVRIEZ, Thèse de Paris, 1873.
(3) MALHERBE, *Journ. méd. Ouest*, 1875, p. 72.
(4) *France méd.*, 22 juin 1882.
(5) *Loc. cit.*, p. 64.

del. D'autre part, selon la remarque de Meillère basée sur les expériences de Charrin et Carnot, le toxique a toujours tendance à localiser son action à une région surmenée, sans qu'on puisse en conclure que l'absorption se soit faite par là. Quoi qu'il en soit de ce point théorique depuis longtemps discuté de l'absorption par la peau saine, *il est un fait indéniable, c'est qu'il y a absorption par un tégument éraillé.* Or, chez les ouvriers, la peau des mains est souvent fissurée et crevassée, d'où dangers d'intoxication par là.

2° **Pénétration par les muqueuses.** — L'absorption peut se faire *par les muqueuses.* Le fait a été nettement mis en évidence par les cas d'intoxication saturnine médicamenteuse par les muqueuses oculaire, rectale ou vaginale. Il n'y a donc rien de surprenant dans l'intoxication par voie digestive ou pulmonaire.

a. *Pénétration par voie pulmonaire.* — La *voie pulmonaire* semble, à ce qui résulte des recherches de Meillère, peu importante. En effet les crachats des dessoudeurs et vitrifieurs renferment une quantité insignifiante de plomb ; chez les saturnins chroniques, il y a bien du plomb dans les poumons, mais il ne semble pas y en avoir relativement plus que dans les autres organes (Laborde et Meillère). D'autre part, en faveur du rôle que peut jouer le poumon, on invoque les cas d'asthme saturnin relevés par Lœwy, l'observation de Trousseau ayant trait aux chevaux des fabriques de céruse devenus corneurs par paralysie du nerf laryngé supérieur, enfin les expériences de Tanquerel des Planches, qui a empoisonné des chiens par introduction de céruse dans la trachée.

b. *Pénétration par voie digestive.* — C'est le *tube digestif*, dit Meillère, qui « paraît constituer le récepteur principal des poussières plombiques. C'est par cette voie que pénètrent les particules plombiques qui se détachent des vêtements, du corps et plus spécialement des mains et qui viennent souiller les aliments ou la muqueuse labio-buccale au moment des repas ». Les accidents peuvent être localisés là. Proust a vu un peintre (1) qui gardait dans le côté droit de la bouche des copeaux fraîchement peints à la céruse et qui eut des troubles sensitifs de la langue et des joues. Plus souvent les accidents sont généraux. P. Brouardel (2) insiste sur l'importance, au point de vue de l'absorption stomacale, de l'état d'acidité du chyme. « Il m'est arrivé, dit-il, de provoquer par l'alimentation des symptômes d'intoxication saturnine. Alors que j'avais encore mon service d'hôpital, il arrivait souvent qu'un peintre atteint de coliques de plomb voulait, malgré mes avis, sortir de l'hôpital dès que la douleur abdominale et la constipation avaient cessé. Pour lui prouver qu'il avait tort et lui montrer qu'il n'était pas guéri, je recommandais à la surveillante de lui donner au repas du soir quelques feuilles de salade.

(1) Proust, Traité d'hygiène, chap. « Saturnisme ».
(2) P. Brouardel, Intoxications, p. 351.

L'acide acétique du vinaigre transformait les sulfures de plomb contenus dans l'intestin en acétate très soluble et très absorbable, et le lendemain le malade présentait une légère et salutaire rechute. » Meillère a vu aussi des accidents saturnins exclusivement chez les animaux ayant un chyme très acide, ainsi chez les carnivores, alors que les herbivores sont presque indemnes. Ces faits peuvent expliquer certaines *immunités*.

Localisation du plomb. — La *localisation* du plomb dans les intoxications expérimentales très prolongées se fait dans les *os*, les *productions épidermiques*, le *système nerveux*. Chez l'homme, il résulte des minutieuses recherches de Meillère chez des saturnins que le plomb est généralement absorbé par le tube digestif, qu'il passe sans y séjourner dans le système circulatoire, car le foie intact l'arrête, ainsi que les glandes annexes du tube digestif; il est alors éliminé par la bile et les autres sécrétions. Mais cette élimination est un cercle vicieux qu'il faut corriger par une médication rationnelle (Meillère). Il y a en effet chance de réabsorption du plomb. On comprend, d'autre part, combien les lésions du foie créées par l'alcoolisme favorisent l'intoxication. De la moelle des os, le plomb gagne rapidement les *os*, où il se fixe avec une grande ténacité. La localisation la plus stable en dehors du squelette, dit encore Meillère, se fait dans le *système nerveux central*, où il est possible de le retrouver longtemps après que le sujet a été soustrait aux causes d'intoxication. Les *poils* retiennent le plomb dès le début. Meillère a trouvé, pour les divers organes ou tissus, les chiffres suivants, exprimés en milligrammes par kilogramme d'organe :

Poils des aisselles ou du pubis....................	500 à 5500
Cheveux..	200 à 2700
Dents........................	60 à 180
Foie..	18 à 90
Rate..	2 à 80
Substance grise du cerveau......	16 à 60
Reins...	6 à 35
Peau..	2 à 44
Côtes et cartilages...............................	4 à 25
Gros vaisseaux....................................	8 à 16
Parenchyme pulmonaire.............................	5 à 12
Pancréas..	5 à 8
Cervelet..	2 à 8
Cœur..	3 à 6
Muscles...	2 à 4
Substance blanche du cerveau......................	1 à 4
Mésencéphale......................................	1 à 3
Corps thyroïde....................................	2 à 3

Il faut savoir que, chez des individus normaux et soustraits à toute intoxication appréciable, il peut exister un peu de plomb, qu'on a à tort appelé *plomb normal*. Dans ces cas, Meillère a trouvé :

Phanères...........................	200 milligrammes.
Foie et rate........................	5 —
Placenta............................	2 à 5 —

Élimination du plomb. — L'*élimination* du plomb peut se faire en dehors de la bile par les *urines*, et les longues intoxications sont presque toujours accompagnées de lésion rénale, d'où ralentissement de l'élimination urinaire par la *salive* (expériences de Rénon chez des cobayes), par la *sueur* (Spillmann), par la *peau* (tatouages noirs avec l'iodure de potassium ou un bain sulfureux). Le plomb s'élimine de façon intermittente ; ce qui est resté accumulé dans les tissus peut, à un moment, se solubiliser et donner lieu à une poussée d'accidents aigus, même alors que le sujet serait, depuis quelque temps, soustrait à l'absorption du toxique.

Cette localisation du plomb va nous déterminer les *organes particulièrement lésés* chez les saturnins. C'est d'abord le *tube digestif et ses glandes*: on voit de la dégénérescence graisseuse des glandes stomacales, de l'hypertrophie de la sous-muqueuse, de la dégénérescence des fibres musculaires ; Lewin a signalé l'ulcère perforant du duodénum ; le foie petit présente une cirrhose spéciale, péribiliaire. Les *reins* sont au rang des organes fortement atteints ; très petits, ils montrent de la néphrite interstitielle, lésion qui, pour Charcot et Gombault, serait d'abord glandulaire. L'artériosclérose atteint tout le *système circulatoire*. Les *lésions nerveuses* sont particulièrement intéressantes. Les nerfs grisâtres ont certains segments amincis, d'autres plus gros ; les lésions frappent plus les tubes nerveux que le tissu interstitiel (Gombault). Elles portent sur un ou plusieurs segments. La myéline disparaît, remplacée par des granulations qui remplissent les gaines de Schwann ; le cylindraxe est gonflé, moniliforme, quelquefois détruit. La moelle montre quelquefois des lacunes des cornes antérieures (Raymond, Brissaud). Le cerveau est durci. Enfin les *muscles* paralysés subissent une dégénérescence d'abord du tissu musculaire, puis du cellulaire.

SYMPTOMATOLOGIE DES MANIFESTATIONS SATURNINES.
— Il y a longtemps que les accidents du plomb ont été dénoncés. Dioscoride disait : « La céruse est venimeuse et mortelle ; ceux qui en ont pris ont les extrémités du corps froid et l'esprit troublé et tombent en une stupidité des membres. » Mais la période clinique du saturnisme commence surtout avec les importants travaux de Tanquerel des Planches, la thèse de Grisolle et l'article de son Traité de pathologie, les travaux de Manouvriez, Garrod, Duchenne (de Boulogne), Charcot, Letulle, etc. Il serait hors du cadre de cet article de vouloir faire un tableau symptomatique complet du saturnisme. Nous préférons renvoyer le lecteur, pour les détails, aux articles des traités de pathologie (1), nous bornant ici à un résumé et à l'étude du saturnisme en tant que maladie sociale.

Il serait de grande utilité, à cause du caractère insidieux de l'in-

(1) Voy. en particulier Brouardel, Gilbert, Thoinot, *Nouveau Traité de médecine et de thérapeutique*, fasc. XI, Intoxications, art. « Saturnisme », par Letulle.

toxication saturnine, de posséder des *signes prémoniteurs* des accidents saturnins. Les meilleurs sont les *modifications de couleur du
tégument externe et de la muqueuse buccale.* Aux muqueuses de la
face interne des joues et des lèvres, on trouve le *liséré de Burton*, coloration gris ardoisé du bord libre des gencives à la base des dents,
due à une combinaison du plomb avec l'hydrogène sulfuré de la
bouche. Quoique très fréquent, le liséré de Burton peut manquer
chez certains saturnins (Manouvriez). Il semble bien qu'on doive le
considérer comme un liséré d'élimination. De même nature est le
tatouage des joues (Gubler). Notons qu'on a signalé une hypertrophie parotidienne spéciale.

La peau a une teinte grisâtre. Le visage est blafard, *plombé*, sans
que rien, aucun mouvement émotif ne modifie cette teinte. *La peau
noircit sous l'action des bains sulfureux* par formation d'un sulfure
de plomb. Du Moulin (de Gand) a proposé, pour reconnaître l'imprégnation saturnine, le procédé suivant basé sur cette réaction. Il conseille de toucher un point de la peau avec une solution de monosulfure
de sodium dans la proportion de 5 p. 100 d'eau distillée. Cette réaction
persiste encore quelque temps après la suppression de la cause intoxi-
cante, tant que les conduits des glandes de la peau ne se sont pas
débarrassés des parcelles plombiques qui s'y trouvent emmagasinées.

Grawitz (1) a signalé une *modification hématologique* plus précoce
que le liséré. Elle consiste en granulations basophiles des globules
rouges que le bleu de méthylène colore. En outre il y a de si nombreux leucocytes atypiques (myélocytes) qu'on croirait à une leucémie.
Dans des coupes du liséré gingival, Davidsohn a retrouvé ces mêmes
granulations.

Pour ce qui est des *accidents saturnins*, nous les diviserons, comme
le fait le professeur Thoinot (2) dans un rapport sur les intoxications
plombiques, en aigus et subaigus ou chroniques.

Au premier rang, il faut mentionner la *colique de plomb*, le plus
caractéristique des accidents de dyspepsie saturnine, si bien définie
par Grisolle : « Maladie complètement apyrétique, caractérisée par
des douleurs abdominales vives, exacerbantes, qui se calment le plus
ordinairement par la pression, s'accompagnent de nausées, de vomissements verdâtres, d'une constipation opiniâtre, souvent de crampes
dans les membres et d'autres sensations douloureuses dans les autres
parties du corps. » Souvent on trouve un excès alcoolique à l'origine
de la colique de plomb.

Cet accident ne laissant pas de suite par lui-même ne constitue
qu'une incapacité de travail temporaire absolue, dont la durée ne
peut être précisée ; souvent la convalescence est longue, et les récidives ne sont pas rares.

(1) Grawitz, *Berl. klin. Woch.*, 6 nov. 1905.
(2) Thoinot, Maladies professionnelles, 1903, p. 5.

Avec ou sans colique peuvent survenir des *myalgies* ou *arthralgies*, difficiles à reconnaître si elles sont isolées.

Plus importants sont les *troubles nerveux*, et tout d'abord les plus fréquents, les *paralysies*. La paralysie ordinaire est *celle de l'avant-bras*, qui n'est pas en général un symptôme initial de l'intoxication. Le métier peut influer sur la précocité d'apparition. Les paralysies sont d'autant plus précoces que le malade est exposé à absorber plus de plomb ; au premier rang de ces professions se plaçait autrefois la fabrication de la céruse. Rappelons les caractères bien connus de cette paralysie. Elle est bilatérale, avec prédominance à droite chez les droitiers, à gauche chez les gauchers; elle amène la chute de la main sur le poignet. A noter l'indemnité de certains muscles (long supinateur). C'est là, comme la colique, un accident sujet à récidives, qui peut même reparaître après cessation du travail, à la suite par exemple d'un écart de régime. La guérison se fait en moyenne en six à huit semaines. On a signalé des cas chroniques (Mme Dejerine).

Rarement la paralysie se localise ailleurs : petits muscles de la main, muscles du bras et de l'épaule, muscles des jambes. Chez les tailleurs de limes, on a décrit une paralysie des petits muscles de la main comme accident primitif (Mobius). Cette affection paraît rebelle.

La paralysie peut enfin *se généraliser* lentement ou d'un bloc. Ces paralysies guérissent généralement.

Parmi les accidents les plus graves, il faut mentionner l'*encéphalopathie*, qui peut être très précoce, se montrant dans la première année, voire même au quatrième mois, surtout chez les ouvriers en céruse et minium, quelquefois chez les porcelainiers, les poudreurs de porcelaine, les fondeurs de plomb. Mosny (1) a récemment attiré l'attention sur la méningo-encéphalite saturnine aiguë précoce. Cette encéphalopathie, qu'elle revête la forme délirante convulsive ou comateuse, se termine souvent par la mort. Mosny et Malloizel ont montré que la *méningite saturnine* peut évoluer suivant le *type aigu* ; alors elle est *précoce*, marquée par de la céphalée violente, somnolence, délire, paralysies, troubles bulbaires, ou par des accidents isolés : troubles mentaux, crises épileptiformes. La ponction lombaire montre la rareté de la réaction polynucléaire ; la lymphocytose est la règle chez ces intoxiqués de fraîche date. La *méningite latente* est souvent contemporaine des accidents aigus initiaux ; elle est presque constante à la période des coliques; elle est rare chez les vieux saturnins et chez les malades atteints d'accidents para-saturnins (goutte, néphrite); le liquide céphalo-rachidien est normal. La méningite *tardive*, aiguë ou subaiguë, rappelle la paralysie générale, sauf l'absence de démence. Ici aussi on trouve une lymphocytose du liquide céphalo-rachidien. Cette forme doit être distinguée de l'encéphalopathie.

(1) Mosny, *Acad. méd.*, 26 avril 1905. — Mosny et Mlloizel, *La méningite saturnine. Rev. de méd.*, juin-juillet 1907.

Depuis les travaux de Charcot, est nettement avérée quelle prédisposition ont les saturnins à faire des manifestations *hystériques*, marquées surtout par de l'hémianesthésie sensitivo-sensorielle et de l'hémiplégie, quelquefois du tremblement.

Le *saturnisme chronique* se traduit par un état de *cachexie* spéciale. Les sujets sont fortement anémiés, artérioscléreux ; souvent ils présentent des signes de *néphrite* ; les urines sont quelquefois albumineuses. Chez ces malades, les signes de suburémie ne sont pas rares, et en particulier ils peuvent présenter de la *dyspnée asthmatiforme* : c'est ce que Lœwy a appelé à tort l'asthme saturnin.

Quelquefois ces malades ont de la *goutte saturnine*, si bien étudiée par Garrod, différant de la goutte ordinaire parce que la réaction fébrile y est moins intense, que les attaques se succèdent plus vite, que les tophi se généralisent rapidement, que les accidents sont exclusivement articulaires, rarement viscéraux. Le plomb peut enfin donner lieu à une *cirrhose du foie du type atrophique* avec son cortège symptomatique ordinaire.

Lewin (de Berlin) a étudié l'influence du plomb *sur l'œil*. C'est surtout chez les peintres en bâtiments, les enduiseurs, les cérusiers que Lewin a vu ces accidents ; mais ils existent aussi dans les autres professions où sont manipulées les substances plombiques. Chez la femme, qui y semble plus sujette, ces accidents semblent aussi plus graves. Sur 114 saturnins porteurs de troubles visuels, on a vu la guérison 40 fois, l'amélioration 22 fois, l'atrophie du nerf optique 35 fois, la mort 16 fois.

Récemment le professeur De Lapersonne a repris l'étude de l'*œil saturnin* (1). Il distingue des accidents précoces consistant en neurorétinite œdémateuse double et des accidents tardifs liés à l'angiosclérose et à la néphrite. Il a vu dans un cas une thrombose de la veine centrale de la rétine et dans un autre un glaucome hémorragique. On peut voir encore la rétinite albuminurique, et des troubles oculaires sans lésions ophtalmoscopiques, liés à des lésions des centres nerveux. L'amaurose subite s'est produite dans un cas suivi par Mosny chez un malade contracturé, ayant de la polynucléose du liquide céphalo-rachidien. L'amaurose persista malgré la disparition des modifications du liquide céphalo-rachidien. Ce qu'il y avait de plus curieux était l'absence de troubles ophtalmoscopiques, en particulier de stase papillaire (2). Enfin il y a à signaler l'*hystérie oculaire saturnine*.

Le saturnisme crée un terrain spécial favorable aux *infections secondaires*, et surtout à la *tuberculose*, si fréquente en particulier

(1) *Presse méd.*, 24 nov. 1906.

(2) Ce malade suivi pendant seize mois n'avait plus qu'une légère amblyopie. La réaction méningée (95 % de polynucléaires) du début qui avait disparu reparut discrète au bout d'un cas. Ce cas peut donc être étiqueté méningo-encéphalite aiguë avec amaurose hystérique. (Soc. méd. Hôp. 29 nov. 1907.)

chez les typographes et dont le taux serait de 21 p. 100 chez les saturnins. De ce fait, le saturnisme intéresse l'hygiène sociale en ce qu'en outre des dangers pour l'individu il en crée pour sa descendance.

Dans cet ordre d'idées, il faut ajouter l'action du plomb sur les *organes sexuels*. Ces accidents portent surtout chez la femme et le nombre considérable des femmes qui, par leur profession, se trouvent en contact avec des substances plombiques donne malheureusement un intérêt particulier à la question. Il y a déjà longtemps que Tardieu signalait par 1 000 grossesses de femmes travaillant dans le plomb 609 fausses couches. Constantin Paul trouve 32 fausses couches sur 43 grossesses. On voit :

1° Des hémorragies utérines chez des femmes enceintes ;

2° Des fausses couches du troisième au sixième mois ;

3° Des accouchements avant terme d'enfants morts ou mourant bientôt ;

4° Une mortalité des enfants des saturnins dans les trois premières années supérieure à la moyenne.

On a vu des accouchements normaux succéder à des fausses couches quand les femmes cessaient leur travail et des fausses couches se reproduire quand elles le reprenaient.

La part du père est démontrée aussi par ce fait qu'on a vu la disposition de la femme à l'avortement disparaître quand l'homme cessait son travail. Sur 141 grossesses dans ces conditions, Constantin Paul a trouvé 82 avortements, 4 enfants nés avant terme, 5 mort-nés, 20 enfants morts dans la première année, 15 de un à trois ans. Avec peu de signes d'intoxication chez les générateurs, il peut y avoir des troubles génitaux.

Les enfants des saturnins sont souvent frappés de *dégénérescence*, et il n'est pas rare de les voir succomber en bas âge. Dans un village hessois, où on vernit les poteries, il y a une mortalité de 40 p. 100 dans les six premières années de la vie. Les survivants sont hydrocéphales, goitreux, idiots ou épileptiques.

PROPHYLAXIE. — L'étude prophylactique comprend deux ordres de mesures : d'une part des mesures générales à tous les métiers où il y a manipulation du plomb ; d'autre part, des mesures propres à certaines de ces professions.

Mesures d'ordre général. — Les *mesures d'ordre général* sont entièrement exposées dans le projet de décret réglementant le travail dans les industries où existe le danger d'intoxication saturnine, projet que vient d'élaborer la Commission d'hygiène industrielle. Nous ne saurions mieux faire que de reproduire ce document, qui donne l'état actuel de la question :

ARTICLE PREMIER. — Dans les lieux de travail où les ouvriers ou employés manipulent le plomb, ses alliages ou ses composés, les chefs des industries désignées à l'article 2, leurs directeurs ou gérants, sont tenus, indépendamment des mesures générales prescrites par le décret du 29 novembre 1904, de prendre les mesures particulières de protection et de salubrité énoncées aux articles suivants.

Art. 2. — La liste des industries et professions dont dépendent les lieux de travail visés à l'article 1 est fixée conformément au tableau ci-dessus reproduit. (Voy. ci-dessus, page 420).

Art. 3. — Le sol sera formé d'un revêtement imperméable ou d'un revêtement jointif se prêtant facilement au lavage. Les murs seront recouverts soit d'un enduit permettant un lavage efficace, soit d'un badigeonnage à la chaux. Ce badigeonnage à la chaux sera refait toutes les fois que la propreté l'exigera et au moins tous les trois ans.

Art. 3 *bis*. — Le cube d'air par ouvrier ne pourra être inférieur à 10 mètres cubes ni la hauteur de l'atelier à moins de 3 mètres. Toutefois cette hauteur pourra être abaissée à $2^m,60$ si le cube individuel dépasse 12 mètres cubes. Les meubles et établis arriveront au contact immédiat du sol ou seront portés sur des pieds de $0^m,30$ de hauteur au moins.

Art. 4. — On ne laissera séjourner dans les ateliers aucun autre objet que les meubles, outils et engins nécessaires au travail. Ceux-ci seront tenus en état constant de propreté. Leur nettoyage sera effectué par des procédés qui n'exposent pas l'ouvrier à l'absorption de poussières. Les matières premières ne seront apportées dans les ateliers que pour les besoins du travail. Les déchets seront évacués journellement.

Art. 5. — Aucun produit plombique susceptible de dégager des poussières ne doit être travaillé à sec, si ce n'est mécaniquement et en appareil clos. L'humectation des produits doit être suffisante pour empêcher tout dégagement de poussière. L'organisation du travail doit empêcher que des éclaboussures plombiques atteignent les ouvriers ou se répandent dans les ateliers. Il est interdit d'employer les composés plombiques directement avec la main nue.

Art. 6. — Si, malgré les précautions observées, un travail déterminé cause à plusieurs reprises des incapacités de travail dues à l'intoxication saturnine, aucun ouvrier ne peut être employé à ce travail dangereux plus d'un certain nombre de jours par semaine. Il doit alterner avec un autre ouvrier, et chacun d'eux est occupé à un travail inoffensif pendant les autres jours. Le mode d'alternance et la durée des périodes de travail dangereux seront fixés par la mise en demeure de l'inspecteur du travail.

Art. 7. — Les chefs d'établissement, directeurs ou gérants, sont tenus de mettre gratuitement à la disposition du personnel employé dans les lieux de travail visés à l'article 1 :

1° Les outils ou moyens de protection nécessaires pour employer les composés plombiques sans contact avec la main nue ;

2° Des masques respirateurs destinés à garantir les ouvriers contre l'absorption des poussières plombiques au cours des travaux pour lesquels l'évacuation directe et immédiate des poussières plombiques n'est pas rigoureusement réalisable ;

3° Des surtouts ou vêtements exclusivement affectés au travail ;

4° Un bain sulfureux à prendre au moins chaque mois.

Les chefs d'établissement, directeurs ou gérants, assurent gratuitement le bon entretien et le lavage fréquent des surtouts, masques et vêtements portés pendant le travail. Ils les font ranger dans le vestiaire prévu à l'article 8 du décret du 29 novembre 1904, dans une partie du local séparée de celle où les habits de ville sont déposés pendant le travail. Les vêtements de ville doivent être à l'abri des poussières et émanations plombiques.

Art. 8. — Une surveillance médicale du personnel occupé dans les lieux de travail visés à l'article 1 est asssurée par un médecin rémunéré par le chef d'établissement et choisi par lui sur une liste dressée chaque année. Le nom de ce médecin doit être notifié chaque année à l'inspecteur du travail par le chef de l'établissement dans le courant du mois de janvier.

Le ministre du Commerce peut ne pas ratifier ce choix, les intéressés entendus, et après avis de la Commission départementale du travail et de la Commission d'hygiène industrielle. Une visite régulière du personnel a lieu chaque mois ; en outre, tout ouvrier qui se sent indisposé doit être reçu ou visité par le médecin agréé. Celui-ci doit aviser le chef de l'établissement et l'ouvrier, chaque fois qu'il aura reconnu l'origine saturnine d'un accident. Le patron est tenu d'envoyer immédiatement à l'inspecteur du travail un extrait du registre visé à l'article suivant, relatif au cas qui lui a été signalé.

Les ouvriers ou ouvrières qui présentent des symptômes d'une maladie saturnine doivent être écartés des lieux de travail visés à l'article 1. Ils n'y sont réadmis qu'en produisant un certificat du médecin agréé constatant leur aptitude au travail. Mais ils peuvent être occupés auparavant dans d'autres parties de l'établissement.

Art. 9. — Le chef d'établissement doit faire tenir sous sa responsabilité un registre contenant les indications suivantes : 1º les nom, prénoms, âge, domicile, date d'entrée et de sortie de chaque ouvrier, ainsi que la nature de son occupation ;

2º La nature, la date du début et de la fin de toute maladie saturnine de l'ouvrier qui entraîne une incapacité de travail ou d'un changement d'occupation par application du deuxième alinéa de l'article précédent.

3º Les dates et conclusions générales de chacune des visites régulières du personnel.

Les indications visées aux alinéas deux et trois sont inscrites sur le registre par le médecin agréé lui-même.

Art. 10. — Les chefs d'établissement, directeurs ou gérants, sont tenus d'afficher le présent décret dans un endroit apparent des locaux où se font le recrutement et la paye des ouvriers.

Ils afficheront au même endroit un règlement d'atelier, qui imposera aux ouvriers les obligations et interdictions suivantes :

1º Obligation d'utiliser les outils et moyens de protection mis à leur disposition pour éviter le contact de la main nue avec les composés plombiques ;

2º Interdiction de marcher pieds nus dans les ateliers ;

3º Obligation d'utiliser les surtouts mis à leur disposition pour le travail et de les ranger dans l'endroit désigné ;

4º Obligation de prendre des soins de propreté et notamment de se rincer la bouche après chaque séance de travail ;

5º Obligation de prendre régulièrement chaque mois le bain sulfureux mis à leur disposition en vertu de l'article 7 ;

6º Interdiction de fumer, priser ou chiquer, d'apporter ou de consommer aucun aliment, ni aucune boisson dans les lieux de travail visés à l'article 1 ;

7° Obligation de passer la visite régulière mensuelle prescrite à l'article 8.

Le règlement d'atelier fera connaître le nom et l'adresse du médecin agréé chargé d'assurer la surveillance médicale du personnel, ainsi que lieux, jours et heures où il recevra les ouvriers indisposés en dehors des visites régulières.

Art. 10 *bis*. — Tout ouvrier occupé dans un des lieux de travail visés à l'article 1 reçoit un exemplaire d'une instruction sur les dangers de l'empoisonnement par le plomb et sur les précautions à prendre pour les éviter.

Le texte de cette instruction est fixé par un arrêté ministériel sur l'avis de la Commission d'hygiène industrielle du ministère du Commerce.

Art. 11. — Le ministre du Commerce peut, par arrêté pris sur le rapport des inspecteurs du travail et après avis du Comité consultatif des Arts et Manufactures et de la Commission d'hygiène industrielle, accorder à un établissement dispense permanente ou provisoire d'observer les articles 3, alinéa 1 ; article 5, alinéa 1, quand il est reconnu que cette observation est pratiquement impossible dans les établissements considérés et que l'hygiène des travailleurs est assurée dans des conditions au moins équivalentes à celles qui sont fixées par le présent décret.

Art. 12. — Le délai d'exécution des mesures édictées par le présent règlement est fixé à six mois à compter de sa promulgation, sauf en ce qui concerne l'article 3 et le dernier alinéa de l'article 8.

Pour l'exécution de travaux de transformation qu'implique cet article 3, le délai est fixé à trois ans. Il sera fixé par arrêté ministériel en ce qui concerne le dernier alinéa de l'article 8.

Grawitz a recommandé l'examen fréquent du sang des ouvriers suspects de saturnisme comme moyen utile de prophylaxie.

Comme médication prophylactique, il résulterait des recherches de Melsens et G. Pouchet que l'iodure de potassium serait utile, donné d'une façon intermittente ; surtout il y aurait lieu de le donner après les opérations dangereuses. Lavrand (de Lille) emploie l'iodure de fer associé au phosphure de zinc. Comme boisson, la meilleure semble du café étendu d'eau (Layet). Il faudra éviter les mets acides, le vinaigre, combattre la constipation.

Enfin la plus sûre prophylaxie serait, partout où la chose est possible, de remplacer le plomb ou ses composés par des substances non dangereuses. Le plomb pourrait être supprimé dans la taille des limes et des pierres précieuses. Le chargement des tissus et des toiles avec des préparations de plomb pourrait être interdit. Enfin et surtout la céruse pourrait être remplacée par le blanc de zinc, qui, malgré les rapports favorables de nombreux chimistes qui depuis cent vingt-cinq ans, ont étudié la question, Courtois, Guyton de Morveau, Fourcroy, Berthollet, Vauquelin, Leclaire, n'a pu encore détrôner la céruse. Le seul inconvénient du blanc de zinc est dans son prix un peu plus élevé, car, en dehors de cela, il couvre autant que la céruse et résisterait aussi bien aux intempéries. A la suite d'un rapport de M. Ogier lu en 1901 au Comité d'hygiène, diverses administrations publiques ont interdit l'emploi de la céruse dans leurs domaines.

Il serait à souhaiter que ces mêmes conditions intervinssent non seulement dans tous les marchés passés avec les administrations publiques, mais même dans les marchés des particuliers.

A la récente discussion qui a eu lieu au Sénat, le rapporteur M. Pédebidou a proposé un projet de loi ainsi conçu :

1° Dans un délai de trois ans, à partir de la promulgation de la présente loi, l'emploi de la céruse et de l'huile de lin lithargyrée sera interdit dans tous les travaux d'impression, de rebouchage et d'enduisage;

2° Dans un délai de trois ans, cette interdiction s'étendra à tous les travaux de peinture exécutés à l'intérieur des bâtiments. Cette interdiction pourra être étendue aux travaux extérieurs. L'interdiction totale ou partielle des autres produits à base de plomb pourra être également prononcée. Les fabricants lésés auront droit à une indemnité fixée par le tribunal ;

3° Un règlement indiquera les travaux spéciaux pour lesquels il pourra être dérogé;

4° Les inspecteurs du travail assureront l'exécution de la loi (1).

Récemment (2), M. Langlois, dans un article sur la déclaration des maladies professionnelles, insistait sur la nécessité de cette déclaration, qui devrait être l'objet d'une loi spéciale. Ces maladies devraient être assimilées aux accidents du travail.

Certaines professions exposant particulièrement au saturnisme demandent quelques *mesures spéciales de prophylaxie*. Alors même qu'on substituerait souvent le blanc de zinc à la céruse, on n'arriverait pas à en supprimer entièrement la fabrication ; ainsi elle semble indispensable à certaines industries, en céramique par exemple. Les mesures que conseillait Layet pour les cérusiers sont les suivantes : nettoyage fréquent des ateliers après arrosage ; enveloppement des moulins et des blutoirs par des caisses en bois fermant bien, et qu'on n'ouvre qu'assez longtemps après le blutage pour donner au tourbillon de poussière le temps de se déposer sur le sol ; placement de manches aspiratrice sau-dessus de la trémie, sur laquelle on renverse les bacs de céruse et au-dessus des barils qu'on remplit; lenteur dans les mouvements de translation, d'extraction et de tassement de la céruse ; enfin remplacement dans la plus grande mesure possible de la main de l'ouvrier par des machines, telles que l'appareil Bruzon.

Pour ce qui est des *peintres décorateurs*, on devrait au moins, si on ne substitue pas à la céruse le blanc de zinc, n'employer que la céruse à l'huile. S'il est indispensable de se servir de céruse en poudre, préférée parce que, dit-on, elle s'écaillerait moins et serait propre à donner les tons lustrés, comme cela est nécessaire pour les papiers coloriés, les mêmes mesures protectrices devraient être prises

(1) LETULLE, Le Saturnisme au Sénat. *Revue de méd.*, 7 nov. 1906.
(2) LANGLOIS, *Presse méd.*, 9 janvier 1907.

que dans les céruseries ou au moins on devrait prescrire l'usage d'un respirateur approprié ou d'une éponge humide pour empêcher la pénétration des poussières dans les voies respiratoires. Avant de procéder aux opérations si dangereuses de l'enlèvement des vieux enduits et au ponçage des enduits neufs, il faudrait humecter les parois, meubles ou objets, afin de diminuer les poussières. Sinon il y aura à faire usage du respirateur ou de l'éponge.

Comme moyens prophylactiques pour les *typographes*, M. Caron, inspecteur départemental du travail à Valenciennes (1), a imaginé une casse à double fond. Le premier fond était formé par du crin renforcé d'une toile en fer galvanisé, ou mieux par une toile de cuivre rouge, et le second était une planche formant tiroir et permettant l'enlèvement des poussières. Les résultats fournis ont été très bons. La toile avait tamisé les poussières sans s'encrasser, et les caractères n'avaient pas été détériorés. Ainsi on éviterait la principale cause d'intoxication, qui vient de la souillure des doigts par contact avec la poussière plombique, qui résulte du frottement des caractères dans les casses. Ainsi on supprimerait l'opération dangereuse du soufflage pour le nettoyage des casses. Le seul inconvénient est le prix presque double de ces casses spéciales. Le nettoyage des casses pourrait se faire par aspiration par une sorte de *vacuum cleaner*.

Pour ce qui est des fabriques de *poteries*, il y a lieu d'interdire l'emploi des couvertes non vitreuses, c'est-à-dire où l'oxyde de plomb n'est pas sous forme de silicate ; mais cette précaution ne suffit pas ; en effet, la vitrification ou frittage est illusoire si la teneur en silicate de plomb est élevée; car, à partir d'un certain taux de plomb, ils sont très solubles dans l'organisme ; il en est ainsi des silicates qui servent au poudrage litho-céramique. Le broyage des couvertes doit être fait par voie humide. Les ouvriers exposés à manier des couvertes sèches doivent se protéger le nez et la bouche avec l'éponge humide. Les objets ne devraient être plongés dans le vernis plombique qu'avec des pinces en fer. La brosse ne doit être utilisée qu'humide au-dessus d'un récipient d'eau. Enfin on pourrait arriver à substituer aux composés plombiques des substances non toxiques. C'est ce qui a été fait au dire de Kaup à Znaim, où on emploie un composé appelé *Feldspathzinkoxydglasur*, que des fourneaux perfectionnés peuvent parvenir à fondre ; aussi a-t-on pu supprimer dans ces poteries les accidents plombiques. Le vernissage des poteries pourrait se faire avec la composition suivante :

Silicate de soude .... 50 p. 100.
Craie de Meudon .... 15 —
Quartz pulvérisé .... 15 —
Borax ou acide borique .... 10 —

(1) CARON, *Bull. de l'Inspection du travail*, 1904, nos 5 et 6, p. 523.

Pour le *polissage des glaces*, la potée de plomb pourrait être remplacée par l'acide métastanique, comme cela a été fait avec succès à Baccarat.

Les *mastics* plombiques pourraient être remplacés par d'autres sans plomb. Les mastics d'huile siccative et de blanc ou gris de zinc avec siccatif au manganèse pourraient remplacer les mastics de céruse à froid et à chaud. A chaud, on peut encore employer le *mastic au fer*, qui a la composition suivante : on mélange :

Fleur de soufre.......................... 1 partie.
Limaille de fer fine...................... 60 parties.

On fait une pâte avec de l'eau contenant 2 parties de chlorhydrate d'ammoniaque et un sixième de vinaigre ou d'acide sulfurique étendu.

De même, dans l'*industrie des feutres et des cuirs vernis*, l'huile siccative à base de plomb pourrait, comme dans la peinture, être remplacée par de l'huile rendue siccative par ébullition avec du peroxyde de manganèse.

La constitution des *fonds*, des *mordants*, les *couleurs*, la *glaçure porcelaine* peuvent se faire avec des blancs de zinc ou de baryte. De même, dans l'industrie des cartons et crayons colorés, on pourrait employer le jaune d'ocre (oxyde de fer), jaune-citron de zinc (chromates de zinc), l'orangé d'antimoine (sulfure de fer), les verts de zinc (oxydes de zinc et cobalt). Peut-être l'oxyde de zinc associé à l'acide borique pourrait-il remplacer l'oxyde de plomb dans les *émaux pour la décoration des porcelaines, faïences et métaux*?

Dans la fabrication du *cristal*, grâce à l'acide borique, on a pu, il y a déjà longtemps, à la cristallerie de Clichy, substituer l'oxyde de zinc à l'oxyde de plomb et la chaux ou la baryte à la potasse. Les résultats sont des plus satisfaisants.

Pour la *braise chimique*, déjà, en 1885, le Conseil d'hygiène publique de la Seine avait conseillé l'emploi d'azotate d'ammoniaque au lieu des sels de plomb. Dans la conduite des *métiers Jacquard*, où les accidents sont dus aux poids de plomb qui servent à tendre les fils et par leur frottement dégagent des poussières plombiques (Schuler)(1), on pourrait aux poids en plomb substituer des poids en fer, garnis ou non de plomb à l'intérieur. Il y aurait lieu d'y interdire par un décret l'usage du plomb.

Les accidents observés chez les ouvriers qui entretiennent les *piles télégraphiques* peuvent être évités en employant un outil au lieu des doigts pour nettoyer les têtes des charbons. Pour la *teinture des fils*, le chromate de zinc pourrait remplacer le chromate de plomb; on produirait le chromate dans la fibre par double décomposition entre un sel soluble de zinc (sulfate ou chlorure) et un chromate alcalin. Les sels de zinc très stables ne craignent pas la

(1) SCHULER. *Rev. hyg. et police sanit.*, 1885, p. 688.

sulfuration et, étant un peu antiseptiques, seraient de nature à assurer la conservation des étoffes (1). Il y a déjà quelques années que, à la suite d'accidents saturnins survenus chez les ouvrières des filatures qui dévident le coton teint en flotte venant des teintureries de Lyon, Roubaix et Rouen, on avait essayé diverses substances (jaune de prunaline, auranine, chrysophanine), mais qui ne parurent pas résister aussi bien que le jaune de plomb à la lumière et protéger les étoffes contre les insectes. Napias lut un rapport au Comité d'hygiène de France, le 8 avril 1895, et émit l'avis qu'il n'y avait pas lieu d'interdire pour ces teintures le chromate de plomb, mais qu'il était bon de ne recevoir du teinturier ces cotons que bien débarrassés par lavage du chromate de plomb non fixé. La question étant revenue en 1896, Napias, dans un second rapport, établit que ces cotons ne formaient que les trois centièmes des cotons employés par les guimpiers, et le Comité se contenta de conseiller l'interdiction du travail des femmes et des enfants pour le dévidage de ces cotons. Ces cotons entrent dans les tissus dits waterproofs.

Dans la *confection*, on pourrait supprimer la céruse, qu'on remplacerait par le blanc de zinc. Les blancs de plomb employés comme apprêts seraient remplacés par des apprêts à la gomme, à l'amidon, à la stéarine, au savon, à la paraffine, à la cire ou au borax, au blanc de zinc, de kaolin, de talc, de spath pesant, de plâtre, de craie.

La teinture noire obtenue au sulfure de plomb pourrait l'être aussi bien avec le tannate ou gallate de fer, les noirs au campêche, à l'aniline, les noirs chargés à la glycose, les noirs de garance et garancine et les noirs de Laval aux sulfures organiques (2).

Les verts des *fleurs artificielles* pourraient être réalisés avec un mélange de jaune de zinc et bleu de Prusse, ou par combinaison, par voie sèche, des oxydes de zinc et de cobalt.

Dans presque toutes les industries, on pourrait donc remplacer les sels de plomb. Le plus difficile à remplacer paraît le minium; il ne semble pas en effet que l'oxyde de fer dit minium de fer évite l'oxydation des métaux, qui ne le serait que par la combinaison imperméable entre le minium et l'huile (A. Gautier). Pour ce qui est même de l'utilité du blanc de céruse en peinture, nous devons rappeler quelques divergences d'opinion qui se sont manifestées à l'occasion des dépositions faites par des savants hygiénistes ou chimistes devant la Commission de la Chambre des députés chargée d'examiner le projet de loi sur l'emploi des composés du plomb dans la peinture en bâtiments (3). A côté de dépositions nettement contraires à la céruse, comme celles de P. Brouardel, Laborde,

---

(1) Poisons industriels, p. 56.
(2) Poisons industriels, p. 57.
(3) Rapport de J.-L. BRETON, député, 1903.

Dieulafoy, le professeur Armand Gautier se montra d'avis de l'utilité de la céruse pour la peinture extérieure à cause de sa plus grande solidité, et il en proposa l'abandon tout au plus pour les peintures intérieures, interdiction à laquelle d'ailleurs se limitait le projet de loi. Dans un récent article (1), M. Janicot insistait sur le fait déjà énoncé dans le rapport du Dr Treille au Sénat qu'aucune nation étrangère n'a proscrit même partiellement la céruse, ni l'Allemagne si soucieuse cependant de l'hygiène publique, ni l'Angleterre. L'emploi bien réglementé pourrait en être moins nocif qu'on ne croit. Mais la nécessité même de cette réglementation montre que son emploi n'est pas exempt de tout danger. Qu'on parcoure d'ailleurs les différents documents annexés au rapport de M. J.-L. Breton, et on verra que presque tous les hygiénistes et médecins s'accordent à condamner la céruse et à en demander le remplacement par le blanc de zinc inoffensif pour celui qui le prépare et le manie. Il y aurait donc à souhaiter que les pouvoirs publics intervinssent à ce sujet en limitant au strict nécessaire l'emploi des composés plombiques et en écartant les femmes et les enfants des professions particulièrement dangereuses. L'hygiéniste a le devoir de leur rappeler qu'il y a en jeu l'intérêt non seulement des individus, mais de leur descendance.

La céruse a été déjà plusieurs fois proscrite par arrêtés ministériels pour les travaux publics. Nous citerons : arrêté du ministre des travaux publics du 24 août 1849, circulaire du ministre de l'Intérieur de février 1852, circulaire du sous-secrétaire d'état des postes et télégraphes du 20 février 1901, arrêté du ministre du Commerce du 25 mars 1901, circulaire du ministre des Travaux publics du 1er juin 1901.

2° INDUSTRIE DU MERCURE.— HYDRARGYRISME PROFESSIONNEL.

LE MERCURE DANS L'INDUSTRIE. — L'intoxication professionnelle par le mercure est loin d'avoir l'importance de l'intoxication saturnine professionnelle, le mercure étant loin d'être d'un usage aussi considérable que le plomb. Aussi les accidents de l'hydrargyrisme professionnel ne sont-ils bien connus que depuis peu d'années ; les travaux de Letulle (2) doivent être particulièrement cités.
PROFESSIONS EXPOSANT A L'HYDRARGYRISME. — Comme pour le plomb, il y a lieu de distinguer les professions qui ont contact avec le mercure métallique et celles où l'on manie ses dérivés.
1° **Mercure métallique.** — Comme pour le plomb, il faut

(1) Janicot, *Bull. méd.*, 1906, n° 11.
(2) Letulle, art. « Hydrargyrisme », in *Nouveau Traité de médecine et de thérapeutique* de MM. Brouardel, Gilbert, Thoinot, fasc. XI.

extraire le mercure du sein de la terre, et la *métallurgie du mercure* fait des victimes comme celle du plomb. C'est surtout en Espagne qu'existent les mines de mercure ; ce sont les mines fameuses d'Almaden ; en Carniole, se trouvent les mines célèbres aussi d'Idria ; il y a enfin quelques mines en Russie (Nikitowka) et aux États-Unis (Californie).

Les conditions du travail dans ces diverses mines sont différentes au point-de vue de l'hygiène. A Almaden, l'intoxication est fréquente, bien que les ouvriers ne fassent que quatre heures à quatre heures et demie de travail par jour. A Idria, quoique la durée du travail soit plus longue, l'intoxication est plus rare, sauf si les ouvriers ont à traverser des zones de schistes imprégnés de gouttelettes de mercure et appelés *Silberschiefer*. A Nikitowka, où le mercure est extrait à l'état de cinabre ou sulfure de mercure, il n'y a pas d'intoxication, d'où on peut conclure qu'à Almaden les accidents sont dus aux particules de mercure. Il est à remarquer qu'à Idria, à l'encontre de ce qu'on a vu à Almaden, les habitants étaient incommodés par la diffusion des vapeurs de mercure ; les troubles s'étendaient même aux bovidés, qui se cachectisaient et avortaient.

Le travail des mines comporte trois opérations. La première est l'*extraction du minerai*. La seconde est le *travail des fours de sublimation*, qui a remplacé, au grand bienfait de l'hygiène, la distillation en vase clos, qui produisait des vapeurs lors de l'enlèvement des résidus. Aujourd'hui, on applique pour le mercure les principes d'hygiène qui ont donné de bons résultats pour la métallurgie du plomb, c'est-à-dire qu'on évite le refoulement des vapeurs grâce à un ventilateur aspirant près de la base de la cheminée d'évacuation. Les fours sont enfermés dans des enveloppes métalliques étanches ; les gaz circulent dans des tubes de fonte, puis dans des serpentins en grès arrosés au dehors. Ils sont alors envoyés dans de grandes chambres en bois à joints étanches. Le mercure et les suies liquides se réunissent dans des bâches en bois revêtu de ciment.

Reste la troisième opération, *extraction des suies des chambres de condensation*, qu'on fait du dehors avec des racloirs en caoutchouc introduits par des orifices latéraux. Les suies sont mécaniquement malaxées avec de la chaux pour en séparer le mercure. Tels sont les procédés en usage aux mines d'Idria, où l'hygiène est très satisfaisante.

Ce mercure ainsi extrait va être manipulé dans un certain nombre d'industries. Au premier rang des professions exposant à l'hydrargyrisme, il fallait compter l'*étamage des glaces* ; nous disons, il fallait, parce qu'aujourd'hui on se sert de procédés différents et qui n'exposent plus à l'hydrargyrisme. Voici en quoi consiste l'étamage des glaces au mercure : « La *mise au tain* s'effectue sur une table de marbre ou de pierre, bien plane et parfaitement polie, sur laquelle on étend une feuille d'étain. Cette table a été engagée dans un cadre de bois dont un des côtés est libre pour le passage de la glace et dont les trois autres côtés sont munis de rebords. Tout étant préparé, on garnit avec une feuille de papier le bord libre du cadre, et on verse d'abord sur la feuille d'étain une petite quantité de mercure qu'on étend avec un tampon de flanelle pour favoriser l'amalgame ; puis on verse de nouveau du mercure pour former une couche de mercure de plusieurs millimètres. Enfin les impuretés qui surnagent ayant été enlevées, la plaque de verre, bien nettoyée et asséchée avec le plus grand soin, est coulée avec précaution dans le cadre sur la couche mercurielle. Recouverte ensuite d'une pièce de flanelle et de drap, elle est chargée de poids qui favorisent le contact ; le mercure en excès est ainsi expulsé, et on facilite son écoulement en imprimant à la table une légère inclinaison (1). » La diffusibilité des vapeurs mercurielles est extrême, comme l'ont montré les recherches de Merget, qui, au moyen de la réaction avec l'azotate d'argent ammoniacal, a vu que la diffusion se fait, non pas seulement au contact du métal, comme le croyait Faraday, mais dans toute la pièce où séjourne le mercure. Des traits faits sur un papier avec l'azotate d'argent ammoniacal noircissent par l'effet du mercure.

De même que l'étamage des glaces au mercure, la *dorure* ou l'*argenture au mercure* ne sont guère plus que des procédés historiques. Voici comment on la pratiquait. Tout d'abord on préparait un amalgame d'or ou d'argent dont on enduisait les métaux. Pour cela on versait du mercure sur de minces lames d'or mises dans un creuset porté au rouge, et on brassait. L'amalgame refroidi était appliqué ; alors il fallait volatiliser le mercure. Pour cela on portait sur des grils, le mercure s'évaporait, laissant l'autre métal adhérer. La pièce amalgamée était souvent brossée, frottée avec du coton pour égaliser l'amalgame. Il est facile de comprendre combien il se dégage de vapeurs mercurielles ; aussi faut-il employer des fourneaux à grand tirage, recouverts d'une hotte munie en avant d'un rideau vitré s'abaissant jusqu'à 15 centimètres du fourneau, ou mieux les ventilateurs de Geneste et Herscher avec un courant en haut pour les vapeurs légères et un en bas pour les vapeurs lourdes ; mais ces courants d'air peuvent être gênants pour les ouvriers.

Le *lavage des cendres d'orfèvres* consiste à griller les balayures des ateliers d'orfèvrerie et de bijouterie et à amalgamer les cendres au mercure, qu'on chasse par distillation pour récupérer l'or.

Il est un emploi du mercure métal qui n'intéresse qu'une population restreinte, c'est la *fabrication des baromètres et des thermomètres*. Dans le chauffage du mercure des baromètres pour chasser les bulles, il y a émission de quelques vapeurs toxiques. Pour ce qui est des ther-

(1) Poisons industriels, 1901, p. 81.

momètres, on les remplit en plongeant l'extrémité libre dans la cuve à mercure après chauffage du réservoir et du tube pour en chasser l'air. Le mercure peut être ainsi volatilisé, surtout lorsque les tubes se cassent, et l'intoxication est favorisée par les conditions défectueuses d'hygiène où sont ces ouvriers, qui font leur travail à domicile. On éviterait les accidents par une bonne ventilation.

L'industrie toute moderne et de plus en plus importante des *lampes à incandescence* expose à l'hydrargyrisme. Les ouvriers procèdent ainsi : le vide est fait dans un tube ampullaire, puis ce tube est fermé à la lampe, et la « poire » en est séparée. Ce vide s'obtient avec la pompe pneumatique à mercure. Les accidents sont dus comme ci-dessus au bois des tubes et à la projection du mercure sur le sol.

Le mercure sert aussi à l'*extraction de l'argent* du minerai lorsque celui-ci est pauvre. On pulvérise le minerai, qu'on jette avec de l'eau au-dessus du mercure ; on y mêle du sel de cuisine pour oxyder les métaux et du minerai de cuivre calciné et pulvérisé (*magistral*). Après quelques jours de repos, des hommes tenant en main un linge plein de mercure le pressent pour en faire des bulles au-dessus de la boue métallique préparée comme il vient d'être dit. Il faut six fois autant de mercure qu'il y a d'argent et de 1 à 7 livres de magistral par livre de mercure. On mélange ces substances. Au bout de quelques mois, on sépare l'amalgame d'argent des impuretés ; puis on isole l'argent par sublimation. Ce sont ces vapeurs de mercure qui peuvent être dangereuses. C'est au Mexique qu'abondent les mines d'argent.

2° **Composés mercuriels.** — En tête des professions où sont manipulés les composés mercuriels, il faut étudier le *sécrétage des poils*, dont les usines sont assez nombreuses, surtout à Paris. Avant de devenir feutre, les poils de lapin ou de lièvre subissent diverses manipulations. La première est appelée *sécrétage*, nom qui vient de ce que la préparation employée *ad hoc* était tenue secrète ; ce secret fut perdu avec l'émigration des protestants après la révocation de l'Edit de Nantes et ne fut retrouvé qu'en 1747, où il fut rapporté par un ouvrier ayant travaillé en Angleterre. Il y a deux *sécrets*, le jaune qui contient 20 grammes de mercure métallique pour 100 d'acide nitrique à 40° et le *blanc* ou *pâle* qui renferme 32 p. 100 de mercure, et qu'on étend d'eau pour ramener la densité à 9 ou 10°. Le premier teint en jaune les poils, le second n'en altère pas la nuance. Les peaux préparées (triage, nettoyage, lavage pour les peaux de lièvres ; fendage, éjarrage, dégalage pour les peaux de lapins) sont imbibées de solution mercurique, séchées à l'étuve, puis tondues. Pour cela, les peaux passent en différentes mains. C'est d'abord l'ouvrier *sécréteur*, qui, après avoir préparé le sécret, les brosse avec une brosse chargée de cette solution et les porte à l'étuve, à une température de 50 à 77°, puis au sortir de là les met en paquets, après les avoir un peu arrosées pour les rendre moins cassantes. Elles restent alors de quelques jours à quelques mois empilées dans des locaux spéciaux. Le sécrétage terminé, les peaux passent à l'*échiqueteuse*, qui coupe la queue qu'elle tond aux ciseaux, puis au *brosseur*, qui brosse à sec en redressant les poils; le brossage se fait à la main ou mécaniquement. Ensuite vient le *coupeur*, qui coupe mécaniquement la peau en petites lanières et la tond entièrement. L'*éplucheuse* divise les poils par qualité; les *monteuses* les mettent en paquets. Le brossage et la tonte se font mécaniquement. En sept à huit heures, cinq à six personnes ont à manipuler de 1 100 à 1 200 peaux. Les plus en danger sont les sécréteurs, puis les brosseurs, enfin les coupeurs. Les premiers plongent les mains dans le nitrate de mercure et sont exposés aux vapeurs mercurielles sortant de l'étuve. Il faut enfin noter que les vapeurs nitreuses concourent aussi à l'intoxication. Cependant Letulle, s'attachant à combattre ce qu'il appelle les *légendes du mercure*, montre que les dangers pour ces ouvriers ne sont pas si grands qu'on croit. L'hôpital Tenon, qui en reçoit beaucoup, en a hospitalisé soixante-dix en dix ans, et il n'y a eu aucun cas de mort. Cette bénignité de l'intoxication tiendrait, selon lui, à trois causes : 1° courte durée de la journée de travail, sept à huit heures par jour au maximum; 2° nombre annuel peu élevé des journées de travail, pas plus de 300; 3° voyage que font ces ouvriers en Auvergne, leur pays natal, pendant le chômage annuel.

Ces feutres ainsi préparés au mercure peuvent provoquer quelques accidents chez les *fabricants de chapeaux* qui les utilisent. On a trouvé, dans une cloche de feutre, c'est-à-dire un feutre non façonné, mais mis en forme et pesant 73 grammes, une quantité de mercure métallique de $0^{gr},2072$; dans une autre du poids de 79 grammes, il y avait $0^{gr},3392$ de mercure (1). Dans des chapeaux de feutre en usage, il y aurait un demi-gramme de mercure, qui, combiné à la kératine des poils, a formé des produits insolubles qui résistent au lavage. Des poussières mercurielles peuvent se dégager au cours des diverses manipulations nécessaires pour transformer le feutre brut en chapeau.

Les ouvriers qui travaillent au *bronzage des canons de fusil* manient des composés mercuriels. Ils se servent de trois liquides, dont l'un répond à la formule suivante :

Bichlorure de mercure......................	50 grammes.
Chlorhydrate d'ammoniaque.....	50 —
Eau..................................	1 000 —

On badigeonne le fusil avec ce liquide. En outre, après séchage, on gratte à la brosse l'enduit analogue à de la rouille qui s'est formé sur les fusils, d'où production de poussières. Ce qui atténue l'intoxication,

(1) JUNGFLEISCH, *Ann. d'hyg. et de méd. lég.*, 3ᵉ série, 1892, t. XXVIII, p. 498.

c'est ce fait que l'ouvrier n'est employé à ce travail qu'une demi-journée sur trois.

Le *damasquinage* utilise aussi le sublimé dans l'alcool. Les *bronzeurs de figurines* manipulent la même substance.

La vulgarisation si grande de la *photographie* donne de l'intérêt aux accidents auxquels elle expose. Les photographes ont à manipuler du bichlorure et du biiodure de mercure, mais il ne paraît pas qu'on ait observé chez eux d'accidents de ce chef (Duchêne et Michel) (1). Même remarque pour les *chimistes*. Le fréquent lavage des mains semble un moyen suffisant de prophylaxie.

Les fabricants du jouet appelé *serpent de Pharaon* manient aussi sans inconvénient les sulfocyanure et sulfate de mercure. Pour les *jouets coloriés*, on se sert de rouge de mercure, cinabre, vermillon. Les *imprimeurs sur draps*, les *teinturiers* emploient le sublimé comme mordant. Pour les *fleurs artificielles* aussi, on utilise des composés de mercure (bisulfure, biiodure, bichromate). Le sublimé sert aussi dans les opérations de l'*empaillage*.

Nous terminerons cette revue de l'emploi industriel des composés du mercure par les professions où *on fabrique* et où *on emploie le fulminate de mercure*. Marie et Londe ont publié, en 1884, l'observation de quatre personnes d'un *tir forain* ayant eu des accidents mercuriels dus aux vapeurs dégagées par la fréquente explosion des capsules au fulminate de mercure. Les accidents furent observés en hiver à cause du défaut de ventilation. Un enfant qui n'était pas dans le tir pendant la journée fut indemne. Les accidents cessèrent en même temps que l'emploi du fulminate ; ils furent plus marqués chez les hommes (tremblement accentué) que chez les femmes (stomatite seulement). On constata les mêmes crises de tremblement chez un employé d'un tir à Marseille.

PHYSIOLOGIE PATHOLOGIQUE DE L'HYDRARGYRISME PROFESSIONNEL. — Comme nous l'avons vu pour le plomb, le mercure peut pénétrer par plusieurs voies, qui sont la peau, les muqueuses respiratoire ou digestive.

1° **Pénétration par la peau.** — Le poison peut pénétrer par la *peau*, quoique cette voie d'absorption ne soit pas la principale. Pour cela, il faut des éraillures, des crevasses, qui sont fréquentes à cause de l'irritation épidermique entretenue par le contact avec des corps aussi irritants que les composés mercuriels, comme par exemple le nitrate acide de mercure.

2° **Pénétration par le tube digestif.** — L'absorption par le *tube digestif* est facilitée par le dépôt sous les ongles de crasses mercurielles, et surtout si les ouvriers mangent à l'atelier. Galippe a montré que le mauvais état des gencives favorisait l'intoxication.

(1) Duchêne et Michel. *Rev. hyg.*, 1882, p. 378.

3° **Pénétration par la voie respiratoire**. — Il semble qu'ici la voie principale d'absorption soit la *voie respiratoire*, soit par des poussières mercurielles, soit par les vapeurs émises, qui sont, comme nous l'avons vu, très diffusibles. La volatilisation facile du mercure à la température ordinaire est bien démontrée par le fameux accident du vaisseau le *Triumph*, où la rupture d'outres mercurielles amena 200 cas d'hydrargyrisme avec 3 morts; tous les animaux succombèrent. A. Gautier (1) a signalé le cas de jeunes gens qui, pour faire un amalgame d'argent, volatilisèrent dans un espace non clos 200 grammes de mercure. Un d'eux mourut, et on vit qu'il éliminait 1gr,78 de mercure par litre d'urine. On conçoit qu'à plus forte raison il y aura diffusion de vapeurs à une température élevée. A Idria, en 1803, à la suite d'un incendie, il y eut du tremblement chez 900 individus, et l'influence nocive du mercure s'étendit à plusieurs kilomètres de distance.

4° **Localisation du mercure**. — Le poison se *localise* surtout dans le sang, le foie, les muscles, les os, le cœur; il détermine des lésions de néphrite subaiguë, plutôt parenchymateuse, de la névrite péri-axile (Letulle), de l'atrophie de la myéline dans la moelle (Wising).

5° **Élimination du mercure**. — Comment s'*élimine* le mercure ainsi absorbé? L'élimination se fait par la salive et les sécrétions intestinales, peut-être aussi par l'air expiré (Merget) et par d'autres sécrétions (lait). L'élimination se fait lentement; Paschkis et Vadja ont trouvé du mercure dans les sécrétions au bout de plusieurs années, rarement au delà d'un an.

SYMPTOMATOLOGIE. — L'intoxication professionnelle est toujours marquée par les accidents qui constituent l'*hydrargyrisme chronique*. Elle frappe surtout les malingres, les individus placés dans de mauvaises conditions d'hygiène, les alcooliques, les femmes enceintes. Rappelons l'importance de l'état de la bouche et des dents. Letulle a signalé l'accoutumance qui peut se faire au poison, fait qui nous explique la prédisposition des jeunes sujets aux accidents; dans certains cas, ceux-ci n'apparaissent qu'après cessation du travail.

On peut ramener la *symptomatologie* de l'hydrargyrisme professionnel à trois ordres de manifestations : 1° la stomatite qui se montre seule dans les cas légers; 2° les troubles nerveux, surtout marqués par du tremblement, et qui caractérisent une intoxication plus profonde; 3° la cachexie, aboutissant de l'hydrargyrisme chronique comme du saturnisme. Mais, avant d'examiner ces manifestations, il faut rappeler les signes avant-coureurs que Letulle a mis en lumière et que le médecin a tant d'intérêt à dépister pour mettre en garde l'ouvrier contre des accidents plus graves.

Ces *signes prodromiques* sont au nombre de trois principaux : les

(1) A. GAUTIER, Rapp. au Conseil d'hyg. de la Seine, 16 déc. 1885.

troubles digestifs marquent souvent le début ici, comme pour l'intoxication par le plomb ; l'inappétence amène de l'amaigrissement. Le second de ces signes est le *tremblement convulsif des muscles de la face*. Enfin il y a des *troubles psychiques particuliers*, que décrit ainsi Letulle : « Un ouvrier, travailleur excellent et adroit, tout à ses occupations, est subitement pris d'une sorte de timidité hésitante qui le dérange dans son travail. Un mot, une interpellation, une discussion futile suffisent à troubler son attention. Il ne peut supporter pendant son travail ni les regards d'un curieux, ni les remarques d'un camarade d'atelier ; il suffit même qu'il se sache regardé. La sensation que quelqu'un, par derrière ou à côté de lui, surveille ses actes manuels le jette dans une angoisse indicible. Cette timidité, cette sensibilité qui touche à la névrose progresse rapidement. Le malade pâlit à la moindre question, et la gêne douloureuse qu'il ressent peut aller même jusqu'à la syncope. Les nuits deviennent mauvaises, il y a des hallucinations terrifiantes, mais passagères, souvent professionnelles. »

Troubles digestifs. — Plus tard survient l'ensemble symptomatique dont la *stomatite* est le premier degré. La stomatite est moins fréquente, au moins sous sa forme aiguë, que dans l'hydrargyrisme aigu et en particulier médicamenteux. Elle peut être considérée comme la conséquence du dépôt sur la muqueuse buccale de fines gouttelettes de mercure condensé. Elle est d'abord marquée par de la gingivite avec ptyalisme, puis par des ulcérations pultacées des joues, plus tard par du gonflement périosto-alvéolaire, des gencives fongueuses, ulcérées au niveau du collet des dents, qui tombent ici successivement comme dans le diabète. Les douleurs, d'abord très vives, se calment souvent après la chute des dents ; la stomatite guérit alors. Cette stomatite est fréquente à Almaden, où les jeunes ouvriers sont édentés de bonne heure. Dans des cas plus malheureux, des infections secondaires pénètrent par les portes d'entrée qui leur sont ainsi offertes. Les maxillaires se nécrosent ; des adénites, des périostoses peuvent compliquer cette stomatite grave.

Par contre, chez certains ouvriers, la stomatite à proprement dire fait défaut. On voit en particulier chez les sécréteurs de poils les *dents mercurielles*, c'est-à-dire des dents noires avec des stries allongées et des dépressions cupuliformes ; la dent paraît élimée à son sommet. Le ptyalisme chronique auquel sont sujets ces intoxiqués peut donner lieu à un gonflement chronique des glandes salivaires, surtout de la parotide, vrais *oreillons mercuriels*.

Tremblement. — Mais ce qui caractérise surtout l'intoxication professionnelle, c'est le *tremblement*, qui peut en être l'unique manifestation. Ce tremblement est sous l'influence des vapeurs mercurielles, surtout prompt à survenir si ces vapeurs sont à haute température. Ce tremblement, dont la symptomatologie a été bien définie par Th. Roussel, Tardieu, Küssmaul, G. de Mussy, Fernet, Schoull, a généralement une lente progression. Il débute par la face, les lèvres, la langue, gagne ensuite les membres supérieurs, puis inférieurs, où il est rapide et à secousses étendues. Peu sensible au repos, il s'exagère à l'occasion des émotions, des mouvements volontaires, de l'attention. Il diminue ou cesse au lit, sauf dans les cas graves ; il reparaît en tout cas si on découvre le malade. Il diminue si le malade est soustrait à l'intoxication ; mais les rechutes sont rapides.

Dans les cas accentués, le malade devient un impotent, incapable même de manger. Dans ces cas, on observe la *forme convulsive*, où il y a association de *calambres*, c'est-à-dire de contractures doulou-reuses portant surtout sur les fléchisseurs des avant-bras. D'après Tardieu, on les observerait chez un dixième des ouvriers d'Almaden. Dans ces cas, heureusement rares aujourd'hui, la mort survenait dans une proportion de moitié des cas, et ceux qui survivaient restaient impropres au travail des mines.

Le tremblement peut être associé à d'autres troubles nerveux, en particulier les *paralysies*. Ces paralysies, dont les caractères ont été étudiés par Tardieu, Hallopeau, Letulle, sont incomplètes, flasques, sans contracture ; souvent circonscrites, elles n'envahissent que certains groupes musculaires, surtout les extenseurs du membre supérieur ; quelquefois elles sont disséminées. On y note la persis-tance de la réaction faradique et galvanique, la conservation des réflexes qui ne sont qu'un peu diminués, l'absence d'atrophie. Ces paralysies s'accompagnent souvent d'altération de sensibilité ; il y a des plaques d'anesthésie ou d'hyperesthésie, des troubles sensoriels, hyperacousie ou diminution de l'ouïe, de l'odorat, amblyopie. Ces phénomènes éveillent l'idée d'*hystérie toxique*, car, comme le plomb, comme d'autres poisons minéraux ou végétaux, le mercure peut créer l'hystérie. Le tremblement peut même prendre tous les caractères du tremblement hystérique, modifié par la suggestion, l'aimant, etc. Charcot, Letulle ont insisté sur la part considérable qui revient à l'hystérie dans les manifestations nerveuses des intoxiqués par le mercure.

Cachexie psychique. — A une période avancée, sous l'influence des troubles digestifs, et surtout de la *diarrhée*, le malade s'anémie, maigrit et entre dans la *cachexie*, à laquelle la *néphrite* mercurielle donne un cachet spécial, marqué par la pâleur et la bouffissure du tégument, l'œdème des extrémités. Cet état se complique d'une vraie *cachexie psychique* avec vertiges, hallucinations, démence, pseudo-paralysie générale. « On garde, dit Tardieu, les malades au coin du feu, assujettis sur une chaise comme des enfants en bas âge ; beaucoup d'entre eux ne peuvent ni s'habiller ni manger seuls ; leur visage devient stupide en même temps qu'ils n'articulent plus que des sons vagues et confus. » C'est en somme un vrai état de *démence paralytique*.

La mort vient bientôt terminer ce tableau morbide soit par le fait même de la cachexie, soit surtout par une infection secondaire, érysipèle, pneumonie qui trouve un terrain favorable. En particulier la tuberculose est fréquente chez ces intoxiqués (71 p. 100, d'après Kussmaul à Arlangen).

Une intoxication d'action aussi générale doit nuire au *produit de la conception*. On a noté pour le mercure des effets analogues à ce que nous avons vu pour le plomb. Kussmaul, Keller, etc., ont signalé les avortements des ouvrières en glaces, et, si l'enfant naît à terme, c'est généralement un débile qui ne tarde pas à succomber.

En France, où d'ailleurs va en diminuant le nombre des industries qui emploient le mercure, on n'observe que les formes atténuées de l'intoxication ; sur 72 malades traités dans les hôpitaux de 1891 à 1901, Josias (1) n'a relevé que deux cas de mort et par autre cause ; nous avons eu aussi l'occasion de dire que, sur 70 intoxiqués traités en dix ans à l'hôpital Tenon (1879-1889), Letulle n'avait pas relevé un cas de mort. Aussi a-t-il pu parler de la légende du mercure. Il n'en est pas de même chez les ouvriers des mines ; ce sont eux qui font ces cas graves ou mortels dont nous avons relaté le tableau, surtout vrai pour les ouvriers d'Almaden.

PROPHYLAXIE. —Au point de vue de l'hygiène professionnelle, c'est à reconnaître les symptômes de début que doit viser le médecin. Il faut dire que ce *diagnostic* est assez délicat, vu la banalité des signes de début. Il faut ne pas négliger les troubles digestifs et intestinaux et tâcher de faire la part souvent difficile à préciser qui peut revenir à d'autres intoxications concomitantes (alcool, arsenic chez les chapeliers, etc.). Les manifestations morbides peuvent même, par une particularité qu'on note dans d'autres intoxications, ne se manifester que quand l'ouvrier a quitté le travail. Dans tous ces cas, on aura recours à la recherche du mercure dans les urines, qui peut se faire par le procédé d'Almen. L'élimination étant lente et intermittente, on trouve du mercure longtemps après la suppression de l'intoxication.

Ce n'est pas d'aujourd'hui qu'on a remarqué ce que peuvent les précautions hygiéniques dans la *prophylaxie* des méfaits du mercure. En 1721, de Jussieu avait vu qu'à Almaden «les forçats vivant continuellement dans la mine étaient atteints au plus haut degré du tremblement professionnel, tandis que les habitants du bourg, travaillant librement aux mines, prenant soin de ne jamais y manger, de changer de vêtements lorsqu'ils en sortaient, de se laver fréquemment le corps et de faire de l'exercice au dehors, conservaient leur santé et y vivaient comme les autres hommes ». Roussel, en 1848, Raymond en 1886, confirment les dires de De Jussieu. L'hygiéniste a le devoir de protéger les ouvriers contre

(1) Josias, Maladies professionnelles, 1903, p. 26.

les dangers du mercure, car c'est avec raison que Layet (1) dit : « Il ne faudrait pas faire jouer aux manifestations hystériques un rôle trop important et en arriver à nier au tremblement mercuriel son caractère pathognomonique et son origine incontestable. C'est en effet bientôt fait d'établir que toute névropathie d'origine toxique, mercurielle ou saturnine, n'est que le résultat d'une prédisposition ; c'est bientôt fait également de déclarer que les tremblements mercuriels sont des tremblements hystériques ; il n'en est pas moins vrai que la substance toxique reste l'agent provocateur de la manifestation morbide professionnelle, les névropathes se montrant ici comme ailleurs susceptibles d'en ressentir les effets. »

Le mercure étant surtout dangereux par ses vapeurs, c'est surtout à les éviter que doit viser la *prophylaxie générale* à toutes les professions où est manipulé le mercure ou l'un de ses composés. Les ateliers doivent être soigneusement ventilés ; en été, on y pulvérisera de l'eau pour éviter une température trop élevée ; en hiver, on évitera les appareils de chauffage en fonte, dont les parois s'échauffent trop. Les ouvriers ne doivent pénétrer dans les chambres de condensation que si elles sont refroidies. On a conseillé de vaporiser le mercure sous des hottes surmontées d'un tuyau d'aspiration. D'Arcet avait construit un appareil clos ou *lanterne* devant lequel travaillaient les doreurs au mercure, en passant les bras sous les bords de la vitrine qui leur descendait au milieu de la poitrine. On a conseillé d'autres mesures prophylactiques, consistant dans le port de *masques*, tels que ceux à doubles treillis, garnis d'éponges fines recouvertes au dehors de potée d'étain ou de feuilles d'or pour arrêter le mercure au passage en s'amalgamant. On pourrait encore se servir de tissus lâches imprégnés de fleur de soufre (Stokes), ou mouillé avec des solutions de nitrate d'argent ammoniacal ou de chlorure de palladium (Merget). Layet recommande le masque à double compartiment et avec ouate filtrante imprégnée de cette solution.

On a essayé de diverses façons de *neutraliser le mercure*. Pour cela, on a utilisé la fleur de soufre (Pappenheim, Stokes, Boussingault), répandue dans les ateliers, et devant sulfurer le métal, soit par terre, soit sous forme de vapeurs. Schrötter a conseillé l'iode dégagée par une solution d'iodure de potassium saturée d'iode. Mais les expériences de Merget (2) ont montré que les animaux qui inhalent ces poussières de sulfure et d'iodure meurent plus vite que ceux soumis seulement à l'action des vapeurs mercurielles. Il recommande de répandre un peu d'hypochlorite de chaux, qui fait avec les vapeurs mercurielles du protochlorure ou calomel qui lui semble inoffensif ; mais Layet ne se montre pas convaincu de l'innocuité de ce procédé.

(1) *Encycl. hyg. industr.*, t. VI, p. 483.
(2) Merget, Action toxique physiologique. Thèse de Bordeaux, 1888.

L'ammoniaque a été employée par Meyer (1), qui faisait répandre le soir sur le sol un demi-litre d'ammoniaque ; de bons résultats auraient été ainsi obtenus, fait que Merget ne peut expliquer, l'ammoniaque n'ayant pas d'action par ses vapeurs sur celles du mercure. Layet (2) conseille la sciure imprégnée d'ammoniaque ou d'hypochlorite de chaux et répandue sur le sol ; aux planchers, il préfère une aire macadamisée ou bitumée, nettoyée avec des rognures d'étain, ou mieux recouverte en permanence de ces rognures ou de potée d'étain.

Stokes a recommandé le frottement à la fleur de soufre ou le trempage dans du sulfure de potassium des longues blouses bien fermées que revêtent les ouvriers pour le travail. Layet propose de soumettre ces vêtements à de faibles fumigations de chlore.

Il va sans dire que ces mesures ne seront efficaces qu'autant que les ouvriers seront soumis à une sévère hygiène corporelle, bains sulfureux, savonnages des parties souillées, lavage de la bouche à l'eau chlorurée, nettoyage des dents. On a conseillé, *à titre prophylactique*, l'*ingestion* de divers médicaments : iodure de potassium à petites doses (N. Guillot et Melsens), que Schoull a vu provoquer chez les ouvriers sécréteurs des accidents d'iodisme ; fleur de soufre à dose de 1 ou 2 grammes, ou limonade sulfurique (Letulle). Tout ouvrier qui présente les petits signes du début de l'hydrargyrisme doit être traité et éloigné du contact avec le toxique.

Enfin la meilleure prophylaxie consiste dans le *remplacement du mercure par une autre substance moins ou pas toxique* dans toutes les industries où faire se peut ; à ce point de vue, il a été déjà fait de réels progrès. C'est l'étamage des glaces qui constituait le mode classique d'intoxication mercurielle. Keller, Kussmaul, Ardinger en ont montré les funestes conséquences en Bohême et en Bavière : accidents apparaissant dès la première quinzaine du travail, se manifestant surtout chez les femmes (80 p. 100), fréquence chez elles de la phtisie et des avortements, mortalité de 65 p. 100 de leurs enfants dans la première année, fréquence de la cachexie mercurielle, et tout cela bien que le travail n'excédât pas huit heures par jour et qu'il y eût après quinze jours de travail interruption d'une ou deux semaines. Grâce à de sages mesures, on avait diminué ces accidents dans une proportion notable ; en France, dès 1862 et 1863, aux ateliers de Saint-Gobain, Cirey, Chauny, on avait réduit le travail de l'étamage à six heures par jour, et à deux ou trois jours par semaine ; on étendait le mercure avec des tampons au bout d'un bâton long de 1^m,20 ; le mercure était conservé en vases clos ayant un orifice pour recevoir le mercure coulant des tables ; enfin les

---

(1) MEYER, *Acad. sciences*, 1872.
(2) LAYET Thérapeutique des vapeurs de mercure. *Encycl. hyg. ind.*, t. VI, p. 489.

draps à travers lesquels passait le mercure pour se purifier étaient battus par un agitateur en moulin clos.

. Aujourd'hui le *procédé de l'argenture*, plus rapide et plus économique, a remplacé l'ancien procédé d'étamage au mercure. Le principe est la réduction d'une solution alcaline de nitrate d'argent par un corps réducteur; à ce titre, on a proposé l'aldéhyde (Liebig), les essences de girofle et thym (Drayton), l'essence de camomille (Wagner), le sucre de lait (Liebig), la glycose, la nitromannite, l'acide tartrique, etc. Le procédé ordinairement usité est le procédé Brossette, où l'on obtient le dépôt d'argent par le chauffage à 40° d'une solution de nitrate d'argent avec de l'acide tartrique, de l'ammoniaque. Après séchage, on recouvre la couche d'argent d'un vernis protecteur contre les frottements et contre l'action de l'hydrogène sulfuré.

A ces glaces ainsi argentées, on peut reprocher la teinte jaune qu'elles communiquent aux images et le noircissement par l'acide sulfhydrique malgré les vernis protecteurs. Pour pallier ces inconvénients, on peut se servir d'un verre légèrement rose ou bleu, ou mieux employer le procédé Lenoir, qui remplace la pellicule d'argent par une couche d'amalgame d'argent préparé non avec le mercure liquide, mais avec une solution mercurique étendue. La glace argentée est lavée, puis arrosée de solution étendue de cyanure de mercure et de potassium. L'argent se dissout en partie et en partie forme un amalgame blanc, donnant des images pures, moins sensible aux émanations gazeuses. Le cyanure en solution étendue ne présente pas de dangers. Ce procédé a été considéré par Wurtz, qui a fait, en 1879, un rapport au Comité consultatif d'hygiène de France, comme supérieur à tout autre au point de vue de l'hygiène, à condition qu'on assure la ventilation et que les ouvriers veillent à leur propreté corporelle.

La dorure et l'argenture au mercure ont été remplacées par le procédé au trempé pour les objets de peu de valeur et par la dorure et l'argenture galvaniques pour les travaux solides.

Dans la fabrication des lampes à incandescence, on a supprimé les dangers par l'emploi des pompes Sprengel, contenant dix fois moins de mercure que les anciennes pompes, et moins fragiles, ou mieux encore par les pompes à vide sans mercure.

Quoique les accidents observés chez les sécréteurs soient en général peu graves et se limitent souvent à la coloration noire des dents et à la diminution de la force, que le tremblement ne survienne guère avant un laps de quinze à trente années de travail, sans que jamais il s'accompagne de ces calambres des mineurs, il y a néanmoins chez tous les vieux ouvriers un état névropathique créé par l'intoxication lente. Il y aurait donc intérêt à substituer, s'il était possible, au nitrate acide de mercure, une substance moins toxique. Il ne paraît pas que de ce côté on ait obtenu grand résultat, et Josias a pu dire, dans

son rapport déja cité, que les ouvriers les plus exposés en France à
subir l'intoxication mercurielle sont ceux qui manient le nitrate acide
de mercure. Ce n'est pas que des tentatives n'aient été faites pour
remplacer ce corps, mais les systèmes proposés, qui tous consistent
dans l'emploi des vapeurs nitreuses, n'ont pas fourni des poils aussi
feutrants que le procédé au nitrate de mercure. On a essayé
sans succès l'acide sulfurique, un mélange de soufre d'alicante
et de chaux vive (Proust). En 1872, Hillairet et Delpech avaient
proposé d'enduire les peaux du côté du poil avec une solution
de mélasse, puis de laver avec une solution étendue d'acide
nitrique, qui se décompose en formant de l'acide hypoazotique, amenant la séparation facile des poils. Mais cette méthode a été abandonnée parce qu'elle est trop lente. De même du procédé de Schoull,
qui remplace le nitrate de mercure par du sulfure, sulfuré de calcium
étendu d'eau légèrement acidulée par l'acide chlorhydrique. Darge-
los (d'Aix) a proposé, en 1889, de supprimer à la fois l'influence
fâcheuse du mercure et des vapeurs nitreuses par l'emploi d'une
solution froide d'eau régale ne dégageant à froid ni chlore, ni acide
hypoazotique; la réaction entre les acides chlorhydrique et nitrique
ne s'effectue que dans l'étuve à chaud; il n'y a qu'à disposer les
peaux sur des séchoirs montés sur rails, qu'on fait glisser dans l'étuve,
où l'ouvrier n'entre qu'après aération. Ce procédé, dit Layet (1), donne
des feutres parfaits et remplit toutes les conditions d'hygiène, d'efficacité et d'économie voulues. D'autres procédés ont encore été préco-
nisés, voisins des deux que nous venons de décrire, mais ils n'ont
pu détrôner le nitrate de mercure. On avait cependant paru recevoir
avec faveur un procédé dû à M. Lussigny et basé sur l'emploi de la
potasse caustique. Si l'on persiste dans l'emploi du nitrate de
mercure, il serait nécessaire que l'étuve ait un tirage énergique, que
les peaux puissent y être introduites et en être extraites sans que
l'ouvrier ait à y entrer, que les ouvriers particulièrement nerveux
fussent exclus.

Il nous reste peu de choses à dire des autres professions où les
ouvriers manipulent les composés mercuriels, en raison de la rareté
des accidents, de leur faible gravité en général et surtout du rang
tout à fait secondaire qu'occupent ces industries.

A la suite des accidents observés dans les tirs, le Conseil d'hygiène
de la Seine a adopté les conclusions suivantes : « Il suffira à l'administration, lorsqu'elle sera saisie d'une demande d'ouverture de tir
public, d'imposer aux intéressés : 1° une ventilation artificielle suffisamment énergique pour que l'atmosphère des tirs soit renouvelée en
une heure au plus, lorsque le tir est installé dans un espace entièrement clos; 2° l'interdiction absolue aux propriétaires de tir entière-

(1) LAYET. loc. cit., p. 490.

ment clos de coucher dans leur établissement ou dans des chambres communiquant directement avec ledit établissement. »

Pour le bronzage et le damasquinage, l'usage de brosses métalliques munies de ventilateurs avec aspiration des poussières diminue les dangers que peut supprimer l'usage des procédés où on n'emploie pas le mercure.

Bien qu'on n'ait pas constaté d'intoxication chez les ouvriers confectionnant les serpents de Pharaon, le Conseil d'hygiène de la Seine a recommandé de n'employer que du sulfocyanure de mercure bien lavé et de faire porter aux ouvriers occupés à préparer les cônes de cyanure un masque de flanelle mouillé, tout cela sans préjudice naturellement des mesures préventives ordinaires.

3° INDUSTRIE DE L'ARSENIC. — ARSENICISME PROFESSIONNEL.

L'arsenic métallique est dénué de toxicité, mais l'acide arsénieux, son produit d'oxydation, est hautement toxique ainsi que les sels que fournit cet acide, arsénites ou arséniates, dont les principaux sont le vert de Scheele, ou arsénite de cuivre, et le vert de Schweinfurth, ou mélange d'arsénite et acétate de cuivre ; citons encore le réalgar ou bisulfure d'arsenic, et l'orpiment ou trisulfure. Enfin l'hydrogène arsénié est particulièrement toxique. C'est ce produit, qui n'existe dans l'industrie qu'à titre d'impureté, qui est la cause de la plupart des intoxications pulmonaires.

PROFESSIONS EXPOSANT A L'ARSENICISME. — Ces intoxications, dont la cause peut facilement échapper, n'en sont que plus redoutables : le zinc impur, l'acide sulfurique impur contiennent de notables proportions d'arsenic. Il y a donc lieu de distinguer, dans les professions exposant à l'arsenicisme, celles où il y a un contact direct avec l'arsenic et celles où l'arsenic intervient à titre d'impureté.

Professions où il y a contact avec l'arsenic. — Parmi ces professions, les unes consistent à préparer l'arsenic et ses composés, les autres à les employer dans leurs applications industrielles.

1° *Préparation de l'arsenic et de ses composés*. — L'arsenic est surtout extrait du minerai appelé *mispickel*, qui est un sulfo-arséniure de fer, et de l'arséniure appelé *löllingite*, moins répandu. Les différents arséniures (sulfo-arséniure de fer ou mispickel, de nickel, de cobalt) sont peu actifs ; par contre, les arséniates, l'arsenic métallique et surtout l'acide arsénieux, qui sont rares, mais peuvent exister dans les zones superficielles, sont capables de produire des accidents.

a. **Préparation de l'acide arsénieux et de l'arsenic**. — Pour obtenir l'acide arsénieux, on fait griller les arsénio-sulfures sur la sole d'un four à réverbère. Les opérations les plus dangereuses des mines du Harz et de Cornouailles consistent à retirer la poudre arsenicale de la galerie horizontale, où elle s'est déposée après calcination du mispickel ; cette farine blanche arsenicale est recueillie et sublimée dans des fours (arsenic en fleurs) ou refondue (arsenic vitreux). Ces deux opérations sont dangereuses. Dans la préparation de l'acide arsénieux, on peut éviter par un bon tirage le refoulement des fumées arsenicales. Le nettoyage des chambres nécessite un bon aménagement. L'acide arsénieux obtenu par grillage est soumis à une deuxième, puis une troisième volatilisation à plus basse température. Dans les chambres éloignées du four, on a de l'acide arsénieux assez pur. Il peut se faire de l'hydrogène arsénié, si l'acide arsénieux vient à tomber sur des charbons incandescents.

L'arsenic métallique s'obtient en chauffant l'acide arsénieux avec parties égales de charbon en poudre dans les appareils de seconde sublimation.

b. **Préparation des autres composés arsenicaux.** — Pour obtenir *l'acide arsénique,* on traite l'acide arsénieux soit par l'acide nitrique, soit par l'acide chlorhydrique et le chlore. Avec de bons appareils, ces opérations sont sans danger. On pourrait encore l'obtenir par récupération après fabrication de la fuchsine, mais c'est un procédé coûteux.

Les différents *arsénites* s'obtiennent en saturant l'acide arsénieux par les bases. Les deux arsénites les plus importants dans l'industrie sont les arsénites métalliques, vert de Scheele ou arsénite de cuivre et vert de Schweinfurth, ou mélange d'arsénite et acétate de cuivre.

Le *vert de Scheele* s'obtient en précipitant les sels de cuivre par une solution d'acide arsénieux neutralisée par de l'ammoniaque, de la potasse ou de la soude. Les seuls dangers sont ici la manipulation de l'acide arsénieux, le séchage et l'empaquetage du produit.

Le *vert de Schweinfurth* est obtenu par le mélange d'une solution bouillante d'acétate de cuivre et d'acide arsénieux. Pendant l'ébullition, les cuves doivent être bien fermées. Le séchage du produit se fait soit dans les séchoirs où on fait évaporer de l'acide acétique, soit à la vapeur, en mettant le précipité sur des tables en métal où circule un courant de vapeur et en agitant; on comprend les dangers d'inhalation arsenicale que présente cette opération, ainsi d'ailleurs que le tamisage et l'embarrillage.

Les *arséniates* peuvent être obtenus à bas prix par le traitement des résidus de fabrication de l'aniline et de la fuchsine. Autrefois on les obtenait soit par calcination d'acide arsénique avec les bases et sublimation, puis refroidissement, soit par précipitation d'un sel avec de l'arséniate de potasse. C'est ainsi que l'arséniate de potasse s'obtenait en chauffant l'acide arsénique avec du salpêtre (nitrate de potasse), l'arséniate de soude en chauffant l'acide arsénique avec du salpêtre du Chili (nitrate de soude), l'arséniate de chaux en traitant l'arséniate de soude par du sulfure de calcium. Toutes ces opérations, qui demandent à être faites dans de bonnes conditions de dégagement des vapeurs, exposent aux accidents cutanés arsenicaux. De même que l'arséniate de chaux, le bisulfure ou réalgar, et le trisulfure ou orpiment, existent à l'état naturel. Industriellement on peut obtenir ces corps, le réalgar en chauffant l'arsenic avec des pyrites et en sublimant, l'orpiment en mélangeant l'acide arsénieux et du soufre. Enfin le pentasulfure d'arsenic est obtenu en dissolvant l'orpiment dans une solution de polysulfure de calcium.

c. **Préparation des couleurs d'aniline, de la fuchsine.** — C'est la *rosaniline arséniatée* qui en est la base ; pour l'obtenir, on mélange de l'huile d'aniline (aniline brute) et de l'acide arsénique à 200°. En ajoutant de l'acide chlorhydrique, on obtient la *fuchsine.* Aujourd'hui on peut obtenir la fuchsine sans arsenic et, même avec l'emploi de l'arsenic, on a pu presque supprimer les accidents.

Dans les *fabriques de produits chimiques*, où on traite les résidus arsenicaux qui proviennent de la préparation des couleurs d'aniline, on a vu des accidents dus au dégagement d'hydrogène arsénié.

2° *Utilisation industrielle des composés arsenicaux.* — Deux ordres d'industries utilisent en grand les composés arsenicaux ; ce sont celles qui les emploient à titre de matières colorantes ; ce sont, d'autre part, celles qui utilisent les propriétés conservatrices de l'arsenic sur les produits organiques.

a. **Emploi des produits arsenicaux à titre de colorants.** — Les *marchands de couleurs* manient des produits fortement arsenicaux ; dans des crayons verts, on a trouvé 1,72 p. 100 d'acide arsénieux (Cameron) ; dans un pain de peinture de couleur verte, il a été trouvé 20 p. 100 d'arsenic.

Les *peintres en bâtiments* peuvent s'intoxiquer en grattant les vieilles peintures arsenicales, ou en collant avec de la colle corrompue des papiers arsenicaux, qui donnent lieu à un dégagement d'arséniure d'hydrogène gazeux.

Les ouvriers des *fabriques de papiers peints* sont amenés à manier les composés arsenicaux, arséniates de cobalt (bleu), d'alumine (rouge), sulfure d'arsenic (couleur cuir), verts de Scheele, de Schweinfurth, pour faire le *fonçage*, qui consiste à obtenir la coloration uniforme du fond. Le *satinage* est dangereux, parce que, se faisant avec une brosse dure, il dégage des poussières ; quant au *veloutage*, il se fait en saupoudrant le papier enduit d'un mordant avec des tontisses arsenicales, s'il s'agit de papiers verts. Pour *dorer*, on se sert, au lieu des tontisses, de poudres métalliques. Parmi les ouvriers qui travaillent à fabriquer les papiers, les plus exposés seraient les *broyeurs de couleurs, satineurs, veloutecurs,* qui manient des produits pulvérulents ; ces ouvriers seraient plus exposés que les *imprimeurs, tireurs, fonceurs, nettoyeurs de pinceaux,* qui manient des solutions ou des pâtes.

Citons encore comme maniant les couleurs arsenicales les *fabricants d'abat-jour verts, de cartes à jouer, de cartonnages, les confectionneurs de capsules en papier pour pharmacies.*

La *teinturerie* se sert des sels arsenicaux, arsénites et arséniates, pour le *mordançage*, plus rarement pour la teinture même. Les *apprêteurs* de toile destinée à la fabrication des feuilles artificielles manient à tous les temps de leur travail les produits arsenicaux. En effet ils commencent par mélanger avec les mains le vert de Schweinfurth à l'acide picrique, puis ils prennent avec les doigts de la pâte ainsi obtenue et en recouvrent la toile, puis la battent à travers un torchon épais. Ensuite ils sèchent les pièces sur des cadres garnis de pointes contre lesquelles il leur arrive souvent de se piquer, d'où inoculation du toxique par la peau dénudée. Il faut dire qu'aujourd'hui les procédés mécaniques tendent à se généraliser. Pour *colorer les herbes, feuillages, graminées*, on les trempe dans le bain arsenical, on les saupoudre de la poudre arsenicale et on les monte en bouquet. Pour obtenir les *fleurs artificielles*, il y a successivement à découper, gaufrer, dédoubler les étoffes enduites de couleur, enfin à les monter. Le remplacement des couleurs minérales par des couleurs d'aniline ne supprime pas les accidents arsenicaux, car la fuchsine est souvent arsenicale. Des *robes en tarlatane verte* pourraient contenir un tiers de leur poids de teinture arsenicale ; on comprend la possibilité d'accidents chez les couturières maniant ces étoffes. Enfin on a vu des accidents chez des femmes chargées, au Trésor de Washington, de compter les *banknotes*, qui sont teintes en vert arsenical. Les doigts mouillés s'imprègnent de cette teinture.

b. **Emploi des produits arsenicaux à titre de substance conservatrice et tinctoriale des peaux.** — Chez les *empailleurs*, on a vu (Delpech) des accidents dus au savon de Bécœur, composé d'arsenic, de savon de Marseille, eau, carbonate de potassium, chaux vive, camphre.

Les *corroyeurs, tanneurs, mégissiers, teinturiers en peaux* (1) se servent surtout d'orpiment pour teindre les cuirs, pour ébourrer les peaux ; si la laine a plus de valeur que la peau, on l'enlève par l'échauffe à l'étuve à 70°. Si c'est la peau, on épile à la chaux additionnée d'orpiment. L'importation des peaux conservées avec l'arsenic, chose assez rare d'ailleurs en France, a été reconnue comme dépourvue de danger.

Les *chapeliers* dans le sécrétage et l'éjarrage des peaux sont exposés aux accidents toxiques arsenicaux.

c. **Autres industries employant l'arsenic.** — Nous signalerons encore la *fabrication des fausses pierres, fausses malachites*, qui met en contact avec l'arsénite de cuivre.

(1) LHUILLIER. Thèse de Paris, 1901.

La *fabrication du verre et du cristal* se fait en mettant dans les récipients une partie d'acide arsénieux pour 1 000 de masse vitrifiable. Les quatre cinquièmes de l'arsenic se volatilisent, d'où danger d'intoxication dans le ramonage des fours.

3° *Industries où l'arsenic intervient à titre d'impureté*. — Nombreuses sont dans l'industrie les **conditions** où des ouvriers maniant des métaux impurs par le mélange d'arsenic sont **exposés à** une intoxication arsenicale qu'il faut savoir dépister. C'est généralement l'hydrogène arsénié qui est l'agent toxique dans ces cas.

a. **Impuretés du zinc**. — Le zinc est un des métaux le plus souvent chargé d'arsenic, et Layet, A. Chevallier, etc., ont montré que les accidents observés chez les ouvriers qui manipulent le zinc sont les accidents arsenicaux. Des analyses chimiques faites par Schaeuffele ont établi la présence en proportions appréciables d'arsenic dans le zinc de diverses provenances. Les *fondeurs, tréfileurs de zinc* sont exposés à l'arsenicisme. Chevallier (1) a relaté des cas d'intoxication par l'hydrogène arsénié chez des ouvriers d'une *fabrique de blanc de zinc* à Marseille ; l'un d'eux, travaillant aux terrines où se faisait la réaction, mourut au bout de quelques jours d'intoxication arsenicale.

Dans le *traitement des plombs argentifères*, on a vu des accidents très graves. Dans une mine, à Stollberg, près d'Aix-la-Chapelle, on fit fondre le plomb avec du zinc pour déplacer l'argent sur le zinc. Ce zinc fut traité par l'acide chlorhydrique pour en extraire l'argent. Il y eut un tel dégagement d'hydrogène arsénié que les neuf personnes qui firent l'opération furent malades et trois en moururent. On trouva l'arsenic dans les organes.

Le *gonflement des ballons par l'hydrogène* est une importante cause d'intoxication par l'hydrogène arsénié ; en effet, cet hydrogène est impur par suite des impuretés du zinc employé. Qu'il s'agisse d'aérostats ou des petits ballons d'enfant, les accidents s'observent de même. Vœchter (d'Altona) a vu, chez quatre marchands de petits ballons, des accidents graves et même mortels pour l'un d'eux ; ils avaient fait de l'hydrogène avec du zinc et de l'acide sulfurique et l'avaient préparé dans les plus mauvaises conditions de ventilation. Oulmont a vu deux cas mortels, dus au gaz ayant servi au gonflement d'aérostats. Dans un cas, il s'agissait d'un jeune homme qui prenait part à l'ascension et qui respirait le gaz s'échappant par la soupape. Le second cas était celui d'un paysan qui, aidant à l'atterrissement d'un ballon, est pris dessous et respire le gaz qui s'en échappe. A ces cas, il faut ajouter ceux plus récents de Maljean (2) et de Crone (3).

(1) CHEVALLIER, *Ann. d'hyg. publ. et de méd. lég.*, 2e série, 1878.
(2) MALJEAN, *Arch. méd. et pharm. milit.*, 1900.
(3) CRONE, *Deutsche militärärztl. Zeitschr.*, 1900, n° 3.

Les *chimistes* sont exposés à ces accidents dus aux impuretés du zinc. Aux cas connus de nombreux chimistes de toutes nationalités qui en ont été victimes (Gehlen, Schindler, Britton, Bietani, Von Arten), Layet ajoute celui d'un professeur de la Faculté de Bordeaux qui s'intoxiqua en répétant les expériences de Gréhant pour déterminer la capacité respiratoire par l'inhalation d'hydrogène. Eitner cite le cas d'un professeur de physique qui s'empoisonna avec trois élèves en refaisant l'expérience de Tyndall, qui étudie les modifications de la voix dans un milieu moins dense que l'air, comme l'hydrogène. Enfin les experts qui opèrent avec l'appareil de Marsh sans hotte de ventilation peuvent être empoisonnés par l'hydrogène arsénié.

Les accidents observés dans les *fabriques de couleurs d'aniline*, surtout de rosaniline, peuvent être dus à l'hydrogène arsénié, venant du mauvais entretien des récipients.

b. **Impuretés de l'acide sulfurique.** — L'acide sulfurique obtenu avec des pyrites contient de l'arsenic ; il n'est pur que préparé avec le soufre de Sicile. L'acide fabriqué dans les Vosges avec les pyrites de Westphalie en renferme 45 centigrammes et même 1^{gr},40 par kilogramme.

Gromier (de Lyon) a cité des empoisonnements par suite de l'*emploi en espace confiné*, comme aux mines de Saint-Étienne, de la *pile au bichromate*.

La *fabrication du sulfate de fer* par traitement de la vieille ferraille avec l'acide sulfurique peut dégager de l'hydrogène arsénié (Layet). Mêmes accidents dus à la même cause dans la *préparation de l'acide chlorhydrique*, dans *celle de l'acide azotique*.

Le *décapage des métaux* avec des acides impurs est encore une cause d'intoxication des bijoutiers. Enfin il convient de signaler la *préparation de la soude artificielle et de la glycose* ; pour la première, on traite par l'acide sulfurique les lessives de soude ; pour la seconde, on saccharifie la fécule avec l'acide sulfurique.

c. **Impuretés du cobalt.** — Le cobalt est souvent associé à l'arsenic. Hesse a vu, chez les mineurs de Schneeberg, en Saxe, qui extraient un minerai de cobalt, nickel et bismuth, une affection chronique du poumon, localement désignée sous le nom de cancer, et entraînant la mort de 3 à 4 p. 100 des ouvriers par an.

Le grillage des minerais de cobalt (cobalt arsenical, arsénine et cobalt gris, sulfoarsénine) et leur traitement par l'acide nitrique et le sous-phosphate de soude pour obtenir le bleu de cobalt, bleu Thénard, bleu d'azur, exposent à l'absorption arsenicale. Pour le bleu de cobalt, on se sert aussi quelquefois d'acide arsénique.

d. **Impuretés des houilles.** — Les houilles renferment des pyrites de fer souvent arsenicales, d'où des accidents dans le *nettoyage des fours et des hauts fourneaux*.

De même les ouvriers des *fabriques d'agglomérés et de bitumes artificiels* sont exposés à un arsenicisme dû aux impuretés de la houille.

e. **Impuretés du cuivre blanc.** — Le minerai renferme des arséniures et de l'acide arsénieux, qui exposent les *fondeurs de cuivre blanc* employés aux fours de fusion à inhaler des poussières et des vapeurs toxiques.

PHYSIOLOGIE PATHOLOGIQUE. — Les *voies d'absorption* sont variées, mais la principale est la *voie respiratoire*; le plus souvent il s'agit d'inhalations de poussières arsenicales, assez souvent d'inhalations d'hydrogène arsénié, dont nous verrons l'action funeste sur l'économie. L'intoxication peut se faire aussi par la *peau* à la faveur des excoriations facilitées par les propriétés escarrotiques de l'arsenic et de ses composés. Il y a alors des lésions locales assez graves, tandis que, dans le cas précédent, c'est à une intoxication générale qu'on a affaire.

La *voie digestive*, qui est la voie ordinaire des intoxications arsenicales non professionnelles, est ici exceptionnelle. Il faut pour cela que les aliments aient été souillés par l'arsenic ou que l'eau de boisson provienne d'un puits contaminé.

La malpropreté favorise les accidents digestifs et cutanés et l'alcoolisme les troubles nerveux.

L'arsenic provoque deux ordres principaux de lésions, d'une part des irritations locales sur la peau et les muqueuses, d'autre part des troubles nerveux, et surtout des paralysies. Il s'accumule en effet dans le système nerveux.

L'hydrogène arsénié agit comme poison du sang. D'après Eulenberg, une atmosphère qui en renferme 25 p. 10 000 est mortelle pour les chats, qu'il a vu présenter des vomissements, une marche vacillante, de l'hématurie, de la dyspnée, de l'asphyxie. Le sang est noir d'encre par l'altération des globules. Chez les animaux, l'hydrogène arsénié présente, comme on voit, des accidents analogues à ce qu'on observe chez l'homme. L'hydrogène arsénié, selon Gorup-Besanez, ferait passer l'hémoglobine des globules dans le sérum.

Élimination de l'arsenic. — L'*élimination* se fait par la peau et les autres émonctoires. Le lait en élimine, d'où danger d'intoxication des enfants de nourrices maniant des produits arsenicaux ; il faudrait quarante jours à l'organisme pour éliminer l'arsenic (Brouardel).

SYMPTOMATOLOGIE DE L'ARSENICISME PROFESSIONNEL. — L'arsenicisme professionnel revêt diverses formes selon que le toxique agit à dose massive, comme c'est le cas pour l'hydrogène arsénié, qui donne lieu à une *forme suraiguë*, le plus souvent mortelle. Au contraire, l'inhalation répétée des poussières arsenicales donne lieu à une *forme chronique* et à des *accidents locaux*.

Forme suraiguë. — La *forme suraiguë,* due à l'action hémolysante de l'hydrogène arsénié, est marquée par du malaise, de la prostration, du tremblement, de la céphalée, des étourdissements, des nausées et des vomissements, de la dyspnée *sine materia*, une soif vive, des douleurs épigastriques, de la petitesse du pouls. Dans l'urine, on trouve du sang; en même temps, il y a de l'ictère, quelquefois des exanthèmes ortiés, des pétéchies; il y a du melæna. La mort arrive au bout de quelques heures ou quelques jours par arrêt du cœur. Tels furent les phénomènes observés chez les malades de Wœchter, d'Oulmont. Cette symptomatologie est bien pathognomonique, comme le dit Layet (1); l'hémoglobinurie est particulièrement caractéristique. Les faits observés concordent donc bien avec le résultat des expériences que nous avons rappelées plus haut. La lésion globulaire se traduit par une forte diminution du nombre des globules, qui de 4 000 000 peuvent tomber à 920 000 par millimètre cube.

Forme chronique. — La *forme chronique*, due à l'inhalation ou à l'ingestion de poussières toxiques et quelquefois à ces deux modes d'intoxication réunis, a une symptomatologie très analogue à celle que l'on voit dans l'intoxication criminelle, accidentelle ou médicamenteuse par l'acide arsénieux ou ses dérivés. Les symptômes de l'intoxication chronique à manifestations générales peuvent se ramener à trois groupes : les troubles nerveux, les signes d'irritation des muqueuses internes, enfin des troubles des organes d'élimination. Les *troubles nerveux* sont surtout des troubles généraux : céphalée frontale et temporale tenace, quelquefois l'unique symptôme, douleurs, vertiges, anorexie, affaiblissement allant à la cachexie; il peut y avoir des douleurs lancinantes des extrémités, surtout violentes au lit, et revêtant la forme d'acrodynie. Les *paralysies*, rares dans l'intoxication professionnelle, parce que l'ouvrier cesse généralement le travail avant leur survenue [G. Brouardel (2)], ont un début lent; elles débutent par les extrémités, frappent les membres symétriques, sont surtout fréquentes aux membres inférieurs. Elles donnent lieu d'abord à du steppage suivi d'impotence; le pied est tombant, les orteils sont en flexion; ces paralysies portent sur les groupes extenseurs; on note des troubles de la contractilité faradique, peu de la galvanique. Les réflexes sont abolis; il peut enfin y avoir une démarche ataxique. Ces paralysies peuvent durer des années et ne guérir qu'incomplètement.

Les *troubles psychiques* se marquent par un état de confusion mentale ou plutôt de perte de la mémoire des temps et des lieux.

L'*irritation des muqueuses respiratoires* se traduit par des signes de coryza purulent, de laryngo-bronchite; celle de la muqueuse digestive donne lieu à de la gingivite, qui est fréquente, à des troubles digestifs : nausées, vomissements, diarrhée (Lolliot).

Les *troubles des organes d'élimination* portent sur le *rein* et se tra-

(1) LAYET, *loc. cit.*, p. 495.
(2) G. BROUARDEL, Thèse de Paris, 1897.

duisent par de l'oligurie sans albuminurie, comme Gaucher et Barbe l'ont vu chez un ouvrier travaillant dans le vert de Schweinfurth. Ils portent surtout sur la *peau*, où on note des modifications diverses de cause interne, à distinguer des lésions locales que nous étudierons tout à l'heure, bien qu'à vrai dire le départ soit difficile entre les deux.

Ces troubles sont du purpura, de la mélanodermie, qui montre sur un fond brun rosé des taches foncées, des sueurs à odeur alliacée, des troubles trophiques des ongles, de la kératose, des érythèmes, des éruptions papuleuses, ortiées, vésiculeuses, à forme de zona, des œdèmes.

Ces différents troubles cutanés semblent, dans certains cas, relever plutôt de l'*action locale* du toxique, comme le démontre la comparaison avec les éruptions locales dues au port d'objets, de vêtements colorés par des couleurs arsenicales. Gaucher et Barbe ont vu chez un ouvrier de soixante-dix ans travaillant dans le vert de Schweinfurth, à côté d'ulcérations des doigts et du nez, un aspect sclérodactylique des doigts, de la kératose à la face palmaire des doigts, de la kératose au talon. Horst a signalé chez un ouvrier tamisant de l'arsenic un œdème surtout de la face et un peu du scrotum et des membres inférieurs; Chavet a vu aussi un œdème des bourses et des membres inférieurs chez un ouvrier travaillant dans la fuchsine.

Bazin a observé chez un ouvrier en fleurs une plaque papulo-érythémateuse du front; Fordyce (1) a relaté le cas d'un ouvrier déchargeant de l'arsenic et porteur d'éruptions papuleuses de la face, du tronc, des cuisses, avec un œdème du pénis, du scrotum et des troubles digestifs.

Les manifestations professionnelles les plus importantes du côté de la peau sont les lésions *ulcéro-pustuleuses*. Elles peuvent être strictement localisées au point de contact de la substance nocive, ou, quoique dues à une action locale, se présenter à distance; il en est ainsi des lésions de la face, du dos du pied, des organes génitaux externes chez l'homme; il faut alors incriminer le transport du toxique par les mains ou les vêtements. Aux mains, elles sont fréquentes chez les tanneurs, les mégissiers, chez qui l'on observe le *rossignol*, le *choléra des doigts*, constitué par des ulcérations digitales produites par l'orpiment. Si les lésions siègent au front, aux organes génitaux, elles simulent la syphilis en raison de leur siège et de leur aspect. Elles sont en effet taillées à pic, indurées, circulaires, mais leur fond grisâtre ne sécrète que peu de liquide mellicérique, qui se dessèche en croûtes verdâtres. L'induration de ces lésions n'est pas élastique. Elles peuvent ressembler à des plaques muqueuses si elles sont peu profondes et pultacées.

(1) FORDYCE, *New-York dermat. Soc.*, 24 avril 1894.

Aux muqueuses externes, on observe des lésions ulcéreuses. La *rhinite* peut s'accompagner de destruction de la cloison et des os du nez.

La *conjonctivite* a été observée chez des ouvriers, soit pour avoir broyé de l'arsenic (Rayer), soit pour avoir gratté des murs peints au vert de Schweinfurth ou arraché des papiers teints avec ce vert (Rollet, Basedow).

PROPHYLAXIE. — Sobriété et propreté résument les mesures de prophylaxie que doit prendre l'ouvrier pour se préserver. L'alcoolisme doit être soigneusement évité comme prédisposant à toute intoxication. La propreté de la bouche doit être méticuleuse. Pour la peau, vêtements de travail spéciaux, bains fréquents compris comme cela est pratiqué avec succès à la fabrique d'aniline d'Hœchst-sur-Mein dans les heures de travail; brossage des dents comme des mains avant les repas, qui ne se feront jamais dans les lieux de travail.

Comme antidote, on a préconisé la magnésie hydratée ou l'hydrate de peroxyde de fer et la tisane albumineuse sucrée (Brémond).

Tout individu ayant les mains excoriées devra être tenu à l'écart du contact avec l'arsenic; s'il est possible, on fera frotter les mains de l'ouvrier avec du talc, ou mieux porter des gants pour les substances particulièrement caustiques.

L'hydrogène arsénié est le corps dangereux par excellence de l'arsenicisme professionnel. On pourra en éviter la production en rejetant, comme on l'a fait aux fabriques de zinc de la Vieille-Montagne, l'emploi des minerais impurs. Il faudra en tout cas éviter la diffusion de ce gaz par une bonne aspiration et une bonne ventilation.

4° INDUSTRIE DU CUIVRE ET DU ZINC.

LE CUIVRE.

Le cuivre a eu sa légende; ce métal a longtemps passé pour un des plus nocifs et a été l'objet de nombreuses ordonnances en réglementant l'usage. Ce sont les travaux de Galippe (1) qui ont réduit à néant cette légende, et une circulaire ministérielle du 10 avril 1889 vint annuler les ordonnances antérieures relatives au cuivre. Déjà, avant les travaux de Galippe, un certain nombre de médecins avaient proclamé l'innocuité du cuivre. Au milieu du xviiie siècle, le Dr Letellier, en s'appuyant sur les registres mortuaires de la paroisse de Villedieu-les-Poêles (Calvados), dont tous les habitants étaient chaudronniers, avait réfuté victorieusement les assertions de Desbois (de Rochefort), qui avait fait un sombre tableau de l'hygiène des habitants de cette commune. Malgré cela, depuis cette époque, cette erreur s'accrédita. En 1847, Chevallier signalait la bonne santé

(1) GALIPPE, Étude toxicologique sur le cuivre et ses composés. Thèse de Paris, 1875.

des ouvriers du cuivre dans le Tarn; en 1864, Pécholier-de-Saint-Pierre constatait les mêmes faits chez les ouvrières en verdet; enfin, en 1879, Houlès confirmait les assertions de Galippe dans son histoire du village de Durfort et disait : « La santé des habitants y est parfaite, leur vie moyenne normale, et pourtant il y a du cuivre partout, dans les poussières du sol, dans l'atmosphère. Ce cuivre imprègne la barbe, les cheveux, les sourcils des travailleurs et les teint en vert. » Mais c'est Galippe, qui confirmant les données que devait fournir l'expérience tant de fois séculaire des vaisseaux de cuivre en usage chez les anciens Romains pour préparer les aliments, confirmant les expériences de Pélikan (de Pétersbourg) faites sur des chiens, celles de Rademacher sur lui-même, détruisit définitivement une légende qu'avait puissamment concouru à fonder J.-J. Rousseau, qui disait dans une lettre à l'abbé Raynal juillet 1753 : « Le vert-de-gris ou le cuivre dissous est un poison violent, dont l'effet est toujours accompagné de symptômes affreux; la vapeur même de ce métal est dangereuse, *puisque les ouvriers qui le travaillent sont sujets à diverses maladies mortelles ou habituelles*, etc. » Or on sait quel puissant empire a exercé sur le courant des idées pendant plusieurs générations l'éloquente rhétorique de J.-J. Rousseau. Galippe et du Moulin ont bien démontré par des expériences ou sur des animaux, ou même sur eux et leur famille, l'innocuité au moins relative des sels du cuivre. Bouchardat a donc pu dire : « Au point de vue de l'hygiène, le plomb a fait plus de mal que de peur, et le cuivre plus de peur que de mal. »

Est-ce à dire qu'il faille rayer des ouvrages d'hygiène industrielle la question du cuprisme? A cela la réponse est fournie par M. Layet, qui s'exprime ainsi : « Il n'existe pas à proprement parler d'intoxication professionnelle par le cuivre analogue à celle que provoque le travail du mercure, de l'arsenic et du plomb. Il n'en est pas moins vrai que le travail du cuivre, à cause même de la diversité des opinions professionnelles qu'il soulève, sous les formes différentes qu'il affecte, ne saurait être innocenté au point d'en arriver à laisser dans l'ombre toute une catégorie d'ouvriers dont l'hygiène professionnelle est cependant fort intéressante, par la simple raison que l'action nocive du cuivre n'est plus ce que l'on aurait cru depuis longtemps, pour ne pas dire toujours (1). » Les accidents observés chez les ouvriers du cuivre peuvent tenir plutôt aux autres corps mêlés au cuivre, tels que plomb, arsenic, antimoine; cette remarque s'applique particulièrement aux ouvriers qui manipulent les alliages de cuivre.

PROFESSIONS EXPOSANT A L'INTOXICATION PAR LE CUIVRE. — Il y a à distinguer, parmi les ouvriers du cuivre, ceux

(1) LAYET, *loc. cit.*, p. 523.

qui travaillent le cuivre ou ses alliages et ceux qui manipulent ses composés.

1° **Métallurgie du cuivre.** — Tout d'abord il y a à *extraire le cuivre des mines*. Dans quelques mines (Ariziera, Nouveau-Mexique, Californie mexicaine), on a affaire au minerai oxydé, qui donne une absorption plus facile du cuivre ; mais le cuivre est très peu volatil. Le plus souvent, en raison de la profondeur des mines, il s'agit de minerai sulfuré plus stable. Dans ce cas, l'ouvrier doit exécuter des grillages, soit en tas, soit mieux au réverbère, ou dans des appareils spéciaux utilisant le dégagement de l'acide sulfureux, puis des fusions au réverbère ou au four à cuve. Dans toutes ces opérations, le cuivre ne se volatilise presque pas, et les accidents seraient dus aux impuretés (acide arsénieux dans le grillage en tas, acide sulfureux).

2° **Professions travaillant le cuivre rouge.** — Les *fondeurs* ne semblent exposés qu'à des accidents dits « fièvre des fondeurs », attribuables à la température élevée, à la fatigue, mais non aux vapeurs cupriques.

Les *chaudronniers*, c'est-à-dire les ouvriers faisant des bassinoires, des bassins, des tuyaux, des casseroles, des plateaux de balance, ne sont guère exposés aux poussières de cuivre, qui ne se produisent pas par le simple effet du martelage.

Par contre, sont exposés à absorber du cuivre les *ciseleurs, tourneurs, limeurs, polisseurs de cuivre*. Ces ouvriers sont couverts de poussières de cuivre, et ceux qui ne soignent pas leurs cheveux les ont d'une teinte verte. Il semble se faire une combinaison donnant lieu à la production d'un sel de cuivre (Stanislas Martin). Pour E. Ritter, il se ferait une combinaison avec les cosmétiques ou pommades dont se serviraient les ouvriers, pour Galippe, avec la graisse sécrétée par les glandes sébacées. C'est ce que pense aussi Layet, qui a remarqué que les sujets chez qui ce fait s'observe ont des cheveux gras.

3° **Professions maniant les alliages de cuivre.** — Les ouvriers qui travaillent le *cuivre jaune* ou *laiton* présentent des accidents qui sont dus au plomb, et ceux qui travaillent le *cuivre blanc* ou *tombac* sont exposés à l'arsenicisme.

4° **Professions en contact avec les sels de cuivre.** — La *fabrication du verdet* ou *acétate de cuivre* se fait par le séjour de plaques de cuivre dans du moût de vin. On racle ces plaques, on pulvérise et on tamise le verdet ainsi obtenu ; les ouvriers qui font ce travail n'accusent qu'un peu d'irritation plutôt mécanique de la gorge.

La *fabrication du sulfate de cuivre* ne paraît pas exposer les ouvriers à son absorption (Layet).

Par contre, les professions qu'il nous reste à mentionner peuvent donner lieu à quelques accidents. De ce nombre est la *fonte du bronze et du laiton.* Ces ouvriers absorbent des poussières d'oxyde de cuivre quand ils emploient le vieux sable qui a servi au moulage. Les émanations des scories extraites des fours de fusion sont dangereuses, parce qu'elles contiennent de l'oxyde de cuivre. Les *ébarbeurs,* les *acheveurs* qui polissetn avec la lime, le frottoir ou la brosse, ces pièces moulées, sont exposés à absorber beaucoup de ces poussières.

Même danger pour les ouvriers qui *travaillent les vieux cuivres recouverts d'oxyde ou de carbonate.* Les différentes opérations de ce travail sont la fonte, le décapage, le nettoyage, le brasage de ces cuivres. Le grattage, le martelage des vieux cuivres, chaudières, lames, tuyaux, donnent lieu à des poussières d'oxyde et de carbonate. D'autre part, en chauffant le métal oxydé pour dessécher les incrustations salines et en permettre le détachement, il se produit une fumée âcre, chargée de poussières nocives (Layet).

PHYSIOLOGIE PATHOLOGIQUE ET SYMPTOMATOLOGIE. — Nous aurons peu de chose à dire de l'absorption du cuivre, qui peut se faire par les diverses voies, cutanées et surtout pulmonaire et digestive. Il s'accumule dans le foie, dans les os qui deviennent bleuâtres ou verts (Houlès), si bien que le cadavre communique cette couleur à la terre qui l'entoure ; l'élimination se fait par les urines, comme le prouve la couleur verte que prennent les endroits où les ouvriers urinent fréquemment. Les productions pilaires, les cheveux et les dents prennent cette teinte verte. Nous avons mentionné les théories émises pour expliquer cette *couleur des cheveux.*

La *couleur des dents* est aussi remarquable. Elles ont une teinte bronzée, variant du vert bleu tendre au bleu foncé par dépôt de cuivre au niveau du collet et dans les interstices plus qu'à leur extrémité libre. Les dents ainsi modifiées sont les incisives et les canines ; les molaires sont indemnes. On a décrit même un *liséré cuprique* analogue au liséré saturnin (Bailly); il ne s'agit pas là d'un vrai liséré, mais bien d'une altération du tartre et de l'émail par insuffisance des soins buccaux, susceptible de disparaître par le brossage (Bucquoy). Il peut y avoir un degré de plus dans cette lésion ; c'est alors de la gingivite avec déchaussement des dents, magma formé de tartre et de sels de cuivre.

On a attribué au cuivre des *troubles gastro-intestinaux,* constituant ce qu'on a appelé la *colique de cuivre.* Il y a une saveur métallique désagréable, de la sécheresse de la langue, des nausées, des vomissements; on sait en effet que la plupart des sels de cuivre ont une action émétisante et que c'est à ce fait qu'est due en partie leur innocuité ; il y a encore des coliques avec selles dysentériformes, douleurs gastriques et abdominales. La réaction peut être plus générale ; la peau est sèche, le malade accuse de la soif, des douleurs des membres. Cette colique de cuivre s'observe surtout chez les découpeurs de feuilles de cuivre, les limeurs et polisseurs à sec, les bronziers. D'après Layet, sous l'influence des sécrétions de l'organisme, le cuivre s'oxyderait et serait absorbé sous forme de sel. L'élaboration du cuivre dans la bouche serait fâcheuse, et la déglutition de salive amènerait continuellement dans l'estomac des débris de cuivre, cause des accidents dysentériformes. D'ailleurs ces accidents peuvent tenir aux corps qui se trouvent unis au cuivre. Chez les anciens ouvriers, ces accidents sont atténués du fait de l'accoutumance.

PROPHYLAXIE. — Peu de choses à dire sur la prophylaxie, qui consistera surtout « dans la complète ventilation des ateliers, dans l'application des procédés d'aspiration mécanique agissant plus spécialement sur les poussières qui se dégagent des établis et, d'autre part, dans l'arrosage fréquent des parquets et dans les soins de propreté individuelle immédiatement après les opérations de façonnage des objets de fonte et de brassage des vieux cuivres oxydés » (Layet). En cas de troubles intestinaux, on *prescrira le lait et l'eau albumineuse.*

LE ZINC.

Il y a moins encore de griefs d'accusation contre le *zinc* que contre le cuivre. Tous les auteurs qui ont étudié la question s'accordent à reconnaître la non-toxicité du zinc et à attribuer les accidents qui peuvent survenir chez les ouvriers qui le manient aux corps auxquels il est mélangé dans la nature, cadmium, plomb, arsenic, antimoine, ou aux acides sulfureux et carbonique, ainsi qu'à l'oxyde de carbone, dégagés dans les ateliers pendant le grillage, ou à des influences thermiques (*fièvre des fondeurs*).

Les auteurs qui ont écrit sur l'hygiène industrielle, Napias, Layet, Proust, ne signalent pas d'accidents toxiques dus au zinc. Les expérimentateurs sont arrivés aux mêmes conclusions. Lehmann a donné à des chiens, pendant des mois, des sels de zinc sans accident; Laborde a étudié comparativement chez de petits animaux la céruse et le blanc de zinc, et, tandis que la première les tuait, le second ne les incommodait pas.

Il n'y aurait donc rien qui relève d'une intoxication par le zinc dans les accidents qu'on a signalés dans la métallurgie du zinc, dans les fabriques de blanc de zinc (Poincaré), dans le torelage des fils de fer galvanisés (Landouzy et Maumené), dans l'emploi des fils et bandes de fer galvanisé par les tonneliers (Layet); si accident il y a, il en faut en accuser le plomb ou l'arsenic.

Tel n'est pas cependant l'avis du Dr Julius Sigel (1), qui a étudié avec beaucoup de soin les accidents professionnels, désignés du nom de *fièvre des fondeurs.* Il a résumé les résultats de ses recherches et de ses observations sous la forme des propositions suivantes :

(1) *Vierteljahrschr. für gerichtl. Med.*, 1906, fasc. IV.

1° La fièvre des fondeurs doit être considérée comme l'expression d'un empoisonnement aigu par le zinc;

2° Les symptômes apparaissent, le plus souvent, quelques heures après que les intéressés se sont livrés à leur travail; ce sont : des démangeaisons au niveau du cou, de la toux et une irritation dans la gorge, une saveur sucrée ou métallique dans la bouche, de l'abattement, des douleurs musculaires et des crampes, de l'anorexie, une sensation d'étranglement, plus rarement des vomissements, des manifestations asmatiques, une sensation d'oppression, des frissonnements allant jusqu'au frisson, des battements de cœur, des sueurs profuses affectant le caractère critique. Avec cela, les malades ont de la fièvre; celle-ci ne dure que quelques heures, et elle est généralement modérée (38-39°), ou elle peut faire défaut. Sont particulièrement caractéristiques l'apnée, les frissonnements et le frisson, ainsi que les sueurs revêtant un caractère d'extrême profusion. La durée de la maladie oscille entre cinq et vingt heures; rarement elle dure davantage;

3° La fièvre des fondeurs s'observe presque exclusivement dans les fabriques de laiton, où l'on fond soit du zinc pur, soit du zinc allié à d'autres métaux. Dans le premier cas, les accidents qui caractérisent la fièvre des fondeurs ne s'observent qu'autant que le zinc est porté jusqu'à la température d'ébullition. Ces accidents ne se rencontrent jamais chez les fondeurs de fer, de cuivre, etc.;

4° En admettant qu'il existe une immunité congénitale contre la fièvre des fondeurs, elle est très rare;

5° Une accoutumance à l'action nocive des vapeurs de zinc s'observe chez 70 à 75 p. 100 des ouvriers; 20 à 25 p. 100 de ceux-ci subissent des atteintes ultérieures, mais moins fortes que la première. C'est seulement dans des cas rares que les accidents continuent de se reproduire avec une violence toujours égale, de telle sorte que les intéressés sont obligés de changer de profession;

6° La nature de l'alliage à manipuler par les ouvriers a une influence considérable sur le développement éventuel de la fièvre des fondeurs; plus cet alliage est riche en zinc, plus sont grandes les chances de voir éclater les accidents susdits. La fonte d'échantillons de laiton, dont la composition est inconnue, doit être considérée comme une manipulation dangereuse;

7° Par les temps mauvais et froids, principalement en hiver, la fièvre des fondeurs est d'observation plus fréquente qu'en été et par le beau temps;

8° Les excès *in Venere* et *in Baccho* favorisent le développement de la fièvre des fondeurs, à laquelle sont particulièrement enclins les sujets jeunes et débiles;

9° Dans les vastes ateliers, bien ventilés, la fièvre des fondeurs est plus rare que dans les petits réduits mal aérés. Certaines mesures de précaution, l'emploi d'éponges, d'appareils respiratoires, ont une incontestable utilité; mais, d'une façon générale, les ouvriers y recourent peu et de mauvais gré:

10° Une atteinte isolée n'est pas dangereuse par elle même; toutefois la répétition des accès n'est pas sans avoir des conséquences fâcheuses pour l'organisme (désordres pulmonaires et digestifs chroniques, affections des reins);

11° On ne connaît pas encore de médication spécifique à opposer à la fièvre des fondeurs; le bicarbonate de soude, le lait agissent favorablement, dans certains cas;

12° Pour arriver à combattre efficacement la fièvre des fondeurs, il faudra : *a.* faire surveiller l'exploitation technique des fonderies par des inspecteurs du travail assistés d'un médecin; *b.* soumettre à un contrôle, institué éventuellement par voie législative, les mesures de préservation personnelle, imposées aux ouvriers qui travaillent dans des fonderies ; *c.* surveiller les organisations d'hygiène générale, qui fonctionnent dans les ateliers de fonderies, notamment pour ce qui concerne la ventilation.

5° INDUSTRIE DE L'OXYDE DE CARBONE ET DE L'ACIDE CARBONIQUE.

OXYDE DE CARBONE.

L'oxyde de carbone se dégage dans toute combustion incomplète et lente; il se produit donc surtout au moment de l'allumage et de l'extinction d'un foyer. Il se fait jour au dehors à travers les crevasses; il traverse la fonte chauffée au rouge sombre ; dans les hauts fourneaux, au moment de la coulée de la fonte, il s'en dégage en abondance. Ce gaz est contenu dans le gaz d'éclairage, dans la toxicité duquel il entre pour une grande part. C'est un poison d'autant plus dangereux qu'il n'a pas d'odeur, que rien ne prévient de sa présence.

PROFESSIONS EXPOSANT A L'INTOXICATION PAR L'OXYDE DE CARBONE ET L'ACIDE CARBONIQUE. — On comprend aisément que, dans un bon nombre de professions, il y a danger d'inhalations d'oxyde de carbone arrivant brusquement en grande quantité, ou agissant par une absorption lente à petite dose répétée tous les jours.

Dans les *mines*, l'oxyde de carbone se produit à la suite des explosions, soit volontairement provoquées par la poudre de mine ou la dynamite, soit accidentelles à la suite d'explosion de grisou. La poudre de mine produit beaucoup d'oxyde de carbone, et on a, par son usage, observé plusieurs fois des accidents chez des sapeurs du génie employés à des travaux de guerre souterrains. Dans les carrières, dans les tunnels lorsqu'on fait sauter des roches à la dynamite, on observe des accidents de même ordre. On a évalué à 11000 litres d'oxyde de carbone et acide carbonique, et à 3000 litres de produits nitreux les gaz produits lors de la détonation.

Les *pompiers dans les incendies* (caves, fournils) sont exposés à l'asphyxie oxycarbonée, et cela malgré l'accoutumance que leur procurent des exercices appropriés ; ils arrivent à pouvoir rester près du foyer, car c'est là que l'air est le plus renouvelé et qu'il y a le moins de fumée.

Dans les *usines à gaz*, le nettoyage des cuves de gazomètres est très dangereux. Layet croit qu'il s'agit là d'un méphitisme complexe où l'oxyde de carbone n'est pas seul à jouer un rôle. Ces accidents n'arrivent pas quand les parois des cuves sont imperméables. Dans les usines à gaz, on peut encore voir des faits d'intoxication chez les ouvriers employés aux cornues quand on enlève les tampons ; mais, si le tirage est fort, si la ventilation est bonne, les accidents ne s'observent pas. Les accidents dans les usines à gaz sont plus à craindre dans le travail d'épuration que dans celui de distillation. Poincaré a fait mourir des cobayes soumis à la douche gazeuse qui s'échappe des caisses d'épuration quand on les ouvre. Pour nettoyer les tuyaux, les gaziers ont la mauvaise habitude de souffler dedans ou d'aspirer; ils s'exposent par là à l'asphyxie par le gaz et à l'intoxication par la céruse qu'il y a souvent dans les tuyaux. Sédillot a vu ainsi deux cas de mort subite. On a vu quelquefois mourir par brusque asphyxie les ouvriers qui travaillent dans les tranchées à découvrir les fuites de gaz. Enfin les ouvriers qui, dans les usines à gaz, manœuvrent les brouettes chargées de coke incandescent retiré du four et qui se refroidit peuvent être suffoqués par l'oxyde de carbone.

Dans le *travail des hauts-fourneaux*, quand on éteint la houille enflammée dans les fourneaux à coke, l'oxyde de carbone peut produire de sérieux accidents. Mais surtout à redouter est le nettoyage des hauts-fourneaux. Il y a dans la littérature médicale un certain nombre d'asphyxies relevant de cette cause. Pour Stœrmer, les accidents seraient de plus en plus fréquents dans les fonderies et hauts-fourneaux de Haute-Silésie (1). D'après Tracinsky (2), dans les zingueries de Haute-Silésie, il y aurait plusieurs sources de production d'oxyde de carbone : fours à zinc non surmontés de cheminées d'appel, scories incandescentes provenant du nettoyage des moufles, etc. Les accidents observés chez ces ouvriers sont plutôt des accidents chroniques.

D'autres professions exposent à l'inhalation oxycarbonée. Ce sont celles où on se sert de réchauds au charbon de bois dont le tirage est médiocre; dans ces professions, nous citerons les *étameurs*, *ferblan-*

(1) STŒRMER, *Rev. d'hyg.*, 1895, p. 853.
(2) TRACINSKY, *Ann. d'hyg. pub. et de méd. lég.*, 3ᵉ série, 1888, p. 399, t. I.

liers, qui se servent du fer à souder, aujourd'hui remplacé par des éolipyles d'essence minérale, les *fondeurs en caractères*, qui maintiennent l'alliage en fusion ; les *marbriers*, qui font fondre les mastics pour boucher les fissures ; les *tailleurs, teinturiers, repasseuses*, qui repassent les étoffes ou le linge. Guépin (de Nantes) a signalé des troubles chroniques chez les repasseuses se servant de fers creux garnis de charbon ou de braseros dépourvus de tuyaux de fumée. Les *ouvriers des filatures* ont à sécher les fils ou à les chauffer pour les amener à être lisses. Enfin il faut rappeler que les *cuisiniers, cuisinières, pâtissiers*, qui sont souvent dans des endroits mal ventilés, sont sujets aux petits accidents de l'oxycarbonisme. L'emploi des fourneaux à gaz peut, s'il n'y a pas de hotte et si on laisse se fissurer le tuyau par suite du séjour dans l'intérieur du gaz en tension, donner lieu à des troubles de même ordre (Ainoyau).

PHYSIOLOGIE PATHOLOGIQUE DE L'OXYCARBONISME. — L'absorption de l'oxyde de carbone se fait par la voie respiratoire, la peau n'absorbant que peu et lentement (Chauveau).

Les accidents que cause l'oxyde de carbone sont plutôt dus à une intoxication qu'à une simple asphyxie. En effet, l'oxyde de carbone tue le globule en formant avec l'hémoglobine une combinaison fixe (hémoglobine oxycarbonée). Le globule est alors impropre aux fonctions vitales ; aussi la guérison des accidents chroniques est-elle lente, même après soustraction de la cause, par ce qu'il faut attendre la formation de nouveaux globules pouvant remplacer ceux qu'a paralysés l'oxyde de carbone. L'hémoglobine oxycarbonée donne au spectroscope une bande noire unique en place des deux bandes de l'oxyhémoglobine.

La mort des animaux peut survenir dans une atmosphère contenant 1 p. 2000 ou même 1 p. 7000 de ce gaz. Bientôt, comme dit Brouardel (1), l'animal, grâce à l'avidité de ses globules sanguins vis-à-vis de l'oxyde de carbone, a *nettoyé* l'atmosphère de tout l'oxyde de carbone.

Les recherches de Grehant montrent que, vis-à-vis des petites quantités d'oxyde de carbone, le poumon agit comme un dialyseur. Le résultat est le même que l'animal soit plongé un instant dans un milieu riche en oxyde de carbone, ou longtemps dans une atmosphère où il y en a peu.

SYMPTOMATOLOGIE. — Dans l'oxycarbonisme professionnel, deux formes se rencontrent, l'une suraiguë, massive, l'autre lente, chronique.

Forme suraiguë. — Dans la première, *aiguë*, observée chez des ouvriers éteignant de grandes masses de charbon en combustion ou chez les gaziers déchargeant les cornues, et qui peut s'observer

---

(1) P. Brouardel, Les Asphyxies, 1896, p. 27.

même chez des ouvriers travaillant à l'air, on observe une céphalée frontale intense, des vertiges, de l'abattement, de la faiblesse des jambes ; ces accidents peuvent être passagers si le sujet est soustrait à l'influence toxique. Ailleurs les accidents sont plus graves, il y a perte de connaissance, quelquefois des mouvements convulsifs ou de la raideur tétanique. La mort survient brusquement ou au bout de quelques jours.

Les accidents *chroniques* sont essentiellement marqués par une *anémie*, qui va en s'accusant ; Guichard a vu un individu travaillant dans les hauts fourneaux qui s'était mithridatisé par une longue intoxication, mais qui néanmoins était d'une pâleur livide, avait peu de mémoire, était lent d'allure et passait pour ne jamais dormir. Souvent il y a en même temps cyanose de la face, céphalée, vertiges, ralentissement respiratoire et circulatoire, abaissement thermique, troubles gastro-intestinaux, et enfin des troubles nerveux bien étudiés par P. Brouardel.

Les *troubles nerveux* peuvent se voir d'emblée, ou seulement à une période tardive. D'emblée, ils font suite en général au coma ; il y a un état ébrieux, de l'hébétement, de l'amnésie, qui peut durer long-temps (de Beauvais), de l'insomnie résistant aux narcotiques. Les *paralysies* ne sont pas rares ; on a signalé la paralysie du trijumeau (Borsard). On peut voir des anesthésies partielles.

Les *troubles psychiques* consistent en hallucinations visuelles et auditives, du délire, un état de vague cérébral, du délire de persé-cution, de l'irritabilité. Ces troubles (bien indiqués par Moreau, de Tours), ont été comparés par P. Brouardel à ceux qui suivent les chocs traumatiques et les commotions dus aux grands accidents. Il est vrai qu'il est souvent, en particulier chez les cuisinières, difficile de faire la part qui revient dans ces accidents à l'alcoolisme.

PROPHYLAXIE. — L'oxyde de carbone est d'autant plus à redouter que sa présence reste inaperçue, car il est inodore. Aussi les *moyens qui permettraient de le déceler* concourraient-ils à assurer la prophylaxie des accidents. Plusieurs ont été proposés ; le procédé qui consiste à faire brûler une bougie dans le milieu suspect de méphitisme est insuffisant, parce qu'il peut y avoir assez d'oxygène pour assurer la combustion, alors que la mort des animaux arrive par intoxication par un gaz toxique. Aussi Gréhant a-t-il fait de nom-breuses expériences pour établir la proportion d'oxyde de carbone toxique pour chaque espèce animale ; il a vu qu'il en faut 1 p. 450 pour tuer un moineau, 1 p. 250 pour tuer un chien, 1 p. 70 pour un lapin. Dans le creusement des mines de guerre, les Allemands se servent de pigeons. Grehant a vu qu'en laissant un oiseau (canard, poulet) pen-dant une demi-heure dans une atmosphère contenant des traces d'oxyde de carbone l'analyse du sang de l'oiseau permet de déceler dans l'air la présence de 1 p. 500 et même de 1 p. 10 000 de ce gaz. A ces moyens, il faut ajouter celui qu'a indiqué Berthelot et qui est basé sur la réduction par l'oxyde de carbone du nitrate d'argent ammoniacal, qui brunit.

Mesures propres à certaines professions. — Il y a un certain nombre de *mesures préventives propres à quelques-unes des professions* que nous avons énumérées ci-dessus. Dans les ateliers, les cuisines où on se sert du gaz, on devra avoir soin, en éteignant, de fermer le robinet d'amenée du gaz au tuyau, au lieu de fermer simplement le robinet du brûleur ; on évitera ainsi le séjour du gaz en tension dans le tuyau et son issue par les fissures. Si on se sert de cuisinières à charbon de terre, il faudra en assurer le bon tirage, et, au lieu de fermer la clef du tuyau pour modérer le feu, ce qui fait refluer dans la pièce les gaz de combustion, on devra régler le chauffage par le cendrier qui doit fermer hermétiquement.

Il faut rejeter le fer creux des repasseuses, les réchauds à charbon de bois sans tuyaux, ou au moins ne s'en servir que dans un courant d'air.

Dans les usines à gaz, il y a une série de réformes qu'a formulées Poincaré et dont les principales sont de recommander aux ouvriers d'ouvrir les cornues en deux temps, de desserrer d'abord un peu les tampons ; d'allumer la petite quantité de gaz qui s'échappe avant de les enlever, de ne jamais aspirer dans les tuyaux avec la bouche, mais avec des aspirateurs; d'interposer des extracteurs entre les appareils de distillation et d'épuration.

Y a-t-il des moyens permettant de pénétrer dans une atmosphère chargée d'oxyde de carbone ? — On comprend de quelle utilité peuvent être de pareils moyens, en particulier pour préserver les pompiers dans les incendies. Dans ce but, on a imaginé de nombreux appareils qu'il nous est impossible de décrire ici. Nous renvoyons pour cela à l'ouvrage déjà souvent cité de Layet (1), qui divise tous les appareils protecteurs en trois groupes : 1° les respirateurs par neutralisation chimique ; 2° les respirateurs à prise d'air extérieur ; 3° les respirateurs à réservoir d'air portatif. Parmi ces appareils, nous citerons celui qu'a imaginé Chauveau : c'est un aspirateur nasal consistant en un petit masque qui se met sur les deux narines. Chaque narine est en relation par un tube avec un tuyau horizontal muni de soupapes aux extrémités; l'une sert pour l'air inhalé, l'autre pour l'air exhalé. Un tuyau en caoutchouc de 20 mètres de long, adapté à la première, permet au sujet d'aller prendre très loin l'air respiré. Les expériences de Chauveau ont montré qu'il n'y a guère lieu de craindre l'intoxication par la peau. Pour l'oxyde de carbone, on ne peut pas obtenir de neutralisation chimique; le seul assainissement possible est la ventilation forcée, par exemple avec un ventilateur soufflant à palettes, comme en emploient les pompiers à Paris.

(1) Layet, *loc. cit.*, p. 568.

Que faire à un sujet intoxiqué par l'oxyde de carbone? — Une instruction du Conseil d'hygiène de la Seine résume ainsi ce qu'il y a à faire:

1° Retirer le malade le plus tôt possible du milieu méphitique, l'exposer à l'air, le débarrasser des vêtements;

2° Faire la respiration artificielle pendant longtemps, en la reprenant dès que s'arrêtera la respiration naturelle, dans le cas où elle aurait repris. Si le malade respire, mais est sans connaissance, faire des inhalations d'oxygène;

3° Si le malade est sans connaissance, mettre des sinapismes, faire des piqûres d'éther, jeter de l'eau froide à la face;

4° Lorsque la respiration sera rétablie, mettre le malade dans un lit bassiné, la tête élevée, donner des boissons chaudes: thé, café, grog, vin. A ces mesures, il faut ajouter le moyen si utile préconisé par Laborde, les tractions rythmées de la langue. De l'ammoniaque, dont on usera avec prudence, du vinaigre, des sels volatils pourront rendre service.

Enfin on ne saurait trop insister sur l'utilité de l'oxygène dans le traitement consécutif. Grehant a montré que, si on se contente de faire respirer de l'air pur, il y a encore, au bout de trois heures, dans 100 centimètres cubes de sang artériel, 4,5 d'oxyde de carbone; avec l'oxygène, il n'y en a plus que 1,1. Mosso a vu que, de deux singes intoxiqués par le séjour d'une demi-heure dans une atmosphère contenant 1 p. 100 d'oxyde de carbone, l'un d'eux, mis dans de l'oxygène à 2 atmosphères, se réveillait et guérissait, alors que l'autre mourait. On voit quels services peut rendre l'oxygène comprimé. Il suffit d'avoir à portée, en cas de besoin, de l'oxygène du commerce à la pression de 120 atmosphères.

ACIDE CARBONIQUE ET AIR VICIÉ.

L'acide carbonique est peu toxique, alors que l'oxyde de carbone l'est à un haut degré. Il est pourtant responsable de certains cas de mort.

PROFESSIONS EXPOSANT A L'ACIDE CARBONIQUE ET A L'AIR VICIÉ. — On a beaucoup chargé d'accusations à ce sujet la profession de *fossoyeurs*, mais il s'est fait, dit P. Brouardel, une vraie légende à propos de l'insalubrité des cimetières. Il n'y a pas de différence dans la composition de l'air à la surface du sol des cimetières et de l'air normal (Schutzenberger et Ogier). L'air à la surface d'une bière, trois semaines après l'inhumation, au moment de l'acmé de la putréfaction, ne contiendrait qu'un peu plus d'acide carbonique que l'air ordinaire. Lors des exhumations du cimetière et de l'église des Saint-Innocents, il n'y eut aucun accident. Le danger pour les fossoyeurs serait minime, puisqu'en cinq ans, où on a creusé 137 884 fosses, on n'a eu à déplorer qu'une mort par l'imprudence du fossoyeur, qui, avant de descendre, n'avait pas renouvelé l'air de la fosse avec une pompe et n'avait pas pris l'appareil de sauvetage ordinaire ; trois autres ouvriers, qui, sans précautions, descendirent à son secours, furent asphyxiés, mais purent être rappelés à la vie. C'est surtout dans les grandes chaleurs de l'été qu'est à redouter ce méphitisme des caveaux. Layet (1) ajoute à ce propos qu'il n'est pas rare de constater des gaz méphitiques dans les *caves* ou les rez-de-chaussée de maisons contiguës aux cimetières ; il faut admettre donc la circulation souterraine de gaz méphitiques et leur infiltration dans les terrains voisins. De même il peut y avoir pénétration d'acide carbonique dans des caves voisines des cours d'eau au moment de leurs crues, les gaz étant reflués par les eaux qui envahissent les couches poreuses du sol, ou lorsqu'il y a à proximité des matières en décomposition.

C'est par un mécanisme de ce genre que s'expliquent les accidents des *puisatiers*, dont il a été publié un certain nombre d'exemples. C'est ainsi que Riche a relaté l'histoire de puisatiers asphyxiés à Vanves pendant le forage d'un puits ; l'un d'eux succomba : il attribua ces accidents à ce que le puits avait été creusé dans un terrain rapporté, contenant de nombreux détritus végétaux. A Chécy, près Orléans, il y eut, à la suite du forage d'un puits, deux cas de mort survenus après une interruption de travail de trois jours, l'acide carbonique provenant de la distillation du marc que les cultivateurs laissent dans des fossés ou en tas s'étant accumulé dans le puits pendant ce laps de temps. A Aubervilliers, Descouts et Yvon (2) ont étudié le cas d'un puisatier mort en descendant dans un puits situé dans une cave, et suivi à un an d'intervalle de la mort d'un autre qui descendait pour réparer une pompe dans un puits situé à 250 ou 300 mètres du premier. Ces accidents rapides étaient dus à l'acide carbonique provenant de la fermentation de ce terrain, où il y a abondance de matières organiques et de résidus industriels.

Dans certaines fosses, où il y a des fermentations, *fosses à fumier*, *à drêches*, *à marcs*, l'acide carbonique peut venir lors de l'évacuation de la fosse : de là danger si l'on y descend sans précaution.

Dans les *puits d'amarres des ponts suspendus*, on a vu des accidents analogues. Dans ceux des ponts de Suresnes et de l'île Saint-Denis, on a vu des cas de mort. Hervé-Mangon a trouvé dans ces puits trop peu d'oxygène, beaucoup d'acide carbonique et d'azote. Ces accidents ne surviennent que lors des basses eaux, les gaz venant des matières organiques du sol voisin pouvant être alors aspirés dans les puits d'amarres. Les gaz peuvent être formés *in situ* dans les eaux et les

(1) LAYET, *loc. cit.*, p. 553.
(2) DESCOUTS et YVON, *Rev. d'hyg.*, 1884, p. 105.

boues des puits et *puisards*. Layet (1) rapporte le cas suivant, qu'il a vu à Bègles, près de Bordeaux, où on voulut curer un puisard profond de 6 mètres, à moitié rempli. On y mit une échelle ; à peine descendu, l'ouvrier s'affaissa. Trois autres tombèrent de même ; on n'en put sauver qu'un..

Il est un certain nombre d'*industries où il y a des fermentations* qui dégagent de l'acide carbonique. Dans les *brasseries*, il est abondant dans les caves basses, mal aérées, où on fait fermenter la bière, surtout dans les germoirs et les malteries, où il faut renouveler l'air avant d'entrer. Dans les *distilleries*, il y a danger de pénétrer dans la cuverie ou atelier de fermentation du jus ; des accidents peuvent arriver quand les ouvriers y descendent pour les nettoyer. Dans les *amidonneries* et les *féculeries*, il y a des dangers lors du curage des cuves à fermentation, où on met à macérer les grains concassés ou les remoulages de farine ; dans les *papeteries*, les accidents plus légers (céphalée, troubles des sens) peuvent être dus à la fermentation de la colle. Enfin, dans les *sucreries* et les *raffineries*, c'est la carbonatation des jus qui dégage de l'acide carbonique.

Les accidents des *celliers* sont connus depuis longtemps, qu'il s'agisse de fermentations du cidre, du vin, du vin de Champagne, etc. N'étant aérés que par le haut, ils laissent l'acide carbonique, en raison de sa lourdeur, s'accumuler en bas, et les ouvriers qui s'endorment dans un de ces celliers ou qui descendent dans des cuves vides, voisines de celles en fermentation, peuvent être asphyxiés, et malheureusement, ici comme pour les fosses d'aisances et les puits, les accidents sont toujours multiples ; tous ceux qui descendent au secours des asphyxiés sans appareils spéciaux succombent à leur tour.

Il ne semble pas que la présence d'acide carbonique soit nécessaire pour constituer dans des cas de ce genre une atmosphère irrespirable. On a vu des ouvriers surpris en pénétrant soit dans des cuves à fermentation, soit dans des chaudières à vapeur pour les nettoyer, alors qu'il n'y avait pas d'acide carbonique. Il semble y avoir dans la constitution de ces milieux un composé toxique spécial, plus ou moins fugitif, mais capable d'effets aussi redoutables que rapides (Layet).

Dans les *fabriques d'eau de seltz*, où on a trouvé jusqu'à 3 p. 100 d'acide carbonique, on n'a pas noté de troubles dans la santé des ouvriers. Les accidents des *fours à chaux* sont dus à l'acide carbonique qui s'y accumule pendant le temps d'inactivité. Les accidents qu'il cause portent surtout sur les mendiants et les chemineaux qui viennent s'y réfugier l'hiver.

PHYSIOLOGIE PATHOLOGIQUE. — Les effets brusques de

(1) LAYET, *loc. cit.*, p. 551.

l'acide carbonique sont connus de tous, et tout le monde sait l'expérience classique de la grotte du Chien, près de Naples, où l'acide carbonique, à cause de sa lourdeur, s'accumule dans les couches voisines du sol, d'où la conséquence qu'un chien y succombe, alors qu'un homme à cause de sa taille plus élevée y peut rester. L'acide carbonique se dégage du sol dans beaucoup d'endroits du globe, en particulier dans les terrains volcaniques.

Séguin a vu que l'air qui contient seulement 1 p. 20 d'acide carbonique ne produit pas de troubles ; à la dose de 1 p. 10, on éprouve à la poitrine une sensation de picotement et de constriction ; à la dose de 1 p. 5 ou 1 p. 4, on arrive à l'asphyxie, alors même que l'oxygène y serait pour moitié. Une bougie peut brûler dans ce milieu incompatible avec la vie animale.

Paul Bert a, par d'intéressantes expériences, élucidé le mécanisme de la mort dans ces cas. Il charge une atmosphère de 1 p. 5 d'acide carbonique ; un animal y meurt ; il y ajoute trois fois plus d'oxygène qu'il n'y en a dans l'air normal, et la mort survient dans le même temps. L'animal meurt donc non par faute d'oxygène, mais parce que l'acide carbonique séjourne dans le plasma du sang. Il en conclut qu'il y a intoxication et non simple asphyxie. Cependant on peut dire qu'il y a aussi asphyxie, car l'animal meurt quand l'acide carbonique a dans le sang une tension égale à celle de ce gaz dans l'air. C'est là le mécanisme de la mort d'un être vivant maintenu dans un air vicié.

A cela il faut ajouter une action locale de l'acide carbonique sur le myocarde. Cartell, Liebig, P. Bert ont vu des cœurs de grenouille cesser de battre dans l'acide carbonique au bout de dix minutes, alors qu'ils se contractent encore pendant trois heures dans l'azote ou l'hydrogène. De plus l'acide carbonique aurait sur le système nerveux une action anesthésique locale.

A cette question se rattache celle de l'*air confiné*, question qui a une grande importance dans l'hygiène professionnelle. C'est là une question assez complexe, car il y a certainement dans l'air confiné des produits organiques et complexes qui unissent leur action toxique. Si l'on étudie la teneur en acide carbonique de l'air confiné, on voit qu'il renferme au plus 31 p. 10000 d'acide carbonique (prison de Chatham), alors que Séguin n'a été gêné pour respirer qu'à partir de l'adjonction à l'air pur d'une quantité de 1000/10000, et que l'asphyxie ne survenait qu'à la dose de 2500/10000. Même si on renouvelle l'oxygène et si on absorbe l'acide carbonique, un petit animal mis sous une cloche hermétiquement close meurt rapidement. Mais, en pratique, on peut dire qu'il y a parallélisme entre la teneur en acide carbonique et celle en poisons organiques, d'où possibilité de mesurer ceux-ci par celui-là (Proust). On admet en général que l'air est contaminé lorsqu'il renferme plus de 10 p. 10000 d'acide carbonique. Pour que ce taux ne soit pas dépassé, il faut une ventilation de 30 mètres cubes d'air par heure et par adulte.

Une notion qui est d'importance majeure en hygiène industrielle est que, pour assurer la ventilation d'un atelier où séjournent plusieurs personnes, cet atelier fût-il assez grand pour fournir 12 et même 18 mètres cubes d'air par individu, il faut absolument qu'il y ait un léger courant d'air; il ne suffit pas que l'atelier soit spacieux; la seule différence, et bien minime, serait dans un petit retard apporté dans le moment où l'air devient irrespirable.

SYMPTOMATOLOGIE. — Les *symptômes* de l'intoxication carbonique se montrent sous deux formes, l'une foudroyante, l'autre plus atténuée. La *forme foudroyante* rappelle le plomb des vidangeurs. Le sujet tombe comme frappé par un coup de massue. Nous avons remarqué déjà que ces accidents sont souvent multiples, faute des précautions indispensables.

Dans l'*autre forme*, quand il n'y a pas dans l'air plus de 1 p. 4 d'acide carbonique, on voit des signes d'asphyxie; la face est vultueuse, les yeux sont saillants, il y a une sensation de chaleur à l'épigastre et à la poitrine, une accélération de la respiration, un pouls faible et fréquent (Proust).

Les *accidents dus à l'air confiné* sont rarement aussi violents. Cependant on cite le fait des assises d'Old Bailey en Angleterre, qui se tenaient en 1750 dans une salle de 9 mètres de côté. La plupart des juges et assistants succombèrent asphyxiés; ceux qui étaient près d'une fenêtre ouverte survécurent. Citons encore ce qui arriva en 1756 aux Indes, où 145 prisonniers de guerre furent enfermés dans une salle de 6 mètres de côté. Au bout de douze heures, il en était mort 122, soit 84 p. 100. Ce sont là des faits exceptionnels, alors que l'intoxication chronique est la règle dans le personnel des ateliers qui, à l'insuffisance du cube d'air pendant les heures de travail, ajoute celle des heures de sommeil, ce que pourrait permettre d'éviter la fenêtre laissée entr'ouverte la nuit. Cette intoxication chronique se marque par un état d'anémie, de malaise, de l'anorexie, des troubles nerveux, céphalée, insomnie. Ces malheureux deviennent une proie facile pour les infections cachectisantes, et en particulier pour la tuberculose, la fièvre typhoïde, etc.

PROPHYLAXIE. — A ce que nous avons dit pour la *prophylaxie* et le *traitement* des accidents dus à l'oxyde de carbone, nous aurons ici peu de choses à ajouter. Comme moyen protecteur, nous signalerons celui qu'ont imaginé Desgrez et Balthazard (1), et qui repose sur la décomposition du bioxyde de sodium par l'eau à froid. L'oxygène qui est ainsi produit remplace celui qui a été utilisé par la respiration, tandis que la soude formée simultanément fixe l'acide carbonique de l'air expiré. Le milieu réagissant étant un oxydant

(1) Desgrez et Balthazard, *Acad. Sc.*, 13 août 1900, et *Annales d'hyg. publ. et de méd. lég.*, 3ᵉ série, 1902, t. xlviii.

énergique détruit les toxines expirées. Ces auteurs ont construit un scaphandre où on n'a pas besoin d'air extérieur et avec lequel un ouvrier peut travailler au moins une heure dans un milieu irrespirable avec quelques dizaines de grammes de bioxyde de sodium. Ce système peut donc servir aux pompiers, aux ouvriers des industries chimiques, dans la navigation sous-marine, etc. Avant de descendre dans une fosse, dans un puits, il faut s'assurer qu'il n'y a pas excès d'acide carbonique, cela par l'épreuve de la bougie, au besoin en y mettant des petits animaux (verdiers).

Les accidents dus à l'air vicié seront prévenus par une bonne ventilation ; dans les industries à force motrice, dans les villes ayant une distribution électrique, elle sera fournie à peu de frais par un ventilateur, aspirateur électrique placé en haut d'une fenêtre. Il pourra y avoir à l'autre bout de la salle un calorifère avec large prise d'air extérieure et un saturateur d'humidité qui admettra de l'air à une température convenable.

Il faudra habituer les ouvriers à travailler dans un léger courant d'air, auquel on s'habitue très bien, comme en témoigne le traitement des tuberculeux dans les sanatoria et stations climatiques. Le médecin d'usine aura le devoir de lutter contre la déplorable habitude qu'ont les nombreuses familles ouvrières de rester entassées, fenêtres closes, dans leurs étroits logements. Il fera pénétrer cette notion que l'air pur est aussi utile à l'homme que l'aliment; il luttera contre ces préjugés, dont se moquait spirituellement le Dr Brunon dans un récent article sur « l'air confiné et la tuberculose » (1). « Ce qui caractérise, dit-il, le Français dans le sujet qui nous occupe, c'est sa vie étroite, restreinte, étriquée. Sans qu'il s'en doute, il est sous l'empire de la règle monacale et de la prudence bourgeoise. Il a été conduit peu à peu à avoir peur de tout et à donner à ses enfants une éducation efféminée. » Peur de l'air, peur de l'eau, résume le code d'hygiène adopté par la majorité.

Le médecin devra combattre énergiquement cette aérophobie, moins enracinée dans la classe ouvrière, mais où elle peut avoir des conséquences particulièrement redoutables. Il apportera par là son concours à la *lutte contre la tuberculose*.

6° INDUSTRIE DES HYDROCARBURES.

HYDROCARBURES. — L'étude des accidents causés par les hydrocarbures dans l'industrie doit être précédée de quelques notions chimiques sur ces corps. Aussi reproduirons-nous ici le résumé rédigé par l'un de nous dans un rapport sur les *intoxications professionnelles par les hydrocarbures* (2). Les hydrocarbures

(1) BRUNON, *Presse méd.*, 11 mars 1905.
(2) Maladies professionnelles, 1903, p. 51.

donnent des corps qui sont d'un grand usage comme matières colorantes ; ces corps dérivent du goudron de houille. Par distillation, la houille fournit deux grandes classes de produits : les huiles légères et les huiles lourdes. Des huiles légères proviennent les benzols connus sous le nom de benzol 90 et 50 p. 100, qui, traités dans des appareils à colonnes, donnent les hydrocarbures de la série aromatique, tels que benzène, toluène, xylène, corps qui, par nitratation et réduction, donnent les amines dérivées, aniline, toluidine, xylidine.

Le fractionnement des types 90 p. 100 et 50 p. 100 donne des produits de tête variables suivant l'origine des houilles (le 90 p. 100 en donne plus que le 50 p. 100), mais où domine le sulfure de carbone, des produits sulfurés, enfin des carbures de la série éthylénique, des nitriles, des carbylamines, de l'acétate de méthyle, de l'acétone, de l'alcool méthylique. Ces différents corps sont très volatils et inflammables.

Le benzène qui répond à la formule C^6H^6 se transforme en nitrobenzine par addition d'acide nitrique :

$$C^6H^6 + AzO^3H = C^6H^5AzO^2 + H^2O.$$

Cette transformation se fait dans des appareils en fonte ; pour enlever la benzine qui a échappé à la nitratation, on envoie dans la nitrobenzine un jet de vapeur. La benzine, qui bout à 80°, est recueillie dans un réfrigérant qui doit être puissant, car sinon il se ferait de la nitrobenzine très toxique.

Pour transformer la nitrobenzine en aniline, on met en contact de la nitrobenzine avec de l'hydrogène obtenu par réaction de l'acide chlorhydrique sur la limaille de fonte pour obtenir la réaction suivante :

$$C^6H^5AzO^2 + 6H = C^6H^5AzH^2 + 2H^2O.$$

1° BENZINE.

Dans son Traité d'hygiène (1881), Proust niait la toxicité de la benzine. Cependant différents observateurs avaient reconnu les méfaits produits par la benzine. Déjà, en 1860, Perrin signale de l'engourdissement, des fourmillements, de légers tremblements chez les ouvriers des fabriques de benzine. En 1879, Guyot rapporte le cas d'un ouvrier atteint de convulsions, coma, paralysie faciale, puis monoplégie brachiale. Quinquaud avait observé des troubles de sensibilité et de motilité, de l'amblyopie indiquant une névrite périphérique. En 1883, Neumann et Pabst établissent la réalité des accidents dus à la benzine. En 1897, au Congrès de Moscou, Santesson (de Stockolm) communique 9 cas d'empoisonnement chronique. Lenoir et Claude publient, quelques mois après, un cas mortel de purpura ; en 1900, Peters observe un cas d'amblyopie due à l'inhalation de vapeurs de benzine. Soupault et François étudient en 1901 la polynévrite des ouvrières employées au nettoyage des gants. Dufour signale à ce propos les accidents psychiques observés dans des usines de Levallois-Perret et dus au benzotoluol, sorte de benzine mal épurée. En 1901, Derendorff décrit les accidents polynévritiques et psychiques des ouvriers qui se servent de benzine pour travailler le caoutchouc. Enfin nous citerons le rapport de Duguet au Conseil d'hygiène de la Seine, à la suite de la communication de Soupault et François.

PROFESSIONS EXPOSANT A L'INTOXICATION BENZINIQUE. — Les ouvriers qui *travaillent à l'extraction de la benzine* y sont naturellement exposés ; mais, dans les usines bien tenues, les accidents sont rares, parce qu'il n'y a pas contact avec les vapeurs de benzine chaude, sauf s'il y avait une fuite dans un joint de l'appareil et que l'ouvrier voulût la boucher en pleine marche. Il n'y a de danger que lors du nettoyage des serpentins.

Les *teinturiers, dégraisseurs, nettoyeurs de gants* sont exposés à absorber de la benzine. En effet, pour dégraisser les vêtements, on les trempe dans des baquets de benzine pure, et on les sèche sur une essoreuse tournant mécaniquement. C'est surtout alors qu'il y a inhalation de benzine. Souvent, au lieu de benzine, on se sert de produits moins chers, homologues supérieurs bouillant au-dessus de 130°, ou pétroles légers (Neumann et Pabst).

Les ouvriers qui *préparent le caoutchouc* se servent aussi de benzine à titre de dissolvant.

PHYSIOLOGIE PATHOLOGIQUE DES ACCIDENTS DUS A LA BENZINE. — Les *expériences* ont fourni des résultats analogues à ce qu'on a vu chez l'homme. Après une courte période d'excitation, l'animal a une démarche incertaine, fléchit sur le train postérieur, et, après quelques convulsions, tombe dans un coma qui peut durer trente ou quarante heures, sans être mortel (J. Guyot). Santesson (de Stockolm) a intoxiqué avec la benzine des lapins soit par applications cutanées, soit par injections sous-cutanées ; il a vu un abaissement de la température, des tremblements, une paralysie progressive, et, à l'autopsie, il y avait de petites hémorragies des poumons et de la muqueuse digestive. Ici, ce qui dominait donc, ce sont les lésions sanguines, que nous verrons jouer un rôle important dans certaines intoxications humaines.

D'autre part, Derendorff a reproduit chez le cobaye des contractures et a trouvé dans la moelle des lésions chromatolytiques des cellules ganglionnaires et des dépôts pigmentaires dans le plasma sanguin et les ganglions lymphatiques. Pour lui, l'intoxication ne se produirait pas avec de la benzine pure, qui ne produirait chez le cobaye qu'un léger étourdissement.

En médecine humaine, on a eu quelques autopsies dans des cas d'intoxication benzinique. Santesson a vu une dégénérescence graisseuse du cœur, du foie, des reins, des organes du petit bassin, des endothéliums des petits vaisseaux. Lenoir et Claude ont trouvé, dans un cas mortel de purpura survenu chez un teinturier de vingt-sept ans, soumis depuis plusieurs années à l'action quotidienne des vapeurs de benzine, un épanchement pleural hémorragique, des infarctus myo et sous-endocardiques, des ecchymoses stomacales et intestinales, enfin deux foyers hémorragiques dans la couche optique et dans la région bulbo-protubérantielle.

L'*absorption de la benzine* se fait surtout par la voie pulmonaire, mais peut-être par la peau, où elle est facilitée par les gerçures fréquentes (Soupault et Français). L'absorption cutanée pourrait produire une névrite localisée (tremblement, engourdissement des mains).

SYMPTOMATOLOGIE. — *Cliniquement*, on observe *trois formes de benzinisme professionnel.*|

Forme grave. — La *forme grave* se voit chez les ouvriers exposés aux vapeurs de benzine chaude. Il y a des hallucinations, du délire, du coma, accidents qui rappellent ce qu'on voit dans l'intoxication expérimentale brutale. Il peut y avoir embarras de la parole, aphasie, accès épileptiformes, troubles de la sensibilité générale (anesthésie, hyperesthésie), troubles sensoriels. L'ivresse gaie du début fait place à une dépression, suivie de pertes de connaissance et de convulsions.

Forme légère. — La *forme légère*, observée chez des ouvriers maniant la benzine à froid, consiste en vertiges, céphalée, ébriété, pouvant aller jusqu'à la perte de connaissance, quelquefois fourmillements des doigts. Ces troubles se dissipent rapidement si l'ouvrier sort pour prendre l'air.

Forme chronique. — A la longue s'installe la *forme chronique*, qui est caractérisée, outre les troubles de la forme précédente, par deux ordres de troubles principaux : des manifestations morbides dues aux lésions sanguines et des troubles névritiques. Les *lésions sanguines* se traduisent d'abord par de l'anémie, qu'on peut rapporter à la désoxygénation continue des globules, une partie de la benzine s'éliminant par le poumon, et l'autre s'oxydant aux dépens des globules pour se transformer en phénol, acide glycuronique ou hydroquinone ; plus tard ces lésions peuvent se traduire par ces purpuras de la peau et des muqueuses (Santesson) qui peuvent même envahir les viscères (Lenoir et Claude).

Il y a, d'autre part, des *polynévrites*, bien analysées dans les cas de Soupault et François. Il y avait des troubles moteurs des membres inférieurs, le malade « steppait », on notait l'abolition du réflexe rotulien, le signe de Romberg ; au membre supérieur, la force était moindre, les mouvements maladroits, l'extension des doigts faible surtout à droite et pour les trois derniers doigts ; les mouvements étaient impossibles, le poignet relevé. Peters a signalé de la névrite rétro-bulbaire. Enfin notons la diminution des fonctions génésiques.

PROPHYLAXIE. — Peut-on quelque chose pour la *prophylaxie* de ces accidents, imputables non seulement à la benzine, mais aux corps qui sont toujours associés à la benzine impure du commerce, à savoir les méthyl et phényl-carbylamines, qui sont des poisons stupéfiants ?

Il y a tout d'abord des sujets particulièrement sensibles à l'intoxication, comme l'a bien montré Duguet. Ce sont les femmes nerveuses, les alcooliques, les individus ayant eu des fièvres intermittentes, les ouvriers mal nourris ; les accidents sont plus fréquents le lundi à cause des libations de la veille, plus fréquents par les temps d'orage ou lors des brusques changements de température. Ces notions permettront de faire une sélection judicieuse parmi les ouvriers.

Il faudra en outre protéger les mains des travailleurs contre les ulcérations par où peut pénétrer le toxique, en les enduisant avant le travail de glycérine souvent renouvelée, corps insoluble dans la benzine. On enduira aussi de glycérine les robinets des réservoirs de benzine. On préservera l'ouvrier d'une volatilisation rapide, en le mettant derrière des écrans de verre ou de bois. On ventilera les ateliers en bas en hiver, en haut en été, ou, si la pièce est chauffée, de larges hottes de dégagement seront disposées partout où pourraient s'échapper des vapeurs de benzine.

2° NITROBENZINE ET ANILINE.

La nitrobenzine a une utilité propre ; d'autre part elle sert à obtenir l'aniline.

Pour préparer la nitrobenzine, on fait agir sur la benzine un mélange d'acides sulfurique et azotique dans des récipients en fonte munis d'un agitateur et fermés avec soin. On soutire la liqueur acide qui sert à produire de l'acide nitrique par réaction sur le nitrate de soude. On lave par décantation la nitrobenzine, et on distille avec soin.

Cette nitrobenzine ou essence de mirbane a une odeur d'amandes amères, de là son emploi en parfumerie et même quelquefois dans la confiserie et la cuisine. Mais surtout *la nitrobenzine va servir à préparer l'aniline.* Pour cela, on met en présence 100 parties de nitrobenzine, 60 d'acide acétique, 150 de tournure de fer. Cette opération dite *réduction* dure trente-six à quarante-huit heures. La matière pâteuse obtenue fournit, une fois distillée, un mélange d'aniline et d'eau. Si on ajoute du chlorure de sodium, l'aniline surnage, on peut décanter (Poincaré).

PROFESSIONS EXPOSANT A L'INTOXICATION PAR LA NITROBENZINE ET L'ANILINE. — Les accidents s'observent surtout dans les *fabriques d'aniline*, et surtout chez les ouvriers qui

nettoient les chaudières. Haussermann et W. Schmidt ont vu un cas
de mort chez un ouvrier qui était resté une demi-heure dans une
chaudière renfermant plusieurs quintaux d'aniline additionnée
d'hydrate d'oxyde de fer. Moins souvent on observe l'anilisme chez
les *teinturiers*, dans les fabriques de *couleurs d'aniline*, dans les
fabriques de pilou ou velours de coton imprimé au chlorhydrate
d'aniline (Layet).

PHYSIOLOGIE PATHOLOGIQUE. — Les effets toxiques de la
nitrobenzine sont nettement établis aujourd'hui. Les faits publiés
en 1865 à l'Académie de médecine par Bergeron, les observations de
Bergmann qui a même vu un cas mortel, les expériences de Poincaré (1)
qui a intoxiqué des cobayes et des lapins, tout en renouvelant l'air respiré par ces animaux, ont nettement démontré la toxicité de ce corps.

C'est par la *voie respiratoire* que la nitrobenzine exerce son action
toxique. Poincaré a pensé que, comme le sulfure de carbone et la
térébenthine, les vapeurs de nitrobenzine absorbées par les capillaires du poumon tendraient à repasser à l'état liquide par suite de la
pression à laquelle elles sont soumises dans l'appareil circulatoire et
formeraient ainsi des gouttes jouant le rôle d'embolies. Il semble,
d'après Haussermann et W. Schmidt, que la toxicité soit différente selon qu'on considère l'action de la nitrobenzine pure avec
laquelle on produit l'aniline pure et le bleu d'aniline ou la nitrobenzine
zine ordinaire, qui sert pour l'aniline ordinaire et la fuchsine. La première est plus toxique, étant très volatile. Dans les *fabriques d'aniline*, les accidents sont en effet différents, suivant qu'il s'agit de
nitrobenzine pure, bouillant à 213°, ou de nitrobenzine ordinaire,
mélange de nitrobenzine et de nitrotoluène, bouillant entre 225 et 240°.
La nitrobenzine est d'autant plus toxique que son point d'ébullition
est plus bas. Même froide, la nitrobenzine pure est plus toxique
(Haussermann et Schmidt). L'aniline a une toxicité propre bien
démontrée par Ollivier, Bergeron, Layet.

L'aniline pénètre soit par la voie respiratoire, soit par la peau,
lorsque les ouvriers transportent à la main ou au bras des seaux
d'aniline et qu'il vient à en couler sur les vêtements. Le chimiste
d'une usine d'Alsace ayant brisé un flacon de 1 litre d'aniline, ce
liquide se répandit sur les vêtements. Il se déshabilla aussitôt, se
lava avec soin et, rentré chez lui, se mit au lit; mais l'absorption
avait été suffisante pour qu'il restât deux jours indisposé.

SYMPTOMATOLOGIE. — Les *accidents dus à la nitrobenzine*
sont, au moins au début, essentiellement passagers. Ils consistent en
céphalée, étourdissements, perte de connaissance. Chez les intoxiqués chroniques, on note les mêmes accidents et en plus de la cyanose de la face. Quelquefois il y a seulement des picotements de la

(1) POINCARÉ, *Académie des sciences*, 1879, p. 221.

gorge, de la langue, de la gêne respiratoire. Le coma ne se voit guère que chez des ouvriers ayant gardé longtemps des vêtements imprégnés de nitrobenzine liquide ; cependant les intoxiqués chroniques présentent une tendance au coma durant une heure ou plus, coma laissant à sa suite une grande fatigue. Fritz a signalé chez ces ouvriers la perte des fonctions génésiques. A la longue, il y a de l'anémie en même temps que de la cyanose. Lewin a montré que le sang mélangé avec de la nitrobenzine donne, à la température de 40°, une bande d'absorption dans le rouge du spectre. C'est là l'indice d'hématine. Les *symptômes de l'anilisme* sont analogues à ceux qu'ont observés Landouzy et G. Brouardel (1) par le port de chaussures jaunes teintes en noir à l'aniline. De même que ces accidents furent observés dans les grandes chaleurs, c'est aussi surtout dans les temps chauds et humides, et particulièrement pendant les orages, que se produisent les accidents professionnels (Le Roy des Barres).

L'anilisme professionnel se présente sous plusieurs formes.

Forme légère. — La *forme légère*, surtout observée chez des ouvriers non encore accoutumés, ou à la suite d'un travail plus prolongé que d'ordinaire, est marquée par des douleurs sus-orbitaires, avec nausées ou vomissements.

Forme grave. — La *forme grave* se présente sous l'aspect d'un profond coma ou d'attaques épileptiformes, spasmes de la nuque, délire, tremblement général. La respiration est irrégulière, la peau froide, insensible, le visage pâle, les extrémités sont cyanosées, les pupilles se dilatent, le cœur bat violemment.

L'évolution de ces accidents est surtout caractérisée par l'extrême brusquerie du début et leur durée relativement longue. Quand l'action du poison paraît épuisée, elle se réveille quelquefois au bout d'une heure ou deux, même plus tard ; aussi est-il nécessaire, pour écarter tout danger, de tenir ces malades à l'état de veille et de lutter contre le sommeil, car, pendant le sommeil, on voit les symptômes qui avaient disparu reprendre de l'acuité ; il en est ainsi de la cyanose de la face, de la langue, des extrémités. Il arrive qu'un ouvrier parti de l'usine avec des troubles si légers qu'il a pu dîner n'est pris que dans la nuit ou le lendemain matin d'accidents assez sérieux pour inspirer les plus vives inquiétudes.

Généralement ces accidents s'amendent, mais il en reste une grande fatigue avec céphalée. C'est ainsi, par exemple, qu'un ouvrier qui travaillait à préparer des indulines dans une fabrique des environs de Paris, ayant déchargé son alambic avant refroidissement complet, tombe comme une masse inerte, cyanosé, grelottant. Après l'avoir

(1) Landouzy et G. Brouardel, Empoisonnements non professionnels par l'aniline. *Ann. d'hyg. publ. et méd. lég.*, 3ᵉ série, 1900, t. xliv.

réchauffé, on lui donne un bain acidulé d'acide acétique, et on le promène à l'air pendant le reste de la journée, mais il fallut qu'il fût soutenu sous les épaules par deux camarades. Dans des cas heureusement rares, la mort peut même survenir; Haussermann et Schmidt ont signalé un cas mortel chez un ouvrier ayant séjourné une demi-heure dans une chaudière renfermant plusieurs quintaux d'aniline additionnée d'oxyde de fer. Dans ce cas, comme le fait s'observe quelquefois, en particulier avec l'acide sulfhydrique, les accidents mortels ne survinrent qu'une heure après que l'ouvrier eut quitté la chaudière. Ces accidents sont plus graves et surtout plus tenaces que ceux que cause la nitrobenzine.

Forme chronique. — Il y a enfin une *forme chronique* marquée par des accidents gastro-intestinaux, de la diarrhée, des nausées, des vomissements; à la longue, l'ouvrier s'anémie, il y a de la dégénérescence graisseuse du foie. La cyanose, observée au début aux lèvres, aux ongles, serait due à l'oxydation partielle de l'aniline déposée à la surface du corps et disparaît rapidement (J. Bergeron). L'hématurie était un accident fréquent autrefois, mais qui a disparu depuis qu'on soustrait l'ouvrier aux vapeurs d'aniline, en changeant les procédés de rectification des corps.

Il faut dire qu'heureusement aujourd'hui les intoxications par l'aniline sont plus rares et plus bénignes. Le travail manuel, comme le port de brocs pleins d'aniline, a été en grande partie remplacé par le travail mécanique. Les ateliers couverts ne sont pas clos entièrement; on a soin d'éviter les heures brûlantes de l'été; le personnel est bien choisi, et on lui donne du café noir additionné d'acétate d'ammoniaque.

3° PÉTROLE.

PROFESSIONS EXPOSANT A L'INTOXICATION PAR LE PÉTROLE. — Les accidents causés par le pétrole sont surtout observés à l'Étranger, dans l'exploitation des gisements de pétrole; en France, où on ne pratique que le raffinage du pétrole, on peut voir cependant quelques troubles dus au *pétrolisme professionnel*.

Le premier travail consiste dans l'*extraction du pétrole des gisements*. Cette opération se fait au moyen de puits; si le naphte s'échappe spontanément, on dit que le puits est en fontaine, autrement on a recours au vidage. A Bakou, comme dit le Dr Berthenson (1), où l'on ne peut utiliser les pompes aspirantes et foulantes, en raison du sable que le pétrole renferme, le vidage se fait au moyen d'une longue tarière. Au congrès de Moscou, le Dr Berthenson (de Saint-Pétersbourg), a fait de l'état sanitaire de ces ouvriers un assez triste tableau. En 1895, pour 8 465 ouvriers, il y a eu : 1 216 maladies de peau,

(1) Dr BERTHENSON, *Rev. d'hyg.*, 1897, p. 780.

676 brûlures, 1475 affections des voies respiratoires, 607 cas de surmenage physique. Le travail le plus dangereux, celui des fontaines, étant fait par des Tartares ou des Perses qui disparaissent sans que personne ne s'en inquiète, ces chiffres sont au-dessous de la réalité.

La deuxième opération est la *distillation du pétrole*, qui se fait en chauffant le naphte dans des chaudières ou cornues, munies de tubes abducteurs qui conduisent les vapeurs dans des réfrigérants, où elles redeviennent liquides et sont recueillies dans des récipients. La température s'élève graduellement : de 45 à 70°, on obtient l'*éther de pétrole* ; de 75 à 120°, l'*essence minérale* ; de 120 à 180°, le *kérogène* ou *photogène, huile d'éclairage* ; de 180 à 400°, les *huiles lourdes* et la *paraffine.*

Seuls sont incommodés les ouvriers nettoyant les réservoirs ou les canalisations, travaillant dans un local fermé.

La dernière opération est le *raffinage*, peu nocif en général dans les usines bien tenues, où les canaux et réservoirs sont étanches, et où on se sert de pompes fixes étanches lorsqu'il y a à transvaser des wagons ou des bateaux-citernes. Ce sont les ouvriers de « salles de réception » où il y a abondant dégagement de gaz qui sont incommodés, même si la ventilation est bonne.

PHYSIOLOGIE PATHOLOGIQUE. — Les pétroles légers seraient plus dangereux (Sharp). D'après les expériences de Jüdell (1876), Lewin (1879), Schroff (1881), l'éther de pétrole, c'est-à-dire la portion la plus légère, agirait sur le sang en mettant en liberté l'hémoglobine.

Le pétrole est *absorbé* par contact ou par l'inhalation des vapeurs, d'où de la congestion pulmonaire et rénale chez des cobayes et des chiens.

SYMPTOMATOLOGIE. — Le *pétrolisme professionnel* se présente sous deux formes, aiguë et chronique.

Forme aiguë. — Dans la *forme aiguë*, qui peut être mortelle, il y a un état spécial, qu'on a appelé *ivresse pétrolique.* Tout d'abord, le sujet ressent de la légèreté de la poitrine, une liberté plus grande des respirations ; mais bientôt il titube ou saute, gambade, se fait des écorchures aux jambes, puis tombe dans un profond sommeil et, à son réveil, n'a plus conscience de ce qu'il a fait avant (1). On a vu même un état syncopal durer une semaine et la convalescence ne se faire qu'au bout de trois semaines. Petkerwitch (2) dit que certains ouvriers s'exposent volontairement à la jouissance que leur procure cette ivresse pétrolique. Il y a quelquefois au contraire des phénomènes de dépression, vertiges, évanouissements, accidents

(1) *Rev. d'hyg.*, 1896, p. 201.
(2) PETKERWITCH, *Rev. d'hyg.*, 1897, p. 786.

qui peuvent être suivis de mort. On peut voir l'asphyxie rapide
lorsque l'ouvrier pénètre imprudemment dans un réservoir non
ventilé. Wemberger, cité par Hirt, a signalé ainsi deux cas d'intoxication aiguë; aussi devra-t-on toujours munir les ouvriers d'une
corde de secours. Enfin les accidents aigus peuvent se manifester
par de l'irritation pulmonaire, qui peut être mortelle. Korjenswsky a
vu un individu robuste qui, après avoir travaillé une journée dans
une « fontaine », est pris d'hémoptysies abondantes, d'hématémèses,
de melæna, de délire, et meurt le lendemain (1).

Forme chronique. — Dans la *forme chronique*, ce qui domine, c'est
l'anémie avec vertiges. Il y a des affections chroniques des voies
respiratoires, de la conjonctivite souvent suppurée, de l'irritation
de la peau, se manifestant par des ulcérations suppurant abondamment, ou, chez les raffineurs de pétrole, par une éruption spéciale
appelée *papillome des raffineurs*. Cette éruption est assez rare au
moins en France, puisque, sur 300 ouvriers, le Dr Brémond n'en a
vu qu'un cas; cette absence d'éruption semble due à la propreté des
ouvriers, les patrons mettant à leur disposition eau chaude et savon (2).
On note enfin dans ces formes des troubles nerveux que Wielczyk,
qui a observé les ouvriers des mines de pétrole des Carpathes, décrit
ainsi : « Les conséquences d'un séjour prolongé dans un pareil milieu
sont des bruits et du tintement dans les oreilles, des cercles lumineux
devant les yeux, de l'accélération des battements des artères (coups
de marteau dans la tête), de la perte de conscience, des syncopes, des
hallucinations. Ces dernières sont fréquentes; un ouvrier entend des
voix lui ordonnant de rester au fond du puits; un autre ramasse des
pierres qu'il prend pour de l'or, etc. L'action de ces vapeurs ressemble quelquefois à celle des opiacés; un ouvrier dort seize heures
au fond du puits et est fâché d'être réveillé d'un sommeil si agréable. »

PROPHYLAXIE. — Les *préceptes prophylactiques* devront être
les suivants : il faudra des canalisations, des réservoirs et des
pompes étanches, de bons appareils à distillation; on assurera la
combustion des produits gazeux qui échappent au réfrigérant; les
ouvriers devront avoir à leur disposition des bains, ou au moins de
l'eau chaude et du savon.

Dans son rapport au Congrès de Moscou, que nous avons déjà cité,
Berthenson exprimait les desiderata suivants (3) :

1° Le forage à la tige doit être remplacé par le forage à la corde,
chaque fois que ce sera possible; dans les cas contraires, ce forage à
la tige doit être garanti par toutes sortes de dispositions destinées à
prévenir les accidents;

2° Le travail de vidage doit être limité à huit heures au maximum;

(1) Korjenswsky, *Rev. d'hyg.*, 1897, p. 783.
(2) Dr Brémond, *Soc. méd. publ.*, 23 janv. 1895.
(3) Berthenson, Poisons industriels, p. 176

3° Le port de vêtements protecteurs doit être rigoureusement obligatoire (blouses à manches hermétiquement fermées, mitaines) ;

4° Il devra être fourni aux ouvriers de l'eau et les appareils nécessaires aux ablutions partielles ou totales. Il faudra, outre des baignoires, des piscines d'eau courante ;

5° Dans les salles de réception, il faudra assurer la ventilation.

4° GOUDRON.

PROFESSIONS EXPOSANT A L'INTOXICATION PAR LE GOUDRON. — Un certain nombre d'industries exposent les ouvriers qu'elles emploient à l'intoxication par le goudron. Ce sont les ouvriers qui *distillent le goudron minéral*, ceux qui *travaillent le brai sec*, qui est un des résidus de cette opération, les *goudronneurs de boulons* et *fondeurs de bitume*, enfin les ouvriers qui travaillent à l'obtention de *corps dérivés du goudron : agglomérés, paraffine, acide phénique*.

Autrefois l'industrie des *agglomérés de houille* était assez malsaine. Ces agglomérés étaient obtenus avec le poussier de houille et de brai sec additionné d'huile lourde de houille. Le brai chaud se refroidissait à l'air, et les ouvriers qui devaient le remuer en respiraient les vapeurs ; ensuite le brai solidifié était exposé au soleil, puis il fallait le broyer dans des caves, et les ouvriers en absorbaient la poussière par les poumons et le tube digestif. Ceux mêmes qui chargeaient sur les wagons les briquettes respiraient des vapeurs irritantes. Aujourd'hui, aux mines d'Anzin, grâce aux conseils du Dr Manouvriez, l'hygiène des ouvriers s'est notablement améliorée. Une grande part du travail se fait mécaniquement; le broyage s'opère dans des broyeurs clos. « Un système automatique chasse le brai pulvérulent et le poussier de charbon dans le mélangeur, où la masse devient homogène, de là dans le four à feu nu, puis dans la presse, d'où les briquettes sont chargées jusque dans les wagons sans que l'ouvrier intervienne directement ; une série d'engins divers : élévateurs à chaînes munies de godets, élévateurs à courroies, conduites à glissières, suffisent à produire ce résultat. La condition d'ouvriers d'agglomérés, concluait en 1876 le Dr Manouvriez (de Valenciennes), est aujourd'hui rentrée dans la moyenne hygiénique des autres professions industrielles » (1).

La *fabrication du charbon de Paris* est analogue ; c'est un aggloméré dont le menu charbon est un poussier de bois ou de tourbe. Au point de vue de l'hygiène, les ouvriers sont dans les mêmes conditions que ceux qui fabriquent les autres agglomérés.

Outre le brai sec, dont nous venons de voir l'emploi, la distillation du goudron fournit aussi des huiles légères, qu'on obtient entre 100

(1) Dr MANOUVRIEZ, *Ann. d'hyg. pub. et de méd. lég.*, 2° série, mai 1876.

et 200°, que l'on rectifie par brassage alternatif avec l'acide sulfurique et la soude, suivi de redistillation ; la benzine s'obtient avec ces huiles légères. Quant aux huiles lourdes qui proviennent aussi de la distillation du goudron, elles servent à *fabriquer la paraffine*, dont le contact et les vapeurs exposent les ouvriers à quelques accidents.

Enfin la *fabrication de l'acide phénique* se fait soit en traitant directement le goudron par un lait de chaux et en décomposant le phénate calcique par un acide, soit en distillant les huiles lourdes entre 150 et 200° et en traitant le produit distillé successivement par un alcali et un acide, soit à l'aide des acides sulfoconjugués.

SYMPTOMATOLOGIE. — Les *symptômes* que l'on constate chez les ouvriers qui sont en contact avec les dérivés du goudron devraient, d'après le Dr Manouvriez, être rapprochés de ceux que provoquent les émanations de la houille ou de ses dérivés. Cet auteur a admis une altération sanguine créant un état analogue à l'anémie des houilleurs, due d'après lui à des intoxications complexes par les dérivés de la houille (amylène, hexylène, benzine, phénol, aniline, etc.). Mais il faut aujourd'hui, dans ces accidents qui constituent l'anémie des mineurs d'Anzin faire aussi la part étiologique qui peut revenir à l'ankylostome.

C'est tout d'abord par de l'irritation locale que se traduit l'action du goudron. On note la tendance aux conjonctivites, coryzas, angines, bronchites spasmodiques, dyspepsies, diarrhée ; il y a en outre des signes généraux, courbature, céphalée, alternatives d'excitation et de prostration (Poincaré), hyperesthésie, fourmillements, crampes, parésies, troubles sensoriels. A côté de ces troubles nerveux, d'autres traduisent l'anémie : bourdonnements d'oreilles, palpitations, vertiges, nausées ; on peut noter une teinte cyanique de la peau (Layet).

Autrefois les émanations du brai donnaient lieu à une teinte bronzée, du cancroïde des bourses et de la face analogue au cancer des ramoneurs, des troubles visuels, des ulcérations nasales, des otites suppurées, de la bronchite, du melæna, une couleur anormale des urines. Aujourd'hui ces accidents ont à peu près disparu depuis les améliorations que nous avons signalées.

Dans les fabriques de paraffine, on peut voir aussi un cancer comme celui des ramoneurs (3 cas de Wohlmann, 2 de Bell). On a aussi une éruption avec prurit que les ouvriers appellent *gale du goudron*, du psoriasis et de l'ichtyose. Chevalier fils et Périer (1856) ont vu les vapeurs de paraffine causer de la lassitude, des sueurs froides, étourdissements, céphalée, anorexie, nausées. Mitschell (1888) a vu survenir, au bout de quelques jours de travail, de la gastralgie, des douleurs intestinales, de la gêne thoracique, puis de la diarrhée, des vomissements (1).

_____

(1) MITSCHELL, *Med. New.*, 11 août 1888.

L'acide phénique expose à des brûlures et à des signes généraux analogues à ceux que nous avons mentionnés plus haut, et il y a quelquefois même un état stertoreux avec congestion pulmonaire.

PROPHYLAXIE. — La *prophylaxie* de ces accidents est possible grâce aux mesures prises à Anzin et que nous avons énumérées plus haut.

5° TÉRÉBENTHINE.

PROFESSIONS EXPOSANT A L'INTOXICATION PAR LA TÉRÉBENTHINE. — Les professions qui soumettent l'ouvrier à l'influence nocive de la térébenthine sont les suivantes : les *fabriques où on la distille*; les *dépôts d'essence* en gros ; l'*industrie du vernis*, où la térébenthine sert à dissoudre les résines ; les *peintres sur porcelaine*, *sur verre*, *les peintres en bâtiments*, la térébenthine servant à dissoudre les laques colorées ; les *teinturiers*, qui l'emploient pour la coloration des étoffes et des toiles ; les *ébénistes*, qui l'utilisent pour vernir les meubles ; les *ouvriers du caoutchouc*, qui s'en servent comme dissolvant ; les *teinturiers*, les *dégraisseurs*, les *ferblantiers*, les *fabricants de cire à cacheter* ; enfin des accidents se sont produits à bord des navires qui prennent des chargements de térébenthine dans le port de Hambourg.

PHYSIOLOGIE PATHOLOGIQUE. — L'étude de l'intoxication professionnelle par la térébenthine est assez récente. En 1872, Schuler, observant des ouvriers du canton de Glaris occupés à la teinture du coton par les couleurs arsénico-cupriques en solution dans la térébenthine, signalait des hémorragies et des troubles nerveux, pouvant tenir, comme le remarque à juste titre Layet, aussi bien aux couleurs toxiques qu'à la térébenthine. En 1876, Hirt signale des troubles gastro-intestinaux qui ont semblé à Proust être d'un caractère assez banal ; Hirt croyait aussi à la prédisposition de ces ouvriers à la phtisie. Ce sont surtout les travaux de Poincaré (1) qui ont fixé les idées à ce sujet. Déjà, avant lui, Liersch, en 1878, avait expérimenté sur des animaux qu'il mettait dans une caisse dont les parois étaient enduites de térébenthine : il voyait ces animaux pris d'agitation, s'affaisser, tituber, manifester divers troubles du mouvement, des paralysies des extrémités surtout postérieures, des convulsions partielles ou générales. La respiration, d'abord précipitée, devenait lente, anxieuse ; les battements cardiaques s'accéléraient. Eulenberg (de Berlin) procédait à peu près de même ; il mettait l'animal sous une cloche et y faisait développer beaucoup de vapeurs. Poincaré s'est rapproché davantage des conditions réalisées dans l'industrie. Il a en effet mis ses animaux dans des cages aérées et vastes, où la térébenthine se diffusait modérément, mais constamment, au moyen d'une éponge imbibée de térébenthine ou d'un encrier à siphon en :

(1) POINCARÉ, *Rev. d'hyg.*, 1879, p. 439.

renfermant. Il a vu ainsi que la mort ne survient que si l'inhalation
de ces vapeurs est intense dans un espace restreint, presque non
ventilé. La térébenthine se montre bien moins toxique que le sulfure
de carbone et la nitrobenzine. La provenance de la térébenthine
semble avoir une influence sur la toxicité; la térébenthine de
Bordeaux, produite dans les Landes, serait moins toxique que celle de
Boston, et surtout que celle de Hongrie (Poincaré).

L'*absorption* se fait surtout par les voies respiratoires; en outre, la
térébenthine a une action locale irritante. L'*élimination* se fait par les
urines, comme en témoigne l'odeur spéciale de violettes de l'urine
émise dans ces conditions.

SYMPTOMATOLOGIE. — Ce sont encore les travaux de Poincaré qui ont précisé la *symptomatologie* de cette intoxication. Il a fait
une enquête sur 282 ouvriers exerçant les professions de peintres
en bâtiments, peintres en porcelaine, employés dans les maisons de
vente en gros de térébenthine. C'est donc d'après son travail que nous
retracerons le tableau clinique.

Les enfants et les femmes sont particulièrement sensibles, de même
les hommes adultes névropathes ou alcooliques. Il peut y avoir une
espèce d'habitude héréditaire; les enfants de peintres qui suivent la
profession de leur père assurent généralement n'avoir jamais rien
éprouvé. L'impressionnabilité est d'autant plus grande qu'on débute
plus âgé dans la profession. Layet signale ce fait curieux que, chez
l'homme, la térébenthine porterait surtout son action sur les voies
génito-urinaires, et chez la femme surtout sur le système nerveux.

Le symptôme le plus fréquent est la céphalée. Sur 282 ouvriers,
80 seulement en avaient été exempts. Le plus souvent c'est là un trouble
qui disparaît avec l'accoutumance; mais l'immunité peut cesser lors
d'un travail prolongé, surtout si la ventilation est défectueuse. Un
second effet est le vague de l'esprit, un trouble de l'équilibre, un état
vertigineux se dissipant rapidement, mais pouvant amener la chute
du malade. Le caractère devient irritable, comme chez certains alcooliques; souvent il est d'ailleurs difficile de faire exactement la part de
chacun de ces poisons; en tout cas, la térébenthine augmente l'effet de
l'alcool. Harris a vu en Amérique, chez deux jeunes filles, de l'insomnie,
du malaise, une irritabilité frisant l'aliénation mentale.

Après la céphalée, viennent, dans l'ordre de fréquence, les troubles
oculaires. Poincaré les a vus chez 136 ouvriers sur 282. Il y a de
la conjonctivite, de l'épiphora, même des troubles visuels. D'abord
passagers, ces troubles finissent par devenir permanents, au moins
pour ce qui est du travail nocturne.

A ces symptômes, il faut joindre l'irritation de la gorge, du larynx,
des muqueuses nasales et respiratoires. Il y a enfin des troubles
digestifs et un amaigrissement commun à toutes les intoxications par
les hydrocarbures; Kopert l'attribue à la propriété de la térébenthine

de dissoudre la graisse de l'organisme et de l'éliminer par les reins.

On a aussi observé des accidents néphritiques ; ainsi un matelot d'un navire qui était chargé de térébenthine dans la cale, sur le pont et même dans le poste de l'équipage, présenta de l'olugurie douloureuse, de l'hématurie, une haleine à odeur de violette. La durée de la maladie fut d'une dizaine de jours.

PROPHYLAXIE. — Peu de choses à dire de la *prophylaxie* : élimination des prédisposés par un choix soigneux des ouvriers, aération des ateliers, voilà en quoi elle se résume. Sur les bateaux, on devrait toujours mettre la térébenthine dans des tonneaux de fer pour les petites quantités et dans des réservoirs métalliques semblables à ceux employés pour le pétrole pour les grandes quantités. Aucune partie de ces chargements ne devra être placée dans les postes d'équipage ou à leur proximité.

6° ESPRIT DE BOIS (MÉTHYLÈNE IMPUR).

PROFESSIONS EXPOSANT A L'INTOXICATION PAR L'ESPRIT DE BOIS. — Le méthylène est employé pour dénaturer les alcools. Les ouvriers qui sont amenés à en respirer les vapeurs sont *ceux qui le fabriquent, les ouvriers des fabriques d'aniline*, ceux du *commerce des esprits et essences*, les *gaziers, ébénistes, ouvriers, des fabriques de piano*, les *apprêteurs des chapeaux de feutre et des étoffes de soie* (Dron), qui se servent de solutions alcooliques de gomme et font des lavages à l'alcool. Dans cette industrie, on commence par malaxer les tissus, après les avoir imprégnés d'une solution alcoolique de gomme, et on en favorise la pénétration au moyen de presse à la main. D'autres ouvriers les lavent ensuite dans l'alcool, afin de les débarrasser de toute couche superficielle d'enduit gommeux, ainsi que des poils. C'est à cet apprêt que le feutre doit son imperméabilité.

SYMPTOMATOLOGIE. — Si l'on fait une enquête auprès de ces ouvriers, on voit que tantôt ils accusent quelques troubles, tantôt il n'y en a pas. Cette différence d'effet tient, comme le dit J. Bergeron, à ce que la nocivité est due non pas à l'alcool méthylique lui-même, mais bien à ses impuretés, aux hydrocarbures empyreumatiques qui se sont produits dans la distillation du bois. C'est aussi l'opinion de Proust et de Layet. L'alcool méthylique rectifié à 95° et légèrement étendu d'eau serait sans danger.

Les accidents produits par ces alcools méthyliques impurs sont d'ordre local ou général. Locaux, ce sont la conjonctivite avec épiphora, la photophobie obligeant à interrompre le travail ; le travail à la lumière artificielle devient impossible. Il y a aussi du coryza. Généraux, les troubles portent sur le tube digestif (anorexie, nausées, vomissements) et sur le système nerveux (céphalée, étourdissements, faiblesse musculaire, frigidité génésique, agitation et insomnie, amblyopie).

PROPHYLAXIE. — La *prophylaxie* est simple et a déjà donné des résultats, car ces intoxications ont à peu près disparu. Elle consiste dans l'emploi d'un produit bien rectifié ; de plus, l'esprit de bois doit être gardé dans des locaux bien aérés.

7° ESSENCES ODORANTES ET VANILLE.

PROFESSIONS EXPOSANT AUX ESSENCES ODORANTES. — En 1853, Imbert-Gourbeyre signalait des accidents chez les *ouvrières pelant les oranges*. Depuis, on a vu des troubles analogues dans les *fabriques de parfums*, en particulier des essences de romarin, aspic, lavande, etc.

PHYSIOLOGIE PATHOLOGIQUE. — L'expérimentation a permis de reproduire des accidents analogues à ceux observés chez l'homme, n'en différant que par leur plus grande intensité. En 1879, Masoin et Bruylants (1) ont publié les résultats de leurs expériences portant sur des grenouilles, des pigeons, des lapins. Ils ont vu, chez ces animaux, des convulsions, du sopor, du tremblement.

L'essence de romarin est la plus toxique, puis celle d'aspic et de lavande ; celle de marjolaine a été à peu près sans effet. Il semblerait que ces corps sont convulsivants en raison de leur teneur en terpine. En 1893, Héré a complété ces données en publiant, à la Société de biologie, le résultat de ses expériences faites avec les essences de lavande, anis, girofle, absinthe, sur des œufs qu'il a fait ensuite couver. Retard de développement, avortement, monstruosité, tels furent les résultats constatés.

La *vanille* donne lieu à des accidents analogues. Elle renferme un principe odorant, la vanilline, qui est un corps de la nature des aldéhydes aromatiques. C'est Layet qui a bien mis en évidence les accidents dus à la vanille, qui s'observent fréquemment à Bordeaux, où il entre par an 23 000 kilos de vanille, et se voient au moment de l'arrivée, c'est-à-dire en mai et en juin pour la récolte du Mexique ; en avril, novembre, pour celles de Bourbon et de Maurice.

Les opérations qui exposent les ouvriers au vanillisme sont les suivantes, qui se font à l'entrepôt où est consigné le stock de vanille : le *triage*, par lequel on sépare les bonnes vanilles de celles qui sont mitées ou moisies, le *brossage*, qui consiste à débarrasser avec la brosse les gousses des mites et moisissures, le *réempaquetage* ou remise des gousses en boîtes. Plus bénins sont les troubles observés dans les *fabriques de liqueurs de vanille* ; la malade observée par le Dr Verdalle et qui fut l'objet de travaux faits par ce médecin en collaboration avec le Dr Layet, appartenait à l'usine Marie-Brizard et avait pour fonction de couper en petits

---

(1) MASOIN et BRUYLANTS, *Bull. de l'Acad. de méd. de Belgique*, 1879.

morceaux les gousses de vanille. Cette coupe est faite deux fois par
an par des femmes, qui y sont occupées tous les jours pendant un
mois ou un mois et demi.

SYMPTOMATOLOGIE. — Les *accidents* observés sont d'ordre
général ou de nature locale. Les *troubles généraux* consistent en
céphalée, vertiges, somnolence, lassitude, bourdonnements d'oreilles,
névralgies, crampes, insomnies. Il y a des douleurs musculaires,
de l'irritation vésicale, quelquefois de l'excitation génésique.
Les ouvriers qui manient les parfums, ceux qui emmagasinent
la vanille présentent ces accidents qui sont toujours plus atténués
chez les ouvriers des fabriques de liqueurs de vanille. Les ouvriers
embauchés lors du grand travail qui suit l'arrivée des stocks n'y
échappent pas.

Localement, il y a de la démangeaison de la face et des mains,
souvent avec éruption papuleuse ; quelquefois le prurit est général.
C'est un trouble de ce genre que présentait la malade qui attira
l'attention du Dr Verdalle. Dans la fabrique de liqueurs Marie-
Brizard, MM. Layet et Verdalle virent cinq femmes atteintes de
troubles cutanés, assez violents chez l'une pour l'obliger à quitter le
travail; chez aucune on n'avait vu d'accidents nerveux. Comme
accidents locaux, il faut ajouter la conjonctivite, l'épiphora, souvent
le coryza.

Pour expliquer les accidents que nous venons de mentionner, il
faut peut-être à l'action toxique ajouter l'action des poussières, soit
qu'elles agissent par la mite ou acare décrit par M. Arnozan, ou par
les moisissures, ou enfin par le givre (matière cristalline). Pour
M. Vallin, le rôle principal serait dû au parasite.

PROPHYLAXIE. — Vêtements de travail, lunettes-coquilles
teintées portées pendant le brossage, bains à la suite du travail,
ventilation des ateliers, élimination des nerveux et alcooliques,
telles sont les mesures qui résument toute la *prophylaxie*. En général, il se fait une certaine accoutumance qui *n'est pas* rare chez les
magasiniers.

8° SUBSTANCES DIVERSES : HACHISCH, THÉ, ACIDE PICRIQUE.

Ces intoxications professionnelles sont peu importantes et n'intéressent que peu de sujets.

C'est le Dr Salomon (de Savigné-Lévêque) qui le premier a montré
la nature toxique des accidents observés chez les *peigneurs de
chanvres*, accidents qu'on attribuait aux poussières végétales. Dans
la *forme aiguë*, il y a céphalée, frissons, dyspnée, névralgies, irritation respiratoire, rêves fantasques, rougeurs de la peau, eczéma.

La *forme chronique* est marquée par de la maigreur, un
teint terreux, une pigmentation brune de la peau. La démarche est

incertaine, l'air triste, le ventre rétracté ; en un mot, c'est tout l'aspect du hachischisme chronique. Il y a enfin une odeur spéciale de l'urine.

Le *thé* cause à Londres, chez les dégustateurs des thés supérieurs, de la dyspepsie, du tremblement nerveux. Proust (1), qui signale ces accidents, dit que cette profession ne peut être exercée plus de sept à huit ans.

Enfin les vapeurs d'*acide picrique*, préparé en versant de l'acide nitrique sur du phénol, sont particulièrement irritantes. C'est à l'acide picrique que sont dus les accidents observés à Marseille en 1889 chez des ouvriers *fabriquant la mélinite*. Il y avait chez eux de la conjonctivite, de l'anorexie, puis de la toux, de l'anémie ; l'acide picrique se retrouve dans les urines. Cette *bronchite méliniteuse* a été signalée à la poudrerie de Saint-Chamas par MM. Regnauld et Sarlet.

7° INDUSTRIE DU SULFURE DE CARBONE.

La toxicité du sulfure de carbone est bien démontrée depuis les travaux de Delpech (1856-1863). Qu'il soit toxique par lui-même, ou, comme l'a prétendu Dujardin-Beaumetz, par le fait de ses impuretés, la chose est de peu d'importance au point de vue pratique.

PROFESSIONS EXPOSANT A L'INTOXICATION PAR LE SULFURE DE CARBONE. — Tout d'abord exposés à l'influence nocive sont les ouvriers qui *fabriquent le sulfure de carbone*. Industriellement, on l'obtient en faisant passer des vapeurs de soufre sur du charbon porté au rouge dans des cornues. On reçoit le produit dans un condenseur, on distille.

Le sulfure de carbone joue un grand rôle dans l'*industrie du caoutchouc*, dont les applications sont de plus en plus nombreuses. Il est en particulier employé pour la *vulcanisation* du caoutchouc à froid ou au trempé, qui consiste à plonger le caoutchouc en feuilles minces dans un mélange de 100 parties de sulfure de carbone pour 1 de protochlorure de soufre. On comprend comment ainsi il peut y avoir contamination des mains et des vêtements. Le séjour dans les locaux de séchage, où on suspend les objets vulcanisés, est surtout malsain ; l'évaporation y est intense en raison de la température élevée (46°,5), voisine du point d'ébullition du sulfure de carbone. De même est dangereuse l'évaporation de grandes cuves de solution de caoutchouc ou de pâte, ou le fait d'étendre ces solutions sur de larges surfaces d'étoffe. Le danger est surtout grand si l'atelier est bas, mal aéré, et encore plus si l'ouvrière travaille à domicile et par conséquent vit constamment dans une atmosphère sulfocarbonée.

(1) PROUST, Traité d'hygiène, p. 310.

Indépendamment de la fabrication du caoutchouc soufflé et des imperméables, nombre d'*autres professions* moins importantes exposent à l'intoxication sulfocarbonée. Nous citerons dans ces professions : l'extraction des graisses et huiles contenues dans les matières végétales ou animales, l'épuisement et le traitement des marcs (tourteaux), des graines et fruits oléagineux (colza, œillette, olive, etc.), du résidu de la pression des suifs bruts fondus, de la cire d'abeilles, etc., des chiffons et étoupes ayant servi au graissage et nettoyage des machines, des os, des vieux cambouis, des sciures de bois ayant servi au filtrage de l'huile végétale ou minérale; le dégraissage des laines, cuirs, la dissolution du bitume, des parfums, la purification de la paraffine brute, la fabrication de la colle de gutta destinée à souder le cuir, l'extraction du soufre contenu dans les produits de distillation du gaz ; la destruction des insectes dans les magasins à grains (procédé Doyère-Cloëz); l'injection dans le sol des vignes phylloxérées de sulfure et de sulfocarbonate de potasse se faisant en plein air paraît exempte d'inconvénients. Ce sont surtout les mauvaises conditions d'installation des ateliers qui sont la cause des accidents. Dans la grande industrie, où les conditions de travail sont meilleures, les accidents sont rares. Ils sont rares en particulier dans les usines où on traite les matières grasses pour des raisons qui ont été bien élucidées par l'enquête faite en 1885 par Dujardin-Beaumetz. A cette époque, il y avait en Europe une cinquantaine d'huileries (dont 18 en France) occupant 2 000 ouvriers, manipulant 588 millions de kilos de sulfure de carbone. La perte journalière en sulfure était estimée à 325 kilos, soit 4 972 500 par an, s'échappant en vapeur par les fuites d'appareils, d'ailleurs nouvellement construits et faciles à réparer. Or, chez ces ouvriers, on n'avait jamais vu les symptômes décrits par Delpech, bien que le chargement des extracteurs se fît dans des conditions en apparence très défavorables, l'ouvrier étant obligé de descendre dans des cuves profondes, de charger des tourteaux épuisés à la file dans un panier qu'un autre enlevait au moyen d'une corde. Dujardin-Beaumetz expliquait cette absence de symptômes toxiques par la pureté du sulfure carbone employé ou plutôt par sa purification par les corps gras (1). Pour cet auteur, en effet, la toxicité du sulfure de carbone tiendrait uniquement à l'acide sulfhydrique qu'il renferme. Cependant Layet (2) fait remarquer qu'il y a dans le sulfocarbonisme des symptômes qui ne sauraient être attribués à l'hydrogène sulfuré. Il ajoute que, par ses phénomènes d'excitation cérébrale, le sulfocarbonisme se rapproche de l'hydrocarbonisme.

Dans ses expériences sur les animaux, Poincaré (1879) n'a pas

---

(1) Dujardin-Beaumetz, Poisons industriels, p. 249.
(2) Layet, *loc. cit.*, p. 538.

toujours réalisé de phénomènes d'excitation, mais il a vu le plus souvent des paralysies.

PHYSIOLOGIE PATHOLOGIQUE. — Le sulfure de carbone est *absorbé* surtout par la voie respiratoire ; Heim (1), dans le rapport qu'il a fait sur le sulfure de carbone, indique d'autres voies d'absorption, telles que la peau, les muqueuses buccale, digestive, respiratoire. La toxicité du sulfure de carbone se manifesterait lorsqu'il y en a de 0,5 à 1 p. 1 000 dans l'atmosphère (Thomasia).

L'*élimination* se fait sans que ce corps ait subi de modification par la voie respiratoire, surtout et aussi par l'urine, qui donne avec la liqueur de Fehling, à douce température, un précipité brun noir caractéristique ; il s'élimine enfin par la sueur. L'élimination est très lente.

Comment agit le sulfure de carbone ? Il semble attaquer la vitalité du globule et précipiter son usure physiologique. En 1882, A. Thomasia avait admis qu'il dissolvait la graisse phosphorée des globules et transformait leur hémoglobine en hématine.

SYMPTOMATOLOGIE. — La *symptomatologie* peut revêtir la forme aiguë ; plus fréquente est l'évolution chronique.

Forme aiguë. — La *forme aiguë* ou *subaiguë*, à début brusque ou foudroyant, a été dénommée par Delpech *ivresse sulfocarbonique* à cause des phénomènes d'excitation qu'elle présente. Ces phénomènes consistent en céphalée, bourdonnements d'oreilles, troubles de la vue, éblouissements, vertiges, loquacité, hallucinations, actes impulsifs, tout cela avec un état général assez grave, pâleur, sueurs profuses, myalgies, convulsions, dyspnée, palpitations, nausées, vomissements, renvois à odeur d'œufs pourris, hypothermie. Malgré l'imminence du coma, on ne connaît pas de cas de mort. Il y a probablement là les lésions globulaires dont il a été question plus haut ; mais les données manquent à ce sujet. Delpech a vu survenir subitement la syncope.

Chez un intoxiqué chronique peut se voir une intoxication aiguë par suite de surmenage, d'excès alcoolique ou d'une absorption sulfocarbonique plus considérable. Dans ces cas, il y aurait surtout des phénomènes de dépression, faiblesse des membres, obnubilation, anaphrodisie, urines à odeur sulfocarbonée ; souvent il reste des traces de ces accidents.

Forme chronique. — La *forme chronique* présente, contrairement à la précédente, une prédominance des phénomènes de dépression, Layet (2) y distingue deux périodes : une *première d'excitation*, suivie d'une *période de dépression*, qu'il décrit ainsi. *Dans la première période*, il y a de la céphalée, des vertiges, de l'excitation musculaire, des contractures, des fourmillements, de l'hyperesthésie cutanée, de

(1) HEIM, *Maladies professionnelles*, 1903, p. 38.
(2) LAYET, *loc. cit.*, p. 537.

l'agitation, de la loquacité, des rires et pleurs sans raison, des cauchemars, des colères et des violences non justifiées, quelquefois de l'aliénation mentale. Deux médecins, Rosenblatt et Hertel, ont reproduit sur eux-mêmes à peu près cette symptomatologie, en se plaçant dans une petite chambre où on abandonnait à l'évaporation dans des soucoupes de porcelaine du sulfure de carbone. Bien que de constitution différente, ils ont réagi à peu près de même. Il n'y eut pas d'accoutumance, mais au contraire une sensibilité croissante. Voici le compte rendu qui a été publié de ces expériences : « Une seule fois, Rosenblatt a accusé au commencement un peu d'excitation, une sorte d'ébriété légère. Le premier symptôme à noter est l'apparition d'une céphalée d'abord légère, s'accentuant progressivement, limitée à une région de la tête, mais se déplaçant par les mouvements du patient; celui-ci accuse des poussées de chaleur vers la tête alternant avec des périodes de bien-être. En même temps apparaît un peu de stupeur; le plus léger travail paraît pénible... Souvent des vertiges surviennent, la marche devient vacillante, les nausées sont de règle. Deux fois Rosenblatt a présenté de curieux troubles de la sensibilité ; il ressentait des fourmillements dans les membres, le contact de sa main sur son corps lui semblait dû à une main étrangère: ces symptômes, souvent observés chez les ouvriers en caoutchouc, relèvent de l'action du sulfure de carbone absorbé sur les nerfs périphériques... Ces troubles ne cessent pas à la sortie du patient hors de la chambre d'expériences ; ils peuvent se prolonger pendant plusieurs heures; il est de règle qu'ils aient disparu le lendemain ; cependant, à la suite de sa deuxième expérience, Rosenblatt conserva pendant douze jours une céphalée gravative dans la fosse temporale droite, une grande difficulté de travail et des douleurs dans les muscles des jambes, tous symptômes analogues à ceux que Delpech a décrits dans la première période de l'intoxication chronique des ouvriers en caoutchouc. On comprend que l'expérience ne put être poussée plus loin (1). »

A cette période succède la *période de dépression*. Il y a de l'abattement, de la tristesse, de la faiblesse musculaire, allant jusqu'à la paralysie. La marche est chancelante, comme avinée ; il y a de l'embarras de la parole, de l'insomnie, la vue est troublée, les mains sont engourdies; il y a de l'anaphrodisie presque complète. Les troubles digestifs ont une intensité variable; ils peuvent être presque nuls; ils consistent en coliques, diarrhée, flatulence, vomissements, anorexie.

L'importance des *troubles nerveux* dans le tableau du sulfocarbonisme chronique nécessite quelques développements. La plupart de ces troubles nerveux ont été rattachés par Charcot et son

---

(1) DELPECH, *Rev. d'hyg. et de police sanit.*, 1894, p. 921.

élève Marie à l'hystérie. A propos du sulfure de carbone, comme pour le mercure, Layet dit : « Il est très admissible en effet que, dans la plupart des intoxications d'origine industrielle, quelques-uns des troubles nerveux puissent être le résultat du réveil ou de la mise en jeu d'un hystéricisme latent. Mais on ne saurait aller trop loin et attribuer, comme on a voulu le faire, à l'hystérie seule, les symptômes nerveux variés qui sont bien le résultat de l'intoxication professionnelle (1). » C'est aussi l'opinion des Allemands en général, de Bloch et Leyden, qui font jouer à l'intoxication un rôle exclusif (2).

Quoi qu'il en soit de la nature des troubles nerveux du sulfocarbonisme chronique, ils consistent en troubles moteurs, troubles sensitivo-sensoriels et troubles psychiques.

Les *troubles moteurs* sont constitués par des parésies ; la démarche est ébrieuse, la force musculaire est diminuée ; il y a souvent un état pseudo-tabétique. Il faut ajouter de la contracture des fléchisseurs, du tremblement assez rare. Il peut y avoir vraie paralysie, surtout paraplégie ; ces paralysies s'accompagnent quelquefois d'atrophies musculaires, mais avec conservation de la contractilité électrique. La paraplégie est le trouble qui persiste le plus. L'hémiplégie, fréquente, est souvent incomplète, toujours sans contractures; elle est plus fréquente à droite. Enfin on peut voir des paralysies limitées ayant, dit Marie, un cachet d'hystérie, en ce qu'elles frappent un segment de membre et non un muscle ou un nerf déterminé. Marie a signalé le spasme facial limitant l'ouverture des paupières et modifiant la forme des commissures labiales. Rendu a vu chez une ouvrière une contracture généralisée donnant un aspect pseudo-tétanique.

Les *troubles sensitifs* sont souvent de l'hémianesthésie, ou de l'anesthésie localisée, souvent en manchon, quelquefois de l'hyperesthésie. Les crampes musculaires ne sont pas rares.

Les *troubles sensoriels* sont la diminution de l'ouïe, du goût, de l'odorat. Les *troubles oculaires* sont surtout importants en raison de leur fréquence. On a noté de la conjonctivite avec épiphora. G. Bergeron et Pellegrino Lévi (3) ont signalé l'anesthésie de la cornée vue par eux chez l'homme et sur les animaux d'expérience. Galezowski a vu de la paralysie de l'accommodation ; l'amblyopie est tenace, peut durer des années, ne cesser que lors de la cessation du travail. A Berlin, Frost, Gunn et Nettleshif ont constaté dans ces cas de l'opacité et de l'inflammation papillaires et plus tard l'atrophie et la pâleur. On a enfin signalé la rétinite albuminurique.

(1) LAYET, *loc. cit.*, p. 540.
(2) *Soc. méd. int.*, Berlin, mai 1893.
(3) G. BERGERON et PELLEGRINO LEVI, *Soc. biol.*, 1864, t. I, 49.

Les *troubles psychiques* sont fréquents. Ils ont été spécialement étudiés par Marandon de Montyel (1), qui conclut ainsi :

1° Le sulfure de carbone est susceptible de déterminer par lui-même, chez tous les ouvriers qui le manient, deux désordres mentaux : l'un aigu, l'ivresse simple ; l'autre chronique, la démence ;

2° La production de ces deux désordres mentaux dans l'intoxication professionnelle par le sulfure de carbone est en raison directe des mauvaises conditions hygiéniques, ainsi que du manque de précautions et de soins de propreté des ouvriers ; dès lors ils peuvent être pour ainsi dire supprimés par une bonne hygiène publique et privée ;

3° Les autres troubles intellectuels constatés dans l'intoxication professionnelle par le sulfure de carbone et constituant les diverses espèces d'ivresse délirante et les diverses variétés d'aliénation mentale dépendent non d'une action propre de cette matière industrielle, mais des prédispostions psychopathiques des ouvriers qui le manient ;

4° Il n'y a donc, conclut Marandon de Montyel, pas plus de folie sulfocarbonée qu'il n'y a de névrose sulfocarbonée ; dans le premier cas, le sulfure de carbone n'est qu'un agent provocateur, qui met en activité les prédispositions psychopathiques préexistantes, de même que dans le second cas il n'est qu'un agent provocateur qui met en activité les prédispositions névropathiques existantes.

Par contre, Péterson (2), dans trois cas de démence chez des ouvriers en caoutchouc, n'a pas relevé de tares.

Les *troubles génitaux* ne sont pas rares ; il y aurait chez l'homme d'abord excitation génésique, puis impuissance avec atrophie testiculaire ; chez la femme, on note la menstruation prématurée, irrégulière, abondante, perte de l'appétit sexuel, stérilité.

Il est une manifestation curieuse, c'est la *mélanodermie*, entrevue par Delpech, décrite par Laboulbène (1876), sous forme de taches irrégulières disséminées. Pour Kiener et Engel, elles seraient dues à l'accumulation d'un pigment ferrugineux du sang, le sulfure de carbone attaquant la vitalité du globule. Ce symptôme n'est pas fréquent.

Localement le sulfure de carbone peut produire quelques troubles, consistant en une sensation de froid suivie d'une sensation de cuisson, quelquefois très vive. L'immersion des doigts dans le sulfure ou simplement le contact avec cette substance peut produire de l'anesthésie. Mais l'action irritante est surtout accusée sur les muqueuses, en particulier la conjonctive. On peut expliquer par action locale des troubles de sensibilité des membres inférieurs, les vapeurs de sulfure très denses s'accumulant dans le parties basses.

PROPHYLAXIE. — Si l'on ne connaît pas de cas de mort par le sulfocarbonisme professionnel, il y a néanmoins des troubles assez

---

(1) Marandon de Montyel, *Annales d'hyg. pub. et de méd. lég.*, 3e série, 1895.
(2) Peterson, *Boston med. Journ.*, 6 oct. 1892.

graves pour nécessiter des mesures *prophylactiques*. Il faut veiller à l'aération des ateliers. A cause de la lourdeur des vapeurs sulfo carbonées, on pourrait, comme conseille Proust, disposer à claire-voie le plancher de l'atelier, le placer au milieu d'une cour, au-dessus du sol, de façon à ce que, le vent le balayant de tous côtés, les jambes des ouvriers ne fussent plus baignées par cette vapeur. Les ouvriers seront choisis exempts de tares nerveuses, vésaniques, hystériques, alcooliques.

Ils ne mangeront pas dans l'atelier, auront des vêtements de travail et surtout ne coucheront pas là où se fait le travail. Tout ouvrier présentant des troubles devra cesser le travail.

Poincaré croyait possible l'abandon pour la vulcanisation du caoutchouc du sulfure de carbone, qui serait remplacé par un mélange de 4 parties de soufre et 50 de chaux hydratée pour 100 de caoutchouc ; la pièce ainsi saupoudrée serait maintenue pendant une heure et demie dans un bain d'eau à 40°. Il faudra en tout cas, si on emploie le sulfure de carbone, veiller à l'avoir aussi pur que possible.

8° INDUSTRIE DE L'HYDROGÈNE SULFURÉ. SULFHYDRISME.

PROFESSIONS EXPOSANT A L'INTOXICATION PAR L'HYDROGÈNE SULFURÉ. — Les accidents toxiques du sulfhydrisme se présentent dans deux conditions : ou bien l'acide sulfhydrique est le résultat d'une réaction qui se produit au cours d'une opération industrielle, ou bien il s'est formé naturellement par la décomposition des matières organiques, comme c'est le cas dans les égouts et les fosses d'aisances, toutes les matières organiques renfermant du soufre. Mais, dans ces conditions, il se peut que les accidents ne tiennent pas uniquement à l'acide sulfhydrique. Dans les fosses d'aisances, il y a en même temps des vapeurs de sulfhydrate d'ammoniaque et des vapeurs ammoniacales. Ayant analysé l'air de deux fosses non vidées depuis plusieurs mois, Ogier n'a pas trouvé trace d'hydrogène sulfuré. De même, dans les égouts, il y a de l'acide sulfurique, du sulfhydrate d'ammoniaque, de l'acide carbonique, de l'acide nitreux, de l'hydrogène carboné, des produits organiques. Quelle est, dans ces accidents toujours foudroyants, la part à faire à l'intoxication et celle qui revient à l'asphyxie? C'est là une question difficile à résoudre et qui n'a d'ailleurs qu'un intérêt théorique. A en croire les expériences d'Herbert-Bacher faites avec les gaz d'égouts, les accidents observés chez les animaux seraient ceux que produit l'hydrogène sulfuré, qui serait donc, d'après cet auteur, surtout responsable des accidents. On peut juger des dangers pour les *ouvriers qui travaillent dans les égouts* (égoutiers, plombiers, ouvriers des télégraphes ou des téléphones) par ce fait que quelquefois les gaz méphitiques qui se dégagent des égouts peuvent incommoder même la population du voisinage. P. Brouardel (1) rappelle que, il y a quelques années, toute la rue d'Ulm fut infectée de cette façon ; la quantité d'hydrogène sulfuré qui s'échappait et remontait dans les maisons était telle que partout l'argenterie devint noire. Les courants des égouts sont très faibles; en effet, il faut dix-huit jours à un bol fécal pour aller du faubourg Saint-Antoine à Asnières et six semaines s'il s'agit d'un égout latéral. Dans un égout du boulevard Rochechouart, quatre hommes succombèrent peut-être par suite du versement dans cet égout du contenu d'un plein tonneau de vidange. A Londres, la mort de quatre ouvriers fut attribuable à l'apport de résidus de fabriques déterminant des réactions violentes. Le nettoyage des égouts envasés est très dangereux ; quatre ouvriers furent ainsi frappés dans un égout de Clichy. Dans les vieux égouts, les dangers sont surtout grands aux endroits nouvellement déblayés; il est utile alors d'attendre quelques jours pour traverser les parties curées. A Paris il y a en moyenne de 800 à 1 000 ouvriers exposés à ces accidents des égouts.

Les *vidangeurs* peuvent être intoxiqués au début ou à la fin de leur travail. Au début, il leur faut, après descellement de la fosse, rompre la croûte qui recouvre les matières et les brasser pour en permettre le passage dans les tuyaux reliés à un grand tonneau métallique où a été fait le vide. Puis on met la machine en marche, et alors se fait ce qui s'appelle « l'allège ». A la fin, il faut faire « le rachèvement », enlever « le gratin », c'est-à-dire faire le nettoyage complet de la fosse. Pour cela, un ouvrier descend dans la fosse avec un seau, une pelle ou une pioche, pour enlever la croûte dure qui tapisse les murs. Ces ouvriers devraient, toujours selon les termes des règlements, être munis d'une bricole. Mais cette précaution est souvent négligée, de là un premier accident en entraînant toujours plusieurs autres. Il y a donc à redouter « le plomb d'entrée » et « le plomb de sortie ». Enfin, au même accident est exposé l'inspecteur qui descend dans la fosse deux jours après son évacuation pour voir si elle est en état, s'il n'y a pas de fissures par où les matières s'infiltrant pourraient aller infecter le voisinage, et en particulier des puits ; l'étanchéité des fosses est généralement très défectueuse ; quelquefois même les propriétaires, pour n'avoir pas à supporter les frais de l'évacuation de la fosse, font dans les murs des pertuis par où s'échappent les matières. Brouardel dit que, lors des travaux de terrassement de l'Hôtel des Postes de Paris, on trouva un immense lac fécal qui devait dater de Philippe-Auguste. A côté du « plomb des ouvriers », il y a « le plomb de l'inspecteur », si on n'a pas eu soin de renouveler l'air, les matières grasses qui enduisent les parois de la fosse dégageant beaucoup d'hydrogène sulfuré.

(1) P. Brouardel, Les asphyxies, 1896, 1 vol. in 8.

Dans les établissements d'eaux sulfureuses, les ouvriers qui réparent les piscines et surtout ceux qui nettoient les conduits des sources sont exposés aux mêmes accidents. En 1869, à Enghien, il y eut, lors du nettoyage des conduits, un grave accident portant sur sept employés, dont quatre moururent ; se baissant au-dessus du bassin, ils avaient été suffoqués par l'hydrogène sulfuré et étaient tombés dans le réservoir.

L'hydrogène sulfuré peut encore se dégager des *puisards*, des *terrains chargés de marcs* ou *résidus de soude*. On a vu des accidents à bord des bâtiments, au moment où on débouchait de *vieilles futailles* de bois remplies d'eau de mer en guise de lest.

Nous citerons, d'après Layet, les *professions industrielles*, qui exposent à l'intoxication sulfhydrique : le *bronzage en noir des métaux*, pour lequel on emploie le sulfure d'arsenic ; le *nettoyage des chaudières à vapeur*, où la décomposition de l'eau en présence des matières organiques produit de l'acide sulfhydrique ; le *nettoyage des hauts-fourneaux* ; le *travail des savonneries*, où on se sert de soude brute chargée de sulfures ; le *travail des tanneries*, où on emploie la chaux qui provient des usines à gaz, chaux riche en sulfure de calcium et acide sulfhydrique ; la *préparation du bleu de Prusse*, dans la décomposition du ferrocyanure de potassium par le sulfate de fer ; le *travail des raffineries* dans la revivification du noir animal ; le *travail des fabriques de produits chimiques*, où l'ammoniaque liquide est transformée en sulfate, chlorure d'ammonium ; les *opérations des usines métallurgiques*, où l'action des acides sur les pyrites produit de l'hydrogène sulfuré. Cependant, d'après Patrie, il n'y aurait en Angleterre aucun accident dans les usines métallurgiques et les fabriques de produits chimiques, bien que les pièces de monnaie que portent les ouvriers deviennent noires. *L'emploi de mastic contenant du soufre et du sel ammoniac* a produit, en 1884, à la brasserie Tourtel de Tantonville, un accident portant sur deux ouvriers occupés à boucher des joints dans une chaudière à vapeur. Après une première application, s'apercevant que le mélange était trop sec, les ouvriers le mouillèrent et en étendirent une deuxième couche sur la première ; mais, la première couche étant trop sèche, il est probable qu'il se produisit de la chaleur, qui donna lieu à un dégagement considérable de sulfhydrate d'ammoniaque. Dès les premières émanations, les ouvriers se trouvèrent suffoqués ; l'un put pousser un cri et se tirer avec effort vers l'orifice de la chaudière, d'où on le tira à demi asphyxié ; l'autre tomba sans mouvement. Un troisième s'empressa de pénétrer dans la chaudière, et, saisissant son camarade, atteignait la sortie, quand l'échelle se rompit sous cette double charge ; tous deux tombèrent au fond de l'appareil, d'où on ne put les retirer qu'à grand' peine ; le premier avait cessé de vivre.

PHYSIOLOGIE PATHOLOGIQUE. — Il est bien démontré que

l'hydrogène sulfuré est extrêmement toxique. Cependant nous rappellerons que Parent-Duchâtelet regardait les égoutiers comme jouissant d'une bonne santé; Bouley était du même avis. Brouardel a expliqué l'immunité de ces ouvriers vis-à-vis des maladies infectieuses, en particulier de la fièvre typhoïde, en invoquant leur assuétude aux causes nocives et la résistance que leur procure la vigueur de leur âge; en Angleterre, les avis sont partagés ; pour Layet, il n'y aurait pas lieu de parler d'accoutumance pour ce qui est du méphitisme accidentel, et si, comme l'auraient vu Bonis, Turner-Tackrah, Parkes, on pourrait ne pas voir d'accidents dans des fabriques où il y a un abondant dégagement sulfhydrique, ce serait que l'état hygiénique de ces ouvriers serait assez favorable pour ce qui est des autres conditions.

On a cherché, par des expériences, à éclaircir la physiologie pathologique des accidents qu'on voit survenir sous l'action de ce gaz. Tout d'abord, *quelle en est la dose toxique*? En 1884, Grehant et Peyrou en ont fait respirer à des chiens des mélanges avec l'air au deux-cent-millième, au quinze-cent-millième, au millième. Seul, ce dernier donna de l'agitation, de la dyspnée. Pour tuer l'animal, il faut un mélange au cinq-centième. Faraday avait obtenu ce résultat avec un mélange au huit-centième. Brouardel et Loye l'ont trouvé mortel à la dose de 0,12 p. 100.

Quel est le mécanisme des accidents qui surviennent? — C'est ce qu'ont élucidé les expériences de Laborde d'une part (1881) et celles de Brouardel et Loye d'autre part (1885). Laborde a vu que l'hydrogène sulfuré agit sur l'hémoglobine en produisant une raie caractéristique. Mais il semble que la mort résulte d'un trouble du centre bulbaire respiratoire, soit direct par apport du toxique par voie sanguine, soit indirect par suite d'un réflexe ayant son point de départ à la muqueuse pulmonaire. Dans ce dernier cas, la mort serait plus rapide. Brouardel et Loye ont établi deux cas; dans l'un, la mort foudroyante est due à un trouble nerveux ; ils en décrivent ainsi les symptômes : la pupille est dilatée, la cornée insensible ; le réflexe pupillaire disparaît; les membres sont contracturés; la respiration, d'abord convulsive, s'arrête bientôt. Le cœur se ralentit; la pression sanguine diminue ; le cœur est l'*ultimum moriens*; le sang est violacé, mais l'hémoglobine peu altérée.

Dans la seconde forme, la mort est plus lente ; il y a, outre les accidents nerveux, des phénomènes asphyxiques. On note d'abord les phénomènes précédemment énumérés, puis il y a de la dyspnée, des battements irréguliers du cœur; la pression s'abaisse, puis se relève. L'animal meurt dans le coma ; le sang est violacé, l'hémoglobine est altérée. L'urine renferme du sucre ou de l'albumine.

L'hydrogène sulfuré *pénètre* par les voies respiratoires; mais quelquefois il s'ajoute à cela la pénétration par le tube digestif. A ce propos, nous rappellerons les accidents cho01ériformes observés en 1884 par Grancher dans une école d'Asnières. Les accidents étaient dus à ce que, dans cette école, dont l'hygiène était déplorable, des vidangeurs qui, la veille, avaient vidé la fosse, avaient lavé leurs mains et leurs outils dans l'eau d'une mare, ne pouvant se douter qu'elle fournissait l'eau potable de l'école.

SYMPTOMATOLOGIE. — Les *symptômes* du sulfhydrisme professionnel se présentent sous deux formes : *aiguë* ou *lente*; la première est la plus fréquente.

Forme aiguë. — Voici comment les choses se passent dans la forme *aiguë*, qui souvent est même *foudroyante*. Tous les muscles sont immobilisés; il y a perte de connaissance; les pupilles sont très dilatées, puis il y a quelques convulsions, des contractures; enfin survient bientôt le coma mortel. Ce sont ces accidents qu'on appelle le *plomb*. Ils peuvent frapper certains ouvriers de préférence à d'autres, mais la durée d'influence du toxique prédispose surtout aux accidents (Hirt). Si on secourt à temps l'intoxiqué, on peut le rappeler à la vie grâce à la respiration artificielle et aux tractions de la langue; P. Brouardel a bien montré, par deux faits qu'il a observés, que la mort peut encore survenir quelques heures après que le malade a été rappelé à la vie. L'un de ces cas est ainsi décrit : « Un ouvrier était occupé au rachèvement d'une fosse ; il tombe, il est immédiatement remonté au moyen de sa bricole. Rappelé à la vie, il allume tranquillement sa pipe, reste quelques instants assis dans la cour de sa maison, puis monte sur la voiture de vidanges et rentre chez lui. Il mange, puis se couche sans se préoccuper autrement de son accident. Au bout d'une demi-heure, il se réveille en proie à un accès de suffocation épouvantable, et il succombe après, présentant tous les signes du catarrhe suffocant, noyé dans la spume bronchique (1). » En tout cas, il est rare qu'il ne reste pas après la reprise de connaissance une sensation de poids comprimant l'épigastre et serrant la tête ; de là le nom de plomb que donnent les vidangeurs à ces accidents.

Les quelques *nécropsies* faites dans ces cas ont appris peu de chose : on a surtout noté la rapide putréfaction ; au bout de quarante-huit à soixante-douze heures, elle était plus avancée qu'elle ne l'est même en été au bout de plusieurs jours.

Forme lente. — La *forme lente* se traduit par des symptômes peu caractéristiques : malaises, inappétence, coliques, vomissement, amaigrissement, cachexie, en somme rien que de banal, et l'on peut dire que les signes de cette intoxication chronique sont au moins douteux. Cette forme lente a été seulement observée à la suite de la pénétration dans les appartements des gaz de fosses d'aisances non complètement étanches et de construction défectueuse. On ne

---

(1) *Ann. d'hyg. pub. et de méd. lég.*, 3e série, 1886, t. I. p. 519.

connaît pas de cas d'intoxication lente professionnelle, et il semble que Patrie ait raison quand il dit qu'en Angleterre, dans les usines métallurgiques et dans les fabriques de produits chimiques, on n'observe aucun accident particulier parmi les ouvriers, encore que les pièces de monnaie qu'ils ont sur eux deviennent toutes noires.

PROPHYLAXIE. — On ne saurait trop recommander aux vidangeurs de revêtir la bricole réglementaire; l'inobservation de cette mesure de précaution expose malheureusement souvent à des accidents toujours multiples.

On a essayé d'assainir les fosses d'aisances avant la vidange ; pour cela, on a pensé à aérer par simple ouverture ou à ventiler par appel ou propulsion, ou enfin à absorber l'hydrogène sulfuré au moyen de diverses substances : lait de chaux, chlorure de chaux, charbon, peroxyde de fer. A Paris, on prescrit de mélanger aux matières du sulfate de fer, mais il résulte des expériences de Brouardel, Boutmy et Descouts, que le sulfate de fer ne fait qu'enlever l'odeur, mais, n'assure nullement la sécurité des ouvriers. On a conseillé, avant la descente dans une fosse, de s'assurer qu'il y a assez d'oxygène pour laisser brûler une bougie. Mais des observations ont montré que la bougie peut brûler alors que la quantité d'hydrogène sulfuré est suffisante pour intoxiquer un homme. Il faudrait, pour que l'expérience fût concluante, introduire dans le milieu méphitique des animaux : lapins, poulets, etc.

Les égouts doivent être surveillés au point de vue de l'aération, de la liberté d'écoulement des eaux résiduaires indûment versées.

Les soins à donner aux victimes des accidents dus à l'hydrogène sulfuré ont été ainsi résumés par le Conseil d'hygiène :

1° Tout sauveteur qui descend dans une fosse d'aisances est exposé à perdre rapidement connaissance par suite de l'action des gaz méphitiques. Il devra donc s'efforcer de rester très peu de temps dans la fosse, de retenir sa respiration le plus possible, tout le temps qu'il s'y trouve, et de n'y descendre qu'après s'être fait attacher à une corde, à l'aide de laquelle on le remonterait en cas de besoin.

Dès que l'asphyxié est retiré du lieu méphitisé, on l'expose au grand air, à l'abri de toute émanation méphitique. On le débarrasse rapidement de ses vêtements, et on le lave largement avec de l'eau chlorurée, ou mieux avec une solution de sulfate de cuivre ou de sulfate de fer.

On désinfectera de même les vêtements.

2° S'il fait quelques efforts pour vomir, il faut les favoriser en chatouillant l'arrière-gorge avec les barbes d'une plume.

3° Les soins que l'on donnera ensuite sont les mêmes que ceux qu'on donne dans l'intoxication par l'oxyde de carbone (1).

1) Poisons industriels, p. 214.

9° INDUSTRIE DES GAZ ET VAPEURS CAUSTIQUES ET TOXIQUES.

Assez nombreux sont les gaz caustiques que l'industrie utilise ou fabrique et qui ont une influence nocive par action toxique générale ou par action caustique locale. Nous aurons ici à examiner les vapeurs sulfureuses,[1] les vapeurs nitreuses ou nitriques (acides hypoazoteux, azoteux, azotique), les vapeurs chloreuses et hydrochloreuses (chlore, acide chlorhydrique), les vapeurs de brome, d'iode, d'acide fluorhydrique, celles d'ammoniaque, et celles d'acide cyanhydrique

1° VAPEURS SULFUREUSES.

PROFESSIONS EXPOSANT AUX VAPEURS SULFUREUSES. — Dans un bon nombre d'industries, il y a dégagement de vapeurs sulfureuses. Tout d'abord, il y a à citer les divers travaux de l'*extraction* et de la *distillation du soufre*. Le soufre est extrait soit dans les solfatares, soit par distillation des pyrites. *Dans les solfatares, les ouvriers employés au travail des meules, les chauffeurs et grilleurs de soufre*, retenus des mois près du minerai de soufre en combustion, sont surtout exposés au moment de la destruction des meules. Dans la *distillation des pyrites*, le danger survient lors du nettoyage des cornues et de l'enlèvement des scories. Ces pyrites étant généralement arsenicales, il s'ajoute les dangers de l'arsenicisme.

Dans les *raffineries de soufre*, il y a de nombreuses causes de dégagement des vapeurs sulfureuses qui ont été bien détaillées par Layet. « Les vapeurs sulfureuses qui se répandent dans les ateliers, dit-il, proviennent le plus communément des parois des fourneaux, de leurs ouvertures mal lutées, le soufre ayant, au moment de la sublimation, la propriété de pénétrer et de s'incruster dans la maçonnerie avec la plus grande facilité ; de telle sorte que, lorsque celle-ci est surchauffée et très vieille, elle répand une odeur sulfureuse, plus ou moins prononcée. Les émanations sulfureuses se dégagent encore, et cela d'une façon particulièrement nuisible pour les ouvriers, au moment de l'ouverture de la cornue et de l'extraction des crasses. D'autres fois, c'est au moment où la soupape est soulevée par la pression intérieure des gaz contenus dans la chambre de condensation, ou bien lorsqu'on ouvre volontairement cette soupape ainsi que la porte de la chambre pour donner entrée à l'air extérieur et abaisser la température, que les gaz acides se répandent dans l'atmosphère de l'atelier et la rendent insalubre. Il est une autre cause importante de production de vapeurs acides, c'est la libre communication avec l'air des creusets, des réservoirs ou des rigoles dans lesquelles coule le soufre. Pour maintenir ce soufre à la température de fusion et le faire arriver dans les moules, on chauffe les parois de ces conduits à feu nu, ce qui amène l'inflammation fréquente du liquide, d'où formation abondante de gaz sulfureux. Enfin une cause sérieuse d'accidents graves, c'est la pénétration imprudente des ouvriers dans les chambres de condensation avant qu'elles aient été complètement aérées (1). »

Les professions où on se sert de *soufroirs* pour blanchir les tissus de provenance animale exposent à l'inhalation de vapeurs sulfureuses. Nous citerons, dans ce groupe, les ouvriers qui blanchissent la *laine,* la *soie,* les *plumes,* les *duvets,* les *soies de porc, de sanglier pour la fabrication des brosses,* les *crins à pêcher,* qui travaillent les *balais,* les *cordes harmoniques,* les *boyaux,* la *baudruche,* la *colle de poisson,* les *fils de laine,* les *chapeaux de paille,* ceux qui travaillent au *décreusage de la soie.* Ces produits sont passés au soufroir pour être blanchis et désinfectés.

A ces professions, il faut ajouter la *fabrication des allumettes soufrées, des mèches soufrées,* le *soufrage des tonneaux et des foudres,* l'*affinage des métaux,* la *vulcanisation du caoutchouc,* la *fabrication du bleu d'outre-mer,* celle de la *glace par l'acide sulfureux,* le *grillage des sulfures métalliques,* la *fabrication du sulfate de sodium,* le *traitement des marcs de soude,* d'où on extrait le soufre, la *désinfection au soufre.*

PHYSIOLOGIE PATHOLOGIQUE. — Les vapeurs sulfureuses ont une action à la fois irritante et toxique. Cependant cette action n'est pas très intense ; d'après Hirt, une atmosphère renfermant jusqu'à 7 p. 100 d'acide sulfureux ne produirait pas de troubles respiratoires, mais simplement de l'alanguissement de la digestion. Il semble cependant que ce soit là une bien forte proportion, une dose de 7 p. 100 donnant 2520 litres dans une chambre de $4^m \times 3^m \times 3^m$. Pour Eulenberg, le danger de l'acide sulfureux serait dû à son mélange avec des vapeurs arsenicales ou nitreuses.

Par quel mécanisme agissent les vapeurs sulfureuses? Les expériences d'Eulenberg et Hirt tendent à faire admettre une paralysie des rameaux pulmonaires du pneumogastrique ; les centres respiratoires, d'abord excités, se paralyseraient ensuite. Pour Hirt, les centres moteurs excités, si le gaz est peu concentré, se paralyseraient à une forte concentration. D'après eux, il ne semblerait pas y avoir de lésions sanguines ; mais Layet pense que, à cause de l'avidité de l'acide sulfureux pour l'oxygène dans un milieu humide, il est logique d'admettre une modification chimique du sang. C'est l'opinion du médecin japonais Ogata, qui admet que l'acide sulfureux se transforme en acide sulfurique aux dépens de l'oxygène des globules. Les poumons seraient ratatinés, desséchés (Fourcroy).

SYMPTOMATOLOGIE. — La symptomatologie des troubles pro-

(1) LAYET, *loc. cit.,* p. 344.

voqués par les vapeurs sulfureuses est surtout marquée par des signes d'irritation des voies respiratoires. Il y a des troubles variant selon le degré de concentration, depuis la toux spasmodique pénible jusqu'à l'asphyxie. Les symptômes ordinairement observés sont la céphalée, la toux quinteuse, des hémoptysies, de l'emphysème à la longue avec catarrhe chronique des bronches et tendance aux bronchopneumonies à répétition, de l'anorexie, des angines, des signes de dyspepsie gastro-intestinale douloureuse, des ophtalmies. Certains ouvriers échappent par l'accoutumance à ces accidents. Ces troubles traduisent l'irritation locale des muqueuses, l'irritation réflexe du nerf vague, la transformation chimique des tissus et du sang en présence de l'acide sulfureux qui tend à s'oxyder.

2° VAPEURS NITREUSES.

Les vapeurs nitreuses qui se dégagent au cours de certaines opérations industrielles sont un mélange complexe d'acides azoteux, hypoazotique et de divers bioxydes d'azote.

PROFESSIONS EXPOSANT AUX VAPEURS NITREUSES. — Il est un assez grand nombre de professions exposées à ces vapeurs nitreuses. Dans la préparation d'un certain nombre de substances chimiques, il y a dégagement de composés nitreux. Il en est ainsi dans la *préparation en grand de l'acide arsénique*, lorsqu'on chauffe l'acide arsénieux et l'acide azotique; dans *celle de l'arséniate de soude*, où on fait fondre de l'acide arsénieux avec du nitrate de soude et de la soude caustique; surtout dans *celle de la nitrobenzine*, lorsqu'on fait bouillir la benzine et l'acide nitrique; dans la *fabrication de l'acide sulfurique*, où Tardieu a vu plusieurs ouvriers empoisonnés en nettoyant une chambre de plomb remplie de vapeurs nitreuses; enfin dans *celle des acides oxalique et picrique*, comme c'est le cas pour ce dernier dans les poudreries.

On a incriminé aussi, dans les *raffineries de sucre*, la cuisson du jus de betteraves, s'il renferme du *nitrate d'ammoniaque*; la *fabrication des fausses perles*, lorsque l'ouvrier les plonge dans l'acide nitrique pour dissoudre la tige centrale en cuivre; les opérations en *bijouterie* et *orfèvrerie* du décrochage, décapage, ravivage où on donne au cuivre, avec l'acide nitrique, l'aspect de l'or; le *damasquinage* de canons de fusils, épées, etc., l'*affinage des métaux*, l'*étamage*, l'*essayage de commerce à la monnaie*, la *gravure à l'eau-forte*, la *fabrication des chapeaux de feutre*, où on emploie pour le sécrétage le nitrate acide de mercure, qui expose les ouvriers à une double intoxication, mercurielle et nitreuse; il faut encore citer comme particulièrement dangereuse la *préparation du noir pour cirage ou teinture*, où on plonge du fer ou du sulfate de fer dans un mélange d'*acides nitrique et chlorhydrique*, ou dans ce

premier *acide seul* pour obtenir un persel de fer ; c'est ainsi
que Tardieu et Roussin ont cité un cas de mort, au cours de cette
opération chez un *maroquinier* (1). La *teinture des cheveux en
noir* par ce procédé peut donner les mêmes accidents. Les *manipulations chimiques* ont causé quelquefois des cas de mort ; ainsi on cite
le cas de Haywood, chimiste à Sheffield, qui transvasait un mélange
d'acides nitrique et sulfurique ; le vase s'étant brisé, il y eut dégagement de vapeurs, qui amena, onze heures après, la mort du chimiste.
Orfila a rapporté des cas mortels survenus dans les mêmes conditions. A cette liste, il faut ajouter l'*impression sur étoffes*, la *teinturerie*,
le *travail des ouvriers chromateurs*, qui font calciner du fer, du chrome,
du nitrate de potasse, la *fabrication du celluloïd*, où on plonge la
cellulose dans un mélange d'acides nitrique et sulfurique ; l'emploi en
télégraphie de batteries alimentées par l'acide nitrique (Eulenberg).

PHYSIOLOGIE PATHOLOGIQUE. — La formation du *bioxyde
d'azote* précède celle des vapeurs nitreuses ; or Hoppe-Seyler a montré
que ce gaz forme avec l'oxygène du sang un composé plus stable que
l'oxyde de carbone ; il peut même chasser ce dernier gaz et prendre
sa place. Nysten a tué des chiens en leur injectant du bioxyde d'azote,
et on constatait chez ces animaux les signes suivants : toux, dyspnée,
pouls petit, faiblesse, refroidissement.

Quant à l'action de l'*acide hypoazotique*, elle a été fixée par les
recherches de Eulenberg (2) chez des chats et lapins. On constate, au
bout de quelques minutes, que l'animal ressent de l'irritation nasale,
se frotte le museau ; il salive très abondamment, puis s'agite ; sa respiration est anxieuse, il se plaint ; surviennent du tremblement, des
convulsions, l'animal tombe sur le côté ; il est en asphyxie et meurt
en un temps variant de trois à vingt minutes. A l'autopsie, les
méninges et le cerveau sont hyperémiés ; les poumons ont une odeur
nitreuse, ils sont congestionnés ; le cœur droit est distendu de sang
noir, couleur chocolat. Ces expériences ont été confirmées par Poincaré. Il y a donc dans l'action de cet acide d'abord irritation de la
muqueuse respiratoire, puis action néfaste sur le sang. Pour Bley
(1830), cette action était même primitive ; secondairement il y aurait
asystolie. La couleur spéciale du sang semble montrer qu'il n'y a
pas là une teinte asphyxique ordinaire, mais une action particulière.

Dans une autopsie faite par Tardieu et Roussin chez un ouvrier
maroquinier qui préparait du noir, nous voyons que les poumons
étaient détruits, transformés en une espèce de gelée ; ils avaient une
forte réaction acide, une odeur nitreuse. Les auteurs y trouvèrent de
l'acide azotique libre. L'acide hypoazotique avait dû, aux dépens de
l'oxygène du sang, se transformer en acide azotique.

(1) Cité par LAYET, *loc. cit.*
(2) EULENBERG, *in* LAYET, *loc. cit.*, p. 337.

SYMPTOMATOLOGIE. — On observe *en clinique* ces accidents sous deux formes, *aiguë* ou *chronique*.

La forme *aiguë* elle-même est légère ou grave. Elle a été bien étudiée, dans la thèse de Montagné (1), qui en a réuni trente-huit observations. Il y a de la rougeur de la peau, de la toux avec gêne à la gorge, dyspnée, douleurs à la poitrine, du pyrosis, des coliques.

Dans les formes plus graves, la bronchite est intense ; il y a une vraie suffocation, avec exophtalmie, cyanose, extrémités froides ; les vomissements, le délire, les convulsions complètent ce tableau, qui se termine par la mort souvent en pleine connaissance avec tous les signes d'une bronchite capillaire grave. Sur les trente-huit cas de Montagné, il y eut dix-neuf cas de mort.

Dans la forme *chronique*, il y a de la toux, de l'expectoration, de la dyspnée d'effort avec cyanose, vertiges.

3° VAPEURS CHLOREUSES.

PROFESSIONS EXPOSANT AUX VAPEURS CHLOREUSES. — Le chlore est utilisé dans la *fabrication de l'eau de Javel, préparation du chlorure de chaux* par électrolyse du chlorure de sodium ; le *blanchiment de la pâte à papier*, où les accidents se montrent malgré l'emploi d'appareils hermétiquement clos, surtout dans les *fabriques de papier à écrire, de papier à tenture*, où on jette dans la pile la pâte, le chlorure alcalin, l'acide sulfurique, d'où dégagement abondant de vapeurs de chlore qui verdit l'atmosphère.

PHYSIOLOGIE PATHOLOGIQUE. — Les expériences de Hirt sur des lapins lui avaient montré que ces animaux, mis dans une atmosphère contenant 20 p. 1000 de chlore, présentaient de l'irritation laryngo-broncho-pulmonaire et mouraient en un à trois jours. Une proportion de 5 p. 10 000 lui semblait inoffensive.

Des expériences plus récentes de Lehmann (de Munich) montrent la nocivité du chlore à doses encore plus faibles. Dans ses expériences sur des chats, lapins, cobayes, il a vu d'abord de la salivation, des respirations lentes, puis de la bronchite purulente, de la pneumonie catarrhale avec des doses de 15 à 30 p. 10000 ; la vie de l'animal serait en danger au bout de trois à cinq heures avec des doses de 45 à 60 p. 100 000 ; il y a une congestion intense avec œdème du poumon ; à des doses plus fortes, on voit de la bronchite pseudo-membraneuse fibrineuse. Chez l'homme, pour qu'il n'y ait pas d'accidents, il faut accoutumance et une dose de moins de 1 p. 100 000, soit 0,01 p. 1 000. D'après Matt, cité par Lewin dans son Traité de toxicologie, le travail ne serait possible que dans une atmosphère de 0,001 p. 1 000, et impossible s'il y en a 0,004 p. 1 000 (2).

(1) MONTAGNÉ, Thèse de Paris, 1901.
(2) Rapport de LE ROY DES BARRES, *in* Maladies professionnelles, p. 70.

SYMPTOMATOLOGIE. — La symptomatologie des accidents du chlore revêt deux formes : *aiguë*, *chronique*.

Forme aiguë. — La forme *aiguë* peut être foudroyante, le sujet succombant avec une dyspnée intense, des hémoptysies, de la cyanose, des vomissements; le pouls est petit, il y a de la prostration; la mort peut même survenir avant les lésions sanguines de l'asphyxie (Layet). Lewin cite sept cas ainsi terminés; c'est ainsi que sont morts les chimistes Pelletier et Roë. Cependant, si l'individu est soustrait à temps à l'influence du chlore, il peut guérir; alors la congestion se dissipe.

Plus légère, la forme aiguë peut n'être marquée que par du coryza, du gonflement de la face, de l'épiphora, de la conjonctivite, de la gêne de la gorge, de la toux sèche, de la dyspnée, des hémoptysies, des vomissements. Même dans cette forme, malgré la bénignité plus grande des symptômes, la mort peut finir par survenir (Lewin). Chez les ouvriers qui, dans la préparation du chlorure de chaux par électrolyse, réparent les fuites aux conduites de chlore et recueillent le chlorure de chaux, on peut voir, comme l'a signalé Fumouze (1), de la conjonctivite, de la laryngo-bronchite, de la gastrite, de l'amaigrissement.

Forme chronique. — Si les ouvriers finissent par échapper par l'effet de l'accoutumance à l'irritation aiguë des voies respiratoires, ils n'en souffrent pas moins dans leur nutrition générale. Dans cette *forme chronique*, il y a de la pâleur, de l'amaigrissement, de la sénilité précoce (Christison); de ces sujets, la moitié tombent malade tous les ans de catarrhe aigu du poumon et de gastralgie avec pyrosis (Lewin). Notons enfin qu'ils sont sujets à des troubles cornéens.

4° VAPEURS HYDROCHLOREUSES.

PROFESSIONS EXPOSANT AUX VAPEURS HYDRO-CHLOREUSES. — Il y a dégagement d'acide chlorhydrique au cours de la *fabrication du chlore*, de celle de l'*acide chlorhydrique*, des *chlorures alcalins*, de la *soude artificielle*, du *blanchiment des fils et tissus de chanvre, lin* ou *jute*, de *celui des toiles* de coton par trempage successif dans un bain de chlorure de chaux et d'acide sulfurique, dans la *glaçure des poteries*, lorsque le sel est projeté dans les fours, le *décapage des coquilles de nacre* par l'acide chlorhydrique, l'*étamage des métaux*, la *galvanisation du fer*, les *tréfileries*.

PHYSIOLOGIE PATHOLOGIQUE. — A la suite du séjour de plus d'une minute dans une atmosphère contenant 1 p. 1000 d'acide chlorhydrique, la mort surviendrait. La limite de tolérance serait, d'après Lehmann, de 0,10 à 0,15 p. 1000. Les vapeurs hydrochloreuses seraient moins énergiques que les vapeurs chloreuses, parce que, selon

---

(1) Fumouze, Thèse de Paris, 1901.

Bonis, leur grande solubilité serait un obstacle à leur entrée dans les voies respiratoires. Aussi constate-t-on surtout en clinique l'intoxication chronique.

SYMPTOMATOLOGIE. — La *symptomatologie* de cette intoxication lente est marquée par la pâleur, l'amaigrissement, l'anhélation, la gastralgie, les troubles intestinaux, accidents surtout notés chez les ouvriers des fabriques de soude artificielle. Les dents ont une lésion spéciale; elles sont ramollies, translucides par disparition des éléments calcaires; souvent elles cassent au collet en laissant un chicot qui noircit. Même chose, quoique à un degré moindre, a été notée chez les ouvriers des autres professions, qui sont plus sujets à des accidents aigus, dyspnée, hémoptysie.

5° VAPEURS BROMIQUES.

Les vapeurs de brome ont à peu près la toxicité de celles du chlore. A dose massive, ces vapeurs produisent une intoxication ainsi retracée par Lewin : coloration brune péribuccale, conjonctivite, coryza, salivation, suffocation, toux, bronchite, voix rauque, asthme bronchique, troubles de la déglutition, troubles gastriques, exanthèmes prurigineux, grincements de dents, secousses musculaires; puis dyspnée angoissante, palpitations, soubresauts tendineux, convulsions, perte de connaissance. Ce tableau peut aboutir à la mort.

A doses faibles, on note des corrosions locales, de la dyspnée.

6° VAPEURS IODIQUES.

A haute dose, ces vapeurs produisent des *empoisonnements aigus* rares, presque jamais mortels (*fièvre iodique*), marqués par la céphalée, les vertiges, l'ivresse iodique, le coryza, la conjonctivite.

L'*empoisonnement chronique* consiste en une cachexie avec altération de la nutrition.

7° VAPEURS FLUORHYDRIQUES.

Ces vapeurs causent des ophtalmies avec kératite ulcéreuse, du coryza, de la dyspnée, de la toux spasmodique. On note ces accidents chez les *graveurs sur verre*, dans le *traitement des phosphates minéraux par l'acide sulfurique*, où les acides chlorhydrique et fluorhydrique produits sont dus aux chlorure et fluorure associés aux phosphates naturels.

8° VAPEURS AMMONIACALES.

PROFESSIONS EXPOSANT AUX VAPEURS AMMONIACALES. — Plus importante est, au point de vue industriel, l'étude des troubles produits dans l'économie par les vapeurs ammoniacales. Elles se dégagent dans les *tanneries*, dans la *fabrication de l'ammoniaque liquide, des chlorhydrate et sulfate d'ammoniaque, du carbonate d'ammoniaque*, quand la chaux est mise en présence du sel ammoniac; dans *celle de la glace par l'appareil Carré* quand les appareils mal lutés laissent se faire des fuites, dans *celle de la soude par le procédé Schlœsing*, où on mélange du chlorure de sodium et du bicarbonate d'ammoniaque; dans *celle de la murexide*, qui est du purpurate d'ammoniaque; enfin dans *celle des prussiates*. Citons enfin, comme exposés à ces vapeurs, les *vidangeurs*, les ouvriers qui fabriquent les *engrais*, enfin ceux qui conduisent les *appareils à griller les draps*.

PHYSIOLOGIE PATHOLOGIQUE. — D'après Hirt, le gaz ammoniac mêlé à l'air est compatible avec la vie à un taux de 10 p. 100 s'il y a assez d'oxygène. Les animaux présentent une asphyxie due au spasme glottique. A l'autopsie, il y a congestion et emphysème. Comme toutes les vapeurs alcalines, l'ammoniaque tend à produire des exsudats.

SYMPTOMATOLOGIE. — Chez l'homme, la *symptomatologie* peut être nulle, s'il y a très peu de ces vapeurs dans l'air. Souvent on observe de l'ophtalmie, qui, au lieu de la forme papillaire et vésiculaire des ophtalmies par vapeurs acides, prendrait la forme croupale, pseudo-membraneuse (Layet). Il y a rougeur, douleur, photophobie; on voit une blanche pellicule devant la cornée. Cette ophtalmie est ce que les vidangeurs appellent *mitte*.

A dose plus élevée, on peut avoir un vrai empoisonnement aigu, comme Castan en a observé un cas chez un individu fabriquant la glace par un appareil Carré et ayant respiré pendant dix minutes du gaz ammoniac. Cet ouvrier présenta de l'asphyxie avec constriction de la poitrine, brûlure de la gorge, spasme glottique, vomissements séreux, pâleur, dépression, sueurs à odeur d'ammoniaque, pouls petit et fréquent, température normale, congestion buccale et laryngée. La guérison survint, mais il y avait encore un accès dyspnéique au huitième jour.

9° VAPEURS CYANHYDRIQUES.

PROFESSIONS EXPOSANT AUX VAPEURS CYANHYDRIQUES. — Les *photographes* sont exposés à respirer des vapeurs cyanhydriques provenant de la décomposition des cyanures qu'ils manient. Elles se développent dans la *calcination des matières animales avec des alcalins*; cependant on ne voit guère d'accidents dans la préparation du ferrocyanure de potassium, où on emploie des matières azotées. Il y a encore dégagement de *chlorure de cyanogène*, lors de la *préparation du prussiate rouge*, d'acide cyanhydrique dans la *teinture* et l'*impression des tissus en bleu*, dans l'*extraction de la fécule de manioc*, dans la *fabrication du jouet dit serpent de Pharaon*, dont nous avons déjà parlé à propos du mercure, car on y emploie du sulfocyanure de mercure, enfin dans la *préparation du fulminate de mercure*, dans la *fabrication de la soude artificielle*.

PHYSIOLOGIE PATHOLOGIQUE ET SYMPTOMATOLOGIE.
— La toxicité extrême de l'acide cyanhydrique est bien connue. On sait qu'il tue les cobayes en une seconde, les lapins en trois (Reyer, de Vienne). Il se formerait avec l'hémoglobine une combinaison qui, par sa fixité, rappelle celle de l'oxyde de carbone.

Chez l'homme il y a des vertiges avec pâleur de la face, dépression, impossibilité de parler malgré la conservation de l'intelligence, refroidissement, diplopie.

10° PROPHYLAXIE DES ACCIDENTS CAUSÉS PAR LES VAPEURS CAUSTIQUES.

Les données générales de la prophylaxie sont ici, comme ailleurs, ventilation, hotte communiquant avec un foyer d'appel ou un ventilateur, fermeture hermétique des appareils, occlusion des chambres et des souffroirs, où l'ouvrier n'entrera qu'après évacuation des vapeurs.

Pour neutraliser ces vapeurs, on a conseillé l'eau de chaux; Hilairet a proposé l'ammoniaque pour les acides; il se formerait de l'azotate et de l'azotite d'ammoniaque inoffensifs et inodores.

Pour les vapeurs sulfureuses émises dans la vulcanisation du caoutchouc, Hudelo a fait construire un appareil dans lequel, au voisinage du bain de soufre, il vient de l'air appelé de l'extérieur en quantité suffisante pour entraîner le gaz sulfureux; ensuite cet air vient en contact d'une large surface mouillée, qui absorbe le gaz. Divers appareils ont été imaginés pour aspirer les gaz acides produits dans les diverses industries; ainsi nous citerons l'appareil de M. Livache, pour les vapeurs des ateliers de celluloïd; celui de MM. Geneste et Herscher, employé pour aspirer les gaz des ateliers d'orfèvrerie Christophle, les gaz lourds descendant, les gaz légers montant; enfin, pour aspirer les vapeurs de poudreries, MM. Geneste et Herscher ont disposé dans le comble des hangars un ventilateur hélicoïdal actionné mécaniquement. Pour l'ammoniaque, l'appareil de Hudelo peut être utilisé.

10° INDUSTRIE DU TABAC.

TABAC. — On a accusé le tabac de provoquer quelques méfaits chez les ouvrières qui le manipulent; d'autres, par contre, ont cherché à l'innocenter; il importe donc de se faire à ce sujet une opinion éclairée par des faits. Si l'on réfléchit à l'extrême toxicité de la nicotine, bien démontrée par Claude Bernard, et à la teneur élevée de cet alcaloïde dans les tabacs non encore manipulés (8 p 100 dans les tabacs du Lot, 6 à 7 p. 100 dans ceux du Nord, de Virginie, de Kentucky, 2 à 3 p. 100 dans le Maryland et l'Alsace), on serait tenté de pencher vers la grande nocivité des professions qui les manient. La nicotianine qui se trouve dans les feuilles sèches serait aussi à mettre en cause d'après Chappmann.

MODES DE PÉNÉTRATION. — L'*absorption* de nicotine peut se faire- de diverses façons et par diverses voies :

1° **Pénétration par les poussières**. — Par les *poussières* quand les ouvrières font le triage des plus belles feuilles (*époulardage*) ou démolissent, après une fermentation de six mois, les meules de tabac appelées *masses*.

2° **Pénétration par les vapeurs**. — Par les *vapeurs* émanées des tabacs en fermentation et des séchoirs. L'action de ces vapeurs, dont la composition chimique ne paraît pas avoir été bien précisée, se manifeste surtout l'été, et dans les rondes du soir quand les vapeurs ont été accumulées dans des salles closes pendant plusieurs heures.

Qu'il s'agisse de poussières ou de vapeurs, l'absorption se fait par *voie respiratoire*; mais il faut aussi tenir compte de l'absorption par *voie cutanée*, bien démontrée par un fait de Tardieu qui a vu un empoisonnement par application de feuilles de tabac sur la peau dans un but de fraude. Le contact du tabac avec la peau est réalisé dans plusieurs des opérations, dans la *mouillade* qui consiste à tremper les feuilles dans l'eau salée pour les rendre plus souples et les empêcher de moisir, dans l'*écotage* qui est l'enlèvement de leurs nervures. La colle enfin qui sert à fixer la robe des cigares est faite de farine et de jus de tabac. Les opérations telles que le *râpage*, le *tamisage*, entraînent naturellement des poussières.

SYMPTOMATOLOGIE. — Quels sont les *symptômes* d'intoxication tabagique professionnelle? Nous allons voir qu'à ce sujet les auteurs sont loin de s'accorder. *Au début*, il y aurait les signes que l'on observe chez les fumeurs non expérimentés ou chez les personnes non accoutumées et qui ont été soumises, dans un lieu insuffisamment aéré, aux vapeurs de pipes et de cigares. Ce sont de la céphalée, des nausées, de l'insomnie, de l'embarras gastrique, des vomissements et de la diarrhée, de la dyspepsie flatulente et de la gastralgie, accidents plus fréquents chez les femmes ou les enfants. D'après Kostial, sur 100 nouvelles cigarières de douze à seize ans, 72 sont malades dans les six premiers mois. La maladie, qui dure une ou plusieurs semaines, consiste en congestion cérébrale, névroses, angoisse précordiale, palpitations, anémie, gastrite, entérite, conjonctivite, lassitude, fièvre, insomnie, sueurs froides, anorexie. Suivant Ygonin, ces troubles seraient rares. Pour Mélier, l'anémie serait la conséquence de la diarrhée. Aux troubles de début que nous venons d'énumérer succéderait une période d'accoutumance pendant laquelle l'action lente du poison donnerait lieu à un amaigrissement progressif, dû, d'après Buchkin, à ce que la sécrétion gastrique diminuerait et deviendrait insuffisante.

Une action très discutée du tabac est celle qu'il exercerait sur la *phtisie* et d'autres maladies infectieuses. En 1842, le vicomte Siméon fit paraître un résumé des rapports des médecins des manufactures de tabac. Dans ces rapports, il était dit qu'à Morlaix les ouvriers auraient été préservés de la dysenterie, à Tonneins de la suette, qui sévissaient sur le reste de la population. L'heureuse influence sur la phtisie y était proclamée dans cinq rapports sur dix. Ruef (de Strasbourg) demanda même, à titre thérapeutique, l'introduction des phtisiques dans les manufactures de tabac. Cependant Mélier, qui fit à cette occasion un rapport à l'Académie en 1845, se montre sceptique sur cette action; de même Ygonin (1); enfin L. Poisson (de Nantes) (2) conclut que la guérison de la phtisie, des rhumatismes, de la gale, des fièvres intermittentes, par la fabrication du tabac, est illusoire.

Ce qui nous arrêtera davantage, c'est l'étude des conséquences importantes au point de vue social que le tabac peut avoir sur la *conception* et la *santé du nourrisson ou de sa mère*. Déjà Patissier, Mérat, Richardson, James, Brodie, Kostial avaient observé la fréquence des troubles menstruels et des métrorragies. Ces faits semblaient cadrer avec l'action excito-motrice qu'exerce la nicotine sur les fibres lisses, comme en témoignent ses effets laxatifs.

Voyons donc tout d'abord quelle opinion on peut se faire au sujet de l'*influence sur la grossesse*. Tandis que Delaunay, Decaisne, Quinquaud ont observé que les fausses couches persistantes chez les ouvrières tout le temps qu'elles se livrent à leur profession disparaîtraient quand elles ne reviendraient plus à la manufacture, que Layet a fait la même observation à Bordeaux, par contre Lebail (du Mans), tout en admettant la suractivité menstruelle, nie les fausses couches et la mortalité des nouveau-nés. Le Dr Ygonin (de Lyon) trouve que rien n'est justifié dans les craintes émises au sujet des méfaits du tabac. Poisson père (de Nantes) dit qu'en vingt-cinq ans il n'a rien observé de semblable. L. Poisson (de Nantes) a étudié la question en 1881 dans les *Annales d'hygiène*. Il se base sur la statistique. Sur 100 ouvrières mariées ou non, il ne trouve que huit menstruations défectueuses. Sur ces 8 cas, quatre péchaient par suractivité, 3 par irrégularité. Dans le dernier, l'ouvrière, âgée de trente-deux ans, n'avait été réglée que deux fois dans sa vie.

Sur 68 femmes mariées, il y a eu 11 fausses couches, dues soit à la syphilis, soit à des accidents, en somme une proportion qui ne dépasse pas ce qu'on voit chez d'autres ouvrières. La nicotine

(1) YGONIN, *Annales d'hyg. publ. et de méd. lég.*, 2e série, 1867.
(2) POISSON, *Annales d'hyg. publ. et de méd. lég.*, 3e série, 1881.

a été trouvée dans le liquide amniotique (Ruef, Stolz), mais il n'en semble pas résulter les graves conséquences admises par certains auteurs pour la vie du produit de la conception. Cependant Layet fait observer que, dans une même manufacture, les cigarières, plus exposées aux émanations de tabac que les colleuses de papier, sont aussi plus sujettes aux avortements.

Les *suites de couches* sont-elles plus mauvaises? L. Poisson ne le croit pas; il ne croit pas qu'il y ait des pertes utérines consécutives. Le point le plus important qui reste à étudier est celui de la *mortalité infantile* dans les familles de ces ouvrières. La nicotine a été trouvée dans le lait (Kostial), et on pourrait *a priori* admettre la nocivité de ce lait sur l'enfant. Kostial avait dit que les enfants des cigarières qui nourrissent n'ont, dans les trois premières semaines, rien de particulier, mais qu'ils dépérissent après la reprise par la mère de son travail et meurent du deuxième au quatrième mois. Ces ouvrières auraient peu de lait. Admise encore par Mélier, Jacquemart, Decaisne, Thévenot, Goyard, cette fâcheuse influence a été contestée par Parent-Duchâtelet, Siméon, L. Poisson, qui n'a pas vu ces enfants plus exposés aux maladies, ni ces maladies plus graves chez eux ni la mortalité plus élevée.

En 1897, G. Étienne (1) (de Nancy) a repris la question dans une étude portant sur 17 familles et 93 grossesses. Il ne lui semble pas que le tabac agisse sur l'évolution de la grossesse. Sur 93 grossesses, il n'y a eu que 8 mort-nés, soit 11,5 p. 100. Pour ce qui est des conséquences de la lactation sur l'enfant, alors que 2 enfants nourris au sein par une mère ne rentrant pas à la manufacture sont restés très bien portants, par contre 8 enfants nourris exclusivement au sein par des mères ayant repris leur travail ont tous succombé entre le premier et le treizième mois, et 6 d'entre eux dans les six premiers mois. D'autres statistiques montrent que les résultats sont plus favorables si l'enfant est nourri après la reprise du travail par la mère, soit exclusivement au biberon, soit simultanément au sein et au biberon; avec cette méthode mixte, la mortalité n'est que de un sixième. Les enfants élevés exclusivement au biberon ont survécu dans la remarquable proportion des deux tiers. De ces faits résultent les conséquences suivantes énoncées par l'auteur:

1° Il ne faut pas chercher à faciliter l'allaitement maternel chez les femmes qui ont repris leur travail. Dans ces conditions, la mortalité infantile s'élève à plus du double de l'ensemble de la population ouvrière;

2° Il faut généraliser l'emploi du lait stérilisé par distribution du lait à prix réduit ou gratis;

3° Il faut interdire la rentrée des ateliers pendant un minimum de

(1) G. Étienne, *Annales d'hyg. publ. et de méd. lég.*, 3ᵉ série, 1897.

un mois à six semaines après l'accouchement d'un enfant vivant. On sait, en effet, qu'après avoir reçu l'allaitement maternel pendant ce laps de temps l'enfant est beaucoup plus apte à supporter l'allaitement artificiel.

Pour se rendre compte des progrès réalisés dans la prophylaxie des accidents du tabac, il suffit de parcourir l'ouvrage de Rammazini, datant de 1822; l'auteur y fait le plus sombre tableau des accidents tabagiques professionnels. Aujourd'hui le hachage, le râpage, la torréfaction se font par des machines qui suppriment le contact direct et les vapeurs délétères. Les salles sont en outre suffisamment aérées. En somme, on peut dire que le travail se fait dans des conditions presque inoffensives.

Récemment l'étude expérimentale de l'intoxication tabagique a a été faite par divers auteurs. Josué (1) n'a pas obtenu de lésions artérielles avec des injections veineuses de nicotine chez des lapins ; cependant Adler (2), faisant ingérer à des lapins une infusion de tabac mêlée à la nourriture, avait vu de l'endartérite des artérioles. Boveri (3) leur introduisant avec la sonde une infusion de tabac trouva l'aorte dilatée et calcaire. Les mêmes résultats ont été obtenus par Baylac et Amouroux (4). Gouget a repris ces expériences (5), soit en introduisant avec la sonde l'infusion de tabac, soit en l'injectant dans la veine. Le premier mode d'introduction est bien supporté, tandis que le second provoque une crise épileptique. Un seul lapin qui avait été injecté dans la veine eut de l'aortite ; dans une expérience, l'auteur a noté un léger degré de cirrhose hépatique.

Il nous paraît intéressant de publier ici les résultats d'une enquête toute récente, faite par l'un de nous, résultats qui, par leur concordance parfaite, deviennent singulièrement significatifs.

En présence de ces affirmations encore rejetées, malgré les faits, que la manipulation du tabac exerce une action évidemment néfaste sur la natalité, sur l'allaitement, et une action moins certaine sur la morbidité des enfants en bas âge, nous avons envoyé à tous les médecins des manufactures de tabac en France un questionnaire ainsi conçu :

a. Quelle est l'influence du tabac sur la natalité? Des auteurs ayant prétendu que la natalité est plus faible chez les ouvrières des tabacs que chez les femmes de la classe ouvrière en général.

b. Quelle est l'influence du travail, dans les manufactures de tabac, sur la morbidité des enfants en bas âge? Des auteurs ayant prétendu que la morbidité des enfants des ouvrières des tabacs est plus du double de la mortalité au même âge dans la classe ouvrière .

(1) *Soc., méd. des hôp.*, 3 fév. 1905.
(2) *Journ. of. méd. researches*, nov. 1902.
(3) *Clin. méd.*, 1905, n° 6.
(4) *Soc. biol.*, juin 1906.
(5) *Presse méd.*, 22 août 1906.

c. Quelle est l'influence de la manipulation du tabac sur l'allaitement? Des auteurs ayant prétendu que le lait des ouvrières était non seulement mauvais, mais encore dangereux (un auteur n'a-t-il pas prétendu que le lait des ouvrières dégageait une odeur de tabac). A ces questions très précises, les très distingués médecins des manufactures de tabacs en France ont bien voulu répondre d'une façon très précise, après avoir examiné, chacun dans leur sphère, les faits tels qu'ils se présentent habituellement; et leurs réponses, parfaitement concordantes, ont une valeur indéniable puisque l'enquête a porté sur toute la population des tabacs, qui s'élève à près de 17000 ouvrières.

Quelques-uns, tel le Dʳ Breul, de Nancy, ont cité des chiffres intéressants. 1° Le chiffre de la natalité générale à Nancy a été, pour 1905 et 1906, de 2,36 p. 100; à la manufacture des tabacs, il a été pour 1906 de 5,65 p. 100 ; 2° le chiffre de la mortalité infantile à la manufacture pendant l'année 1906 a été de 13,15 p. 100 ; la moyenne de la mortalité infantile était à Nancy de 14 à 18 p. 100 (1).

Le Dʳ Prouff (de Morlaix), médecin de l'unique crèche de la ville, crèche composée par moitié d'enfants de manufacturières, a constaté que les maladies de cette moitié ne différaient en rien comme fréquence, nature et gravité des maladies de l'autre moitié ; de même il a constaté que les résultats obtenus par le lait des cigarières ne différaient pas des résultats obtenus par le lait des autres ouvrières et que la durée moyenne de l'allaitement était la même.

Il nous est impossible de transcrire par le menu les observations détaillées de tous les médecins des manufactures. Les conclusions seules importent, et celles-ci sont des plus nettes; on peut les formuler en toute assurance et de la façon suivante :

1° Le tabac ne semble avoir aucune influence sur la natalité, et les fausses couches ne sont pas plus fréquentes chez les ouvrières des manufactures que dans le reste de la population;

2° On peut affirmer que chez les enfants des ouvrières des manufactures de tabac convenablement soignés la morbidité et la mortalité ne sont pas plus élevées que dans n'importe quel autre milieu;

3° Les enfants élevés au sein par les mères soigneuses se développent d'une façon normale, et l'on ne constate chez ces enfants aucun accident pouvant permettre d'incriminer la qualité du lait ou sa quantité. On peut sur ce point, comme sur les précédents, être tout à fait affirmatif.

Il est bon d'ajouter que, depuis trois ans, dans les manufactures de tabacs et d'allumettes, il a été institué, sur l'initiative de l'un de nous.

(1) Nous devons les résultats de cette enquête aux Dʳˢ Rocaz, de Bordeaux, Jaille, de Châteauroux, Dufour, d'Orléans, Steeg, de Dieppe, Deraye, de Dijon, Jullien, du Havre, Le Baïl, du Mans, Castelin, de Lille, Cherieux, de Limoges, Fallot, de Lyon, Doulet, de Marseille, Prouff, de Morlaix, Pellat, de Pantin, Poisson, de Nantes, Scoffier, de Nice, Andige, d'Issy, Marquet, de Reuilly, Grasset, de Riom, Maynard, de Toulouse.

des « primes d'allaitement ». Les ouvrières, pendant les quatre premiers mois qui suivent leur accouchement, touchent des mensualités régulières si elles nourrissent leurs enfants. A la fin de chacun de ces mois, les enfants nourris au sein sont présentés par leur mère au médecin de chaque manufacture : ils sont examinés, pesés; la mère est surveillée. Cette institution, qui date encore de peu d'années, paraît avoir fait monter le nombre des ouvrières qui allaitent et semble donner de très heureux effets. En présence du résultat si précis de cette enquête, on reste véritablement étonné, quand on jette un regard en arrière sur l'historique de cette question d'hygiène, du pessimisme de certains auteurs, et l'on se demande sur quoi il fut fondé.

On comprendrait encore que Rammazini, qui vivait à une époque où la fabrication du tabac livrée à des particuliers plus préoccupés de leurs intérêts que des questions d'hygiène, ait pu considérer cette fabrication comme très dangereuse et trouver les maladies les plus graves; on s'explique moins bien que d'autres auteurs, à une époque très rapprochée de nous, aient pu dire que la mortalité des nourrissons était *doublée* chez les enfants des mères qui continuaient à travailler le tabac, et que Pierracini (de Milan), en 1905, en soit arrivé à compter 45 p. 100 d'accouchements prématurés chez les ouvrières des manufactures?

Quinquaud n'avait-il pas dit aussi qu'à la manufacture de Jean Nicot il était de notoriété publique que le tabac faisait partir le lait et que les ouvrières employées à la manipulation du tabac avaient moins de lait que les autres femmes, que leurs enfants étaient maigres et chétifs, qu'ils avaient, après chaque tétée, des coliques et même des accidents nerveux et que leurs selles étaient de couleur vert-de-gris? Il résulte également d'une enquête faite par le Dr Delaunay chez plusieurs sages-femmes du quartier du Gros-Caillou, qui assistaient beaucoup d'ouvrières de la manufacture des tabacs, que le tabac tarit le lait des nourrices, qu'il est plus clair et moins riche qu'à l'état normal et qu'il nuit conséquemment au développement des nouveau-nés, qui souvent meurent victimes de la profession maternelle. On alla même encore plus loin, puisque en 1900, le Dr Jaucent, dans sa thèse, dit : « Il est maintenant prouvé par des *statistiques sérieuses* qu'il y a danger de mort pour l'enfant que sa mère continue à allaiter lorsqu'elle a repris du travail. »

N'y a-t-il pas une contradiction singulière entre ces affirmations pessimistes et les résultats si rassurants de notre enquête toute récente, résultats que d'autres avant nous, et isolément, avaient déjà obtenus? Et n'est-on pas en droit de penser que, parmi les causes multiples qui sont susceptibles de provoquer des accouchements prématurés ou de hâter la mort des nourrissons, les auteurs ont omis, involontairement, les plus importantes : à savoir, la syphilis, l'alcoolisme... et, chez beaucoup de femmes se sachant enceintes, le désir de ne pas avoir d'enfants?

11° INDUSTRIE DU PHOSPHORE.

Il est permis aujourd'hui de dire que l'étude du *phosphorisme professionnel* n'intéresse plus que l'histoire de la médecine. Le spectre du terrible *mal chimique*, de la *nécrose phosphorée*, a heureusement disparu, en France, des préoccupations du médecin, et l'un de nous a montré (1) comment, sous l'influence surtout des publications de Magitot, il fut un temps où la moindre lésion gingivale était taxée de nécrose nécessitant une mutilation chirurgicale. La lecture de cet article montrera que les brûlures légères sont aujourd'hui le seul accident vraiment imputable au phosphore, et cela s'explique puisque le phosphore blanc a été absolument remplacé en France, depuis 1898, par le sesquisulfure de phosphore.

L'allumette est trempée dans une pâte dont la composition, due à MM. Sévène et Cahen, ingénieurs des manufactures de l'État, est la suivante :

Sesquisulfure de phosphore	6	parties.
Chlorate de potasse	24	—
Blanc de zinc	6	—
Ocre rouge	6	—
Poudre de verre	6	—
Colle	18	—
Eau	34	—

Le sesquisulfure ne fondant qu'à 142° n'émet pas de vapeur à la température, ordinaire ; il est très peu toxique ; 3 centigrammes par jour donnés aux cobayes ne les incommodent pas, alors que 3 milligrammes de phosphore blanc les tuent rapidement. Or cette dose de 3 centigrammes pour un cobaye correspond à $3^{gr},5$ pour un homme adulte, soit à 6 000 têtes d'allumette. Depuis qu'est adoptée cette nouvelle fabrication, il n'y a pas eu à enregistrer un seul cas d'intoxication (2). D'ailleurs, déjà avant 1898, par une rigoureuse prophylaxie, on était arrivé à enrayer les accidents provoqués par le phosphore blanc. Une commission avait été nommée en 1896 par l'Académie de médecine à la demande du ministre des Finances pour contrôler l'état de santé de 226 ouvriers et ouvrières des fabriques d'allumettes de Paris, qui se faisaient porter malades depuis plusieurs mois sur un total de 620. Les résultats de l'examen furent les suivants : 189 ouvriers jeunes et vigoureux auraient pu reprendre leur travail dès le lendemain; sur ce nombre, 124 avaient une ou plusieurs dents cariées sans trace de phosphorisme; on les a congédiés par prudence en leur donnant une forte indemnité pécuniaire. Les 65 autres ont repris le travail. 12 ouvrières employées depuis longtemps et débilitées ont reçu une pension viagère de retraite. 10 ouvriers guéris d'anciens accidents de phosphorisme ont été

(1) Courtois-Suffit, Phosphorisme professionne (*Presse méd.*, 3 mai 1899).
(2) Courtois-Suffit, *Acad. de méd.*, 13 février 1900.

retraités. Enfin 15 ont été mis en observation ou traitement pour nécrose limitée ou autres accidents. Les conséquences de ces mesures, malgré l'emploi du phosphore blanc, n'avaient pas tardé à se faire sentir. Alors que pendant les onze premiers mois de 1896 l'administration avait eu à verser, à titre d'indemnité, aux ouvriers interrompus dans leur travail, plus de 450 000 francs, la somme des indemnités tomba à la fin de 1897, première année de la pratique personnelle de l'un de nous aux manufactures de Pantin-Aubervilliers, à 42 000 francs.

Aujourd'hui qu'il est permis de ramener à leur juste proportion les accidents imputables au phosphore et de faire mieux la part qui revient dans le soi-disant phosphorisme aux autres infections et intoxications et surtout à l'alcoolisme, dont sont loin d'être exempts ces ouvriers, il peut être intéressant de faire une revue rétrospective du phosphorisme, auquel, disait Magitot, étaient voués *sans exception* tous les ouvriers, toutes les manufactures de France étant *autant de foyers d'empoisonnement*. Cet auteur décrivait des signes de phosphorisme dépendant de prédispositions individuelles, à savoir : l'entérite chronique avec diarrhées rebelles, la néphrite et la cystite, la bronchite, la fragilité des os, d'où fréquence des fractures et consolidation très lente et souvent difforme de celles-ci, la facilité des ruptures musculaires, enfin la production d'une nécrose spéciale des mâchoires, dite nécrose phosphorée ou mal chimique, le plus grave des accidents, puisqu'il entraînait la mutilation ou la mort des malades. Les accidents généraux communs à tous les ouvriers étaient : l'état cachectique, la teinte subictérique de la peau, l'odeur alliacée de l'haleine, la présence du phosphore dans les urines, des signes d'anémie surtout chez les femmes, un degré marqué de mortalité infantile, enfin une déchéance de la nutrition générale reconnaissable à la présence fréquente de l'albumine dans les urines, à l'abaissement des oxydations azotées et à l'accroissement considérable de la déminéralisation de l'organisme (A. Robin).

Et d'abord, que doit-on penser de la *nécrose phosphorée* ? Tout le monde admet, comme Magitot aussi, la nécessité de la lésion alvéolaire initiale pour la nécrose. Mais, pour les uns, il y aurait action chimique, qui, par formation de super ou d'hypophosphates, troublerait la nutrition de l'os ; pour d'autres, le trouble chimique ne ferait que préparer le terrain pour l'invasion microbienne. Cette dernière opinion est celle qu'a défendue Kocher (de Berne). Pour Stockmann (de Glasgow), l'agent pathogène serait le bacille tuberculeux, opinion qui ne cadre guère avec une certaine immunité tuberculeuse observée chez les ouvriers maniant le phosphore blanc (Mahu). D'ailleurs, Oliver a trouvé les microbes pyogènes ordinaires, mais pas le bacille de Koch. Enfin récemment la théorie de l'infection a été défendue par Galippe.

La nécrose se manifeste d'abord par une odontalgie persistante que ne soulage pas l'extraction de la dent, laquelle d'ailleurs est tôt ou tard expulsée spontanément.

La mâchoire offre un gonflement phlegmoneux qui peut s'étendre au voisinage : cou face ; puis la salivation devient abondante et l'haleine fétide. La fièvre s'allume, et un abcès se forme qui s'ouvre par des fistules multiples laissant échapper un pus fétide. On peut voir des complications mortelles : érysipèle, phénomènes putrides. La maladie peut passer à l'état chronique ; il se forme alors un séquestre qui s'enkyste. La maladie peut laisser une déformation profonde, soit qu'il y ait tuméfaction de l'os nouveau et des parties molles, soit qu'il y ait absence de régénération des parties éliminées. On a vu quelquefois l'apparition très tardive des accidents ; c'est ainsi qu'à la manufacture de Trélazé on a opéré un cas de nécrose trois ans après la suppression du phosphore blanc. A Saintines, on en a vu un deux ans après.

Dans les usines de Pantin-Aubervilliers, pendant deux années consécutives de 1896 à 1898, quoique l'usine fût dans les plus mauvaises conditions de salubrité, il n'y a pas été observé un seul nouveau cas de nécrose phosphorée, des mesures d'hygiène ayant été prescrites par l'un de nous et ayant été minutieusement contrôlées. Ceci démontre péremptoirement que l'hygiène seule, quand les ouvriers consentent à en suivre les règles précises, suffit à faire disparaître les accidents locaux du phosphorisme, et, en particulier, la nécrose phosphorée, et ceci démontre aussi que la fréquence de ces accidents graves avait été singulièrement exagérée. Il fut un temps où régnait ce que l'on peut appeler la phobie du phosphorisme et où toute lésion dentaire ou gingivale apparaissant chez un allumettier était de suite étiquetée « nécrose phosphorée », de même que toute affection générale, de quelque nature qu'elle ait été, était attribuée sans discussion au phosphorisme. Il fallut de longues années pour détruire cette croyance en la nocivité extrême du phosphore blanc, et c'est à peine si, à l'heure actuelle, *maintenant que dans aucune des usines de France*, depuis dix ans, on ne manipule plus cette substance, les ouvriers sont bien convaincus qu'ils ne courent aucun danger.

En dehors de la nécrose phosphorée, ou mal chimique, dont la fréquence a été exagérée sans doute, mais qui a existé, on avait attribué au phosphorisme bien d'autres méfaits, qui, eux, dans la grande majorité des cas, n'ont jamais existé. Magitot avait prétendu que les *fractures* des membres étaient beaucoup plus fréquentes chez les allumettiers que dans d'autres industries et qu'elles s'y produisaient même sous les moindres occasions. De plus elles se consolideraient avec une extrême lenteur, et les consolidations seraient presque toutes vicieuses. M. Brocorens disait, en 1897, avoir traité à Grammont depuis vingt-cinq ans une trentaine de cas de fractures spontanées des membres inférieurs par efforts musculaires et avoir vu ces fractures guérir comme les autres. Arnaud (1), en douze ans de pratique à Marseille, n'a vu que deux cas de fractures qui se sont très bien consolidées. De 1897 à fin 1899, en trois ans, il n'y en eut dans les manufactures d'allumettes de Pantin qu'un cas survenu à la suite d'un coup de pied bas reçu à la partie inférieure de la jambe. Cette fracture s'est normalement consolidée.

On a reproché encore au phosphore la *déminéralisation de l'organisme*. Le coefficient de déminéralisation, dit Magitot, au lieu du chiffre normal de 30 p. 100, s'élève de 40 à 55 p. 100. Arnaud (de Marseille) a vu au contraire que la moyenne du coefficient de déminéralisation a été plus élevée chez les ouvriers qui ne travaillent pas au phosphore, résultats contraires à ceux de Magitot. Dans ses recherches instituées en collaboration avec le Dr Henri Martin, l'un de nous à vu un chiffre de déminéralisation supérieur à la normale, sans qu'on puisse établir une corrélation entre ce fait et le degré de l'intoxication ; en effet, chez des ouvriers n'ayant jamais travaillé dans les ateliers chimiques, on trouvait un coefficient élevé, alors qu'il était au-dessous de la normale chez des ouvriers très exposés à l'intoxication. D'ailleurs on voit, en lisant attentivement les faits rapportés par Magitot, que le coefficient de déminéralisation fut le plus élevé chez l'ouvrière la moins malade.

Il faut sans doute mettre ces variations en rapport avec la nature des aliments ingérés, qui sont plus ou moins salés ; et l'on a trop souvent le tort de faire abstraction d'un élément si important et si nécessaire à connaître pour un examen sérieux des urines.

Presque tous les phosphoriques, avait dit Magitot, sont *albuminuriques* en proportion notable ; en quantité très faible, dit-il, ailleurs. Arnaud a étudié avec soin l'albuminurie minima au moyen du réactif de Millard, de la chaleur et du réactif d'Olivier, et il est arrivé aux résultats suivants : sur 100 ouvriers travaillant au phosphore, 19 ont eu une albuminurie notable (de 0,05 à 1 gramme par litre) : 76 avaient de 0,0025 à 0,05 ; 5 n'avaient pas d'albumine. Sur 100 ouvriers travaillant au cartonnage et non en contact avec le phosphore, il y a eu 7 cas d'albuminurie notable, 32 d'albuminurie minima, 61 d'urines normales. La conclusion est donc en faveur de l'albuminurie phosphorique, mais qui est, dans les quatre cinquièmes des cas, une *albuminurie minima* et dans un cinquième seulement atteint des proportions notables. Si l'on se contente de la recherche de *l'albuminurie clinique*, c'est-à-dire de celle qui est décelée par la chaleur et l'acide nitrique, on ne l'a trouvée qu'une fois en quantité notable et une fois à l'état de trace (Courtois-Suffit). Arnaud conclut en disant qu'il n'a pas relevé un seul cas de brightisme chez ces ouvriers (les 7 p. 100 ayant une notable albuminurie).

(1) F. ARNAUD, Études sur le phosphore et le phosphoris e professionnel, Paris, 1897.

L'*entérite chronique*, les *diarrhées rebelles* attribuées au phosphore ne résistent pas davantage à un examen soigneux. Comme Arnaud, l'un de nous a constaté que les diarrhées qu'on observe, surtout fréquentes dans les fortes chaleurs estivales, tiennent à des fautes d'hygiène alimentaire, qu'elles ne résistent pas aux moyens habituels.

C'est sans plus de fondement qu'on a décrit des *troubles dyspeptiques* (Tardieu), qui ne sont pas rares, il est vrai, mais qui n'ont rien de caractéristique et qui tiennent à l'anémie chez la femme, à la mauvaise alimentation chez elle quelquefois, chez l'homme presque toujours à l'alcoolisme.

Peut-être, dans la *pathogénie de l'anémie*, fréquente chez les ouvrières, faut-il faire une place au phosphore ? Mais combien complexe en est le mécanisme, et qu'il est difficile de faire la part exacte du phosphore dans un trouble si fréquent chez toutes les femmes employées dans les manufactures et dans les usines et qui, aux mauvaises conditions hygiéniques, ajoutent les fatigues de la grossesse et de la lactation.

Rien à dire au sujet des *névralgies*; rien de spécial non plus pour la *bronchite*, généralement légère. Le phosphore ne prédispose pas à la tuberculose; il y aurait même en quelque façon antagonisme, au dire du Dr Mahu.

Reste l'accusation portée contre toutes les intoxications, la *prédisposition à l'avortement*, la *proportion élevée de la mortalité infantile*.

Depuis, Chevallier (1861) a réédité cette légende que contredisent les faits. P. Brouardel est d'avis que, d'une façon générale, les avortements ne sont pas beaucoup plus nombreux chez les femmes manipulant des toxiques que chez les autres.

On voit qu'on peut renverser presque toutes les pierres qui constituent l'édifice du phosphorisme, si bien établi pour faire pendant au saturnisme, à l'hydrargyrisme, etc. Que reste-t-il de tous les griefs portés contre le phosphore ? Bien peu de chose; une odeur alliacée particulière de l'haleine et des urines, une anémie légère chez les femmes, une albuminurie curable et sans signes brightiques, voilà à quoi se réduit l'intoxication phosphorée observée aujourd'hui.

A l'heure actuelle, la fabrication des allumettes au sesquisulfure de phosphore ne doit pas être tenue pour dangereuse, car le seul accident le plus souvent observé consiste dans les brûlures, généralement d'ailleurs très bénignes, quelques poussées de conjonctivite, quelques rares dermatites provoquées par la pâte du *gratinage* chez les individus doués d'une peau susceptible. Malgré tout, bien qu'on n'emploie plus que le sesquisulfure non toxique, il y aura lieu de faire une sélection dans le choix des ouvriers, de rejeter ceux qui auraient une dentition défectueuse, d'examiner de temps en temps la bouche et de faire soigner toute carie dentaire au début, d'enrayer le progrès de toute gingivite par des soins minutieux de propreté de la bouche et des dents. Les urines des postulants doivent être examinées pour éliminer ceux qui présenteraient de l'albumine. L'albuminurie qu'on peut observer chez les ouvriers des manufactures de phosphore cède, en général, rapidement au lait. Surtout chez les ouvrières enceintes, on distribuera de fréquents bons de bains simples ou sulfureux.

Enfin un nouveau progrès a été réalisé récemment en France dans la fabrication des allumettes, grâce à l'usage, bientôt géné-

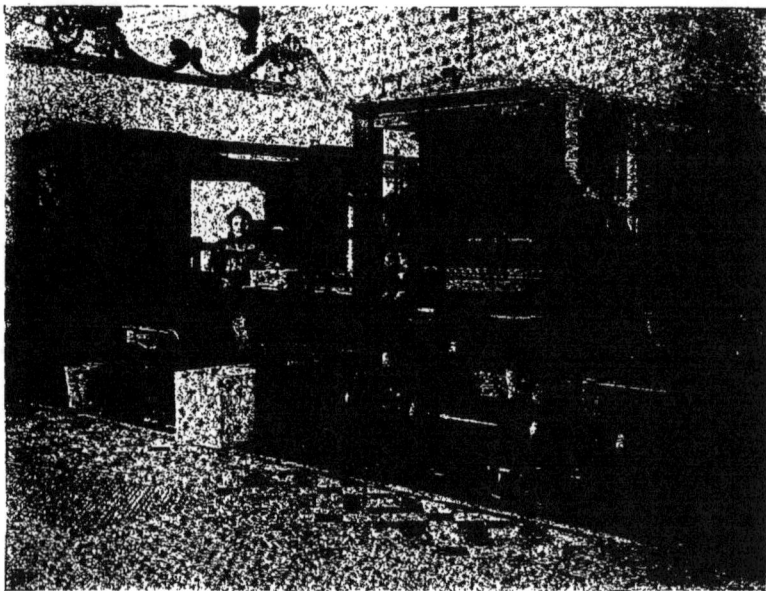

Fig. 64. — Machine à fabriquer les allumettes.

ralisé, des machines à fabrication continue, construites sur les plans de MM. Sévène et Cahen.

Ces machines, qui fonctionnent régulièrement depuis deux ans dans la nouvelle usine d'Aubervilliers, ont donné des résultats très satisfaisants.

Elles permettent de diminuer le nombre des ouvriers (cinq ou six ouvriers employés à la machine faisant le même travail que dix ou douze ouvriers fabricant à la main).

Elles soustraient complètement les ouvriers aux dangers de l'intoxication.

L'appareil (1) est constitué par un bâti métallique long de 7^m,50,

(1) Nous extrayons ces lignes d'un article paru dans le journal *Le Cosmos*, en date du 25 juin 1904, sous la signature de M. Louis Fournier.

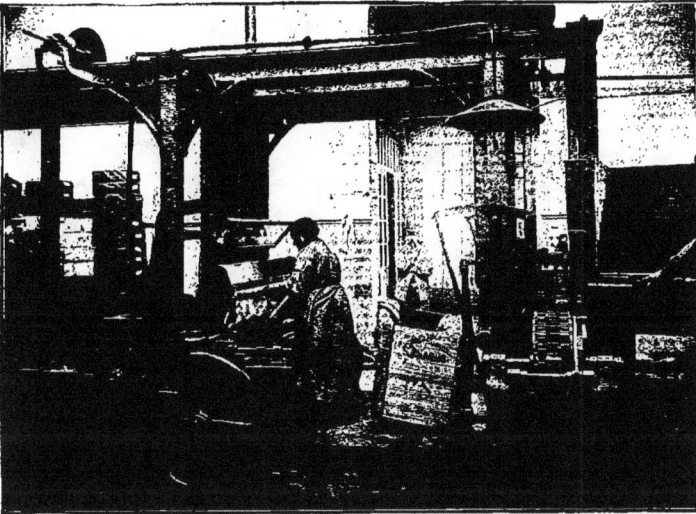

Fig. 65. — Fabrication des allumettes.

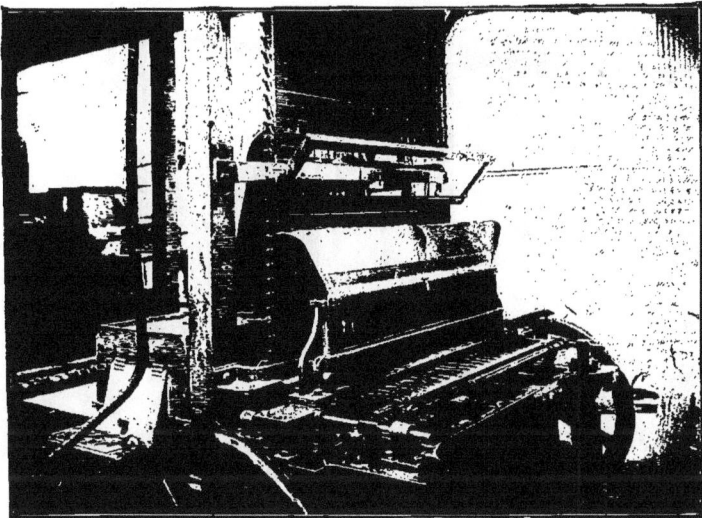

Fig. 66. — Fabrication des allumettes.

supportant une sorte de toile métallique mobile qui sert de support aux allumettes et leur permet la plongée automatique dans les bains de soufre et de pâte ; la longueur du trajet parcouru, qui est de 25 mètres, remplit les conditions du séchoir et, en fin de course, les

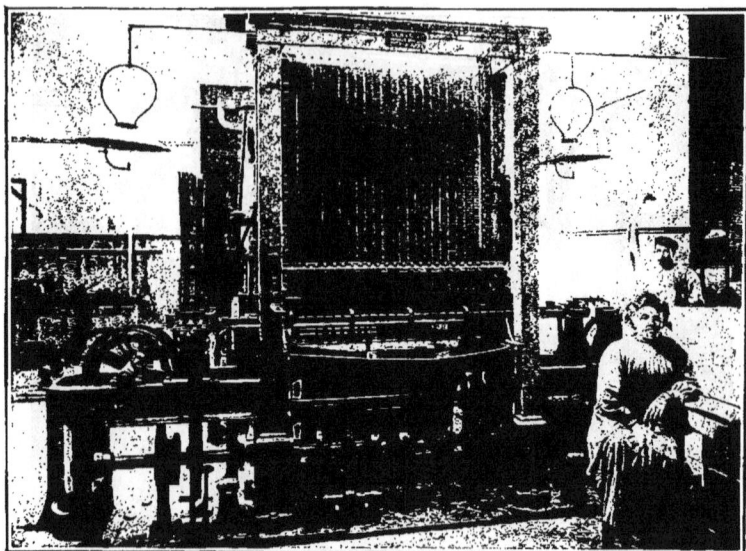

Fig. 67. — Fabrication des allumettes.

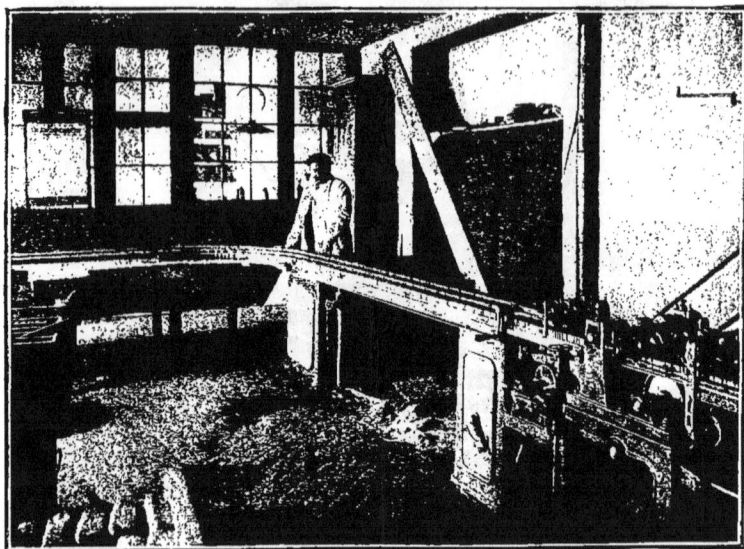

Fig. 68. — Machine à gratiner.

allumettes sont mises dans les boîtes. Les figures 64, 65 et 66 représentent différentes vues de la machine ; elles vont nous aider à en expliquer les détails.

L'opération initiale est représentée par la figure 65. On aperçoit

une sorte de case allongée, où sont, ainsi que dans les *bateaux*, disposées les allumettes blanches. Une ouvrière est chargée de l'approvisionnement.

Sous le bateau est fixée une table métallique, de longueur égale à
la largeur de la machine et sur la surface de laquelle sont taillées à la
dimension d'une allumette des alvéoles ou rainures groupées par
cinq et qui reçoivent chacune une allumette blanche tombant du
bateau. En avant de cette table, un cadre métallique supporte autant

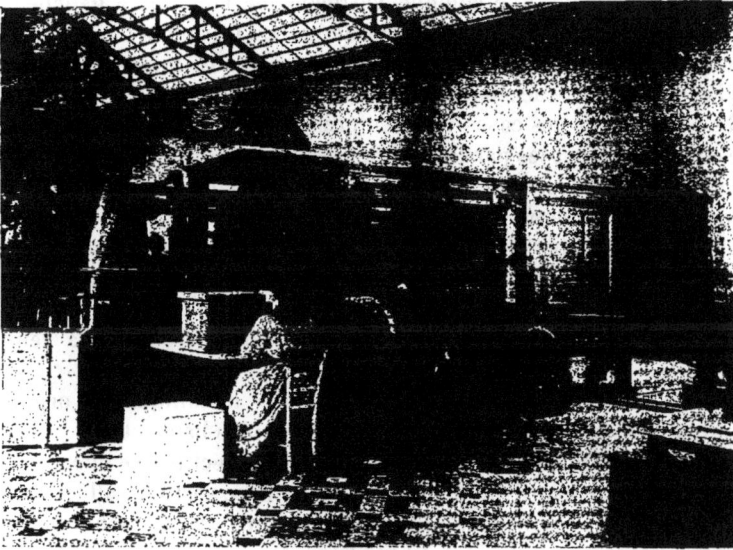

Fig. 69. — Mise en paquets des allumettes.

de doigts groupés de la même manière qu'il y a d'alvéoles ; de plus
il reçoit mécaniquement un mouvement horizontal d'avant en arrière
obligeant chacun des doigts à s'engager dans une rainure et à
pousser l'allumette qui y est tombée.

Derrière cet ensemble se meut de haut en bas la toile métallique.
Elle est constituée par un assemblage de bandes d'acier peu larges
et percées de trous, venant se présenter juste en face de l'allumette
au moment où cette dernière est poussée ; elle s'y engage donc par
son extrémité et s'y trouve solidement maintenue. Chaque bande
d'acier est couverte de 660 trous disposés en 6 rangées horizontales
sériées en 22 groupes de 5. Comme le travail s'effectue automatiquement, chaque fois qu'une rangée vide se présente, elle est immédiatement remplie d'allumettes blanches. On remarque au-dessus du
bateau un cadre oblique dans lequel apparaissent certains détails
mécaniques : c'est une glace qui permet à l'ouvrière de surveiller

l'opération dont nous venons de parler. Le mouvement étant continu, les allumettes blanches suivent leurs supports, qui les entraînent dans le bain de soufre, d'où elles sortent pour passer sur un cylindre imbibé de pâte sensible, et ensuite pour effectuer un trajet de 25 mètres de longueur au cours duquel elles acquièrent un degré de dessiccation suffisant pour permettre la mise en boîtes.

Cette opération est bien la plus ingénieuse de toutes celles qu'effectue la machine. Les boîtes, faites à l'avance, — ce sont de nouveaux modèles qui seront prochainement mis en circulation, — sont placées dans une colonne verticale que l'on voit à gauche en dehors du bâti ; il y a deux rangées de boîtes. Devant la base de cette colonne se meut, dans le sens horizontal et sur toute la largeur de l'installation, une sorte de chaîne sans fin supportant deux rangées de cases. Dès que deux de ces cases vides se présentent devant les boîtes, deux de celles-ci, poussées par les doigts, y sont introduites avec leur système de fermeture, qui est à tiroir ; puis la chaîne, continuant son mouvement, entraîne les boîtes, et deux autres doigts interviennent pour pousser la boîte proprement dite dans la seconde rangée de cases de la chaîne sans fin, le couvercle restant fixé dans son premier logement. Voilà donc nos boîtes ouvertes ; il ne reste plus qu'à les remplir d'allumettes, qui se présentent toujours fixées à leurs supports.

A cet effet est disposé derrière la toile métallique un organe semblable à celui dont nous avons parlé plus haut, et qui pousse les allumettes blanches dans leurs trous respectifs ; seulement ici les doigts de ce cadre ont pour fonction de faire sortir les allumettes. Elles sont alors reçues *par séries de cinq*, dans 22 récipients fixés à une sorte d'ascenseur longitudinal qui les descend au-dessus des boîtes et enfin jetées dans celles-ci par un poussoir. Le déplacement des boîtes étant de deux rangées à la fois, il en résulte que, dans tout le parcours, elles se remplissent entièrement en se chargeant à chaque arrêt de cinq allumettes.

Il peut arriver, et il arrive souvent, qu'une allumette manque sur la chaîne, c'est-à-dire que les trous d'une rangée ne soient pas tous garnis ; si l'on n'avait prévu que 50 allumettes par boîte, beaucoup de ces dernières n'en eussent renfermé que 49, 48, et même moins. On a mis 5 allumettes en plus pour parer à ces petites irrégularités, qui sont inévitables ; c'est pourquoi la chaîne reçoit 22 groupes de 5 allumettes. Chaque boîte peut donc contenir 55 allumettes ; en réalité, le nombre varie entre 50 et 55.

Arrivées à l'autre extrémité de l'appareil, des doigts poussent d'abord les boîtes dans leurs couvercles, puis le tout est ensuite versé dans une glissière d'où une ouvrière les met dans les caisses. Ces opérations, assez simples, se compliquent d'une foule de petites manœuvres fort curieuses à observer. C'est ainsi que, avant de s'engager sous le déchargeur, deux poinçons vérifient si le couvercle n'aurait pas suivi la boîte au moment de son passage dans la seconde rangée de cases de la chaîne ; ces poinçons s'abaissent de un demi-centimètre environ dans les boîtes ouvertes et se relèvent pour recommencer la même opération dans les boîtes suivantes. Mais, si un couvercle a été entraîné, il se trouve percé par le poinçon, soulevé ensuite et rejeté au dehors. Dans ces conditions, les allumettes tombant ainsi sur des cases vides ne peuvent plus qu'être recueillies en vrac.

De plus, lorsque les séries de cinq allumettes sont tombées dans les boîtes, le support est pris comme d'un tremblement nerveux tout à fait semblable au mouvement que produirait la main si elle voulait tasser et égaliser les mêmes allumettes. On obtient ce résultat en calant sur l'arbre que l'on remarque à la partie inférieure de la machine une poulie dont la gorge profonde présente, sur une faible longueur, des sinuosités rapprochées dans lesquelles est engagé un bras de levier qui se met à vibrer et qui communique ces vibrations aux supports des boîtes.

La machine nouvelle résume donc l'ensemble de toutes les anciennes manipulations ; aucune d'elles, quelque minutieuse qu'elle soit, n'est escamotée. Toutes les opérations se font en cinquante minutes, et la machine travaillant dix heures fournit un rendement journalier de 2 500 000 allumettes. On fabriquera ainsi les nouvelles boîtes à 0 fr. 05 et à 0 fr. 10.

Il nous reste à parler de la machine à gratiner, c'est-à-dire à déposer l'enduit qui sert de frottoir sur les deux faces latérales des boîtes. Ces boîtes sont disposées en trois rangées sur la table placée devant l'appareil, et sur leur face à gratiner, — dans les nouvelles boîtes il n'y aura qu'un seul frottoir, — puis entraînées par la machine elle-même au-dessus de trois brosses qui y déposent l'enduit.

Les boîtes continuent ensuite leur mouvement vers une table circulaire, où les ouvrières procèdent à la mise en paquets.

III. — TRAVAIL A HAUTE TEMPÉRATURE : VERRIERS. FONDEURS.

Les professions qui exposent les ouvriers à une température très élevée sont en même temps des professions qui exigent un grand déploiement d'efforts musculaires. Ces deux causes unissent leurs effets nocifs, auxquels vient s'adjoindre l'influence des gaz dégagés de la matière en ignition.

Diverses professions soumettent l'ouvrier à ces actions nocives. Ce sont : le *travail de fusion des métaux (fondeurs, ouvriers des hauts-fourneaux, forgerons, puddleurs* et *lamineurs)*, le *travail du verre*, enfin les *boulangers*, les *mécaniciens-chauffeurs*.

I. — TRAVAIL DU VERRE.

Le travail du verre est particulièrement pénible et, si, l'ouvrier doit souffler le verre par la bouche, il s'ajoute l'effort d'expiration considérable que nécessite l'opération. On peut en avoir une idée en songeant que le souffleur de bouteilles produit environ 650 bouteilles par jour et exhale ainsi en huit heures 1 mètre cube d'air sous une pression de plus d'un dixième d'atmosphère et que le manchonnier souffle de 120 à 140 doubles manchons de 90 centimètres de long sur 20 de diamètre, en expirant un volume d'air de 6 à 7 mètres cubes : (Layet). Ce travail si fatigant se prolonge pendant huit heures au moins et même, pour les *bouleurs* de verre de montre, pendant onze heures.

Les verriers sont exposés à l'emphysème pulmonaire et à la hernie, en conséquence de l'effort constant dans le soufflage à la bouche. On a noté aussi la dilatation de l'orifice du canal de Sténon se traduisant par une tumeur du côté des joues, donnant à celles-ci l'apparence de *joues cassées*. Souvent on voit, à la face interne des joues, des plaques blanches, fendillées, qui sont un épaississement de la muqueuse et simulent des lésions syphilitiques ; mais des lésions plus importantes sont celles qui affectent l'*œil*. On note de ce côté une hypermétropie latente, révélée par la fatigue de l'accommodation, suite de la contraction réflexe de la pupille et du muscle ciliaire sous l'influence des rayons lumineux intensifs. Ces troubles nécessitent l'usage de verres convexes. La *cataracte* est assez fréquente. A la suite d'une enquête faite en 1888 par Meyhœfer, cet auteur a vu que, sur 506 verriers, il y en avait 59, soit 11,6 p. 100, atteints de cataracte. De ces ouvriers, 442 avaient moins de quarante ans, et sur ce nombre il y avait 42 cataractés, soit 9,5 p. 100, dont 6 de moins de vingt ans, 20 ayant de vingt à trente ans, 16 de trente à quarante ans. Sur 64 de plus de quarante ans, il y avait 17 cataractés, soit 26,5 p. 100. La cataracte avait les caractères de la cataracte des jeunes gens, mais elle frappait surtout l'œil gauche, le plus exposé au feu. Faut-il invoquer, pour expliquer ce trouble de nutrition, l'action de certains rayons chimiques, les efforts exagérés d'accommodation, l'état constitutionnel, arthritisme, goutte, diabète, troubles humoraux produits par la sudation excessive ? Il est probable que ces diverses causes s'associent.

PROPHYLAXIE DES ACCIDENTS DES VERRERIES. — L'hygiène des verriers s'est améliorée par la substitution au soufflage par la bouche du soufflage mécanique. Dès 1821, on avait adapté à la canne à souffler un piston. Inventé par un ouvrier d'une cristallerie de Baccarat, ce piston, dit piston Robinet, est encore assez employé. Depuis, MM. Appert frères (de Clichy) ont utilisé l'air comprimé dans le façonnage du verre. L'air est comprimé par le moteur de l'usine dans deux cylindres métalliques : il est dirigé ensuite dans des réservoirs en acier, d'où il va dans des canalisations en plomb qui servent pour apporter directement l'air destiné aux grandes pièces, ou dans des cylindres détenteurs permettant d'en régler la pression en raison du travail par moyen d'un régulateur automatique. Par là, on évite les multiples dangers du soufflage à la bouche, qui abrégeait tant la vie des verriers, accidents au nombre desquels il faut ranger, outre l'emphysème et les hernies, la syphilis buccale propagée par un instrument contaminé.

II. — TRAVAIL DES FONDERIES.

La fabrication de la fonte se fait dans les hauts-fourneaux ; parmi ces ouvriers, les uns chargent le combustible au gueulard ; les autres, fondeurs proprement dits, surveillent le creuset et font écouler les laitiers et la fonte.

En dehors de la fabrication de la fonte, les autres fonderies sont des fonderies dites de seconde fusion, où les fours sont des cubilots soufflés par un ventilateur ou bien des fours à réverbère à tirage naturel. La position accroupie dans le four que l'ouvrier est obligé de garder une heure ou une heure et demie est rendue particulièrement pénible par la haute température du foyer.

Enfin, dans cette catégorie d'ouvriers, il convient de citer les forgerons, ouvriers affineurs, lamineurs, cloutiers, forgeurs, trempeurs d'armes, puddleurs. Ces ouvriers font à une température élevée un travail particulièrement pénible consistant à soulever des masses de métal incandescent et à le soumettre au marteau mécanique (*cinglage*). S'il n'y a pas de marteau mécanique, la pièce est martelée par les ouvriers frappeurs et étirée entre les cylindres de fonte par le lamineur.

On observe dans cette catégorie d'ouvriers, outre les accidents trau-

matiques fréquents, des manifestations rhumatismales, du lumbago et
de la sciatique, de l'hypertrophie du cœur (Maisonneuve), de la néphrite
parenchymateuse (Layet). L'accident le plus particulier est celui
qu'on a décrit sous le nom de *fièvre des fondeurs*. Il consiste en une
fièvre de surmenage avec frissons, céphalée, tremblement, dyspnée,
sueurs. Layet croit qu'il faut accuser de ces accidents les gaz toxiques
que respirent ces ouvriers. Peu graves chez les fondeurs en fer, ils
sont plus marqués chez les fondeurs en cuivre, chez qui Blandet les a
étudiés en 1846. Nous citerons son observation rapportée dans l'ouvrage de Layet (1) : Un fondeur en cuivre peu accoutumé dirige la
fusion depuis quatre heures du matin jusqu'à neuf heures du soir à
un fourneau d'abord, puis successivement à quatre. Sa fonte était
de cuivre mêlé d'un dixième de zinc. Il a d'abord ressenti les effets
du coke : constriction à la gorge et toux ; dans la journée, inappétence accusée et dégoût pour les aliments. Le soir, assis, il peut à
peine se relever. Couché, il ressent des douleurs déchirantes dans
les épaules, les coudes, les poignets. Le tremblement et le frisson,
commencés à onze heures du soir, durent jusqu'à onze heures du
matin. Les dents claquent, la peau est froide, la respiration gênée.
Les membres inférieurs sont douloureux comme les bras ; les articulations des orteils sont fortement fléchies, et le malade ne peut les
redresser. Il y a des crampes dans les jambes, des vomissements. Puis
viennent des bouffées de chaleur, la face est rouge ; il y a du sub-
délire. Cette fièvre chaude, qui dure une heure, est suivie de somnolence. Au troisième jour, l'état était redevenu normal. Blandet attribuait ces accidents au zinc. Guérard et Tardieu incriminaient la
haute température et les excès de boisson. Plusieurs auteurs (Reboul-
leau, Bouchut, Greenhow, Schlockow, Hogben, etc.) ont incriminé
le zinc. Pour Chevallier et Boys de Loury, les accidents seraient dus
aux impuretés arsenicales. En somme, il résulte de toutes ces observations qu'il y a une variété de fièvre à type intermittent chez les
fondeurs, fièvre due à la fois au surmenage, à la chaleur, aux gaz
toxiques. Les ouvriers l'appellent *fièvre des fours de fusion*.

En outre, on observe chez ces ouvriers, comme chez les verriers,
des *troubles oculaires*. Desayore a vu, chez les forgeurs d'armes, de
canons de fusil, du myosis pupillaire, et Layet a vu au contraire chez
les vieux ouvriers de la mydriase avec diminution de contractilité
pupillaire. A la suite de la contraction réflexe du muscle ciliaire, il y
a fatigue de l'accommodation. La cataracte a été signalée par Maisonneuve chez les fondeurs et forgeurs des arsenaux maritimes.

Enfin les brûlures oculaires ne sont pas rares chez les étameurs,
zingueurs, puddleurs, ferblantiers, plombiers, soudeurs, ouvriers des
fours de coupellation. Il en résulte un ptérygion cicatriciel, quelque-

(1) Encycl. d'hygiène de ROCHARD, t. VI, p. 868.

fois du symblépharon. Layet fait remarquer l'étonnante bénignité que revêtent fréquemment ces traumatismes oculaires.

PROPHYLAXIE. — Tout d'abord il convient d'assurer une bonne ventilation par des hottes et des ventilateurs. Pour la fonte des métaux particulièrement toxiques, tels que le plomb, on usera d'appareils clos.

Pour combattre la chaleur et la sécheresse, on fera des arrosages fréquents devant les feux.

On a conseillé des vêtements de cuir, des sabots pour préserver des brûlures. Souvent on se sert d'une guêtre de toile pour préserver la jambe gauche la plus exposée. Ces ouvriers doivent être particulièrement sobres, éviter les excès de boisson et surtout de boissons alcooliques prédisposant aux congestions.

Des lunettes de sûreté pourront préserver les yeux. On a conseillé des lunettes de mica, ou des lunettes bordées de caoutchouc. Pour protéger le cou, on peut se servir d'amiante.

IV.— TRAVAIL A HAUTE PRESSION: TRAVAIL DES CAISSONS, SCAPHANDRIERS.

Pour toutes les constructions qui doivent être faites sous l'eau, telles que piles de ponts, ainsi que pour les travaux en cours d'exécution actuellement à Paris des voies métropolitaines qui ont à traverser la Seine, une partie du travail doit se faire à *l'air comprimé* dans des appareils appelés *caissons*. Ramené à sa plus simple expression, un caisson est une caisse de fer ressemblant à une cloche, ouvert en bas et fermé en haut par des portes à coulisses. Sur le côté, à la partie la plus élevée, il y a une chambre, *sas à air*, isolée par des portes métalliques de l'intérieur du caisson et du dehors. Entre les portes à coulisses du haut du caisson et son toit, il y a un espace, *chambre à déblais*, où on passe les seaux pleins de terre. Le caisson repose sur le fond de la rivière, et, pour en chasser l'eau, on y projette de l'air sous pression. Les ouvriers entrent par le sas à air et ferment la porte extérieure ; un homme fait entrer de l'air dans le sas, de façon que la pression y soit égale à celle de l'intérieur du caisson. Alors la porte intérieure, fermée jusque-là par la pression de l'air du caisson, s'ouvre facilement, et les ouvriers peuvent descendre par une échelle de fer dans le caisson. C'est dans le sas à air que les hommes passent de la pression atmosphérique à l'air comprimé, passage qui demande à être fait progressivement et favorisé par certaines précautions, telles que de déglutir de l'air qui passe par la trompe d'Eustache dans l'oreille, et ainsi on évite un excès de pression extérieure sur le tympan. Le sang absorbe les gaz jusqu'à ce que leur tension dans ce milieu égale celle qu'ils ont dans l'air comprimé.

Pour sortir du caisson, les ouvriers passent dans le sas à air et en ferment la porte intérieure. Alors on laisse échapper l'air comprimé, et, lorsque la pression du sas à air égale celle de l'atmosphère, la porte extérieure peut s'ouvrir. Il peut y avoir alors un abaissement thermique de 22° C. Il faut surtout veiller à envoyer de l'air pur dans le caisson. Pour éviter d'y refouler des gaz provenant de la décomposition sous l'influence de la chaleur des graisses des machines, il faut faire circuler de l'eau froide autour des cylindres des pompes pour les maintenir à basse température et n'user que d'huiles à combustion élevée. L'air en excès sort par le bord du caisson, qui repose sur le lit du fleuve; ainsi est assurée la ventilation; ainsi de plus est évité l'éclatement de l'appareil, accident terrible qui est arrivé une fois ; pour le prévenir, on ménage des soupapes de sûreté automatiques. Le gaz carbonique qui se dégage dans le caisson s'échappe par en haut. Des poutres de fer traversent le caisson pour en assurer la solidité et empêcher ses brusques mouvements d'inclinaison ou d'enfoncement. On élève les cheminées à mesure que s'enfoncent les caissons. Il faut une pression de 1 atmosphère pour chaque hauteur de 10 mètres d'eau, et il convient d'ajouter au chiffre obtenu la pression atmosphérique normale (1^{kg},033 par centimètre carré). Quant au temps nécessaire à la décompression, il est en relation directe de la profondeur: pour 15 à 20 mètres, il faut six minutes ; pour 20 à 25, il en faut 12 et 18 pour 25 à 30. Il peut se produire, au cours du travail, des variations brusques de pression, en terme du métier des *renards*, surtout à craindre quand les marées changent la profondeur de l'eau ou qu'une même machine envoie l'air comprimé à plusieurs caissons à différentes distances et profondeurs.

Voyons en quoi consistent les accidents connus sous le nom de *maladie des caissons* (Oliver) (1) ou plus improprement *coup de pression*, car il serait plus juste de dire, comme le fait remarquer P. Carnot (2), *coup de dépression*, puisque c'est presque toujours au stade de dépression qu'ils apparaissent. Oliver fait remarquer que, quoique soumis à la même pression, les ouvriers qui manœuvrent les portes du sas à air et de la chambre à déblais ne présentent pas d'accidents, peut-être parce que la fatigue joue un certain rôle chez les autres. En effet, les accidents sont d'autant plus à craindre que l'ouvrier est plus fatigué, que le travail se fait plus profondément, qu'il est plus prolongé. Les muscles sur lesquels porte la fatigue sont de préférence atteints. Le froid, les excès alimentaires et alcoolique sont aussi des facteurs prédisposant.

Au point de vue du moment auquel se produisent les troubles, on peut les diviser ainsi :

1° A la *phase de compression*, on note de l'ampliation thoracique

(1) Oliver, *Ann. d'hyg. publ. et de méd. légale*, 1905, p. 385.
(2) P. Carnot, *Presse méd.*, 29 août 1906.

avec aplatissement abdominal obligeant les ouvriers à resserrer leur pantalon. Ce fait tient à l'excès de pression des gaz pulmonaires. C'est à cette phase qu'on observe les douleurs d'oreilles, bourdonnements, céphalées, vertiges.

2° Au stade de *pression constante*, le pouls se ralentit, le cœur droit se dilate, l'ouïe est dure, la voix faible, nasonnée, puis argentine. Le sifflement est impossible à 3 atmosphères; le goût et l'odorat s'émoussent, la peau pâlit, les petites plaies ne saignent pas. De vrais accidents sont *rares à ce stade*, où l'ouvrier ressent moins la fatigue musculaire; pourtant c'est au fond du caisson, où il travaillait depuis quatre heures, qu'un malade de Carnot a été brusquement atteint de paraplégie. Ces accidents peuvent être dus aux dénivellations manométriques tenant soit aux fuites ou « renards » ou aux « siphonnages » pour enlever la vase.

3° C'est le *stade de décompression* qui est le plus dangereux. Il est marqué par un refroidissement de 10 à 15° avec des accidents appelés « tamponnement » de siège variable, surtout fréquents à la tête : bourdonnements, rupture du tympan, otorragie, surdité apoplectiforme, vertige de Ménière, épistaxis, cécité passagère, grosse joue due au dégagement de l'air séquestré dans le canal de Sténon, du cou proconsulaire, quelquefois avec emphysème sous-cutané, céphalée, perte de connaissance, aphasie, hémiplégie. Il peut y avoir des troubles gastriques : douleurs, gastrorragies, des troubles dyspnéiques dus à l'œdème pulmonaire. Les membres sont le siège des fourmillements que les ouvriers appellent « puces », de douleurs dites « moutons », enfin de paralysies le plus souvent passagères, mais pouvant persister, sans qu'il soit possible au début d'en établir avec certitude le pronostic. Les accidents peuvent d'ailleurs se compliquer d'hystéro-traumatisme et peuvent être exagérés ou simulés.

De tous ces accidents, les plus importants sont les paralysies des membres, qui se présentent sous diverses formes : monoplégie, paraplégie, qui est la plus fréquente, hémiplégie, paralysies associées (paralysie faciale et paralysie d'un membre). D'intensité variable, avec ou sans troubles de la sensibilité des sphincters, de la vasomotricité, de durée variable, flasques avec dérobement passager des jambes, vraies syncopes de la moelle, ou spasmodiques avec exagération des réflexes et phénomène du pied, et alors quelquefois permanentes, ces paralysies sont d'un pronostic variable ; elles seront d'ordinaire permanentes, si elles existent depuis quelques jours.

Des accidents apoplectiformes peuvent amener la mort de l'ouvrier aussitôt après la décompression. D'autres fois, le malade est devenu enfantin, imbécile; quelquefois il y a des troubles visuels.

Quelle est la pathogénie de ces accidents ? Ils sont surtout l'effet d'actions mécaniques, et les expériences déjà anciennes de Paul Bert, complétées par d'autres travaux et en particulier ceux d'Oliver, en ont bien établi le mécanisme. « L'effet d'une décompression brusque succédant à l'action de hautes pressions atmosphériques, dit Oliver, est exactement représenté par l'effervescence qui se produit dans une bouteille d'eau gazeuse quand on enlève le bouchon. » Mais toute la pathogénie se réduit-elle à cette simple action mécanique, ou faut-il invoquer l'action toxique de certains gaz ? Diverses expériences d'Oliver ont montré la toxicité de l'acide carbonique et de l'oxygène, qui se dissolvent sous pression en quantité anormale. Mais, dans la règle, avec de faibles pressions, cette action toxique est négligeable.

A des accidents analogues à ceux que nous venons d'étudier sont soumis les *scaphandriers*, qui travaillent à la réparation des navires, la construction des jetées, l'exploration du fond de l'eau. Le scaphandre sert encore, sur les côtes d'Algérie et de Tunisie, à la pêche, du corail et, sur celles de la Baltique, pour la pêche de l'ambre. Sans entrer dans la description détaillée des scaphandres, nous rappellerons que ces appareils se composent d'un vêtement imperméable, terminé par un casque muni de glaces, et, d'autre part, d'une pompe placée à terre ou au bord du navire et envoyant au plongeur l'air nécessaire. Au niveau de la bouche, il y a une soupape-robinet ou sifflet qui permet d'évacuer l'air qui est en excès et, si le plongeur veut remonter, permet, en fermant ce sifflet et la soupape, de gonfler d'air le vêtement et d'enlever le plongeur à la surface. Une soupape spéciale est destinée à l'issue de l'air expiré. Le vêtement fait une seule pièce avec le casque et est hermétiquement clos aux poignets. Sur la peau, le plongeur porte un vêtement de laine destiné à absorber la sueur que retient l'imperméabilité du vêtement. Une ceinture munie d'une corde met le plongeur en communication avec des camarades restés en haut. On a perfectionné ces appareils par l'emploi d'un réservoir-régulateur d'air (appareil Rouquayrol-Denayrouse), destiné à éviter les à-coups de pression. Le casque est de plus remplacé par un ferme-bouche et un pince-nez. Le régulateur est chargé au dos avec des bretelles. Des semelles de fonte maintiennent le plongeur au fond de l'eau. Avec cet appareil, le plongeur est presque instantanément prêt à plonger ; mais, s'il doit séjourner dans l'eau, il lui faut un vêtement imperméable et un demi-masque avec verres.

Pour ce qui est des accidents des scaphandriers, on peut répéter ce qui a été dit plus haut. C'est Le Roy de Méricourt qui, en 1867, les a signalés le premier ; ces accidents ont été des morts subites ou des paralysies persistantes des membres inférieurs. Depuis ils ont été étudiés souvent, en particulier par Paul Bert et par Layet (1). La gravité plus grande des accidents des scaphandriers tient à la pro-

_____

(1) LAYET, article du Dictionnaire DECHAMBRE.

fondeur extrême à laquelle ils plongent et qui va à 50 ou 55 mètres, alors que dans le travail des caissons on ne dépasse guère 25.

PROPHYLAXIE ET TRAITEMENT DES ACCIDENTS. — D'après une statistique de Heller, Meyer et Von Schrötter, on avait relevé jusqu'en 1900 96 cas de mort pour le travail dans les caissons et 46 chez les scaphandriers. D'après Silberstern, il y aurait une morbidité annuelle de 200 p. 100, invalidité annuelle de 6 p. 100, mortalité annuelle de 2 p. 100.

Si on prend la statistique mensuelle, on voit que, dans une première période, à une pression de plus de 2 atmosphères, il y a eu 7 cas de mort sur 50 ouvriers en moins de six mois; dans une seconde, à la même pression, mais avec une meilleure organisation, le chiffre des morts tombe à 2 pour 120 ouvriers en quinze mois : ces chiffres prouvent assez hautement l'utilité des mesures prophylactiques.

L'importance de la bonne aération du caisson ressort d'une statistique de Snell, qui montre l'utilité d'une énergique ventilation :

Ventilation par heure, par tête.	Nombre de jours de travail.	Nombre des accidents.	P. 100 des accidents.
112 mc.	21	17	80,9
112 à 224	80	18	22,5
224 à 336	70	6	8,5
336 et plus.	19	0	0

Après avoir donné cette statistique, Langlois, qui a fait un rapport sur un projet de réglementation du travail dans les caissons auquel nous empruntons ces données, fait remarquer qu'il est bien difficile d'admettre qu'avec une ventilation de 112 mètres cubes l'air soit assez vicié pour exercer une telle influence sur le nombre des accidents. Moir se contente d'ailleurs de $57^{mc},3$; Heller, Mager et Von Schrötter admettent que $30^{mc},3$ et même $20^{mc},3$ sont suffisants. « Si nous admettons, dit Langlois, qu'un ouvrier donnant un travail sérieux, mais non continu, pendant la durée du séjour, produit 40 litres d'acide carbonique par heure, une ventilation de $30^{mc},3$ par heure constitue un chiffre minimum, puisque la teneur de l'air en acide carbonique atteindra 1,6 p. 100, proportion qui ne saurait être dépassée sans que l'air soit considéré comme vicié réellement. Étant données les observations de quelques auteurs, il paraît en outre prudent de fixer un chiffre supérieur de ventilation au-dessus de 2 atmosphères, soit $40^{mc},3$, en exigeant que la teneur en acide carbonique ne dépasse pas 1 p. 1000. Les procédés de dosages approximatifs de l'acide carbonique dans l'air sont assez rapides et assez pratiques pour qu'ils puissent être faits quotidiennement par un agent quelconque, et il serait préférable de voir fixer par le règlement non le minimum de débit de ventilation, mais le maximum du pourcentage de CO^2 toléré. La réglementation du pourcentage offre un autre avantage, elle impose nécessairement une amenée d'air

pur, et on ne sera plus exposé à constater des envois d'air chargé
de 11 p. 100 d'acide carbonique » (Schmitz).

Pour ce qui est de l'aération de l'écluse, où le séjour peut se prolonger quarante minutes si l'ouvrier doit descendre à une pression
de 3 à 4 atmosphères (deux minutes en plus par dixième d'atmosphère), très vite la teneur en acide carbonique dépassera 20 p. 100,
chiffre trop élevé, ce qui ne peut être corrigé que par un brassage
pendant la décompression, en faisant jouer les robinets d'amenée
et de sortie.

Au point de vue de l'utilité d'une limite d'âge pour ces ouvriers, la
statistique de Snell est intéressante à consulter :

Âge.	Nombre des travailleurs.	Nombre des accidents.	P. 100 des accidents.
15 à 20 ans.	55	0	0
20 à 25 ans.	145	15	10,3
25 à 40 ans.	382	70	23,2
40 à 45 ans.	68	40	26,3
45 à 50 ans.	3	5	166,0

En considération de ces faits, Langlois a formulé le projet suivant
de réglementation du travail :

La durée du travail doit être inversement proportionnelle à la profondeur. Pour ce qui est du travail dans les caissons, elle ne devrait
pas dépasser huit heures pour une profondeur de 15 mètres et devrait
être réduite jusqu'à quatre heures pour une profondeur de 30 mètres.
Pour les scaphandriers plongeant de 25 à 50 mètres, la durée du séjour
devrait être proportionnellement réduite depuis un quart d'heure
jusqu'à une minute. L'éclairage électrique pourrait diminuer la
viciation de l'air de la chambre de travail.

Les précautions les plus minutieuses doivent être prises pour la
sortie de l'eau. Il y a d'abord à éviter le refroidissement, d'autant plus
à craindre que les ouvriers ont la mauvaise habitude de ne s'habiller
qu'au moment de la sortie ; il serait bon de les maintenir un peu dans
une chambre chauffée, de leur donner une boisson stimulante, de
leur faire faire une friction sèche. Layet conseille fortement les bains
de vapeur qui désobstruent les capillaires engorgés et préviennent
l'ischémie gazeuse. A la suite, les bains chauds et les bains sulfureux
sont recommandables. Des manomètres doivent indiquer la pression,
et il serait utile que les robinets ne permissent qu'une lente décompression et que le temps nécessaire à la décompression comptât
comme temps de travail payé.

Si des accidents surviennent, il faut procéder à la *recompression
immédiate*, comme le conseillait P. Bert, préférable à l'inhalation
conseillée par Von Schrötter. La recompression immédiate, faite à
16 ou 20 mètres de profondeur avec une durée de séjour de quinze à
vingt minutes suivie de lente décompression, est le moyen le meilleur
pour redissoudre les bulles embolisées.

V. — TRAVAIL DANS LES MINES.

Les mineurs sont exposés à deux ordres d'accidents ; d'une part, à de redoutables explosions de *grisou* ou de poussières ; l'attention vient d'être appelée sur celles-ci par la terrible catastrophe de Courrières, qui a fait récemment de si nombreuses victimes ; d'autre part, à des accidents chroniques, conséquence de l'influence délétère et infectieuse du milieu minier, connus sous le nom d'*anémie des mineurs*, et à la tuberculose, et qui sont étudiés dans une autre partie de cet ouvrage.

1° **ACCIDENTS DU GRISOU**. — Les analyses du gaz combustible et explosible désigné sous le nom de grisou et qui se dégage fréquemment dans les mines de houille donnent en moyenne les résultats suivants :

Protocarbure d'hydrogène	89,54
Acide carbonique	0,73
Azote	8,87
Oxygène	0,64

Un mélange d'air et de grisou de 6 à 16 p. 100 est inflammable ; à 8 p. 100, il est explosible.

Le grisou se dégage lentement par suintement ou brusquement sous forme de jet (*soufflard*). De nombreuses causes peuvent provoquer l'explosion : insuffisante ventilation, emploi de lampes défectueuses, coups de mine, imprudence de fumeur, surtout lampes à feu nu, ou même lampes à toile métallique de Davy, dont la flamme vient à passer au dehors par suite d'un courant d'air. D'ailleurs, depuis 1817, date de l'invention de Davy, des perfectionnements nombreux ont été apportés à cette lampe. Un modèle très employé est la lampe Mueseler, munie au-dessus du verre d'un diaphragme horizontal en toile métallique par lequel se fait un mélange entre les produits de combustion et l'air frais du dehors ; l'inconvénient de cette lampe est qu'elle s'éteint facilement si on l'incline. Un bon modèle est la lampe de Marsant, où un écran métallique entoure le tamis. Les causes ordinaires des accidents sont ou l'ouverture des lampes pour leur donner plus d'éclat, les rallumer ou y allumer une pipe, ou leur fermeture défectueuse, ou leur détérioration. Les lampes électriques sont certainement préférables à toutes autres, et leur usage est à recommander.

Les poussières charbonneuses répandues dans les mines favorisent et aggravent les explosions.

Les lésions dues au grisou sont des brûlures généralement superficielles (le grisou *lèche*), des lésions par explosion, et enfin de curieux accidents étudiés par Riembault (de Saint-Étienne) survenant de quinze à vingt-quatre heures après l'accident, alors que rien jusque-là ne s'était manifesté, et marqués par de l'oppression qui peut amener la mort par asphyxie. Probablement ces accidents sont attribuables à l'oxyde de carbone.

2° **AUTRES ACCIDENTS**. — Le milieu minier est insalubre pour diverses causes, dont les principales sont l'absence de lumière solaire, la chaleur humide qui y règne et qui peut dépasser 30°, augmentant de 1° par 30 mètres de profondeur, la raréfaction de de l'oxygène en même temps que l'excès de gaz toxiques, acide carbonique et oxyde de carbone. Tous ces faits semblaient justifier l'existence chez les mineurs d'un état de déchéance physique; mais, si ces causes nocives peuvent favoriser le développement de l' « anémie des mineurs », il est bien démontré que la vraie cause en est infectieuse; aussi l'étude de l'ankylostomiase trouve-t-elle mieux sa place à côté des autres infections industrielles.

Le milieu minier amène à la longue des *troubles oculaires* marqués par du *nystagmus*, lequel est caractérisé par des oscillations survenant par accès, surtout dans l'élévation des yeux avec rotation. Souvent il y a aussi du tremblement palpébral, des étourdissements, des vertiges. Les accès durent quelques minutes, mais se reproduisent de douze à vingt fois par jour. Enfin les poussières des mines donnent lieu à des *pneumoconioses* qui ont été étudiées dans un chapitre spécial.

PROPHYLAXIE DES ACCIDENTS MINIERS. — C'est un problème difficile que la prophylaxie des accidents dus au grisou, qui n'ont pu jusqu'ici être supprimés, comme le témoigne la récente catastrophe si terrible de Courrières. Cette mine semblait en effet une des mieux aménagées, des mieux ventilées, et justement le désastre a été d'autant plus violent que l'explosion s'est propagée à un plus grand nombre de puits communiquants. Il semble aussi que des imprudences ont été commises et que les lampes des mineurs étaient à feu nu; de plus les mines françaises se sont montrées, au point de vue du sauvetage, moins bien outillées que certaines des mines allemandes. A l'Académie des sciences, cette catastrophe a été l'objet d'un débat. Un correspondant allemand a incriminé les poussières charbonneuses et l'absence d'arrosage. D'autre part, Berthelot a rappelé qu'en Belgique et en Westphalie les arrosages avaient favorisé l'ankylostomiase. On se trouve donc là en face d'un double péril : explosions de poussières ou épidémies d'ankylostome. Pour reconnaître si les poussières sont la cause de la catastrophe, il suffirait de voir si sur les boisages et parois de la mine il y a des dépôts de coke (Michel Lévy).

Pour reconnaître la présence du grisou, on a donné comme signe l'élargissement de la flamme de la lampe, pouvant se manifester dès qu'il y a 3 p. 100 de grisou; on a construit des appareils révélateurs où la combustion du grisou se manifeste par l'incandescence d'un fil de platine traversé par un courant électrique. On a prétendu, mais sans démonstration absolue, qu'il y avait une influence manifeste des variations barométriques sur l'existence du grisou. Il est prudent d'éviter les nuages de poussières au moment des coups de mine. En Belgique, on a essayé, comme nous avons vu, l'arrosage des mines; l'addition de matières agglutinatives ou hygroscopiques conseillée ne semble pas avoir donné de grands résultats.

La bonne aération des mines paraissait devoir diminuer les accidents du grisou, mais nous avons vu que les mines de Courrières, qui semblaient des modèles à ce point de vue, n'ont pas été préservées de ses méfaits. La ventilation doit veiller à éviter le cheminement parallèle d'un courant d'air et d'un courant de grisou, qui souvent ne se mélangent pas.

La ventilation naturelle est souvent insuffisante, il faut y remédier par des *foyers d'aérages* ou des *ventilateurs mécaniques*, machines à pistons ou cloches hydrauliques.

Les mines doivent être munies d'appareils respirateurs permettant les travaux de sauvetage.

MALADIES PROFESSIONNELLES INFECTANTES

PAR

J. COURMONT

Professeur d'hygiène à la Faculté de médecine de Lyon,
Médecin des hôpitaux.

Nous rangeons sous ce terme de « maladies professionnelles infectantes » les maladies infectieuses qui sont propagées par le fait de la profession elle-même. La profession est réellement infectante. De par son fait, un germe infectieux s'introduit chez l'ouvrier. Nous laisserons de côté les professions simplement prédisposantes aux infections.

Exemple : à propos de la tuberculose, nous passerons sous silence, ou à peu près, toutes les causes professionnelles qui peuvent favoriser une infection tuberculeuse banale ; nous insisterons, au contraire, sur la tuberculose des blanchisseurs, dont ceux-ci contractent le germe dans les linges qu'ils manipulent ; sur la tuberculose des garçons d'amphithéâtre, etc., bien que souvent la limite ne soit pas toujours bien tranchée entre la profession véritablement infectante et la profession prédisposante (par surmenage, alcoolisme, mauvaise hygiène, etc.). Par contre, l'ankylostomiase, le charbon, etc., sont, dans tous les cas, des maladies nettement professionnelles.

I. — ANKYLOSTOMIASE.

L'*ankylostomiase* (uncinariose) est, chez nous, une maladie nettement professionnelle. Elle est causée par un ver : l'*ankylostome duodénal*, qui se fixe dans l'intestin de l'homme. Ce parasitisme occasionne des symptômes anémiques (anémie des mineurs, chlorose d'Égypte, etc.) chez un certain nombre des individus porteurs du ver ; d'autres fois, il est compatible avec la santé. Les deux cas sont aussi importants à connaître au point de vue hygiénique et prophylactique, c'est-à-dire social. Certains climats (tropicaux), certaines professions des climats tempérés (mineurs, briquetiers, tuiliers, ouvriers de tunnels) constituent des causes prédisposantes, indispensables à la contagion ; chez nous, l'ankylostomiase est une maladie *professionnelle*, épidémique dans certains centres ouvriers ; elle exige une prophylaxie sociale.

I. — DESCRIPTION DE L'ANKYLOSTOMIASE.

L'*anémie* ankylostomiasique n'est qu'une des formes de l'anémie pernicieuse, syndrome clinique qui se démembre de plus en plus, quant à son étiologie. Plus exactement, l'ankylostome peut produire tous les degrés de l'anémie, depuis la plus légère (même ne produire aucun symptôme appréciable) jusqu'à l'anémie pernicieuse mortelle.

Cette anémie a été décrite dans tous les pays tropicaux (1), en Égypte par Griesinger (chlorose d'Égypte), au Brésil par Wücherer, etc. Nous parlerons plus spécialement des symptômes observés en Europe (Allemagne, Belgique, Nord de la France, etc.) chez les mineurs, c'est-à-dire de l'*anémie des mineurs*.

1° **Incubation**. — Rien n'est plus variable que le temps qui s'écoule entre l'introduction du ver dans l'organisme et l'apparition des premiers symptômes, puisque la présence des parasites peut être pendant longtemps compatible avec une santé en apparence excellente. On peut cependant calculer l'incubation minima. On la connaît surtout par les expériences (dont nous parlerons plus loin) de Looss sur lui-même et de Sandwith sur l'homme et sur le singe. Elle est de *cinq à six semaines*.

2° **Symptômes**. — **Période d'incubation**. — Alors que les œufs sont déjà nombreux dans les selles, on ne note encore aucun symptôme. Quelques nausées ou même des vomissements existent parfois, avec un peu de sensibilité abdominale, mais rarement.

Le symptôme le plus intéressant de cette période d'incubation est la présence de *lésions cutanées* sur lesquelles l'attention a été attirée depuis que la pénétration des larves par la peau a été connue (voir plus loin : Looss). Ces lésions sont les témoins de l'effraction cutanée. Elles peuvent apparaître sans blessure ou éraflure antérieure, la larve ayant pénétré le long d'un poil. Ce sont en général des éruptions papulo-vésiculeuses (sorte d'eczéma, d'urticaire tubéreux) qui ont reçu des noms différents suivant les pays : *ground-itch* en Amérique, *pani-ghao*, *water-itch*, *water-pox* (mal d'eau) dans les plantations de thé d'Assam, *pitin* des solfatares, *gourme des mineurs* en France.

Manouvriez les a étudiées en Belgique, en France, où elles n'avaient pas d'abord attiré l'attention. Leurs rapports avec l'anky-lostomiase ne sont pas douteux ; Bentley, Smith les ont reproduites expérimentalement sur l'homme, sur le singe. Ces vésicules deviennent en général des croûtes entre les doigts de pied, ou même sur tout le pied. Elles peuvent se montrer en un point quelconque

(1) Hypohémie tropicale ; chlorose d'Égypte ; cachexie aqueuse ; mal d'estomac des nègres ; géophagie ; pica ; allotriophagie ; chtonophagie des Antilles ; oppilaçio du Brésil ; tuntun de Colombie, etc.

du corps en contact avec des matières contaminées: mais les membres sont le siège de prédilection. Une bronchite catarrhale (catarrhe des gourmes) les accompagne souvent; les lésions guérissent spontanément au bout d'un temps assez variable, mais court si on les traite. La porte d'entrée de l'infection est donc très manifeste; on peut rapprocher ces lésions de la vésicule qui signale la piqûre infectieuse origine de la peste. Ces éruptions cutanées sont le premier symptôme en date; elles précèdent l'infection, l'envahissement des matières par les œufs.

Période d'invasion. — Environ deux mois plus tard, apparaît une *douleur épigastrique* que la pression exagère, que l'alimentation soulage, avec ou sans troubles dysentériformes. L'appétit manque ou est exagéré (indigestions). La langue est sale, l'haleine fétide, la constipation opiniâtre. Souvent le goût se pervertit, et le malade ingère de la terre, du charbon (pica ou géophagie des Indiens et des nègres). Les vomissements sont fréquents, parfois bilieux.

La fièvre s'allume, continue (38°, 38°,5) ou intermittente, ressemblant à la fièvre paludéenne, mais sans redescendre complètement à la normale entre les accès.

La dyspnée, les palpitations ne sont pas rares; il y a tendance aux lipothymies et aux syncopes. Le moindre effort entraîne des épistaxis. La faiblesse s'accentue rapidement. L'anémie apparaît avec tout son cortège de vertiges, céphalalgie, douleurs, etc. Le moral suit une marche descendante parallèle; l'ouvrier cesse tout travail.

Cette période antéanémique a duré un à deux mois.

Période d'état. — L'*anémie* est installée. On n'a qu'à se reporter aux descriptions classiques de l'anémie pernicieuse pour se faire une idée des cas graves d'anémie des mineurs. Nous n'insisterons pas sur cet aspect. En outre, l'abdomen augmente de volume avec un peu d'ascite et d'œdème prétibial. Il n'y a jamais de perte de poids. Les signes stéthoscopiques cardio-vasculaires sont bien moins accusés que dans la chlorose, exactement comme dans l'anémie pernicieuse.

Rappelons que beaucoup de mineurs, loin de présenter ces symptômes extrêmes, ont *toutes les apparences de la santé* ou de simples troubles généraux, sans anémie prononcée.

Le *sang*, examiné par les méthodes actuelles de coloration, fournit des indications précieuses. Son aspect général macroscopique est assez normal, mais les globules rouges diminuent (jusqu'à 2 000 000) et l'hémoglobine baisse (jusqu'à 17 p. 100). On constate des hématies nucléées et parfois quelques mégatoblastes. La résistance des hématies est diminuée. Les hématoblastes sont peu nombreux (50000). Le signe principal est une augmentation des *polynucléaires éosinophiles* (Müller et Rieder, 1891; Leichtenstern, Boycott, Malvoz, Honoré, etc.), c'est-à-dire une *éosinophilie* marquée (10 à 17 p. 100

au lieu de 1 ou 2 p. 100). Les myélocytes éosinophiles ou neutrophiles sont rares.

Cette éosinophilie n'est pas pathognomonique, car elle peut exister avec d'autres parasites [tænia, ascaris, bothriocéphale (1)]; on sait qu'elle apparaît aussi pendant la convalescence de certaines infections (variole, scarlatine, etc.). Cependant elle constitue un signe diagnostique de premier ordre pour la recherche de l'ankylostomiase. Elle persiste assez longtemps après l'expulsion du ver. Elle n'est pas en rapport évident avec le nombre des vers; elle n'a donc pas de signification pronostique.

La constipation et la diarrhée alternent. On trouve souvent dans les matières de petits grumeaux de *sang noir* provenant de l'intestin lésé par les vers. On dépose pendant une heure un petit fragment de matière sur du papier buvard blanc ; les bords rougeâtres de la tache indiquent la présence du sang (épreuve de Stiles). On rencontre aussi fréquemment des cristaux de Charcot-Leyden, de la cholestérine (Bizzorero). Il n'y a pas d'éosinophiles dans les matières.

Les urines ne contiennent ni albumine ni sucre.

La frigidité, l'irrégularité des menstrues, l'avortement, des troubles nerveux sont fréquemment notés. L'asthénie est quelquefois profonde. Le regard est fixe, la pupille dilatée; la papille peut être œdématiée, etc. Les auteurs (Bozzolo, etc.) admettent, en général, l'absence d'hémorragies rétiniennes; d'autres les ont rencontrées.

Marche. — Terminaison. — Pronostic. — Le malade peut guérir spontanément, mais très lentement (des années), ou par le traitement et assez rapidement. Exceptionnellement, en Europe, la mort survient. Il s'agit alors d'une maladie intercurrente contre laquelle le malade affaibli ne peut se défendre, ou de mort subite, ou de cachexie progressive (atrophie du système musculaire et adipeux, œdème, et enfin asystolie cardiaque). La tuberculose est peu fréquente chez les mineurs de France en général et chez les ankylostomiasés en particulier. Après la guérison, l'anémie peut persister assez longtemps. Les rechutes ne sont pas rares.

Dans les pays tropicaux, le pronostic est beaucoup plus grave, souvent mortel.

Formes cliniques. — Il nous suffira de les énumérer : forme dyspeptique aiguë, forme dyspeptique chronique, forme anémique pure (la plus commune en France), forme ictérique, formes anormales.

(1) J. Courmont et André (Sur un cas d'anémie pernicieuse à bothriocéphale. *Journal de physiologie et de pathologie générale,* mars 1903) ont étudié un cas d'anémie pernicieuse due au bothriocéphale. Il y avait *mononucléose* apparente (en réalité hypopolynucléose, c'est-à-dire nombre normal de mononucléaires avec diminution des polynucléaires, ce qui donne un pourcentage trop élevé de mononucléaires) avec myélocytes, mais *pas d'éosinophilie,* sauf une très légère poussée au moment de la convalescence.

3° **Lésions anatomiques**. — Outre les lésions des différents organes (œdème, ascite, etc.), le duodénum et le jéjunum sont rouges, enflammés, tandis que l'intestin est généralement pâle. Dans les trois premières heures qui suivent la mort, les ankylostomes sont appendus à la muqueuse du duodénum, puis ils tombent, meurent, en laissant des cicatrices apparentes, analogues à celles d'une morsure de sangsue.

La moelle osseuse est très altérée ; celle de la partie diaphysaire des os longs est rouge, comme dans la variole ; celle des os courts est jaune et graisseuse ; c'est plutôt un simple retour à l'état embryonnaire par suite des hémorragies à réparer.

4° **Diagnostic**. — Une anémie grave, lente, progressive, chez un mineur ou un ouvrier travaillant sous terre ou à la chaleur, chez un habitant des pays chauds, s'accompagnant d'éosinophilie et compatible avec la conservation de l'embonpoint a une grande signification. Il faudra alors examiner immédiatement les matières fécales comme nous l'indiquerons plus loin.

Sous les tropiques, le médecin pensera toujours à l'uncinariose.

II. — HISTOIRE ET DISTRIBUTION DE L'ANKYLOSTOMIASE.

1° **Distribution générale**. — L'ankylostomiase est très répandue sur la surface du globe. Il suffit de jeter un coup d'œil sur la carte ci-jointe (fig. 70) pour voir que c'est une maladie des pays chauds qui a pénétré en Europe, envahissant l'Italie puis les régions minières de la Belgique, de la Westphalie et de la France. Elle a probablement été transportée d'Égypte en Italie, d'où elle a pénétré en France et dans le Nord, au moment du percement du Saint-Gothard. C'est là du moins la marche de l'*envahissement épidémique*. En réalité, l'anémie des mineurs est connue en France depuis un siècle ; il est donc probable que l'ankylostomiase existait chez nous avant le percement du Saint-Gothard.

2° **Histoire**. — C'est *Angelo Dubini* qui, en 1838, découvrit l'*ankylostome duodénal* dans l'intestin d'une jeune paysanne morte à Milan ; il le rechercha alors systématiquement et le trouva dans 20 p. 100 des autopsies. La Haute-Italie était donc très infectée à cette époque. En 1852, Griesinger montre les rapports de l'ankylostome et de la chlorose égyptienne ; le quart de la population du Caire était contaminée. En 1866, Wücherer lui attribue l'anémie des pays chauds (Brésil, etc.).

En Europe, les constatations de Dubini n'avaient pas beaucoup attiré l'attention, bien que Grassi ait montré, en 1877, que l'anémie des tuiliers était due à l'ankylostome. Au moment du percement du Saint-Gothard, les ouvriers furent ravagés par une véritable épidémie d'anémie. Perroncito (1879-1880) démontra qu'elle était due à l'an-

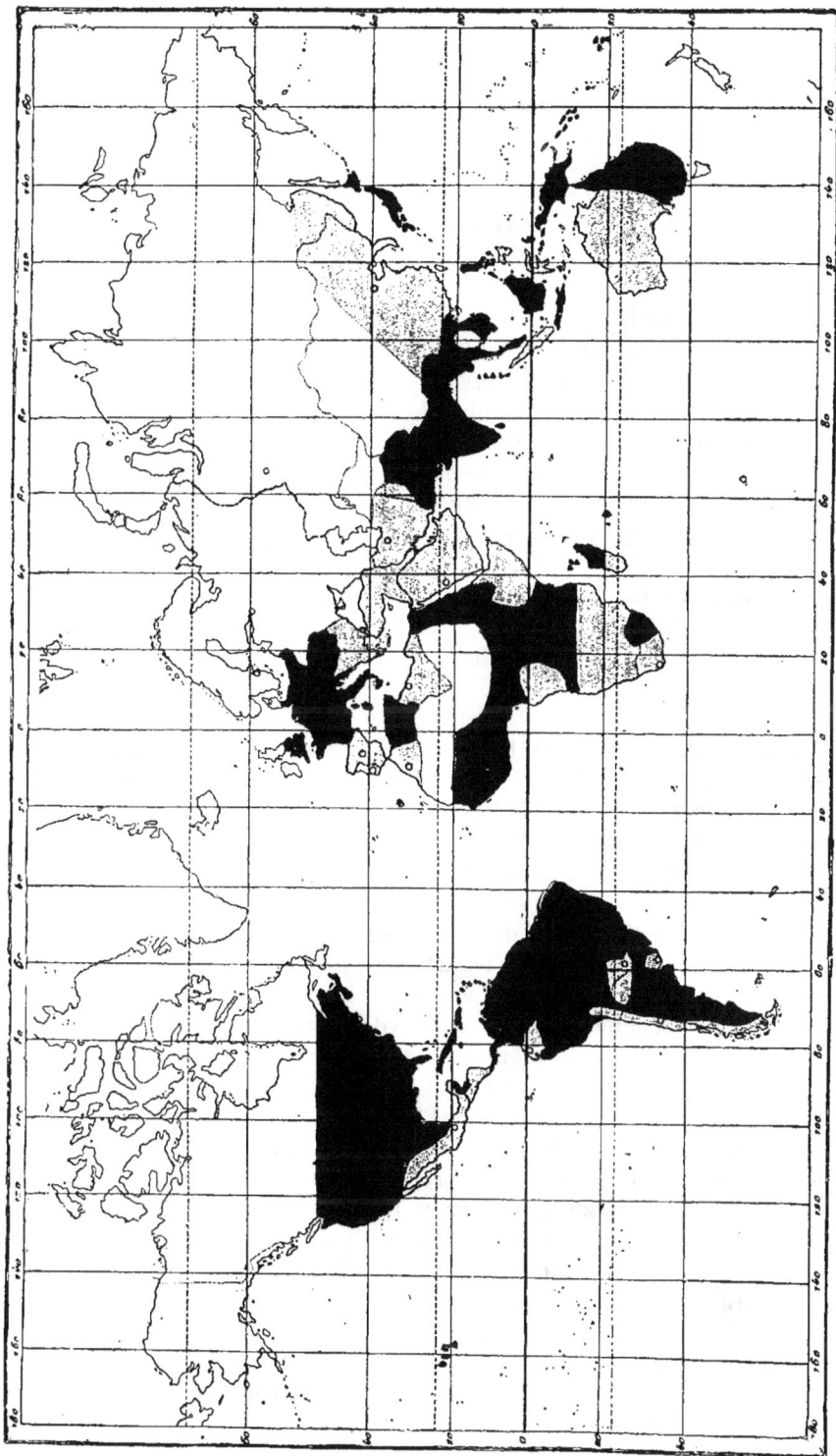

Fig. 70. — Distribution géographique de l'ankylostome (Guiart).
En grisé, les régions où il existe vraisemblablement.

kylostome. De cette publication date en Europe la question de l'ankylostomiase. Baccelli suppose immédiatement que l'anémie des
mineurs doit être de même ordre. Perroncito va en Sardaigne, à
Saint-Étienne, et confirme cette hypothèse, malgré l'avis contraire de
presque tous les médecins de Saint-Étienne [Riembault, Trossat (1)
Roux]. Anémie du Saint-Gothard et anémie des mineurs étaient
bien la même maladie. A partir de ce moment, l'ankylostomiase est
créée, et on sait la reconnaître au moment précis où elle commence
à faire de véritables ravages épidémiques en Westphalie et en
Belgique. En Belgique, Manouvriez (après avoir d'abord nié le rôle
de l'ankylostome), Malvoz, Lambinet; en Allemagne, Mayer; à Anzin,
Lesage; dans le Nord, Calmette et Breton, etc., confirment l'étiologie ankylostomiasique de l'anémie des mineurs.

En somme, tout le littoral africain, le sud de l'Asie (75 p. 100 des
Hindous), Ceylan, le Japon, l'Amérique (sud des États-Unis, Antilles,
Guyane, Brésil, Porto-Rico, etc.), sont les foyers d'origine.

3° **L'ankylostomiase en Europe**. — Nous possédons des enquêtes
très complètes faites, pendant ces dernières années, sur le personnel
minier de l'Europe. C'est en Allemagne que le problème s'est posé en
premier lieu avec le plus d'acuité; c'est donc en Allemagne qu'il
faudra rechercher des modèles d'enquête.

Notons simplement que l'anémie des mineurs est commune en
Hongrie, la maladie étant connue en Autriche-Hongrie depuis 1876;
qu'en Angleterre les Cornouailles sont infectées; qu'en France l'ankylostomiase existe surtout dans le Nord et à Saint-Étienne; que Fer-
rier vient de la signaler en Algérie. N'oublions pas que l'Italie est la
patrie de l'ankylostomiase européenne; mais l'absence des mines a
rendu son importance moindre qu'ailleurs.

Insistons davantage sur les enquêtes.

Enquêtes allemandes. — L'anémie des briquetiers et mineurs est
connue en Allemagne depuis les travaux de Meissner (1881), de Menche
(1883). En 1882, Leichtenstern, en 1885, Mayer retrouvent l'ankylostome. Dès 1885, la Westphalie et la Prusse rhénane sont envahies:
c'est une véritable épidémie. Nous verrons plus loin, à propos de la
lutte contre le fléau, pourquoi et comment une enquête sévère de tous
les puits de mine s'imposa. Voici les résultats: en Westphalie, le nombre
des puits infectés n'était que de 15 en 1896; en 1902, de 66. En 1902,
sur 188 730 mineurs, 17 161 furent trouvés porteurs du parasite, soit
près de *10 p. 100*. Au Congrès international des mineurs (août 1904),
le délégué allemand accusait, une contamination de 50 p. 100 dans
les houillères de Maria, de 18 p. 100 dans celles de Nordstein.

Enquêtes belges. — Voici les résultats de Malvoz et Lambinet dans
le district de Liége. Les premiers cas observés datent de 1884 (Masius,
Firket). Sur 72 sièges d'extraction, 17 seulement sont indemnes

(1) Trossat,·Thèse de 1885.

(4000 ouvriers); les 22000 autres ouvriers du fond travaillent donc dans des mines infectées ; 6 700 d'entre eux sont atteints, soit *25 p. 100* de la population minière du fond. Le Hainaut, Mons, Charleroi seraient encore plus contaminés.

Enquêtes françaises. — Rappelons qu'en France les premières observations d'anémie des mineurs datent de 1802 (Hallé). En 1875, Manouvriez (de Valenciennes) la décrit dans le bassin de la Loire ; Riembault confirme. Perroncito vient à Saint-Étienne, en 1880, pour incriminer l'ankylostome, malgré l'opposition (sur le rôle de l'ankylostome dont cependant personne ne conteste l'existence) de presque tous les médecins de Saint-Étienne (Riembault, Trossat, Roux, etc.). En 1882, Manouvriez et Lesage commencent l'étude des houillères du Nord.

C'est au Congrès d'hygiène de Bruxelles, en 1903, qu'un véritable cri d'alarme est poussé et qu'on commence, en France, à faire des enquêtes sérieuses, sur l'invitation de M. Maruejouls, ministre des Travaux publics, après intervention de M. Basly au Parlement.

Bassin de Saint-Étienne. — L'enquête est relatée dans l'excellente thèse de Briançon (1). En réalité, les médecins de Saint-Étienne voient relativement très peu d'anémies des mineurs et se désintéressent un peu de la question. Il est certain que, pathologiquement, les mineurs de Saint-Étienne sont relativement peu atteints, il n'y a pas de véritable épidémie. L'ankylostomiase est cependant permanente parmi eux. Briançon a examiné 1 p. 10 des ouvriers du fond, soit 1 200 mineurs, de juin à septembre 1904. Il y a beaucoup de puits indemnes ; d'autres (puits Lachaux) sont contaminés à 92 p. 100. Au total : *5 p. 100* environ des mineurs sont porteurs du ver. Les remblayeurs sont surtout exposés.

Bassin du Nord. — En 1902, Calmette prend l'initiative d'une enquête en France. En 1905, il a publié avec Breton (2) une monographie très complète de l'ankylostomiase, à laquelle nous avons beaucoup emprunté. L'enquête du Nord porte sur 20 p. 100 des mineurs du fond. Elle a commencé le 15 juin 1904. Au 1er janvier 1905, 8 978 ouvriers (sur 21 000 à examiner) avaient donné 163 porteurs de ver, soit *1,8 p. 100* des examinés. L'infection est donc encore rare dans le Nord et dans le Pas-de-Calais, moins importante que dans le bassin de Saint-Étienne, bien que l'anémie y soit peut-être plus fréquente.

Résumé. — En résumé, l'ankylostomiase existait certainement chez les mineurs un peu avant le percement du Saint-Gothard. Cependant c'est depuis ce moment, et depuis quelques années surtout, que le mal a paru faire des progrès rapides.

(1) Briançon, L'ankylostomiase dans le bassin houiller de Saint-Étienne. Thèse de Lyon, novembre 1904. Bibliographie très complète.
(2) Calmette et Breton, L'ankylostomiase, Paris, 1905.

Actuellement, la Westphalie et la Belgique sont très contaminées; la France l'est encore peu, mais est très menacée.

On lira avec fruit, en même temps que la thèse de Briançon et le livre de Calmette et Breton, l'enquête publiée en 1904 sur *Anemia in Porto-Rico*. On aura ainsi l'histoire de l'anémie tropicale à côté de celle de l'anémie des mineurs.

III. — L'ANKYLOSTOME DUODÉNAL.

L'*ankylostome* (ἀγκυλὸς, courbe; στόμα, bouche) *duodénal* est un ver de l'ordre des *Nématodes* (famille des *Strongylidés*).

Il a le corps allongé, avec six papilles buccales, dont quatre médianes, saillantes et coniques. La bouche est entièrement chitineuse et située dans l'axe du corps. L'œsophage se dilate en estomac.

Le mâle a une bourse caudale en éventail avec deux spicules complètement isolés et égaux; la femelle a deux ovaires, une vulve voisine de l'anus.

Les œufs se segmentent en partie avant la ponte; parfois même l'embryon est formé au moment de celle-ci.

L'ankylostome duodénal appartient au genre *Uncinaria* (incurvation dorsale de la portion antérieure, capsule buccale cornée avec deux dents tranchantes sur la paroi ventrale et crochets de chaque côté de la ligne médiane).

Il existe deux ankylostomes duodénaux : 1° l'*Uncinaria duodenalis*, l'ankylostome d'Égypte et d'Europe, découvert par Dubini en 1838, étudié par Perroncito, Railliet (1885); 2° l'*Uncinaria americana*, décrit, en 1902, par Stiles en Amérique, très voisin du précédent et que von Linstow a retrouvé dans l'intestin d'un chimpanzé de l'Afrique occidentale.

Pour certains, l'ankylostomiase des chiens de meute, décrite par Megnin, serait due à une espèce voisine et non identique, l'*Ankylostoma caninum*. Au Sénégal, 75 p. 100 des chiens errants seraient porteurs d'ankylostomes (Thiroux et Teppoz).

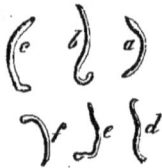

Fig. 71. — *Uncinaria duodenalis*. Grandeur naturelle (Schulthess).

a, b, c, femelles; *d, e, f*, mâles.

1° **Le ver adulte**. — L'*ankylostome européen* est petit (fig. 71). Le mâle a 8 à 10 millimètres sur 2 à 3; la femelle a 10 à 18 millimètres sur 3 environ. Le ver (cylindrique) est blanc, mais devient vite grisâtre après sa mort; les deux tiers postérieurs sont bruns ou rouges, lorsqu'il est gorgé de sang. Le corps est strié en travers. La bouche a deux paires de crochets incurvés vers la face ventrale (fig. 72); deux petites dents tranchantes, destinées à inciser les tissus, occupent le bord dorsal. La bouche est une véritable ventouse, large, tournée vers la face dorsale ; elle est très solide en raison de son armure de chitine. Deux glandes céphaliques s'ouvrent dans la bouche (fig. 73). L'œso-

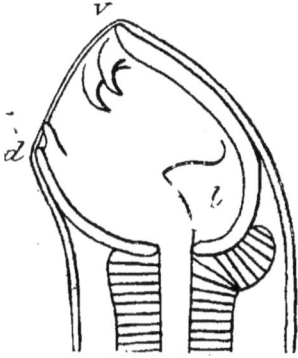

Fig. 72. — *Uncinaria duodenalis.* Capsule buccale (Guiart).

v, crochets ventraux ; *d*, dent dorsale ; *l*, lame pharyngienne.

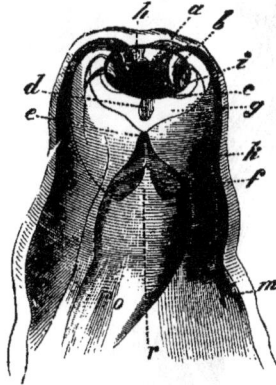

Fig. 73. — *Uncinaria duodenalis.* Extrémité céphalique d'une femelle vue par la face dorsale (Schulthess).

a, Crochet interne ; b, crochet externe ; e, dent conique dorsale ; d, échancrure du bord dorsal ; i, orifice buccal ; o, œsophage.

phage se dilate bientôt en estomac musculeux, court, qui est séparé de l'intestin par une valvule. L'anus est latéral.

L'ankylostome perfore la muqueuse intestinale et produit une ecchymose grosse comme une lentille ; il peut même pénétrer jusque dans les capillaires et s'enkyster dans la sous-muqueuse.

Les tubes séminifères du mâle font suite à des canaux déférents contournés qui aboutissent aux deux spicules.

L'*Uncinaria americana* a une capsule buccale, munie de deux paires (ventrale et dorsale) de lèvres proéminantes et semilunaires. L'arête est unique, médiane et dorsale. Il y a deux dents dorsales et deux dents ventrales.

Le mâle a 7 à 9 millimètres avec un appendice caudal en trois lobes (fig. 75).

Ces ankylostomes habitent le duodénum et le jéjunum, exceptionnellement le gros intestin. Il y a seulement un mâle pour trois femelles, ou même moins (Patrick-Manson, Trossat). Le trai-tement peut faire expulser en une seule fois plu-sieurs centaines de vers.

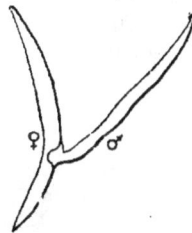

Fig. 74. — *Uncinaria duodenalis.* Accou-plement (Guiart).

L'accouplement s'opère dans l'intestin grêle. La vulve étant au tiers postérieur (fig. 76), les vers en copulation forment un Y (fig. 74). Dès le lendemain de l'accouplement, la ponte commence.

2° **L'œuf**. — Les œufs sont ovoïdes, à coque très mince, très transparente ; ils ont 0^{mm},052 sur 0^{mm},032 environ.

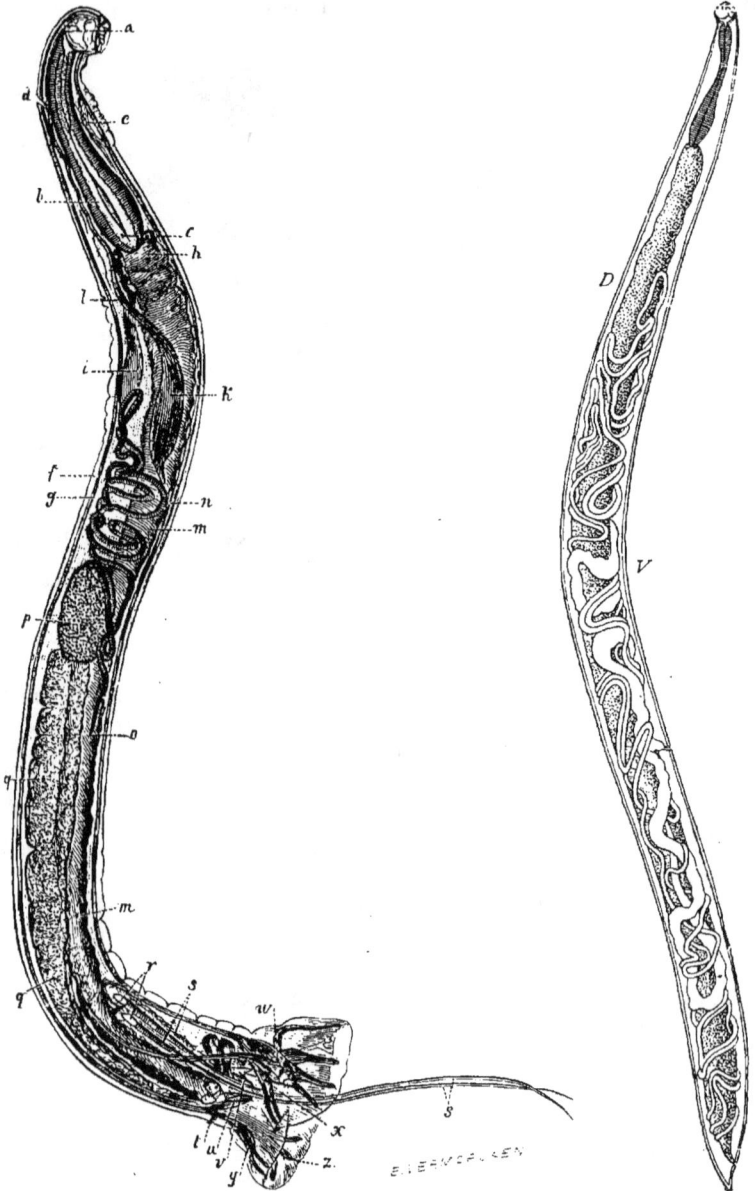

Fig. 75. — *Uncinaria duodenalis* mâle (Schulthess).   Fig. 76. — *Uncinaria duodenalis* femelle (Guiart).

Leur segmentation commence dès la fécondation, dans les conduits utérins. Dans le canal intestinal, ils restent indéfiniment stationnaires, en raison du manque d'oxygène. *L'intestin humain ne peut contenir plus de vers qu'il n'a reçu de larves.*

Une fois rejetés avec les fèces, ils germent s'ils trouvent des conditions favorables, indispensables à bien connaître pour établir la prophylaxie de l'ankylostomiase. Ces conditions sont : *un milieu humide, bien aéré, assez chaud* ($+$ 18° à $+$ 28° C.). Si elles ne sont pas remplies, l'œuf ne germe pas. A $+$ 15°, les œufs germent très lentement et donnent des larves qui ne s'enkystent pas et meurent rapidement. A $+$ 5°, les œufs meurent.

Dans les matières fécales non étalées, les œufs de la profondeur, privés d'oxygène, ne germent pas.

La résistance des œufs aux agents chimiques est énorme, comme celle des œufs d'ascaris.

Au moment de la ponte, l'œuf contient

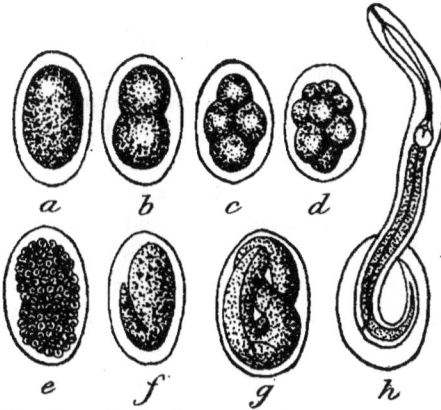

Fig. 77. — *Uncinaria duodenalis.* Développement de l'œuf (d'après Grassi et Parona).

a à d, dans les matières fécales; *e à h*, en culture; *h*, larve rhabditiforme sortant de l'œuf.

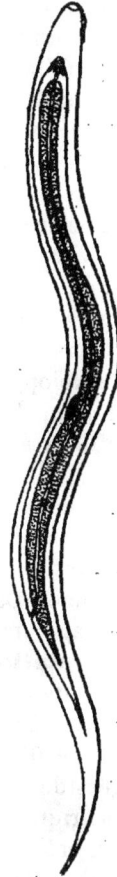

Fig. 78. — *Uncinaria duodenalis.* Larve enkystée (Perroncito).

deux ou quatre blastomères, ayant chacun un noyau, ou même présente l'aspect d'une *morula*, ces blastomères s'étant à leur tour segmentés (fig. 77). S'il trouve les conditions ci-dessus énoncées, il donne naissance, en quelques heures, à un embryon. En un à deux jours, ou plus (suivant les conditions plus ou moins favorables), la larve est mise en liberté.

3° L'embryon, la larve. — L'embryon a reçu le nom d'embryon *rhabditoïde* (ressemblance avec le ver *rhabditis*). Perroncito l'a bien étudié. Il mesure $0^{mm},210$ sur $0^{mm},044$: il est très mobile dans l'œuf. L'œsophage est représenté par une portion renflée, séparée par un rétrécissement du bulbe globuleux et chitiné à trois rayons (comme tous les embryons des Strongylidés). L'embryon brise l'œuf vers un des pôles et sort en une heure environ ; il est devenu la larve. Celle-ci croît rapidement ; elle mesure $0^{mm},300$ dès le lendemain. Elle est très mobile et très vorace. Son enveloppe musculo-dermique est épaisse, jaunâtre, réfracte fortement la lumière. Vers le cinquième jour, les dimensions sont déjà de $0^{mm},480$ sur $0^{mm},030$.

Alors commence l'*enkystement*. Le tube digestif devient d'égal diamètre sur tout son parcours, la cavité buccale s'ébauche, une matière chitineuse est sécrétée au niveau de l'enveloppe pour former une capsule vitrée, transparente, qui enferme la larve vivante. En quatre ou cinq jours, la larve est complètement incluse ; les papilles deviennent plus visibles, le rudiment génital apparaît (fig. 76).

La larve, ainsi constituée, est homogène, jaune clair ; elle est, grâce à son enveloppe, très résistante aux causes de destruction. Elle se conserve bien dans l'eau, dans les boues à $+ 20°$ à $+ 30°$; elle peut résister deux à quatre jours à la dessiccation, mais pas davantage.

Pendant ces deux ou trois jours, ces capsules desséchées peuvent être transportées vivantes par les poussières (Perroncito, Stiles, Tenholt). Tel est le second stade de transformation (transformation réelle et non mue). Dans le milieu extérieur, la larve ne peut se transformer davantage, mais elle peut vivre ainsi près d'un an.

4° Transformation de la larve en ver. — Le stade suivant (la transformation de la larve en ver, troisième stade) ne peut s'effectuer que dans l'organisme (Voy. *Étiologie : mode de pénétration*). Les larves atteignent $0^{mm},6$ à $0^{mm},7$ sur $0^{m},027$; l'intestin se compose de quinze rangées de cellules bout à bout. La paroi kystique, attaquée par le suc gastrique (quinze heures environ), se désagrège. Arrivée dans l'intestin grêle, la larve croît lentement ; vers le huitième jour, la capsule buccale provisoire fait son apparition.

Au quatrième stade, les larves ont $0^{mm},66$; la capsule buccale est formée, et la bouche s'incurve sur la face dorsale ; les dents deviennent visibles, les sexes se différencient.

Le cinquième stade de l'évolution de la larve est l'état adulte définitif. Il a fallu cinq à six semaines depuis l'infection.

5° Biologie de l'ankylostome duodénal. — Le ver peut habiter, outre l'intestin grêle de l'homme, celui de quelques singes (anthropoïdes, macaques) (Springer, von Linstow) et des jeunes chiens courants (Megnin, Looss, Schaudinn, 1904). Il ne semble pas que le ver du cheval des mines soit un ankylostome. Calmette et Breton n'ont pas réussi expérimentalement à infecter les rats, les lapins, les cobayes, les souris, les chiens des rues. En somme, c'est un parasite presque exclusif à l'homme. Celui du chien n'est peut-être pas identique à celui de l'homme (*A. caninum*).

On n'est pas parvenu à transformer, en milieux de culture, la larve en ver adulte (Manson, Calmette).

Toutes les races humaines sont sensibles. Les sexes, les âges sont sans importance. Toute cause débilitante favorise.

L'ankylostome vit souvent dans l'intestin en compagnie du *Bothriocephalus latus*, du *Tricocéphale*, de l'*Oxyure*, etc., rarement avec l'*Ascaris*.

Si de nouvelles infections ne se produisent pas, les œufs ne pouvant germer dans l'intestin, les vers finissent par mourir (guérison spontanée); mais il faut cinq ou six mois pour cela (Stockmann).

Le ver se nourrit de globules sanguins, de plasma, de chyme, par d'innombrables et successives saignées. Pour Patrick-Manson, seul le plasma serait utilisé : les globules rouges ne feraient que traverser l'intestin du ver.

Nous avons vu que l'œuf et la larve ont besoin de *chaleur* et d'*humidité*. Les rayons solaires tuent assez vite les larves, qui peuvent cependant vivre à la surface du sol dans les pays chauds; il est probable que, dans ce cas, un grand nombre meurent et quelques-unes résistent, plus ou moins abritées.

Les *œufs ne se développent pas dans l'eau*; ils exigent de la boue (Voy. plus loin la méthode de culture de Looss). Par contre, les larves vivent trois et quatre mois dans l'eau pure si elles sont à l'abri de la lumière.

L'*oxygène* est indispensable au développement de l'œuf et de la larve : c'est pour cela que ce dernier n'a pas lieu dans l'intestin (Leichtenstern, Lambinet) et dans les mines grisouteuses (Haldane).

Les œufs et les larves sont *très résistants*, même au suc gastrique (Lambinet) ; la capsule chitineuse est seulement ramollie dans l'estomac. Il en est de même des sucs pancréatique et intestinal (Calmette et Breton). Les antiseptiques sont sans aucune action (Perroncito, Malvoz, Lambinet, H. Bruns, Calmette); il faut donc renoncer à stériliser les matières infectées.

Il faut trois quarts d'heure à l'acide sulfurique à 50 p. 1000 pour tuer les larves! Les vapeurs de formol n'ont aucune action ; le chloroforme à saturation ne les tue qu'au bout de vingt-quatre heures. Cela n'a rien d'étonnant, étant donnée l'enveloppe chitineuse de la larve.

Une dernière question : L'ankylostome engendre-t-il l'anémie spécifique simplement par les saignées qu'il provoque ? Sécrète-t-il une toxine, une hémolysine qui serait en grande partie la cause de la maladie (Lussana, Leichstenstern, Caporali, 1905)? Les expériences de

Herman, de Calmette et Breton ont montré que les extraits d'ankylostomes sont hémolysants pour le sang humain (1). C'est aussi la conclusion de Malvoz.

Lucatello a même préparé une antitoxine contre l'hémolysine de l'ankylostome. Il injecte des brebis avec du sang d'ankylostomiasé. Leur sérum injecté aux anémiques aurait de bons effets.

Le séro-diagnostic avec le sang des ankylostomiasés n'a pas donné de résultats (Herman).

En somme : l'ankylostome agit mécaniquement par saignées et toxiquement par une hémolysine.

La meilleure méthode de coloration des larves (mais bien imparfaite) est le picro-carmin de Ranvier.

IV. — ÉTIOLOGIE DE L'ANKYLOSTOMIASE.

L'ankylostomiase est constituée par le parasitisme de l'ankylostome duodénal dans l'intestin grêle humain.

Il importe de bien distinguer, avec les médecins allemands : 1° les individus porteurs d'ankylostomes sans aucun trouble morbide : ankylostomés, porteurs de vers (*Wurmträger*) ; 2° les malades : ankylostomiasiques, malades vermineux (*Wurmkranken*). Au point de vue de la diffusion de la maladie, les premiers sont plus dangereux que les seconds.

Comment expliquer cette indifférence des premiers au parasitisme ? Simplement parce que là, comme dans toute infection, il faut considérer la graine (le ver) et le terrain (l'organisme). Pour produire l'anémie, il faut que le ver rencontre des causes favorisantes.

Ces *causes favorisantes* sont : 1° dans les pays tropicaux : la mauvaise hygiène corporelle, le fait de marcher pieds nus dans les rizières, et la température chaude qui permet l'éclosion des larves à la surface du sol; 2° en Europe : le travail souterrain (mineurs du fond : *ceux du jour et les chercheurs restent indemnes*) dans les mines humides et chaudes, où les larves rencontrent les conditions nécessaires, dans les tunnels, ou le travail dans la terre humide au voisinage des foyers permanents de chaleur (briquetiers, potiers, tuiliers, ouvriers des solfatares, chauffeurs des steamers); en ajoutant toutes les causes de débilitation individuelle favorisant l'anémie. En résumé, en Europe, ce sont les mineurs occupés à tailler le charbon dans les galeries étroites et basses, mal ventilées et humides, qui sont atteints d'anémie des mineurs; *leurs familles restent le plus souvent indemnes*. A Saint-Étienne, les remblayeurs sont les plus atteints.

Le nombre des ankylostomiasiques d'un puits infecté par rapport

---

(1) Voy. les expériences de Dastre et Stassano sur l'*ascaris. Soc. de biologie*, 1903, p. 254.

aux ankylostomés est relativement faible, ce qui prouve bien qu'il faut une certaine faiblesse organique pour devenir anémique par l'ankylostome. A la conférence de 1903, à Berlin, Reuss a apporté une proportion de 15 p. 100 ; Herr donne 25 p. 100. En France, nous avons à peine 5 p. 100. Ces chiffres varient d'ailleurs d'un moment à l'autre ; il y a des poussées épidémiques à certaines périodes, comme on l'a vu en Westphalie et à Liége. A Liége, d'après Malvoz, brusquement il a fallu hospitaliser 800 malades en trois ans.

En somme, un seul ouvrier porteur du ver peut infecter une mine si celle-ci est humide et mal ventilée.

Répétons que l'ankylostome n'est susceptible de se fixer et de se développer dans l'organisme qu'à l'état larvaire : ni les œufs, ni les vers adultes, accidentellement absorbés, ne pourraient produire l'infestation.

La fréquence et la gravité de la maladie diffèrent beaucoup suivant les localités. Dans le même charbonnage, des puits sont infectés et d'autres sont indemnes. Cela existe surtout dans les charbonnages à ouvriers sédentaires, comme dans le bassin de Saint-Étienne.

V. — PATHOGÉNIE DE L'ANKYLOSTOMIASE.

Comment se fait l'infection ? Il semble, au premier abord, naturel d'admettre qu'elle a lieu par ingestion des larves ayant souillé les mains de l'ouvrier mineur ou son eau potable. Ce mode de propagation existe certainement. Cependant n'oublions pas que les larves se déposent rapidement au fond de l'eau, dans la vase, et que l'eau claire n'en contient presque jamais ; n'oublions pas qu'un ouvrier porteur du ver ne contamine presque jamais sa famille, que les ouvriers du jour ne sont presque jamais atteints ; que les larves desséchées périssent rapidement.

On a parlé des pousières transportant des larves sèches, mais revivifiables dans les voies respiratoires ; c'est certainement exceptionnel.

La voie normale d'introduction est la *voie cutanée*. C'est la théorie de Looss (du Caire). Looss avait observé sur ses aides de laboratoire et sur lui-même que, malgré toutes les précautions pour éviter l'ingestion des larves, la contamination se produisait facilement. Ayant laissé, en 1898, tomber sur ses mains, dans un espace interdigital, du liquide larvifère, il vit la peau rougir, être le siège de violentes démangeaisons. Quelques semaines après, ses selles renfermaient des œufs. Ce fut un trait de lumière. Il répéta l'expérience sur plusieurs personnes, toujours avec succès ; de même sur des chiens avec l'ankylostome humain et canin. Il montra qu'une plaie cutanée n'est pas nécessaire. Les larves pénètrent par les follicules pileux, passent dans le derme et tombent dans un vaisseau lymphatique ou sanguin et arrivent ainsi dans les capillaires sanguins du poumon. Là, elles sont arrêtées par leur volume (tandis que les larves de trichine, par exemple, peuvent passer). Elles ressortent des capillaires sanguins, tombent dans les alvéoles, remontent en rampant le long des parois jusqu'au larynx et redescendent dans l'œsophage et l'estomac, puis l'intestin. Plus les animaux sont jeunes, plus le processus migrateur est rapide.

En 1901, Looss recommence ses expériences avec Sandwith, toujours avec succès. Les larves se débarrassent de leur gaine avant d'entrer dans la peau (?); sept à huit minutes suffisent pour que l'infection soit consommée. Au bout de vingt-quatre heures, les poumons sont largement infectés.

Un jeune garçon qui allait être amputé reçoit sur la peau du liquide larvifère ; l'amputation a lieu une heure après ; tous les follicules pileux étaient infectés ; les glandes sébacées ou sudoripares étaient indemnes (Sandwith).

Schaudinn (1904) a confirmé, en expérimentant sur des singes. Lambinet (1905) a infecté le chien, en lui injectant les larves sous la peau. Herman s'est infecté lui-même comme Looss.

On explique ainsi les lésions cutanées (Voy. p. 551) qui ne sont que les témoins de la porte d'entrée du parasite (Perroncito au Saint-Gothard, Bozzolo chez les briquetiers, Manouvriez chez les mineurs, Manson chez les coolies indiens, etc.).

En somme, l'ankylostome pénètre surtout par la peau, même saine, en suivant les follicules pileux ; l'infection buccale paraît exceptionnelle. Ce n'est pas là un des points les moins curieux de l'histoire de l'ankylostomiase. Certaines habitudes locales, telles que la chique, que le mineur dépose fréquemment à terre et reprend ensuite, comme à Saint-Étienne, peuvent favoriser l'infection buccale.

VI. — DIAGNOSTIC ÉTIOLOGIQUE DE L'ANKYLOSTOMIASE.

Le diagnostic clinique de l'ankylostomiase n'ayant rien de spécifique, la seule manière d'établir un diagnostic scientifique, c'est de constater les œufs d'ankylostome dans les selles. Cette découverte est due à Grassi (1878).

Il suffit d'un grossissement de 800 diamètres. Il y a plusieurs millions d'œufs dans une seule selle (jusqu'à 20 000 par gramme de matière fécale) ; 150 à 180 œufs par centimètre cube indiquent la présence d'un millier de vers.

Calmette et Breton recommandent, pour le transport des matières, de petites boîtes cylindriques en zinc à couvercle glissant à frottement dur, portant un numéro frappé en creux. A l'intérieur du couvercle est soudée une petite pelle en métal qui permet de prélever un peu de matière. L'ébullition suffira ensuite à nettoyer la boîte. A

Saint-Étienne, on a employé le petit pot de porcelaine de 30 grammes qu'on trouve chez tous les pharmaciens, fermé par un fort bouchon de liège armé d'une spatule.

On dépose une parcelle de matière sur une lame porte-objet ; on l'étale avec une aiguille de platine et on la dilue avec un mélange à parties égales d'eau et de glycérine. On couvre avec une lamelle couvre-objet, et on appuie légèrement, en imprimant avec le doigt des mouvements de circumduction pour retenir l'épaisseur de la couche à examiner.

On examine au microscope à 300 ou 400 diamètres.

Les œufs (déjà décrits page 560) se reconnaissent facilement à leur forme ovale, à leur contour régulier et à leur transparence, laissant voir des blastomères en voie de segmentation.

On ne les confondra pas avec ceux de l'*Ascaris lombricoïdes* (plus foncés, à surface inégale), avec ceux de l'*Oxyure* (en haricot), avec ceux du *Trichocephalus dispar* (en forme de citrons avec saillies aux deux extrémités), avec ceux de l'*Anguillule* (assez semblables, mais plus longs et plus pointus ; larves dans les selles ; aucun effet pathogène), avec ceux du *T. solium* (coque jaunâtre, striée radialement, accompagnés d'anneaux) ou du *T. saginata* (coque transparente, striée radialement, accompagnés d'anneaux), avec ceux du *Bothriocephalus* (beaucoup plus grands, vitellus très épais), du *T. nana* (accompagnés d'anneaux), avec ceux des *Trématodes* (rares en Europe). Les œufs de la *Bilharzia hæmatobia* d'Égypte sont beaucoup plus grands avec un prolongement épineux à un pôle. Nous ne pouvons insister sur ce diagnostic différentiel ; nous renvoyons aux ouvrages spéciaux.

Les œufs qui accompagnent le plus fréquemment ceux de l'ankylostome sont ceux du Trichocéphale, de l'Ascaris et de l'Oxyure.

Si on hésite, on pratiquera l'ensemencement des matières d'après le procédé de Looss. On forme une pâte avec une parcelle de matière, grosse comme un pois, un peu de noir animal et d'eau. On étale en couche mince dans une boîte de Pétri ; on met celle-ci à l'étuve à + 26° ou 30°, à la lumière diffuse ; on arrose tous les jours avec quelques gouttes d'eau. Le quatrième jour, on immerge le tout et on laisse évaporer l'eau. Entre les fissures de la pâte, on trouve en abondance des larves en mouvement, ayant dépassé le stade rhabditoïde, visibles à l'œil nu. Le diagnostic est alors d'une certitude absolue.

Il faut savoir que le plus souvent les matières fécales du mineur renferment plusieurs sortes d'œufs, notamment ceux du Trichocéphale, de l'Ascaris.

Il faut examiner les matières moins de vingt-quatre heures après leur expulsion, sinon les fermentations microbiennes peuvent détruire les œufs. Une solution saturée de chlorure de sodium peut cependant les conserver.

VII. — TRAITEMENT DE L'ANKYLOSTOMIASE.

Il faut expulser le ver. C'est souvent long et difficile, toujours
pénible, les évacuations devant être successives et très rapprochées.

La plupart des antihelminthiques sont impuissants.

Il ne faut retenir que l'*extrait de fougère mâle* et le *thymol* à hautes
doses, suivis de purgatifs drastiques.

Voici la méthode des médecins du *Knappschaftverein*, en Westphalie :

Lundi. . . .   Entrée des ouvriers au baraquement. Purgatif (jalap, 0ᵍʳ,25 ; calo-
mel, 0ᵍʳ,25) (le soir).
Mardi. . . .   Extrait éthéré de fougère mâle : 8 grammes dans 20 à 30 grammes de
sirop de séné (le matin).
Mercredi. .   Purgation au jalap et calomel (le soir).
Jeudi. . . . .   Fougère mâle (le matin).
Vendredi.   Purgation au jalap et calomel (le soir).
Samedi. . .   Fougère mâle (le matin).
Le malade rentre chez lui pour quatre jours de repos.

C'est donc un traitement de dix jours. On examine les selles trois
jours de suite. Dans 80 p. 100 des cas, la guérison est complète.
Sinon, l'ouvrier peut travailler à la surface, mais non descendre dans
le fond. Trois semaines plus tard, il recommence le traitement.

A Liége, Malvoz et Lambinet font aussi un traitement de six jours
en combinant l'extrait de fougère mâle et le chloroforme. C'est moins
pénible, mais moins sûr.

L'extrait éthéré de fougère mâle doit être récent ; il est fréquemment de mauvaise qualité. Il ne faut pas purger ensuite avec l'huile
de ricin ; celle-ci dissout l'acide filicique (principe actif de l'extrait)
et en facilite l'absorption, ce qui peut donner lieu à des accidents
(troubles visuels, syncopes, albuminurie passagère).

En Angleterre, en Amérique, on préfère le thymol (4 à 8 grammes).
On évitera l'alcool, qui, dissolvant le thymol, entraînerait des accidents
(abaissement de température, ralentissement du pouls, collapsus,
brûlure d'estomac, urines vert-olive). En somme, l'administration du
thymol est délicate.

En Égypte, au Brésil, on emploie une série de tænifuges inconnus
dans nos pays.

Pour savoir si le traitement a agi, il faut rechercher les vers dans
les déjections. On fait déféquer le malade dans un vase contenant de
l'eau. On malaxe le liquide, et on le jette sur un tamis en toile métallique de 1 à 2 millimètres de diamètre. On fait agir un courant d'eau.
Les matières passent, les vers restent sur le tamis. On peut en trouver
des centaines.

L'anémie est ensuite justiciable d'un traitement symptomatique.

VIII. — PROPHYLAXIE DE L'ANKYLOSTOMIASE.

Étant données l'étiologie et la pathogénie de l'ankylostomiase, on peut déduire facilement sa prophylaxie. Au point de vue pratique, on se souviendra du grand nombre de mineurs porteurs de vers (*Wurm-träger*), sans présenter de symptômes; ils sont, au point de vue hygiénique, bien plus dangereux que les malades. On se souviendra aussi que seuls les mineurs du fond peuvent propager la maladie. On étudiera les moyens de lutte employés en Allemagne et en Belgique. La lutte doit être sociale contre une maladie sociale.

A. **Plan de la lutte contre l'ankylostomiase.** — Certaines mesures intéressent la mine, d'autres les mineurs.

1º *Assainissement des mines*. — Une mine qui serait sèche et peu chaude (au-dessous de 18°) ne pourrait être infectée, même par des mineurs ankylostomés. Cela explique en partie la différence d'infection des mines. En Allemagne, on est obligé de pulvériser continuellement de l'eau pour abattre les poussières; la mine est humide et chaude; la stagnation de l'eau est impossible à éviter. En France, cet inconvénient n'existe pas.

On sait aussi que l'eau salée n'est pas favorable au développement des larves; certaines mines recevant des poches d'eau salée sont indemnes.

Comme il est absolument impossible de désinfecter une mine (aucun désinfectant ne pouvant attaquer les œufs ou les larves), il faut seulement demander :

α. Leur *assèchement*; l'eau devra s'écouler aussi rapidement que possible et ne pas rester stagnante; c'est affaire à l'ingénieur; cela dépend aussi de la nature de la mine; de plus, si l'eau est courante, sa température reste basse, et les œufs ne pourront s'y développer; l'assèchement de la mine est le meilleur moyen prophylactique; il est possible en France où l'arrosage est inutile;

β. Leur *ventilation*, pour diminuer la température.

2º *Installations hygiéniques pour préserver les mines*. — Il faut empêcher, autant que possible, le mineur de se soulager dans la mine. Pour cela, il est indispensable qu'une mine possède :

α. **Des water-closets à la surface.** — Pour être efficaces, ceux-ci devraient être bien installés et assez nombreux pour que les ouvriers puissent se soulager, tous ensemble, avant de descendre, sans perdre de temps, au lieu d'être obligés de faire queue et d'attendre leur tour; il serait alors possible de faire l'éducation du mineur à ce point de vue. Dans les endroits où la chasse d'eau est impossible, on peut installer des appareils à projection automatique de tourbe ou de terre sèche, avec siège *inviolable* (appareils Lambert).

β. **Des tinettes mobiles au fond de la mine.** — On pourra ainsi obliger le mineur à ne pas se soulager sur le sol de la mine, ou tout au moins pour faciliter sa bonne volonté. Elles sont obligatoires en Allemagne, dans le district de Dortmund, depuis le 12 mars 1900 ; en Belgique, dans le bassin de Liége, depuis le 4 novembre 1904 ; en

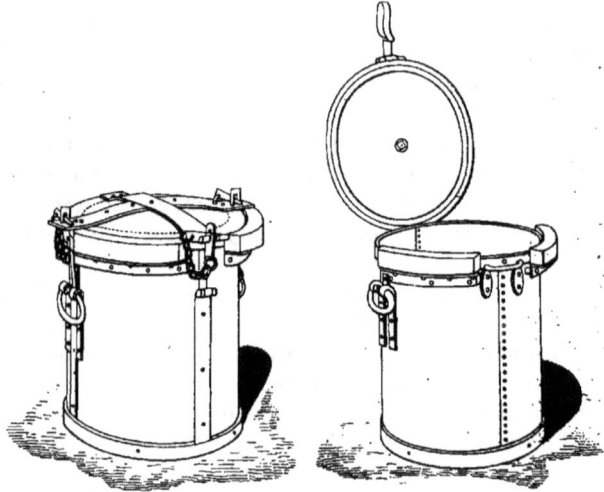

Fig. 79. — Tinette mobile *Hermann Franken* (fermée et ouverte).

Autriche, depuis 1900. Ces tinettes doivent être commodes, étanches, aussi nombreuses que possible, soigneusement et régulièrement enlevées et désinfectées. En Allemagne (à Érin), ce sont des récipients cylindriques, en fer galvanisé, avec couvercle métallique à charnière (fig. 79), renfermant du lait de chaux. Ils sont remontés chaque jour, vidés dans une citerne spéciale (fig. 80) et stérilisés à la vapeur. Ces tinettes sont placées de telle sorte que les ouvriers n'ont jamais plus de 200 mètres en terrain plat et 58 mètres en plan incliné pour s'y rendre. Le mineur

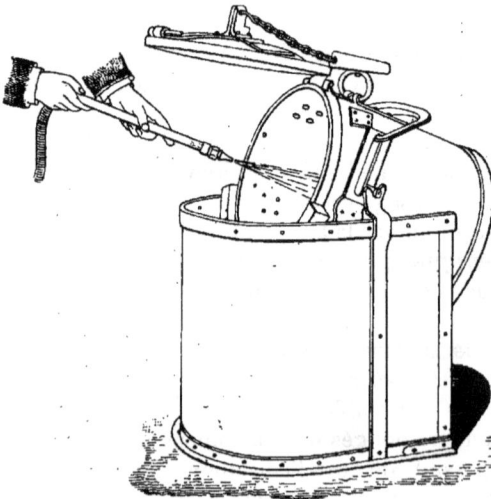

Fig. 80. — Tinette mobile *Hermann Franken* ; vidange et nettoyage.

allemand qui ne les utilise pas encourt une pénalité de 10 à 50 marks (*interdiction de déposer des déjections au fond de la mine*).

Malheureusement, l'emploi de ces tinettes, qui est fort simple, en Allemagne, en France, à Carmaux, étant données les grandes dimensions des tunnels où les mineurs peuvent se mouvoir à l'aise, est presque impossible dans nos charbonnages du Nord. Dans ceux-ci,

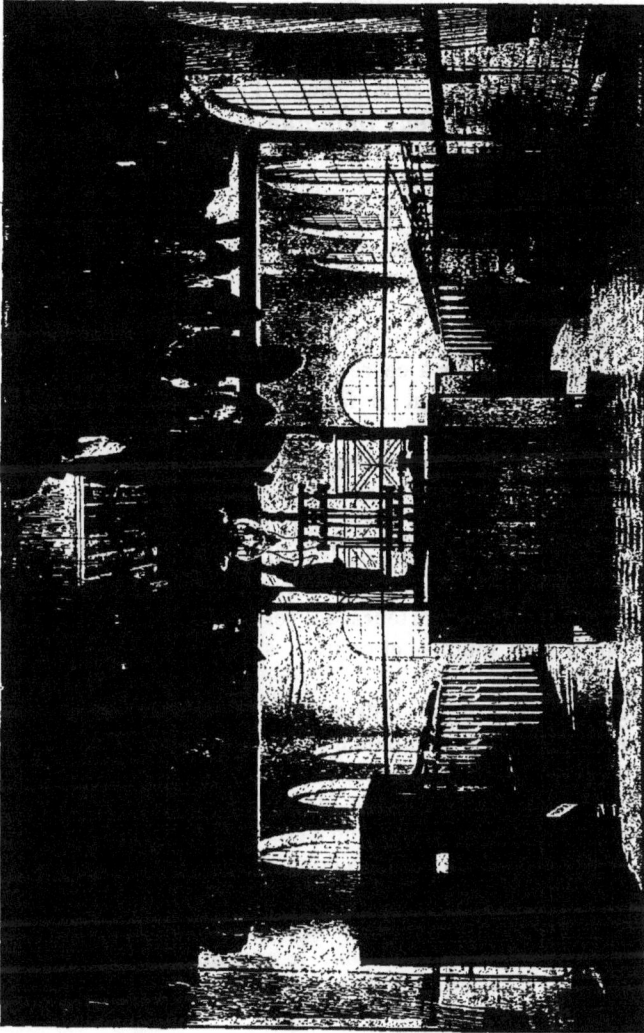

Fig. 81. — Bains-douches et penderies de vêtements dans les mines Gits et Cⁱᵉ, à Fives-Lille.

en effet, les veines sont peu épaisses ; les mineurs travaillent couchés, très éloignés les uns des autres; il leur faudrait parfois faire des kilomètres pour rejoindre des tinettes, placées cependant à raison de une par cinquante ouvriers.

D'ailleurs, ces précautions seront moins importantes si on se décide à ne pas laisser descendre au fond des mineurs infectés.

γ. **Des bains-douches, des vestiaires, des lavoirs.** — On assure ainsi la propreté générale du mineur, au moment où il remonte à la surface. Ceci est moins important, puisque ses matières rejetées à la surface ne sont pas dangereuses ; les familles restent indemnes. Ces installations sont obligatoires en Allemagne depuis 1900. Elles existent dans certains charbonnages belges ; elles sont très rares en France (fig. 81). Chez nous, l'ouvrier mineur rentre chez lui aussitôt son travail fini et trouve le baquet d'eau chaude préparé d'avance par sa femme.

3° *Protection du mineur indemne.* — Les mesures précédentes sont des moyens prophylactiques nécessaires, mais de second ordre. Il n'y a qu'une seule manière de lutter socialement contre l'anky-lostomiase, c'est-à-dire de protéger le mineur indemne, c'est de *connaître tous les mineurs infectés et de leur interdire jusqu'à guérison l'entrée de la mine.* Cela paraît, au premier abord, une utopie. Cela a été fait très complètement en Allemagne (Voy. plus loin), assez complètement en Belgique.

C'est pour en arriver à ce résultat qu'on a fait les enquêtes dont nous avons parlé plus haut. Il faut connaître *scientifiquement* toute l'étendue du mal, afin de le combattre efficacement. Il faut donc, pour chaque puits, *examiner les matières fécales* de 20 p. 100 du personnel ; on s'arrête là, si aucun mineur n'est porteur du ver ; on examine *tous* les mineurs si un seul des examinés a présenté des œufs dans ses selles. Comme on le voit, on ne s'inquiète pas seule-ment des malades (*Wurmkranken*), mais de tous les mineurs pour découvrir les simples porteurs de vers (*Wurmträger*). Sans cette suite d'opérations, longues et coûteuses, il faut renoncer à combattre l'ankylostomiase.

α. **Supposons la mine indemne.** — Il faut qu'aucun ouvrier nouveau ne puisse être embauché sans un *certificat* affirmant que trois examens de ses matières, pratiqués trois jours de suite, ont été négatifs. Ce certificat devra être délivré par un médecin de la Compagnie, spécialement éduqué à ce travail. Il faut que l'ouvrier ne soit descendu dans aucune mine depuis la date du certificat.

Ces sages mesures ont été adoptées dans la plupart des charbon-nages, en Allemagne, en Angleterre, en Autriche, en Belgique. L'inconvénient est la perte, pour le mineur, de trois journées de travail. Seule l'Allemagne, grâce à ses lois d'assurance, a pu résoudre pratiquement le problème.

La Société d'assurance mutuelle des mineurs de Bochum ou *Knappschaftverein*, à laquelle tout mineur est *obligatoirement* affilié, commissionne des médecins spéciaux, ayant fait un stage au laboratoire de Gelsenkirchen, qui, moyennant 2 marks, examinent les postulants mineurs. Les infectés vont immédiatement se faire traiter à l'hôpital, *aux frais du Knappschaftverein.* Ceux que le traitement a débarrassés reçoivent leur certificat; les autres ne peuvent travailler « qu'au jour », c'est-à dire à la surface, jusqu'à guérison. Pendant toute la durée du chômage nécessité par le traitement, la société, outre les frais ci-dessus mentionnés, verse au mineur (conformément à la loi allemande de l'assurance-maladie) une indemnité de 2 marks (2 fr. 50) par jour. En vue de la lutte contre l'ankylostomiase, le charbonnage verse une autre somme complémentaire de 2 marks. Le mineur reçoit donc son salaire intégral (5 francs). Comment s'étonner que, dans ces conditions, la lutte sociale soit possible et efficace? Pour faire de l'hygiène, il faut de l'argent. Pour avoir de l'argent, il faut l'assurance obligatoire de l'ouvrier.

L'ordonnance du 13 juillet 1903 interdit à tout charbonnage allemand de recevoir pour ce travail du fond un ouvrier qui ne serait pas porteur d'un certificat datant de moins de deux semaines et attestant sa non-infection. En plus, un nouvel examen des selles doit être fait au bout de six semaines par un médecin commissionné.

En Belgique, les mineurs qui veulent être embauchés sont examinés et traités si besoin dans des *dispensaires* spéciaux. Ils reçoivent, pendant ce temps, les indemnités de leurs sociétés de secours mutuels et un subside de 1 fr. 50 par jour, voté par la province de Liége.

En France, tout est à faire.

β. **Supposons maintenant la mine infectée.** — On a trouvé des œufs d'ankylostomiase dans les selles de un ou de plusieurs mineurs du 20 p. 100 examiné. Même si l'infection est légère, on sait, par l'exemple de la Westphalie, qu'elle peut prendre brusquement une grande extension épidémique. Quel que soit le degré de l'infection, les mesures à prendre sont donc identiques. Elles se résument ainsi : *examiner tous les mineurs et interdire l'accès de la mine à tous les infectés*, jusqu'à guérison; en un mot, agir comme si la mine était indemne et que tous les mineurs soient des postulants à l'embauchage.

L'Allemagne l'a fait résolument (ordonnance du 13 juillet 1903) : examen obligatoire des selles (tous les deux ou trois mois tant qu'on rencontre un seul ouvrier porteur du ver); traitement *obligatoire* de l'infecté s'il veut redescendre dans la mine.

La cure à domicile ne présentant aucune garantie, il fallut construire des lazarets spéciaux auprès des charbonnages infectés [baraques démontables, système Dœcker (fig. 82, 83 et 84), coûtant chacune environ 8 000 marks].

Le *Knappschaftverein* paye les baraques, les honoraires des médecins (200 à 300 marks par mois), les frais de traitement et l'indemnité au mineur de 2 marks (2 fr. 50) par jour. Comme la loi allemande n'assure cette indemnité de demi-salaire qu'après quatre jours de chômage, le charbonnage paye ces quatre premiers jours d'indemnité en salaire intégral, avec secours à la famille, si elle est nombreuse.

On a vu plus haut les résultats des enquêtes allemandes (17 161 porteurs de vers sur 188 730 mineurs, examinés par 150 médecins) ; on verra plus loin les résultats. Le *Knappschaftverein* a dépensé, en quatorze mois, de ce chef, 3 000 000 de marks, la cure de chaque mineur coûtant environ 80 marks.

En Belgique, l'obligation n'existe pas ; on favorise le traitement en promettant 1 fr. 50 par jour (allocation de la province) à tout mineur qui accepte de le subir.

En France, rien encore n'a été fait.

4° *Éducation du mineur.* — **Dispensaires d'hygiène sociale.** — Calmette et Breton ont écrit quelques belles pages sur la mentalité du mineur français et sur l'inefficacité de tous les règlements tant que son éducation ne sera pas faite. C'est le but auquel il faut tendre en France, puisque nous n'avons pas l'*obligation* allemande.

Le mineur français est indépendant, libre à partir de deux heures de l'après-midi ; il touche un salaire élevé et passe le reste de la journée au cabaret ; il est fort ignorant de tout ce qui ne se rapporte pas à son métier ; comptant sur la retraite et l'initiative des compagnies, il ne possède aucune épargne ; il n'est jamais aux prises avec les difficultés de l'existence de l'ouvrier des villes ou du paysan. Son éducation est complètement à faire.

Pour cela, Calmette propose la méthode qui lui a si bien réussi pour la lutte antituberculeuse, par le dispensaire, c'est-à-dire l'*éducation à deux degrés*. Il faut créer, parmi les mineurs, des *moniteurs d'hygiène*, choisis parmi eux, qui, une fois éduqués et bien convaincus, seront de véritables apôtres auprès de leurs camarades. Ceux-ci croiront leurs semblables ; ils écouteraient difficilement des médecins ou des personnes représentant les compagnies.

Il faudrait créer des *dispensaires d'hygiène sociale*.

En Belgique, l'Union des charbonnages de Liége a créé, en 1903, sur la proposition de Malvoz, des dispensaires spéciaux pour la lutte contre l'ankylostomiase. En 1904, Malvoz et Lambinet ont examiné 7 000 mineurs (900 soignés et guéris) et n'ont dépensé que 16 000 francs. Aussi nombre de dispensaires belges ont été créés sur ce modèle. Ce sont souvent des baraques transportables avec huit ou dix lits et un laboratoire, créées par Malvoz (10 000 francs).

En France, Calmette propose, sous le nom de *dispensaires d'hygiène sociale*, un organisme plus complet, groupant ensemble : l'ambulance, la consultation de nourrissons, le laboratoire, le dispensaire antituberculeux, etc., pour *protéger le mineur contre toutes les maladies*, par : l'*éducation hygiénique du mineur et de sa famille*, la *surveillance sanitaire de son logement*, l'*assistance des malades*. Cela

peut se faire avec un petit local et peu d'argent. Il suffit de quelques
bonnes volontés.

A ce sujet, le *service médical des mines* devrait être profondément

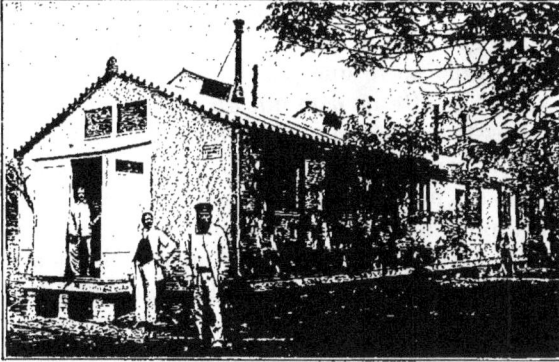

Fig. 82. — Baraquement Dœcker (Mines de Silésie).

modifié. Les conditions d'existence et de travail du médecin des
mines (au moins dans le Nord) sont déplorables. Ce sont les caisses
de secours mutuels qui les choisissent (article 7 des lois des 29 juin
et 19 décembre 1894), c'est-à-dire un conseil composé de deux tiers

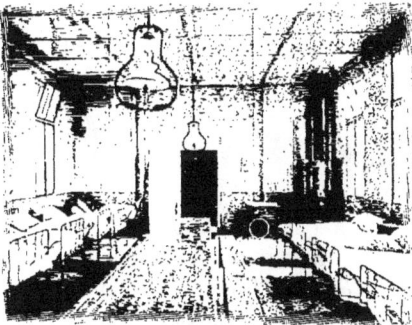

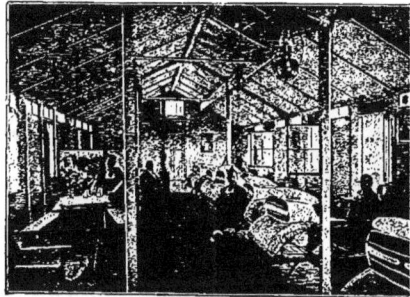

Fig. 83 et 84. — Dortoirs des baraquements.

d'ouvriers. Les médecins sont obligés de voir jusqu'à 100 ouvriers
par jour, souvent au cabaret; ils n'ont aucune influence morale sur
le mineur. Il faudrait qu'ils offrent des garanties de savoir, de compétence, de moralité, et surtout d'indépendance, qui ne sont compatibles qu'avec un salaire plus élevé et un autre mode de nomination.

Calmette propose la création, dans chaque région houillère, d'un conseil sanitaire des charbonnages, qui dresserait une liste des médecins compétents et, auprès de l'administration de chaque compagnie, une direction médicale responsable. Nous ne pouvons que l'approuver.

B. **Résultats obtenus**. — Nous ne parlerons pas de la France. Rien encore n'a été fait. Le mal est d'ailleurs encore peu étendu.

En Allemagne (1), ou plutôt en Westphalie, l'enquête de Löbker, en 1892-1895, n'ayant porté que sur les malades, ne donna aucun résultat. La véritable lutte ne date que du jour où on s'inquiéta des *Wurmträger*. Dès 1896, des bains, des vestiaires, des water-closets sont imposés à quelques mines. Le 12 mars 1900, une ordonnance de police généralise ces mesures. Dès la fin de 1902, les enquêtes commencent (Voy. plus haut); elles causent une vraie panique en montrant toute l'étendue du mal. Apparaît l'ordonnance du 13 juillet 1903, dont nous avons parlé, et la prophylaxie étudiée plus haut commence.

Les résultats furent les suivants : en 1903, sur 188730 mineurs examinés, 17161 (9,09 p. 100) étaient porteurs du ver. En octobre 1904, la proportion n'était plus que de 7,4 p. 100. Six mois plus tard, elle était tombée à 1,5 p. 100 (2500 mineurs infectés au lieu de 18000). A la fin de 1905, la Westphalie a été à peu près complètement débarrassée de l'ankylostomiase. Inutile d'ajouter de commentaires. Qui veut la fin veut les moyens.

En Belgique, quelque imparfaite que soit la législation protectrice de l'ouvrier, grâce aux efforts de Malvoz, on peut escompter, à très bref délai, la disparition totale de l'ankylostomiase dans le bassin de Liége.

II. — CHARBON.

Le *charbon* est une infection commune à l'homme et à certains animaux, due à un bacille qui a reçu successivement les noms de *Bactéridie charbonneuse* et de *Bacillus anthracis*. Nous ne dirons du bacille que l'indispensable à la compréhension du charbon professionnel.

I. **BACILLUS ANTHRACIS**. — Il a été découvert par Davaine (1850) et Rayer (1863); mais Pasteur, Koch (1877), Chauveau, Toussaint (1880), en ont commencé l'étude systématique. En raison de sa découverte à l'aurore de la bactériologie, en raison de la facilité avec laquelle il se prête à l'expérimentation, mais en raison aussi du grand intérêt écono-

(1) Lire les Étapes de la lutte contre l'ankylostomiase en Allemagne, par E. FUSTER, in CALMETTE et BRETON, Ankylostomiase (Voy. plus haut), p. 175-203.

mique qui s'attachait à la connaissance du charbon, le *B. anthracis* a été pendant longtemps le microbe favori des laboratoires.

C'est un aérobie qui végète entre $+ 14°$ $+ 43°$ dans tous les milieux de laboratoire, se colore très bien par toutes les couleurs basiques d'aniline, prend le Gram.

On le trouve en abondance dans le sang des infectés ; il y prend la forme de bâtonnets de 5 à 10 μ sur 4 à 1 μ, 5 parfois rapprochés en chaînettes de deux ou trois articles (fig. 85).

Dans l'œdème charbonneux, les bacilles sont un peu plus longs.

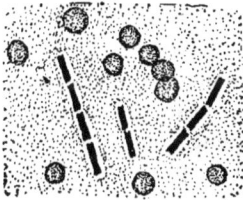

Fig. 85. — Sang d'une souris charbon-neuse. Les extrémités sont coupées carrément.

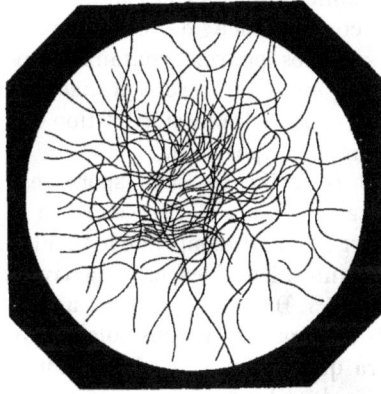

Fig. 86. — Culture en humeur aqueuse datant de quarante-huit heures.

Dans les cultures, surtout liquides, le *B. anthracis* peut prendre la forme de filaments très longs et enchevêtrés (fig. 86).

Les *spores* ont été dé-couvertes par Koch, en 1876. Elles n'existent ja-mais dans le corps vivant de l'animal charbonneux. Elles sont au contraire rapidement très abon-dantes dans les cadavres charbonneux, dans les cultures. Chaque article du filament donne nais-sance à une spore (fig. 87).

Pour la formation des spores, l'oxygène et une température de $+ 18°$

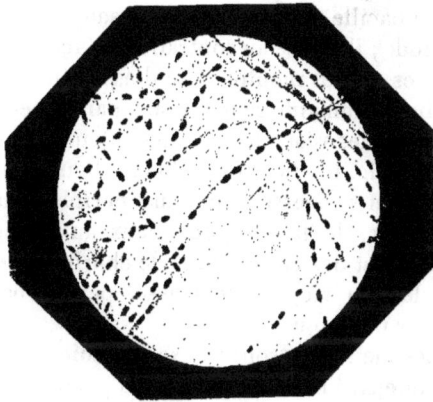

Fig. 87. — Préparation d'une vieille culture en bouillon avec spores (Macé).

à $+ 41°,5$ sont indispensables. Aussi, un cadavre soigneusement conservé intact, sans hémorragies, et enfoui, ne contiendrait-il pas de spores ; mais il y a presque toujours hémorragies spontanées ou provoquées (saignée), commencement de dépeçage, etc.

Ces spores ont une vitalité extraordinaire ; on les a constatées vivantes après un séjour de dix-huit ans dans un laboratoire. Elles se conservent plus longtemps peut-être encore dans les cadavres charbonneux, dans les *champs maudits* (Voy. plus loin) d'où Pasteur les a extraites en inoculant au cobaye la terre broyée (diluée, décantée et chauffée quinze à vingt minutes à + 85°, pour éliminer les pyogènes). La connaissance de ces spores est capitale pour l'hygiéniste, puisqu'elles peuvent contaminer pour longtemps les peaux, crins, laines, etc., qui seront utilisés dans diverses industries et que, le plus souvent, une stérilisation efficace avant le travail est commercialement impossible.

Le *B. anthracis* sans spores est très fragile. Un chauffage de trente minutes à + 51°· stérilise le sang charbonneux ; le manque d'oxygène, l'air comprimé le tuent. Les spores sont au contraire très résistantes. Humides, elles survivent à un chauffage de cinq minutes à + 85°. Desséchées, elles ne sont pas tuées par un chauffage à + 100°, par les rayons solaires, par l'oxygène comprimé, etc. On verra que ces moyens de destruction sont le plus souvent inutilisables dans l'industrie.

Les animaux les plus sensibles à l'inoculation sont : le *mouton* (surtout français), les *bovidés*, les *équidés*, le *cobaye* (réactif pour le diagnostic), le lapin, la souris. Par contre, le rat, le chien, le chat, le porc, les oiseaux sont plus ou moins réfractaires.

Le *diagnostic* est facile. Il suffit de se rappeler les règles suivantes.

Le bacille ne passe dans le sang chez l'homme qu'à la dernière période ; il existe au contraire de façon très précoce dans celui des vaches ou des moutons. Le diagnostic bactériologique de la pustule maligne humaine se fera donc par la recherche du bacille dans la sérosité des vésicules péri-pustuleuses ou dans un morceau excisé de la pustule. Le diagnostic du charbon animal se fera par l'examen du sang ; on s'adressera au sang périphérique pendant la vie, au sang du cœur, de la rate, ou mieux aux ganglions, à l'autopsie. Il est cependant des cas certains de charbon chez les bovidés où le sang, pendant la vie, contient assez peu de bacilles pour qu'ils puissent passer inaperçus.

Les méthodes sont : l'examen microscopique direct, les cultures ou, mieux, l'inoculation sous la peau de la cuisse du cobaye (œdème *blanc* local, bacilles dans le sang, mort rapide). On ne confondra pas l'infection par le vibrion septique (qui envahit rapidement les cadavres en été) avec l'infection charbonneuse. Le séro-diagnostic n'a pas donné de résultats.

Telles sont les notions élémentaires indispensables à connaître pour la suite de cette étude.

II. *VACCINATION.* — *TRAITEMENT.* — Il importe également que l'hygiéniste connaisse bien les méthodes de vaccination et de traitement du charbon, ainsi que les résultats obtenus dans la pratique. Le charbon doit, en effet, disparaître dans tout pays civilisé, absolument comme la variole.

1° **Vaccination.** — Le problème de la vaccination anticharbonneuse s'est posé à l'aurore de la bactériologie. Il avait à la fois un intérêt économique (vacciner les troupeaux) et un intérêt scientifique de premier ordre (on ne connaissait encore que les cultures atténuées du choléra des poules).

On savait que le charbon ne récidive pas chez l'homme; Pasteur avait remarqué que les vaches ayant guéri du charbon étaient devenues réfractaires, que des moutons ayant résisté à une première inoculation étaient également réfractaires. La possibilité de la vaccination s'imposait.

C'est au lyonnais Toussaint que revient l'honneur d'avoir, le premier, réalisé la vaccination charbonneuse (12 juillet 1880). Il filtrait du sang charbonneux sur plusieurs doubles de papier, le chauffait à + 55° et obtenait ainsi un liquide vaccinal. Que les microbes aient été ou non détruits par les opérations, que la vaccination ait été le fait de microbes atténués ou de produits solubles, peu importe au point de vue spécial de l'histoire de la vaccination charbonneuse. La même année, Chauveau montrait qu'on pouvait obtenir la vaccination par inoculation d'un *petit nombre* de bacilles, et que les agneaux nés de mères charbonneuses étaient réfractaires au *B. anthracis*. En 1881, Pasteur, Chamberland et Roux (28 février et 21 mars) publiaient la découverte d'un vaccin charbonneux constitué par des cultures ayant une atténuation permanente, transmissible, qu'on pouvait donc manier comme des vaccins. En 1882 et 1883, Chauveau faisait connaître ses vaccins obtenus soit par le chauffage, soit par l'emploi de l'oxygène comprimé. La valeur de la vaccination par cultures atténuées a été consacrée par la fameuse expérience de Pouilly-le-Fort, où 25 moutons vaccinés résistèrent à l'inoculation qui tua les 25 témoins.

Ajoutons que Voldridge aurait vacciné avec des cultures filtrées obtenues en bouillon de thymus et de testicule de veau. Rappelons que l'albumose de Marmier peut immuniser. Hankin disait aussi avoir immunisé avec sa toxine. Ce sont là les seuls exemples (après l'expérience de Toussaint) de vaccinations chimiques.

a. **Vaccins obtenus par cultures à des températures dysgénésiques.** — Ce sont les vaccins Pasteur. Le principe est d'avoir des cultures sans spores. Les spores ne se forment pas au-dessus de 41°,5. Il suffit donc de cultiver à + 42°,5. Cette culture atténuée, inoculée au mouton, lui donne une maladie légère qui lui confère l'immunité. Cette culture, réensemencée à + 37°, donne une culture à spores ; mais ces spores donnent naissance à une race de même virulence, c'est-à-dire atténuée. La race est fixée. On peut rendre au bacille sa virulence, en se basant sur ce fait que les *jeunes animaux* sont plus sensibles que les adultes. Tel vaccin qui est inoffensif pour le cobaye adulte tuera le cobaye d'un jour ou de deux jours, etc.; si bien que l'action pathogène sur le cobaye de un, deux, trois ou quatre jours, est une *véritable mesure de virulence*. On inoculera donc des cobayes ou des souris très jeunes, et, avec leur sang, des animaux un peu plus âgés, et ainsi de suite. On arrivera ainsi à rendre la virulence aux vaccins.

En pratique, on opère sur les *moutons* de la façon suivante. On a deux vaccins (délivrés à l'Institut Pasteur en tubes de 100 doses). Le *premier* est très faible : il tue la souris, mais ne tue ni le lapin, ni le mouton. Le *second* est plus fort; il peut tuer la souris, le cobaye et même parfois le lapin. On inocule, à la face interne d'une cuisse, le premier vaccin (vache = 1/4 de centimètre cube ; mouton = 1/8 de centimètre cube). On attend douze jours. On inocule le second vaccin, aux mêmes doses, à l'autre cuisse. L'opération est faite avec du vaccin pur et frais et avec une seringue stérilisée. L'immunité est acquise douze jours après la seconde inoculation. Cette pratique a presque supprimé le charbon dans les contrées où il était endémique. On vaccine, chaque année, en France, plus de 300 000 moutons et de 50 000 bovidés.

La vaccination des petits animaux de laboratoire (cobaye, lapin) est difficile à obtenir en raison de leur sensibilité ; ils sont presque toujours tués par les vaccins. Il faut commencer par un troisième vaccin, encore plus atténué que le second. Marchoux est arrivé à vacciner le lapin avec les vaccins ordinaires, en injectant d'abord des doses faibles du premier vaccin cultivé et âgé de vingt-quatre heures.

b. **Vaccins obtenus par le chauffage**. — Ce sont les vaccins de Toussaint, puis de Chauveau. Chauveau chauffe à + 47° des cultures sans spores obtenues à + 42°,5. Pour obtenir des races définitivement atténuées, il opère de la façon suivante : 1° cultiver à + 42°,5 pendant vingt-quatre heures; 2° chauffer trois heures à + 47°; 3° semer et placer cinq à sept jours à + 37° (culture sporulée); 4° chauffer pendant une heure à une heure et demie à + 84° ou + 82°. Ces spores fournissent un vaccin à virulence fixe, qui ne peut tuer le mouton. Le premier vaccin a été chauffé à + 84°; le second à + 82°.

Ces vaccins conservent leur virulence atténuée plus longtemps que les vaccins Pasteur; par contre, leur activité disparaît en quelques mois.

Pour Chauveau, l'influence de l'oxygène est nulle dans son procédé.

On peut employer ces vaccins comme ceux de l'Institut Pasteur.

c. **Autres vaccins.** — Toussaint avait atténué le sang charbonneux avec des *antiseptiques*. Chamberland et Roux l'ont imité. Chauveau a fabriqué d'excellents vaccins en employant l'oxygène comprimé. Arloing a utilisé la lumière solaire.

Paladino-Blandini (1903) a cherché sans succès à retirer du corps des microbes et des spores une substance chimique vaccinante. Ces vaccins ne sont pas entrés dans la pratique.

2° **Sérothérapie.** — Behring avait montré que le sérum des rats blancs jouit de propriétés bactéricides vis-à-vis du *B. anthracis*. Ce sérum n'est cependant ni préventif ni curateur. Il faut qu'il soit mélangé à la culture pour en atténuer les effets. Injecté séparément, il ne préserve pas (Metchnikoff et Roux).

Marchoux (1895) aurait obtenu un sérum thérapeutique en vaccinant des animaux comme il a été dit plus haut. Les moutons reçoivent progressivement des doses énormes de cultures virulentes et à de nombreuses reprises. On saigne quinze et vingt jours après la dernière inoculation.

Ce sérum est actif à 1 p. 2 000 ; il préserve le *lapin*, et, si on l'injecte vingt-quatre heures avant la culture virulente (1 centimètre cube pour un lapin de 2 kilogrammes contre un quart de centimètre cube de culture virulente inoculée sous la peau). Il faut donc des doses vingt fois plus fortes de sérum si l'inoculation virulente est intraveineuse. Ce sérum ne préserve pas le cobaye.

Injecté en même temps que la culture, il préserve inconstamment le lapin, même à de fortes doses. Injecté après l'inoculation, il peut encore guérir le lapin, si l'œdème n'a pas encore apparu.

Ce sérum n'a jamais été appliqué ni en médecine ni en vétérinaire.

Sclavo (1895) a préconisé un sérum anticharbonneux, qui a été recommandé par nombre d'auteurs contre la pustule maligne de l'homme.

Mendez (1900) aurait obtenu un sérum assez actif pour guérir le mouton et le bœuf à la dose de un demi-centimètre cube, et l'aurait appliqué au traitement de l'homme et des animaux.

Jourgucliounass (1902) a immunisé la chèvre et la brebis avec des cultures. Leur sérum est doué de propriétés préventives pour le cobaye. Le *B. anthracis* se développe mieux que dans le bouillon, dans ce sérum.

San Felice (1903) immunise le chien ; le sérum est préventif et curateur, mais pas bactéricide. Des lapins, un cas humain ont été ainsi heureusement traités.

En 1903, Sclavo a rassemblé 164 cas traités par son sérum : il y a eu 10 morts, soit 6,09 p. 100, au lieu de 24 p. 100 qui est le taux de mortalité en Italie. Le sérum de Sclavo est couramment employé dans les manufactures de peau et de crin en Italie.

III. **LE CHARBON ANIMAL.** — Nous l'avons dit, le charbon est une maladie commune à l'homme et à un grand nombre d'animaux. Elle est donc contagieuse de l'animal à l'homme, soit directement, soit par les produits animaux travaillés ensuite industriellement. La préface de ce chapitre d'hygiène industrielle contient donc naturellement un aperçu du charbon animal, c'est-à-dire du charbon agricole.

Les bovidés et les moutons sont les animaux les plus intéressants à ce point de vue ; le cheval est également assez fréquemment atteint de charbon.

Le charbon n'a été distingué des autres épizooties lui ressemblant plus ou moins qu'à la fin du xviiie siècle par Chabert (1780).

Voici un résumé très succinct des symptômes chez les *bovidés* : maladie très rapide ; l'animal est souvent trouvé mort, alors que la veille rien n'avait attiré l'attention ; il est ballonné, les naseaux sont remplis de spumosites sanguinolentes. Les cas les plus lents ne dépassent guère dix-huit heures. Les symptômes se montrent dans l'ordre suivant ; arrêt de la rumination, frissons, sensibilité des parois thoraciques, agitation, mugissements, diarrhée fétide et sanguinolente ; l'animal tombe, se ballonne, s'agite et meurt.

Chez le *mouton*, la maladie est plus habituellement nommée *sang de rate*. La marche est très rapide ; l'animal tombe foudroyé en marche, au pâturage, presque sans symptôme ; l'urine est sanguinolente.

Chez le *cheval*, la marche est plus lente : prostration avec coliques, titubation, poils secs, crins s'arrachant avec la plus grande facilité, frisson, irritation, pouls vite, filant, température élevée (41°, 42°), sang noirâtre se coagulant mal, muqueuses violacées. La maladie dure vingt-quatre heures environ.

Telle est la *fièvre charbonneuse* des animaux domestiques.

Les localisations externes sont tout à fait rares ; l'origine est interne (voies digestives).

Au point de vue anatomique : sang noir, poisseux, se coagulant lentement, organes congestionnés, rate énorme, noire, ecchymoses de la muqueuse intestinale, parfois ulcérées (charbons internes), matières sanguinolentes, infiltration gélatineuse du tissu cellulaire (surtout chez le cheval), urines sanglantes, putréfaction rapide.

Un mot sur la *distribution géographique* du charbon, ce qui nous indiquera les régions dangereuses au point de vue des peaux, des crins, des laines.

Le charbon règne (ou régnait) à l'état enzootique en *Beauce*, en Brie, en Champagne, en Bourgogne, etc., avec, à certains moments, une extension épizootique. Il sévit dans le sud de l'Allemagene, en Hongrie, mais surtout en *Russie* (peste de Sibéric). De 1867 à 1870, 50 000 têtes de bétail, et 528 hommes succombèrent au charbon dans le seul gouvernement de Novgorod. En Asie (Indes, *Chine*) en Australie, en *Amérique*, le charbon est très fréquent.

L'origine tellurique du charbon, anciennement défendue, s'explique très bien. Les *champs maudits* sont ceux où on a enfoui sans précautions des cadavres charbonneux; les vers de terre ramènent les spores (1) à la surface (Pasteur); les animaux qui viennent paître sur ces champs contractent le charbon interne. L'ancienne spontanéité est une véritable inoculation alimentaire par le tube digestif (surtout la bouche et le pharynx) à la faveur des érosions produites par les corps durs mêlés aux fourrages.

En somme, le charbon animal, avant la vaccination, était une affection très meurtrière, très répandue dans certaines régions de la France (la Beauce notamment), tuant jusqu'à 10 p. 100 des troupeaux et occasionnant ainsi chaque année des pertes colossales à l'agriculteur.

Depuis la vaccination (Voy. plus haut), la maladie est devenue excessivement rare dans les pays d'élevage où les pratiques pastoriennes sont en honneur, en France notamment. Cela est important à constater, puisque les peaux des pays où la vaccination est pratiquée donnent rarement le charbon à l'homme. Il en est tout différemment de la Russie, de la Chine, de l'Amérique, qui fournissent des matières premières dangereuses.

Il est difficile de donner des chiffres sur la fréquence du charbon animal. En 1903, on a signalé : en Russie d'Europe, 47300 cas; en Allemagne, 4626 ; en Italie, 3959 ; en Angleterre, 1143. En 1904, on a noté en Allemagne : 5959 animaux charbonneux avec 123 cas de transmission à l'homme (vétérinaires, bouchers, équarisseurs, etc.).

En France, en 1863, avant la vaccination, on comptait, dans un seul département (l'Aisne), 1306 moutons, 107 bovins, 14 chevaux et 58 hommes agriculteurs atteints de charbon. Actuellement la proportion est infime.

IV. *LE CHARBON HUMAIN.* — La connaissance des portes d'entrée du charbon humain et, conséquemment, des principales formes cliniques, est nécessaire à l'hygiéniste. Esquissons-les rapidement.

L'homme n'est pas très sensible au charbon. En outre, l'inoculation est le plus souvent externe (écorchure, piqûre de mouche) et donne naissance à des accidents externes (pustule maligne). Enfin la guérison est fréquente par excision de la pustule. L'apparition des bacilles dans le sang, ne se manifestant qu'à la dernière période, est d'un pronostic très sombre.

Il faut distinguer trois formes de la maladie :

(1) Voy. plus haut la question des spores dans les cadavres. Il faut de l'oxygène. Il suffit d'une hémorragie naturelle ou provoquée (saignée), d'un commencement de dépeçage pour que les spores se forment.

1° **Charbon externe.** — *a.* **Pustule maligne.** — C'est le cas le plus fréquent (charbon externe). Une tache maculeuse, rouge comme une piqûre de puce (quelquefois papuleuse), apparaît avec prurit. Une vésicule lui succède. Celle-ci crevée, une petite escarre commence, allant du jaune au jaune brun et enfin au noir (charbon). La base est indurée et entourée d'une zone œdémateuse que surmonte une couronne de vésicules satellites contenant un liquide brunâtre. La douleur est nulle dès la vésiculation. On a même donné cette insensibilité à l'épingle de la simple vésicule comme un signe de diagnostic précoce. La région environnante s'œdématie. Cela dure de un à quatre jours.

Puis la fièvre s'allume (39 à 40°) avec frissons, céphalalgie, phénomènes intestinaux, syncopes; l'œdème augmente; la mort survient vers le neuvième ou dixième jour avec hypothermie.

La guérison peut être spontanée, ou mieux être due à l'excision ou à la cautérisation de la pustule. En somme, la gravité n'est pas extrême : on peut la comparer à celle du charbon *inoculé* périphériquement aux bovidés. La lésion locale a permis à l'organisme de se défendre. Il y a même des cas de pustules malignes tellement bénignes qu'elles passent inaperçues.

Dans 90 p. 100 des cas, la pustule maligne siège aux régions découvertes (face, cou, main, etc.).

Voici la statistique de Koch, portant sur 923 cas :

Tête et face	447
Cou	45
Membre supérieur	370
— inférieur	26
Tronc	35

Au point de vue pronostique, la gravité dépend beaucoup de la localisation de la pustule. 40 p. 100 des pustules de la paupière sont mortelles; cette proportion tombe à 30 p. 100 pour le cou, 22 p. 100 pour les joues, 14 p. 100 pour le front, 4 p. 100 pour le poignet et l'avant-bras; au total environ un cinquième de mortalité, taux qui diminuerait avec un traitement hâtif.

b. **Œdème malin.** — Il faut rapprocher de la pustule maligne une autre forme de charbon externe, l'*œdème malin*, observé surtout sur les paupières, où la pustule n'existe pour ainsi dire pas pour faire place immédiatement à l'œdème. La marche est beaucoup plus rapide et la forme plus grave. La guérison est cependant fréquente. Le Roy des Barres, sur 72 cas de charbon externe, n'avait observé que 5 cas d'œdème malin.

2° **Charbon interne.** — Dans ce cas, l'inoculation n'est plus périphérique, mais interne, pulmonaire ou digestive. On sait quelle importance prend actuellement en pathologie infectieuse la porte d'entrée intestinale, même pour les affections pulmonaires. *Peut-être*

*l'infection est-elle toujours intestinale, quelle que soit la forme clinique
du charbon interne.*

a. **Charbon broncho-pulmonaire.** — Le malade a inhalé des poussières chargées de spores charbonneuses. On verra plus loin dans
quelles professions. C'est en 1878 qu'on étudia pour la première
fois cette forme sur les chiffonniers de Vienne. Ensuite, la maladie
fut bien observée chez les trieurs de laine de Bradford.

Début par des symptômes généraux (vertiges, somnolence, nausées)
avec douleurs constrictives *très vives* de la poitrine et dyspnée (impossibilité de faire une longue inspiration ; les malades ne sentent pas
leur poitrine) ; signes de congestion et d'œdème pulmonaire (toux
sèche, fréquente ; crachats spumeux *avec bacilles*) ; pleurésie bilatérale ; foyers de bronchopneumonie ; fièvre modérée ou nulle ;
cyanose ; mort dans le collapsus et l'hypothermie. Il y a des formes
foudroyantes ; certains cas durent quatre ou cinq jours quelquefois
avec des rémissions. Le diagnostic est fort difficile, si l'attention n'est
pas attirée par la profession. Les guérisons sont rares (4 sur 23 chez
les trieurs de laine) et à convalescence longue. Les rechutes sont
possibles après trois mois. A l'autopsie : épanchement abondant
dans les deux plèvres, infiltration gélatiniforme du médiastin et du
tissu conjonctif sous-pleural du cou, tuméfaction hémorragique des
ganglions bronchiques, extravasations sanguines dans le poumon.

b. **Charbon intestinal.** — C'est la forme comparable à la fièvre
charbonneuse des animaux ; l'inoculation se fait par les voies digestives. Début brusque par prostration, courbature, frisson. Puis
vomissements, coliques, diarrhée, ballonnement du ventre. Ensuite,
gène respiratoire, petitesse du pouls, cyanose, aspect cholérique,
refroidissement. Mort dans le collapsus en deux à cinq jours.

Les lésions gastro-intestinales sont les suivantes : saillies pustu-
leuses, hémorragiques, à sommet gangreneux, sur la muqueuse de
l'estomac et de l'intestin grêle ; œdème gélatineux et hémorragique
du tissu rétro-péritonéal ; tuméfaction des ganglions mésentériques ;
rate molle.

Il est possible que des cas de charbon intestinal aient été suivis
de guérison, sans avoir été diagnostiqués. Il est certain qu'un nombre
peut-être assez considérable de cas mortels de charbon interne ne
sont pas diagnostiqués.

Pour toutes ces formes de charbon interne, seul le diagnostic bactériologique peut donner la certitude (Voy. plus haut).

La conclusion à tirer de cette étude est qu'il n'y a aucune comparaison à établir entre la gravité du charbon externe, qui guérit le plus
souvent, et celle du charbon interne, qui est presque fatalement
mortel. Les professions favorisant l'inoculation interne seront donc
spécialement dangereuses.

Voici quelques chiffres. En Allemagne, de 1894 à 1903, on a noté

901 cas de charbon humain avec 128 décès. Il s'agissait surtout d'agriculteurs ou d'équarrisseurs, bouchers, etc.

V. *LE CHARBON PROFESSIONNEL*. — Le *charbon humain* est une maladie exclusivement professionnelle ; sauf de rares exceptions, elle n'atteint que les personnes qui, par leur profession, approchent des animaux charbonneux ou manipulent des produits venant d'animaux charbonneux.

1° **Charbon des campagnes**. — La première catégorie (*bergers, agriculteurs, bouchers, vétérinaires*) est peu importante en France, la vaccination anticharbonneuse (Voy. plus haut) ayant à peu près fait disparaître le charbon sur le bétail indigène. Çà et là, cependant, on rencontre encore à la campagne des cas de charbon, dans une région où le charbon vient de faire inopinément sa réapparition sur le bétail. Il s'agit alors d'une blessure quelconque, d'une érosion qui se sera infectée au contact des débris ou du sang de l'animal charbonneux au moment où on le saigne, où on l'enfouit, etc., ou d'une piqûre d'insecte (Proust, Heim), inoculant la spore puisée sur le cadavre charbonneux. Cette catégorie est, d'ailleurs, relativement peu dangereuse, se manifestant presque toujours par la *pustule maligne*, l'accident le plus curable du charbon.

La prophylaxie de ce « charbon des campagnes » est simple : étendre de plus en plus la vaccination animale anticharbonneuse, prescrire la destruction ignée ou l'enfouissement à de très grandes profondeurs avec addition de chaux vive des cadavres charbonneux ; recommander dans les régions suspectes le traitement aussi rapide que possible de la moindre éruption rappelant la pustule maligne. Cela est facile à réaliser dans les régions autrefois infestées de charbon, comme la Beauce ; cela est plus difficile dans les régions où le charbon est rare (par exemple dans le sud-est) et où de petites épidémies locales de charbon se manifestent néanmoins çà et là, souvent méconnues ; l'agriculteur de ces régions se laisse difficilement persuader de l'efficacité de la vaccination et de la nécessité de détruire les cadavres charbonneux. L'épidémie disparaît de l'étable pour un temps et reparaît au bout de quelques années.

2° **Charbon industriel**. — La seconde catégorie comprend le *charbon industriel*, celui auquel sont exposés les ouvriers qui manipulent des matières provenant d'animaux morts du charbon. Elle est beaucoup plus importante que la précédente, à tous les points de vue. Les cas sont nombreux, disséminés dans un grand nombre de professions souvent difficiles à dépister et très dangereux en raison des localisations gastro-intestinales et broncho-pulmonaires, difficiles à éviter en raison de la presque impossibilité d'empêcher l'introduction des matières dangereuses d'origine étrangère et de les stériliser sans leur enleve leur valeur marchande, en raison des précautions minutieuses à prendre pour l'hygiène de ces ateliers, etc. Aussi le

problème de la prophylaxie du charbon industriel est-il des plus
intéressants.

Un grand principe qu'il faut poser tout d'abord est que le charbon
professionnel est *presque toujours causé par des produits bruts de
provenance étrangère* (Russie, Perse, Amérique du Sud, colonie du
Cap). Dans l'Europe occidentale (en France, en Angleterre, en Allemagne, etc.), le charbon animal est assez rare, et les mesures vétérinaires sanitaires sont assez bien prises pour que les produits indigènes ne soient que très rarement dangereux. Il faut bien ajouter
que les produits étrangers dominent fatalement dans les usines que
ne pourraient alimenter les produits indigènes. Disons de suite
aussi qu'il est souvent fort difficile de savoir de quel pays viennent
les laines, crins, etc., centralisés qu'ils sont dans les grands ports
par des commissionnaires en gros.

Il y a déjà longtemps que le charbon professionnel est connu.
Dès 1777, les *Mémoires de l'Académie de médecine* contiennent des
remarques sur la pustule maligne des ouvriers en suif et des criniers,
surtout lorsque les crins proviennent de Russie : « Ces accidents ne
sont pas rares chez les criniers. » En 1860, Vernois (1) consacre un
article au charbon des criniers ; de même Tardieu (2). La maladie était
donc connue, même au point de vue étiologique, depuis fort longtemps. Les découvertes de Davaine, Pasteur, Koch permirent
d'introduire un peu plus de précision dans la recherche e
la description des formes internes. De l'époque pastorienne date
seulement celle des travaux scientifiques et pratiques sur la
question.

Les industries dangereuses sont celles qui utilisent les *peaux*
(tanneurs, mégissiers, etc.), les *laines*, les *crins*, les *cornes*. Nous les
étudierons en particulier. Voyons d'abord la fréquence relative du
charbon dans chacune d'elles.

Pour se faire une idée de l'importance et de la répartition du
charbon professionnel, il suffit de parcourir le remarquable rapport
de Legge (3) sur le charbon industriel en Angleterre. Il est impossible d'avoir, chez nous, un travail analogue. Depuis 1901 (article 73
de la loi de 1901, succédant à l'article 29 de la loi de 1895), le médecin
anglais est tenu de déclarer les cas de charbon qu'il observe au chef
inspecteur des fabriques, de même le patron à l'Inspecteur du
district ; une enquête suit cette déclaration. On connaît donc assez
bien, en Angleterre, l'étendue du charbon professionnel. Tandis
qu'en 1896, 1897, 1898, on ne connaissait annuellement que 13, 23,

(1) Vernois, Traité prat. d'hygiène industrielle, 1860.
(2) Tardieu, Dictionnaire d'hygiène, 1860, art. Criniers.
(3) Legge, Industrial Anthrax (*The Lancet*), 1905, p. 689 et 765. — Analyse et com-
mentaire d'un rapport précédent par Gallard, dans le *Bulletin de l'Inspection du
travail*, 1904, p. 446.

28 cas; en six ans, de 1899 à 1904 (trois ans seulement de déclaration obligatoire), 261 cas ont été déclarés. En voici le tableau :

INDUSTRIES.	HOMMES.	FEMMES.	TOTAL.	MORT.	P. 100.
Laine...................	70	18	88	23	26,1
Crins et soies...........	53	17	70	17	24,3
Cuirs et peaux..........	86	—	86	21	24,4
Autres industries........	15	2	17	6	35,3

Autant qu'on peut comparer, il semble que la proportion des cas mortels soit la même en France (Seine, 28,4 p. 100 de 1886-1893), en Allemagne (31,6 p. 100 chez les criniers, sur 91 cas), en Italie (24,1 p. 100 pendant onze ans); mais ces chiffres ne sont pas absolument comparables; la mortalité nous intéresse d'ailleurs moins que la morbidité.

L'industrie des *crins* est la plus dangereuse. Elle n'emploie en Angleterre que 2 200 ouvriers environ; la proportion des risques est de 1,5 p. 100. Celle de la *laine* employant 260 000 ouvriers ne fait courir qu'un risque de 0,0028 p. 100; il est vrai que les catégories dangereuses (triage et peignage de laines suspectes) donnent 1,3 p. 100.

Les rapports vétérinaires allemands donnent des chiffres qui, sans être comparables aux chiffres anglais, peuvent servir de documents à rapprocher. De 1894 à 1903, on note 901 cas de charbon humain, en Allemagne, avec 128 morts. La profession de 442 de ces malades était connue. La plus grande partie (312) correspond aux individus employés à manier les cadavres des animaux morts de maladie; puis viennent les fermiers (51), les bergers (25), les vétérinaires (7), les bouchers (6), les inspecteurs des viandes (4); le charbon véritablement industriel ne vient qu'ensuite : 26 ouvriers criniers, 9 tanneurs, 1 cordonnier, etc. Il est évident que cette statistique correspond bien plus à notre première catégorie, ayant été faite surtout au point de vue animal.

a. **Crins**. — Commençons par étudier l'industrie, qui emploie les *crins*, puisqu'elle paraît être la plus dangereuse au point de vue du charbon.

Le crin végétal ne peut être infectant. La soie du porc est peu dangereuse, cet animal ayant une grande immunité vis-à-vis du charbon (Toussaint, Arloing). Ce sont surtout les crins de cheval, de vache, qui sont à incriminer. Les crins provenant de Chine (surtout) et de Russie paraissent les plus fréquemment contaminés.

Dès 1847, Trousseau avait attiré l'attention sur deux petites brosseries n'employant que 6 à 8 personnes, qui avaient eu, en dix ans, 20 ouvriers morts de charbon; ces crins provenaient de Buenos-Ayres.

Le Roy des Barres a observé, en vingt ans (1875-1895), dans une usine de Saint-Denis occupant 160 ouvriers, 15 cas avec une mortalité de 14 p. 100.

Surmont et Arnould ont publié, en 1893, la relation d'une petite épidémie survenue à Pont-de-Marcq, près de Lille, dans un petit atelier de brosserie ; il y eut 7 cas en cinq mois dont 2 de charbon gastro-intestinal, avec la proportion considérable de 6 morts. Ces crins (de cheval) provenaient de Chine. Chauveau fit un rapport sur cette épidémie au Comité consultatif d'hygiène de France.

En 1898, au Congrès de Nantes, Bertin relata 18 cas (avec 5 morts) survenus de 1895 à 1898 dans une manufacture de crins filés de Nantes. Ces crins provenaient de Chine, Russie et Amérique du Sud.

On a noté quelques cas de charbon, non plus véritablement professionnel, mais survenant chez des personnes s'étant blessées avec des brosses livrées dans le commerce, par exemple un cas de pustule maligne consécutif à une écorchure produite chez un coiffeur avec une brosse. Cela prouve que les spores charbonneuses peuvent persister sur les crins après toutes les manipulations industrielles. On a souvent cité le cas d'un ouvrier qui prit le charbon en retirant le crin des coussins de voitures de chemins de fer et en mourut.

En Allemagne, Wagner, dans un des premiers travaux sur le charbon professionnel, a incriminé les crins russes. En 1894, le Gouvernement bavarois a fait faire une enquête, à la suite de nombreux cas survenus dans une fabrique de brosses à Nuremberg et dans une corderie de crins de cheval à Kitzingen. Le résultat fut que, de 1890 à 1894, il y eut 82 cas de charbon, dont 25 mortels, dans les fabriques de l'Empire où on manipule des crins ou des soies de porc ; de 1895 à 1896 : 9 cas, dont 4 suivis de mort; de 1875 à 1890 : 50 cas, dont 15 morts, soit 141 cas avec 44 morts en vingt ans. La déclaration n'étant pas obligatoire, ces chiffres sont certainement inférieurs à la réalité. En tout cas, il s'agissait d'un certain nombre de centres (Eschwege, Kitzingen, Nuremberg), constituant autant de petites épidémies et toujours dues à des crins étrangers (La Plata, Japon, Australie, Maroc, Russie surtout).

Dans le rapport de Legge, on trouve 70 cas (avec 24,3 p. 100 de mortalité) en cinq ans, en Angleterre, pour 2206 ouvriers criniers. C'est à Londres qu'on observe plus de la moitié des cas.

On voit que le charbon des criniers est une maladie professionnelle fréquente. Elle est également redoutable, car l'infection est souvent broncho-pulmonaire ou digestive (charbon interne) ; on a vu combien ces formes sont plus dangereuses que la pustule maligne.

On comprend comment les professions qui manient le crin sont plus exposées que celles qui utilisent les cuirs au charbon interne ; les poussières sèches, très abondantes, pénètrent dans les voies respiratoires et digestives et les infectent. Dans l'épidémie de Glascow (1878), on n'eut affaire qu'au charbon interne.

Le crin arrive brut dans la manufacture, de provenance souvent inconnue ou très difficile à préciser. Il faut lui faire subir les opérations suivantes : déballage, battage, dégraissage dans l'eau bouillante, triage, peignage, cardage, etc. Les brossiers, les tapissiers l'emploient ensuite. Les crins les plus longs sont destinés au tissage ; les autres, aux emplois les plus divers et pour la fabrication des brosses. Toutes ces professions exposent : 1° à la pustule maligne par piqûre directe de la peau ; 2° au charbon interne par les poussières sèches de l'atelier. Le crin une fois manufacturé et livré au public (brosses, etc.) peut encore être dangereux.

Voici un tableau dû à Legge, qui indique les manipulations les plus dangereuses du crin :

Camionneur...	1 cas.
Employé de bureau....................................	1 —
Entrepôt........	3 —
Déballage, pesage et transport..	8 —
Triage...	1 —
Séparation des poussières............................	6 —
Mélange...	2 —
Étandage..	8 —
Remplissage du diable................................	1 —
Bouclage et cardage.................................	8 —
Brosserie..	11 —
Bobinage des écheveaux.............................	1 —
Bourrage des gants de boxe........	1 —
Garnissage des matelas.............................	1 —
Fabrication de machines à nettoyer les couteaux	1 —
Remplissage des sacs................................	1 —
Total.....	55 cas.

Le siège de la pustule est surtout au cou et à la joue (2/3).

On compte, en Angleterre, 1 cas de charbon pour 2 000 livres sterlings de crins provenant de Chine.

Peut-on désinfecter le crin au point de tuer les spores charbonneuses? La question a donné lieu à un très grand nombre de travaux et de discussions.

En Allemagne, à la suite des expériences de Kubler et Musehold, une ordonnance de 1899 rend obligatoire la désinfection des crins et des soies par la vapeur à basse pression (+ 100° pendant cinq minutes) ou le bouillage pendant deux heures. La stérilisation à une température supérieure (+ 110°, + 120° pendant vingt minutes) altérerait le crin et serait plutôt moins efficace vis-à-vis des spores, probablement à cause des modifications produites dans les matières grasses du crin. La stérilisation réglementaire à + 100° ne fait pas subir de perte de poids aux crins préalablement nettoyés et n'altère pas l'élasticité des crins bouclés à la vapeur. Cobbett et Dalton ont vérifié le paradoxe que la vapeur à + 100° stérilise mieux le crin que la vapeur sous pression.

En Angleterre, on désinfecte également les crins. Webb et Duncan (1902) ont fait des expériences sur des crins infectés, c'est-à-dire ayant leurs spores charbonneuses incluses dans la graisse et dans la saleté, et non artificiellement surajoutées et attachées en paquets. Un chauffage de + 118°,5 pendant vingt minutes paraissait stériliser ; mais le cardage mettait ensuite en liberté des spores virulentes qui avaient échappé à la stérilisation, protégées par la graisse. En faisant l'expérience avec des crins déliés, une température + 107° à + 110° suffit à la stérilisation. Webb conclut : « Aucun manufacturier ne devra faire manipuler des crins de crinières, des crins de vaches, ou des peignages, provenant de Chine, de Russie ou de toute autre région orientale, sans les avoir soumis à une désinfection à la vapeur de + 107° à + 110° pendant vingt minutes ; ce procédé est tout à fait opportun, surtout pour les crins longs. » ·

En France, Bertin (1) est arrivé à des conclusions analogues. Les vapeurs de térébenthine ou de formol sont inefficaces. Pour lui, les crins peuvent supporter une température de + 120° pendant trente minutes, sans être ni brûlés ni diminués en résistance ; la couleur blanche a cependant légèrement jauni. J'ai proposé (2), à ce sujet, un moyen qui pourrait stériliser les crins à coup sûr, tout en leur conservant leur couleur. Il suffirait d'employer le chauffage discontinu. Les spores charbonneuses végètent très facilement dans un milieu très pauvre. Il suffirait de plonger pendant vingt-quatre heures à + 37° les crins dans de l'eau légèrement peptonée et incolore pour que les spores germent. La simple ébullition de liquide détruirait alors les jeunes bacilles. On pourrait refaire cette opération une seconde fois. Cela est possible mais inutile, puisqu'un chauffage à la vapeur à + 100° suffit.

En somme : la désinfection du crin est possible sans diminution de sa valeur commerciale ; elle devrait être exigée immédiatement après le déballage.

b. Laines. — L'industrie de la laine (mouton, chèvre, chameau) vient en second lieu comme fréquence du charbon proportionnelle au nombre d'ouvriers.

Les laines indigènes sont rarement dangereuses. Les matières premières provenant de Perse (surtout), de Turquie, d'Asie Mineure, sont les plus fréquemment contaminées. La laine mohair, très souvent contaminée, provient d'une chèvre du Kurdistan ou des chèvres angoras de Turquie d'Asie ; celle de Perse est le produit du mouton.

En Angleterre, en 1900, 259 909 ouvriers (106 593 hommes et

---

(1) BERTIN, Congrès de Nantes, 1898.
(2) J. COURMONT, Congrès de Nantes de l'Association pour l'avancement des sciences, 1898, p. 297.

153 311 femmes) étaient employés à l'industrie de la laine. Sur ce nombre, 4264 seulement étaient exposés à la contagion (triage et peignage de laines de catégories dangereuses). Le pourcentage annuel des cas de charbon est de 0,0028 sur l'ensemble de la population ouvrière et de 1,3 sur les 4264 plus exposés (56 cas).

En France, plus de 500000 ouvriers travailleraient la laine.

Les premières opérations que subit la laine brute sont les suivantes : triage (débarrasser avec la main la laine des corps gras qui y adhèrent), lavage (à l'eau de savon), séchage, dégraissage (alcali dans eau chaude), nouveau séchage, teinture, battage, peignage, cardage.

Le charbon des ouvriers en laine a reçu le nom de *maladie des trieurs de laine* (*Woolsorters disease*).

Dès 1837, à Bradford, les premiers cas d'une maladie professionnelle nouvelle furent signalés, causés par les échantillons d'alpaga et de mohair. En 1846, Lachlan, puis Lodge père montrèrent les relations de ce charbon avec la provenance de ces laines, c'est-à-dire son origine professionnelle. En 1878, Eddison suppose que le *Bacillus anthracis* est la cause ; Spear et Greenfield démontrent l'exactitude de cette hypothèse. A partir de ce moment, la maladie des trieurs de laine (*Woolsorters disease*) est bien étudiée surtout à Bradford, qui offre plus de la moitié des cas anglais (41 sur 72). En 1884, sont édictées des mesures qui font beaucoup diminuer ce charbon industriel. Ainsi, en dix mois, de novembre 1879 à septembre 1880, on avait compté, à Bradford, 32 cas (9 pustules malignes et 23 charbons internes) avec 19 morts ; de 1884 à 1890, on n'en note plus que 1 à 3 par an.

Lodge fils a étudié cette question (1890) dans le laboratoire de Straus. Il montre que la maladie fut longtemps méconnue parce que le charbon est surtout interne.

Il est rare que les ouvriers, trieurs de laine, se piquent et soient atteints de pustule maligne, tandis que les poussières infectantes infectent surtout les grosses bronches et occasionnent le *charbon broncho-pulmonaire*. Les trieurs sont chargés de séparer les différentes qualités de laine. Dans les ballots de laine étrangère, on trouve fréquemment de la laine encore adhérente à des lambeaux de peau (flocons morts) arrosés de chaux pulvérisée. Ce sont ces parties qui sont dangereuses. Elles proviennent d'animaux malades (souvent de charbon) ; la récolte de la laine sur ces malades ou ces cadavres ne peut se faire sans écorchure de la peau, dont les lambeaux souillés de sang infectant restent adhérents ; ces lambeaux sont donc l'indice d'une laine au moins suspecte. En outre, dans ces cas, on a ajouté de la chaux pulvérisée, qui joue par ses propriétés irritantes un rôle très important en créant de la bronchite. On s'explique bien ainsi le charbon des trieurs de laine : poussières, poussières irritantes, poussières infectées.

Ce ne sont pas seulement les trieurs de laine qui sont exposés au charbon : les ouvriers des dernières opérations après le lavage (peignage, cardage) sont également assez fréquemment infectés. Cela tient en partie à la séparation insuffisante de ces ateliers et aussi à la division minutieuse que ces opérateurs font subir aux fibres de la laine. Aussi, en Angleterre, existe-t-il des règlements spéciaux au peignage.

Voici un tableau, dû à Legge, qui indique le danger relatif des différentes manipulations de la laine :

Camionneur...	1 cas.
Entrepôt...	3 —
Surveillant..	1 —
Patron..	1 —
Triage...	14 —
Séparation des poussières...........................	11 —
Malaxage...	1 —
Mécanicien..	1 —
Cuve de lavage......................................	5 —
Séchage..	1 —
Cardage et peignage.................................	15 —
Finissage, étirage, apprêtage........................	5 —
Filage, tordage, tissage.............................	4 —
Enlèvement des déchets	1 —
Teinturerie...	1 —
Machinerie...	1 —
Total....................	66 cas.

Le siège de la pustule (dans les cas externes) était surtout au cou (1/3) et à l'avant-bras (1/8.)

En Angleterre, on compte une importation annuelle de 22 198 413 livres sterlings de laine, dont 1 000 000 environ de laine perse ; sur ce dernier million, on compte environ 1 cas par 16 000 livres sterlings. Les laines de Perse sont très recherchées à cause de leur couleur noire, qui permet de faire des draps noirs non teints.

Contrairement à ce qui a lieu pour le crin, *la laine ne peut être pratiquement désinfectée* ; aucun moyen n'existe de rendre la laine inoffensive sans lui faire perdre sa valeur marchande. La formaline proposée par Willoughby est inefficace.

c. Peaux. — Les industries qui manient les *peaux* (mégissiers, tanneurs, etc.) viennent ensuite.

Comme pour les crins et les laines, ce sont les peaux étrangères qui sont dangereuses. La Chine et les Indes produisent le plus fréquemment les peaux contaminées. On les conserve pour les moments où le marché remonte et est donc moins exigeant.

En Angleterre, c'est dans les ports de Londres et de Liverpool qu'on constate les trois quarts des cas de charbon dus aux cuirs et peaux, tandis qu'il est très rare dans les autres comtés à population mégissière très nombreuse.

Le charbon est souvent interne (broncho-pulmonaire ou gastro-intestinal).

Voici un tableau des professions les plus exposées (Legge) :

Docks...	12 cas.
Quais ou entrepôts	34 —
Tanneries..	19 —
Manufactures de chaussures..........................	1 —
Fabrication de sacs de voyage.......................	1 —
Marchands de cuir..................................	1 —
Fabrication de courroies...........................	1 —
Total...	69 cas.

On le voit, ce sont les porteurs dans les entrepôts (de la halle aux cuirs) qui sont le plus exposés; les tanneurs viennent ensuite ; les manufactures le sont très peu. On a cependant signalé quelques cas où des souliers (de facture très primitive, il est vrai) ont pu donner le charbon. On remarquera, pour les cas produits dans les manufactures, que les spores charbonneuses peuvent résister au pelassage à la chaux.

Le Roy des Barres a signalé 57 cas de charbon sur une population de 560 mégissiers dans une usine de Saint-Denis (pustules et œdème malin avec 14 p. 100 de mortalité).

La pustule (cas externes) siège presque toujours au cou et aux joues.

Les peaux sèches et arséniquées peuvent donner le charbon (Chauveau, cas de Morlaix en 1892). Pour certains (1), le charbon serait rarement donné par les petites peaux, c'est-à-dire celles de chevreau, d'agneau (ganterie), celles d'animaux jeunes. Cette opinion est discutable.

Désinfection des peaux et cuirs. — Il n'y a aucun procédé pratique de désinfection des peaux et cuirs. L'Association professionnelle des industriels en cuirs de Mayence a ouvert un concours sur ce sujet. Nous n'en connaissons pas les résultats. Menessier propose les pulvérisations de sublimé : elles sont inefficaces.

Le séjour de dix minutes dans la solution de sulfure de sodium à 60 p. 100 à + 35° ne peut compter comme une stérilisation. Il faudrait une demi-heure pour les spores libres et plus pour les spores incluses.

Les eaux résiduaires des tanneries, même biologiquement épurées, peuvent contenir des spores : elles ne seront jamais déversées dans les prairies, où elles pourraient contagionner des bovidés.

d. Cornes, chiffons, etc. — Quelques autres industries (coupeurs de cornes, chiffonniers, etc.) peuvent être infectantes au point de vue du charbon. On comprend que des cornes, des os d'animaux

(1) JULLIEN, Thèse de Lyon, 1902.

charbonneux puissent être dangereux. Pour les cornes, il y a trois opérations successives : l'épointage, le fendage et le dolage. Cette dernière opération, qui consiste à racler et à aplanir la corne préalablement sciée en deux, est la plus dangereuse par la projection violente des débris.

Les cornes employées à Paris proviennent en général de l'Inde. Manipulées sèches, elles ne seraient pas très dangereuses ; mais on les fait macérer pendant trois semaines pour enlever la croûte qui les recouvre.

Voici un tableau de Legge qui correspond, pour l'Angleterre, à ceux que nous avons donnés pour les crins, les laines, les peaux :

Docks..	2 cas.
Entrepôts de fruits.......................................	2 —
Manufacture de cornes....................................	2 —
Triage de chiffons..	1 —
Tissage de toile..	1 —
Engrais chimique...	1 —
Sellier...	1 —
Déchargement des grains..................................	1 —
Station de chemin de fer.................................	1 —
Total....................	12 cas.

En Allemagne et en Autriche, on connaît le charbon (presque toujours broncho-pulmonaire) des papeteries sous le nom de *maladie des chiffons*. En 1870, Eppinger a noté 77 cas en Autriche. Une seule papeterie allemande a présenté 38 cas.

On a noté une épidémie de charbon, produite par des graines, sur des chevaux de Londres.

Les chiffons pourraient être désinfectés ; les cornes, au contraire, ne paraissent pas pouvoir subir de désinfection : l'ébullition les fendille. Lancereaux a proposé de placer les cornes dans un bain de vapeur pendant une demi-heure avant d'enlever la croûte, avant le dolage.

VI. *PROPHYLAXIE DU CHARBON*. — Les moyens de préserver du charbon professionnel sont très divers.

1° **Faire disparaître le charbon animal.** — Pour cela, la vaccination anticharbonneuse, telle que nous l'avons décrite (Voy. p. 579), est un moyen d'efficacité certaine. C'est aux vétérinaires, aux agriculteurs à l'employer, dans les régions où le charbon est endémique (Beauce, etc.). Dans les contrées où le charbon est une rareté, on ne vaccinera que si des cas sont constatés dans une étable.

En outre, la maladie charbonneuse doit avoir pour conséquence la destruction absolue de l'animal. La viande ne doit pas être consommée ; les peaux, laines, crins, cornes, etc., ne doivent pas être livrés à l'industrie ; le cadavre entier sera détruit, brûlé si possible, enfoui en tout cas profondément, noyé dans de la chaux ou autre substance corrosive; l'enterrer sans précaution et superficiellement serait créer pour l'avenir un *champ maudit*, qui, tôt ou tard, donnerait naissance à de nouveaux cas de charbon.

Se rappeler que les spores ont besoin d'oxygène pour germer et que, par conséquent, il faut éviter l'extravasation du sang : pas de dépeçage, pas d'hémorragie; enfouir le cadavre entier.

En somme : le charbon animal doit disparaître comme la variole humaine a disparu des pays où la vaccination jénérienne est obligatoire. Avec lui disparaîtra le « charbon des campagnes » (bergers, agriculteurs, bouchers, équarrisseurs, etc.).

2° Surveiller les matières premières provenant de pays contaminés. — Nous l'avons dit : le charbon industriel est presque toujours dû à l'emploi de peaux, laines, crins, cornes provenant de pays contaminés et non surveillés (Russie, Chine, Amérique du Sud). L'idéal serait d'interdire l'introduction de ces matières premières, comme on le fait pour d'autres produits. Mais cela est impossible. Les crins pour meubles, les peaux de chèvre, les laines proviennent fatalement en grande partie de ces pays : l'industrie ne peut s'en passer. Chauveau avait proposé un règlement de police sanitaire internationale imposant la destruction ignée des corps charbonneux. Malheureusement aucune réglementation n'est possible précisément en Russie, Sibérie, Chine, Amérique du Sud; ces pays sont encore trop peu civilisés pour qu'on soit assuré soit de la vaccination, soit de la destruction. En outre, il est impossible de savoir d'où proviennent ces matières, centralisées dans des ports souvent fort loin de leurs lieux d'origine et avec des indications fausses. L'importation se ferait quand même par une voie détournée. Il faut donc, pour l'instant, renoncer à des mesures internationales.

Il ne reste donc qu'un moyen, c'est la surveillance spéciale de tout produit arrivant de ces pays dangereux. Si nos agents consulaires s'occupaient un peu plus des intérêts commerciaux français, on pourrait leur demander de nous renseigner sur la qualité des peaux, laines, etc., envoyées dans nos ports. Il ne faut pas trop y compter.

Dans certains cas, par exemple, pour les laines, le simple examen (Voy. plus haut) peut donner une présomption de provenance charbonneuse. On pourrait alors détruire par le feu ces parties contaminées et prendre des précautions spéciales pour le reste du ballot.

3° Stériliser les matières premières. — Puisqu'il est actuellement impossible d'éviter complètement les matières premières exotiques infectées, il faudrait prescrire leur stérilisation. Malheureusement, sauf peut-être pour les crins, cela est commercialement impossible. On se reportera plus haut pour les détails. Des peaux, des laines, des cornes stérilisées sont industriellement perdues.

4° **Assurer l'hygiène de l'atelier**. — En somme, ce sont surtout les poussières chargées de spores charbonneuses qui donnent le charbon le plus meurtrier, le *charbon interne*. Tout atelier exposé à cette contagion doit donc avoir surtout en vue la destruction de ces poussières et la préservation des bronches et de l'intestin des ouvriers. C'est donc l'application particulière de la lutte générale contre les poussières industrielles.

Avant d'être employées, les matières premières devront être entreposées dans un magasin fermé à clef, où se fera le premier triage, le déballage des ballots. Les murs seront vernis ou au moins blanchis, en tout cas susceptibles d'être fréquemment lavés avec un antiseptique. Les poussières et balayures seront incinérées. Le déballage et le triage se feront sur des planchers ou des tables grillagés, auxquels aboutiront des tuyaux d'aspiration aspirant les poussières dans une chambre *inférieure*, où elles seront brûlées tous les huit ou quinze jours. Quand on rencontrera des produits trop suspects (laine avec lambeaux de peau), ils seront brûlés.

Tout le reste de l'atelier sera soumis à une ventilation énergique, les poussières étant autant que possible brûlées au passage dans les tuyaux d'aspiration. La laine pourra être trempée dans l'eau chaude, ce qui diminuera les poussières. Le balayage humide *avec antiseptique* sera pratiqué tous les jours.

D'une façon générale, les poussières et les déchets ne devront pas être conduits hors de l'usine sans être incinérés. Les eaux de lavage seront épurées, et, même après épuration, ne seront jamais versées sur les prés (contagion possible des troupeaux).

Les ouvriers auront des vêtements de travail spéciaux, des vestiaires, des lavabos, une solution de sublimé pour laver la plus petite écorchure. Il leur sera absolument interdit non seulement de manger dans l'atelier, mais encore d'y entreposer leur nourriture. Pour certaines manipulations (par exemple le dolage des cornes), des gants de caoutchouc pourraient être imposés. La désinfection des mains, le brossage des ongles (maintenus courts) seront imposés à la sortie, surtout pour les ouvriers à manipulations dangereuses. Des masques pourraient être obligatoires pour certains cas.

5° **Exercer une surveillance médicale sévère**. — Tout ouvrier ayant des écorchures ne devra pas être reçu au travail. Toute écorchure devra être immédiatement montrée au médecin, désinfectée. Toute pustule maligne devra être traitée chirurgicalement dès le début. Le médecin de l'usine devra être capable de faire le diagnostic bactériologique du charbon. Tout ouvrier ayant un commencement de bronchite sera exclu pour un certain temps (surtout des fabriques de laines ou de crins). On se rappellera, le cas échéant, que le sérum de Sclavo est fort employé en Italie.

6° **Faire l'éducation de l'ouvrier**. — Aucune réglementation n'est efficace si l'ouvrier n'en comprend pas l'importance. L'ouvrier doit connaître les dangers auxquels l'expose sa profession, la cause première de ces dangers, la raison d'être des précautions exigées. Ce principe est général et n'est ici que d'application particulière. Il faut que l'ouvrier sache l'importance de se préserver des poussières, de se tenir les mains propres, de faire de l'hygiène de la bouche et du pharynx, de ne pas travailler avec des écorchures, de montrer au médecin le moindre bouton. Il faut qu'il soit bien persuadé que la pustule maligne prise à temps est curable, qu'il a intérêt à ne pas cacher un état bronchitique.

En Angleterre, une notice résumant toute la prophylaxie anticharbonneuse est obligatoirement affichée dans les ateliers à professions suspectes. Il devrait en être de même en France.

7° **Législation**. — La loi anglaise (1901, article 73) prescrit au médecin et au patron la déclaration obligatoire de tout cas de charbon à l'Inspecteur des fabriques.

III. — TUBERCULOSE.

La question de la tuberculose professionnelle est fort difficile à traiter. D'une part, la tuberculose n'est pas une maladie aiguë, à début nettement défini ; il est presque toujours fort difficile de connaître ce début et l'origine de la contagion ; il est même des tuberculoses latentes qui, datant du jeune âge, ne font explosion que longtemps après. D'autre part, la tuberculose est tellement fréquente chez l'homme que les statistiques professionnelles sont fort difficiles à établir. Des considérations générales, posant nettement le problème, sont donc indispensables.

I. — CONSIDÉRATIONS GÉNÉRALES.

Pour savoir s'il est des professions plus dangereuses que d'autres au point de vue tuberculose, il faut que les points suivants soient bien établis :

1° **La tuberculose est contagieuse**. — Nous nous contenterons de l'affirmation, qui n'est plus aujourd'hui contestée par personne. Le bacille de Koch est l'agent virulent qui cause la tuberculose ; son introduction dans l'organisme est nécessaire pour que la maladie évolue.

2° **Importance considérable du facteur terrain**. — Mais, si la tuberculose est une maladie infectieuse, son étude est dominée par le fait suivant : l'homme est relativement peu sensible à cette infection; il lui est naturellement presque réfractaire ; la tuberculose, pour évoluer, exige un terrain préparé et des infections répétées.

En d'autres termes : un adulte vigoureux, bien nourri, sans

hérédité tuberculeuse, devient difficilement tuberculeux, ou, s'il le devient, la guérit rapidement ; un enfant, ou un adulte mal logé, mal nourri, à hérédité tuberculeuse, est une proie toute désignée pour la tuberculose. *Le terrain prime la graine comme facteur social de maladie.* Il n'est personne qui n'ait été soumis à l'infection tuberculeuse ; si notre terrain n'était pas naturellement résistant, l'espèce humaine aurait depuis longtemps disparu, décimée par la tuberculose.

Même sur un terrain favorable, à plus forte raison sur un terrain bien défendu, l'infection tuberculeuse ne paraît pouvoir s'établir (sauf peut-être chez l'enfant ou chez des individus spécialement débilités) qu'à la suite d'infections massives ou répétées. Quelques bacilles de Koch, avalés çà et là, rendent rarement tuberculeux ; il faut une infection comme : l'alimentation journalière avec du lait tuberculeux, la vie d'atelier au milieu de poussières continuellement contaminées, l'habitation d'un logement infecté et que le soleil ne visite jamais, la cohabitation avec un tuberculeux qui ne prend aucune précaution vis-à-vis de ses crachats, etc.

Nous conclurons donc : *le terrain humain est naturellement très résistant à la tuberculose; pour que celle-ci s'établisse, il faut un des deux facteurs suivants ou plus souvent les deux : un fléchissement du terrain et des infections répétées.*

Dans ce chapitre, nous ne pouvons traiter les tuberculoses pro fessionnelles où le facteur terrain joue le principal rôle ; ce serait traiter toute la tuberculose ouvrière ; ce serait faire le procès de toutes les professions insalubres ou à salaire insuffisant ; ce serait faire le procès de la plus grande partie des ateliers mal ventilés, mal ensoleillés, mal surveillés ; ce serait faire le procès des logements ouvriers, etc. On a démontré, par exemple, la fréquence de la tuberculose chez les ouvrières en soie lyonnaises ; la raison tient non à la manipulation de la soie, mais au surmenage, à l'atelier insalubre, etc.

Encore une fois, nous n'en finirions pas si nous voulions étudier l'influence du travail en général sur le terrain humain quant à l'infection tuberculeuse. Nous ne nous occuperons que des professions qui soumettent l'ouvrier à des infections massives, fréquentes et de celles qui paraissent entraîner des lésions constituant une porte d'entrée évidente.

3° **La porte d'entrée.** — Elle est importante à connaître en hygiène professionnelle.

La porte dentrée *cutanée* es beaucoup plus fréquente qu'on ne le croyait (1), parce qu'elle ne laisse le plus souvent aucune trace *locale.*

(1) J. Courmont et Lesieur, Inoculation transcutanée de la tuberculose. *Journal de physiologie et de pathologie générale,* novembre 1907

Restent les voies pulmonaire et intestinale. La voie *pulmonaire* avait jusqu'à ces dernier temps la faveur des pathologistes ; on supposait que la grande voie d'introduction de la tuberculose chez l'homme était l'alvéole pulmonaire ; on incriminait donc surtout les poussières *respirées*. Ainsi s'expliquait la fréquence de la localisation pulmonaire. La voie *intestinale* n'était certes pas niée ; elle était admise depuis les expériences de Chauveau en 1868 ; mais elle paraissait une voie d'exception, sauf peut-être chez les enfants. La tuberculose intestinale primitive n'était-elle pas fort rare ? En tout cas, l'origine intestinale de la phtisie pulmonaire était à peine considérée comme possible. On avait trop oublié que les microbes, le bacille de Koch en particulier, traversent facilement les parois intestinales et pénètrent dans les lymphatiques sans laisser le plus souvent de traces de leur passage, sans faire de lésion intestinale (Nocard, Nicolas et Descos). On avait trop oublié que, chez le lapin, la tuberculose est pulmonaire, quelle que soit la voie d'inoculation ; on avait trop oublié, en un mot, que le bacille fait la lésion au point de moindre résistance et non pas au point où il pénètre. Bref, la voie intestinale n'était pas considérée comme aussi dangereuse qu'elle l'est en réalité. C'est Calmette et ses élèves qui ont eu le grand mérite de montrer que le poumon se défend très bien contre les poussières bacillifères, que, d'ailleurs, ces poussières y pénètrent très difficilement, mécaniquement arrêtées qu'elles sont dans l'arbre trachéo-bronchique. Ils ont montré que la véritable voie d'introduction du bacille contenu dans une poussière est la voie intestinale ; la poussière est avalée, le bacille traverse l'intestin sans le léser, entre dans les lymphatiques, est arrêté ou non dans les ganglions (surtout chez l'enfant, peu chez l'adulte), pénètre le plus souvent dans la circulation et va au point de moindre résistance (le poumon presque toujours) édifier la lésion tuberculeuse, si le terrain est favorable. Il en est ainsi des poussières bacillifères, il en est ainsi du lait tuberculeux ou de tout aliment contaminé (1). Les poussières sont donc bien dangereuses, comme on le disait, mais elles pénètrent par une autre voie. La grande règle prophylactique sera donc de ne jamais manger dans l'atelier et de se rincer les premières voies digestives avant les repas.

Bref, les recherches de Calmette sur l'origine intestinale de la tuberculose, loin d'innocenter les poussières, les montrent d'autant plus dangereuses que leur déglutition est plus facile que leur inspiration ; ces recherches tracent en outre la voie à la prophylaxie. Il est plus facile de ne pas avaler des poussières que de ne pas les respirer.

(1) La théorie de l'anthracose pulmonaire, d'origine intestinale, est au contraire très combattue.

II. — TUBERCULOSE PROFESSIONNELLE.

Nous devons considérer séparément les professions qui exposent à la contagion de la tuberculose bovine et celles qui exposent à la contagion humaine.

1° **Tuberculose bovine**. — Malgré l'adaptation certaine du bacille de Koch suivant qu'il vit chez le bœuf ou chez l'homme (*type bovin* et *type humain*), l'unité du bacille est certaine, et, contrairement à l'opinion de R. Koch, le bœuf peut contagionner l'homme.

Dès lors la profession de *garçon d'abattoir* est-elle dangereuse au point de vue tuberculeux ? On sait la fréquence de la tuberculose bovine et l'intensité des lésions. Les mains du garçon d'abattoir sont fatalement et fréquemment souillées de produits tuberculeux. Il ne semble pas cependant que cette profession soit très dangereuse quant à la tuberculose. Il est impossible, en tout cas, de dire la part qui revient à la tuberculose bovine dans la proportion de phtisiques des employés d'abattoirs.

Les tuberculoses cutanées consécutives à des piqûres semblent relativement fréquentes. Kleine (1906) dit qu'à l'abattoir de Berlin 3 p. 100 des garçons ont des tubercules cutanés inoculables au veau. La généralisation est rare.

On a dit que les garçons d'abattoirs tenaient fréquemment leurs couteaux à la bouche pendant les opérations, ce qui rendrait la contagion assez facile. Cette pratique n'existe guère pendant le dépeçage des gros animaux ; le couteau est remis dans le carquois.

En somme, la tuberculose professionnelle ne paraît pas très fréquente dans les abattoirs.

Les *vétérinaires* se contaminent parfois localement, par piqûres; la tuberculose reste le plus souvent localisée. On a cité des cas de généralisation. L'accident est rare.

Plus fréquente certainement (sans statistique possible) est la contagion à l'étable, surtout pour les *vachers* ou les *garçons de ferme* qui habitent dans l'écurie, notamment à la montagne, pendant les mois d'hiver. La tuberculose rurale est fréquente en Beauce, où les bovins sont très tuberculeux. Il peut en être de même pour ceux qui trayent journellement des vaches tuberculeuses.

Cette tuberculose diminuera le jour où les paysans ne coucheront plus dans l'étable et où les vacheries seront soumises à la tuberculinisation, qui permettra d'éliminer les vaches tuberculeuses.

2° **Tuberculose humaine**. — Sont exposés à contracter la tuberculose, de par leur profession, tous ceux qui manient des produits tuberculeux humains, tels que cadavres (garçons d'amphithéâtre) ou linges contaminés (blanchisseurs, infirmiers); ceux qui vivent au contact des malades (médecins, infirmiers); ceux qui travaillent dans les poussières (tailleurs de pierre, etc.).

Les *garçons d'amphithéâtre* meurent tuberculeux dans une proportion formidable et, en général, à un âge peu avancé. C'est une des professions les plus insalubres. La loi cependant ne leur accorde pas le bénéfice des accidents du travail. Qu'ils soient victimes d'un accident matériel ou d'une tuberculose acquise dans le service, ils n'ont droit à aucune indemnité. La loi doit être réformée.

Cette fréquence de la tuberculose des garçons d'amphithéâtre tient à la contagion indéfiniment répétée, à la mauvaise hygiène des salles d'autopsie et au défaut de propreté de ces employés qui quittent la Faculté sans s'être suffisamment désinfecté les doigts. Les professeurs d'anatomie et de médecine opératoire devraient surveiller leurs garçons à ce point de vue, faire leur éducation et tenir à ce que l'installation matérielle des lavabos soit convenable.

Les *infirmiers* et *infirmières*, les *garçons d'hôpital* payent un très large tribut à la tuberculose professionnelle. Ils vivent au milieu des tuberculeux, reçoivent donc continuellement les gouttelettes bacillifères, qui sont projetées par les phtisiques au moment des quintes de toux. Ils manient les linges des tuberculeux, ils manient et nettoient les crachoirs. Les causes de la contagion sont donc continuelles.

Il faudrait : 1° isoler les tuberculeux contagieux (dont les crachats sont bacillifères); 2° n'attribuer à ces salles de tuberculeux que des infirmiers et infirmières d'un certain âge; 3° faire l'éducation de ce personnel (se laver les mains, se brosser les ongles, se gargariser avant d'aller au repos); 4° lui fournir des logements salubres, un repos suffisant, une nourriture abondante; 5° assurer la désinfection des linges et surtout des crachoirs (à l'Hôtel-Dieu de Lyon, qui contient plus de 1 000 malades, il n'y a pas, en 1908, d'étuve à désinfection, et les crachoirs ne sont pas stérilisés, mais simplement lavés dans le vidoir !); 6° proscrire le balayage à sec.

Les *médecins* contractent aussi la tuberculose à l'hôpital, surtout les jeunes (internes et externes); cette tuberculose professionnelle est plus fréquente qu'on ne le croit. On ne devrait pas laisser commencer ses études médicales à un jeune homme de santé et d'hérédité douteuses.

Il nous faut placer immédiatement ici la tuberculose des *buandiers* et *blanchisseurs*. On comprend facilement le danger de manier continuellement du linge sale, contenant toujours, vue la fréquence de la tuberculose, des mouchoirs souillés de crachats de phtisiques. Même les blanchisseurs de la campagne, vigoureux et robustes, ne sont pas épargnés. Landouzy a fait une enquête sur 1 590 buandiers, blanchisseurs, repasseurs entrés dans son service de Laennec de 1900 à 1904, représentant 6 p. 100 de sa clientèle hospitalière. Plus du tiers étaient entrés pour de la tuberculose, surtout pulmonaire. La mortalité a été effroyable. 75 p. 100 des décès des blanchisseurs et 56 p. 100 des décès des blanchisseuses étaient dus à la tuberculose. Les hommes sont donc plus frappés que les femmes.

Par comparaison, et pour bien montrer la réalité de la contagion tuberculeuse, Landouzy a enquêté sur la tuberculose d'une autre autre profession à poussières : les menuisiers, emballeurs et parqueteurs entrés à Laennec de 1900 à 1904. La morbidité tuberculeuse de ces derniers n'a été que de 31,90 p. 100 et la mortalité que de 7,78 p. 100 au lieu de 60 p. 100, chez les blanchisseurs. La nature de la poussière avalée influe donc bien sur la fréquence de la tuberculose.

Pour remédier à cette tuberculose professionnelle des blanchisseurs, il faudrait détruire le crachat à son origine ou imposer certaines précautions. Le médecin devrait ordonner l'emploi du crachoir de poche aux tuberculeux, prescrire l'ébullition des mouchoirs et linges contaminés. Les dispensaires devraient être multipliés sur le type de ceux de Lille et de Lyon : examen des crachats, crachoirs de poche, sacs pour contenir le linge, lavage du linge au dispensaire même, etc. En un mot, on devrait empêcher autant que possible le mouchoir contagieux d'aller au blanchisseur.

Le décret du 4 avril 1905 prescrit certaines précautions dans les ateliers de blanchissage. Le linge ne doit arriver que dans des sacs clos; il doit être désinfecté avant le triage ou au moins aspergé pour fixer les poussières : les sacs seront eux-mêmes lessivés; les employés auront des surtouts exclusivement affectés au travail; les eaux d'essangeage seront évacuées par une canalisation fermée; linge propre et linge sale ne seront pas mélangés.

Les *professions à poussières irritantes* ou *érosives* sont très dangereuses. Les lésions mécaniques pulmonaires provoquées par ces poussières facilitent la localisation tuberculeuse. C'est ainsi que les *tailleurs de pierre*, les *sculpteurs*, les *polisseurs*, etc., meurent tous jeunes et presque toujours tuberculeux. Sommerfeld estime que la profession de tailleur de pierre ne peut guère être exercée pendant plus de treize ans; Knight dit qu'un polisseur atteint rarement trente-six ans. Dans ces cas, les poussières ne sont pas spécialement bacillifères, mais elles font des lésions pulmonaires en raison de leur nature, et, la mauvaise hygiène des ateliers aidant, la tuberculose venue du dehors se propage facilement.

Jouhaud a étudié la tuberculose des *porcelainiers* de Limoges. Elle est plus fréquente que dans les autres professions de Limoges (morbidité de 18,3 p. 100 au lieu et 14,7; mortalité 2,9 au lieu de 2,2). Les poussières ne paraissent pas jouer un rôle; les ouvriers les plus atteints sont ceux qui manient la pâte avant la cuisson. L'alcoolisme de ces ouvriers (plus payés que les polisseurs ou les scieurs) paraît une des causes prédisposantes.

Les *démolisseurs*, *porteurs de vieux mobiliers*, sont fréquemment tuberculeux par contagion directe des poussières.

Resterait la question de la *phtisie des mineurs*. Il semblerait, au premier abord, que la tuberculose doit être fréquente chez les mineurs, en raison de leur genre de vie et des poussières de la mine. On est d'accord aujourd'hui pour ne pas confondre l'anthracose et la tuberculose.

Le mineur est presque fatalement anthracosique, mais cette affection, due à la prénétration des poussières charbonneuses, ne se complique que rarement de tuberculose; d'aucuns même disent que le mineur anthracosique jouit d'une certaine immunité. A Saint-Étienne, la mortalité des mineurs par tuberculose est faible : 2,5 pour 1 000. Dans tous les pays miniers, la même remarque a été faite. Nous conclurons que la *tuberculose est assez rare chez les mineurs* (1).

Pour toute la tuberculose des ateliers à poussière, on préservera les ouvriers en mettant en vigueur tous les moyens de préservation contre les poussières (ventilation, aspirateurs de poussières, etc.) et en observant l'hygiène générale des ateliers (balayage humide, ne pas manger à l'atelier, lavabos, etc.) (2). Nous n'avons pas à y insister ici.

On se reportera à l'article *Hygiène industrielle générale*, par MM. Leclerc de Pulligny et Boulin au commencement de ce fascicule, pour les statistiques et la prophylaxie à l'atelier.

On n'oubliera pas la fréquence de la tuberculose chez les *boulangers*. 70 p. 100 des ouvriers boulangers sont tuberculeux, et il y a en France 400 000 ouvriers qui pétrissent le pain. Outre la perte en capital humain de premier ordre que constitue cette tuberculose professionnelle, on voit le nombre de foyers de contagion par le pain ainsi créés! Il faut supprimer le pétrissage à bras et le remplacer par le pétrissage mécanique.

IV. — MORVE.

La morve est une maladie des *solipèdes*, mais très contagieuse pour l'homme (morve aiguë ou chronique). Le cheval, l'âne morveux sont très dangereux.

Le bacille (*Bacillus mallei*) est bien connu. Sa vitalité est très faible; il meurt en trois jours par simple dessiccation; il est tué en quelques minutes par un chauffage à + 100°, par le sublimé à 1 p. 1 000. Il est donc très redoutable, mais facile à détruire.

Il résulte de ce qui précède que les animaux morveux sont très dangereux pour ceux qui les approchent (*vétérinaires, palefreniers, cavaliers, équarrisseurs, maquignons, cochers*, etc.); les cas de contagion sont très fréquents. Le danger est d'autant plus grand que la maladie est souvent chronique et difficile à diagnostiquer (employer

---

(1) Voy. RONZANI, Rareté de la tuberculose chez les mineurs. *Annali d'igiene sperimentale*, 1905, p. 499.

(2) Voy. WOILLOT et R. MARTIAL, Tuberculose et hygiène des ateliers. *Congrès de la tuberculose*, 1900, p. 438.

la maléine). C'est le jetage des voies respiratoires supérieures qui contient le bacille.

On peut assimiler aux *contaminations professionnelles* celles des savants qui sont morts de morve contractée dans leur laboratoire (Kalning, Protopopoff, etc.) au cours de travaux bactériologiques.

Par contre, la morve est rare chez les ouvriers qui manient les produits de provenance chevaline (peaux, crins, etc.), le bacille périssant rapidement. Le cas de contagion chez un crinier signalé par Trousseau (1860) est resté unique.

On se méfiera des harnais et couvertures ayant servi à un cheval morveux (désinfection facile), de la paille (qu'on brûlera).

V. — SYPHILIS.

Le type de la syphilis professionnelle est celle des *verriers*, bien décrite par Rollet, en 1875. La contagion s'opère facilement par l'embout de soufflage passant d'un ouvrier ayant des plaques muqueuses à la bouche d'un ouvrier sain. Rollet a observé ainsi chez les verriers du Rhône de véritables épidémies. Les moyens prophylactiques sont : 1° la surveillance médicale de la bouche des verriers ; 2° l'interdiction de l'embout commun, chaque verrier devant avoir le sien. Cette seconde mesure est bien difficile, en raison du temps perdu entre les différentes opérations du soufflage, si on change d'embout.

La syphilis professionnelle se montre parfois chez les *médecins*, surtout chez les *accoucheurs*, à la suite d'un toucher vaginal opéré sur une femme contaminée (chancre du doigt).

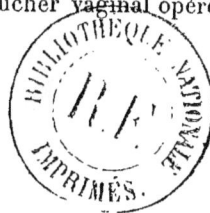

TABLE DES MATIÈRES

Maladies professionnelles infectantes, par J. Courmont.

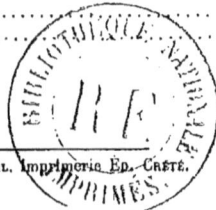

LIBRAIRIE J.-B. BAILLIÈRE et FILS, 19 rue Hautefeuille, à Paris

TRAITÉ
d'Hygiène Pratique

Méthodes de Recherches

PAR

Le D\ F. SCHOOFS

1 vol. in-8 de 640 pages avec 216 figures. . . . . **12 fr.**

L'exposé des méthodes physiques, chimiques, microscopiques, bactériologiques et statistiques, qui sont couramment employées dans les recherches d'hygiène, forme la matière de ce traité, destiné à guider les débutants. On y trouvera, groupés méthodiquement, les procédés d'investigation qui sont appliqués couramment.

On a réuni dans la PREMIÈRE PARTIE les méthodes générales de la physique, de la chimie, de la microscopie et de la bactériologie applicables en hygiène pratique.

La DEUXIÈME PARTIE se compose de douze chapitres :

Le *premier chapitre* est consacré à l'étude des propriétés physiques, chimiques, microscopiques et bactériologiques de l'atmosphère.

Dans le *deuxième chapitre*, sont exposées les méthodes applicables à l'examen du sol ; l'hygiéniste est souvent appelé à émettre son avis sur la convenance de terrains destinés à la bâtisse, à l'érection de cimetières, à l'établissement de champs d'épandage, de voiries, etc.

Dans le *troisième chapitre*, on trouvera les méthodes de recherches applicables aux eaux de boisson.

Les eaux résiduaires font l'objet du *quatrième chapitre*. On y trouvera le contrôle des filtres à eau potable, l'inspection des distributions d'eau et les installations d'épuration d'eaux résiduaires.

Les études relatives à l'hygiène des habitations sont très variées ; elles portent sur les matériaux de construction, les plans des habitations ; l'éclairage, le chauffage, la ventilation et les installations sanitaires ; telle est la matière du *cinquième chapitre*.

Le *sixième chapitre* comprend l'expertise des tissus.

Les soins corporels sont exposés dans le *septième chapitre*.

L'analyse des substances alimentaires fait l'objet du *huitième chapitre*.

La prophylaxie des maladies transmissibles est le sujet du *neuvième chapitre* ; l'épidémiologie constitue pour l'hygiéniste un vaste domaine, et à tout instant il doit appliquer non seulement ses connaissances en bactériologie, mais encore un grand nombre de méthodes qui ont été exposées sous les rubriques : plan d'enquête à ouvrir en cas d'épidémie, contrôle des étuves à désinfection, détermination de la valeur des désinfectants chimiques.

Le *dixième chapitre* traite de l'hygiène infantile : l'examen du lait, l'inspection hygiénique des crèches, des écoles maternelles et des écoles primaires, etc.

L'importance qu'a prise ces dernières années l'hygiène industrielle et professionnelle, la gravité des problèmes qu'elle soulève et des intérêts qu'elle met en jeu, obligent le médecin à acquérir des notions précises dans cette branche. Le *onzième chapitre* expose les méthodes spéciales qu'emploient les médecins inspecteurs du travail.

Le *douzième chapitre* a été consacré à l'exposé des méthodes employées en statistique médicale et démographique.

BROUARDEL et GILBERT

NOUVEAU

TRAITÉ DE MÉDECINE ET DE THÉRAPEUTIQUE

Publié en fascicules

SOUS LA DIRECTION DE MM.

A. GILBERT   **L. THOINOT**
Professeur à la Faculté de médecine de Paris   Professeur à la Faculté de médecine de Paris
Médecin à l'hôpital Broussais   Médecin de l'hôpital Laënnec
Membre de l'Académie de médecine   Membre de l'Académie de médecine.

DIVISION EN FASCICULES

LIBRAIRIE J.-B. BAILLIÈRE et FILS, 19, rue Hautefeuille, à Paris

TRAITÉ D'HYGIÈNE

PUBLIÉ EN FASCICULES SOUS LA DIRECTION DE MM.

P. BROUARDEL
DOYEN HONORAIRE DE LA FACULTÉ DE MÉDECINE DE PARIS
MEMBRE DE L'INSTITUT

A. CHANTEMESSE
PROFESSEUR D'HYGIÈNE
A LA FACULTÉ DE MÉDECINE DE PARIS
MEMBRE DE L'ACADÉMIE DE MÉDECINE

E. MOSNY
MÉDECIN
DE L'HÔPITAL SAINT-ANTOINE
AUDITEUR AU COMITÉ CONSULTATIF D'HYGIÈNE

Avec la Collaboration de MM.

ACHALME. — ALLIOT. — ANTHONY. — BLUZET. — BONJEAN. — BOREL. — BOULAY. — BROUARDEL (G.). — BROUARDEL (P.). — CALMETTE — CHANTEMESSE. — CLARAC. — COURMONT (J.). — COURTOIS-SUFFIT. — DINET. — DOPTER — DUCHATEAU. — DUPRÉ (E.). — FAIVRE (P.). — FONTOYNONT. — IMBEAUX. — JAN. — JEANSELME. — KERMORGANT. — LAFEUILLE.— LAUNAY (DE). — LECLERC DE PULLIGNY. — LESIEUR (CH.). — LEVY-SIRUGUE. — MARCH (L.). MARCHOUX. — MARTEL (E-A.). — MARTIN (A.-J.). — MARTIN (L.). — MASSON. — MORAX. — MOSNY (E.). — NOC. — OGIER (J.). — PIETTRE. — PLANTE. — PUTZEYS (E.). — PUTZEYS (F.). — RIBIERRE. — ROLANTS. — ROUGET. — SERGENT (ED. et ET.). — SIMOND (L.). — THOINOT. — WIDAL. — WURTZ (R.).

DIVISION EN FASCICULES

Les fascicules i à iv et viii à xi sont *en vente.*

On peut souscrire en envoyant un acompte de 50 francs à la Librairie J.-B. Baillière et Fils
L'ouvrage complet coûtera environ 125 francs. — Chaque fascicule se vend séparément. Chaque fascicule se vend également **cartonné** avec un supplément de 1 fr. 50 par fascicule.

BIBLIOTHÈQUE du DOCTORAT en MÉDECINE

PUBLIÉE SOUS LA DIRECTION DE

A. GILBERT

Professeur de thérapeutique à la Faculté de médecine de Paris.

& L. FOURNIER

Médecin des hôpitaux de Paris.

30 volumes, petit in-8, d'environ 500 pages, avec nombreuses figures noires et coloriées.
Chaque volume : **8 à 12 fr.**

Premier examen.

ANATOMIE — DISSECTION — HISTOLOGIE

Anatomie, 2 vol............... Dujarier.... Pros. à la Fac. de méd., chir. des hôp. de Paris.
Histologie.................. Branca..... Prof. agrégé à la Fac. de méd. de Paris.   **12 fr.**

Deuxième examen.

PHYSIOLOGIE — PHYSIQUE ET CHIMIE BIOLOGIQUES

Physique biologique............. Broca (A.). Prof. agrégé à la Fac. de méd. de Paris.   **12 fr.**
Chimie biologique................ Desgrez.... Prof. agrégé à la Fac. de méd. de Paris.
Physiologie.................... ....

Troisième examen.

I. MÉDECINE OPÉRATOIRE ET ANATOMIE TOPOGRAPHIQUE
PATHOLOGIE EXTERNE ET OBSTÉTRIQUE

Anatomie topographique.......... ....
Pathologie externe, 4 vol......... { Faure (J.-L.) Prof. agrégé à la Fac. de méd. de Paris.
                                     { Labbey..... Chirurgien des hôpitaux de Paris.
Médecine opératoire.............. ....
Obstétrique .... Brindeau... Prof. agrégé à la Fac. de méd. de Paris.

II. PATHOLOGIE GÉNÉRALE — PARASITOLOGIE — MICROBIOLOGIE
PATHOLOGIE INTERNE — ANATOMIE PATHOLOGIQUE

Pathologie générale............... { Claude (H). Prof. agrégé à la Fac. de méd. de Paris.
                                    { Camus (J.). Ancien interne des hôpitaux de Paris.
Parasitologie................... ....
Microbiologie.................. Macaigne... Prof. agrégé à la Fac. de méd. de Paris.
                                  Gilbert..... Prof. à la Faculté de médecine de Paris.
                                  Widal...... Prof. agrégé à la Faculté de méd. de Paris.
Pathologie interne, 4 vol......... { Castaigne.. Prof. agrégé à la Fac. de méd. de Paris.
                                    { Claude..... Prof. agrégé à la Fac. de méd. de Paris.
                                    { Garnier (M.) Médecin des hôpitaux de Paris.
                                    { Josué....... Médecin des hôpitaux de Paris.
Anatomie pathologique........... { Achard..... Prof. agrégé à la Fac. de méd. de Paris.
                                    { Lœper...... Prof. agrégé à la Fac. de méd. de Paris.

Quatrième examen.

THÉRAPEUTIQUE — HYGIÈNE — MÉDECINE LÉGALE — MATIÈRE MEDICALE — PHARMACOLOGIE

Thérapeutique.................. Vaquez..... Prof. agrégé à la Fac. de méd. de Paris.   **10 fr.**
Hygiène.................. Macaigne... Prof. agrégé à la Fac. de méd. de Paris.
Médecine légale.................. Balthazard.. Prof. agrégé à la Fac. de méd. de Paris.   **8 fr.**
Matière médicale et Pharmacologie. ....

Cinquième examen.

I. CLINIQUE EXTERNE ET OBSTÉTRICALE — II. CLINIQUE INTERNE

Dermatologie et Syphiligraphie.... Jeanselme.. Prof. agrégé à la Fac. de méd. de Paris.
Ophtalmologie .... Terrien..... Ophtalmologiste des hôpitaux de Paris.   **12 fr.**
Laryngologie, Otologie, Rhinologie. Sébileau.... Prof. agrégé à la Fac. de méd. de Paris.
Pédiatrie.................. ....
Psychiatrie.................. { Dupré...... Prof. agrégé à la Fac. de méd. de Paris.
                               { Camus (P.). Ancien interne des hôpitaux de Paris.

Les volumes parus sont soulignés d'un trait noir.

Atlas d'Anatomie Descriptive

Par le Dr J. SOBOTA
Professeur d'Anatomie à l'Université de Wurzbourg.

Édition française par le Dr ABEL DESJARDINS
Aide d'Anatomie à la Faculté de médecine de Paris.

1903-1907. 3 vol. de texte et 3 atlas grand in-8 colombier, avec 150 planches en couleurs et environ 1500 photogravures, la plupart tirées en couleurs, intercalées dans le texte.

Ensemble, 6 volumes cartonnés : **90 francs.**

I. Ostéologie, Arthrologie, Myologie.
1 volume de texte et 1 atlas, cartonnés.................................... **30 fr.**

II. Splanchnologie, Cœur.
1 volume de texte et 1 atlas, cartonnés.................................... **30 fr.**

III. Nerfs, Vaisseaux, Organes des sens.
1 volume de texte et 1 atlas, cartonnés (paraîtra en avril 1906)........ **30 fr.**

Chacune des 3 parties peut être acquise séparément au prix de 30 fr. les deux volumes cartonnés.

Les plus récents traités d'anatomie ne répondent pas aux besoins de la très grande majorité des étudiants, mais s'adressent seulement à quelques rares élèves, candidats aux concours anatomiques. Ceux-ci doivent savoir, dans tous ses détails, l'anatomie théorique, alors que ceux-là n'ont besoin de savoir que les notions qui leur serviront dans la pratique journalière de la médecine. Il ne faut pas oublier que l'anatomie n'est et ne doit être qu'une branche accessoire de la médecine et qui, pour indispensable qu'elle soit à connaître, ne doit pas accaparer, au détriment des autres branches de beaucoup plus importantes, la plus grande partie des études médicales. L'anatomie normale ne doit être qu'une introduction à l'anatomie pathologique, à la clinique et à la thérapeutique. Un médecin qui ne s'attacherait qu'à l'étude de la première, ferait un travail stérile, puisque plus tard il ne se trouvera jamais en présence d'organes normaux, semblables à ceux qu'il aura appris dans les livres, sa science ne trouvant son emploi que sur des organismes malades.

Le livre de Sobotta, qui s'adresse aux apprentis médecins, est conçu dans cette idée ; — on n'y trouvera ni les multiples plans aponévrotiques, ni la fastidieuse bibliographie d'un polyglottisme si exagéré, chers aux anatomistes actuels, mais simplement les notions essentielles à connaître pour examiner et soigner un malade. On a supprimé, de parti pris, tout ce qui n'avait pas une réelle importance pratique, tandis qu'on a, par contre, donné tous les détails que le médecin devra savoir et retenir. Un tel élagage facilitera l'étude au débutant, qui sera moins égaré que dans les gros traités classiques, auxquels d'ailleurs, il pourra se reporter lorsqu'il désirera de plus amples détails sur un point spécial.

Ce livre se compose de deux parties distinctes : un *atlas* et un *texte*.

On trouvera dans l'Atlas pour chaque organe, un nombre de figures suffisant pour en comprendre tous les détails indispensables. Sur la page en regard du dessin, un court résumé explique ce dessin et donne les notions fondamentales. C'est ce volume que l'étudiant doit emporter au pavillon de dissection pour vérifier sa préparation en regardant la figure, pour chercher dans le texte une explication qu'il trouvera toujours rapidement, grâce, précisément, à la brièveté de ce texte.

Le volume de texte qui accompagne l'Atlas servira à l'étudiant pour repasser, chez lui, avec un peu plus de détails, ce qu'il aura appris dans l'Atlas et sur le cadavre pendant la dissection. Il acquerra ainsi graduellement et méthodiquement des notions de plus en plus détaillées, si bien qu'une question lue d'abord dans l'Atlas, le cadavre et les planches sous les yeux, relue dans le texte, sera plus nettement apprise et plus facilement retenue.

Atlas d'Anatomie Topographique

Par le Dr O. SCHULZE
Professeur d'Anatomie à l'Université de Wurzbourg.

Édition française par le Dr PAUL LECÈNE
Prosecteur à la Faculté de médecine de Paris, interne lauréat des hôpitaux de Paris.

1905. 1 volume grand in-8 colombier de 180 pages, accompagné de 70 planches en couleurs et de nombreuses figures intercalées dans le texte. Cart.. **24 fr.**

L'*Atlas d'Anatomie Topographique* de Schultze se signale par le nombre et la qualité de ses planches en couleurs hors texte et de ses figures intercalées dans le texte.

L'étudiant ou le médecin, désireux de revoir rapidement une région, trouvera dans cet Atlas de nombreuses et bonnes figures reproduites avec soin. Cet atlas est très portatif, ce qui n'est pas un mince avantage pour un livre que l'étudiant doit emporter à la salle de dissection, s'il veut que ses études sur le cadavre lui soient de quelque profit.

Envoi franco d'un spécimen du texte et des planches à toute personne qui en fera la demande.

Atlas Manuels de Médecine coloriés

Atlas Manuel d'Anatomie pathologique, par les Drs BOLLINGER et GOUGET. 1902, 1 vol. in-16, de 137 planches coloriées et 27 figures. Relié...... **20 fr.**

Atlas Manuel de Bactériologie, par les Drs LEHMANN, NEUMANN et GRIFFON. 1906, 1 vol. in-16, avec 74 pl. comprenant plus de 600 fig. col. Relié.... **20 fr.**

Atlas Manuel des Bandages, Pansements et Appareils, par les Drs HOFFA et P. HALLOPEAU. Préface de P. BERGER. 1 vol. in-16 avec 128 pl. Relié... **14 fr.**

Atlas Manuel des Maladies de la Bouche, du Pharynx et des Fosses nasales, par les Drs L. GRUNWALD et G. LAURENS. 1 vol. in-16 de 42 pl. color. et 41 fig. Relié.. **14 fr.**

Atlas Manuel des Maladies des Dents, par les Drs PREISWERK et CHOMPRET. 1905, 1 vol. in-16 de 366 pages, avec 44 pl. col. et 163 fig. Relié..... **18 fr.**

Atlas Manuel de Chirurgie oculaire, par O. HAAB et A. MONTHUS, 1905, 1 vol. in-16 de 270 pages, avec 30 planches col. et 166 figures. Relié. **16 fr.**

Atlas Manuel de Chirurgie opératoire, par les Drs O. ZUCKERKANDL et A. MOUCHET. Préface du Dr QUÉNU. 2e édition. 1 vol. in-16 de 436 p., avec 266 fig. et 24 pl. col. Relié.. **16 fr.**

Atlas Manuel de Chirurgie orthopédique, par LÜNING, SCHULTHESS et VILLEMIN, 1 vol. in-16 avec 16 pl. col. et 250 fig. Relié................ **16 fr.**

Atlas Manuel de Diagnostic clinique, par les Drs C. JAKOB et A. LÉTIENNE. 3e édition. 1 vol. in-16 de 396 pages, avec 68 pl. coloriées et 86 fig... **18 fr.**

Atlas Manuel des Maladies des Enfants, par HECKER, TRUMPP et APERT, médecin des hôpitaux de Paris. 1906, 1 vol. in-16 de 423 pages, avec 48 planches coloriées et 174 figures. Relié................................. **20 fr.**

Atlas Manuel des Fractures et Luxations, par les Drs HELFERICH et P. DELBET. 2e édition. 1 vol. in-16 avec 68 pl. col. et 137 fig. Relié...... **20 fr.**

Atlas Manuel de Gynécologie, par les Drs SCHÆFFER et J. BOUGLÉ, chirurgien des hôpitaux de Paris. 1 vol. in-16 avec 90 pl. col. et 72 fig. Relié... **20 fr.**

Atlas Manuel de Technique Gynécologique, par les Drs SCHÆFFER, P. SEGOND, professeur à la Faculté de médecine de Paris, et O. LENOIR, ancien interne des hôpitaux. 1905, 1 vol. in-18, avec 42 planches col. Relié.... **15 fr.**

Atlas Manuel d'Histologie pathologique, par les Drs DURCK et GOUGET, professeur à la Faculté de Paris. 1 vol. in-16, avec 120 pl. col. Relié... **20 fr.**

Atlas Manuel d'Histologie et d'Anatomie microscopique, par les Drs J. SOBOTTA et P. MULON. Préface du Dr LAUNOIS. 1 vol. in-16, avec 80 pl. col. Rel. **20 fr.**

Atlas Manuel des Maladies du Larynx, par les Drs L. GRUNWALD et CASTEX, chargé du cours de laryngologie à la Faculté de médecine de Paris, 2e édition. 1 vol. in-16, avec 44 pl. col. Relié...................... **14 fr.**

Atlas Manuel des Maladies externes de l'Œil, par les Drs O. HAAB et A. TERSON. 1 vol. in-16 de 284 pages, avec 40 planches col. Relié ..... **16 fr.**

Atlas Manuel des Maladies de l'Oreille, par les Drs BRÜHL, POLITZER et G. LAURENS. 1 vol. in-16 de 395 p., avec 39 pl. col. et 88 fig. Relié...... **18 fr.**

Atlas Manuel des Maladies de la Peau, par les Drs MRACEK et L. HUDELO. 2e édition. 1 vol. in-16, avec 115 planches, dont 78 coloriées. Relié....... **24 fr.**

Atlas Manuel de Médecine et de Chirurgie des Accidents, par les Drs GOLBIEWSKI et P. RICHE, chirurgien des hôpitaux de Paris. 1 vol. in-16 avec 143 planches noires et 40 planches coloriées. Relié.............. **20 fr.**

Atlas Manuel de Médecine légale, par les Drs HOFMANN et Ch. VIBERT. Préface par le prof^r BROUARDEL. 2e édition. 1 vol. in-16, avec 56 pl. col. Rel. **18 fr.**

Atlas Manuel d'Obstétrique, par les Drs SCHÆFFER et POTOCKI. Préface de M. le professeur PINARD. 1 vol. in-16, avec 55 pl. col. et 18 fig. Relié. **20 fr.**

Atlas Manuel d'Ophtalmoscopie, par les Drs O. HAAB et A. TERSON. 3e édition. 1 vol. in-16 de 276 p., avec 88 planches coloriées. Relié........ **15 fr.**

Atlas Manuel de Psychiatrie, par les Drs WEYGANDT et J. ROUBINOVITCH, médecin de la Salpêtrière. 1 v. in-16 de 643 p., avec 24 pl. col. et 264 fig. Relié. **24 fr.**

Atlas Manuel du Système Nerveux, par les Drs C. JAKOB, RÉMOND et CLAVELIER. 2e édition. 1 vol. in-16, avec 84 pl. coloriées et fig. Relié.... **20 fr.**

Atlas Manuel des Maladies du Système Nerveux, par les Drs SEIFFER et G. GASNE, médecin des hôpitaux de Paris. 1904, 1 vol. in-16 de 450 pages, avec 26 planches colcriées et 264 figures. Relié............................. **18 fr.**

Atlas Manuel des Maladies Vénériennes, par les Drs MRACEK et EMERY, chef de clinique de la Faculté de médecine de l'hôpital Saint-Louis. 2e édition. 1 vol. in-16, avec 71 planches coloriées et 12 planches noires. Relié.... **20 fr.**

Atlas Manuel d'Histologie, par les Drs J. SOBOTTE et P. MULON. 1903, 1 vol. in-16 de XVI, 160 p. avec 80 pl. color. Relié................ **20 fr.**

Atlas Manuel des Maladies Nerveuses, par les Drs SEIFFER et G. GASNE, médecin des hôpitaux de Paris. 1905, 1 vol. in-16 de 352 p. avec 26 pl. color. et 249 fig. Relié.. **18 fr.**

Librairie J.-B. BAILLIÈRE et FILS, 19, rue Hautefeuille, à Paris

LES ACTUALITÉS MÉDICALES

Collection de volumes in-16 de 96 pages et figures, cartonné à 1 fr. 50

LIBRAIRIE J.-B. BAILLIÈRE et FILS, 19, rue Hautefeuille, à Paris

Toute la Bibliothèque du praticien en 2 volumes à 9 fr.

HERZEN — MARTIN

Le meilleur Formulaire par ordre alphabétique de maladies

GUIDE ET FORMULAIRE DE THÉRAPEUTIQUE

GÉNÉRALE ET SPÉCIALE
Par le Dr HERZEN

4e *édition* 1907, 1 vol. in-18 de 850 pages, sur papier mince. Cartonnage souple. **9** fr.

Le formulaire du Dr HERZEN est conçu dans un esprit très pratique qui lui a assuré dès son apparition un succès sans précédent, auprès des étudiants et des praticiens. Ce formulaire a pour but de donner au médecin un schéma des cas particuliers qu'il peut être appelé à soigner. Les formules sont simples et bien choisies. L'auteur a adopté l'ordre alphabétique des maladies qui permet facilement de s'orienter dans un cas donné sans perdre du temps en recherches. La thérapeutique de chaque maladie embrasse les diverses phases qui demandent un traitement spécial, les diverses formes, les complications, les symptômes dominants. Un des graves défauts des formulaires de ce genre était l'absence de toute indication de thérapeutique chirurgicale ; c'est là une lacune que comble ce formulaire. M. HERZEN a donné la préférence aux moyens recommandés par les médecins des hôpitaux de Paris, tout en faisant une large place aux traitements que prescrivent les cliniciens étrangers les plus renommés.

Il a paru bien des formulaires depuis quelques années. Il n'en existe pas d'aussi pratique que celui du Dr HERZEN, où il soit tenu compte dans une aussi large mesure des indications si variées qui peuvent se présenter dans le cours d'une même maladie.

M. HERZEN a tenu à remanier la quatrième édition de ce livre, à la compléter et à la développer, tout en s'efforçant de lui garder l'esprit et les qualités qui ont fait le succès des deux premières éditions : *concision, clarté, utilité pratique.* Tous les chapitres ont été repris et refondus ; quelques-uns ont été complètement transformés. Plusieurs sont entièrement nouveaux.

M. HERZEN a dû tenir grand compte de la rénovation qui s'accomplit de nos jours dans les méthodes thérapeutiques (thérapeutique pathogénique, thérapeutique compensatrice, thérapeutique préventive, balnéothérapie, sérumthérapie, opothérapie) et même suivre le mouvement qui entraîne actuellement la médecine vers la chirurgie, dans le traitement de nombreuses affections considérées jusqu'à ces dernières années comme de son ressort exclusif.

Il a dû, en outre, citer dans cette édition les nombreux *médicaments nouveaux* introduits en thérapeutique pendant le cours de ces dernières années.

Cette édition a été enrichie d'un grand nombre de formules nouvelles.

Le meilleur Formulaire par ordre alphabétique de médicaments

NOUVEAU FORMULAIRE MAGISTRAL

de Thérapeutique clinique et de Pharmacologie
Par le Dr O. MARTIN
PRÉFACE DU PROFESSEUR GRASSET

2e *édition.* 1907. 1 vol. in-18 de 892 pages, sur papier mince. Cartonnage souple. **9** fr.

Le *Nouveau Formulaire magistral* du Dr O. Martin vaut plus et mieux qu'un *Formulaire.*

Un formulaire est en effet, étymologiquement et par définition, un *recueil de formules* : c'est-à-dire que, dans le formulaire classique, sur chaque substance, l'article débute par une ligne de caractéristique physique ou chimique ; puis viennent trois lignes sur la posologie aux divers âges et sur les incompatibilités chimiques, et ensuite s'alignent les formules, empruntées à l'un ou à l'autre, avec le nom des maladies auxquelles on *peut* les appliquer.

Il y a bien tout cela dans le formulaire du Dr Odilon Martin. Mais il y a aussi autre chose : il y a sur chaque médicament un chapitre résumé de thérapeutique.

La formule n'est utile que si le médecin en connaît les indications et les contre-indications ; le livre ne doit pas seulement lui enseigner les *maladies* dans lesquelles il faut la prescrire, mais les *malades* auxquels elle sera utile ou nuisible.

C'est pour cela que le Dr Odilon Martin ne se borne pas à une sèche énumération en deux colonnes, contenant : l'une, les formules, et l'autre, les maladies. Il expose d'abord la *pharmacologie* du médicament, puis ses actions *pharmacologiques,* son histoire à travers l'économie (*absorption,* transformations, *élimination*) ; les premiers signes de l'*intolérance* (*toxicité*) ; de là, il déduit les *applications thérapeutiques* (*indications* et *contre-indications*) ; expose les *modes d'administration* et les *doses,* les *incompatibilités* (en précisant les conditions particulières dans lesquelles certains médicaments sont incompatibles), et enfin les diverses *formules* avec leurs indications particulières et respectives.

Avec un livre comme celui-là, le praticien saura formuler non seulement dans une maladie donnée, mais chez un sujet donné, en tenant compte de son tempérament, de ses antécédents héréditaires et personnels, physiologiques ou pathologiques, de la période de la maladie, de sa forme, de ses complications. En un mot, tout médecin capable de faire d'abord un diagnostic vrai, précis et complet, pourra faire une bonne thérapeutique, rationnelle et appropriée.

Dr GRASSET, professeur à la Faculté de médecine de Montpellior.

Ce formulaire est certainement un des meilleurs que nous possédions.

Journal des Praticiens de HUCHARD.

Ce formulaire est excellent. Malgré ses 900 pages, l'impression sur papier mince en fait un volume portatif et léger.

Lyon Médical.

Corbeil, Impr. Ed. CRÉTÉ. (1907).